# 图说抗核抗体
## ——荧光模型识别与病例精选

主　编｜杨　滨　胡朝军

副主编｜陈　捷　苏真珍　周仁芳　牛　倩　黄卓春

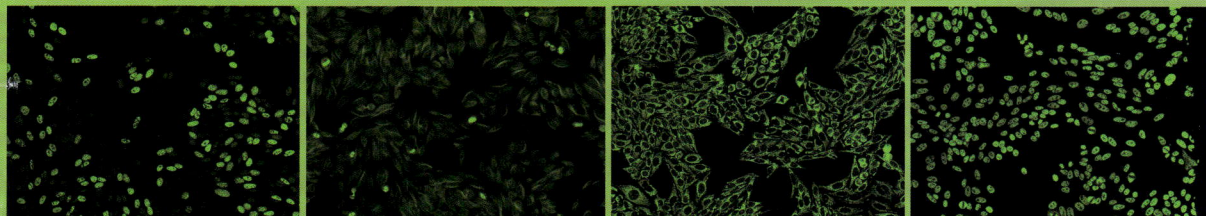

人民卫生出版社
·北京·

**图书在版编目（CIP）数据**

图说抗核抗体：荧光模型识别与病例精选 / 杨滨，
胡朝军主编. -- 北京：人民卫生出版社，2024. 10（2025. 1 重印）.
ISBN 978-7-117-36975-6

Ⅰ. R593.204

中国国家版本馆 CIP 数据核字第 2024EU3777 号

| 人卫智网 | www.ipmph.com | 医学教育、学术、考试、健康， |
| | | 购书智慧智能综合服务平台 |
| 人卫官网 | www.pmph.com | 人卫官方资讯发布平台 |

图说抗核抗体——荧光模型识别与病例精选
Tushuo Kanghe Kangti
——Yingguang Moxing Shibie yu Bingli Jingxuan

主　　编：杨　滨　胡朝军
出版发行：人民卫生出版社（中继线 010-59780011）
地　　址：北京市朝阳区潘家园南里 19 号
邮　　编：100021
E - mail：pmph @ pmph.com
购书热线：010-59787592　010-59787584　010-65264830
印　　刷：北京盛通印刷股份有限公司
经　　销：新华书店
开　　本：787×1092　1/16　　印张：31
字　　数：660 千字
版　　次：2024 年 10 月第 1 版
印　　次：2025 年 1 月第 2 次印刷
标准书号：ISBN 978-7-117-36975-6
定　　价：298.00 元
打击盗版举报电话：010-59787491　E-mail：WQ @ pmph.com
质量问题联系电话：010-59787234　E-mail：zhiliang @ pmph.com
数字融合服务电话：4001118166　E-mail：zengzhi @ pmph.com

编　者（以姓氏笔画为序）

王　芳　贵州医科大学第二附属医院

王　丽　四川大学华西医院

王春燕　郑州大学第一附属医院

王雪安　四川大学华西医院

牛　倩　四川大学华西医院

邓垂文　北京协和医院

白伊娜　北京协和医院

吕和叶　四川大学华西医院

朱红艳　云南省第一人民医院

任冬梅　焦作市人民医院

刘　瑜　大连医科大学附属第二医院

江　涛　河南科技大学第一附属医院

江跃红　哈尔滨医科大学附属第四医院

苏真珍　四川大学华西医院

李　俊　浙江省台州医院

李　萍　北京协和医院

李　晞　广西医科大学第一附属医院

杨　滨　四川大学华西医院

杨国香　内蒙古自治区人民医院

何　敏　广东省中医院

张　妍　北京市顺义区医院

张　辉　深圳市第二人民医院 / 深圳大学第一附属医院

张　蕾　四川大学华西医院

张可依　四川大学华西医院

张君龙　四川大学华西医院

陈　捷　四川大学华西医院

罗俐梅　四川大学华西医院

金卫东　浙江省人民医院

周仁芳　温岭市第一人民医院

赵　静　内蒙古医科大学附属医院

胡　静　四川大学华西医院

胡树恒　济宁医学院附属医院

胡朝军　北京协和医院

费　筠　深圳市人民医院

夏　欢　中南大学湘雅医学院附属海口医院

徐　欢　四川大学华西医院

高雪丹　四川大学华西医院

黄　珺　浙江大学医学院附属邵逸夫医院

黄　蓉　玉环市人民医院

黄卓春　四川大学华西医院

彭　晨　四川大学华西天府医院

彭磊文　四川大学华西第二医院

董晓微　宁夏回族自治区人民医院

韩珊珊　三门县人民医院

路瑞静　深圳市宝安区妇幼保健院

薛　娟　河南科技大学第一附属医院

# 主编简介

杨滨，博士，教授，主任技师，博士研究生导师。四川大学华西医院临床检验医学研究中心创新检验技术研究室主任。四川省海外高层次留学人才，四川省学术和技术带头人后备人选，四川省"卫生健康英才计划"中青年骨干，美国西北大学访问学者。中华医学会检验医学分会第十一届委员会临床实验室管理学组成员，国家皮肤与免疫疾病临床医学研究中心实验诊断研究委员会副主任委员，中国人体健康科技促进会临床检验科学技术转化专业委员会委员，四川省医学传播学会医学检验发展与传播专业委员会候任主任委员，四川省医学会检验专业委员会青年委员会副主任委员。

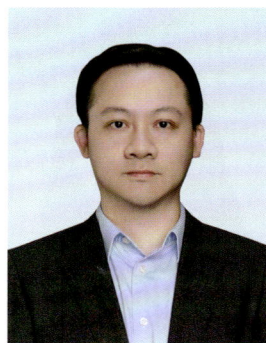

主要从事自身免疫病的细胞免疫及分子调节机制与创新检测技术的研究。主办国家级继续教育培训班《自身免疫性疾病专家共识解读及临床应用》。主持国家自然科学基金3项，省科技厅课题1项，参研国家级、省级课题9项。获发明专利3项。主编/参编著作3部。执笔专家共识编写4篇。以第一作者或通信作者发表论文30余篇，其中SCI论著16篇。

胡朝军，博士，副研究员。风湿免疫病学教育部重点实验室副主任，北京协和医院风湿免疫科实验室负责人。美国约翰斯·霍普金斯大学访问学者。国家皮肤与免疫疾病临床医学研究中心实验诊断研究委员会主任委员，中国医师协会风湿免疫科医师分会第一届自身抗体检测专业委员会副主任委员兼秘书长，中国中西医结合学会第一届检验医学专业委员会免疫性疾病学术委员会委员兼秘书长，中国中西医结合学会第一届检验医学专业委员会免疫性疾病学术委员会青年委员会副主任委员，中国医师协会检验医师分会第一届自身免疫病检验医学专业委员会委员，中国免疫学会自身免疫分会第一届委员会委员。

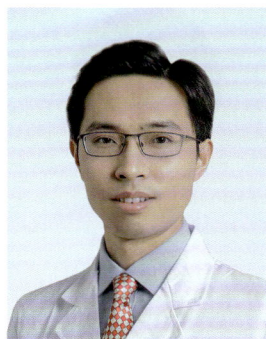

主要从事自身免疫病临床实验诊断技术标准化及发病机制研究工作。主持国家重点研发计划项目1项，国家自然科学基金2项，中央高水平医院临床科研项目2项，中国医学科学院科研基金项目3项。以自身抗体及其靶抗原研究申报国家发明专利38项，国际发明专利3项，其中15项已获授权。主编/参编著作9部。以第一执笔人编写自身抗体临床应用相关专家共识7篇。以第一、共同第一和通信作者发表论文150余篇，其中SCI论文70余篇。研究成果荣获高校科技进步奖二等奖、中华医学科技奖三等奖、华夏医学科技奖三等奖、北京市科学技术进步奖等。荣获第七届医学家改变实践的年度中国原创研究系列之十大青年研究者荣誉称号。

# 副主编简介

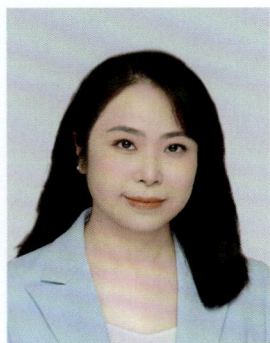

**陈捷**，博士，教授，主任技师，博士研究生导师。四川大学华西医院实验医学科党支部书记兼副主任。四川省学术和技术带头人，四川省卫生健康委员会学术技术带头人。中国医院协会临床检验专业委员会委员，中国中西医结合学会检验医学专业委员会常务委员，中华医学会检验医学分会青年学组委员，四川省医学会检验专业委员会常务委员。

主要从事临床免疫调节机制及创新标志物和检测技术研究。主持国家自然科学基金课题 3 项，科技部重点研发课题 2 项，四川省卫生厅课题 1 项，参与国家及省部级课题 10 余项。作为副主编出版专著 2 部，参编专著、教材 8 部。在 *Biosens Bioelectron*、*European Journal of Cancer*、*Journal of Autoimmunity* 等国际著名期刊发表论文 30 余篇，获多项发明专利。以第一完成人获四川省医学（青年）科技奖一等奖。

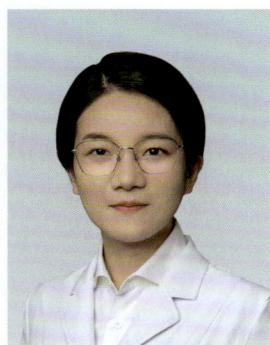

**苏真珍**，硕士，副主任技师。国家皮肤与免疫疾病临床医学研究中心实验诊断研究委员会委员。

主要从事自身免疫病的实验室诊断及创新标志物研究，承担医学检验技术专业本科生的理论及实习教学，担任本科生和住院技师导师。主持四川省卫生厅课题 1 项，华西医院院内科研项目 1 项，参与国家和省部级课题 2 项。参编专著 1 部。获发明专利 1 项。已发表文章 20 余篇，其中以第一作者发表 SCI 论文 9 篇。

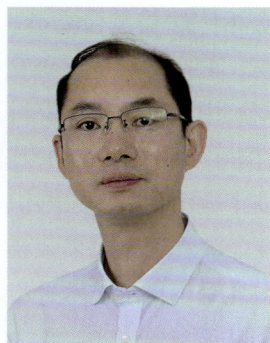

**周仁芳**，硕士，主任技师。温岭市第一人民医院检验科主任。入选浙江省卫生高层次人才培养对象。现担任国家皮肤与免疫疾病临床医学研究中心实验诊断研究委员会副主任委员、分中心主任，中国医师协会风湿免疫科医师分会自身抗体检测专业委员会委员，中国研究型医院学会检验医学专业委员会委员，白求恩精神研究会检验医学分会常务委员、白求恩精神研究会检验医学分会临床基层培训专业委员会副主任委员，浙江省医师协会检验医师分会委员，浙江省医学会风湿病学分会检验诊断学组副组长，浙江省免疫

学会免疫诊断专业委员会委员等。

主要从事自身免疫病的实验诊断及临床研究工作。执笔自身免疫病实验诊断相关专家共识 7 篇。发表学术论文 70 余篇。主编 / 参编专著 9 部。主持各级别课题多项。获省、市自然科学学术奖 10 余项。

**牛倩**，博士，主任技师，硕士研究生导师。四川大学华西医院临床检验医学研究中心免疫检验研究室副主任。四川省海外高层次留学人才，四川省学术和技术带头人后备人选，四川省"卫生健康英才计划"中青年骨干人才，荷兰伊拉斯姆斯大学医学中心访问学者。中国中西医结合学会检验医学专业委员会流式细胞分析诊断专家委员会委员，中国麻风防治协会皮肤性病检验与诊断分会青年委员。

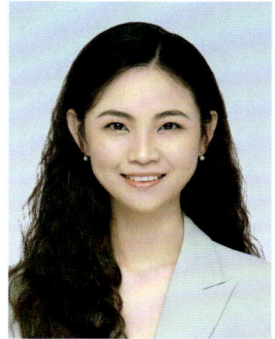

主要从事临床免疫检验诊断工作及自身免疫病的发病机制和生物标志物研究。主持国家自然科学基金 2 项，科技部国家重点研发计划子课题 1 项，四川省科技厅重点研发项目 1 项。以第一作者或通信作者（含共同）发表论文 30 余篇，其中 SCI 论文 14 篇，参编国家级教材 2 部、专著 5 部，参译国际专著 1 部，参编专家共识 2 部。

**黄卓春**，博士，副教授，副主任技师，硕士研究生导师。四川大学华西医院实验医学科自身免疫组负责人。四川省学术和技术带头人后备人选。国家皮肤与免疫疾病临床医学研究中心实验诊断研究委员会委员，四川省医疗卫生与健康促进会第一届妇幼精准诊断医学专业委员会委员，成都市龙泉驿区医学会第三届检验专业委员会名誉主任委员。

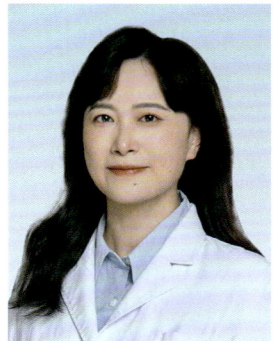

主要从事自身免疫病的免疫调节机制和生物标志物研究。主持国家自然科学基金 1 项，四川省科技厅课题 1 项，参研国家级和省部级课题 10 余项。发表学术论文 40 余篇，获发明专利 2 项，参编著作 2 部，执笔编写专家共识 1 部，参编专家共识 2 部。

# 前 言

抗核抗体（antinuclear antibody，ANA）检测是临床诊断和管理自身免疫病（AID）的关键手段之一，随着全球 AID 患病率的持续上升，其重要性越发凸显。虽然目前存在多种 ANA 的检测方法，但间接免疫荧光法（IIF）因其独特的优势而被广泛认可和使用，是目前公认的 ANA 检测参考方法。

由于 ANA 荧光模型的多样性和复杂性，对其进行准确解读对实验室工作人员来说极具挑战。基于此，我们编纂了这本《图说抗核抗体——荧光模型识别与病例精选》，致力于为实验室工作者提供一个标准化、系统化的判读指南，从而助力 AID 临床诊治水平的提升。

本书的核心优势在于丰富的临床实际图片和详细的病例分析。书中共收录超 700 组临床 ANA 检测图片，涵盖了从基础到复杂的各种荧光模型，旨在为读者提供一个全面、直观的学习和实践参考资源，创造"多临床、反复临床"的仿"真"学习环境。在呈现 ANA 检测结果时，同时采用 HEp-2 细胞和猴肝组织两种基质，能够提供更广泛的抗原谱，有助于增强读者对不同荧光模型的识别能力。在本书所有荧光图片中，我们使用了特定的标记来区分不同的细胞类型和组织样本。具体而言，"H"标记用于指代 HEp-2 细胞，而"L"标记则代表猴肝组织。这些标记旨在简化视觉呈现，并帮助读者快速识别图像中的关键元素。在解读荧光模型时，我们倡导一种灵活而实用的方法，即在无法精确判读出具体下位荧光模型时，建议判读到上位荧光模型即可。例如，在无法区分核粗颗粒型和核细颗粒型时，可以将其归类为核颗粒型。这种方法旨在降低判读难度，同时保证结果的准确性和实用性。具体的荧光模型从属关系可参考"附录 1 抗核抗体荧光模型鉴别要点一览表"。该表详细列出了荧光模型的分类及其识别特征，方便读者快速查找、比对、确认各种荧光模型，提高判读效率。

我们特别注重从临床角度出发，展示真实且多样的病例，以便读者能够在理论学习与实际操作中找到平衡，提高对 AID 相关报告的解读能力。书中的每一章节都配有 2～3 个与特定 ANA 荧光模型相关的典型病例，全面展现疾病的临床、实验室及影像学特征。这些病例不仅丰富了书籍的内容，也为检验人员提供了必要的知识补充，帮助他们在临床报告中作出更准确的判断。

最后，我们要对所有为本书的编写和出版作出贡献的专家和同行表示最深切的感谢，没有他们的无私分享、丰富经验和专业指导，这本书是无法完成的。我们希望本书能成为临床工作者的宝贵资源，助力提高 ANA 荧光模型判读的标准化和专业化水平。书稿如有任何不当之处,敬请广大读者和同行批评指正。

我们期待能够为 AID 的诊断和治疗提供更坚实的知识基础,并为患者带来更优质的医疗服务。

杨　滨

四川大学华西医院

胡朝军

北京协和医院

2024 年 9 月

# 目　录

# 第一章

## 概述

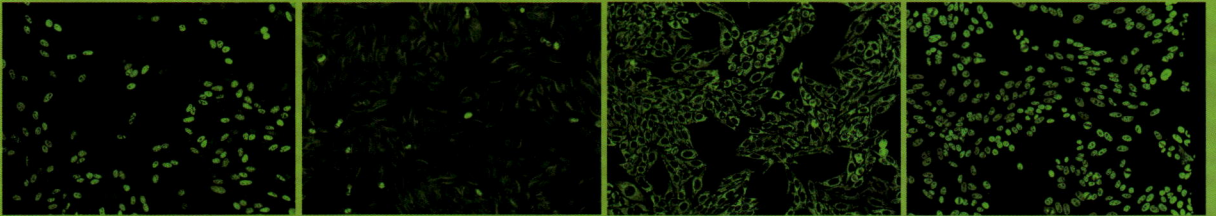

## 第一节　抗核抗体概述

### 一、抗核抗体的定义

由于细胞核是抗核抗体（antinuclear antibody，ANA）靶抗原所在的最重要的结构部位，故传统意义上的 ANA 指抗细胞核抗原成分的自身抗体的总称。随着 ANA 检测技术的改进，尤其是培养细胞抗原基质，如人喉癌上皮细胞（human epidermoid-2 laryngeal carcinoma cell，HEp-2）的广泛应用，对 ANA 的认识已不再局限于抗细胞核成分的自身抗体。ANA 针对的靶抗原成分已由细胞核扩展到整个细胞成分，包括细胞核、细胞质及细胞有丝分裂周期蛋白等。原先的 ANA 定义已经落后，并且容易引起混淆，不能完全涵盖 ANA 相关特异性自身抗体。目前 ANA 的定义是以真核细胞各种成分为靶抗原的自身抗体的总称。

### 二、抗核抗体的临床应用

ANA 作为自身免疫病（autoimmune disease，AID）重要的生物学指标，是临床应用中最广泛、最基础的一组自身抗体。常见于系统性（非器官特异性）AID 患者，如系统性红斑狼疮（systemic lupus erythematosus，SLE）、干燥综合征（Sjögren syndrome，SS）、系统性硬化症（systemic sclerosis，SSc）、混合性结缔组织病（mixed connective tissue disease，MCTD）及多发性肌炎（polymyositis，PM）/ 皮肌炎（dermatomyositis，DM）等。同时，ANA 还可见于器官特异性 AID 患者，如自身免疫性肝病、自身免疫性甲状腺炎等。除此之外，ANA 也可见于慢性感染性疾病、肿瘤及健康人群中。临床实验室检测 ANA 对 AID 的诊断、鉴别诊断、分型及活动性监测等具有重要的临床意义。

对临床疑似 AID 患者，特别是多器官受累的系统性（非器官特异性）AID 患者，需检测 ANA 及针对靶抗原的特异性自身抗体，如原因未明的发热、皮肤病变（荨麻疹、红斑等）、关节肌肉受累（晨僵、关节痛、关节炎、肌肉无力、肌肉痛等）、眼部病变（累及角膜、视网膜、葡萄膜等）、肺部病变（胸腔积液、肺炎、肺出血等）、消化系统病变（胃肠道出血、穿孔、肠梗阻、黄疸、肝脾肿大、口腔溃疡等）、心血管系统病变（累及心肌、心内膜、传导系统等）、血液系统受累（溶血性贫血、白细胞减少、血小板减少等）、肾脏病变、神经病变、精神受累、全身不适、体重下降、淋巴结肿大、雷诺征、脱发等。另外，健康人群中可存在 ANA 阳性的情况，虽然大部分为生理性自身抗体，但 ANA 也可见于某些 AID 患者的临床前期，如 ANA 及其针对靶抗原的特异性自身抗体（抗 SSA 抗体、抗 SSB 抗体等）可在 SLE、SS 患者出现临床症状前数年检测到。因此，ANA 检测也可用于高危人群的健康体检筛查，如育龄期女性、AID 患者的直系亲属、处于易诱发 AID 的环境及免疫功能异常者等。

## 第二节 抗核抗体检测

### 一、检测方法概述

ANA 的检测方法包括经典的间接免疫荧光法（indirect immunofluorescence，IIF），以及基于纯化抗原（细胞或组织）、重组抗原、人工合成抗原，简单、快速、易自动化的固相分析（solid phase assays，SPA）技术，如酶联免疫吸附试验（enzyme linked immunosorbent assay，ELISA）、荧光酶免疫测定（fluorescent enzyme immunoassay，FEIA）、化学发光法（chemiluminescent assay，CLIA）、可寻址激光珠免疫测定（addressable laser bead immunoassay，ALBIA）等（图 1-2-1）。由于不同的 SPA 检测 ANA，针对有限的靶抗原组合，具有不同的诊断敏感度、特异度等临床诊断性能，导致 ANA 检测标准化的缺乏和结果合理解释问题。因此，SPA 不能完全替代 IIF，如果临床高度怀疑 ANA 相关 AID 而其他方法检测 ANA 结果阴性时，需要采用 IIF 重新检测。

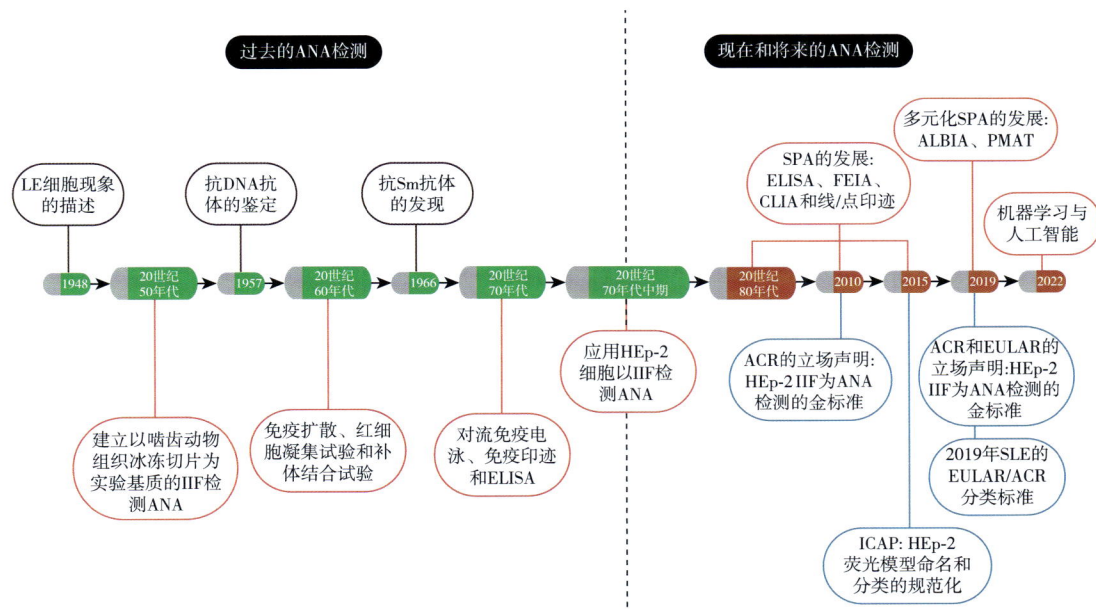

**图 1-2-1　ANA 检测历程**

LE，红斑狼疮；DNA，脱氧核糖核酸；Sm，Smith 抗原；ACR，美国风湿病学会；ICAP，抗核抗体荧光模型国际共识；PMAT，基于颗粒的多分析物技术；EULAR，欧洲抗风湿病联盟

## 二、间接免疫荧光法检测抗核抗体

20 世纪 50 年代,Albert H. Coons 及同事建立了以啮齿动物器官组织切片为实验基质的 IIF 检测 ANA,这对 ANA 的临床应用具有重要意义。1975 年,通过底物选择和制备方法的改进,形成了以 HEp-2 为实验基质的 IIF 检测 ANA 的标准方法(检测原理见图 1-2-2)。由于 HEp-2 细胞具有人源性、特异性强、抗原成分丰富等优点,因此以 HEp-2 细胞为实验基质的 IIF 成为国内外临床实验室检测 ANA 的常规技术,对系统性 AID 的分类诊断起到了重要的推动作用,被美国风湿病学会(American College of Rheumatology,ACR)、欧洲自身免疫标准化促进会(European Autoimmunity Standardization Initiative,EASI)、自身抗体标准化委员会(Autoantibody Standardization Committee,ASC)及国内的专业学会推荐为 ANA 检测的"金标准""参考方法""首选方法"。

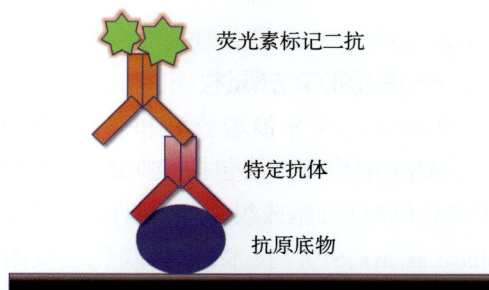

图 1-2-2　间接免疫荧光法模式图

荧光素标记二抗

特定抗体

抗原底物

## 三、抗核抗体荧光模型

荧光模型作为 IIF 检测 ANA 结果的重要检测参数,与其针对的靶抗原在细胞内分布相关。虽然特定荧光模型与 ANA 针对靶抗原的特异性自身抗体、AID 及特定临床表现存在一定的相关性,但并非严格意义上的完全一致,不能仅从荧光模型来推断针对靶抗原的特异性自身抗体或 AID。如细胞核均质型的 ANA 荧光模型可能对应的是抗双链 DNA(double stranded deoxyribonucleic acid,dsDNA)抗体,但抗 dsDNA 抗体并不一定局限于细胞核均质型荧光模型,同样,细胞核均质型荧光模型也并不一定为抗 dsDNA 抗体或见于 SLE 患者。在 SLE 患者的不同 ANA 荧光模型中,细胞核均质型可与 SLE 患者的免疫学异常成正相关,细胞核颗粒型可与 SLE 患者的关节炎、器官损伤成负相关。另外,除常见的 ANA 荧光模型外,少见的 ANA 荧光模型也可与 AID 相关,如细胞核多点型、核膜型与自身免疫性肝病相关,细胞有丝分裂期荧光模型主要见于肿瘤患者。细胞核致密颗粒型、高尔基体样型、细胞质棒环型等 ANA 荧光模型,其相关特异性自身抗体和临床意义的研究已引起诸多实验室的关注。不同 ANA 荧光模型的临床相关性见表 1-2-1。

近年来,对于 ANA 荧光模型的命名、分类描述、相关靶抗原及临床意义等不断趋于规范化。2014 年,在第十二届自身抗体和自身免疫国际研讨会召开期间,达成了 IIF 检测 ANA 荧光模型国际共识(international consensus on antinuclear antibody pattern,ICAP),提出关于 ANA 荧光模型标准化分类、命名的第一个国际共识。共识将 ANA 荧光模型分为 3 大类:细胞核荧光模型、细胞质荧光模型和细胞有丝分裂期荧光模型,同时定义了 28 种荧光模型,并对判读要点进行了详细描述。2017 年,在第四届 ICAP 会议上增加并定义了新的荧光模型。2019 年,在第五届 ICAP 会议上明确了 IIF 检测 ANA 不同荧光模型的临床相关性。2021 年,在第六届 ICAP 会议上对部分 ANA 荧光模型的报告级别、分类排列位置进行了调整。2016 年,我国自身抗体检测领域的相关专家将 ANA 荧光模型的国际共识在国内进行详细解读。2018 年,中国医师协会风湿免疫科医师分会自身抗体检测专业委员会根据 ICAP 达成的共识及我国 ANA 检测的临床实践现状,发布了《抗核抗体检测的临床应用专家共识》,包括 ANA 的荧光模型分类和命名。2000 年至今,相继出版了《自身抗体及其免疫荧光模式》《自身抗体免疫荧光图谱》《抗核抗体荧光核型图谱及病例判读》等著作。上述成果均对 ANA 荧光模型的规范化起到了重要的推动作用。

表 1-2-1　不同 ANA 荧光模型相关靶抗原及特异性自身抗体的临床相关性

| 荧光模型 | | 靶抗原 | 特异性自身抗体的临床相关性 |
|---|---|---|---|
| 细胞核荧光模型 | 核均质型 | dsDNA、组蛋白、核小体 | 抗 dsDNA 抗体参与 SLE 的致病过程,并与狼疮性肾炎(LN)相关,是 SLE 诊断和疾病活动度的标志物之一;抗组蛋白抗体(AHA)与多种 AID 相关,如 SLE、类风湿关节炎(RA)、DM 等,尤其在药物性狼疮中检出率很高(>90%);抗核小体抗体(ANuA)也是诊断 SLE 较为敏感的标志物,尤其在抗 dsDNA 抗体阴性的 SLE 患者的诊断中具有重要的临床意义 |
| | 核细颗粒型 | SSA/Ro、SSB/La、Mi-2、TIF1γ、TIF1β、Ku | 抗 SSA 抗体广泛存在于 AID 中,如 SLE 和 SS。抗 SSB 抗体通常在 SS 患者中发现,如果在其他 AID 患者中检测到,常与抗 SSA 抗体同时出现。抗 Mi-2 抗体和抗 TIF1γ 抗体与 DM 相关。DM 患者中,核细颗粒型很少由抗 TIF1γ 抗体导致,但其与老年患者的恶性肿瘤密切相关。抗 Ku 抗体可见于 SSc/IIM 重叠综合征、SLE/SSc/IIM 重叠综合征、SLE、RA 等 |
| | 核粗颗粒型 | Sm、hnRNP、U1-snRNP、RNAP Ⅲ | 抗 Sm 抗体对 SLE 的诊断特异度高,已被列入 SLE 分类标准,在 SLE 中的阳性率为 20%～40%。高滴度的抗 U1-snRNP 抗体是 MCTD 的特异性抗体,阳性率为 95%～100%。抗 U1-snRNP 抗体也可出现在 SLE 患者中,抗 RNAP Ⅲ 抗体被列入了 SSc 分类标准 |
| | 核致密颗粒型 | DFS70 | 抗 DFS70 抗体的相关临床意义尚不明确,可见于间质性膀胱炎、慢性疲劳综合征、肿瘤、过敏性皮炎、特应性皮炎、自身免疫性甲状腺炎、系统性自身免疫性风湿病(SARD)等疾病,在健康人群中也有发现 |
| | Topo Ⅰ型 | Scl-70 | 抗 Scl-70 抗体在 SSc 患者中的频率为 20%～40%(在不同种族中频率可达 10%～70%),已被纳入 SSc 分类标准;如果临床上怀疑为 SSc,建议对该抗体进行随访检测。抗 Scl-70 抗体水平与死亡率增加、肺纤维化、肌肉骨骼和心脏受累以及蛋白尿有关,还与弥漫性皮肤型系统性硬化症(dcSSc)的皮肤纤维化程度和内部器官受累程度相关 |

续表

| 荧光模型 | | 靶抗原 | 特异性自身抗体的临床相关性 |
|---|---|---|---|
| **细胞核荧光模型** | 着丝点型 | CENP-B | 主要见于局限性皮肤型系统性硬化症(lcSSc)和原发性胆汁性胆管炎(PBC),在 lcSSc 患者中的阳性率可达 20%～39%,该抗体目前被纳入 SSc 的诊断标准,在 PBC 患者中的阳性率可达 18%～26%,此外,该荧光模型还可见于 SS、RA、SLE 等疾病 |
| | 核多点型 | PML 蛋白、Sp100、NXP-2 | PML 蛋白和 Sp100 的特定抗体最常见于 PBC,且常常同时存在,其中抗 Sp100 抗体对 PBC 的敏感度较低,但特异度较高。PBC 患者中抗 Sp100 抗体的检出率(20%～40%)高于抗 PML 抗体(15%～20%)。抗 NXP-2 抗体主要见于 DM 患者,尤其是幼年型皮肌炎(20%～25%) |
| | 核少点型 | P80-螺旋蛋白、SMN 复合体 | 疾病特异性较差,在多种疾病中均可检出,如 SS、SLE、RA 等 AID,肿瘤、感染等非 AID |
| | 小泛素相关修饰蛋白样核点型 | SUMO-2、SUMO-1 | 主要见于 PBC,且抗 SUMO-2 抗体常出现在抗 Sp100 抗体阳性的 PBC 患者血清中,因此临床上常见核多点型和小泛素相关修饰蛋白样核点型的复合模型 |
| | 核仁均质型 | PM-Scl 蛋白复合物、B23、C23、Th/To 抗原 | 常见于 SSc、系统性硬化症-自身免疫性肌病重叠综合征、雷诺综合征以及其他系统性 AID(如 SLE 等)。临床疑似 lcSSc,推荐进一步检测抗 Th/To 抗体,疑似 SSc 与自身免疫性肌病重叠,则推荐进一步检测抗 PM-Scl 抗体 |
| | 核仁斑片型 | 核仁纤维蛋白 | 核仁纤维蛋白是 SSc 相关自身抗体的重要靶点,抗核仁纤维蛋白抗体曾被称为抗 U3-RNP 抗体或抗 U3-snRNP。既往研究表明,抗 U3-RNP 抗体存在于 4%～10% 的 SSc 患者,特异度较高,与 dcSSc 高度相关。该抗体阳性常预示着病情较为严重,严重的器官受累概率增加,生存率降低 |
| | 核仁颗粒型 | RNAP Ⅰ、hUBF/NOR-90 | 抗 RNAP Ⅰ 抗体常与抗 RNAP Ⅲ 抗体共存,约在 20% 的 SSc 患者中发现存在抗 RNAP Ⅰ/Ⅲ 抗体,已被确认为是弥漫性硬皮病相关的疾病标志物及心脏/肾脏受累风险增加的标志物。抗 hUBF/NOR-90 抗体被认为是局限性硬皮病和内脏器官轻度受累的标志物 |
| | 光滑核膜型 | 核纤层蛋白 A、B、C 或核纤层相关蛋白 | 抗核纤层蛋白 A/C 抗体可见于 PBC,抗核纤层蛋白 B 抗体见于合并抗磷脂综合征(APS)的 SLE 患者 |
| | 点状核膜型 | gp210、Nup62 | 抗 gp210 抗体是 PBC 的特异性抗体,可作为预后不良的指标;抗 Nup62 抗体也与 PBC 的临床不良结果相关 |
| | PCNA 型 | PCNA | 抗 PCNA 抗体是 SLE 特异性抗体之一,也是肿瘤细胞增殖的标志物 |
| | 着丝点 F 样型 | CENP-F | 抗 CENP-F 抗体可反映乳腺癌、肺腺癌、前列腺癌、肝细胞癌和胰腺癌等的进展和预后 |

| 荧光模型 | | 靶抗原 | 特异性自身抗体的临床相关性 |
|---|---|---|---|
| **细胞质荧光模型** | 胞质致密颗粒型 | 核糖体P蛋白、SRP、多种tRNA合成酶 | 抗核糖体P蛋白抗体（ARPA）几乎仅见于10%～40%的SLE患者，可在SLE活动期升高，与神经精神症状、肾脏、肝脏受累相关。SRP抗体可见于3%～7%的成年肌炎患者，以及1.6%的青少年肌炎患者，并与疾病活动度存在相关性，可用于监测治疗效果。携带tRNA合成酶抗体的临床患者可被归类到抗合成酶综合征（ASS）这一IIM临床亚型中 |
| | 胞质细颗粒型 | Jo-1 | 见于15%～30%的IIM患者。抗Jo-1抗体阳性的IIM患者往往具有ASS的共同表现 |
| | 胞质散点型 | GW小体和内体中物质 | 与临床疾病的相关性证据仍十分有限。抗GW小体抗体最常见于SS、共济失调伴或不伴混合性运动/感觉神经病以及SLE；也可在SSc、RA、PBC等疾病中检出。其他自身抗体可出现于神经系统疾病、多种系统性自身免疫病（SLE、SSc、肌炎）、胶质瘤等 |
| | 线粒体样型 | 2-OADC | 可在约95%的PBC患者中检出，对该病的诊断特异度高达98%；还可见于约20%的自身免疫性肝炎（AIH）患者；SS（1.7%～27%）、SSc（6.1%～25%）、SLE（7.2%～13%）等系统性AID患者的血清中也可检出，部分患者存在肝脏受累表现 |
| | 肌动蛋白型 | 肌动蛋白、非肌细胞肌球蛋白 | 以F-肌动蛋白为靶抗原的自身抗体与AIH密切相关，尤其是AIH-I型；以G-肌动蛋白为靶抗原的自身抗体被报道与酒精性肝硬化有关；此外，肌动蛋白型荧光模型也可见于正常人群、慢性丙型肝炎病毒（HCV）感染、乳糜泻（IgA亚型）患者中，偶见于SARD（如SLE、RA等） |
| | 波形蛋白型 | 波形蛋白 | 临床意义目前尚不清楚，多种AID、肝脏疾病、癌症、血液系统疾病、慢性炎症性疾病及感染性疾病中均可出现 |
| | 原肌球蛋白型 | TPM | 临床意义尚不明确，可见于肝功能受损、某些类型肿瘤，以及部分健康人群中 |
| | 胞质节段型 | α-辅肌动蛋白、黏着斑蛋白 | 抗α-辅肌动蛋白抗体可能与SLE及LN的发生和疾病活动有关，也可在I型AIH患者中检出 |
| | 高尔基体样型 | 巨蛋白、巨高尔基蛋白，以及多种高尔基蛋白 | 可在SS、SLE、RA、MCTD等AID患者的血清中被检出，短暂性低滴度的抗高尔基复合体抗体也可见于小脑恶性疾病、恶性肿瘤及病毒感染的患者，而持续性高滴度的这类抗体通常被视为无症状系统性AID的早期标志 |
| | 胞质棒环型 | IMPDH2 | 多见于干扰素α与利巴韦林联合治疗的HCV感染者。极少数情况下，胞质棒环型可见于乙型肝炎病毒（HBV）感染，SLE患者和正在接受麦考酚酸、硫唑嘌呤、甲氨蝶呤或阿昔洛韦治疗的患者。偶尔也可在没有已知AID的一般人群中检出 |

| | 荧光模型 | 靶抗原 | 特异性自身抗体的临床相关性 |
|---|---|---|---|
| **细胞有丝分裂期荧光模型** | 中心体型 | PCNT、ninein、Cep250、Cep110、PCM-1、MOB1 和烯醇化酶 | 临床检出率较低,可见于各种系统性 AID 如 SS、SLE、SSc、RA 和雷诺综合征的患者,也可见于病毒感染、支原体感染及恶性肿瘤的患者 |
| | 纺锤体纤维型 | HsEg5 | 在人群中阳性率极低,疾病特异度尚不清楚,可见于 SLE、SS 等结缔组织病 |
| | NuMA 型 | NuMA 蛋白 | 比较少见,高滴度的抗 NuMA 抗体多见于 AID,其中 50% 为原发性干燥综合征、SLE,偶见于恶性肿瘤、感染性疾病 |
| | 细胞间桥型 | 内着丝粒蛋白、KIF4、KIF20B、CENP-E | 在人群中阳性率极低,疾病特异度尚不清楚,偶见于 SSc、雷诺综合征等 |
| | 染色体型 | MCA1 | 在人群中阳性率极低,偶见于盘状红斑狼疮伴慢性淋巴细胞白血病患者 |

注:TIF,转录中间因子;hnRNP,异质核核糖核蛋白;snRNP,核小核糖核蛋白;IIM,特发性炎性肌病;RNAP,RNA 聚合酶;DFS70,致密细颗粒 70;CENP,着丝粒蛋白;CENP-E,着丝粒相关蛋白 E;PML,早幼粒细胞白血病;SMN,运动神经元存活蛋白;RNP,核糖核蛋白;Scl-70,硬皮病 70kDa 蛋白;Sp100,颗粒蛋白 100kDa;NXP-2,核基质蛋白 2;SUMO,小分子泛素相关修饰蛋白;PM-Scl,多发性肌炎 - 硬皮病自身抗原;B23,核仁磷蛋白;C23,核仁蛋白;hUBF,人上游结合因子;NOR-90,核仁组织区 90kDa 自身抗原;gp210,核孔膜糖蛋白 210;Nup62,核孔蛋白 p62;PCNA,增殖细胞核抗原;SRP,信号识别颗粒;tRNA,转运 RNA;Jo-1,组氨酰 tRNA 合成酶;2-OADC,2- 氧酸脱氢酶复合体;TPM,原肌球蛋白;IMPDH2,肌苷 -5′ - 单磷酸脱氢酶 2;PCNT,中心粒周蛋白;Cep,中心体蛋白;PCM-1,中心粒外周物质 1;MOB1,单极纺锤体结合蛋白 1;HsEg5,纺锤体驱动蛋白 Eg5;NuMA,核有丝分裂器蛋白;KIF4,驱动蛋白超家族成员 4;KIF20B,驱动蛋白家族成员 20B;MCA1,有丝分裂染色体自身抗原 1。

## 四、间接免疫荧光法检测抗核抗体的自动化进展

随着生物医学工程技术的发展,以深度学习为代表的人工智能技术在图像识别方面取得了迅速发展。通过将细胞核、细胞质、颗粒、荧光强度等图像细节特征进行提取,并转化成数字化参数,建立算法模型,可进行 IIF 检测 ANA 结果的阴 / 阳性、荧光模型及滴度判读。IIF 检测 ANA 的自动化,不仅包括实验操作(前处理)的自动化,也包括实验检测结果图像的采集、分析、判读、储存及传输的自动化。目前,自动判读系统与人工判读对阴阳性判断的一致性较好(71% ～ 99%),检测的光信号强度值与滴度均呈现较好的相关性($r$ 值 0.672 ～ 0.839),部分自动判断系统可对典型的荧光模型进行识别,自动判读系统检测 ANA 的结果变异低于人工判读。目前 IIF 检测 ANA 自动判读系统的主要特征,见表 1-2-2。

IIF 检测 ANA 的自动化技术可提高检测效率,减少由于实验操作、人工主观判读等原因引起的实验室内、实验室间的结果差异,最终有利于不同实验室间的结果互认。同时,IIF 检测 ANA 的自动化技术也存在诸多不足,如检测仪器以国外进口为主,仪器价格昂贵,难以普遍推广应用;荧光模型识别除部分单一、常见、典型的荧光模型外,需要进行更多具有临床相关性的其他荧光模型(包括少见型、混合型等)的精准识别,判读的结果需要进一步参考已达成的荧光模型相关国内共识或 ICAP 等;对于滴度的最终判读仍需不断改进。因此,IIF 检测 ANA 的自动化技术目前仍不能完全取代人工,可作为 IIF 检测 ANA 阴 / 阳性、滴度的初步判读,部分单一、常见、典型荧光模型的辅助识别。对于阳性检测结果,特别是荧光模型的识别,仍需进行人工复核判读;对于阴性检测结果,若临床疑似 ANA 相关的 AID,也需要进行人工复核判读。

表 1-2-2　IIF 检测 ANA 的自动判读系统主要特征

| 项目 | NOVA View | EUROPattern | Aklids | Image Navigator | Zenit G-Sight | HELLOS |
|---|---|---|---|---|---|---|
| **硬件特征** | | | | | | |
| 检测量(装载实验基质片) | 5 张 | 50 张 | 5 张 | 4 张 | 5 张 | 20 张 |
| 检测速度(标本数 /h) | 48 ~ 60 | 90 | 48 ~ 60 | 90 | 14 ~ 48 | 150 |
| 仪器自校准功能 | 自校准 | 自校准 | 自校准 | 自校准 | 不能 | 自校准 |
| 细胞核染色 | DAPI 染色 | PI 染色 | DAPI 染色 | 无 | 无 | 无 |
| 实验操作与结果判读一体化 | 不能 | 不能 | 不能 | 不能 | 不能 | 一体化 |
| 荧光模型识别方式 | 数学算法 | 数学算法 | 数学算法 | 人工匹配方式 | 数学算法 | 人工匹配方式 |
| **结果自动判读特征** | | | | | | |
| 阴 / 阳性判读 | 可以 | 可以 | 可以 | 可以 | 可以 | 可以 |
| 滴度判读 | 可以 | 可以 | 可以 | 可以 | 可以 | 可以 |
| 荧光模型识别(单一型) | H,S,N,C,ND | H,S,N,C,ND,Cy,NM | H,S,N,C,ND,Cy | 不能自动识别 | H,S,N,C,Cy | 不能自动识别 |
| 荧光模型识别(混合型) | 仅局限于 H 和 N | 可以 | 可以 | 不能自动识别 | 不能自动识别 | 不能自动识别 |

注:PI,碘化丙啶;DAPI,4',6- 二氨基 -2- 苯基吲哚;H,核均质型;S,核颗粒型;N,核仁型;C,着丝点型;ND,核点型;Cy,细胞质型;NM,核膜型。

## 第三节 抗核抗体检测的规范化

### 一、抗核抗体检测的规范化进展

随着 ANA 实验室检测的进展和临床应用范围的扩大,为提高 ANA 的临床诊断性能,避免漏诊、误诊及不必要的重复检测,减少患者的医疗费用,因此对 ANA 实验室检测的规范化就显得尤为重要。

对此,2014 年 EASI 和 ASC 共同发表了 25 条"抗核抗体检测的国际建议",目的在于规范 ANA 及其特异性自身抗体的检测和临床意义。如明确了 IIF 作为 ANA 筛查的参考方法,包括 IIF 检测 ANA 的稀释滴度、荧光模型、结果报告等。提出 ANA 实验室检测程序的规范化要求:当临床高度疑似,无论 ANA 检测结果如何,都需要对 ANA 特异性自身抗体进行检测。例如,临床疑似炎性肌病(inflammatory myopathies,IM)需检测抗 Jo-1 抗体,临床疑似 SLE 需检测抗核糖核蛋白(ribonucleoprotein,RNP)抗体,临床疑似先天性心脏传导阻滞 / 新生儿狼疮 / 干燥综合征 / 亚急性皮肤型狼疮需检测抗 SSA 抗体。如前所述(第一章第二节),自 2014 年开始,ICAP 不断规范 ANA 荧光模型的分类、命名、临床相关性及结果报告等内容。2023 年,欧洲临床化学和检验医学联合会(European Federation of Clinical Chemistry and Laboratory Medicine,EFLM)、EASI 和 ICAP 联合发布了"ANA 检测的最新 35 条建议",包括以 HEp-2 细胞为实验基质的 IIF-ANA 检测方法学特征和性能确认 / 验证方法,具体内容参见表 1-3-1。

2014 年,中国免疫学会临床免疫分会发布了《自身抗体检测在自身免疫病中的临床应用专家建议》,13 条建议中明确了以 HEp-2 细胞为底物的 IIF 是检测 ANA 的首选方法。诊断系统性 AID 时,ANA 应作为初筛项目之一。当 IIF-ANA 阳性时,需要对 ANA 特异性自身抗体进行进一步检测。2018 年发布的《抗核抗体检测的临床应用专家共识》对 ANA 的定义、临床应用范围、检测方法、荧光模型分类和命名、检测结果报告、临床意义及解读等 6 方面给出了共 15 条建议。

表 1-3-1  关于以 HEp-2 细胞为实验基质的 IIF-ANA 检测方法学方面的建议

| 序号 | 建议 | 分级 | Delphi 评分 | | |
|---|---|---|---|---|---|
| | | | 中位数 | ≥8 分 | ≥7 分 |
| 一、ANA 检测方法学特征 | | | | | |
| (一)以 HEp-2 细胞为实验基质的 IIF-ANA | | | | | |
| 1 | 以 HEp-2 细胞为实验基质的 IIF-ANA 结果应报告滴度和荧光模型 | A | 9 | 96% | 97% |

| 序号 | 建议 | 分级 | Delphi 评分 | | |
|---|---|---|---|---|---|
| | | | 中位数 | ≥8 分 | ≥7 分 |
| （二）参考区间和滴度的重要性 | | | | | |
| 2 | 对于大多数 ANA 荧光模型，AARD 的患病可能性随着 ANA 滴度的增高而增加 | A | 8 | 83% | 92% |
| 3 | 对于大多数 ANA 荧光模型，不存在单一的 ANA 滴度既具有 AARD 相关的诊断最佳灵敏度，又有诊断最佳特异度 | A/B | 8 | 89% | 92% |
| 4 | ANA 滴度有助于解释 ANA 检测结果 | B | 8 | 82% | 95% |
| 5 | 对于 AARD 患者，报告 ANA 滴度特异性或检测结果特异性的似然比（LR），有助于以 HEp-2 细胞为实验基质的 IIF-ANA 结果的临床解释 | B | 8 | 60% | 82% |
| （三）健康人群中的 ANA | | | | | |
| 6 | ANA 阳性可存在于一部分健康人群中（如儿童、成人、老年人；阳性率会随着年龄增长而增加），在解释检测结果时应考虑到此情况 | A/B | 9 | 95% | 99% |
| （四）儿童系统性风湿病中的 ANA | | | | | |
| 7 | 在儿童中筛查 AARD，没有证据表明以 HEp-2 细胞为实验基质的 IIF-ANA 应采用较低的筛查稀释度 | A | 8 | 78% | 91% |
| （五）荧光模型 | | | | | |
| 8 | ANA 荧光模型可对临床相关性和指导下一步检测建议（如针对靶抗原的特异性自身抗体检测）提供有用信息 | A | 9 | 93% | 97% |
| 9 | 以 HEp-2 细胞为实验基质的 IIF-ANA 结果的临床相关性是荧光模型依赖性的 | A | 8 | 82% | 93% |
| 10 | 将 ANA 荧光模型与其特异性自身抗体检测的结果相结合，可以加强以 HEp-2 细胞为实验基质的 IIF-ANA 结果的解释 | A | 9 | 94% | 99% |
| 11 | 主要的 ANA 荧光模型（具有明确的临床相关性）包括 *：<br>着丝点型（AC-3）、核均质型（AC-1）、核致密颗粒型（AC-2）、核颗粒型（AC-4,5）、核仁型（AC-8,9,10）、核多点型（AC-6）、核膜型（AC-11,12）；<br>线粒体样型（AC-21）、胞质细颗粒型（AC-20）、胞质致密颗粒型（AC-19）、肌动蛋白型（AC-15） | A/B | 8 | 86% | 96% |
| （六）实验基质 / 底物 | | | | | |
| 12 | HEp-2 细胞、HEp-2000 细胞、HEp-2010 细胞可以用作 IIF 筛查 ANA 的实验基质 | A | 8 | 81% | 92% |

| 序号 | 建议 | 分级 | Delphi 评分 | | |
|---|---|---|---|---|---|
| | | | 中位数 | ≥8 分 | ≥7 分 |
| **（七）结合物** | | | | | |
| 13 | 使用 IgG 特异性结合物可以满足检测大多数临床相关的 IIF-ANA | A/B | 9 | 93% | 97% |
| 14 | 使用多价结合物，会与抗人 IgG（Fc）特异性的结合物存在检测结果的差异 | A/B | 9 | 87% | 97% |
| **（八）计算机辅助诊断系统（CAD）** | | | | | |
| 15 | CAD 支持以 HEp-2 细胞为实验基质的 IIF-ANA 结果判断，但仍建议专家进行阳性/阴性鉴别复查 | A/B | 9 | 81% | 93% |
| 16 | CAD 可以支持以 HEp-2 细胞为实验基质的 IIF-ANA 荧光模型的判断，但专家必须对荧光模型进行复查识别 | A | 9 | 93% | 99% |
| 17 | 部分 CAD 可提供荧光强度（FI）检测，可用于评估：ANA 滴度、AARD 可能性 | A | 8 | 64% | 87% |
| 18 | 部分 CAD 可重复检测 FI 值，此类系统可将 FI 检测值作为质量指标监测［如作为室内质控（IQC）程序的一部分］ | A | 8 | 76% | 92% |
| **（九）质量保证** | | | | | |
| 19 | 以 HEp-2 细胞为实验基质的 IIF-ANA 的质量保证应通过内部质控（如每批次运行的 IQC、技术人员定期对代表性案例进行盲读）和外部质量评估进行监控 | A | 9 | 98% | 99% |
| 20 | 减少实验室内部技术人员间结果判读的差异，可采取人员培训、双人判读、使用 ICAP 的命名规则及 CAD 判读（数字图像） | A/B | 9 | 94% | 98% |
| 21 | 每次运行中至少包括 2 份 IQC 样本，1 份阴性，1 份弱阳性（筛查 AARD 的滴度特异性 LR 在 2～5），滴度通过终点稀释法或 FI 进行半定量判断 | A/B | 9 | 85% | 96% |
| 22 | 除了试剂盒对照外，建议采用患者来源的 IQC 样品，无论是混合还是单一患者来源的标本，其实验操作应与常规标本相同，以进行检测全过程的监测 | A/B | 9 | 83% | 93% |
| 23 | 阳性对照的优选荧光模型最好具有较高的可重复性（如在 CAD 上为单一的核均质型或核颗粒型） | A/B | 8 | 88% | 98% |

| 序号 | 建议 | 分级 | Delphi 评分 | | |
|---|---|---|---|---|---|
| | | | 中位数 | ≥8 分 | ≥7 分 |
| 24 | 在 Levey-Jennings 图中监测（低、中、高）阳性结果的百分比，可用于评估检测的稳定性（如监测制造商批次间变换的影响） | A | 8 | 71% | 87% |
| 25 | 使用可重复检测 FI 值的 CAD 时，在 Levey-Jennings 图中监测 IQC 样品和患者标本的 FI 中位数，是评估检测稳定性的敏感指标（如监测批次变换的影响） | A | 8 | 77% | 91% |
| **（十）试剂批次的验收和批次间变异性的监测** | | | | | |
| 26 | 在启用新批次的试剂之前，应评估结合物和 / 或底物在不同批次间的变异性。可通过患者来源的 IQC 样品来完成，尽量覆盖针对不同细胞成分的荧光模型（细胞核和细胞质），以及不同 ANA 滴度水平 | A/B | 8 | 79% | 91% |
| **（十一）SPA 筛查 ANA** | | | | | |
| 27 | SPA 筛查 / 检测 AARD 的诊断性能与疾病、检测方法有关 | A | 9 | 91% | 100% |
| 28 | 目前无同时具有最佳诊断灵敏度、特异度的单一 SPA 阈值，用于 AARD 的筛查 | A | 9 | 93% | 98% |
| 29 | 在 AARD 中，采用检测结果特异性 LR 进行结果报告，可提高 SPA 检测结果的临床解释 | A/B | 8 | 66% | 92% |
| 30 | 将以 HEp-2 细胞为实验基质的 IIF 结合 SPA 检测 ANA 用于 AARD 的筛查，可提高临床诊断性能 | A | 9 | 88% | 98% |
| **二、以 HEp-2 细胞为实验基质的 IIF-ANA 的性能确认 / 验证方法** | | | | | |
| **（十二）分析性能确认 / 验证** | | | | | |
| 31 | 每个实验室应证明其以 HEp-2 为实验基质的 IIF-ANA，可以检测到主要的临床相关 ANA 荧光模型及其靶抗原反应性（包括细胞核和细胞质成分） | A/B | 9 | 91% | 94% |
| 32 | 每个实验室都应该验证所使用方法的精确度，验证方法取决于 ANA 检测结果的报告方式：阳性 / 阴性、滴度值或 FI 值 | A/B | 9 | 89% | 95% |
| 33 | 单孔检测辅以 CAD 评估滴度具有局限性，制造商的申明应通过与最常见荧光模型进行终点滴度比较来验证 | B | 8 | 82% | 96% |

续表

| 序号 | 建议 | 分级 | Delphi 评分 | | |
|---|---|---|---|---|---|
| | | | 中位数 | ≥8 分 | ≥7 分 |
| **（十三）临床性能确认 / 验证** | | | | | |
| 34 | 根据 ISO 15189、CAP、2017 年 IVD 法规，制造商负责 CE/FDA 要求的临床验证，另外，根据具体国家要求制定其他的验证要求 | A | 9 | 93% | 98% |
| 35 | 以 HEp-2 为实验基质的 IIF-ANA 的临床验证最好进行大型、多中心研究，包括足够数量的具有临床特征的患者和对照组的标本，估计检测结果的特异性 LR | B | 8 | 85% | 92% |

注：AARD，ANA 相关风湿病；CAP，美国病理学家协会；CE，欧洲合格认证；FDA，美国食品和药品监督管理局；IVD，体外诊断；ISO，国际标准化组织。

分级：A，有实验数据 / 文献资料；B，专家意见。Delphi 评分标准为 1 ～ 9（0，绝对不同意该建议；9，对该建议的最大支持；5，部分 / 未决定），可选择基于没有经验而不回答该问题；没有回答或回答不清楚，或表示对该主题没有经验的参与者被排除在分析之外；在 9 分的评分标准中，8 分或 7 分被认为是高分。

\* 荧光模型 AC 编号来源于 ICAP 网站。

## 二、间接免疫荧光法检测抗核抗体的结果报告规范化

IIF 检测 ANA 对临床诊疗的作用已毋庸置疑，但如何报告复杂的检测结果，并以规范的形式传达给临床医生，使实验室的检测结果与临床相互结合，从而为临床诊疗决策提供有效价值，是目前 IIF 检测 ANA 面临的问题之一。

2014 年，中国免疫学会临床免疫分会发布的《自身抗体检测在自身免疫病中的临床应用专家建议》，第 6 条：IIF-ANA 检测报告中建议注明检测方法、特异性荧光核型和抗体滴度，同时指出正常参考区间和临界值。2018 年，中国医师协会风湿免疫科医师分会自身抗体检测专业委员会发布的《抗核抗体检测的临床应用专家共识》，建议 10：IIF-ANA 检测结果报告应包括检测方法、定性结果（阴性 / 阳性）、荧光模型、滴度及必要的临床建议。目前，国内的实验室在 IIF 检测 ANA 的检测报告中基本上遵从上述内容。

国际上，2014 年由 EASI、ASC 共同发布 ANA 国际建议 25 条，其中第 6 条：实验室在进行 ANA 检测结果报告时，需特别注明 ANA 的检测方法；第 11 条：ANA 阳性结果报告时，推荐报告荧光模型和最高稀释滴度；第 12 条：报告 IIF 检测 ANA 荧光模型时，应使用标准化术语。2015 年，在 ICAP 第二届会议讨论并形成了 ANA 检测结果报告共识，主要包括 3 部分：检测方法、检测结果（阴性 / 阳性、荧光模型、滴度）、建议。2021 年，ICAP 对 68 个国家118 家实验室的检测结果报告进行调查，并形成相关建议、指南，关于检测结果报告应包括 5个方面 16 个条目。除患者和医生相关信息外，检测结果报告的核心内容应包括：检测方法（包括使用的 HEp-2 实验基质）、起始滴度、结果（荧光模型包括 AC 编号、终点滴度）、参考范

围、注释（对此荧光模型相关特异性自身抗体的可能，以及下一步检测的建议）。

总之，结合国内外相关共识、建议，规范的 IIF 检测 ANA 结果报告中除相关患者等基本信息外，核心内容主要包括以下方面：检测方法、结果（定性结果、荧光模型、滴度）、参考范围、必要的临床建议。具体报告形式可参考图 1-3-1。另外，对于荧光模型 AC 的标识、终点滴度的最终确定（具体稀释、判断），胞质型荧光模型在部分国家是否作为阳性等仍存在争议。

### XXXX 医院临床免疫检验报告单

| 姓名:JD | 性别:女 | 年龄（岁）:53 | 病员号: |
|---|---|---|---|
| 科别:风湿免疫科 | 患者类型:住院 | 床号:45 | 临床诊断:发热 |
| 送检医生:LF | 标本类型:血清 | 送检项目:ANA（IIF） | 标本编号: |

| 序号 | 项目 | 结果 | 单位 | 参考范围 | 检测方法 |
|---|---|---|---|---|---|
| 1 | 抗核抗体（ANA） | +1：1000 核均质型 | ↑ | 阴性,<1：100 | 间接免疫荧光法（IIF） |

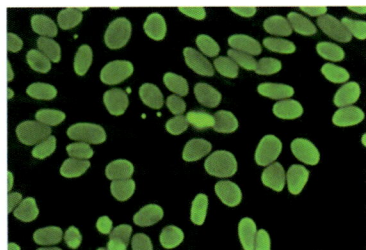

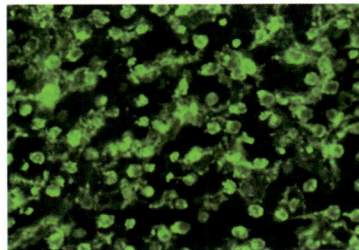

**本检验结果仅反映送检标本的情况**

**备注:**核均质型荧光模型可见于系统性红斑狼疮、药物性狼疮、慢性自身免疫性肝炎、幼年特发性关节炎和干燥综合征等自身免疫病。相关靶抗原包括双链 DNA、组蛋白和核小体。建议结合患者临床体征，完善后续特异性抗体检测。

| 标本采集时间: | 标本接收时间: | 结果报告时间: |
|---|---|---|
| 检验者:YB | 审核者:HJ | 联系电话: |

图 1-3-1　IIF 检测 ANA 结果报告模板

## 参考文献

［1］Mahler M,Meroni PL,Bossuyt X,et al. Current concepts and future directions for the assessment of autoantibodies to cellular antigens referred to as anti-nuclear antibodies ［J］. J Immunol Res,2014,2014:

315179.

[2]中国医师协会风湿免疫科医师分会自身抗体检测专业委员会.抗核抗体检测的临床应用专家共识[J].中华检验医学杂志,2018,41(4):275-280.

[3]Arbuckle MR,McClain MT,Rubertone MV,et al. Development of autoantibodies before the clinical onset of systemic lupus erythematosus [J]. N Engl J Med,2003,349(16):1526-1533.

[4]Jonsson R,Theander E,Sjöström B,et al. Autoantibodies present before symptom onset in primary Sjögren syndrome [J]. JAMA,2013,310(17):1854-1855.

[5]Bossuyt X,Fieuws S. Detection of antinuclear antibodies:added value of solid phase assay? [J]. Ann Rheum Dis,2014,73(3):e10.

[6]Meroni PL,Schur PH. ANA screening:an old test with new recommendations [J]. Ann Rheum Dis,2010,69(8):1420-1422.

[7]Irure-Ventura J,López-Hoyos M. The past,present,and future in antinuclear antibodies(ANA)[J]. Diagnostics(Basel),2022,12(3):647.

[8]Agmon-Levin N,Damoiseaux J,Kallenberg C,et al. International recommendations for the assessment of autoantibodies to cellular antigens referred to as anti-nuclear antibodies [J]. Ann Rheum Dis,2014,73(1):17-23.

[9]中国免疫学会临床免疫分会.自身抗体检测在自身免疫病中的临床应用专家建议[J].中华风湿病学杂志,2014,18(7):437-443.

[10]Servais G,Karmali R,Guillaume MP,et al. Anti DNA antibodies are not restricted to a specific pattern of fluorescence on HEp-2 cells [J]. Clin Chem Lab Med,2009,47(5):543-549.

[11]Frodlund M,Dahlström O,Kastbom A,et al. Associations between antinuclear antibody staining patterns and clinical features of systemic lupus erythematosus:analysis of a regional Swedish register [J]. BMJ Open,2013,3(10):e003608.

[12]周仁芳,胡朝军.抗核抗体的实验室检测进展[J].中华检验医学杂志,2021,42(2):163-166.

[13]Chan EKL,Damoiseaux J,Carballo OG,et al. Report of the first international consensus on standardized nomenclature of antinuclear antibody HEp-2 cell patterns 2014-2015 [J]. Front Immunol,2015,6:412.

[14]Damoiseaux J,von Mühlen CA,Garcia-De La Torre I,et al. International consensus on ANA patterns (ICAP):the bumpy road towards a consensus on reporting ANA results [J]. Auto Immun Highlights,2016,7(1):1.

[15]Andrade LEC,Klotz W,Herold M,et al. International consensus on antinuclear antibody patterns:defining of the AC-29 pattern associated with antibodies to DNA topoisomerase I [J]. Clin Chem Lab Med,2018,56(10):1783-1788.

[16]Herold M,Klotz W,Andrade LEC,et al. International consensus on antinuclear antibody Patterns:defining negative results and reporting unidentified patterns [J]. Clin Chem Lab Med,2018,56(10):1799-1802.

［17］Damoiseaux J,Andrade LEC,Carballo OG,et al. Clinical relevance of HEp-2 indirect immunofluorescent patterns:the international consensus on ANA patterns(ICAP) perspective［J］. Ann Rheum Dis,2019,78(7):879-889.

［18］Chan EKL,von Mühlen CA,Fritzler MJ,et al. The international consensus on ANA patterns(ICAP) in 2021-The 6th workshop and current perspectives［J］. J Appl Lab Med,2022,7(1):322-330.

［19］Bonroy C,Vercammen M,Fierz W,et al. Detection of antinuclear antibodies: recommendations from EFLM, EASI and ICAP［J］. Clin Chem Lab Med,2023,61(7):1167-1198.

# 第二章

## 抗核抗体阴性

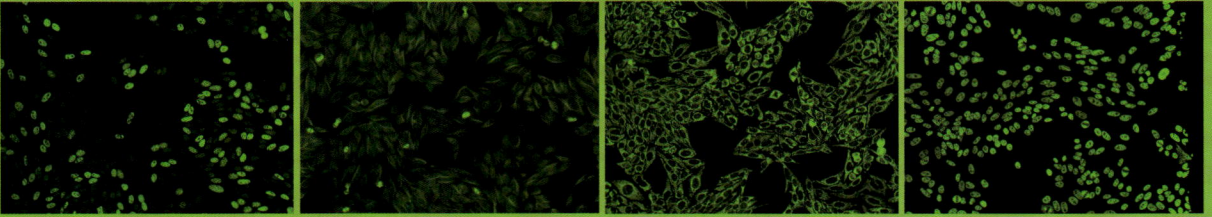

## 一、典型荧光模型判读要点

1. **HEp-2 细胞** 样本以试剂盒说明书要求的起始稀释度稀释后，与 HEp-2 细胞没有发生荧光反应，或没有产生可以辨识的荧光模型。本书中所有图片均采用 $\sqrt{10}$ 稀释系统（目前常用的稀释系统包括倍比稀释系统和 $\sqrt{10}$ 稀释系统），起始稀释度为 1∶100。

2. **猴肝组织** 肝细胞无荧光染色。典型的抗核抗体阴性示例见图 2-0-1。

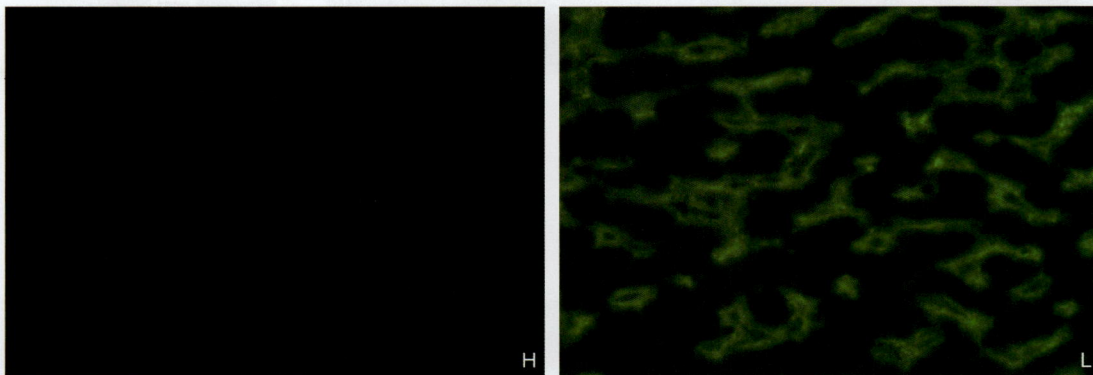

图 2-0-1 抗核抗体阴性典型示例

## 二、临床荧光模型展示

临床抗核抗体阴性图片见图 2-0-2。

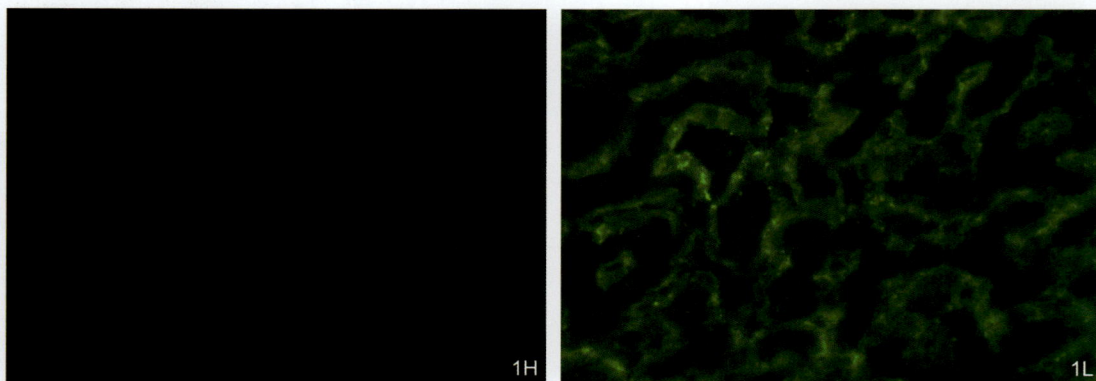

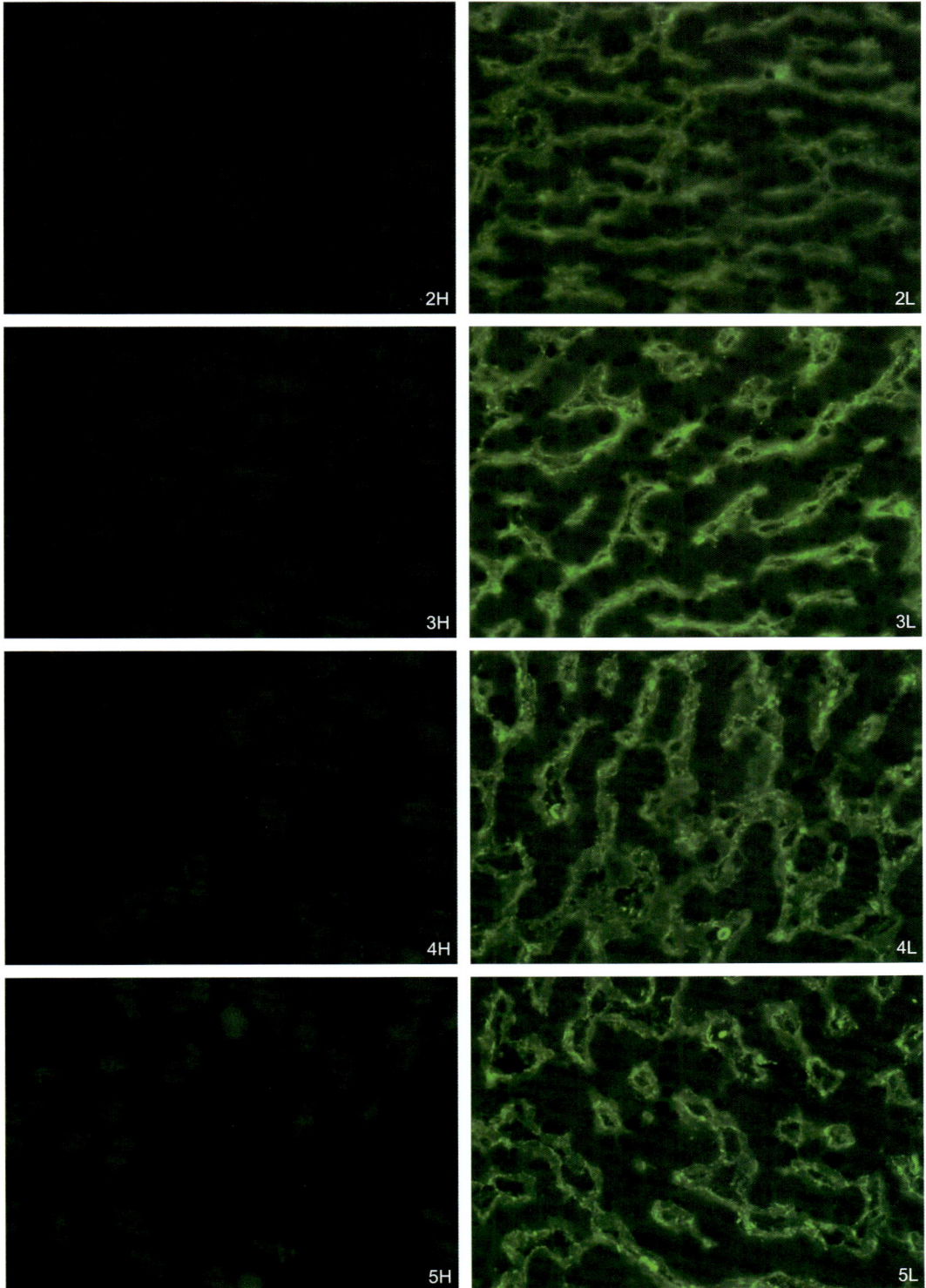

图 2-0-2　临床抗核抗体阴性图片

1H、1L ～ 5H、5L 为 5 例不同的临床抗核抗体阴性图片

### 三、临床相关性

抗核抗体阴性常见于健康人群和非自身免疫病患者,部分自身免疫病患者也可出现抗核抗体阴性结果,如类风湿关节炎(rheumatoid arthritis,RA)、SSc、SS 及 PM/DM 等。

### 四、拓展阅读

目前普遍的共识认为,区分 ANA 阳性和阴性的临界值应该通过对部分正常对照人群的实验数据来确定。但由于缺乏明确的细胞内结构染色标准,导致 ANA 阴性图像会有不同的呈现形式,包括显微镜下无明显荧光或有荧光亮度但模型不清。不同实验室所使用的 HEp-2 基质和荧光二抗试剂、显微镜和阅片电脑屏幕亮度的设置以及血清稀释度的不同,都有可能影响阴性结果的判读。

## 参考文献

［1］李永哲 . 自身抗体免疫荧光图谱［M］. 北京:人民卫生出版社,2014.

［2］欧蒙学院 . 自身免疫性疾病及其实验室诊断:免疫荧光分册［M］. 北京:北京科学技术出版社,2016.

［3］ICAP. AC-0- 阴性［EB/OL］.［2023-10-08］. https://www.anapatterns.cn.

第三章

# 细胞核荧光模型

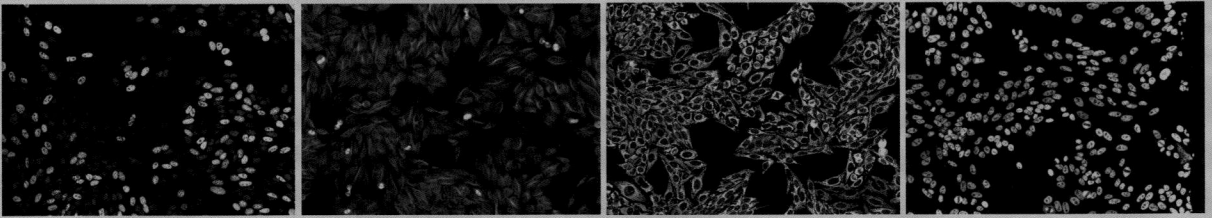

## 第一节 核均质型

### (一)典型荧光模型判读要点

**1. HEp-2 细胞**

**(1)分裂间期**:细胞核呈均匀规则状荧光染色,核仁染色可为阴性。

**(2)分裂期**:浓缩染色体呈增强的均匀规则状荧光染色,染色体区以外荧光染色阴性。

**2. 猴肝组织** 肝细胞核阳性,呈均匀或块状荧光染色。典型的核均质型荧光模型见图 3-1-1。

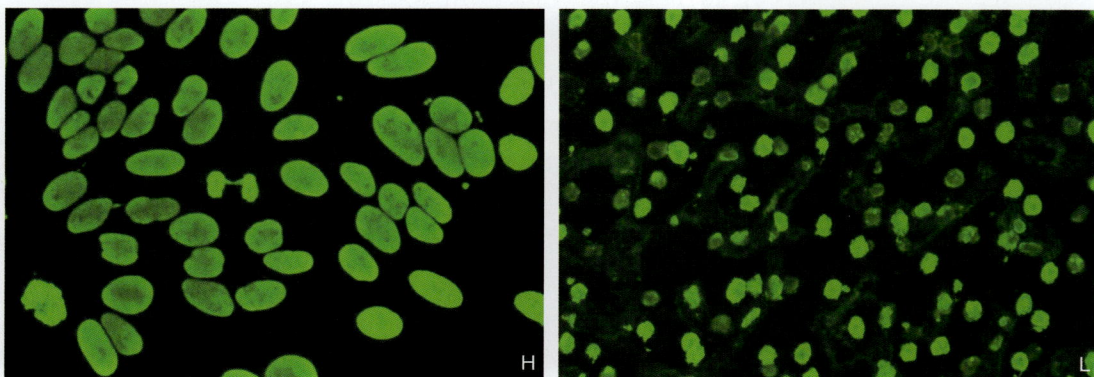

图 3-1-1 核均质型荧光模型典型示例

### (二)临床荧光模型展示

临床单一核均质型荧光模型见图 3-1-2。

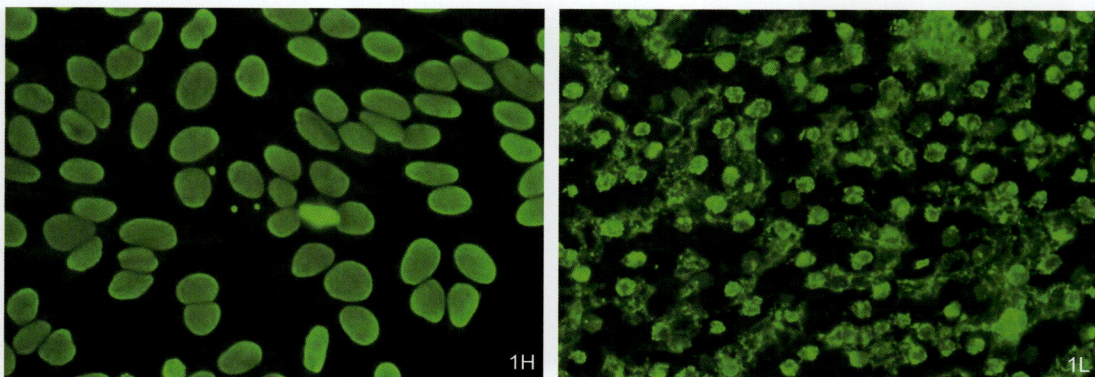

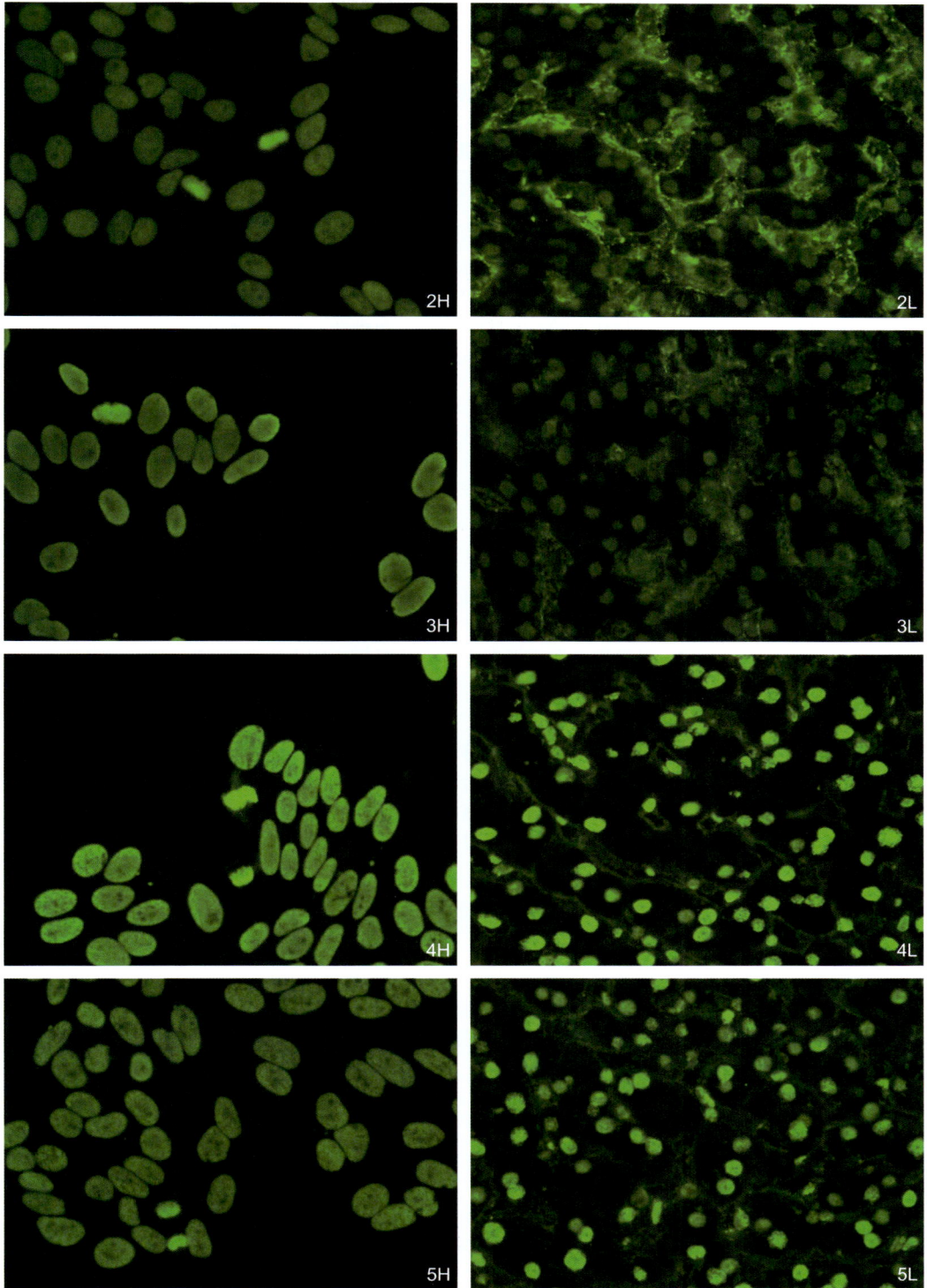

图 3-1-2　临床单一核均质型荧光模型图片

1H、1L ～ 5H、5L 为 5 例不同的临床核均质型荧光模型图片

### （三）易混荧光模型鉴别

核均质型与相关易混荧光模型的鉴别见表 3-1-1 及图 3-1-3。

**表 3-1-1　核均质型与相关易混荧光模型的鉴别**

| 荧光模型 | | 鉴别要点 | | |
|---|---|---|---|---|
| | | HEp-2 细胞分裂间期 | HEp-2 细胞分裂期 | 猴肝组织 |
| 主模型 | 核均质型 | 细胞核呈均匀规则状荧光染色，核仁染色可为阴性 | 浓缩染色体呈增强的均匀规则状荧光染色，染色体区以外荧光染色阴性 | 肝细胞核阳性，呈均匀或块状荧光染色 |
| 易混模型 | 核致密颗粒型 | 细胞核呈现大小不一、强度不同、分布不均的"三不"颗粒样荧光，在某些区域排列密集，在其他区域则较为稀疏。核仁区荧光染色可与细胞核类似或呈阴性 | 细胞分裂中期染色体区呈现增强或不增强的颗粒样荧光，颗粒可较粗。染色体区外荧光染色阴性 | 肝细胞核荧光染色阴性或呈现细颗粒样荧光 |
| | 染色体型 | 细胞荧光染色阴性 | 分裂前期和中期细胞染色体呈现点状荧光染色 | 肝细胞核荧光染色阴性 |
| | Topo I 型 | 细胞核呈细颗粒样荧光，可见不规则的核仁染色。细胞核边缘模糊，可见向胞质扩散的点状或网状荧光 | 细胞染色体区呈较均匀的细颗粒样荧光，染色体上可见增强的点状荧光，染色体区周围可见稀疏较弱的细颗粒样荧光 | 肝细胞核可见颗粒样或均匀荧光 |
| | 光滑核膜型 | 细胞核膜呈现光滑纤细的环状荧光染色，邻近细胞间相接触部位的荧光增强，抗体滴度较高时可使整个细胞核呈光滑均匀荧光染色 | 细胞荧光染色同分裂间期细胞，染色体区荧光染色阴性 | 肝细胞核膜呈现特征性环状荧光染色，表现为"小圆圈样" |
| | 核细颗粒型 | 细胞核呈细颗粒样荧光染色，部分核仁区有荧光 | 细胞染色体区荧光染色阴性，染色体区外呈细颗粒样荧光，细胞整体呈"口"形 | 肝细胞核及部分核仁中可见颗粒样荧光 |

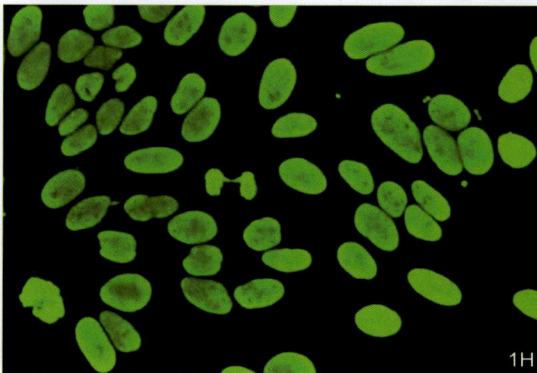

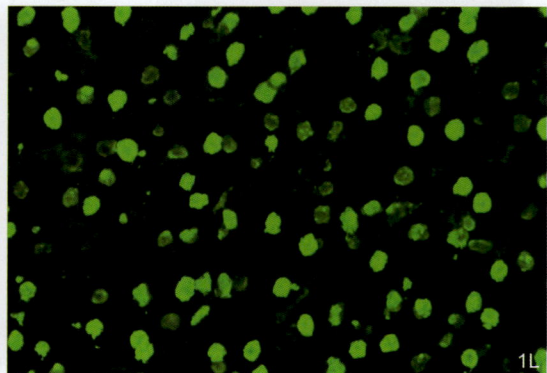

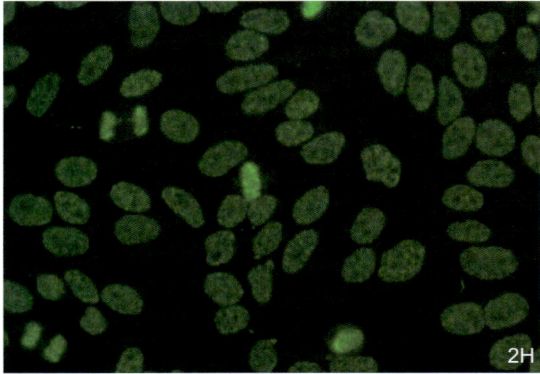

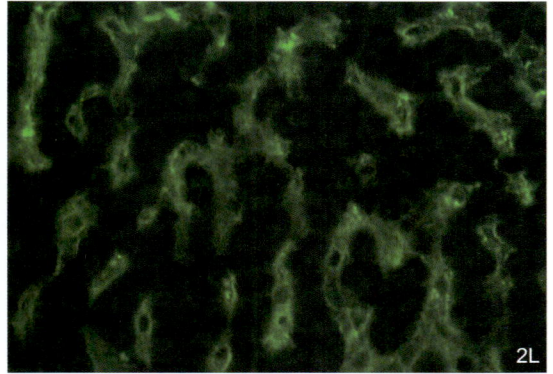

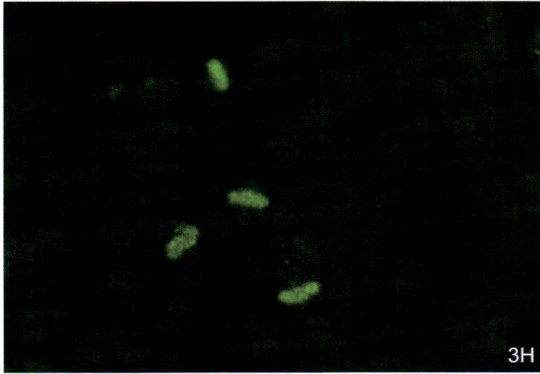

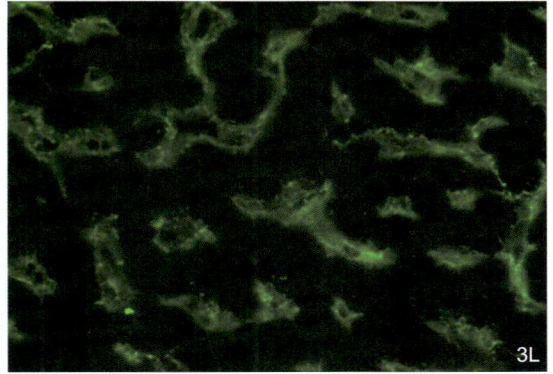

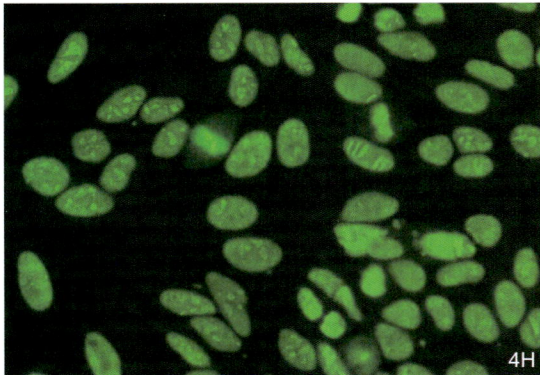

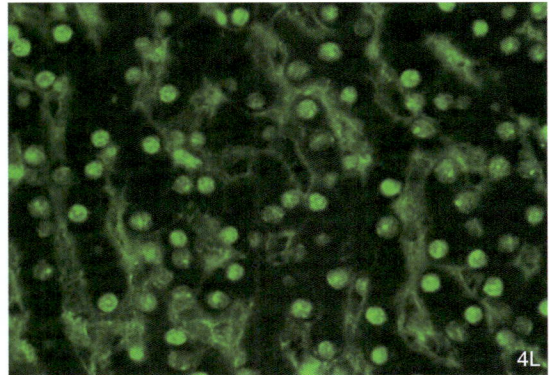

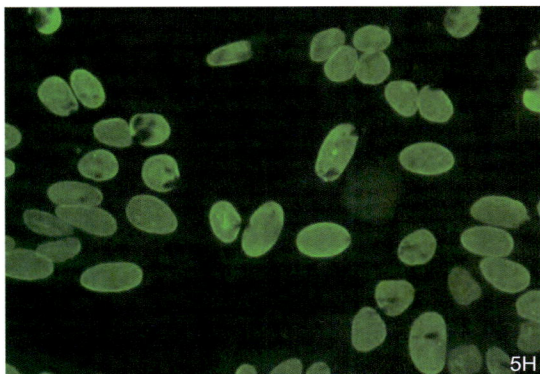

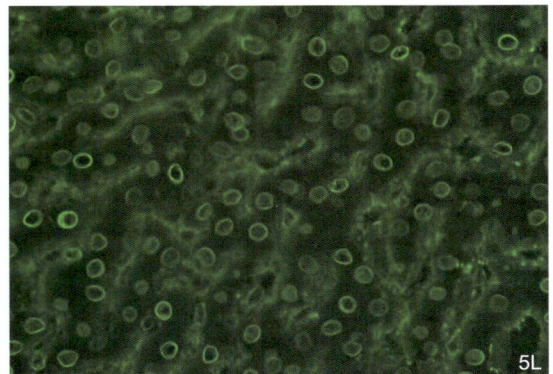

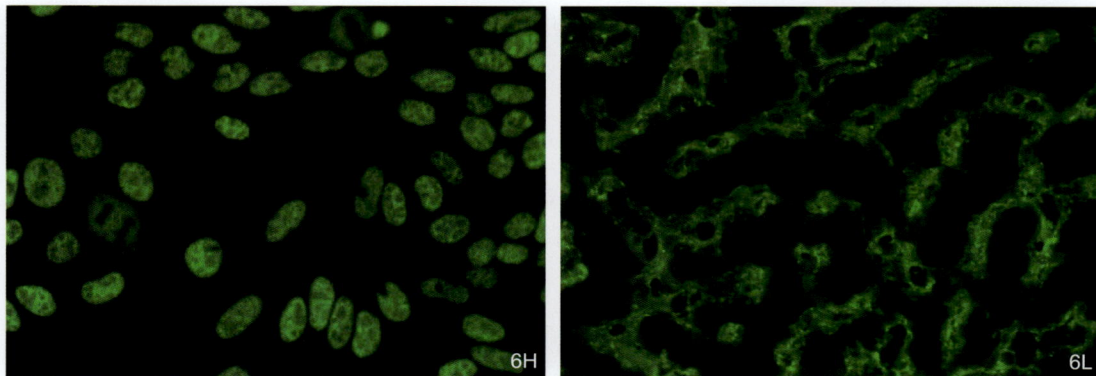

**图 3-1-3　核均质型与相关易混荧光模型图形比较**

1H、1L:核均质型;2H、2L:核致密颗粒型;3H、3L:染色体型;4H、4L:Topo Ⅰ型;5H、5L:光滑核膜型;6H、6L:核细颗粒型

【 核均质型与核致密颗粒型鉴别要点 】

1. **HEp-2 细胞分裂间期**　核均质型细胞核呈均匀规则状荧光,而核致密颗粒型细胞核呈现大小不一、强度不同、分布不均的"三不"颗粒样荧光。

2. **HEp-2 细胞分裂期**　核均质型染色体区呈增强的均匀规则状荧光,而核致密颗粒型染色体区呈颗粒样荧光。

3. **猴肝组织**　核均质型肝细胞核呈均匀或块状荧光染色,而核致密颗粒型肝细胞核荧光染色阴性或呈现细颗粒样荧光。

【 核均质型与染色体型鉴别要点 】

1. **HEp-2 细胞分裂间期**　核均质型细胞核呈均匀规则状荧光,而染色体型分裂间期细胞荧光染色阴性。

2. **HEp-2 细胞分裂期**　核均质型染色体呈增强的均匀规则状荧光,而染色体型分裂前期和中期细胞染色体呈点状荧光。

3. **猴肝组织**　核均质型肝细胞呈均匀或块状荧光染色,而染色体型肝细胞核荧光染色阴性。

【 核均质型与 Topo Ⅰ型鉴别要点 】

1. **HEp-2 细胞分裂间期**　①核均质型细胞核呈均匀规则状荧光,而 Topo Ⅰ型细胞核呈细颗粒样荧光。②核均质型核仁染色可为阴性,而 Topo Ⅰ型核仁呈多形性,可见不规则状荧光。

2. **HEp-2 细胞分裂期**　核均质型染色体区呈增强的均匀规则状荧光,而 Topo Ⅰ型染色体呈较均匀的细颗粒样荧光染色,染色体上可见增强的点状荧光。

3. **猴肝组织** 核均质型肝细胞呈均匀或块状荧光染色,而 Topo I 型肝细胞核可见颗粒样或均匀荧光。

【核均质型与光滑核膜型鉴别要点】

1. **HEp-2 细胞分裂间期** 核均质型细胞核呈均匀规则状荧光染色,邻近细胞间相接触部位无荧光增强现象,而光滑核膜型细胞核膜呈光滑纤细的环状荧光染色,相邻细胞的接触部分可见荧光增强。

2. **HEp-2 细胞分裂期** 核均质型染色体区呈增强的均匀规则状荧光,而光滑核膜型分裂期染色体区荧光染色阴性。

3. **猴肝组织** 核均质型肝细胞呈均匀或块状荧光染色,而光滑核膜型肝细胞核膜呈现特征性环状荧光染色,表现为"小圆圈样"。

【核均质型与核细颗粒型鉴别要点】

1. **HEp-2 细胞分裂间期** 核均质型细胞核呈均匀规则状荧光染色,而核细颗粒型细胞核呈细颗粒样荧光染色。

2. **HEp-2 细胞分裂期** 核均质型染色体区呈增强的均匀规则状荧光,而核细颗粒型染色体区荧光染色阴性,染色体区外呈细颗粒样荧光,细胞整体呈"口"形。

3. **猴肝组织** 核均质型肝细胞呈均匀或块状荧光染色,而核细颗粒型肝细胞核呈颗粒样荧光。

(四)复合荧光模型展示

临床核均质型复合荧光模型见图 3-1-4。

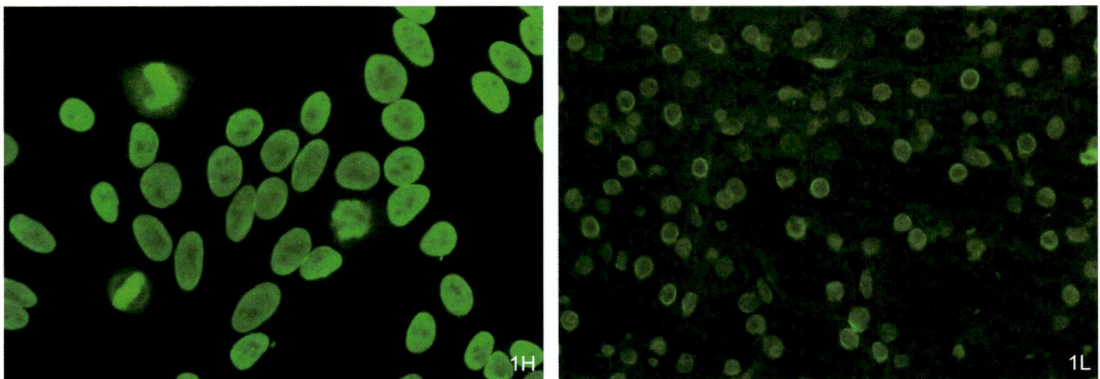

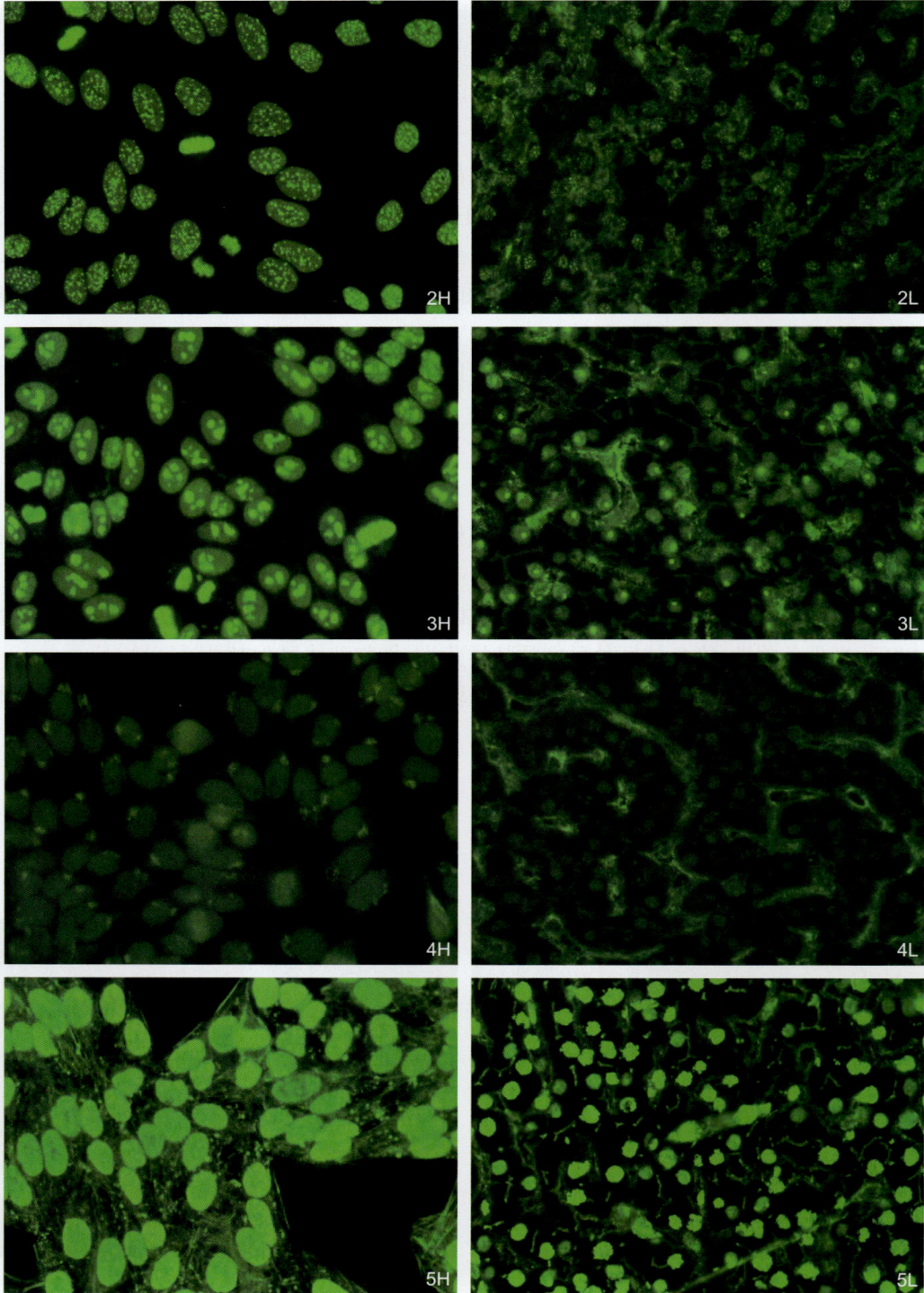

图 3-1-4　临床核均质型复合荧光模型图片

1H、1L:核均质型和光滑核膜型;2H、2L:核均质型和着丝点型;3H、3L:核均质型和核仁均质型;
4H、4L:核均质型和高尔基体样型;5H、5L:核均质型和肌动蛋白型

### （五）临床相关性

核均质型荧光模型抗核抗体可见于多种自身免疫病，如 SLE、药物性狼疮（drug-induced lupus，DIL）、慢性自身免疫性肝炎、幼年特发性关节炎和 SS 等，尤其多见于 SLE。

核均质型荧光模型 ANA 所针对的靶抗原主要为 dsDNA、组蛋白和核小体。抗 dsDNA 抗体参与 SLE 的致病过程，并与狼疮性肾炎（lupus nephritis，LN）相关，是诊断 SLE 和疾病活动度的标志物之一；抗组蛋白抗体（anti-histone antibodies，AHA）与多种 AID 相关，如 SLE、RA、DM 等，尤其在 DIL 中检出率很高（＞90%）；抗核小体抗体（anti-nucleosome antibodies，ANuA）也是诊断 SLE 较为敏感的标志物，尤其在抗 dsDNA 抗体阴性的 SLE 患者诊断中有重要临床意义。

### （六）临床病例

【病例一】

**一般资料：**

王某，女，45 岁。2 个月前出现双膝关节肿痛，伴左手示指及中指指间关节肿痛、皮温升高，口干等症状，自行服用止痛药后无明显缓解。2 周前关节肿痛加重，无法站立及行走，在外院以"类风湿关节炎"治疗后无明显缓解，为求进一步诊治入我院。

**体格检查：**

体温 36.7℃，心率 83 次/min，呼吸 20 次/min，血压 139/84mmHg。神志清醒，表情忧虑，慢性病容，被动体位。双手指间及腕关节肿胀伴压痛，双侧膝关节肿胀伴压痛，四肢肌力 5 级，病理征阴性。余未见明显异常。

**ANA 荧光图片结果见图 3-1-5。**

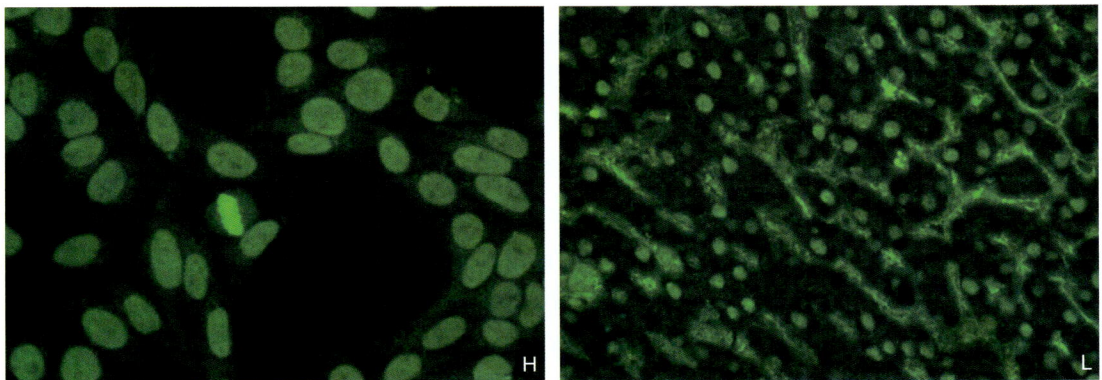

图 3-1-5 临床病例一——核均质型荧光图片

**其他实验室检查结果：**

抗 dsDNA 抗体（IIF）阳性。

ANA 谱 13 项（LIA）：抗 U1-snRNP/Sm 抗体 ++，抗 Sm 抗体 +，抗 SSA 60 抗体 +++，抗 SSA 52 抗体 +，抗 SSB 抗体 +，ANuA++，余阴性。

补体：C3 0.356g/L（↓），C4 0.0525g/L（↓）。

关节炎相关检测：RF 94.7IU/mL（↑），AKA 阴性，抗 CCP 抗体＜8.00U/mL。

APS 相关检测：LA 阳性。

血常规：RBC $3.37 \times 10^{12}$/L（↓），Hb 58g/L（↓）。

**影像学检查：**

类风湿关节炎彩超专科检查：双侧腕关节、双手部分指尖关节滑膜炎。

膝关节彩超：双侧膝关节积液、皮下软组织水肿。

干燥综合征彩超专科检查：双侧腮腺、双侧颌下腺、双侧泪腺及舌下腺不均匀改变。

SPECT 唾液腺显像：右侧腮腺及颌下腺摄取功能中度受损，排泌功能基本正常；左侧腮腺及颌下腺几乎无摄取功能，排泌功能无法评价；口腔内唾液极少。

**病例分析：**

患者为中年女性，起病急，病程短，主要表现为多关节肿痛，并有口干病史，类风湿关节炎彩超、AKA、抗 CCP 抗体结果及抗类风湿药物治疗无效，暂不支持 RA 诊断。**ANA 检查结果呈核均质型**，与 SLE 密切相关的特异性自身抗体阳性（抗 dsDNA 抗体、抗 Sm 抗体和 ANuA），补体降低，LA 阳性，提示 SLE 可能性大；同时，SS 相关特异性自身抗体阳性（抗 SSA 60 抗体，抗 SSA 52 抗体和抗 SSB 抗体）、SPECT 唾液腺显像及干燥综合征彩超专科检查结果提示 SS 可能，结合上述情况，临床诊断考虑 SLE 合并 SS。

【病例二】

**一般资料：**

邬某，女，21 岁。1 年前无明显诱因出现左手尺侧三指近端指间关节弯曲时感轻微疼痛不适，伴面部日晒后出现红斑。10 天前开始出现双手近端指间关节疼痛，随后向上发展至双侧腕关节，伴上臂旋后外展时肌肉疼痛，3 天前自感上述关节疼痛较前加重伴关节肿胀僵硬，且出现久坐后行走时足底疼痛，为进一步诊治入我院。

**体格检查：**

体温 36.1℃，心率 85 次/min，呼吸 20 次/min，血压 106/65mmHg。神志清醒，发育正常，查体配合。左手第 3～5 指指间关节肿胀，双侧腕关节稍肿胀，双手指关节未见明显畸形，左侧第 3～5 指指间关节压痛，双手指间关节活动无明显受限，双侧腕关节活动正常，四肢肌力 5 级，四肢腱反射正常引出，病理征阴性。余未见明显异常。

ANA 荧光图片结果见图 3-1-6。

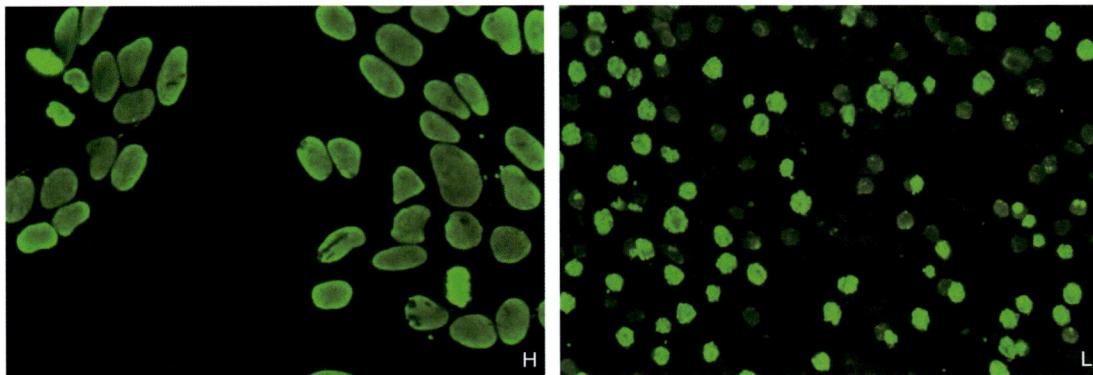

图 3-1-6 临床病例二——核均质型荧光图片

**其他实验室检查结果：**

抗 dsDNA 抗体（IIF）阳性。

ANA 谱 13 项（LIA）：ANuA+++，余阴性。

补体：C3 0.212g/L（↓），C4 0.0216g/L（↓）。

关节炎相关检测：RF＜20IU/mL，AKA 阴性，抗 CCP 抗体＜8.00U/mL。

**病例分析：**

患者系青年女性，以多关节疼痛为主要症状，伴关节肿胀、僵硬，且存在光敏现象，**ANA 检查结果呈典型的核均质型荧光模型**，同时与 SLE 相关的特异性自身抗体阳性（抗 dsDNA 抗体和 ANuA），体液免疫指标补体降低，结合与 RA 相鉴别的临床症状及关节炎检测实验室指标，临床诊断考虑为 SLE。

【病例三】

**一般资料：**

苟某，女，35 岁。20 年前无明显诱因出现面部蝶形红斑，自觉面部发烫，日光晒后及月经来时红斑扩大加重，伴有脱发、雷诺现象、双膝关节疼痛等表现，当地医院予激素等药物治疗，症状好转。此后上述症状反复发作，自用激素治疗。1 周前因上述症状加重伴双下肢凹陷性水肿，为求进一步诊治入院。

**体格检查：**

体温 36.6℃，心率 91 次/min，呼吸 20 次/min，血压 139/98mmHg。神志清醒，表情忧虑，慢性病容，面部表情不协调，呈满月脸，向心性肥胖，双下肢对称凹陷性水肿，关节未见异常。余未见明显异常。

ANA 荧光图片结果见图 3-1-7。

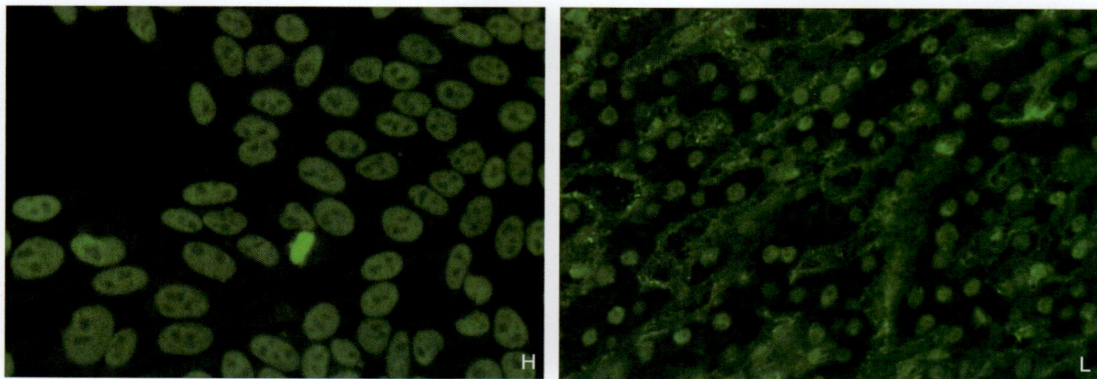

图 3-1-7　临床病例三——核均质型荧光图片

**其他实验室检查结果：**

抗 dsDNA 抗体（IIF）阳性。

ANA 谱 13 项（LIA）：ANuA+，抗 SSA 60 抗体 ++，抗 SSA 52 抗体 +++，余阴性。

补体：C3 0.455g/L（↓），C4 0.104g/L（↓），C1q 117.35AU/mL（↑，参考区间：0 ～ 20AU/mL）。

血常规：RBC $3.57 \times 10^{12}$/L（↓），Hb 108g/L（↓），余正常。

肝、肾功能：TP 35.6g/L（↓），Alb 24.3g/L（↓），eGFR 28.83mL/（min·1.73m²）（↓），UA 567μmol/L（↑），余阴性。

血脂：TG 2.66mmol/L（↑），TC 8.47mmol/L（↑），LDL-c 5.80mmol/L（↑）。

APS 相关检测：LA 阳性。

尿干化学分析：尿蛋白 3.0g/L（+++）（↑）。

24 小时尿蛋白 5.22g/24h（↑）。

**病例分析：**

患者系育龄期女性，有典型面部蝶形红斑、脱发、光过敏等症状，**ANA 检查结果呈核均质型荧光模型**，同时与 SLE 相关的特异性自身抗体阳性（抗 dsDNA 抗体和 ANuA），结合体液免疫指标补体降低，考虑诊断 SLE。同时，生化及尿液检查显示大量蛋白尿、低蛋白血症、高脂血症，加上临床症状有水肿表现，提示肾功能损害，故最终临床考虑诊断 SLE、LN。

## （七）拓展阅读

核均质型荧光模型是最常报告的 ANA 荧光模型之一，高滴度的核均质型常被认为与 SLE 密切相关。抗 dsDNA 抗体检测非常有助于 SLE 的诊断，其敏感度为 57.3%，特异度为 97.4%，具有很高的阳性似然比（>16）。抗 dsDNA 抗体阳性被纳入 ACR 1997 年标准、系统性狼疮国际合作组（systemic lupus international collaborating clinics，SLICC）2012 年分类标准以及 2019 年 EULAR/ACR 分类标准中。LN 是 SLE 最常见的并发症之一，见于 50% 的 SLE 患者，长期以来抗 dsDNA 抗体也一直被认为在 LN 的发病机制中具有直接作用。此外，抗 dsDNA 抗体的另一重要作用是与神经元 N- 甲基 -D- 天冬氨酸受体中的特定氨基酸序列发生交叉反应,导致神经元损伤和认知障碍,此机制可能与狼疮性脑病的发生有关。AHA 可在多种自身免疫病中检出,尤其在 DIL 中检出率较高(在服用普鲁卡因胺、肼苯哒嗪、氯丙嗪和奎尼丁的患者中,超过 95% 的患者都存在 AHA),但高达 80% 的 SLE 患者也存在 AHA,因此进行抗 dsDNA 抗体的检测有助于区分 DIL 和 LE(DIL 通常不存在抗 dsDNA 抗体)。血清中 ANuA 的水平与 SLE 的急性发作密切相关,ANuA 阳性也可见于多种自身免疫病,如 25.3% 的 MCTD 患者和 14.9% 的 SSc 患者。

## 第二节　核颗粒型

### 一、核细颗粒型

#### (一)典型荧光模型判读要点

**1. HEp-2 细胞**

**(1)分裂间期**:细胞核呈细颗粒样荧光染色,部分核仁区有荧光。

**(2)分裂期**:细胞染色体区荧光染色阴性,染色体区外呈细颗粒样荧光,细胞整体呈"口"形。

**2. 猴肝组织**　肝细胞核及部分核仁中可见颗粒样荧光。

**3. 抗 Ku 抗体样核细颗粒型**

**(1)HEp-2 细胞分裂间期**:细胞核呈细颗粒样荧光染色,部分核仁区有荧光。

**(2)HEp-2 细胞分裂期**:细胞染色体区荧光染色阴性,可呈周边型荧光染色,染色体区外呈细颗粒样荧光,细胞整体形似"厚嘴唇"样"口"形。

**(3)猴肝组织**:肝细胞核呈颗粒样荧光,核周呈线性或网状荧光,形似"爆米花"。

典型的核细颗粒型荧光模型见图 3-2-1。

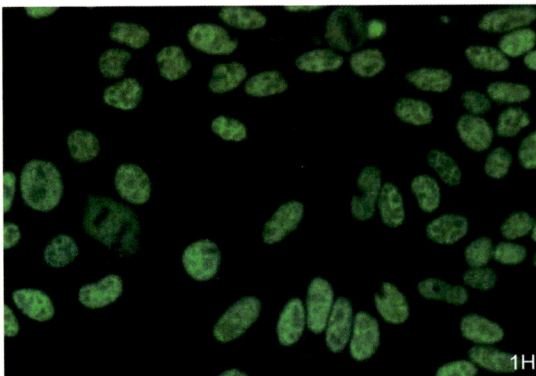

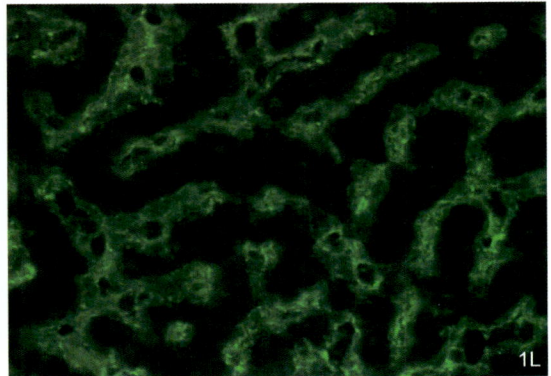

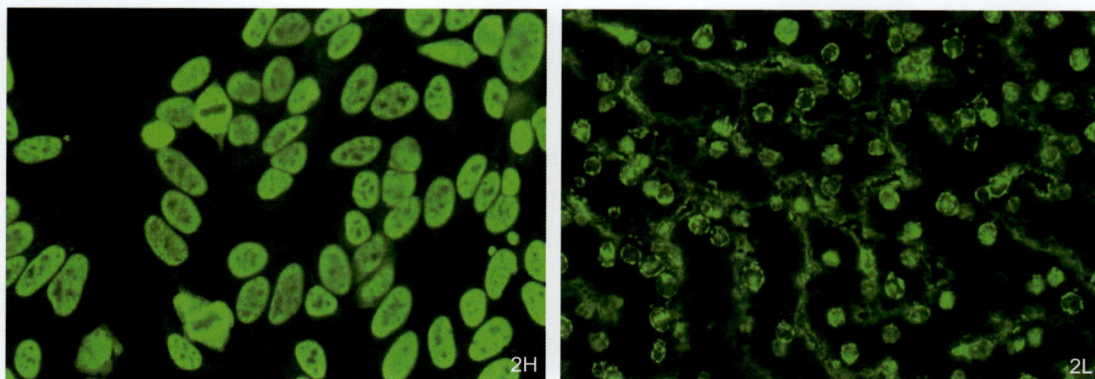

**图 3-2-1　核细颗粒型荧光模型典型示例**
1H、1L:核细颗粒型;2H、2L:抗 Ku 抗体样核细颗粒型

## (二)临床荧光模型展示

临床单一核细颗粒型荧光模型见图 3-2-2。

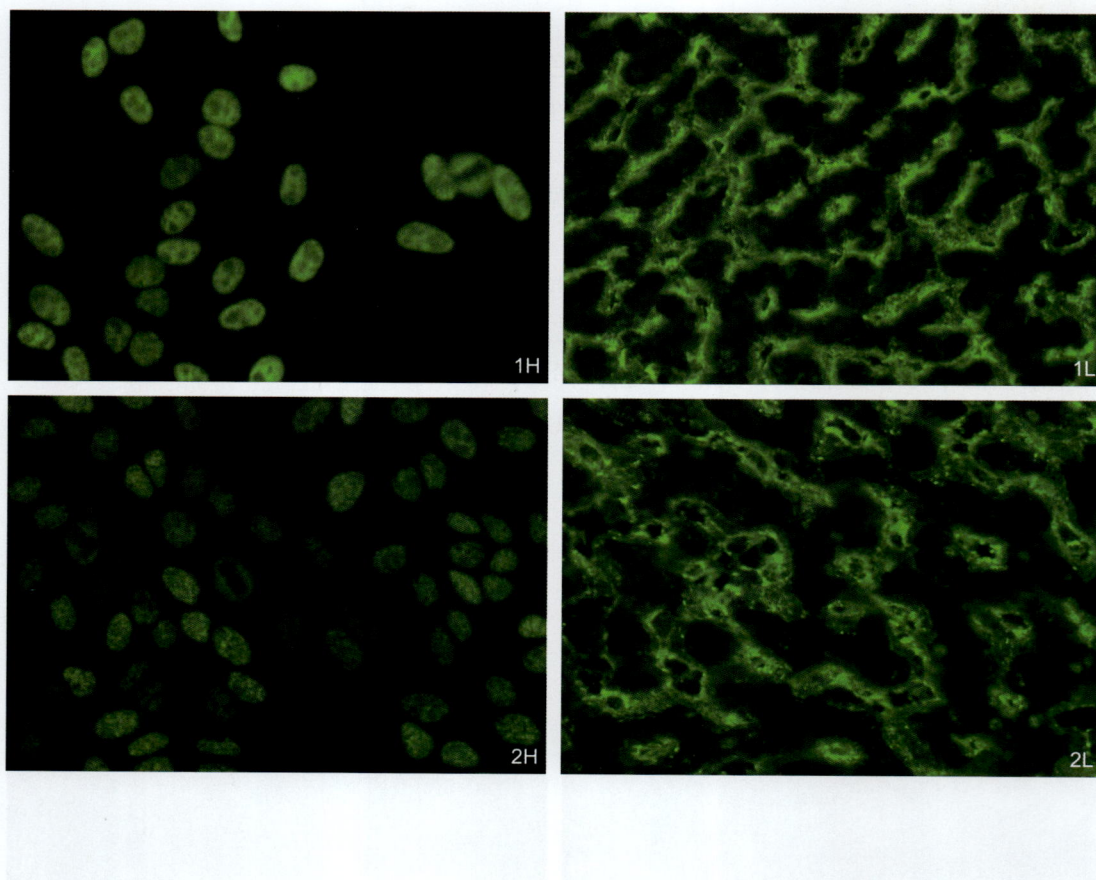

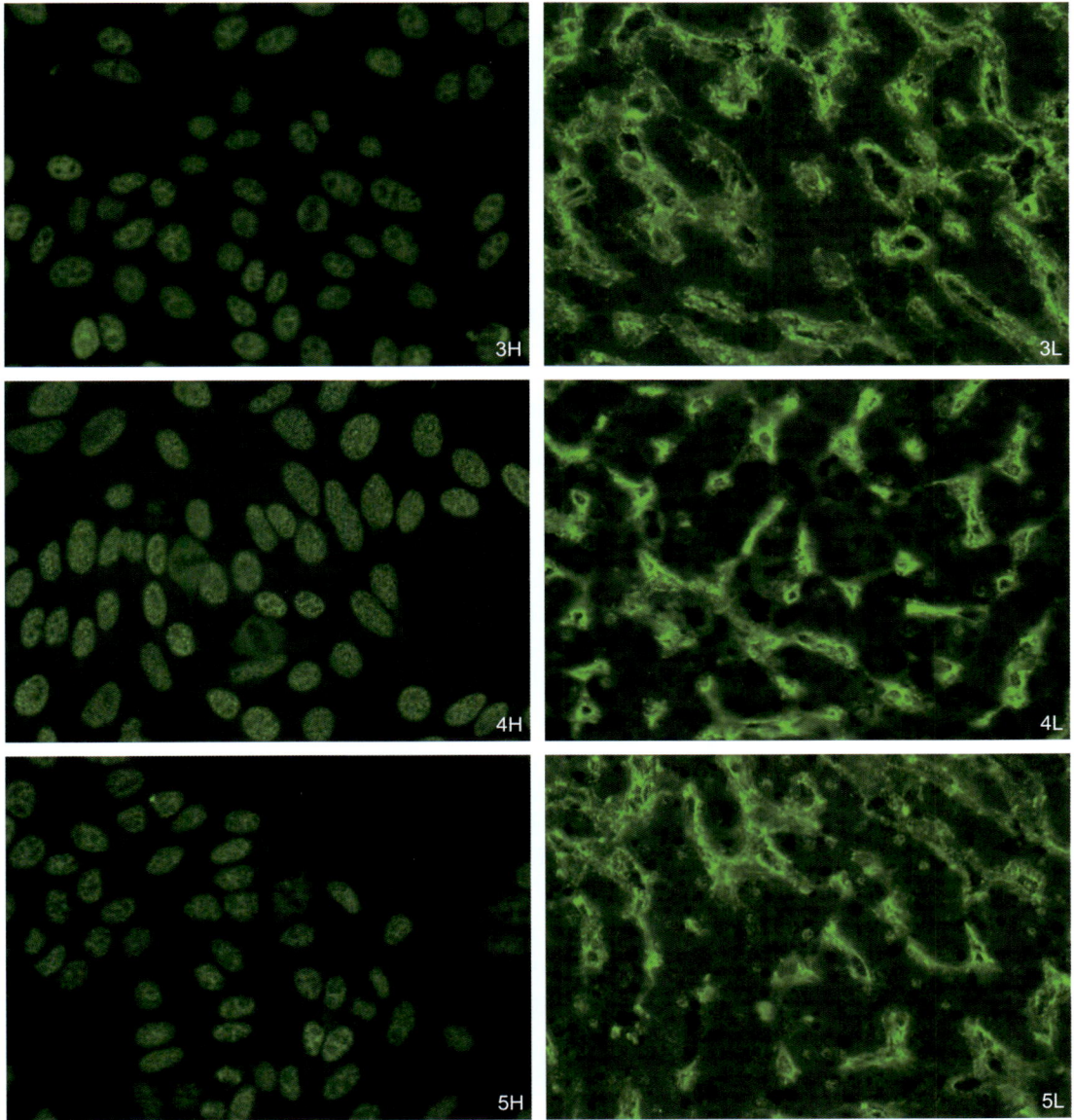

**图 3-2-2　临床单一核细颗粒型荧光模型图片**

1H、1L ～ 5H、5L 为 5 例不同的临床核细颗粒型荧光模型图片

## （三）易混荧光模型鉴别

核细颗粒型与相关易混荧光模型的鉴别见表 3-2-1 及图 3-2-3。

表 3-2-1　核细颗粒型与相关易混荧光模型的鉴别

| 荧光模型 | | 鉴别要点 | | |
|---|---|---|---|---|
| | | HEp-2 细胞分裂间期 | HEp-2 细胞分裂期 | 猴肝组织 |
| 主模型 | 核细颗粒型 | 细胞核呈细颗粒样荧光染色,部分核仁区有荧光 | 细胞染色体区荧光染色阴性,染色体区外呈细颗粒样荧光,细胞整体呈"口"形 | 肝细胞核及部分核仁中可见颗粒样荧光 |
| 易混模型 | 核均质型 | 细胞核呈均匀规则状荧光染色,核仁染色可为阴性 | 浓缩染色体呈增强的均匀规则状荧光染色,染色体区以外荧光染色阴性 | 肝细胞核阳性,呈均匀或块状荧光染色 |
| | 核粗颗粒型 | 细胞核呈粗颗粒样荧光染色,核仁区荧光染色阴性 | 细胞染色体区荧光染色阴性,外周区呈现几乎均匀光滑的荧光,呈"口"形 | 肝细胞核呈颗粒样荧光,核仁区荧光染色阴性 |
| | 核致密颗粒型 | 细胞核呈现大小不一、强度不同、分布不均的"三不"颗粒样荧光,在某些区域排列密集,在其他区域则较为稀疏。核仁区荧光染色可与细胞核类似或呈阴性 | 细胞分裂中期染色体区呈现增强或不增强的颗粒样荧光,颗粒可较粗。染色体区外荧光染色阴性 | 肝细胞核荧光染色阴性或呈现细颗粒样荧光 |
| | Topo I 型 | 细胞核呈细颗粒样荧光,可见不规则的核仁染色。细胞核边缘模糊,可见向胞质扩散的点状或网状荧光 | 细胞染色体区呈较均匀的细颗粒样荧光,染色体上可见增强的点状荧光,染色体区周围可见稀疏较弱的细颗粒样荧光 | 肝细胞核可见颗粒样或均匀荧光 |
| | 点状核膜型 | 细胞核膜呈不连续的点状环形荧光染色,邻近细胞间相接触部位的荧光增强,抗体滴度较高时可使整个细胞核呈细颗粒样荧光染色 | 细胞荧光染色同分裂间期细胞,染色体区荧光染色阴性 | 肝细胞核膜呈现特征性环状荧光染色,表现为"小圆圈样" |

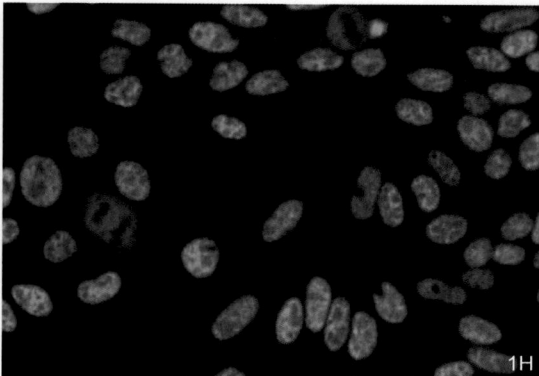

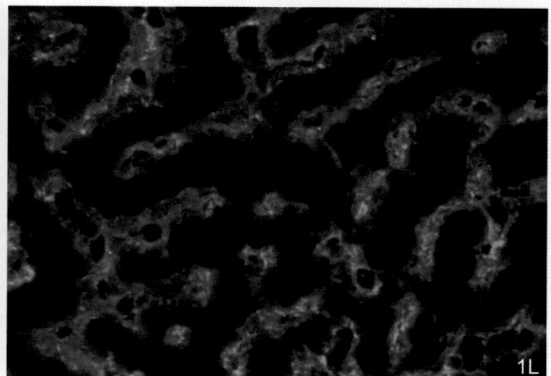

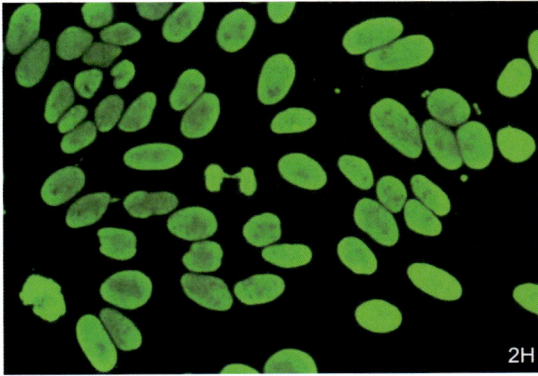
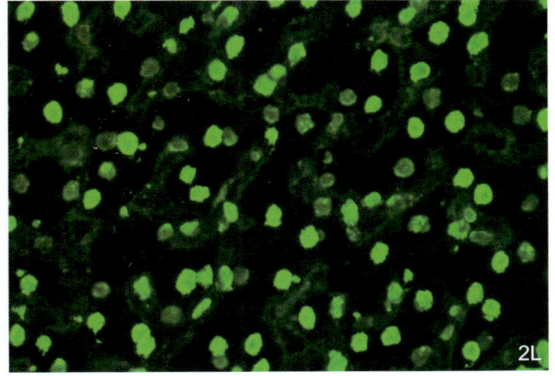
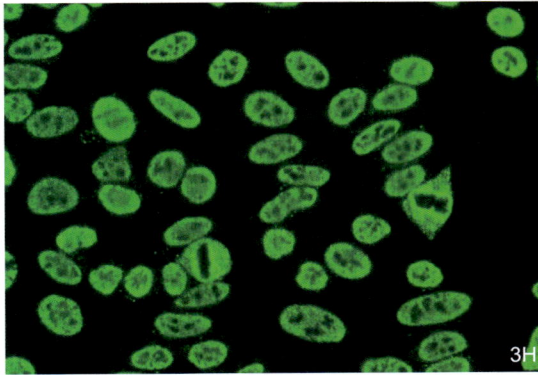
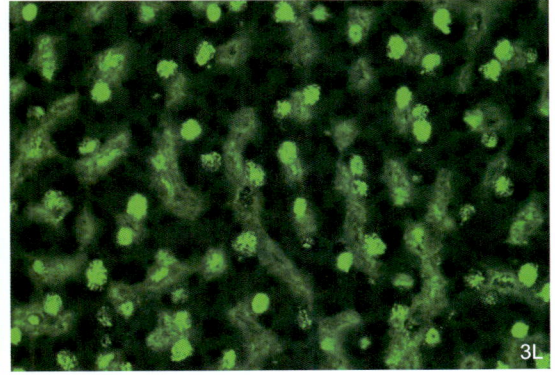
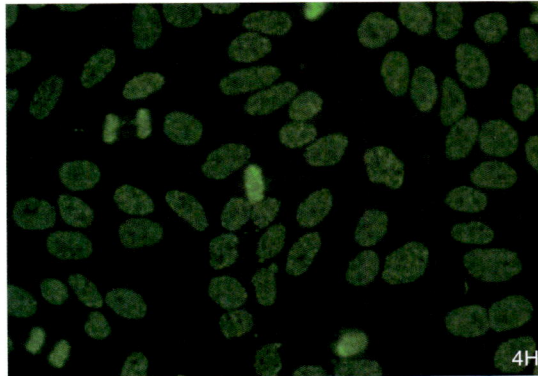
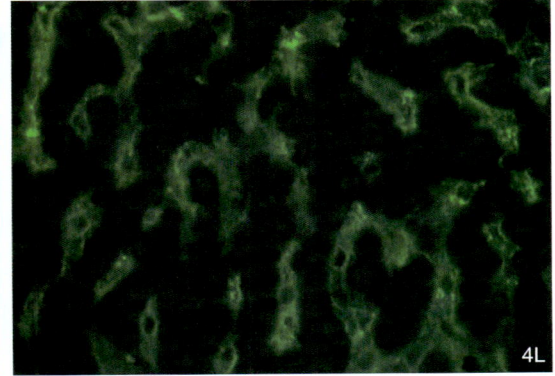
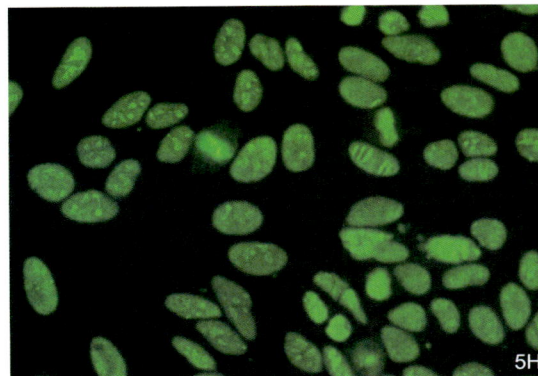
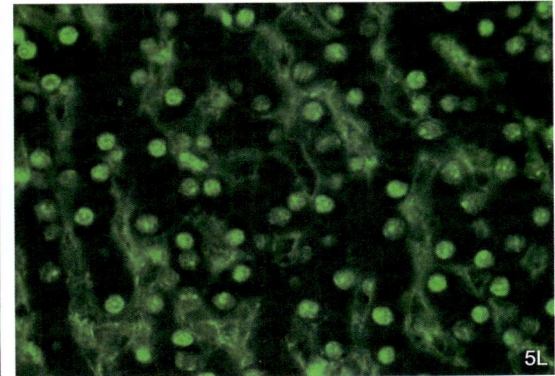

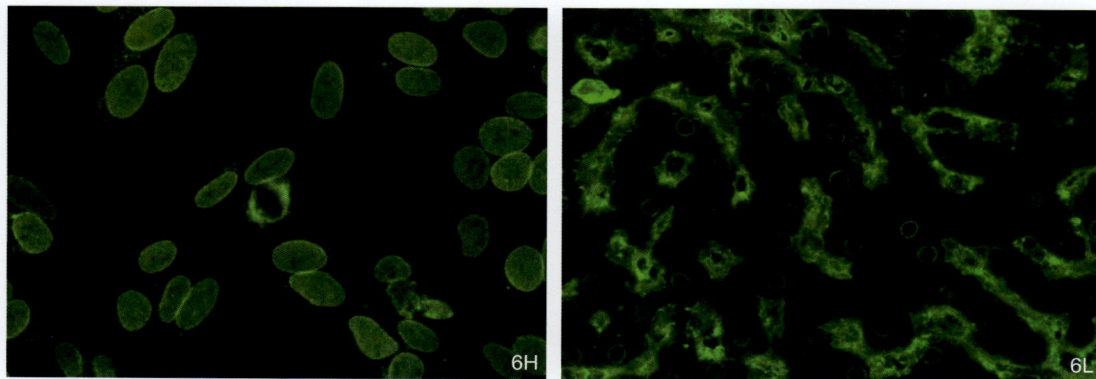

图 3-2-3　核细颗粒型与相关易混荧光模型图形比较

1H、1L:核细颗粒型;2H、2L:核均质型;3H、3L:核粗颗粒型;4H、4L:核致密颗粒型;5H、5L:Topo Ⅰ型;6H、6L:点状核膜型

### 【核细颗粒型与核均质型鉴别要点】

1. **HEp-2 细胞分裂间期**　核细颗粒型细胞核呈细颗粒样荧光染色,而核均质型呈均匀荧光染色。

2. **HEp-2 细胞分裂期**　核细颗粒型染色体区荧光染色阴性,染色体区外呈细颗粒样荧光,呈"口"形,而核均质型染色体区呈现增强的均匀荧光,染色体区外荧光染色阴性。

3. **猴肝组织**　核细颗粒型肝细胞核可见颗粒样荧光染色,而核均质型肝细胞核呈均匀或块状荧光染色。

### 【核细颗粒型与核粗颗粒型鉴别要点】

1. **HEp-2 细胞分裂间期**　核细颗粒型细胞核呈细颗粒样荧光染色,部分核仁区有荧光,而核粗颗粒型细胞核中的颗粒更粗大,核仁区荧光染色阴性。

2. **HEp-2 细胞分裂期**　核细颗粒型染色体区外呈细颗粒样荧光,而核粗颗粒型分裂期染色体外周区呈几乎均匀光滑的荧光。

3. **猴肝组织**　核细颗粒型肝细胞核部分核仁中可见颗粒样荧光染色,而核粗颗粒型肝细胞核核仁区荧光染色阴性。

### 【核细颗粒型与核致密颗粒型鉴别要点】

1. **HEp-2 细胞分裂间期**　核细颗粒型细胞核呈现的细颗粒样荧光比核致密颗粒型更均匀,而核致密颗粒型细胞核上的颗粒状荧光有明显的颗粒大小不一、强度不同、分布不均的特征。

2. **HEp-2 细胞分裂期**　核细颗粒型染色体区荧光染色阴性,染色体区外呈细颗粒样荧光,呈"口"形,而核致密颗粒型染色体区呈现颗粒样荧光,染色体区外荧光染色阴性。

3. **猴肝组织** 无明显差异。

【 **核细颗粒型与 Topo I 型鉴别要点** 】

1. **HEp-2 细胞分裂间期** 核细颗粒型细胞核呈细颗粒样荧光染色,而 Topo I 型细胞核虽然也呈细颗粒样荧光,但可见边缘模糊、向胞质扩散的点状或网状荧光,同时 Topo I 型细胞核中可见不规则的核仁染色。

2. **HEp-2 细胞分裂期** 核细颗粒型染色体区荧光染色阴性,染色体区外呈细颗粒样荧光,呈"口"形,而 Topo I 型染色体区呈较均匀的细颗粒样荧光,染色体上可见增强的点状荧光。

3. **猴肝组织** 核细颗粒型肝细胞核可见颗粒样荧光,而 Topo I 型肝细胞核可见颗粒样或均匀荧光。

【 **核细颗粒型与点状核膜型鉴别要点** 】

1. **HEp-2 细胞分裂间期** 核细颗粒型细胞核呈细颗粒样荧光染色,部分核仁区有荧光,而点状核膜型细胞核膜呈不连续的点状环形荧光染色,邻近细胞相接触部位的荧光增强。

2. **HEp-2 细胞分裂期** 无明显差异。

3. **猴肝组织** 核细颗粒型肝细胞核及部分核仁中可见颗粒样荧光,而点状核膜型肝细胞核膜呈现特征性环状荧光染色,表现为"小圆圈样"。

### (四)复合荧光模型展示

临床核细颗粒型复合荧光模型见图 3-2-4。

### (五)临床相关性

核细颗粒型荧光模型抗核抗体的已知靶抗原有 SSA/Ro、SSB/La、Mi-2、转录中间因子 1γ(transcriptional intermediary factor 1γ,TIF1γ)、转录中间因子 1β(transcriptional intermediary

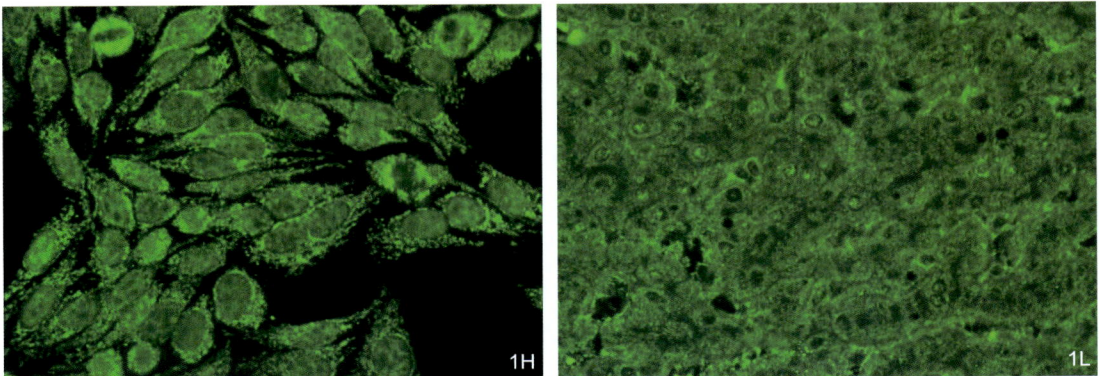

41

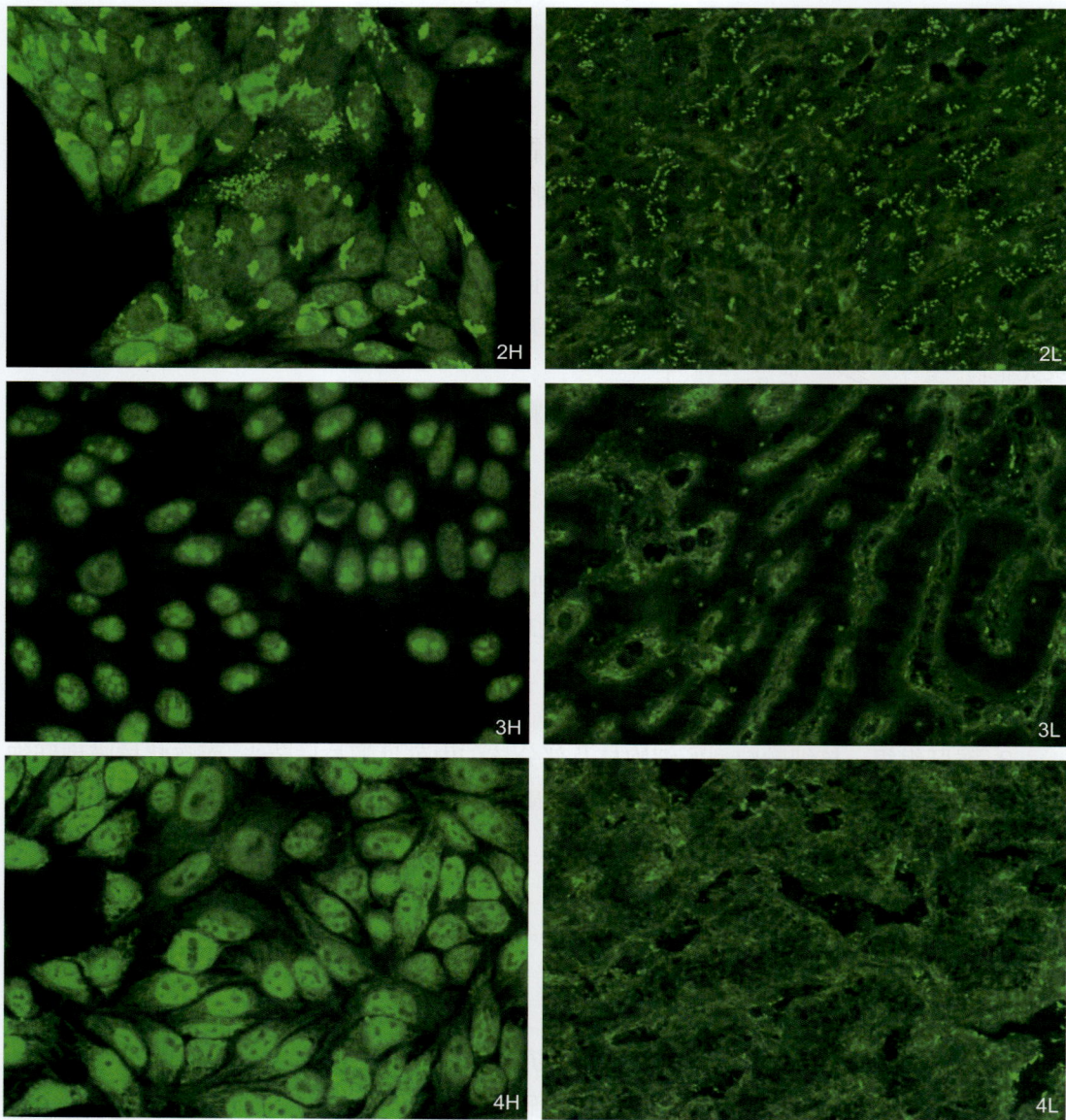

**图 3-2-4 临床核细颗粒型复合荧光模型图片**

1H、1L:核细颗粒型和线粒体样型;2H、2L:核细颗粒型、高尔基体样型和胞质致密颗粒型;3H、3L:核细颗粒型和核仁均质型;4H、4L:核细颗粒型和线粒体样型

factor 1β,TIF1β)、Ku。抗 SSA 抗体广泛存在于 AID 中,如 SLE 和 SS。抗 SSB 抗体通常在 SS 患者中发现,如果在其他 AID 患者中检测到,常与抗 SSA 抗体同时出现。抗 Mi-2 抗体和抗 TIF1γ 抗体与 DM 相关。在 DM 患者中,核细颗粒型很少由抗 TIF1γ 抗体导致,但其与老年患者的恶性肿瘤密切相关。抗 Ku 抗体可见于 SSc/特发性炎性肌病(idiopathic inflammatory myopathies,IIM)重叠综合征、SLE/SSc/IIM 重叠综合征、SLE、RA 等。

## （六）临床病例

【病例一】

**一般资料：**

李某，女，27 岁。患者 5 个月前无明显诱因出现发热，午后及晚间多见，平均 1 ～ 2 周 1 次，每次持续 3 天至 1 周，体温在 38 ～ 39℃之间波动。后逐渐出现活动时肌肉及四肢关节疼痛，伴颜面部及前胸部皮疹，肘关节、肩关节、膝关节皮肤磨损，脱发。1 个月前出现明显精神症状，表现为多疑、易怒，伴自杀、伤人倾向。

**体格检查：**

体温 39.5℃，心率 80 次 /min，呼吸 20 次 /min，血压 97/58mmHg。颜面部及前胸部查见皮疹，四肢关节压痛，四肢肌力 4 级，克氏征可疑阳性。其余查体未见明显异常。

ANA 荧光图片结果见图 3-2-5。

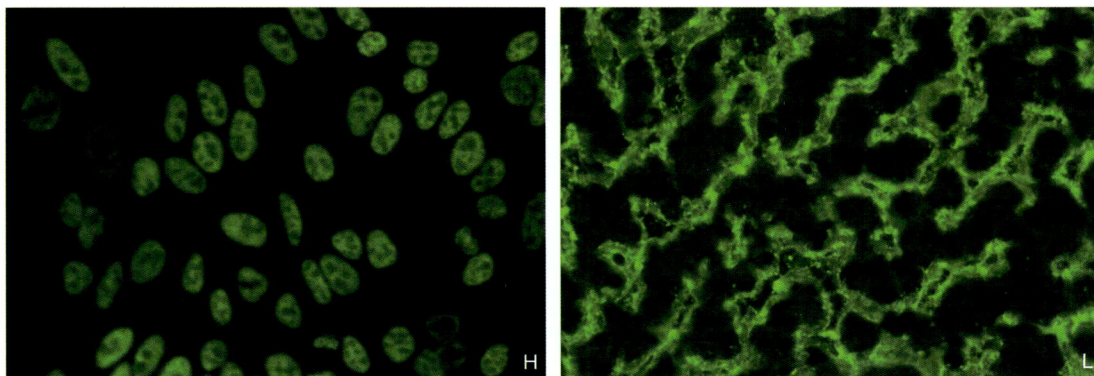

图 3-2-5　临床病例一——核细颗粒型荧光图片

**其他实验室检查结果：**

抗 dsDNA 抗体（IIF）阳性。

ANA 谱 13 项（LIA）：抗 SSA 60 抗体 ++，余阴性。

APS 相关检测：无异常。

T 淋巴细胞亚群比例：CD3% 95.70%（↑），CD4% 17.00%（↓），CD8% 75.60%（↑），CD4%/CD8% 比值 0.22（↓）。

T 淋巴细胞绝对计数：CD3 903/μL（↓），CD4 161/μL（↓），CD8 714/μL。

CRP 11.70mg/L（↑），IL-6 122pg/mL（↑），PCT 0.17ng/mL（↑），sIL-2R 3207.0U/mL（↑）。

**病例分析：**

患者反复发热，伴有皮疹、脱发、关节和肌肉疼痛，ANA 检查结果呈核细颗粒型荧光模型，抗 dsDNA 抗体、抗 SSA 60 抗体阳性，考虑为 SLE。患者出现多疑、易怒等精神症状和自杀、伤人倾向,考虑可能为神经精神狼疮综合征。

【病例二】

**一般资料:**

刘某,女,56 岁。患者 6 年前无明显诱因出现全身多关节疼痛、肿胀,累及双膝、双踝、双肩、双手掌指关节,伴双手、双足皮肤发红,双上臂、双下肢膝关节以下肌肉酸痛,抬手、下蹲无力,伴口干、干咳。患者半年前出现气促症状,平地行走和爬坡时明显。

**体格检查:**

体温 36.2℃,心率 103 次/min,呼吸 20 次/min,血压 144/79mmHg。患者双下肢可见散在陈旧性点状暗红色皮疹,无破溃流液,其余皮肤未见皮疹、皮下出血。双肩关节、膝关节、腕关节轻压痛,双上臂、双大腿肌肉轻压痛,病理征阴性。双上臂抬举稍困难,双上肢肌力 5 级,双下肢肌力 4 级。全身浅表淋巴结未扪及肿大。咽部未见充血,双下肺闻及少许湿啰音,呼吸音稍粗。

ANA 荧光图片结果见图 3-2-6。

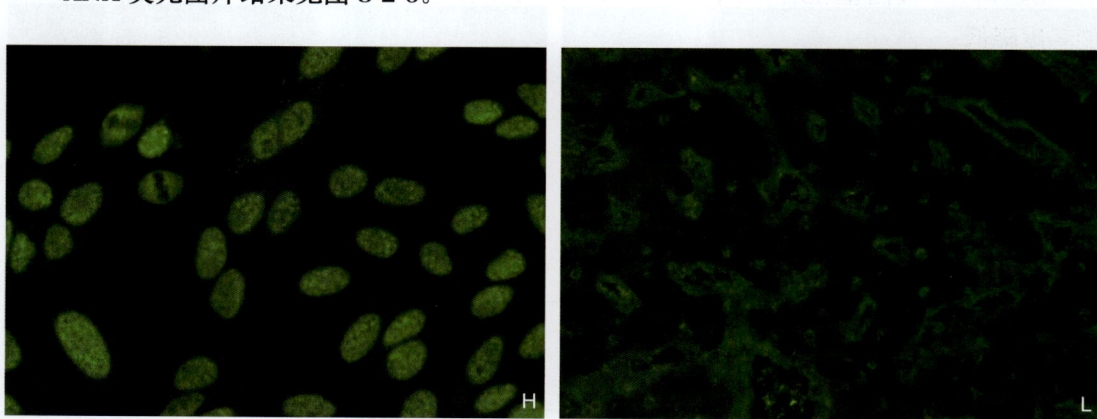

图 3-2-6 临床病例二——核细颗粒型荧光图片

**其他实验室检查结果:**

抗 dsDNA 抗体(IIF)阴性。

ANA 谱 13 项(LIA):抗 SSA 60 抗体 ++,抗 Jo-1 抗体 +,余阴性。

AAV 相关检测:ANCA(IIF)阴性。

关节炎相关检测:抗 CCP 抗体 15U/mL,RF<20IU/mL。

自免肝抗体谱(LIA):阴性。

肌炎抗体检测:抗 SAE1 抗体阳性,抗 Jo-1 抗体阳性。

补体:无异常。

免疫球蛋白:无异常。

T 淋巴细胞亚群比例:CD3% 72.90%,CD4% 40.90%,CD8% 31.00%,CD4/CD8% 比值

1.32。

T 淋巴细胞绝对计数：CD3 950/μL，CD4 533/μL，CD8 404/μL。

B 淋巴细胞亚群比例 3.5%（↓）。

B 淋巴细胞绝对计数 47/μL（↓）。

CRP 18.00mg/L（↑），血沉 74.0mm/h（↑），IL-6 80.30pg/mL（↑），PCT 0.19ng/mL（↑）。

IFE：未见单克隆条带。

**影像学检查：**

胸部 CT：双肺散在斑片、网格、条索和结节影，双肺下叶为著，多系感染，伴间质纤维化可能。

干燥综合征彩超：双侧腮腺、颌下腺、泪腺及舌下腺未见明显异常。

SPECT 唾液腺显像：双侧腮腺及颌下腺摄取功能中 - 重度受损，排泌功能基本正常，口腔内唾液较少。

**其他辅助检查：**

肺功能：中度阻塞性通气功能障碍，大气道气流中度受损，小气道气流重度受损，弥散功能轻度降低。

肌电图：上下肢呈神经源性损害，以感觉纤维受累为主。

**病例分析：**

患者出现关节、四肢酸痛症状，呈对称性，肌电图结果异常；出现干咳、活动后气促，存在肺间质病变；抗 Jo-1 抗体、抗 SAE1 抗体阳性，临床考虑抗合成酶抗体综合征。另外，患者出现口干，口腔内唾液较少，双侧腮腺及颌下腺摄取功能中 - 重度受损，双下肢可见暗红色皮疹，**ANA 检查结果呈核细颗粒型荧光模型**，抗 SSA 60 抗体阳性，考虑同时存在 SS。

### （七）拓展阅读

抗 Ku 抗体样核细颗粒型是核细颗粒型中一种特殊的荧光模型，其靶抗原是一种由 70kDa 和 80kDa 亚单位组成的 DNA 结合蛋白，主要在 dsDNA 断裂修复中起作用，此外还参与其他细胞过程，包括维持端粒的长度和完整性、亚端粒基因沉默、DNA 损伤反应、转录调节和 DNA 复制等。

1981 年，抗 Ku 抗体首次被报道于 PM/SSc 重叠综合征患者中，此后在多种自身免疫病中被发现，如 SSc/IIM 重叠综合征、SLE/SSc/IIM 重叠综合征、SLE、RA、SS 等。在结缔组织病中，抗 Ku 抗体的流行率因疾病类型、遗传背景、检测方法等因素而异。有研究显示，在 IIM 中，抗 Ku 抗体的流行率在地中海地区的患者中为 12.5%，在法裔加拿大人群中则为 19%～23%；在重叠性 IIM 患者中，抗 Ku 抗体的检出率为 16%～33%（免疫印迹法）；在 SSc 患者中，抗 Ku 抗体的检出率则为 1.5%～5%。与抗 Ku 抗体阴性患者相比，抗 Ku 抗体阳性的 SSc 患者伴有恶性肿瘤史的可能性更高，最常见的为黑色素瘤、乳腺癌和鳞状细胞皮肤癌。

抗 Ku 抗体阳性患者主要表现为肌肉、关节症状和雷诺现象,并且常伴有抗 SSA/Ro 抗体和 / 或其他 ANA 特异性自身抗体。此外,有研究报道,涉及三叉神经和面神经的短暂性颅神经病变可能是与抗 Ku 抗体相关的自身免疫病的另一症状。

## 二、核粗颗粒型

### (一)典型荧光模型判读要点

#### 1. HEp-2 细胞

**(1)分裂间期**:细胞核呈粗颗粒样荧光染色,核仁区荧光染色阴性。

**(2)分裂期**:细胞染色体区荧光染色阴性,外周区呈现几乎均匀光滑的荧光,呈"口"形。

**2. 猴肝组织** 肝细胞核呈颗粒样荧光,核仁区荧光染色阴性。典型的核粗颗粒型荧光模型见图 3-2-7。

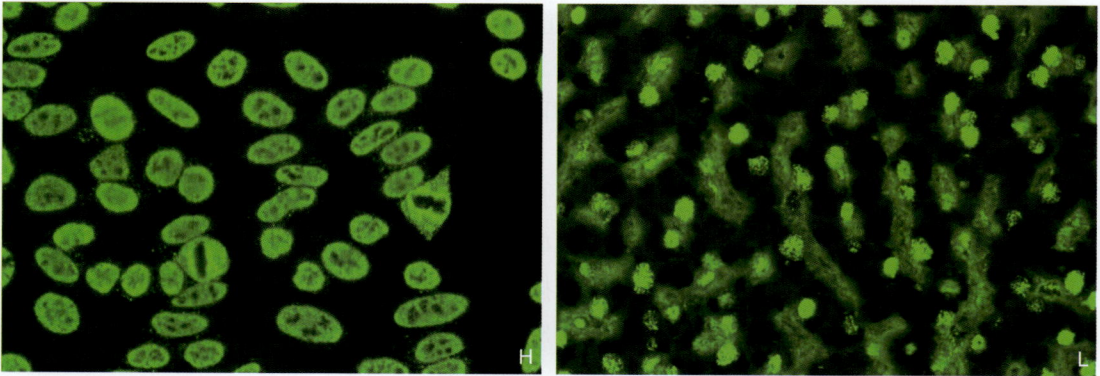

图 3-2-7 核粗颗粒型荧光模型典型示例

### (二)临床荧光模型展示

临床单一核粗颗粒型荧光模型见图 3-2-8。

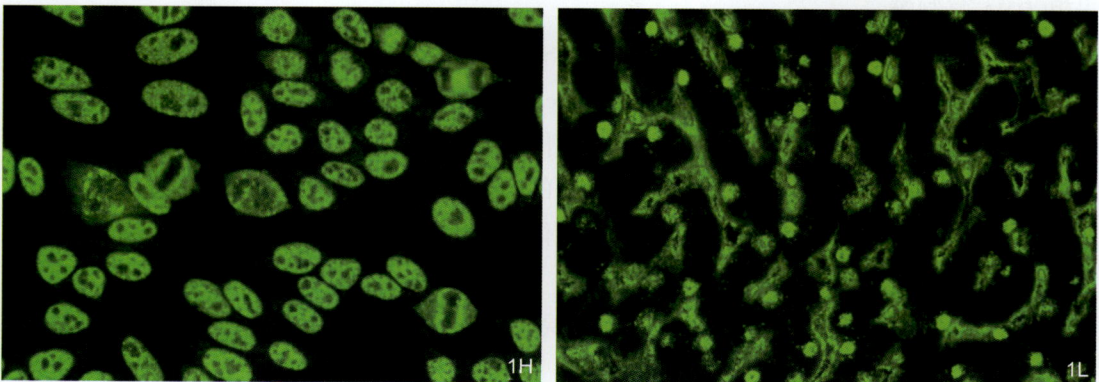

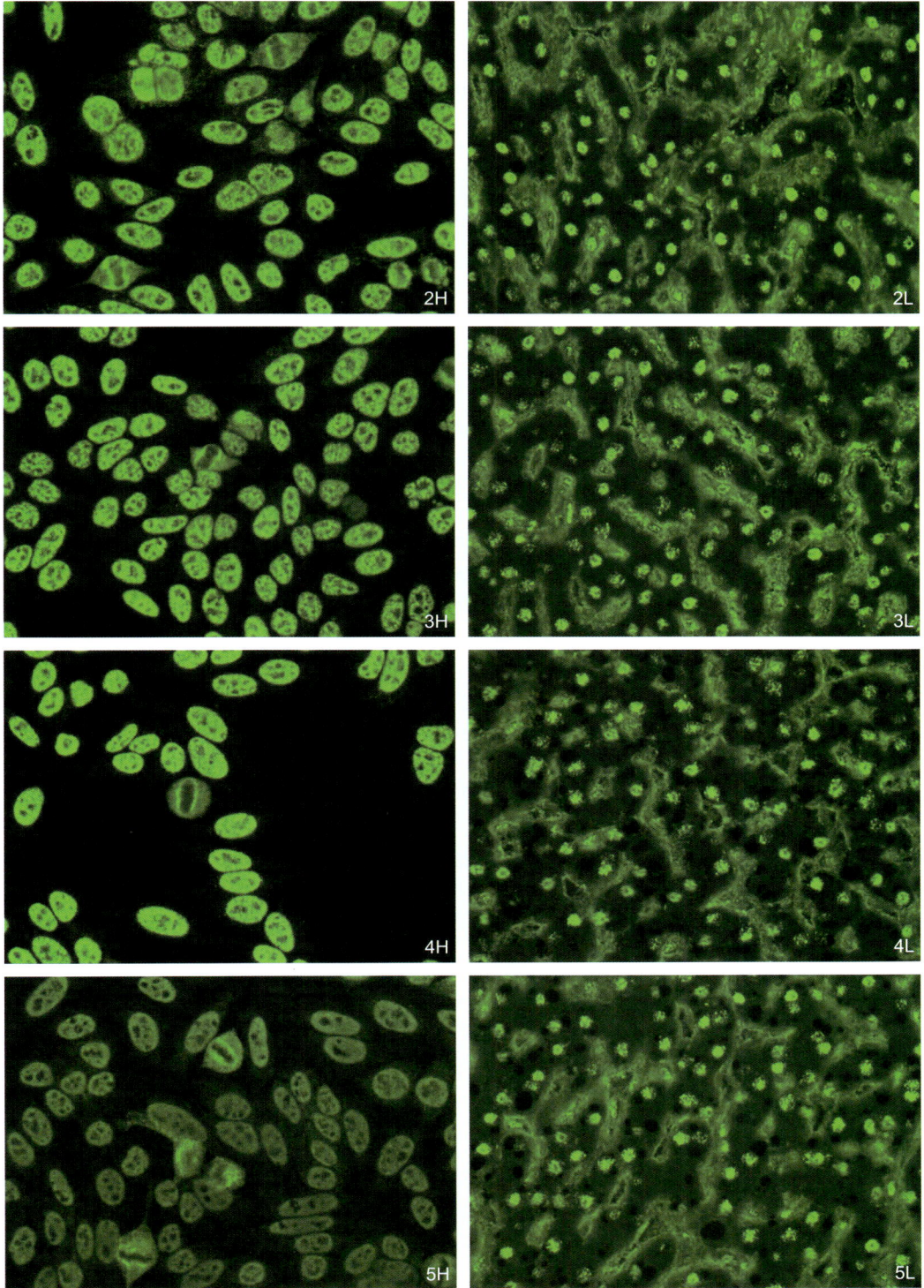

**图 3-2-8 临床单一核粗颗粒型荧光模型图片**

1H、1L ～ 5H、5L 为 5 例不同的临床核粗颗粒型荧光模型图片

### （三）易混荧光模型鉴别

核粗颗粒型与相关易混荧光模型的鉴别见表 3-2-2 及图 3-2-9。

表 3-2-2　核粗颗粒型与相关易混荧光模型的鉴别

| 荧光模型 | | 鉴别要点 | | |
| --- | --- | --- | --- | --- |
| | | HEp-2 细胞分裂间期 | HEp-2 细胞分裂期 | 猴肝组织 |
| 主模型 | 核粗颗粒型 | 细胞核呈粗颗粒样荧光染色，核仁区荧光染色阴性 | 细胞染色体区荧光染色阴性，外周区呈现几乎均匀光滑的荧光，呈"口"形 | 肝细胞核呈颗粒样荧光，核仁区荧光染色阴性 |
| 易混模型 | 核细颗粒型 | 细胞核呈细颗粒样荧光染色，部分核仁区有荧光 | 细胞染色体区荧光染色阴性，染色体区外呈细颗粒样荧光，细胞整体呈"口"形 | 肝细胞核及部分核仁中可见颗粒样荧光 |
| | 核致密颗粒型 | 细胞核呈现大小不一、强度不同、分布不均的"三不"颗粒样荧光，在某些区域排列密集，在其他区域则较为稀疏。核仁区荧光染色可与细胞核类似或呈阴性 | 细胞分裂中期染色体区呈现增强或不增强的颗粒样荧光，颗粒可较粗。染色体区外荧光染色阴性 | 肝细胞核荧光染色阴性或呈现细颗粒样荧光 |
| | Topo I型 | 细胞核呈细颗粒样荧光，可见不规则的核仁染色。细胞核边缘模糊，可见向胞质扩散的点状或网状荧光 | 细胞染色体区呈较均匀的细颗粒样荧光，染色体上可见增强的点状荧光，染色区周围可见稀疏较弱的细颗粒样荧光 | 肝细胞核可见颗粒样或均匀荧光 |
| | 着丝点型 | 细胞核呈现数十个（一般 40～80 个）分布均匀、大小基本一致的点状荧光 | 细胞点状荧光的分布因分裂阶段不同而异，在分裂中期和后期/末期细胞的染色体区呈一条或两条带状排列的浓缩点状荧光 | 肝细胞核中可见到 10～20 个均匀分布、大小一致的点状荧光 |

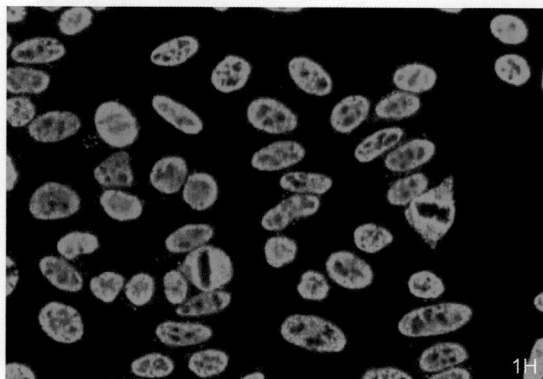

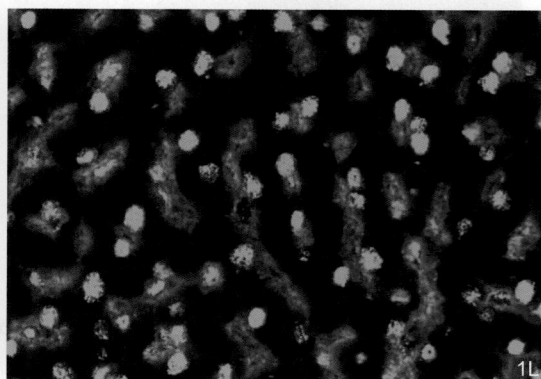

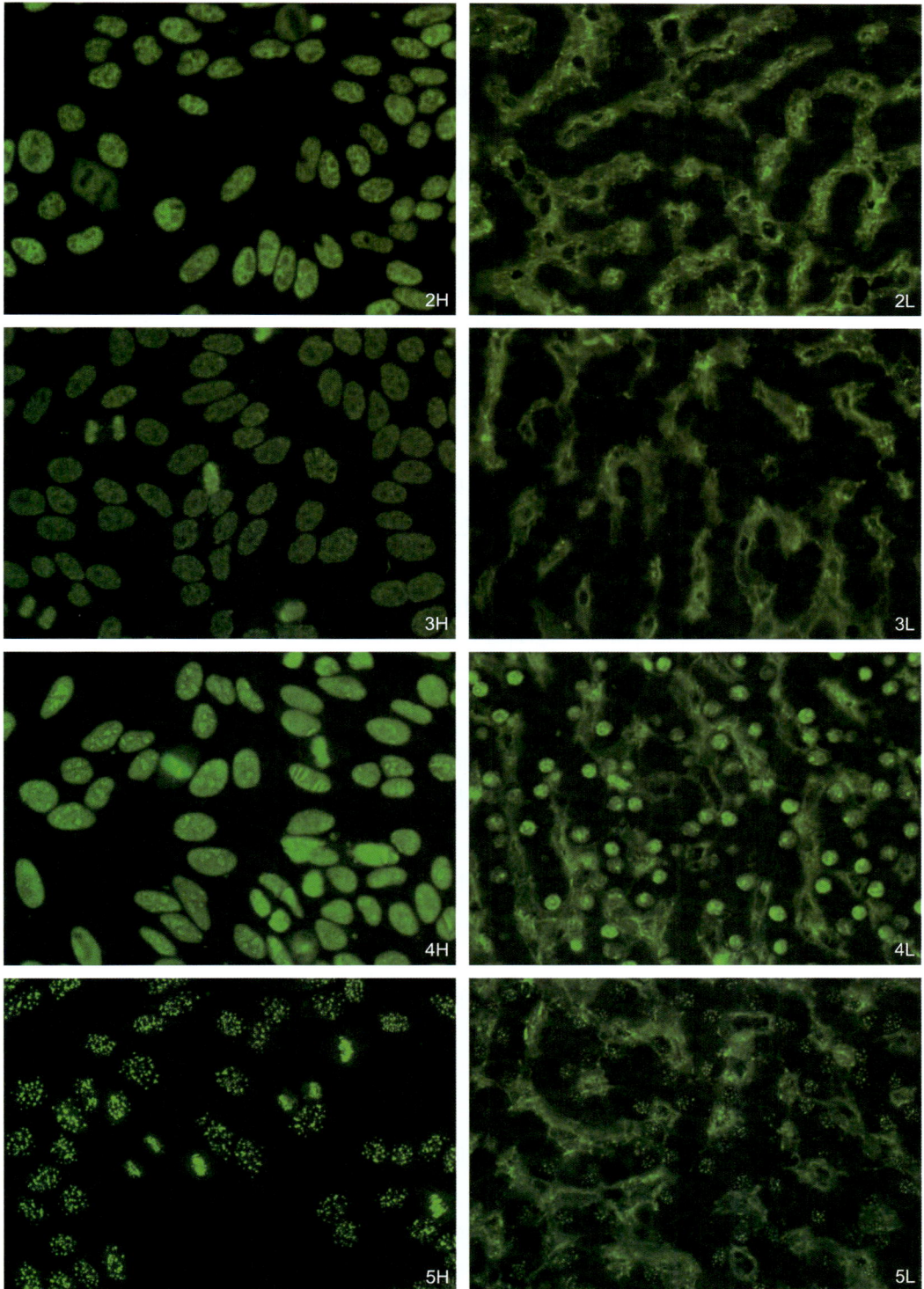

图 3-2-9　核粗颗粒型与相关易混荧光模型图形比较

1H、1L:核粗颗粒型;2H、2L:核细颗粒型;3H、3L:核致密颗粒型;4H、4L:Topo Ⅰ型;5H、5L:着丝点型

**【核粗颗粒型与核细颗粒型鉴别要点】**

1. **HEp-2 细胞分裂间期**　核粗颗粒型细胞核呈粗颗粒样荧光染色,核仁区荧光染色阴性,而核细颗粒型细胞核中的颗粒更细小,部分核仁区有荧光。

2. **HEp-2 细胞分裂期**　核粗颗粒型染色体外周区呈几乎均匀光滑的荧光,而核细颗粒型染色体区外呈细颗粒样荧光。

3. **猴肝组织**　核粗颗粒型肝细胞核核仁区荧光染色阴性,而核细颗粒型肝细胞核部分核仁中可见颗粒样荧光。

**【核粗颗粒型与核致密颗粒型鉴别要点】**

1. **HEp-2 细胞分裂间期**　核粗颗粒型细胞核呈现的颗粒样荧光比核致密颗粒型更均匀,而核致密颗粒型呈现的荧光颗粒大小不一、强度不同、分布不均。

2. **HEp-2 细胞分裂期**　核粗颗粒型染色体区荧光染色阴性,染色体外周区呈几乎均匀光滑的荧光,呈"口"形,而核致密颗粒型染色体区呈现颗粒样荧光,染色体区外荧光染色阴性。

3. **猴肝组织**　核粗颗粒型肝细胞核呈颗粒样荧光,核仁区荧光染色阴性,而核致密颗粒型肝细胞核荧光染色阴性或呈现细颗粒样荧光。

**【核粗颗粒型与 Topo I 型鉴别要点】**

1. **HEp-2 细胞分裂间期**　核粗颗粒型细胞核呈粗颗粒样荧光染色,而 Topo I 型细胞核呈细颗粒样荧光,可见不规则的核仁染色,细胞核边缘模糊,可见向胞质扩散的点状或网状荧光。

2. **HEp-2 细胞分裂期**　核粗颗粒型染色体区荧光染色阴性,染色体外周区呈几乎均匀光滑的荧光,呈"口"形,而 Topo I 型细胞染色体区呈较均匀的细颗粒样荧光,染色体上可见增强的点状荧光。

3. **猴肝组织**　核粗颗粒型肝细胞核可见颗粒样荧光,而 Topo I 型肝细胞核可见颗粒样或均匀荧光。

**【核粗颗粒型与着丝点型鉴别要点】**

1. **HEp-2 细胞分裂间期**　核粗颗粒型细胞核呈粗颗粒样荧光染色,而着丝点型细胞核呈现数十个分布均匀、大小基本一致的点状荧光。

2. **HEp-2 细胞分裂期**　核粗颗粒型细胞染色体区荧光染色阴性,外周区呈现几乎均匀光滑的荧光,呈"口"形,而着丝点型分裂期细胞点状荧光的分布因分裂阶段不同而异,在分裂中期和后期 / 末期细胞的染色体区呈一条或两条带状排列的浓缩点状荧光。

3. **猴肝组织**　核粗颗粒型肝细胞核呈颗粒样荧光,核仁区荧光染色阴性,而着丝点型肝细胞核中可见到 10 ～ 20 个均匀分布、大小一致的点状荧光。

### (四)复合荧光模型展示

临床核粗颗粒型复合荧光模型见图 3-2-10。

### (五)临床相关性

核粗颗粒型在不同的系统性自身免疫性风湿病中有不同程度的表现,特别是 SLE、SSc、MCTD、SSc/IIM 重叠综合征和未分化结缔组织病(undifferentiated connective tissue disease,

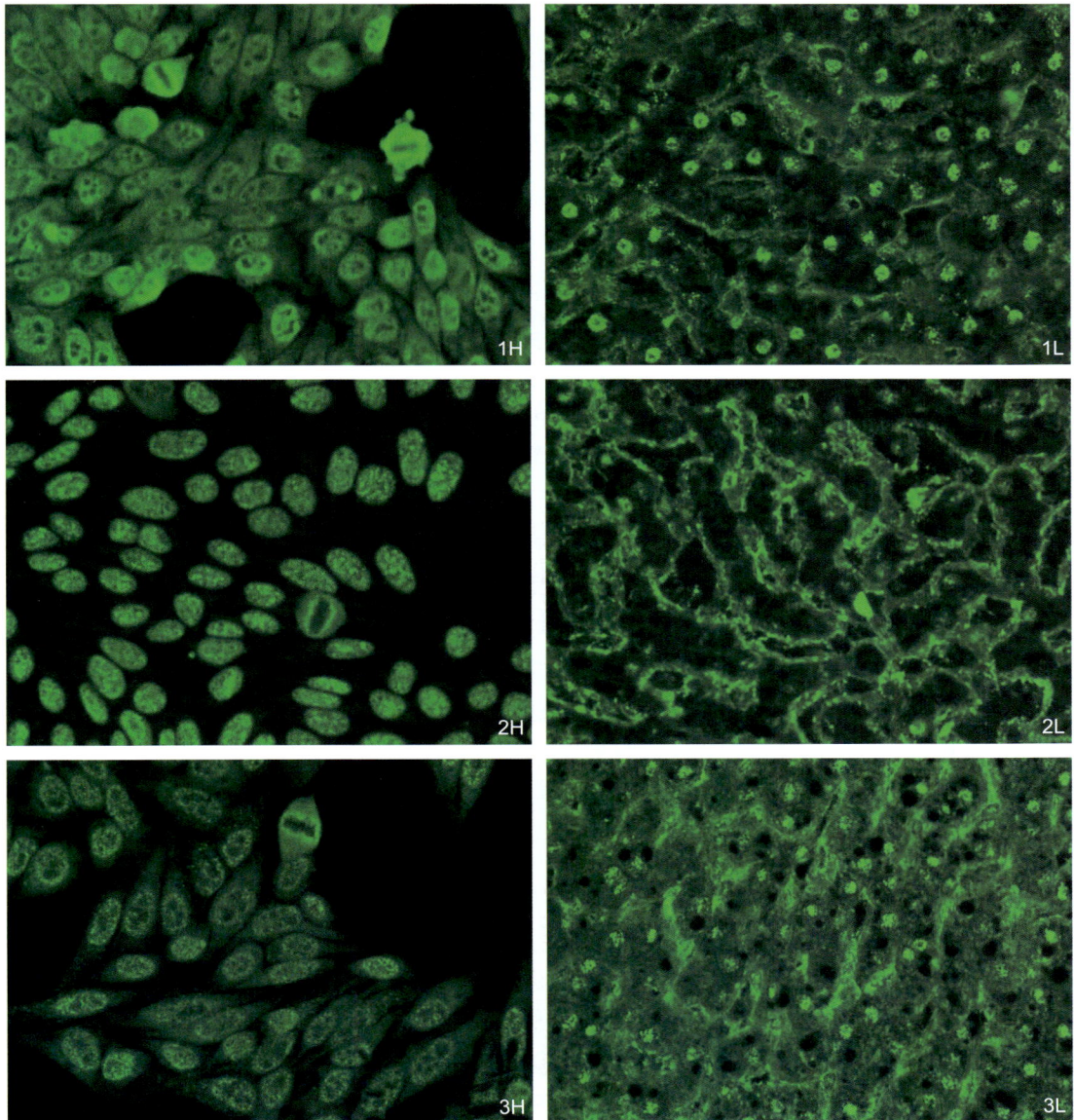

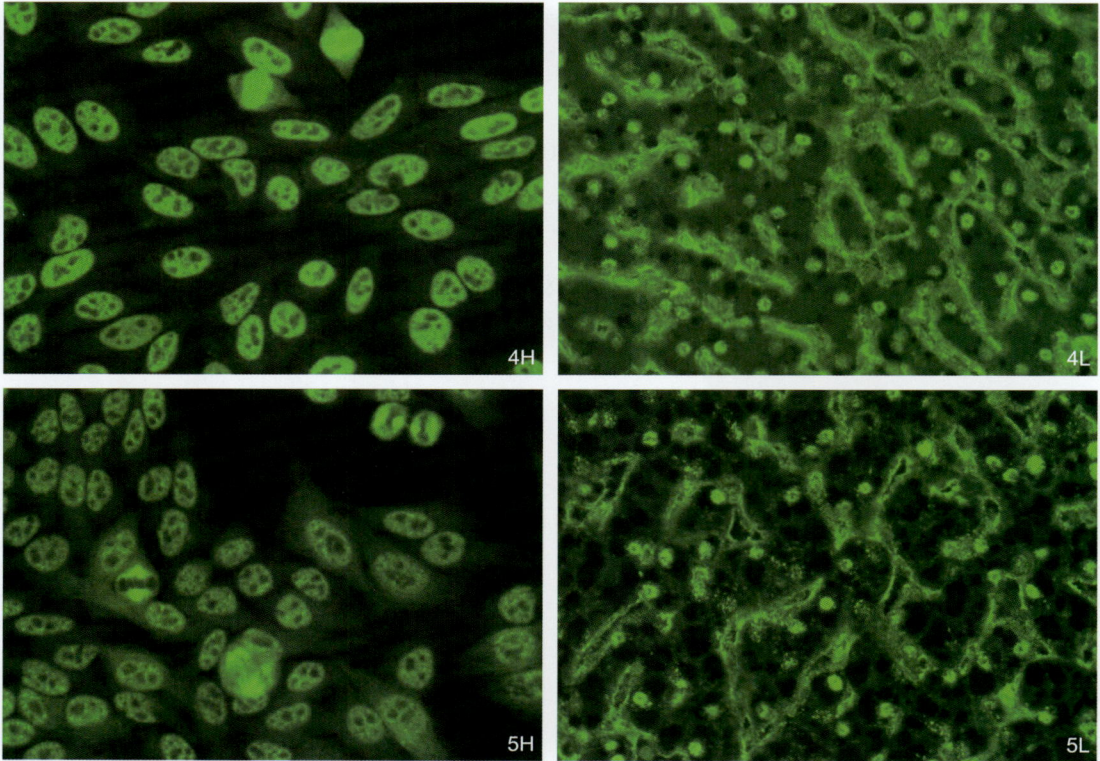

**图 3-2-10　临床核粗颗粒型复合荧光模型图片**

1H、1L：核粗颗粒型和胞质致密颗粒型；2H、2L：核粗颗粒型和核仁型；3H、3L：核粗颗粒型和胞质颗粒型；4H、4L：核粗颗粒型和核均质型；5H、5L：核粗颗粒型和纺锤体纤维型

UCTD）。目前该荧光模型抗核抗体已知的靶抗原有 Sm、异质核核糖核蛋白（heterogeneous nuclear ribonucleoproteins，hnRNP）、U1 核小核糖核蛋白（U1 small nuclear ribonucleoprotein，U1-snRNP）、RNA 聚合酶Ⅲ（RNA polymerase Ⅲ，RNAP Ⅲ）。抗 Sm 抗体对 SLE 的诊断特异度高，已被列入 SLE 分类标准，在 SLE 中的阳性率为 20% ～ 40%。高滴度的抗 U1-snRNP 抗体是 MCTD 的特异性抗体，阳性率为 95% ～ 100%。抗 U1-snRNP 抗体也可出现在 SLE 患者中。抗 RNAP Ⅲ抗体已被列入 SSc 分类标准。

## （六）临床病例

【病例一】

**一般资料：**

田某，女，68 岁。患者 2 年前出现双肩关节疼痛，活动时明显。18 个月前出现双侧腕关节、掌指关节、指间关节肿痛，伴晨僵，活动后缓解；伴四肢指端发凉，遇冷后指端皮肤变白、变紫，复温及保暖后好转；伴四肢皮肤紧绷感及四肢指端麻木，双下肢踏棉感；伴眼干。5 个月前轻度活动后出现胸闷气促,伴咳嗽及少许白色泡沫痰,夜间端坐呼吸,双下肢浮肿,四肢麻木较前加重,伴四肢乏力。患者出现幻觉,精神行为异常。

**体格检查:**

体温 36.6℃,心率 80 次 /min,呼吸 19 次 /min,血压 158/97mmHg。双侧肢体远端皮肤紧绷、干燥、脱屑,双侧掌指关节肿胀,左侧第 2 掌指关节处局部皮肤红肿伴破溃结痂。四肢肢端皮温低,遇冷后皮肤变白、变紫,保暖后好转。双手指间关节触痛,四肢肌力 4 级,病理征阴性。双下肺触觉语颤减弱,双下肺叩诊浊音,呼吸音减弱。脉率齐,心尖区舒张期奔马律。

**ANA 荧光图片结果见图 3-2-11。**

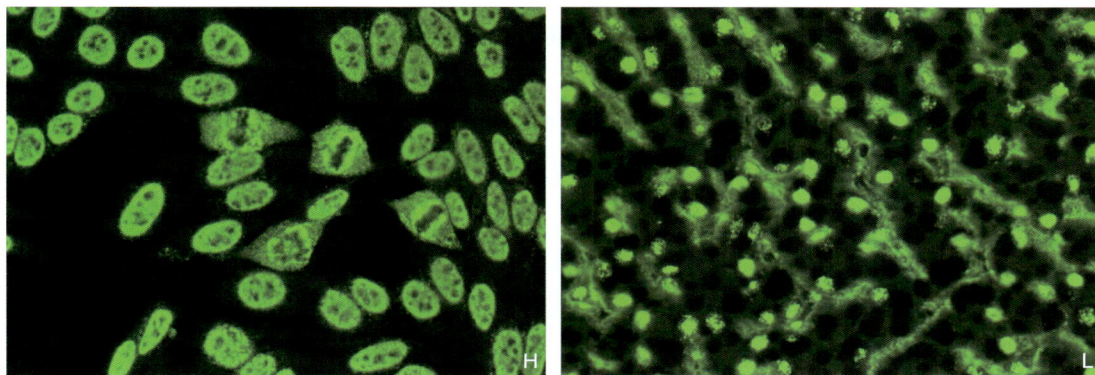

图 3-2-11　临床病例一——核粗颗粒型荧光图片

**其他实验室检查结果:**

ANA 谱 13 项(LIA):抗 U1-snRNP/Sm 抗体 ++,抗 PM-Scl 抗体 +,余阴性。

AAV 相关检测:ANCA(IIF)阴性。

关节炎相关检测:AKA 阴性,抗 CCP 抗体 8U/mL,RF 45.20IU/mL(↑)。

APS 相关检测:无异常。

补体:C3 0.6470g/L(↓),C4 0.2820g/L。

免疫球蛋白:IgG 18.60g/L(↑),IgA 4120.00mg/L(↑),IgM 2740.00mg/L(↑)。

HLA-B27 阴性。

ASO 37.20IU/mL,CRP 5.02mg/L(↑)。

IFE:未见单克隆条带。

**影像学检查:**

胸部 CT:双肺散在小结节,多系炎症。左侧胸腔及心包腔少量积液。

心脏彩超:左心房稍大,升主动脉偏宽,室间隔增厚,左心室收缩功能测值正常,心包少量积液,EF 54%。

头部 MRI:脑内多发小缺血灶。脑白质高信号,Fazekas Ⅱ级。透明隔稍宽,信号增高。

**病例分析：**

患者为老年女性，起病 2 年。主要表现为关节痛、雷诺现象、四肢麻木、皮肤紧绷变硬。**ANA 检查结果呈核粗颗粒型荧光模型**，抗 U1-snRNP/Sm 抗体、抗 PM-Scl 抗体阳性，RF 升高，免疫球蛋白升高。患者存在呼吸系统、心脏、精神行为症状和体征，影像学检查提示相关系统病变。综合以上各点，考虑患者为 MCTD、心力衰竭。

【病例二】

**一般资料：**

詹某，女，35 岁。患者 10 余年前于当地医院住院生产时发现血小板减少及肾炎，同时发现血压升高，最高为 180/130mmHg，考虑诊断为"SLE，狼疮肾炎，血小板减少，高血压 3 级（很高危）"，治疗后出院。出院后口服强的松，后逐渐将其减量。5 年前加用"羟氯喹、环孢素"治疗。2 个月前患者血小板逐渐下降至 $29 \times 10^9/L$，遂停用环孢素。40 天前将强的松减量。近期自觉劳累后下肢乏力，伴四肢瘀斑，为进一步治疗于我院就诊。

**体格检查：**

体温 36.3℃，心率 106 次 /min，呼吸 20 次 /min，血压 143/113mmHg。患者神志清楚，慢性病容。全身未见红斑，四肢皮肤可见散在瘀点、瘀斑，以双下肢明显。无关节肿胀及畸形，双下肢无明显水肿。心肺腹查体未见阳性体征。

ANA 荧光图片结果见图 3-2-12。

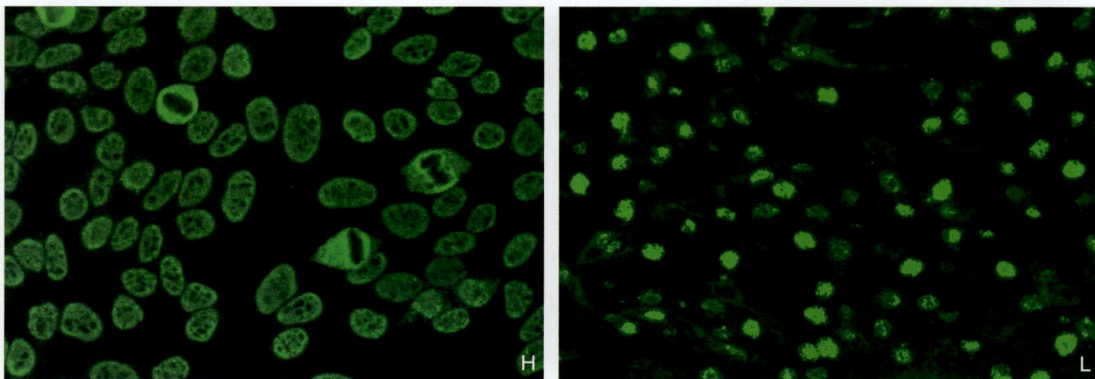

图 3-2-12　临床病例二——核粗颗粒型荧光图片

**其他实验室检查结果：**

抗 dsDNA 抗体（IIF）阴性。

ANA 谱 13 项（LIA）：抗 U1-snRNP/Sm 抗体 +++，余阴性。

AAV 相关检测：ANCA（IIF）阴性。

关节炎相关检测：AKA 阴性，抗 CCP 抗体 8U/mL，RF＜20IU/mL。

自免肝抗体谱（LIA）：无异常。

APS 相关检测：无异常。

免疫球蛋白：IgG 6.60g/L（↓），余无异常。

T 淋巴细胞亚群比例：CD3% 90.80%（↑），CD4% 29.30%（↓），CD8% 55.10%（↑），CD4%/CD8% 比值 0.53（↓）。

T 淋巴细胞绝对计数：CD3 648/μL（↓），CD4 209/μL（↓），CD8 393/μL。

B 淋巴细胞亚群比例 7.60%。

B 淋巴细胞绝对计数 56/μL（↓）。

ASO＜25.00IU/mL，CRP 5.06mg/L（↑），血沉＜2.00mm/h。

IFE：未见单克隆条带。

血常规：RBC $2.36 \times 10^{12}$/L（↓），PLT $8 \times 10^9$/L（↓），WBC $2.1 \times 10^9$/L（↓），余无异常。

骨髓组织穿刺活检：骨髓造血细胞增生极低下，三系极低；骨髓流式细胞分析未见异常表型细胞群。

**病例分析：**

患者既往明确诊断为 SLE，本次 **ANA** 检查结果呈核粗颗粒型荧光模型。SLE 以血液系统异常为首发表现，主要表现为外周血白细胞、血小板、红细胞及淋巴细胞减少，是 SLE 分类标准的指标。在临床上遇到三系减少患者，除考虑血液系统疾病如白血病、淋巴瘤、再生障碍性贫血等外，还需与 SLE 鉴别，在临床上需引起重视。

## （七）拓展阅读

核粗颗粒型荧光模型抗核抗体已知的靶抗原有 Sm、hnRNP、U1-snRNP、RNAP Ⅲ。其中 RNAP Ⅲ是真核细胞中与转录相关的三种 RNA 聚合酶之一，转录多种短链非编码 RNA，包括转运 RNA（transfer RNA，tRNA）和 5S 核糖体 RNA（ribosomal RNA，rRNA），以及其他小 RNA，如小核 RNA（small nuclear RNA，snRNA）、短散在核元件（short interspersed nuclear element，SINE）等。RNAP Ⅲ介导的转录是高度动态的，并在细胞生长、细胞增殖和压力变化时受到调节，生成的转录本涉及多种细胞过程，包括翻译、基因组和转录组调节以及 RNA 加工。RNAP Ⅲ失调与脑白质营养不良、阿尔茨海默病、脆性 X 综合征和癌症等疾病有关。

RNAP Ⅲ受转录因子 Myc 调节，Myc 活性降低被认为是抗衰老治疗的目标。由于 Myc 能够激活 RNAP Ⅲ转录，Myc、RNAP Ⅲ与衰老之间的相互作用值得继续深入研究。RNAP Ⅲ的进化保守性使它具有成为与老龄化和与年龄相关的疾病治疗靶点的潜力。

抗 RNAP Ⅲ抗体对弥漫型 SSc 具有较高特异性，与快速进展和侵袭性弥漫性皮肤受累、不良皮肤预后、硬皮病肾危象有关，与较低的间质性肺疾病和肺动脉高压风险相关。一些研究表明，抗 RNAP Ⅲ抗体阳性的 SSc 患者与恶性肿瘤相关。SSc 患者患癌风险高于一般人群，血清中含有抗 RNAP Ⅲ抗体的患者癌症和 SSc 的发展几乎同时发生。

## 第三节　核致密颗粒型

### （一）典型荧光模型判读要点

**1. HEp-2 细胞**

**（1）分裂间期：**细胞核呈现大小不一、强度不同、分布不均的"三不"颗粒样荧光，在某些区域排列密集，在其他区域则较为稀疏。核仁区荧光染色可与细胞核类似或呈阴性。

**（2）分裂期：**细胞分裂中期染色体区呈现增强或不增强的颗粒样荧光，颗粒可较粗。染色体区外荧光染色阴性。

**2. 猴肝组织**　肝细胞核荧光染色阴性或呈现细颗粒样荧光。典型的核致密颗粒型荧光模型见图 3-3-1。

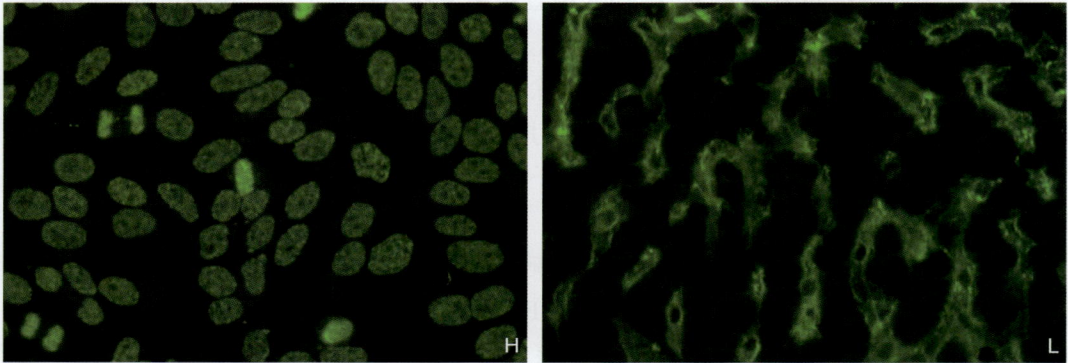

图 3-3-1　核致密颗粒型荧光模型典型示例

### （二）临床荧光模型展示

临床单一核致密颗粒型荧光模型见图 3-3-2。

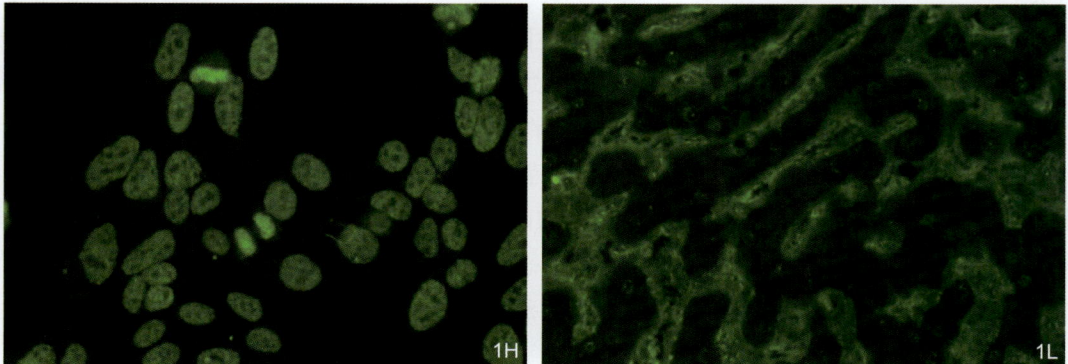

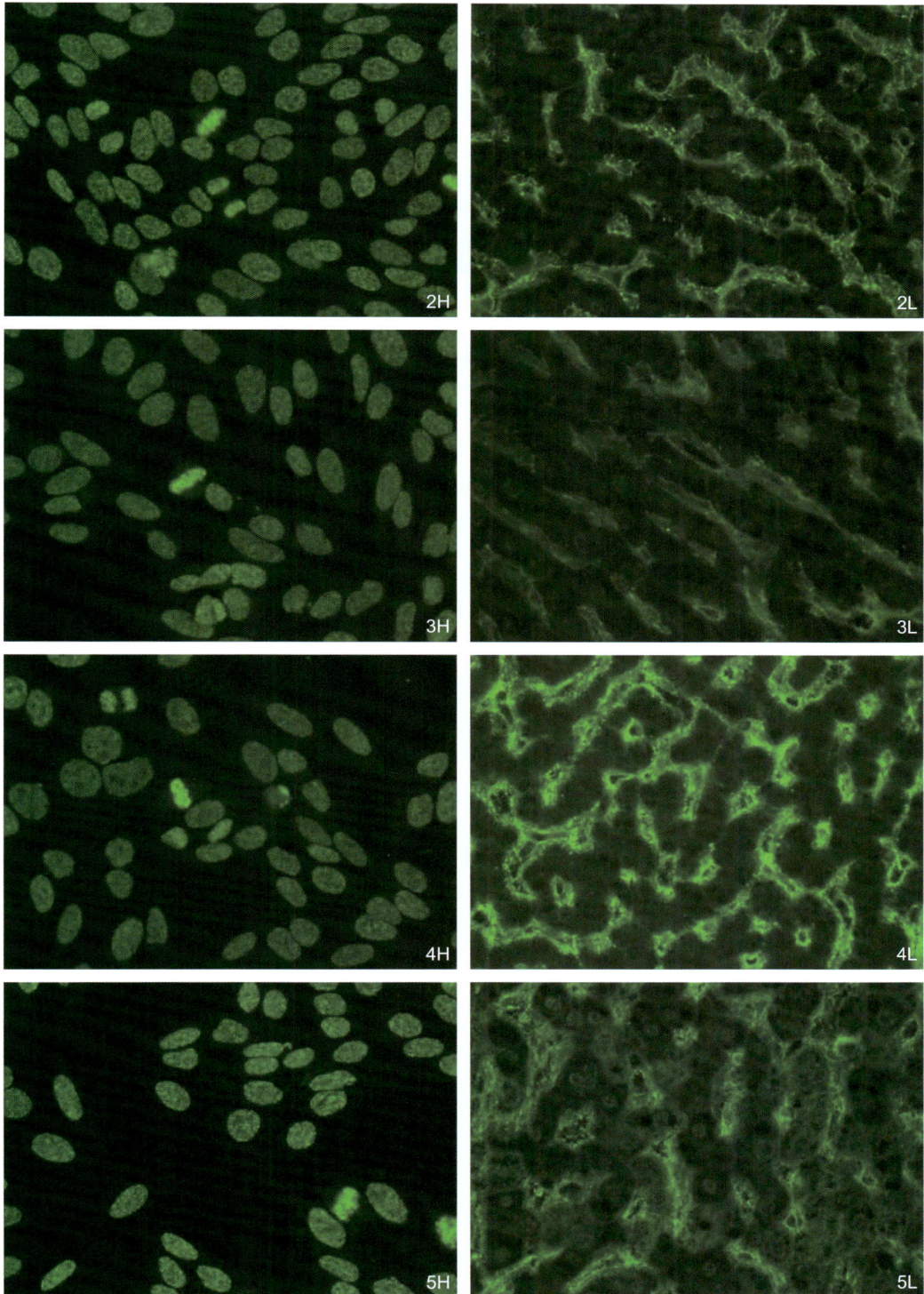

**图 3-3-2 临床单一核致密颗粒型荧光模型图片**

1H、1L ～ 5H、5L 为 5 例不同的临床核致密颗粒型荧光模型图片

### （三）易混荧光模型鉴别

核致密颗粒型与相关易混荧光模型的鉴别见表 3-3-1 及图 3-3-3。

表 3-3-1　核致密颗粒型与相关易混荧光模型的鉴别

| 荧光模型 | | 鉴别要点 | | |
| --- | --- | --- | --- | --- |
| | | HEp-2 细胞分裂间期 | HEp-2 细胞分裂期 | 猴肝组织 |
| 主模型 | 核致密颗粒型 | 细胞核呈现大小不一、强度不同、分布不均的"三不"颗粒样荧光，在某些区域排列密集，在其他区域则较为稀疏。核仁区荧光染色可与细胞核类似或呈阴性 | 细胞分裂中期染色体区呈现增强或不增强的颗粒样荧光，颗粒可较粗。染色体区外荧光染色阴性 | 肝细胞核荧光染色阴性或呈现细颗粒样荧光 |
| 易混模型 | 核细颗粒型 | 细胞核呈细颗粒样荧光染色，部分核仁区有荧光 | 细胞染色体区荧光染色阴性，染色体区外呈细颗粒样荧光，细胞整体呈"口"形 | 肝细胞核及部分核仁中可见颗粒样荧光 |
| | 核粗颗粒型 | 细胞核呈粗颗粒样荧光染色，核仁区荧光染色阴性 | 细胞染色体区荧光染色阴性，外周区呈现几乎均匀光滑的荧光，呈"口"形 | 肝细胞核呈颗粒样荧光，核仁区荧光染色阴性 |
| | 核均质型 | 细胞核呈均匀规则状荧光染色，核仁染色可为阴性 | 浓缩染色体呈增强的均匀规则状荧光染色，染色体区以外荧光染色阴性 | 肝细胞核阳性，呈均匀或块状荧光染色 |
| | Topo Ⅰ型 | 细胞核呈细颗粒样荧光，可见不规则的核仁染色。细胞核边缘模糊，可见向胞质扩散的点状或网状荧光 | 细胞染色体区呈较均匀的细颗粒样荧光，染色体上可见增强的点状荧光，染色体区周围可见稀疏较弱的细颗粒样荧光 | 肝细胞核可见颗粒样或均匀荧光 |
| | 染色体型 | 细胞荧光染色阴性 | 分裂前期和中期细胞染色体呈现点状荧光染色 | 肝细胞核荧光染色阴性 |

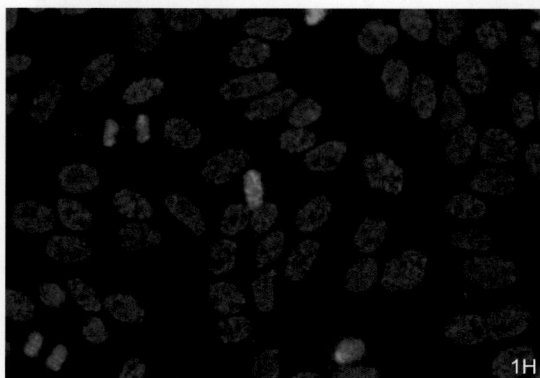

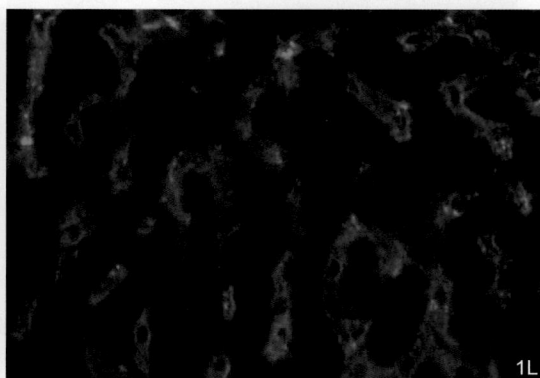

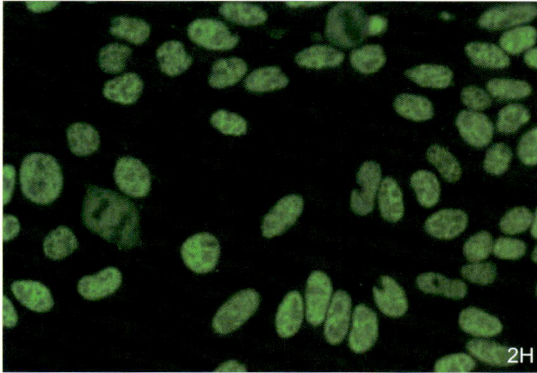
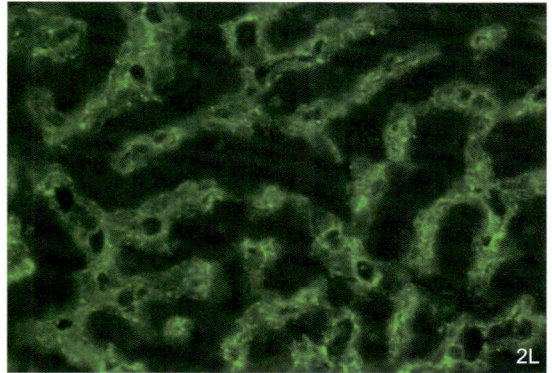
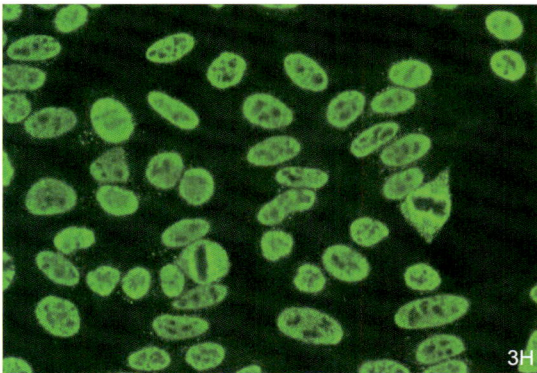
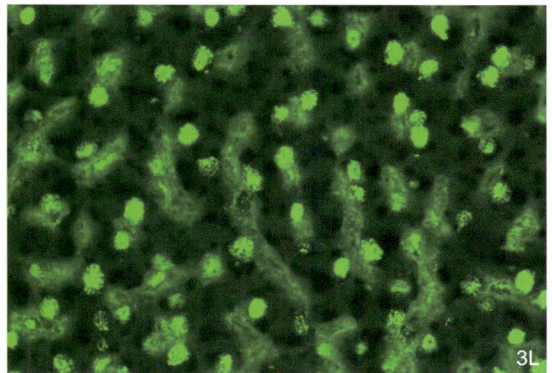
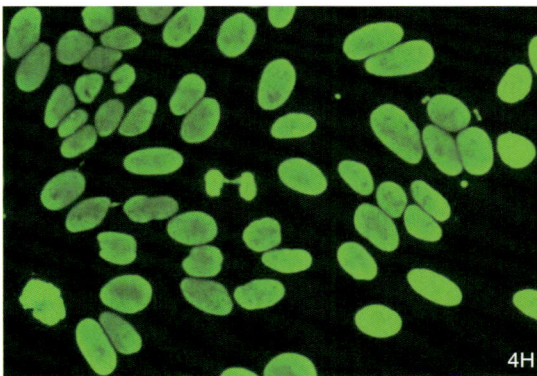
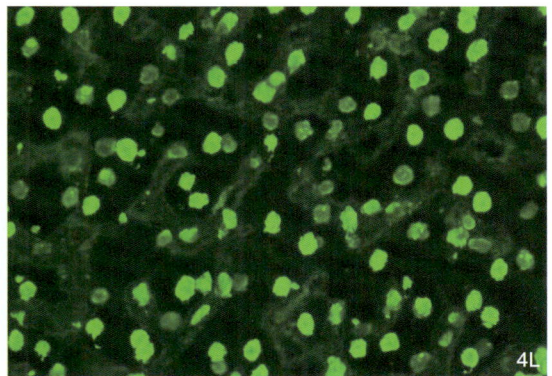
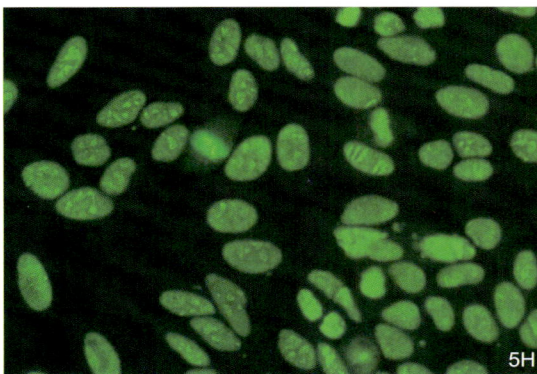
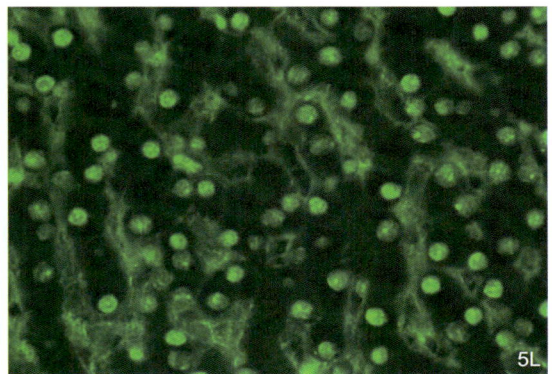

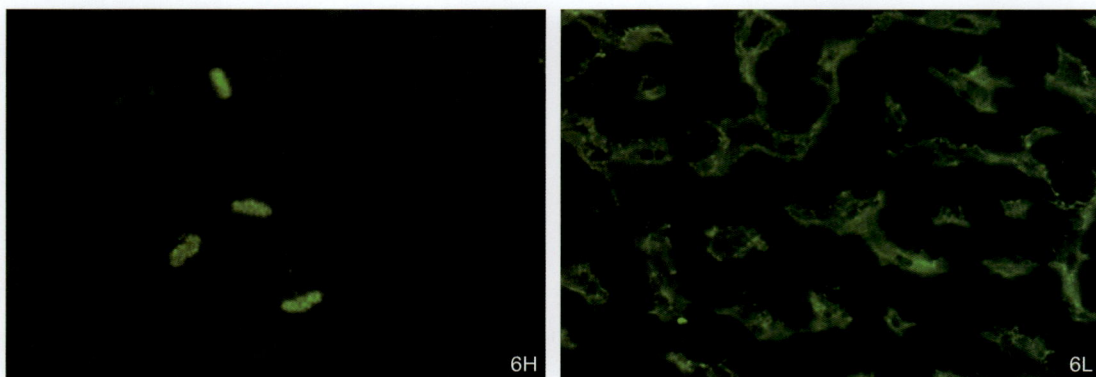

图 3-3-3　核致密颗粒型与相关易混荧光模型图形比较

1H、1L:核致密颗粒型;2H、2L:核细颗粒型;3H、3L:核粗颗粒型;4H、4L:核均质型;5H、5L:Topo Ⅰ型;6H、6L:染色体型

### 【核致密颗粒型与核细颗粒型鉴别要点】

1. **HEp-2 细胞分裂间期**　核致密颗粒型细胞核颗粒存在大小不一、强度不同、分布不均的特征,而核细颗粒型细胞核呈现较为均一的细颗粒样荧光。

2. **HEp-2 细胞分裂期**　核致密颗粒型分裂期染色体区呈现颗粒样荧光,染色体区外荧光染色阴性,而核细颗粒型染色体区荧光染色阴性,染色体区外呈细颗粒样荧光,呈"口"形。

3. **猴肝组织**　无明显差异。

### 【核致密颗粒型与核粗颗粒型鉴别要点】

1. **HEp-2 细胞分裂间期**　核致密颗粒型呈现的荧光颗粒大小不一、强度不同、分布不均,而核粗颗粒型细胞核呈现的颗粒样荧光比核致密颗粒型更均匀。

2. **HEp-2 细胞分裂期**　核致密颗粒型染色体区呈现颗粒样荧光,染色体区外荧光染色阴性,而核粗颗粒型染色体区荧光染色阴性,染色体外周区呈几乎均匀光滑的荧光,呈"口"形。

3. **猴肝组织**　核致密颗粒型肝细胞核荧光染色阴性或呈细颗粒样荧光,而核粗颗粒型肝细胞核呈颗粒样荧光,核仁区荧光染色阴性。

### 【核致密颗粒型与核均质型鉴别要点】

1. **HEp-2 细胞分裂间期**　核致密颗粒型细胞核呈大小不一、强度不同、分布不均的颗粒样荧光,而核均质型呈均匀无颗粒的荧光。

2. **HEp-2 细胞分裂期**　核致密颗粒型染色体区呈颗粒样荧光,而核均质型染色体区呈均匀的荧光。

**3. 猴肝组织** 核致密颗粒型肝细胞核荧光染色阴性或呈细颗粒样荧光,而核均质型肝细胞核呈均匀或块状荧光。

**【核致密颗粒型与 Topo Ⅰ 型鉴别要点】**

1. **HEp-2 细胞分裂间期** 核致密颗粒型细胞核呈大小不一、强度不同、分布不均的颗粒样荧光,而 Topo Ⅰ型细胞核呈细颗粒样荧光,可见不规则的核仁染色,细胞核边缘模糊,可见向胞质扩散的点状或网状荧光。

2. **HEp-2 细胞分裂期** 核致密颗粒型染色体区荧光颗粒感更强,染色体区外荧光染色阴性,而 Topo Ⅰ型染色体区呈较均匀的细颗粒样荧光染色,染色体上可见增强的点状荧光,染色体区周围可见稀疏较弱的细颗粒样荧光。

3. **猴肝组织** 核致密颗粒型肝细胞核荧光染色阴性或呈细颗粒样荧光,而 Topo Ⅰ型肝细胞核可见颗粒样或均匀荧光。

**【核致密颗粒型与染色体型鉴别要点】**

1. **HEp-2 细胞分裂间期** 核致密颗粒型细胞核呈大小不一、强度不同、分布不均的颗粒样荧光,而染色体型细胞荧光染色阴性。

2. **HEp-2 细胞分裂期** 核致密颗粒型细胞分裂中期染色体区呈增强或不增强的颗粒样荧光,颗粒可较粗,而染色体型细胞分裂前期和中期染色体呈点状荧光。

3. **猴肝组织** 核致密颗粒型肝细胞核荧光染色阴性或呈细颗粒样荧光,而染色体型肝细胞核荧光染色阴性。

## (四)复合荧光模型展示

临床核致密颗粒型复合荧光模型见图 3-3-4。

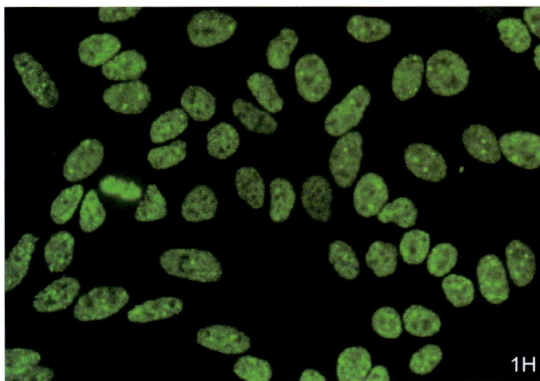

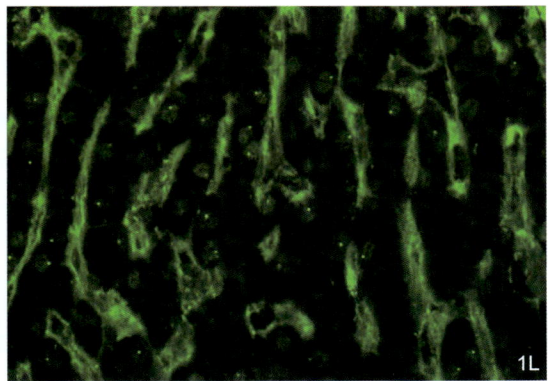

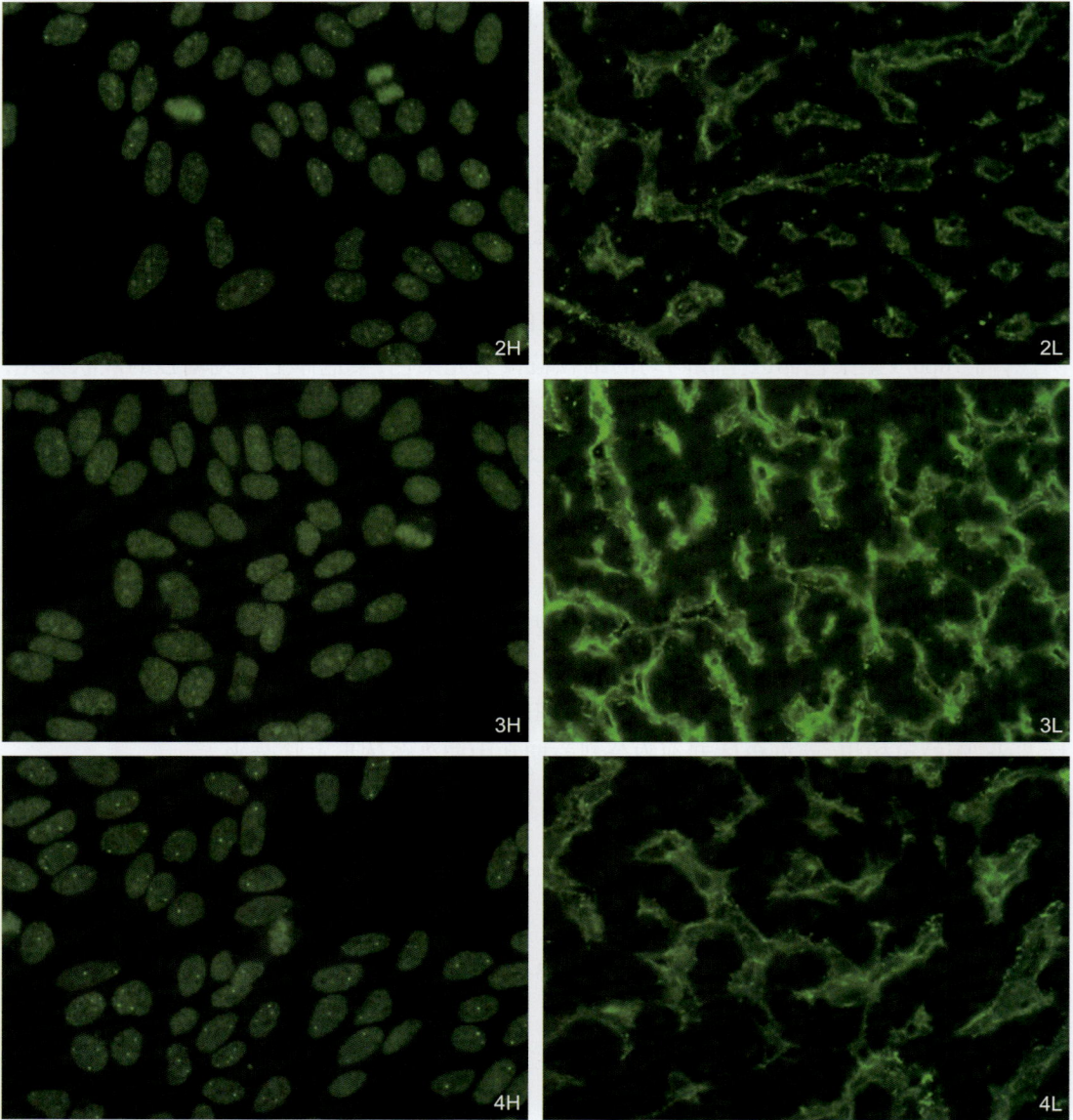

**图 3-3-4　临床核致密颗粒型复合荧光模型图片**

1H、1L:核致密颗粒型和核少点型;2H、2L:核致密颗粒型、核少点型和核仁均质型;3H、3L:核致密颗粒型和核仁均质型;4H、4L:核致密颗粒型和核少点型

## (五)临床相关性

核致密颗粒型荧光模型抗核抗体的已知靶抗原为致密细胞颗粒 70(dense fine speckled 70,DFS70)。抗 DFS70 抗体的相关临床意义尚不明确,可见于间质性膀胱炎、慢性疲劳综合征、肿瘤、过敏性皮炎、特应性皮炎、自身免疫性甲状腺炎、系统性自身免疫性风湿病(systemic autoimmune rheumatic diseases,SARD)等疾病,在健康人群中也有发现。

## （六）临床病例

【病例一】

**一般资料：**

王某，女，49岁。患者15天前运动后出现眩晕，伴呕吐，外院检查怀疑血管病变。既往存在碘 $^{131}$I 治疗史。

**体格检查：**

体温36.9℃，心率65次/min，呼吸20次/min，血压164/98mmHg。心肺腹、四肢、关节未见异常，病理征阴性，高级神经功能未见明显异常，脑膜刺激征阴性。

**ANA荧光图片结果见图3-3-5。**

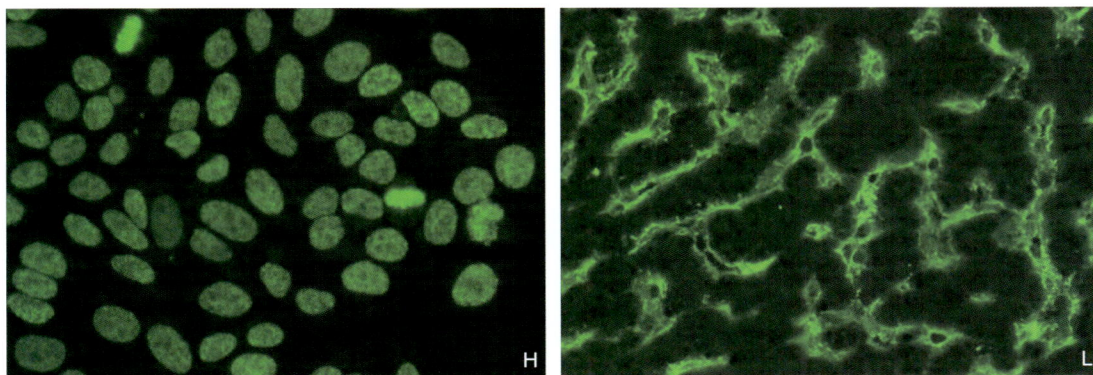

图3-3-5 临床病例一——核致密颗粒型荧光图片

**其他实验室检查结果：**

ANA谱13项（LIA）：阴性。

AAV相关检测：ANCA（IIF）阴性，抗PR3抗体（CLIA）＜2.00AU/mL，抗MPO抗体（CLIA）3.36AU/mL。

CRP 3.56mg/L，IL-6 2.51pg/mL，PCT＜0.02ng/mL。

甲状腺功能相关检测：TSH 34.1mU/L（↑），$T_4$ 59.5nmol/L（↓），$T_3$ 1.09nmol/L（↓），$FT_4$ 10.3pmol/L（↓），$FT_3$ 3.08pmol/L（↓）。

Tg 0.04μg/L（↓）。

**影像学检查：**

头部CT及脑血管造影提示烟雾病。

甲状腺彩超提示甲状腺小，不均匀改变。

**病例分析：**

根据患者运动后出现眩晕，伴有呕吐的症状，以及头部CT和脑血管造影结果，考虑烟雾病。患者既往存在碘 $^{131}I$ 治疗史,根据甲状腺功能检查结果及彩超提示存在甲状腺功能减退症。ANA 检查结果呈核致密颗粒型荧光模型。

【病例二】

**一般资料：**

李某,女,49 岁。患者 5 个月前无明显诱因出现足趾关节、踝关节、肩关节肿痛,伴晨僵,持续 1 ~ 2 小时可自行好转。局部皮温升高,活动受限。2 个月前出现髋关节疼痛,严重影响活动。外院诊断"类风湿关节炎"并予激素治疗。

**体格检查：**

体温 36.3℃,心率 68 次 /min,呼吸 20 次 /min,血压 144/82mmHg。心肺腹未见明显异常。双手近端指间、掌指、腕、膝、肘、肩、踝关节肿胀伴压痛,足趾关节压痛明显,未见明显肿胀,双侧膝关节局部皮温升高,肩关节、肘关节、膝关节活动受限,四肢不能伸直,呈被动体位,4 字试验阴性,病理征阴性。

ANA 荧光图片结果见图 3-3-6。

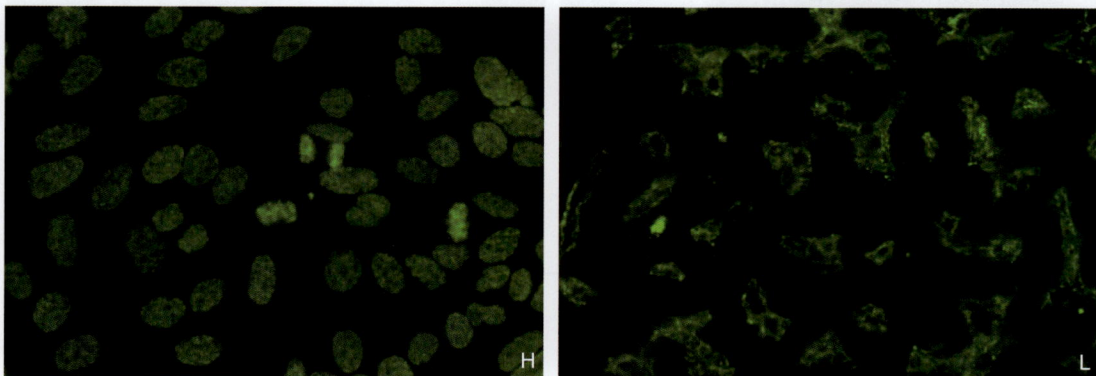

图 3-3-6　临床病例二——核致密颗粒型荧光图片

**其他实验室检查结果：**

ANA 谱 13 项（LIA）：阴性。

AAV 相关检测：ANCA（IIF）阴性。

关节炎相关检测：AKA 阳性,抗 CCP 抗体 340.00U/mL（↑）,RF 722.00IU/mL（↑）。

APS 相关检测：无异常。

免疫球蛋白：IgA 5810mg/L（↑）,IgM 3650mg/L（↑）。

CRP 11.50mg/L（↑）。

IFE：未见单克隆条带。

**影像学检查：**

双手关节彩超：双侧腕部部分腔室伸肌腱、腕部桡侧腕屈肌腱、左手示指指屈肌腱腱鞘炎。双侧腕关节滑膜炎。双手掌指关节及部分近端指间关节滑膜炎。双侧膝关节滑膜炎。

**病例分析：**

患者出现多对大、小关节肿痛,伴晨僵(时长大于 1 小时)。实验室检查 RF、抗 CCP 抗体均升高(超过参考值上限 3 倍),AKA 阳性。**ANA 检查结果呈核致密颗粒型荧光模型。**双手关节彩超提示多对大、小关节受累。考虑患者为类风湿关节炎、关节滑膜炎、腱鞘炎。

【病例三】

**一般资料：**

王某,男,57 岁。患者 13 年前体检行胸部 CT 发现"肺结节",后定期复查胸部 CT。入院前 3 个月,胸部 CT 提示左肺上叶结节边缘毛糙,邻近胸膜增厚、牵拉,PET/CT 提示原发性肺癌可能。患者于 2 个月前行手术治疗,术后病理提示肺腺癌。本次入院拟行化疗。

**体格检查：**

体温 36.1℃,心率 77 次 /min,呼吸 19 次 /min,血压 114/62mmHg。全身浅表淋巴结未扪及肿大。胸部查体可见术后瘢痕,其余未见明显异常。

ANA 荧光图片结果见图 3-3-7。

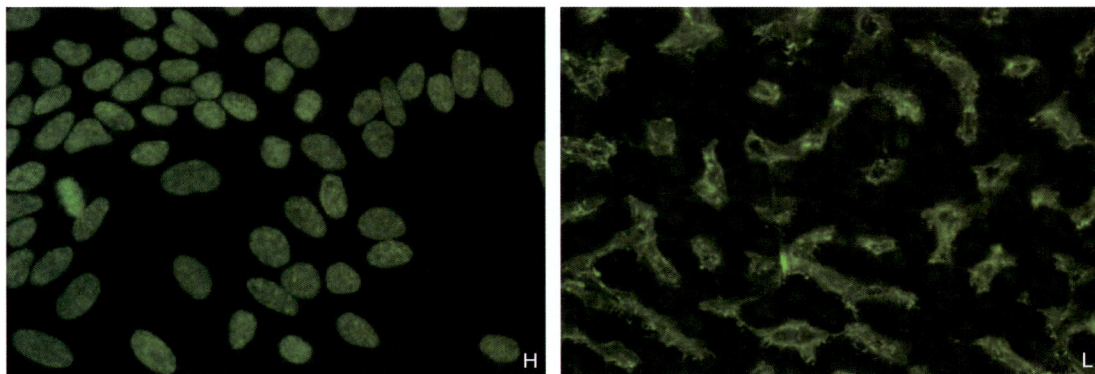

图 3-3-7　临床病例三——核致密颗粒型荧光图片

**其他实验室检查结果：**

ANA 谱 13 项(LIA):ARPA+,余阴性。

肿瘤标志物:无异常。

**病例分析：**

患者既往已明确诊断为原发性肺癌。本次入院 ANA 检查结果呈核致密颗粒型荧光模型,该荧光模型的相关临床意义尚不明确,可见于肿瘤、SARD 等各种疾病,在健康人群中也有发现。核致密颗粒型可伴或不伴 ANA 谱抗体阳性,在本节病例一和病例二中 ANA 谱抗体阴性,而在本病例中 ARPA 呈阳性。

### (七)拓展阅读

核致密颗粒型荧光模型抗核抗体的靶抗原是 DFS70/LEDGF,于 20 世纪 90 年代在间质性膀胱炎和慢性疲劳综合征患者中发现。最初,该荧光模型的靶抗原被命名为"晶状体上皮衍生生长因子(lens epithelium derived growth factor,LEDGF)"。之后,因为呈现核致密颗粒型的血清以免疫印迹法检测时,可与 70kDa 蛋白结合,所以靶抗原被命名为 DFS70,两种名称可以互换使用。DFS70/LEDGF 被认为是一种与人类获得性免疫缺陷综合征、癌症和炎症相关的应激蛋白,通过调节应激相关基因的转录来保护细胞,在细胞存活和抵抗应激方面具有重要作用。抗 DFS70 抗体可作为与环境因素相关的细胞应激和炎症的传感器。

目前,核致密颗粒型/抗 DFS70 抗体与 SARD 的相关性仍有争议,核致密颗粒型/抗 DFS70 抗体更倾向于出现在健康人群而非 SARD 患者,出现在 SARD 患者时常伴有 ANA 谱的阳性结果,因此有观点认为,出现核致密颗粒型/抗 DFS70 抗体阳性,尤其是当 ANA 谱结果阴性时,可以排除 SARD。但另一些研究者发现,核致密颗粒型/抗 DFS70 抗体是部分 SARD 患者唯一存在的与自身免疫病相关的阳性检查结果,如果将核致密颗粒型/抗 DFS70 抗体合并 ANA 谱阴性作为排除指标,这些患者可能被漏诊。

近年来发现,一些荧光模型在分裂间期和分裂期染色体区(HEp-2 细胞)表现为颗粒样荧光,与核致密颗粒型非常相似,但不具有核致密颗粒型的典型特征,并且抗 DFS70 抗体阴性。因此,有研究者建议使用"类核致密颗粒型"或"伪核致密颗粒型"来命名这种荧光模型。但这种荧光模型缺乏明确识别的靶抗原,尚未获得广泛认可,临床相关性有待进一步研究。

## 第四节　Topo I型

### (一)典型荧光模型判读要点

#### 1. HEp-2 细胞

**(1)分裂间期**:细胞核呈细颗粒样荧光,可见不规则的核仁染色。细胞核边缘模糊,可见向胞质扩散的点状或网状荧光。

**(2)分裂期**:细胞染色体区呈较均匀的细颗粒样荧光,染色体上可见增强的点状荧光,染色体区周围可见稀疏较弱的细颗粒样荧光。

**2. 猴肝组织**　肝细胞核可见颗粒样或均匀荧光。典型的 Topo I型荧光模型见图 3-4-1。

### (二)临床荧光模型展示

临床单一 Topo I型荧光模型见图 3-4-2。

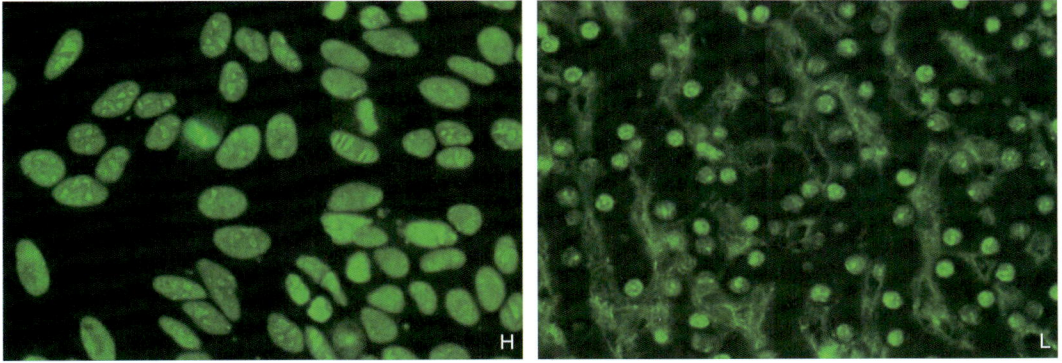

图 3-4-1 Topo I型荧光模型典型示例

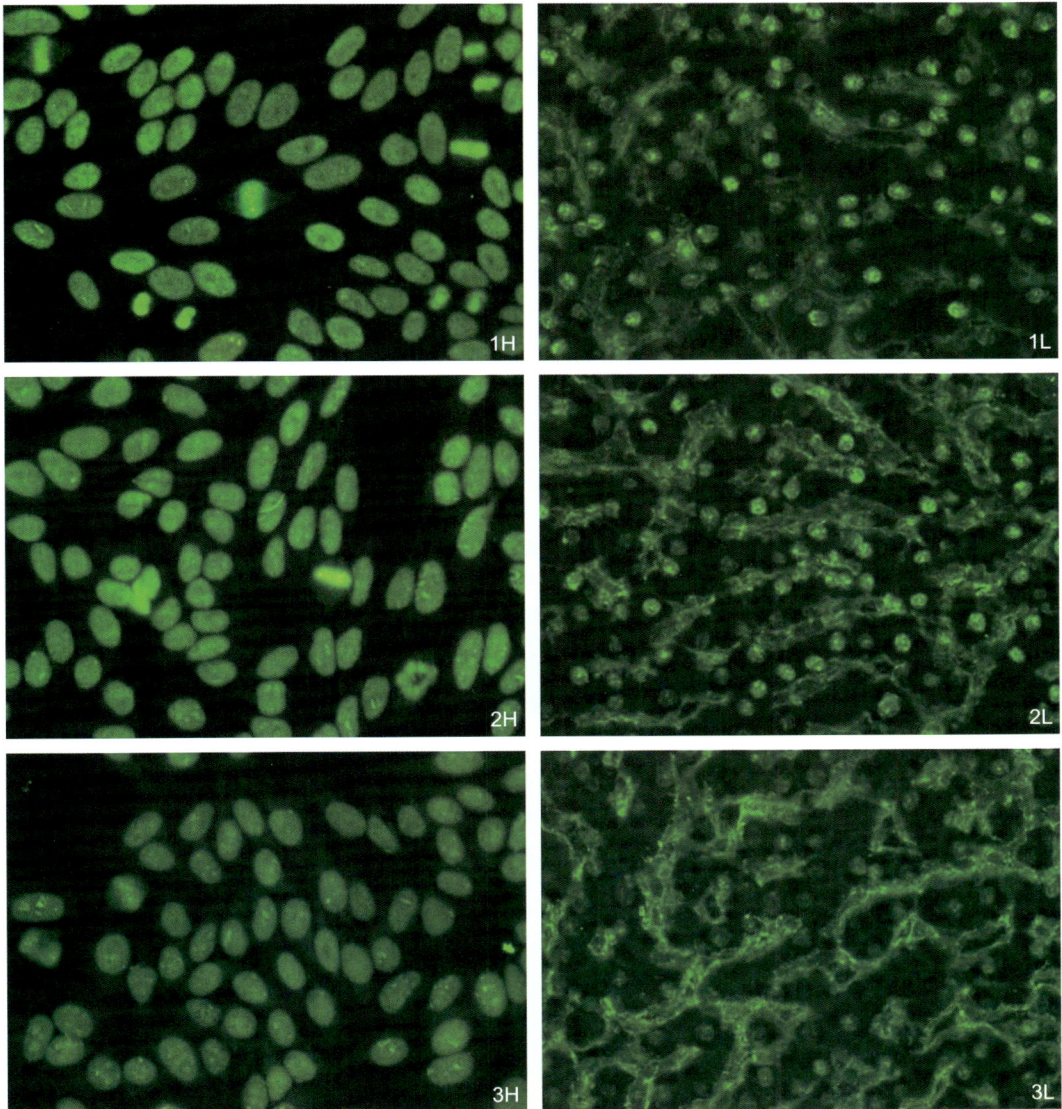

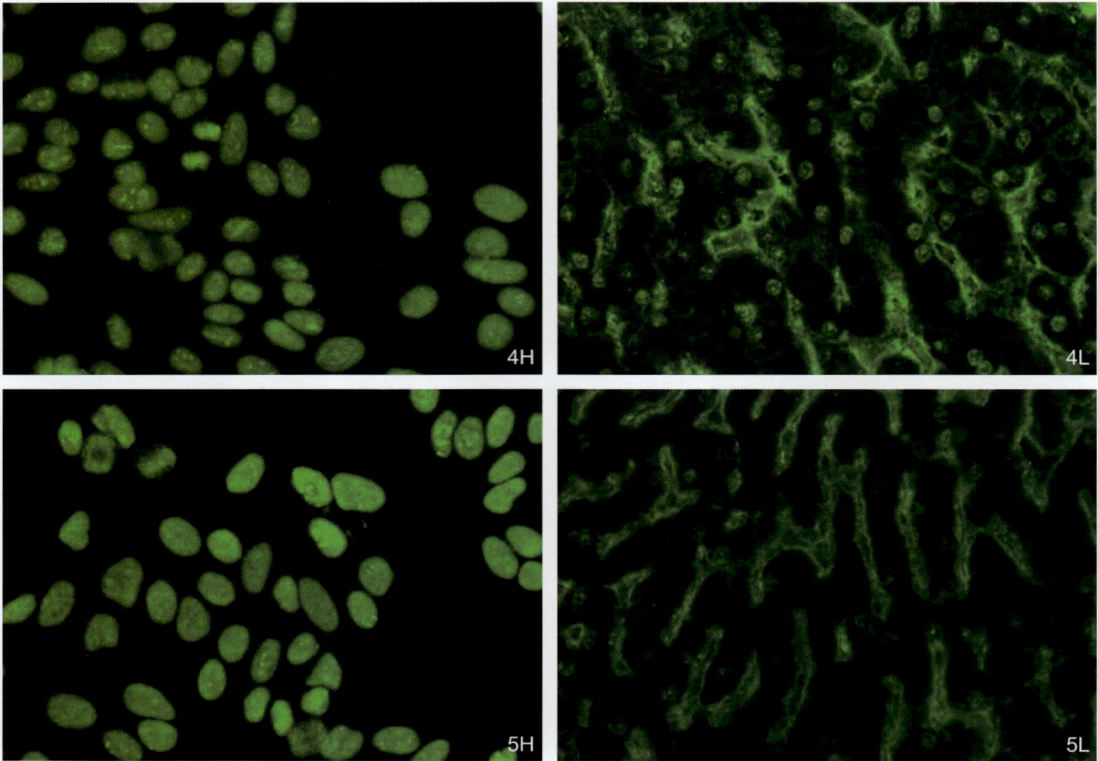

图 3-4-2　临床单一 Topo I 型荧光模型图片

1H、1L ～ 5H、5L 为 5 例不同的临床 Topo I 型荧光模型图片

## （三）易混荧光模型鉴别

Topo I 型与相关易混荧光模型的鉴别见表 3-4-1 及图 3-4-3。

表 3-4-1　Topo I 型与相关易混荧光模型的鉴别

| 荧光模型 | | 鉴别要点 | | |
| --- | --- | --- | --- | --- |
| | | HEp-2 细胞分裂间期 | HEp-2 细胞分裂期 | 猴肝组织 |
| 主模型 | Topo I 型 | 细胞核呈细颗粒样荧光,可见不规则的核仁染色。细胞核边缘模糊,可见向胞质扩散的点状或网状荧光 | 细胞染色体区呈较均匀的细颗粒样荧光,染色体上可见增强的点状荧光,染色体区周围可见稀疏较弱的细颗粒样荧光 | 肝细胞核可见颗粒样或均匀荧光 |
| 易混模型 | 核细颗粒型 | 细胞核呈细颗粒样荧光染色,部分核仁区有荧光 | 细胞染色体区荧光染色阴性,染色体区外呈细颗粒样荧光,细胞整体呈"口"形 | 肝细胞核及部分核仁中可见颗粒样荧光 |

续表

| 荧光模型 | | 鉴别要点 | | |
|---|---|---|---|---|
| | | HEp-2 细胞分裂间期 | HEp-2 细胞分裂期 | 猴肝组织 |
| 易混模型 | 核粗颗粒型 | 细胞核呈粗颗粒样荧光染色,核仁区荧光染色阴性 | 细胞染色体区荧光染色阴性,外周区呈现几乎均匀光滑的荧光,呈"口"形 | 肝细胞核呈颗粒样荧光,核仁区荧光染色阴性 |
| | 核致密颗粒型 | 细胞核呈现大小不一、强度不同、分布不均的"三不"颗粒样荧光,在某些区域排列密集,在其他区域则较为稀疏。核仁区荧光染色可与细胞核类似或呈阴性 | 细胞分裂中期染色体区呈现增强或不增强的颗粒样荧光,颗粒可较粗。染色体区外荧光染色阴性 | 肝细胞核荧光染色阴性或呈现细颗粒样荧光 |
| | 核均质型 | 细胞核呈均匀规则状荧光染色,核仁染色可为阴性 | 浓缩染色体呈增强的均匀规则状荧光染色,染色体区以外荧光染色阴性 | 肝细胞核阳性,呈均匀或块状荧光染色 |
| | 核仁颗粒型 | 核仁内可见细颗粒或点状荧光 | 染色体区可见 1 ~ 5 对明亮的点状荧光,染色体区以外可见轻微细颗粒样荧光 | 肝细胞核核仁荧光染色阳性 |
| | 染色体型 | 细胞荧光染色阴性 | 分裂前期和中期细胞染色体呈现点状荧光染色 | 肝细胞核荧光染色阴性 |

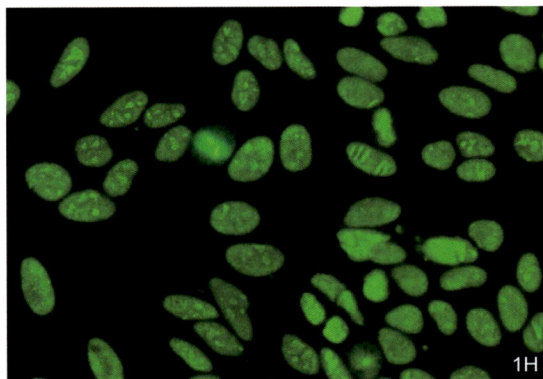

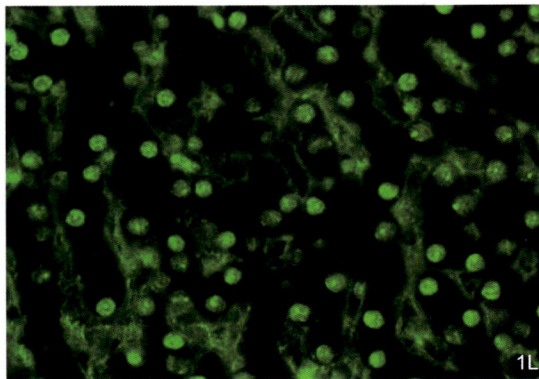

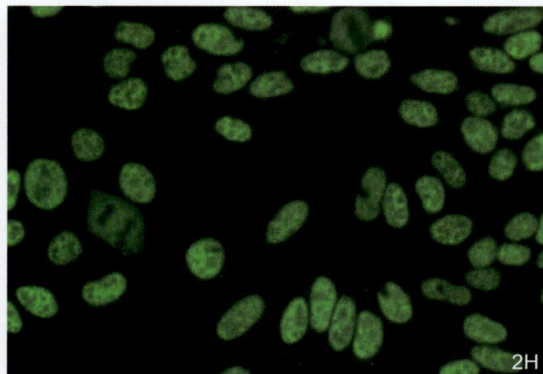

2H

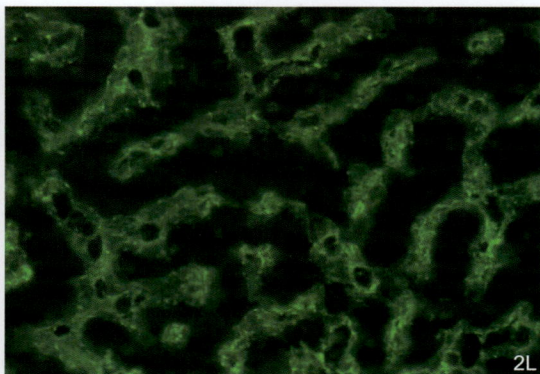

2L

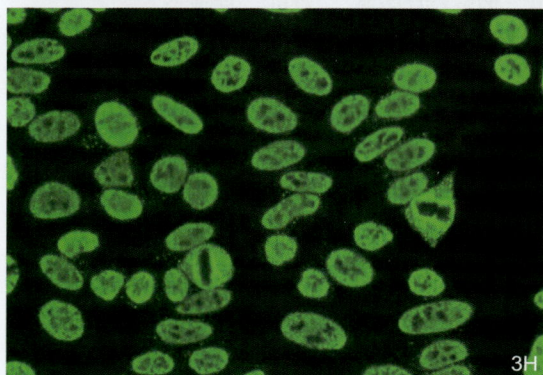

3H

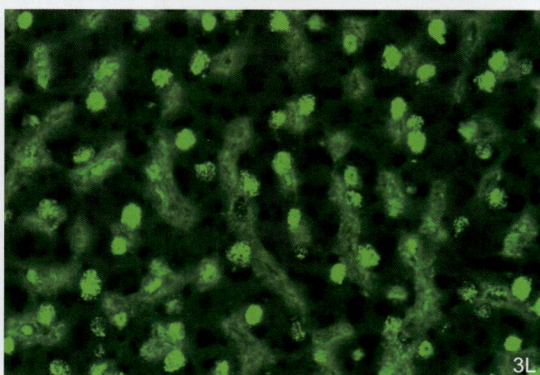

3L

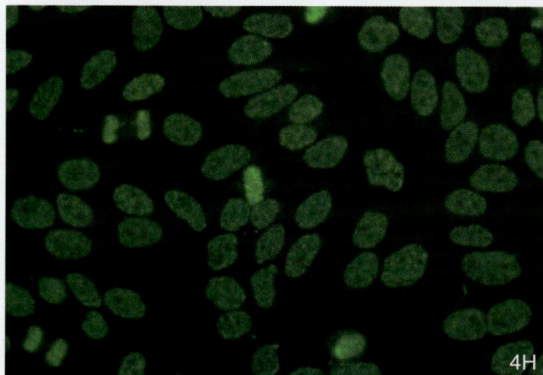

4H

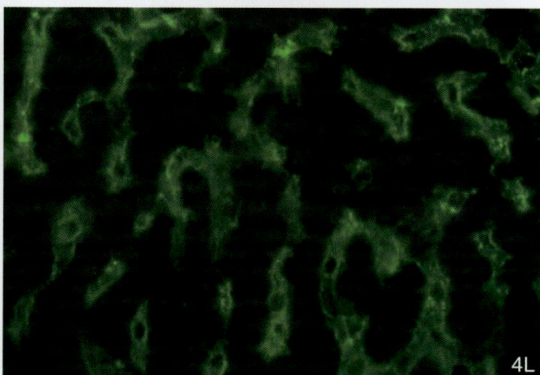

4L

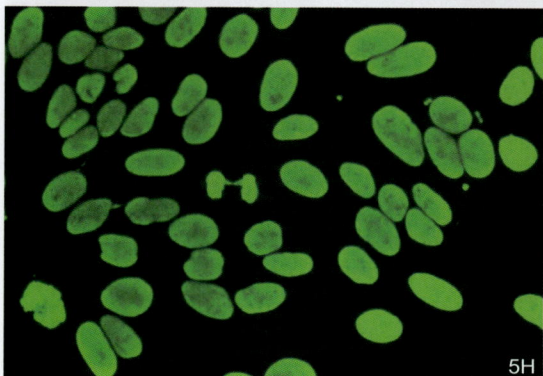

5H

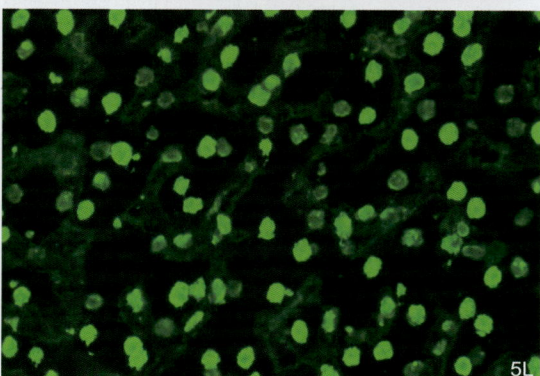

5L

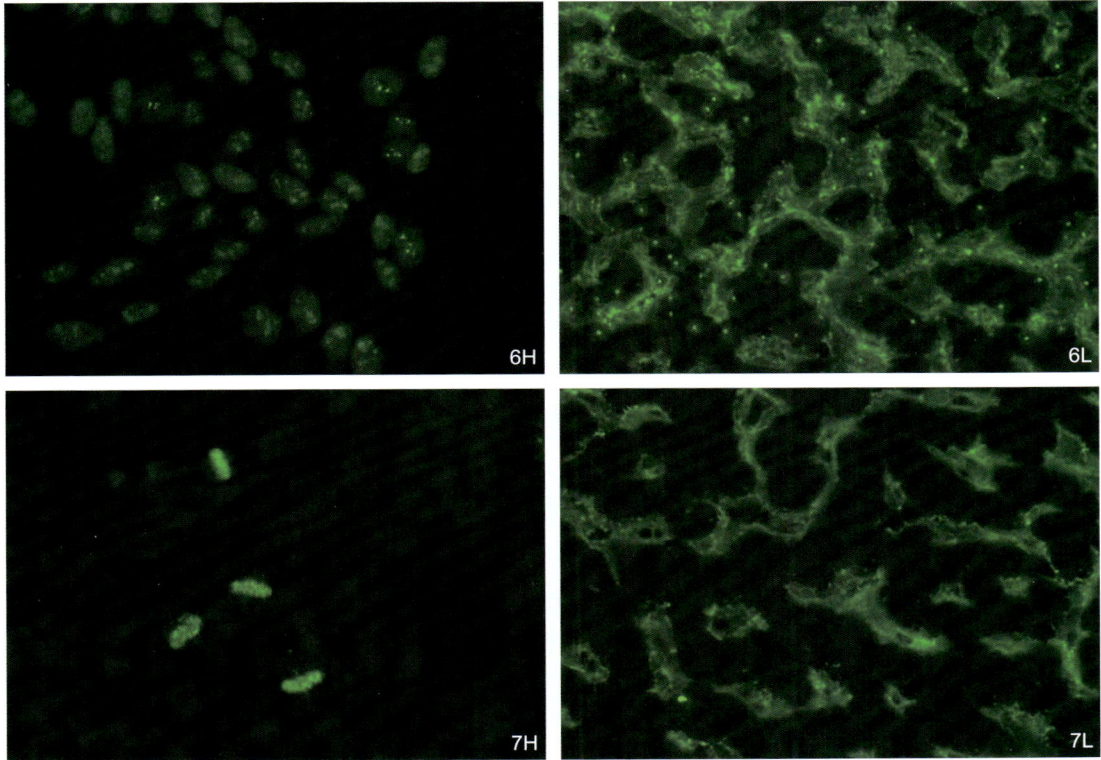

**图 3-4-3　Topo I 型与相关易混荧光模型图形比较**

1H、1L:Topo I 型;2H、2L:核细颗粒型;3H、3L:核粗颗粒型;4H、4L:核致密颗粒型;5H、5L:核均质型;6H、6L:核仁颗粒型;7H、7L:染色体型

**【Topo I 型与核细颗粒型鉴别要点】**

1. **HEp-2 细胞分裂间期**　Topo I 型细胞核呈细颗粒样荧光,可见不规则的核仁染色,细胞核边缘模糊,可见向胞质扩散的点状或网状荧光,而核细颗粒型细胞核虽然也呈细颗粒样荧光,但不具备边缘模糊、向胞质扩散的荧光、不规则核仁染色等特征。

2. **HEp-2 细胞分裂期**　Topo I 型染色体区呈较均匀的细颗粒样荧光,染色体上可见增强的点状荧光,而核细颗粒型染色体区荧光染色阴性,染色体区外呈细颗粒样荧光,呈"口"形。

3. **猴肝组织**　Topo I 型肝细胞核可见颗粒样或均匀荧光,而核细颗粒型肝细胞核可见颗粒样荧光。

**【Topo I 型与核粗颗粒型鉴别要点】**

1. **HEp-2 细胞分裂间期**　Topo I 型细胞核呈细颗粒样荧光,可见不规则的核仁染色,细胞核边缘模糊,可见向胞质扩散的点状或网状荧光,而核粗颗粒型细胞核呈粗颗粒样荧光,不具备边缘模糊、向胞质扩散的荧光、不规则核仁染色等特征。

2. HEp-2 细胞分裂期　Topo Ⅰ型染色体区呈较均匀的细颗粒样荧光,染色体上可见增强的点状荧光,而核粗颗粒型染色体区荧光染色阴性,染色体外周区呈几乎均匀光滑的荧光,呈"口"形。

3. 猴肝组织　Topo Ⅰ型肝细胞核可见颗粒样或均匀荧光,而核粗颗粒型肝细胞核可见颗粒样荧光。

### 【Topo Ⅰ型与核致密颗粒型鉴别要点】

1. HEp-2 细胞分裂间期　Topo Ⅰ型细胞核呈细颗粒样荧光,可见不规则的核仁染色,细胞核边缘模糊,可见向胞质扩散的点状或网状荧光,而核致密颗粒型细胞核呈现大小不一、强度不同、分布不均的颗粒样荧光。

2. HEp-2 细胞分裂期　Topo Ⅰ型细胞染色体区呈较均匀的细颗粒样荧光染色,染色体上可见增强的点状荧光,染色体区周围可见稀疏较弱的细颗粒样荧光,而核致密颗粒型染色体区荧光颗粒感更强,染色体区外荧光染色阴性。

3. 猴肝组织　Topo Ⅰ型肝细胞核可见颗粒样或均匀荧光,而核致密颗粒型肝细胞核荧光染色阴性或呈现细颗粒样荧光。

### 【Topo Ⅰ型与核均质型鉴别要点】

1. HEp-2 细胞分裂间期　Topo Ⅰ型细胞核呈细颗粒样荧光,可见不规则的核仁染色,细胞核边缘模糊,可见向胞质扩散的点状或网状荧光,而核均质型呈均匀荧光,核仁染色可为阴性。

2. HEp-2 细胞分裂期　Topo Ⅰ型染色体区呈较均匀的细颗粒样荧光染色,染色体上可见增强的点状荧光,染色体区周围可见稀疏较弱的细颗粒样荧光,而核均质型染色体呈现增强的均匀荧光,染色体区外荧光染色阴性。

3. 猴肝组织　Topo Ⅰ型肝细胞核可见颗粒样或均匀荧光,而核均质型肝细胞核呈现均匀或块状荧光。

### 【Topo Ⅰ型与核仁颗粒型鉴别要点】

1. HEp-2 细胞分裂间期　Topo Ⅰ型细胞核呈细颗粒样荧光,可见不规则的核仁染色,细胞核边缘模糊,可见向胞质扩散的点状或网状荧光,而核仁颗粒型细胞的核仁内可见细颗粒或点状荧光。

2. HEp-2 细胞分裂期　Topo Ⅰ型细胞染色体区呈较均匀的细颗粒样荧光,染色体上可见增强的点状荧光,而核仁颗粒型染色体区仅可见 1～5 对明亮的点状荧光。

3. 猴肝组织　Topo Ⅰ型肝细胞核可见颗粒样或均匀荧光,而核仁颗粒型肝细胞核仅核仁荧光染色阳性。

**【Topo Ⅰ型与染色体型鉴别要点】**

1. **HEp-2 细胞分裂间期**　Topo Ⅰ型细胞核呈细颗粒样荧光,可见不规则的核仁染色,细胞核边缘模糊,可见向胞质扩散的点状或网状荧光,而染色体型细胞荧光染色阴性。

2. **HEp-2 细胞分裂期**　Topo Ⅰ型细胞染色体区呈较均匀的细颗粒样荧光,染色体上可见增强的点状荧光,染色体区周围可见稀疏较弱的细颗粒样荧光,而染色体型分裂前期和中期细胞染色体呈现点状荧光。

3. **猴肝组织**　Topo Ⅰ型肝细胞核可见颗粒样或均匀荧光,而染色体型肝细胞核荧光染色阴性。

### （四）复合荧光模型展示

临床 Topo Ⅰ型复合荧光模型见图 3-4-4。

### （五）临床相关性

Topo Ⅰ型荧光模型对 SSc,尤其是弥漫性皮肤型 SSc(diffuse cutaneous systemic sclerosis,dcSSc)具有高度特异性。Topo Ⅰ型荧光模型抗核抗体的已知靶抗原为 DNA 拓扑异构酶Ⅰ(即 Scl-70)。抗 Scl-70 抗体在 SSc 患者中的频率为 20% ～ 40%(在不同种族中频率可达

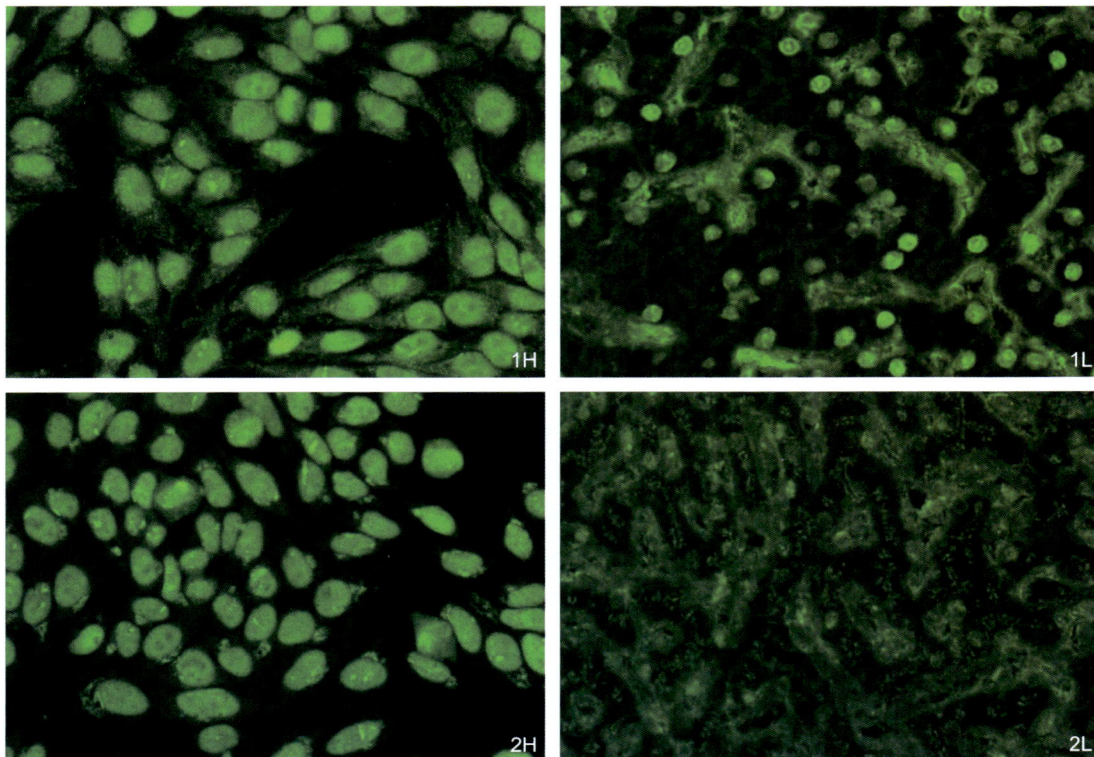

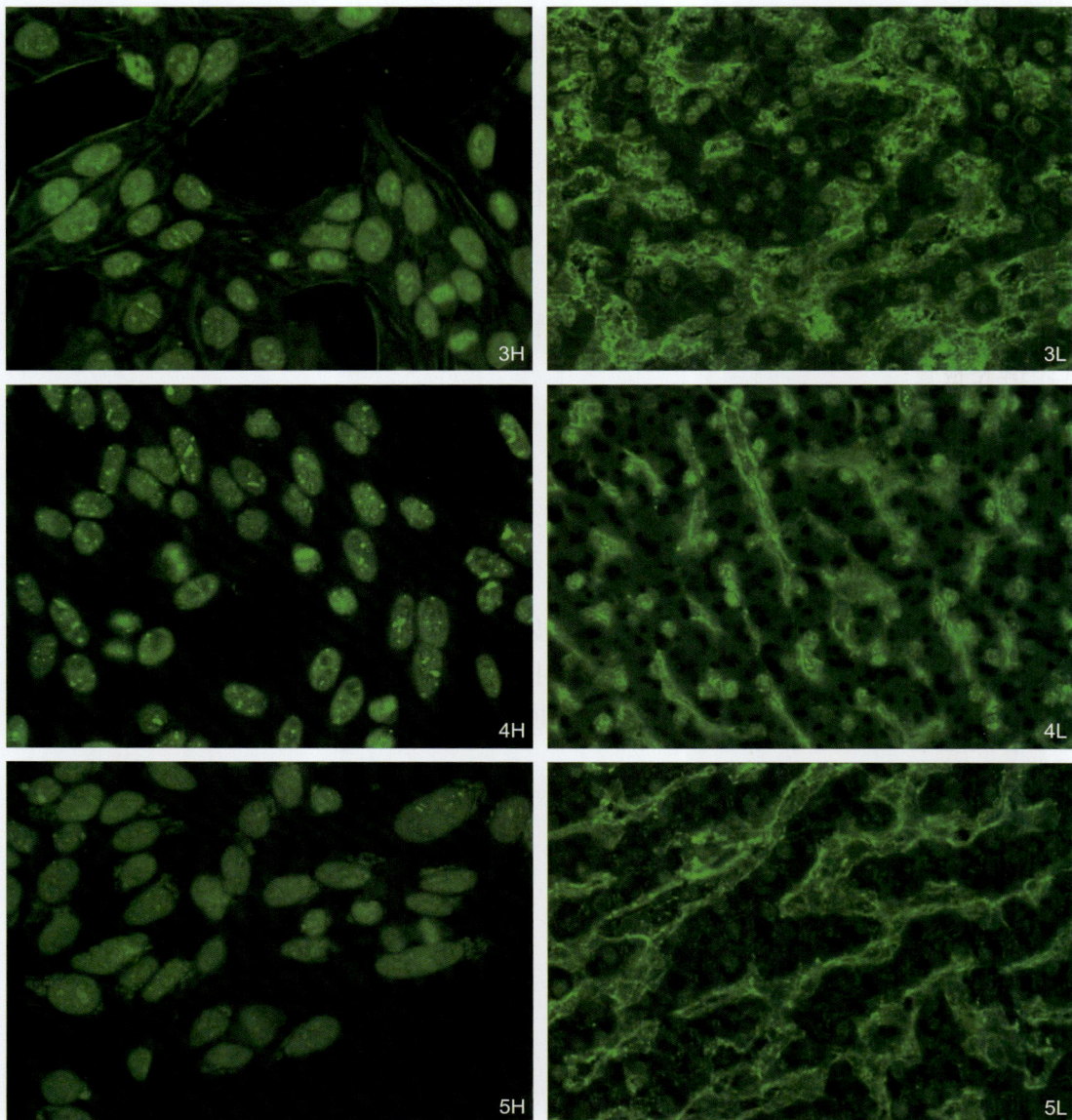

**图 3-4-4　临床 Topo Ⅰ型复合荧光模型图片**

1H、1L：Topo Ⅰ型和线粒体样型；2H、2L：Topo Ⅰ型和高尔基体样型；3H、3L：Topo Ⅰ型和肌动蛋白型；4H、4L：Topo Ⅰ型和核点型；5H、5L：Topo Ⅰ型和高尔基体样型

10%～70%），已被纳入 SSc 分类标准；如果临床上怀疑患者罹患 SSc，建议对该抗体进行随访检测。抗 Scl-70 抗体水平与死亡率增加、肺纤维化、肌肉骨骼和心脏受累以及蛋白尿有关，还与 dcSSc 的皮肤纤维化程度和内部器官受累程度相关。

## （六）临床病例

【病例一】

**一般资料：**

毛某，男，28岁。患者1年前出现膝关节肿痛，逐渐累及肘、肩、踝关节和手，握拳费力，伴关节邻近皮肤硬肿，皮纹消失。同时出现双手指间关节僵硬。双手出现雷诺现象，多个指尖逐渐出现凹陷性瘢痕。8个月前出现活动后呼吸困难。

**体格检查：**

体温36.2℃，心率81次/min，呼吸20次/min，血压120/70mmHg。颈部可见毛细血管扩张，全身皮肤稍潮红，压之变白，放松后颜色恢复。双手皮肤变硬增厚，皮温降低，皮纹减少，双手肿胀，握拳困难，关节无压痛。双下肢轻度凹陷性水肿，右侧足背动脉搏动减弱。

**ANA荧光图片结果见图3-4-5。**

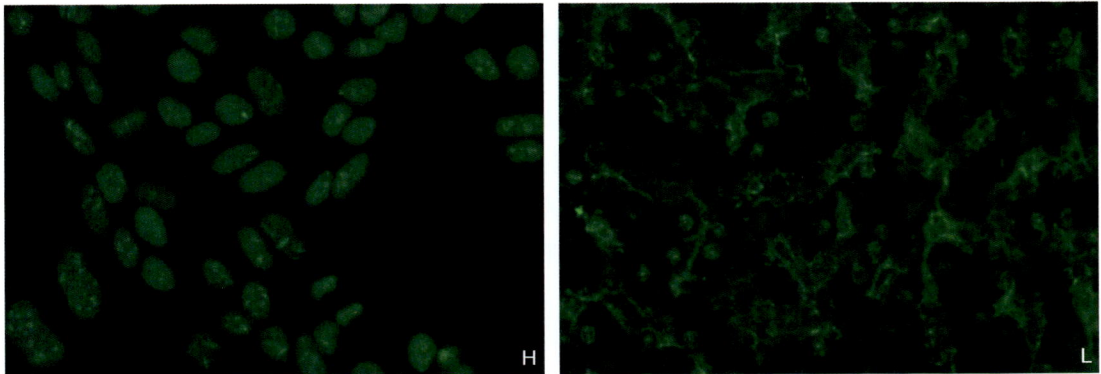

图3-4-5 临床病例一——Topo Ⅰ型荧光图片

**其他实验室检查结果：**

抗dsDNA抗体（IIF）阴性。

ANA谱13项（LIA）：抗Scl-70抗体++，余阴性。

AAV相关检测：ANCA（IIF）阴性。

关节炎相关检测：AKA阴性，RF<20IU/mL。

补体：C3 0.7530g/L（↓），C4无异常。

免疫球蛋白：IgA 2990mg/L（↑），余无异常。

ASO 51.40IU/mL，CRP 3.42mg/L。

IFE：未见单克隆条带。

**影像学检查：**

腹部彩超：肝脏实性结节，脾脏长大。

肌电图：上下肢神经、肌肉未见异常。

腕关节彩超：双侧腕关节滑膜炎。

双手关节彩超：未见异常。

超声心动图：心包微量积液，心脏结构及血流未见异常，左心室收缩功能测值正常。

胸部 CT：左肺下叶后基底段小结节，炎性可能性大。

**病例分析：**

患者出现多关节疼痛、皮肤增厚、双手指间关节僵硬和雷诺现象，**ANA检查结果呈Topo I型荧光模型**，抗Scl-70抗体阳性，考虑为SSc。

【病例二】

**一般资料：**

黄某，女，52岁。1年前患者无明显诱因出现多关节疼痛。2个月前患者自觉上述症状较前加重，出现双手指间关节发红、肿胀，腕关节活动时疼痛，寒冷刺激时出现雷诺现象。进食干硬食物时吞咽稍困难，需饮水。数天前患者胸前、双侧大腿内侧出现大片红色皮疹，伴瘙痒。患者既往诊断"类风湿关节炎"，有甲氨蝶呤、羟氯喹等用药史。

**体格检查：**

体温36.3℃，心率70次/min，呼吸20次/min，血压112/63mmHg。神志清楚，双手指间关节发红、肿胀，寒冷刺激时出现雷诺现象，腕关节活动时疼痛。胸前、双侧大腿内侧可见散在红色皮疹，略高出皮面，压之不褪色，胸前、双前臂皮肤颜色偏暗，触之有紧绷感，无发红，皮温正常。四肢肌力、肌张力正常，四肢无水肿，病理征阴性。

**ANA荧光图片结果见图3-4-6。**

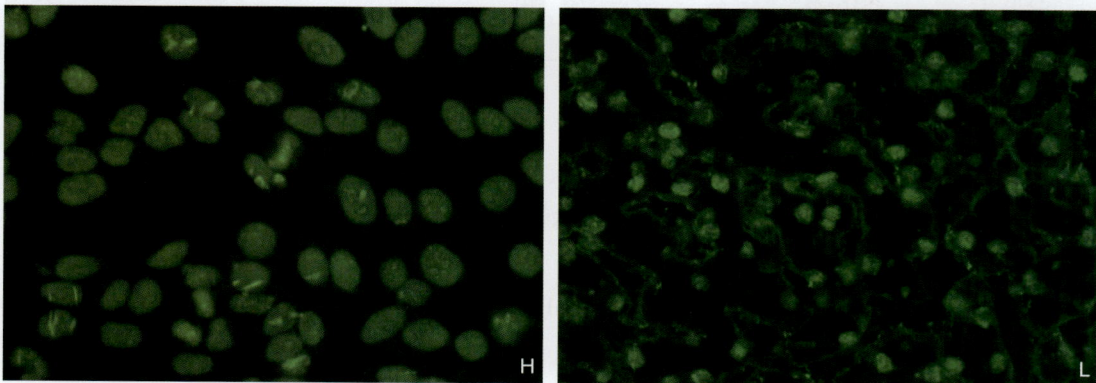

图 3-4-6　临床病例二——Topo I型荧光图片

**其他实验室检查结果：**

ANA谱13项（LIA）：抗Scl-70抗体+，余阴性。

关节炎相关检测：AKA阳性，抗CCP抗体＞500U/mL（↑），RF 93.00IU/mL（↑）。

补体及免疫球蛋白检测无异常。

T 淋巴细胞亚群比例:CD3% 70.60%,CD4% 40.20%,CD8% 27.10%,CD4%/CD8% 比值 1.48。

T 淋巴细胞绝对计数:CD3 1408/μL,CD4 802/μL,CD8 541/μL。

B 淋巴细胞亚群比例 13.90%(↑)。

B 淋巴细胞绝对计数 278/μL。

ASO 36.50IU/mL,CRP 1.91mg/L,血沉 85.00mm/h(↑),PCT 0.03ng/mL。

**影像学检查:**

类风湿关节炎彩超:双侧腕关节、双手掌指及指间关节未见明显异常。

痛风性关节炎彩超:双侧膝关节、双足跖趾及趾间关节未见明显异常。

胸部 CT:双肺散在结节,炎性结节可能;双肺散在少许炎症伴轻度间质性改变。

**病例分析:**

患者以四肢关节肿痛为主要临床表现,查体见指间关节红肿,AKA 阳性,抗 CCP 抗体升高,RF 升高,结合既往诊断,考虑诊断为 RA。同时,患者查体见胸前、双前臂皮肤颜色偏暗,触之有紧绷感,**ANA 检查结果呈 Topo I 型荧光模型**,抗 Scl-70 抗体阳性,考虑同时存在 SSc。

### (七)拓展阅读

Topo I 型荧光模型对 SSc 具有较高的特异性。SSc 是一种原因不明,以局限性或弥漫性皮肤增厚和纤维化为特征,也可影响心、肺和消化道等器官的全身性疾病。自身抗体的检测对 SSc 的诊断、治疗、预后具有重要临床价值,其中一些自身抗体被纳入 2013 年 ACR/EULAR SSc 分类标准(抗 Scl-70 抗体、抗 RNAP Ⅲ 抗体、抗着丝点抗体)。近年来,SSc 相关生物标志物不断被发现,除了自身抗体,许多循环因子(包括蛋白质和 microRNA)以及血液和皮肤活检标本的转录组数据,都被发现与 SSc 的疾病表现、严重程度、治疗反应和预后有关。

与 SSc 疾病严重程度或特定症状相关的潜在循环生物标志物有音猬因子(sonic hedgehog,SHH)、增强型肝纤维化(enhanced liver fibrosis,ELF)评分、抗 U11/U12 RNP 抗体等。在来自欧洲的多中心对照研究中,SSc 患者的 SHH 水平显著升高,且与改良 Rodnan 皮肤评分(modified Rodnan skin score,mRSS)、肺动脉压等指标呈正相关,ELF 评分与 mRSS、疾病活动度和严重程度成正相关,表明 SHH 和 ELF 评分在监测 SSc 患者的皮肤和肺部疾病严重程度方面具有潜在作用。在一项病例对照研究中发现,抗 U11/U12 RNP 抗体与 SSc 患者严重胃肠功能障碍的风险增加相关,并在另一个队列中得到了验证。

与 SSc 疾病进展或治疗反应有关的潜在基因生物标志物有 *CD14*、*IL13RA1*、衰老相关分泌表型基因等。研究显示,*CD14*、*IL13RA1* 等基因的高表达与皮肤情况恶化相关;在经过靶向治疗后 mRSS 改善的患者中,观察到在基线检查时,衰老相关分泌表型基因表达明显高于 mRSS 未改善患者,而治疗后这些基因的表达则大幅下降。

以上述为代表的潜在生物标志物,仍需要进一步试验来证实它们在 SSc 的疾病表现、严重程度、治疗反应和预后中的确切作用。

## 第五节 着丝点型

### (一)典型荧光模型判读要点

**1. HEp-2 细胞**

**(1)分裂间期:**细胞核呈现数十个(一般 40 ～ 80 个)分布均匀、大小基本一致的点状荧光。

**(2)分裂期:**细胞点状荧光的分布因分裂阶段不同而异,在分裂中期和后期 / 末期细胞的染色体区呈一条或两条带状排列的浓缩点状荧光。

**2. 猴肝组织** 肝细胞核中可见到 10 ～ 20 个均匀分布、大小一致的点状荧光。典型的着丝点型荧光模型见图 3-5-1。

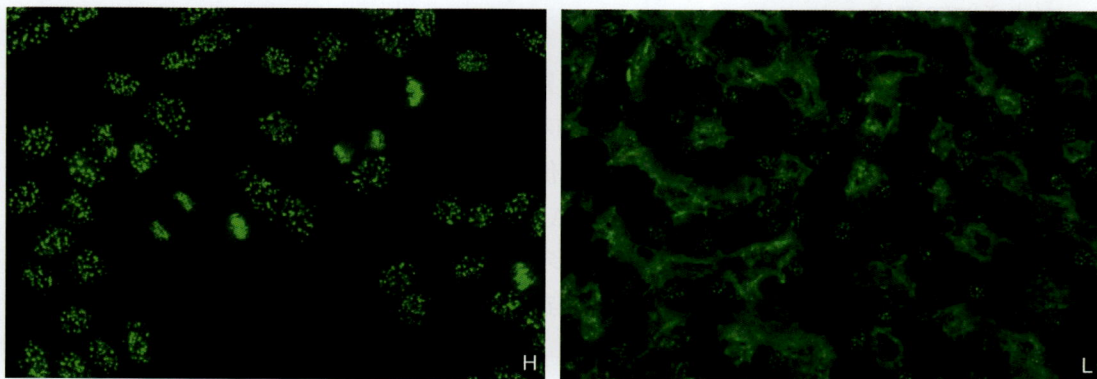

图 3-5-1 着丝点型荧光模型典型示例

### (二)临床荧光模型展示

临床单一着丝点型荧光模型见图 3-5-2。

### (三)易混荧光模型鉴别

着丝点型与相关易混荧光模型的鉴别见表 3-5-1 及图 3-5-3。

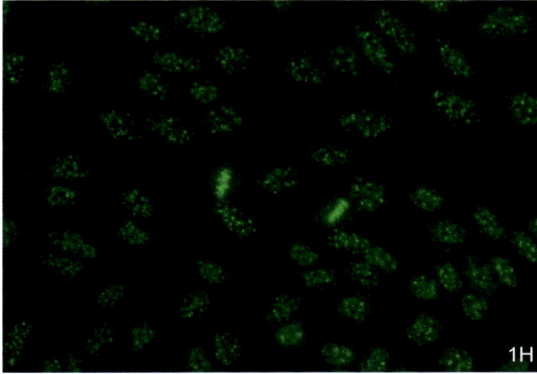
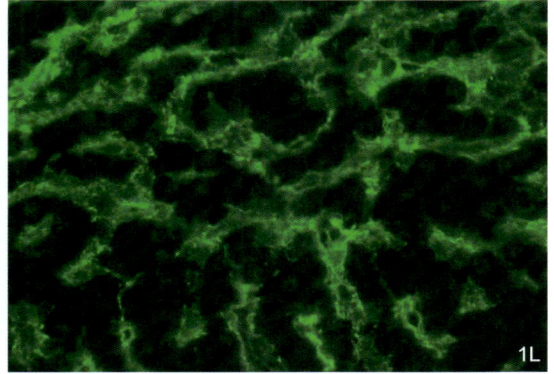
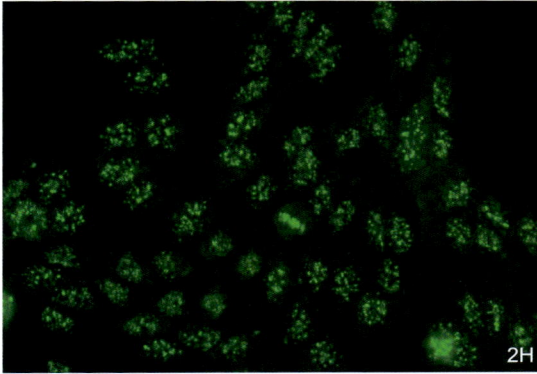
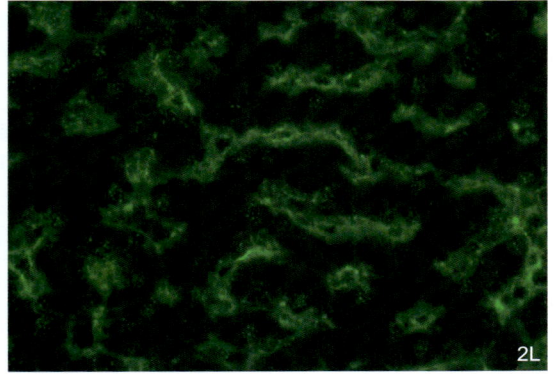
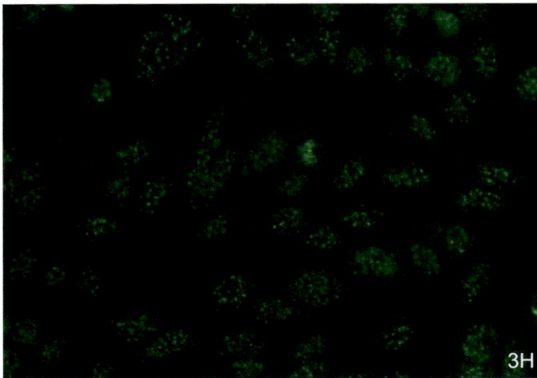
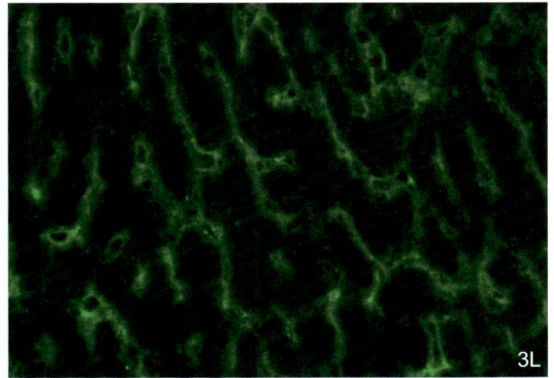
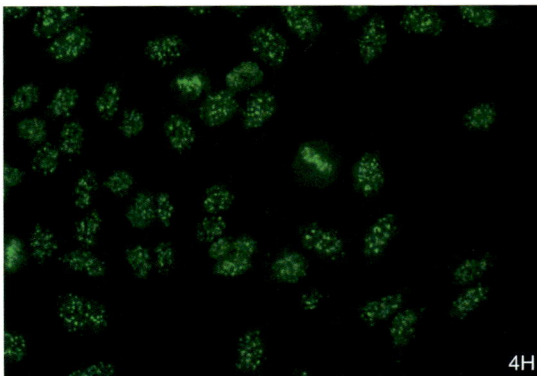
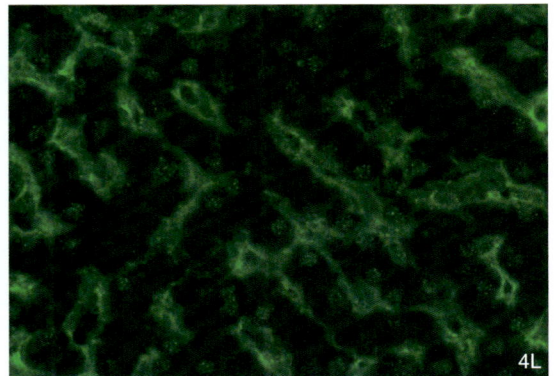

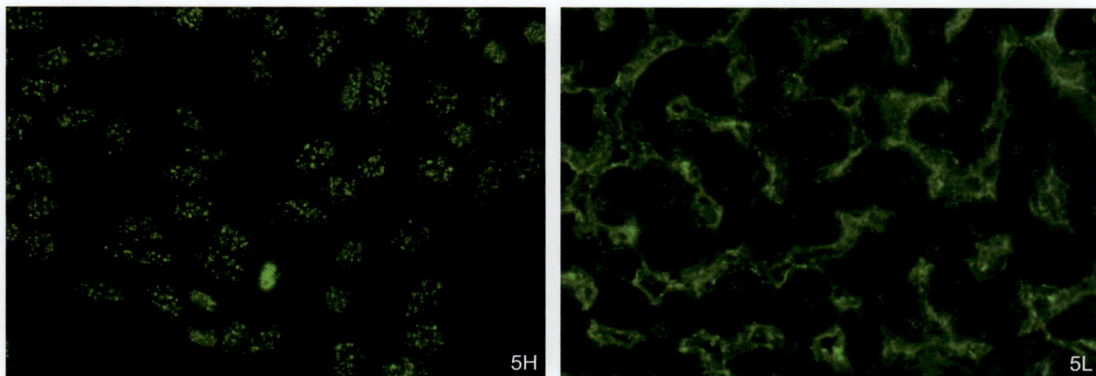

图 3-5-2　临床单一着丝点型荧光模型图片

1H、1L ～ 5H、5L 为 5 例不同的临床着丝点型荧光模型图片

表 3-5-1　着丝点型与相关易混荧光模型的鉴别

| 荧光模型 | | 鉴别要点 | | |
| --- | --- | --- | --- | --- |
| | | HEp-2 细胞分裂间期 | HEp-2 细胞分裂期 | 猴肝组织 |
| 主模型 | 着丝点型 | 细胞核呈现数十个（一般 40 ～ 80 个）分布均匀、大小基本一致的点状荧光 | 细胞点状荧光的分布因分裂阶段不同而异，在分裂中期和后期 / 末期细胞的染色体区呈一条或两条带状排列的浓缩点状荧光 | 肝细胞核中可见到 10 ～ 20 个均匀分布、大小一致的点状荧光 |
| 易混模型 | 核多点型 | 多数细胞核呈现 6 ～ 20 个分布不均、大小不一的点状荧光 | 细胞染色体区荧光染色阴性，染色体以外区域有时可见点状荧光 | 肝细胞核中可见到 1 ～ 4 个大小不一的点状荧光 |
| | 核粗颗粒型 | 细胞核呈粗颗粒样荧光染色，核仁区荧光染色阴性 | 细胞染色体区荧光染色阴性，外周区呈现几乎均匀光滑的荧光，呈"口"形 | 肝细胞核呈颗粒样荧光，核仁区荧光染色阴性 |
| | 着丝点 F 样型 | 约半数细胞核呈现明亮的颗粒样荧光染色，而另一部分细胞核呈现荧光染色阴性或弱于前者的荧光染色，两者亮度可相差 10 倍左右 | 染色体区可出现不连续点形成的"串珠样"结构，染色体周围区域呈现明亮的颗粒样荧光染色，其荧光强度与较亮的间期细胞相一致 | 肝细胞核呈现荧光染色阴性 |

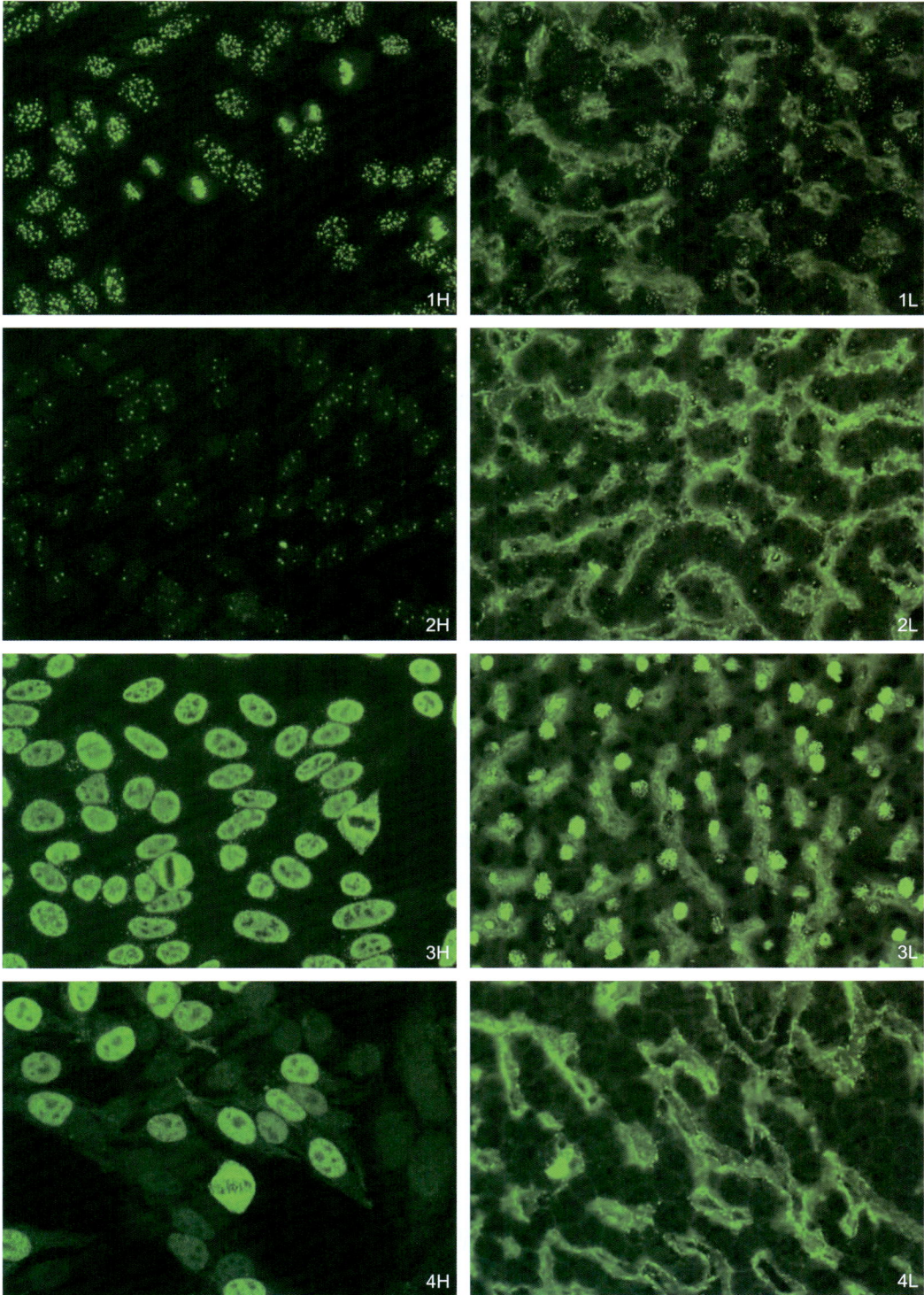

图 3-5-3 着丝点型与相关易混荧光模型图形比较

1H、1L:着丝点型;2H、2L:核多点型;3H、3L:核粗颗粒型;4H、4L:着丝点 F 样型

【着丝点型与核多点型鉴别要点】

1. **HEp-2 细胞分裂间期** 着丝点型细胞核内点状荧光大小一致、分布均一,数量一般为 40 ~ 80 个,而核多点型细胞核内点状荧光大小不一、分布不均,数量一般为 6 ~ 20 个。

2. **HEp-2 细胞分裂期** 着丝点型点状荧光在染色体区呈一条或两条带状排列,而核多点型染色体区荧光染色阴性,染色体以外区域有时可见散在的点状荧光。

3. **猴肝组织** 着丝点型肝细胞核中呈 10 ~ 20 个均匀的点状荧光,而核多点型肝细胞核中呈 1 ~ 4 个大小不一的点状荧光。

【着丝点型与核粗颗粒型鉴别要点】

1. **HEp-2 细胞分裂间期** 着丝点型细胞核内呈现均匀分布的点状荧光,而核粗颗粒型细胞核则呈粗颗粒样荧光染色(不可点数)。

2. **HEp-2 细胞分裂期** 着丝点型点状荧光在染色体区呈一条或两条带状排列,而核粗颗粒型细胞染色体区荧光染色阴性,外周区呈现几乎均匀光滑的荧光,呈"口"形。

3. **猴肝组织** 着丝点型肝细胞核中呈 10 ~ 20 个均匀的荧光点,而核粗颗粒型肝细胞核呈颗粒样荧光。

【着丝点型与着丝点 F 样型鉴别要点】

1. **HEp-2 细胞分裂间期** 着丝点型细胞核内呈均匀分布的点状荧光,而着丝点 F 样型约半数细胞核呈现明亮的颗粒样荧光染色,另一部分细胞核呈现荧光染色阴性或弱于前者的荧光染色,两者亮度可相差 10 倍左右。

2. **HEp-2 细胞分裂期** 着丝点型染色体区呈带状排列的点状荧光,而着丝点 F 样型染色体区可出现不连续点形成的"串珠样"结构,染色体以外区域呈现明亮的颗粒样荧光染色,其荧光强度与较亮的间期细胞相一致。

3. **猴肝组织** 着丝点型肝细胞核中呈 10 ~ 20 个均匀的荧光点,着丝点 F 样型无特征性荧光。

### (四)复合荧光模型展示

临床着丝点型复合荧光模型见图 3-5-4。

### (五)临床相关性

着丝点型荧光模型抗核抗体的出现提示可能存在抗着丝粒抗体(anti-centromere antibody,ACA),该抗体识别的靶抗原主要为着丝粒蛋白 B(centromere protein B,CENP-B),占所有 ACA 的 95% 以上。ACA 主要见于局限性皮肤型系统性硬化症(limited cutaneous systemic sclerosis,lcSSc,又称 CREST 综合征)和原发性胆汁性胆管炎(primary biliary cholangitis,

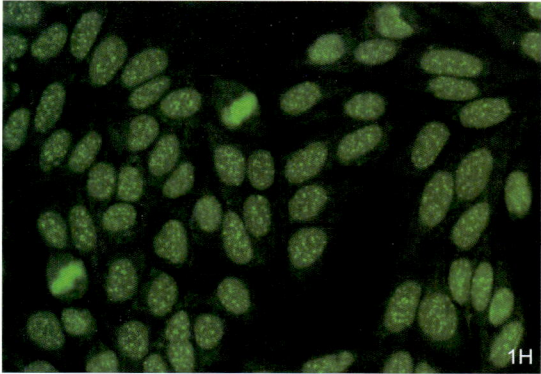
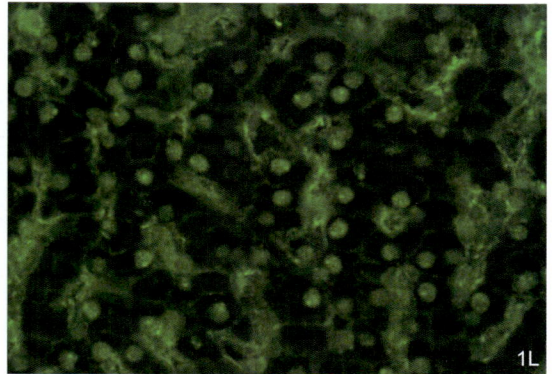
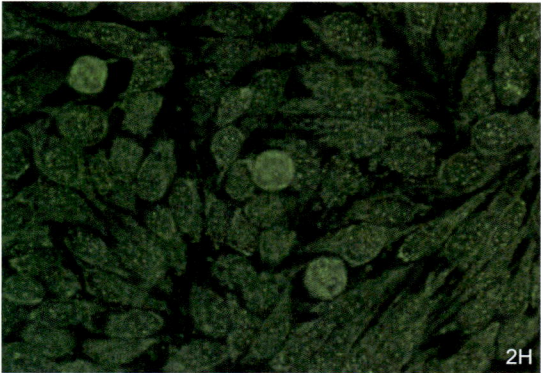
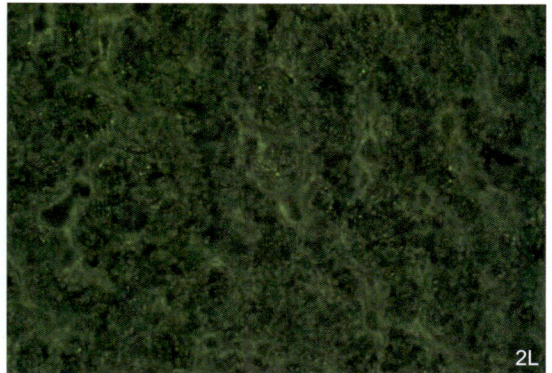
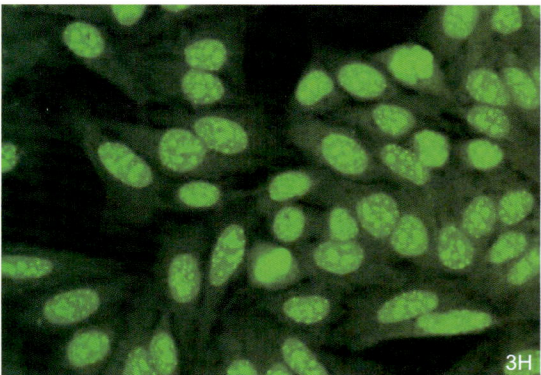
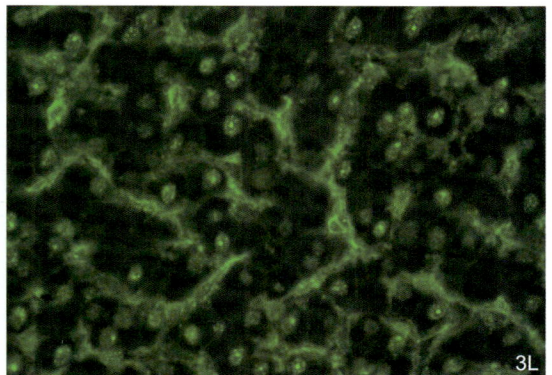
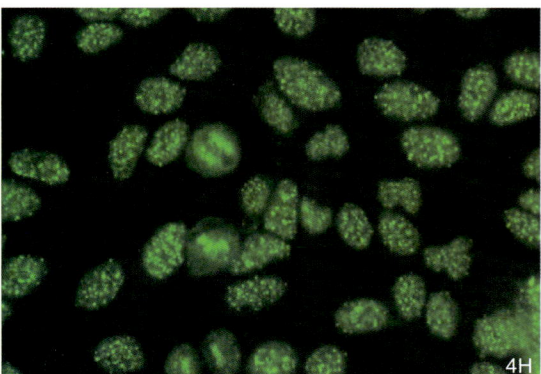
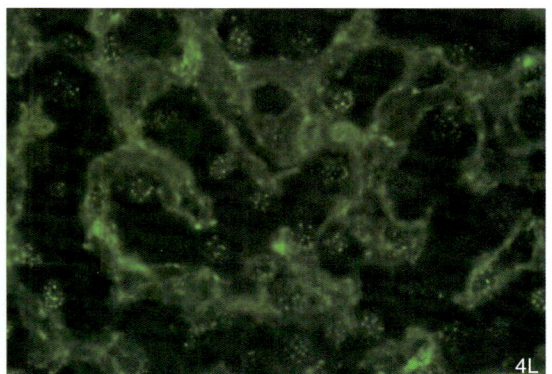

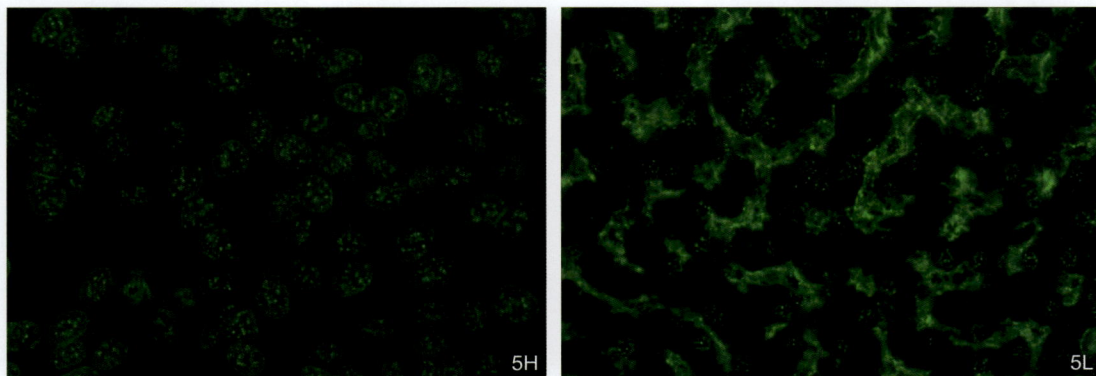

**图 3-5-4　临床着丝点型复合荧光模型图片**

1H、1L：着丝点型和核均质型；2H、2L：着丝点型和线粒体样型；3H、3L：着丝点型、核仁均质型和核均质型；4H、4L：着丝点型和核颗粒型；5H、5L：着丝点型和点状核膜型

PBC），在 lcSSc 患者中阳性率可达 20%～39%，该抗体目前也被纳入 SSc 的诊断标准，在 PBC 中阳性率可达 18%～26%，此外，该荧光模型还可见于 SS、RA、SLE 等疾病。

## （六）临床病例

【病例一】

**一般资料：**

陈某，女，53 岁。患者 8 余年前无明显诱因逐渐感觉手部皮肤增厚变硬，伴双侧手指发凉，遇冷后手部皮肤变白后发紫、肿胀，温暖后缓解，并逐渐出现双手指间皮肤紧绷感，活动受限，伴指间关节刺痛，指间关节、肘关节晨僵，持续约半小时，活动后可缓解，反复出现受凉后咳嗽、咳白色泡沫痰，不伴指间关节红肿，无皮肤红斑、光过敏、口干眼干等症状。2 年前，患者双手出现肿痛，伴皮温较高，以右手中指明显，且指尖伴有黑点，皮肤颜色遇冷变白，暖和后变红、紫现象。1 个月前，患者自觉症状再次加重，左手指尖发黑伴感觉障碍，中指感觉减退。

**体格检查：**

体温 36.3℃，心率 80 次/min，呼吸 20 次/min，血压 129/74mmHg。神志清醒，表情自如，慢性病容，全身皮肤未见皮疹，无皮下出血，面部、手部、脚趾皮肤变薄，弹性变差，不易捻起，指尖可见瘢痕小凹。左侧腹股沟扪及 2 枚绿豆大小淋巴结，右侧腹股沟扪及 1 枚黄豆大小淋巴结，余浅表淋巴结未扪及肿大。心肺腹部及四肢未见明显异常。

**ANA 荧光图片结果见图 3-5-5。**

**其他实验室检查结果：**

ANA 谱 13 项（LIA）：抗 CENP-B 抗体 ++，抗 SSA 52 抗体 ++，余阴性。

补体：C3 0.6100g/L（↓），C4 0.1990g/L。

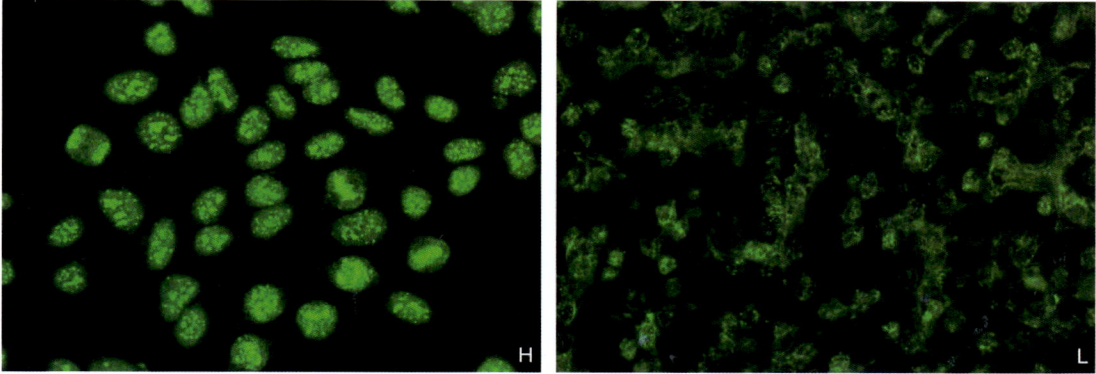

图 3-5-5　临床病例一——着丝点型荧光图片

免疫球蛋白：IgM 2770.00mg/L（↑）。

CRP 1.28mg/L，血沉 44.0mm/h（↑）。

血常规：Hb 99g/L（↓）。

**影像学检查：**

CT 胸部平扫 + 薄层高分辨扫描：双肺纹理稍增多、紊乱，边缘模糊，右肺中叶及双下肺见多条纤维条影，部分交织成网格状，并伴有磨玻璃样及小片状稍高密度影，考虑间质性肺炎可能。

**病例分析：**

患者手部皮肤增厚变硬 8 年余，并逐渐出现双手指间皮肤紧绷感，伸指受限，唇部皮肤紧绷，指端雷诺现象。免疫相关检查提示：**ANA 呈高滴度着丝点型、核仁均质型和核细颗粒型荧光模型**，抗 CENP-B 抗体 ++，C3 0.6100g/L。病程中还出现反酸，考虑累及食管下段，故诊断 SSc。胸部 CT 提示双肺胸膜下散在磨玻璃影伴网格样影、点结状影，考虑间质炎性改变，结合风湿免疫病基础，故考虑诊断为 SSc 引起的肺间质纤维化。

**【病例二】**

**一般资料：**

谭某，女，49 岁。患者 2 年前于当地医院体检时发现"肝硬化"，未予重视，后逐渐出现反复呕血并伴乏力、纳差、恶心、便血等症状。1 年前因消化道出血于当地医院查自免肝抗体谱示 AMA-M2 阳性，间断服用熊去氧胆酸胶囊治疗，多次于当地医院行胃镜下食管静脉曲张套扎术，但仍有间断呕血症状。入院前 1 天，患者饮食后再次出现呕鲜红色血，量约500mL，伴黑便，量约 200mL，伴心悸、乏力、恶心等症状，无发热、腹痛、晕厥等不适。无吸烟饮酒史。

**体格检查：**

体温 36.3℃，心率 96 次 /min，呼吸 20 次 /min，血压 96/53mmHg。神志清楚，精神差，皮肤黏膜苍白，巩膜未见黄染，未见肝掌、蜘蛛痣，心肺未见明显异常，腹部外形正常，全腹软，无压痛及反跳痛,腹部未触及包块,肝脏肋下未触及,脾脏肋下未触及,双肾未触及。双下肢无水肿。

ANA 荧光图片结果见图 3-5-6。

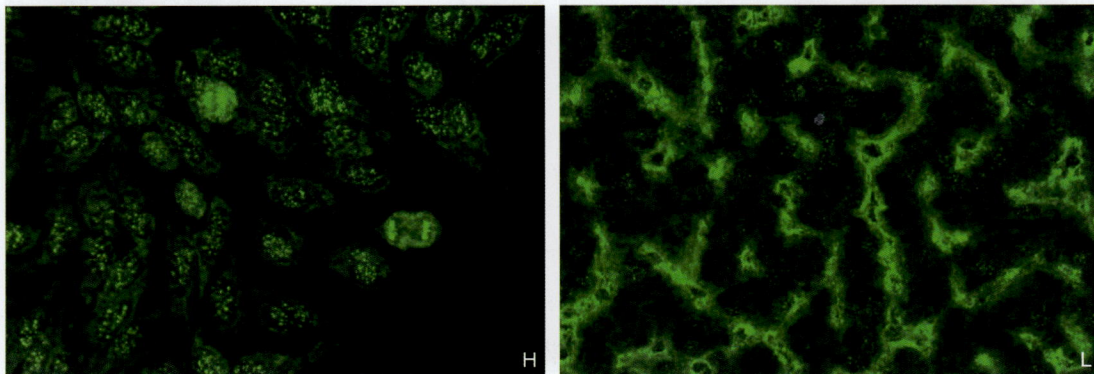

图 3-5-6　临床病例二——着丝点型荧光图片

**其他实验室检查结果:**

ANA 谱 13 项(LIA):抗 CENP-B 抗体 +++,余阴性。

自免肝抗体谱(LIA):AMA-M2++,余阴性。

免疫球蛋白:IgG 16.20g/L(↑),IgA 3800.00mg/L(↑)。

血常规:RBC $2.34 \times 10^{12}$/L(↓),Hb 60g/L(↓),MCH 25.6pg(↓),PLT $57 \times 10^9$/L(↓)。

凝血功能检测:PT 15.5s(↑),INR 1.40(↑),FIB 1.59g/L(↓)。

肝、肾功能:TBil 99.3μmol/L(↑),IBil 91.3μmol/L(↑),ALT 288IU/L(↑),AST 154IU/L(↑),Alb 30.9g/L(↓)。

血氨 52.6μmol/L(↑)。

血清酶学测定:LDH 287IU/L(↑)。

CRP 13.00mg/L(↑),PCT 0.34ng/mL(↑)。

**影像学检查:**

CT 上腹部血管三维重建增强扫描:腹主动脉壁钙化。腹腔干及其分支、肠系膜上动脉未见明显异常。肝硬化,脾大,门静脉高压,侧支循环开放,食管 - 胃底静脉曲张。轻度腹膜炎征象,肠系膜、大网膜、壁腹膜、肾前筋膜肿胀增厚,肠系膜上多发淋巴结显示,部分胃肠壁稍肿胀。

**病例分析:**

该患者临床表现为消化道出血、肝功能异常、凝血功能障碍、低蛋白血症、免疫球蛋白升高,ANA 检查结果示中等滴度着丝点型和线粒体样型荧光模型,自身抗体检测提示 AMA-M2 抗体 ++,抗 CENP-B 抗体 +++,影像学考虑为肝硬化,无证据支持病毒性肝炎、药物性肝损伤、酒精性肝病、肝包虫病等疾病诊断,故考虑诊断为 PBC 失代偿期 Child-Pugh B 级。

另外,该患者此次就诊主要表现为反复呕血、便血、出血量大,既往有肝硬化病史,且我院上腹部 CT 血管造影提示食管 - 胃底静脉曲张,故考虑诊断为食管 - 胃底曲张静脉破裂出血。

【病例三】

**一般资料:**

刘某,女,42 岁。14 年前患者因暴晒后脸部、双手皮肤出现皮疹,伴颜色发红,离开暴晒可缓解,未诉头晕头痛、咳嗽咳痰、脱发、尿急尿痛,诊断为"系统性红斑狼疮",予强的松、羟氯喹、吗替麦考酚酯分散片等治疗后症状缓解。2 个月前患者出现上楼后气促,伴双下肢乏力,不伴头晕头痛、尿急尿痛、咳嗽咳痰不适。

**体格检查:**

体温 36.4℃,心率 86 次 /min,呼吸 18 次 /min,血压 110/76mmHg,神志清醒,表情自如,慢性病容,全身皮肤未见皮疹红斑,全身浅表淋巴结未扪及肿大;唇舌干燥,左侧下排横切牙缺如;心肺腹查体无明显异常。双下肢无水肿。

ANA 荧光图片结果见图 3-5-7。

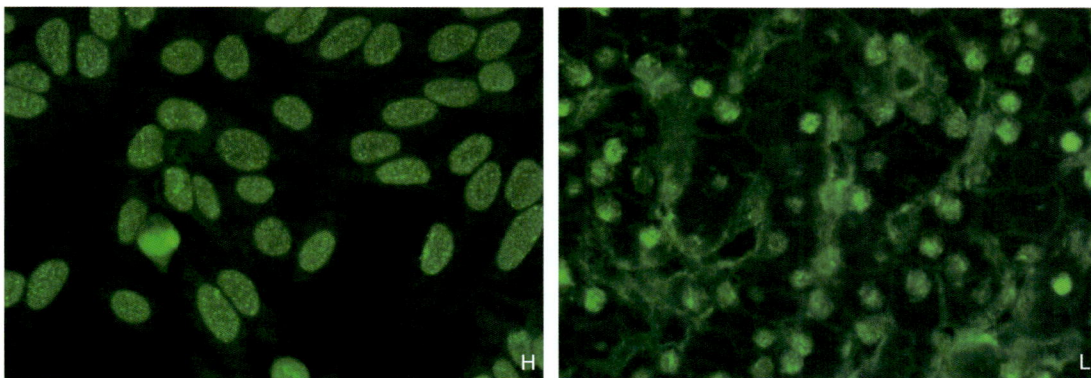

图 3-5-7　临床病例三——着丝点型荧光图片

**其他实验室检查结果:**

抗 dsDNA 抗体(CLIA)81.40IU/mL(↑)。

ANA 谱 13 项(LIA):抗 U1-snRNP/Sm 抗体 ++,抗 Sm 抗体 +,抗 SSA 52 抗体 ++,抗 CENP-B 抗体 +++,AHA+,余阴性。

补体:C3 0.645g/L(↓)。

免疫球蛋白:IgG 16.40g/L(↑),余阴性。

CRP 11.10mg/L(↑)。

血常规:RBC $2.86 \times 10^{12}$/L(↓),Hb 95g/L(↓),PLT $58 \times 10^9$/L(↓),WBC $1.41 \times 10^9$/L(↓),余阴性。

**其他辅助检查：**

肺功能检测：小气道气流稍受限,通气储备功能轻度下降,过度通气,肺功能正常。

**病例分析：**

患者系中年女性,病程中有光过敏、气促、双下肢乏力症状。**ANA 检查结果呈着丝点型和核均质型的复合荧光模型**,抗 dsDNA 抗体、抗 Sm 抗体、抗 CENP-B 抗体、AHA 均呈阳性,补体降低;血常规检查示三系降低,考虑诊断为 SLE,并发全血细胞减少。

## （七）拓展阅读

着丝点型荧光模型抗核抗体主要识别着丝粒靶抗原,着丝粒主要由着丝粒染色体、内动粒、外动粒组成,目前已知的 ACA 靶抗原主要有位于着丝粒染色体上的 CENP-A、CENP-B、异染色质蛋白 1α（heterochromatin protein 1α,HP1α）和内动粒上的 CENP-C,其中 CENP-B 是最常见的 ACA 靶抗原,可见于 90%～97% ANA 呈着丝点型的患者中。另外,内动粒上的 CENP-HIKM、CENP-TWSX、CENP-OPQUR 等也是 ACA 的潜在靶抗原,其中 CENP-P 和 CENP-Q 阳性与 SSc 患者继发间质性肺病成负相关,CENP-P 还与 ACA 阴性 SSc 患者继发肾脏损伤相关。

ACA 主要见于 lcSSc 患者,阳性率为 20%～39%,ACA 阳性可能增加 lcSSc 患者发生肺动脉高压的风险,但可降低间质性肺病的风险,提高患者的生存率。在 dcSSc 患者中,ACA 阳性率较低,仅 2%～8%,但 ACA 阳性的 dcSSc 患者具有独特的临床表型,与 ACA 阴性患者相比,其发生间质性肺病和系统性硬化症肾危象的风险更低、生存期更长。

1980 年,ACA 被首次报道时曾被认为是 lcSSc 的特征性抗体,但目前越来越多的研究发现,ACA 还可见于其他多种疾病,如 PBC、SS、RA、SLE 及相关的重叠综合征等;甚至在 SSc、PBC 和 SS 三种疾病出现两种或三种重叠时,着丝点型阳性率可达 69%。ACA 在 PBC 患者中阳性率可达 18%～26.1%,并且与 AMA、抗 Sp100 抗体等 PBC 相关抗体的水平存在正相关关系。ACA 在 SS 患者中的阳性率为 10%～13.4%,被认为是 SS 的一种亚型,这些患者表现出轻度系统性硬化症的特征,但是具有完全的干燥综合征的临床特征、较严重的外分泌腺功能障碍及高危淋巴瘤。在 RA 患者中,着丝点型的阳性率不高（2.9%）,但滴度明显高于其他荧光模型,可达 1∶320 或更高,且与老年和女性更相关。SLE 患者中 ACA 阳性率也较低（1.9%～5.6%）,通常出现在年龄较大的 SLE 患者中,且该抗体在 SSc、SS、RA 和 SLE 中都被报道与雷诺现象和指端硬化有密切关系。另外,有研究发现,在小细胞肺癌患者中,ACA 的阳性率可达到 30%,可能与肿瘤相关蛋白过表达导致免疫耐受功能障碍有关,提示该抗体可能作为小细胞肺癌的早期诊断标志物,但相关研究较少,该结论还有待进一步验证。

## 一、核多点型

### （一）典型荧光模型判读要点

**1. HEp-2 细胞**

**（1）分裂间期**：多数细胞核呈现 6 ～ 20 个分布不均、大小不一的点状荧光。

**（2）分裂期**：细胞染色体区荧光染色阴性，染色体以外区域有时可见点状荧光。

**2. 猴肝组织** 肝细胞核中可见到 1 ～ 4 个大小不一的点状荧光。典型的核多点型荧光模型见图 3-6-1。

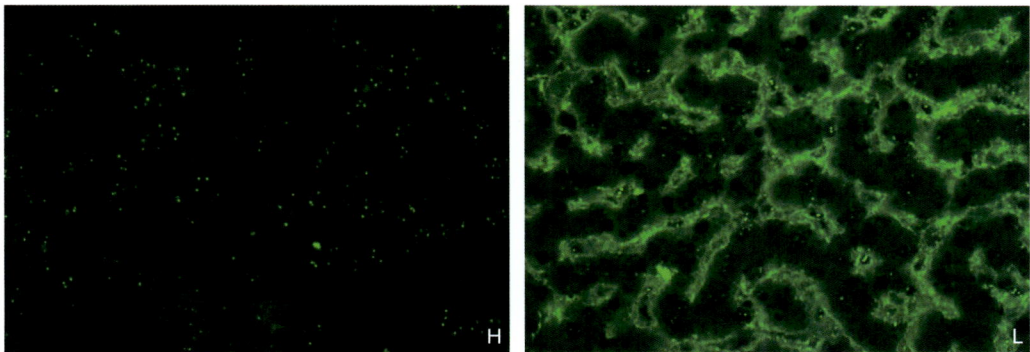

图 3-6-1 核多点型荧光模型典型示例

### （二）临床荧光模型展示

临床单一核多点型荧光模型见图 3-6-2。

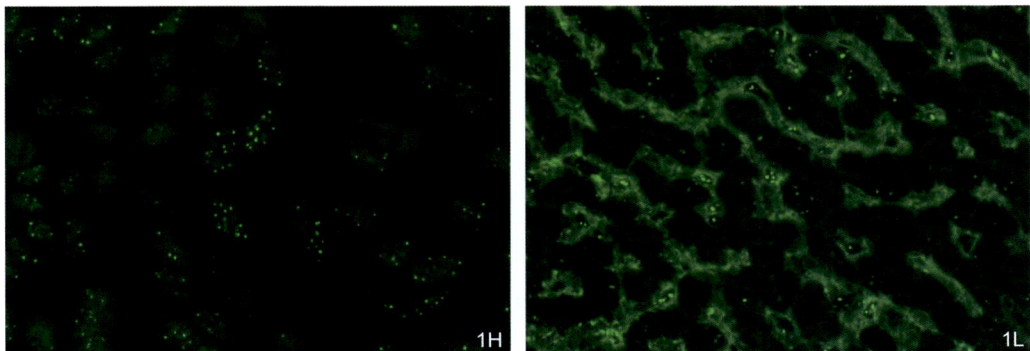

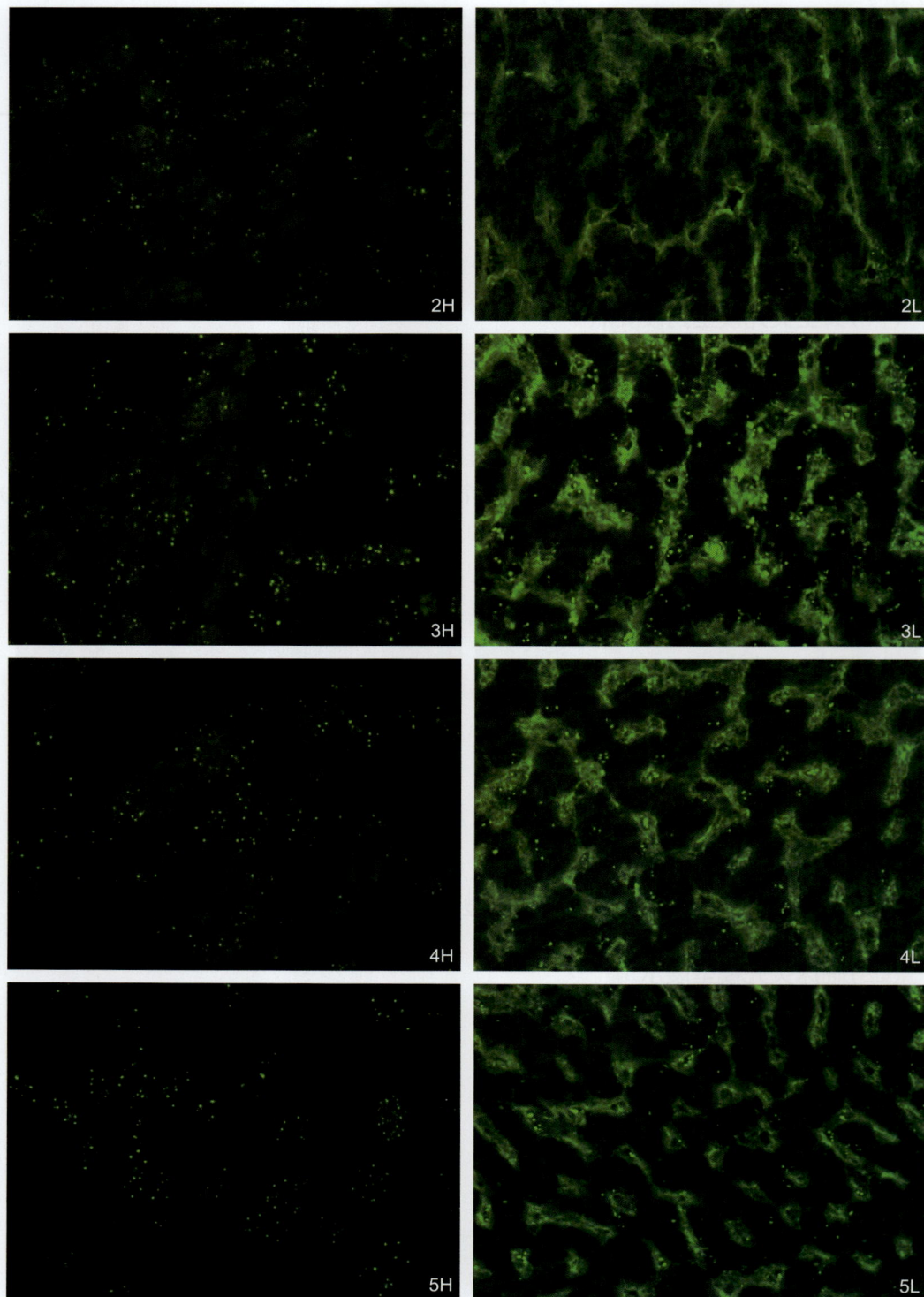

**图 3-6-2 临床单一核多点型荧光模型图片**
1H、1L ～ 5H、5L 为 5 例不同的临床核多点型荧光模型图片

## （三）易混荧光模型鉴别

核多点型与相关易混荧光模型的鉴别见表 3-6-1 及图 3-6-3。

表 3-6-1　核多点型与相关易混荧光模型的鉴别

| 荧光模型 | | 鉴别要点 | | |
| --- | --- | --- | --- | --- |
| | | HEp-2 细胞分裂间期 | HEp-2 细胞分裂期 | 猴肝组织 |
| 主模型 | 核多点型 | 多数细胞核呈现 6～20 个分布不均、大小不一的点状荧光 | 细胞染色体区荧光染色阴性，染色体以外区域有时可见点状荧光 | 肝细胞核中可见到 1～4 个大小不一的点状荧光 |
| 易混模型 | 核少点型 | 多数细胞核呈现 1～6 个分布不均、大小不一的点状荧光，常靠近核仁区 | 细胞染色体区荧光染色阴性，染色体以外区域有时可见点状荧光 | 肝细胞核中可见到 0～2 个大小不一的点状荧光 |
| | 着丝点型 | 细胞核呈现数十个（一般 40～80 个）分布均匀、大小基本一致的点状荧光 | 分裂期细胞点状荧光的分布因分裂阶段不同而异，在分裂中期和后期／末期细胞的染色体区呈一条或两条带状排列的浓缩点状荧光 | 肝细胞核中可见到 10～20 个均匀分布、大小一致的点状荧光 |

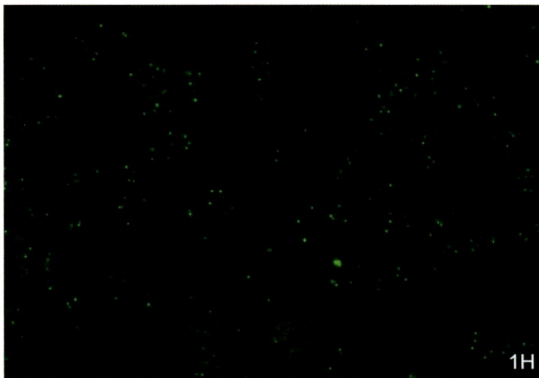

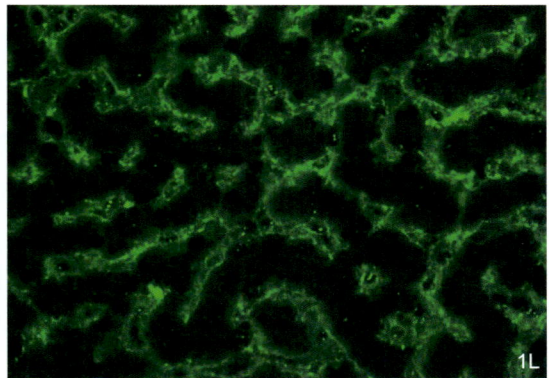

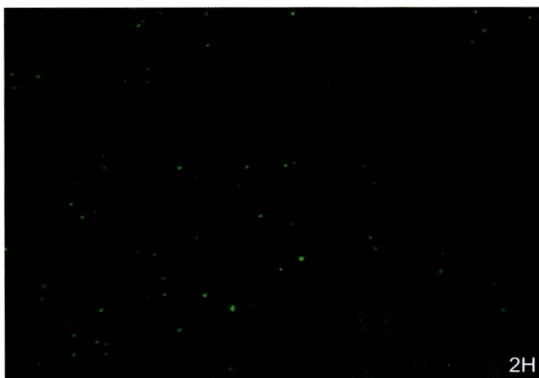

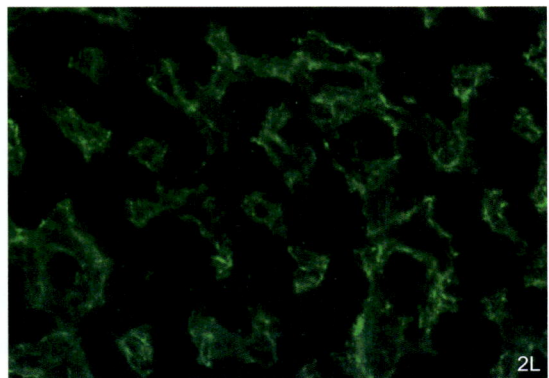

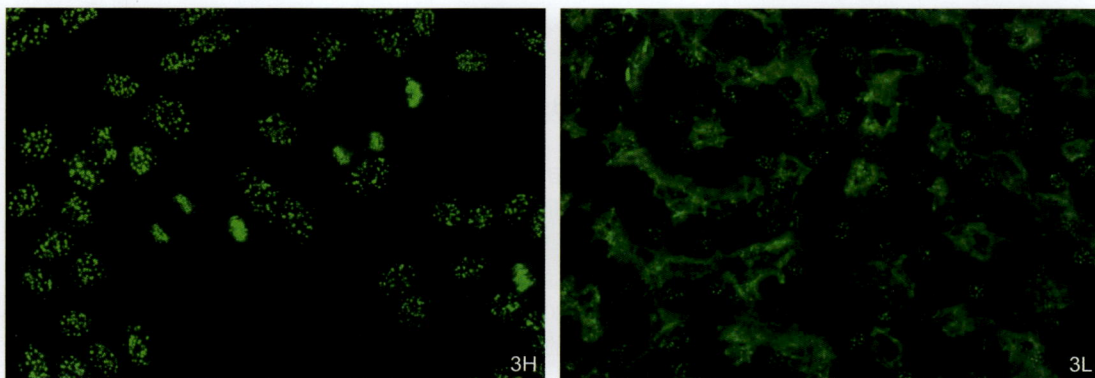

图 3-6-3　核多点型与相关易混荧光模型图形比较
1H、1L:核多点型;2H、2L:核少点型;3H、3L:着丝点型

【核多点型与核少点型鉴别要点】

1. HEp-2 细胞分裂间期　核多点型多数细胞核点状荧光数量为 6 ~ 20 个,而核少点型细胞核点状荧光一般为 1 ~ 6 个。

2. HEp-2 细胞分裂期　无明显差异。

3. 猴肝组织　核多点型肝细胞核中通常可见 1 ~ 4 个点状荧光,而核少点型肝细胞核中通常为 0 ~ 2 个点状荧光。

【核多点型与着丝点型鉴别要点】

1. HEp-2 细胞分裂间期　核多点型和着丝点型细胞核点状荧光"三不同",即大小不同、分布不同、数量不同:核多点型点状荧光大小不一、分布不均、数量一般为 6 ~ 20 个,而着丝点型点状荧光大小一致、分布均一、数量一般为 40 ~ 80 个。

2. HEp-2 细胞分裂期　核多点型染色体区荧光染色阴性,染色体以外区域有时可见散在的点状荧光,而着丝点型点状荧光在染色体区呈一条或两条带状排列。

3. 猴肝组织　核多点型肝细胞核中呈现 1 ~ 4 个大小不一的点状荧光,而着丝点型肝细胞核中呈现 10 ~ 20 个均匀的荧光点。

(四)复合荧光模型展示

临床核多点型复合荧光模型见图 3-6-4。

(五)临床相关性

核多点型荧光模型抗核抗体的靶抗原主要为早幼粒细胞白血病(promyelocytic leukemia,PML)蛋白、颗粒蛋白 100kDa(speckled protein 100 kDa,Sp100)和核基质蛋白 2(nuclear matrix protein 2,NXP-2,又称 MJ 蛋白或 MORC3)。前两者的特定抗体最常见于 PBC,且常常

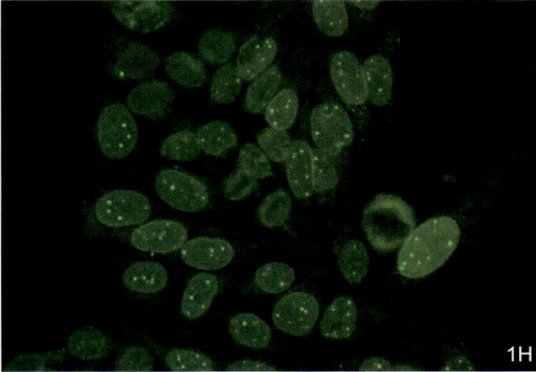
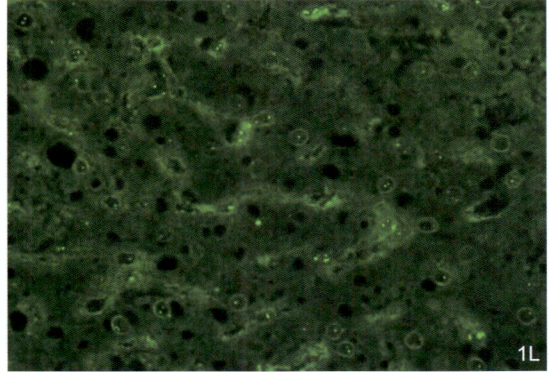
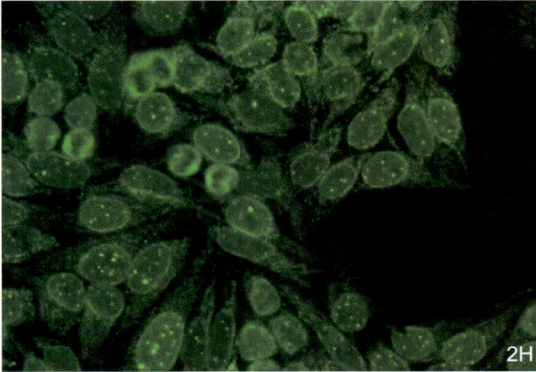
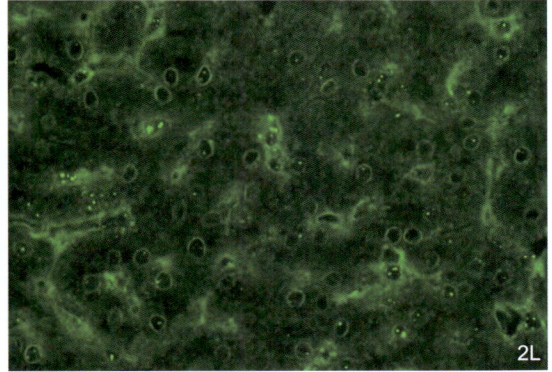
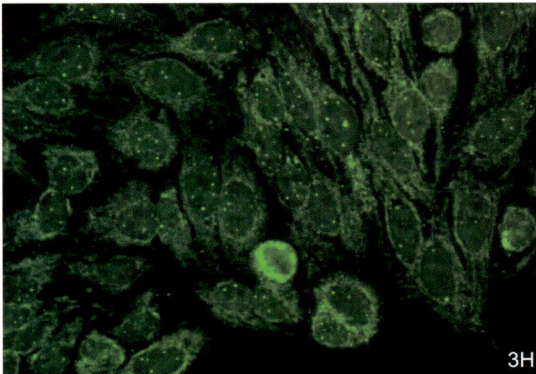
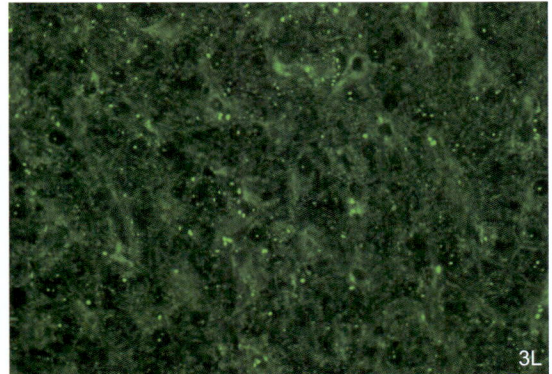
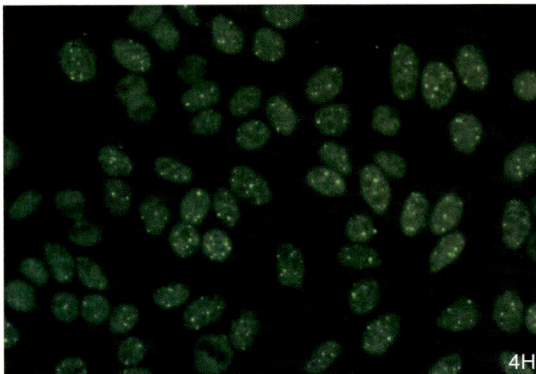
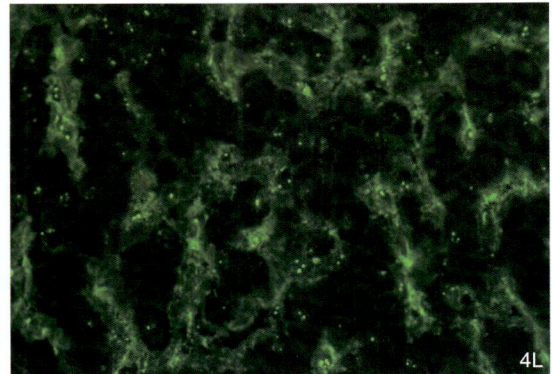

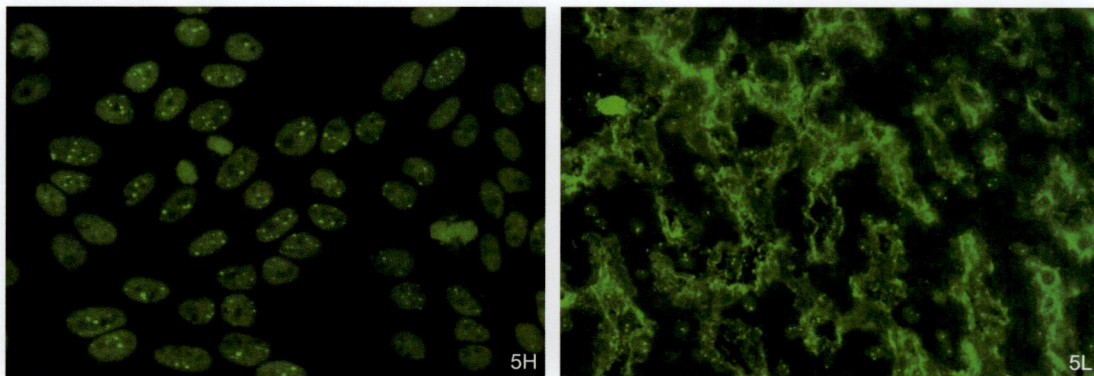

图 3-6-4　临床核多点型复合荧光模型图片

1H、1L:核多点型和点状核膜型;2H、2L:核多点型、点状核膜型和线粒体样型;3H、3L:核多点型和线粒体样型;4H、4L:核多点型和核细颗粒型;5H、5L:核多点型和核均质型

同时存在,其中抗 Sp100 抗体对 PBC 的敏感度较低,但特异度较高;PBC 患者中抗 Sp100 抗体检出率(20% ～ 40%)高于抗 PML 抗体(15% ～ 20%)。抗 NXP-2 抗体主要见于皮肌炎患者,尤其是幼年型皮肌炎(juvenile dermatomyositis,JDM)(20% ～ 25%)。

### (六)临床病例

【病例一】

**一般资料:**

官某,女,67 岁。患者 10 天前无明显诱因出现乏力,偶伴左上肢颤抖,行走缓慢,不伴发热畏寒、咳嗽、呕吐腹泻、行走困难等症状。4 小时前患者感乏力加重,伴站立、行走困难,不伴意识障碍、头晕、心慌、呕吐、四肢抽搐、大小便失禁等症状。

**体格检查:**

体温 36.1℃,心率 65 次 /min,呼吸 18 次 /min,血压 117/74mmHg。神志清楚,对答切题,皮肤巩膜无黄染,未见蜘蛛痣。双肺可闻及散在湿啰音,腹部外形正常,全腹软,无压痛及反跳痛,腹部未触及包块,肝脏肋下未触及,脾脏肋下未触及,双肾未触及。

ANA 荧光图片结果见图 3-6-5。

**其他实验室检查结果:**

ANA 谱 13 项(LIA):抗 SSA 52 抗体 +,余阴性。

自免肝抗体谱(LIA):AMA-M2+++,抗 Sp100 抗体 +++,抗 gp210 抗体 +++,余阴性。

补体:C3 0.4880g/L(↓),C4 0.1320g/L(↓)。

免疫球蛋白:IgG 33.40g/L(↑),IgA 6130.00mg/L(↑),IgM 5100.00mg/L(↑)。

RF 76.30IU/mL(↑)。

T 淋巴细胞绝对计数:CD3 360/μL(↓),CD4 226/μL(↓),CD8 127/μL(↓)。

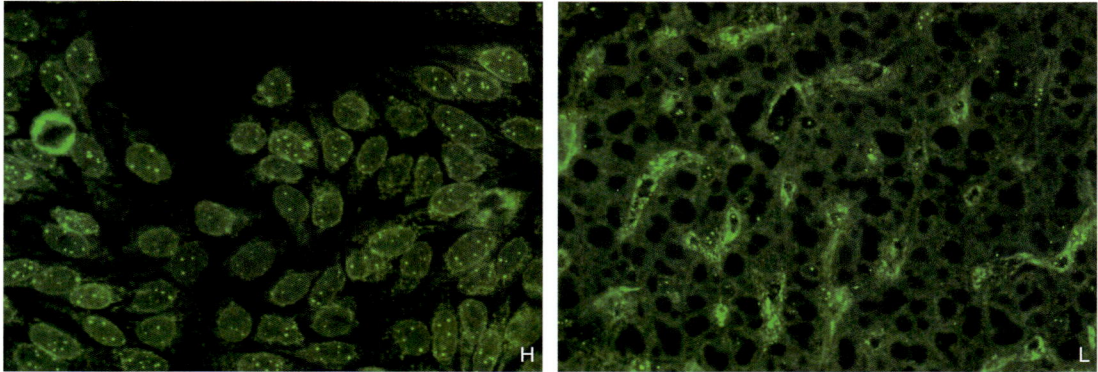

图 3-6-5 临床病例一——核多点型荧光图片

血常规:RBC $2.59 \times 10^{12}$/L(↓),Hb 86g/L(↓),PLT $64 \times 10^9$/L(↓),WBC $2.44 \times 10^9$/L(↓)。

凝血功能检测:PT 13.7s(↑),INR 1.24(↑),FIB 1.33g/L(↓),ATⅢ 39.2%(↓),FDP 16.3mg/L(↑),D- 二聚体 9.20mg/L FEU(↑)。

肝、肾功能:TBil 22.7μmol/L,DBil 12.2μmol/L(↑),AST 94IU/L(↑),ALP 173IU/L(↑),GGT 134IU/L(↑),Alb 31.3g/L(↓),Glb 54.6g/L(↑),A/G 0.57(↓)。

抗 dsDNA 抗体、AAV 相关检测、APS 相关检测均未见明显异常。

肿瘤标志物:CEA 7.36ng/mL(↑),CA19-9 78.00U/mL(↑),AFP 3.02ng/mL,PIVKA Ⅱ 10mAU/mL。

HBsAg、抗 HCV 抗体、血清蛋白电泳、铜蓝蛋白、铁蛋白、寄生虫相关检测、巨细胞病毒 DNA、EB 病毒 DNA 等未见明显异常。

**影像学检查:**

肝硬化 / 肝纤维化彩超:肝硬化,肝脏硬度测值 14.2kPa;胆囊壁增厚;脾脏稍长大;腹腔积液。

胸部及腹部 CT:心脏饱满,肺动脉干增粗;左侧胸腔少量积液,双侧胸膜增厚;肝硬化,脾大,门静脉高压,食管下段静脉曲张可能;胰头周围脂肪密度稍显模糊。

CT 上腹部血管三维重建增强扫描:肝硬化,脾大,门静脉主干少许血栓形成伴管腔轻 - 中度狭窄,门静脉高压伴侧支循环建立,食管下段 - 胃底周围静脉曲张;上腹腔少量腹水;肝内淋巴瘀滞;胆囊壁增厚、强化,胆囊炎可能,或肝硬化继发改变;腹膜后少许淋巴结显示;腹主动脉壁钙化。

无痛电子食管、胃、十二指肠镜检查:食管静脉曲张(中 - 重度);慢性非萎缩性胃炎。

**病例分析:**

患者为老年女性,起病隐匿,有乏力,无纳差、皮肤巩膜黄染、呕血、黑便等症状,无肝炎、嗜酒史,结合病史和完善检查后可排除肝炎病毒感染、酒精、寄生虫等导致的肝硬化,同时,患者自身抗体检查提示**抗核抗体荧光模型为核多点型、点状核膜型和线粒体样型**,AMA-M2+++,抗 Sp100 抗体 +++,抗 gp210 抗体 +++,这三种抗体都属于 PBC 的常见抗体,同时阳性对 PBC 的诊断有更大的提示意义。患者免疫球蛋白明显升高,补体下降,表明患者正处于免疫激活的状态,考虑病因诊断为 PBC。患者还出现了肝功能异常、三系降低、凝血功能异常及胸腹腔积液等并发症,结合患者影像学和消化道内镜检查结果,考虑诊断为"PBC 失代偿期(Child-Pugh B 级),门静脉高压,食管静脉曲张(中 - 重度),脾大伴脾功能亢进"。

**【病例二】**

**一般资料:**

钱某,女,78 岁。患者 4 年前出现双下肢皮疹,后逐渐出现头顶部皮疹,呈暗红色,伴瘙痒,日晒后加重。2 年前患者出现全身乏力,活动耐量下降,主要表现为双手无法提稍重物体(1 ~ 2kg),爬楼后(1 楼)胸闷、气促不适。4 个月前上述皮疹逐渐加重,累及颈背部、双侧的颊面、上睑及内眦、手肘、手背部及手腕尺侧,双手多个指间关节按压时疼痛,同时出现吞咽困难,无饮水呛咳。患病期间外院予"抗过敏"治疗后症状未见缓解,现为进一步诊疗来院。

**体格检查:**

体温 36.7℃,心率 89 次 /min,呼吸 20 次 /min,血压 100/57mmHg。神志清楚,对答切题,皮肤巩膜无黄染,未见蜘蛛痣。双肺可闻及散在湿啰音,腹部外形正常,全腹软,无压痛及反跳痛,腹部未触及包块,肝脏肋下未触及,脾脏肋下未触及,双肾未触及。专科查体:Gottron征(近端指间关节、掌指关节、肘关节伸面)、披肩征、颈部 V 区皮疹阳性;双侧上睑、内眦红色皮疹,不突出于皮面,少量脱屑。头顶部及颈背部紫红色皮疹,表面有脱屑。甲周红斑。四肢无水肿,脊柱向左侧弯,双上肢近端肌力 4 级,双下肢近端肌力 4- 级,四肢远端肌力正常,病理征阴性。

**ANA 荧光图片结果见图 3-6-6。**

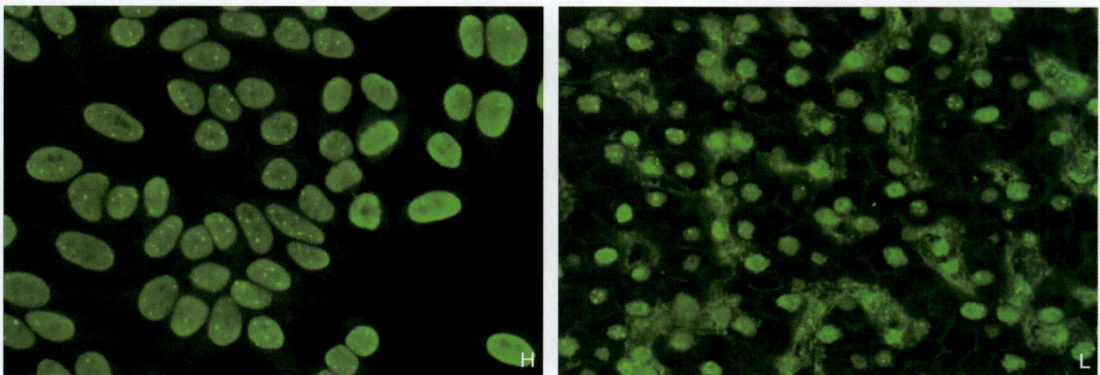

图 3-6-6　临床病例二——核多点型荧光图片

**其他实验室检查结果：**

ANA 谱 13 项（LIA）：ANuA ±，余阴性。

免疫球蛋白：IgG 16.30g/L（↑），IgA 4530.00mg/L（↑），IgM 446.00mg/L（↓）。

补体：C3 0.5120g/L（↓），C4 0.1250g/L（↓）。

T 淋巴细胞绝对计数：CD3 582/μL（↓），CD4 461/μL（↓），CD8 102/μL（↓），CD4/CD8 4.54（↑）。

B 淋巴细胞绝对计数 1041/μL（↑）。

血常规：Hb 109g/L（↓），WBC $3.19 \times 10^9$/L（↓）。

凝血功能检测：D- 二聚体 1.55mg/L FEU（↑）。

肝功能：Alb 35.7g/L（↓）。

心肌标志物：TnT 66.0ng/L（↑），Mb 94.24ng/mL（↑），CK-MB 4.47ng/mL（↑）。

抗 dsDNA 抗体、AAV 相关检测、肌炎抗体检测均为阴性。

**其他辅助检查：**

皮肤镜：头部皮损镜下见暗红色背景，可见粉白色均质无结构区不规则分布，可见线状、迂曲状血管，局部见毛囊角栓及褐色色素沉着。

左上肢皮肤活检：表皮萎缩、变薄，伴角化过度。真皮水肿，胶原纤维有变性、断裂，真皮浅层小血管周围少许慢性炎症细胞浸润，余未见特殊。

肌电图：上下肢检查呈肌源性损害；下肢所检神经呈周围神经源性损害（感觉纤维均受累为主），上肢所检神经未见异常。

**病例分析：**

患者系老年女性，以皮肤皮疹起病，查体 Gottron 征（近端指间关节、掌指关节、肘关节伸面）、披肩征、颈部 V 区皮疹阳性；双侧上睑、内眦红色皮疹，头顶部及颈背部紫红色皮疹，甲周红斑，双上肢近端肌力 4 级，双下肢近端肌力 4- 级。患者近期有活动耐量下降、吞咽困难不适；免疫学检查提示**抗核抗体荧光模型为核多点型和核均质型**，且 IgG 和 IgA 均有明显升高，补体下降，结合皮肤镜和皮肤活检等检查，考虑诊断为"皮肌炎"。

## （七）拓展阅读

目前认为核多点型（MND）荧光模型抗核抗体的靶抗原主要为 PML 核体（PML nuclear body，PML-NB）相关蛋白，包括 PML 蛋白、Sp100、Sp140、Sp140L 和 NXP-2 等。

PML 蛋白是在早幼粒细胞白血病中被发现的，由 *PML* 基因编码，由 1 个"指环"（ring finger）结构域（R）、2 个富含半胱氨酸组氨酸的 B-box 结构域（B）和 1 个螺旋卷曲结构域（alpha-helical coiled-coil domain）（CC）组成。PML 蛋白经过多种翻译后修饰，包括小分子泛素相关修饰蛋白（small ubiquitin-related modifier protein，SUMO）修饰，并招募多种相关蛋白，与 SUMO 相互作用区域（SUMO interact motif，SIM）结合，形成 PML-NB。

PML-NB 是一种由大分子多蛋白复合物组成的无膜细胞器，属于细胞核的功能蛋白，它将蛋白质浓缩在核质中的离散位点，形成 0.1～1μm 的球体，参与细胞的衰老、干细胞自我更新、病毒防御等多种生物学过程。在不同的细胞类型、细胞周期或生理状态，每个细胞核通常有 5～30 个 PML-NB。在 PML-NB 中，目前已经发现了超过 170 个组成性或暂时性的 PML 相关蛋白，其中，Sp100 是第一个被发现定位于这些核体的特异蛋白。Sp100 蛋白至少有 4 种剪接变体：Sp100A、Sp100B、Sp100C 和 Sp100-HMG，所有的剪接变体都含有免疫反应域，并表现出 100kDa 的异常电泳迁移率。Sp100 通过 SUMO 修饰被招募后，成为永久驻留在 PML-NB 内的转录抑制因子，与 PML 蛋白共同定位于核点结构。NXP-2 也是一种 PML-NB 相关蛋白，含有 3 个结构域，即核基质结合域、RNA 结合域和螺旋结构域，在 RNA 代谢和核结构维持上发挥重要作用。

研究发现，gp210 和 Sp100 的多肽可以被对丙酮酸脱氢酶复合物 E2 亚基的主要同源表位敏感的 T 细胞克隆识别，因此 PBC 患者产生特异的抗核抗体可能与线粒体抗原和核蛋白模拟序列的分子间传播有关。另外，多项研究均观察到抗 Sp140 抗体和抗 PML 抗体几乎只发生在抗 Sp100 抗体阳性的患者中，因此有学者推测核体（NB）是一种多抗原复合物，其中免疫反应可能首先涉及 Sp100，之后才扩散到具有相同亚核定位的 Sp140 和 PML。多项研究均显示，超过 80% 的抗核体抗体阳性患者同时出现 2～3 个抗 NB 反应，提示自身抗原"聚集"，PBC 患者 ANA 荧光模型中也常出现核多点型和核膜型的复合模型。这些结果支持了分子间表位传播机制可能在同一患者的多种反应传播中起作用的假设。此外，还有研究发现，在复发性尿路感染患者中，无论有无 PBC，血清抗 Sp100 抗体与 AMA 具有良好的相关性，说明细菌感染可能诱导 PBC 患者产生自身抗体。

核多点型是抗核抗体中较为少见的模型，是 PBC 最常出现的特异性荧光模型之一，抗 Sp100 抗体、抗 PML 抗体和抗 Sp140 抗体对 PBC 均有较高的特异度，尤其是对于 AMA 阴性的 PBC 患者有较高的诊断价值，其在 PBC 患者中有 20%～50% 的阳性率，但在其他慢性肝炎和自身免疫性肝病中的阳性率小于 3%。抗 Sp100 抗体对 PBC 的敏感度较低，为 20%～40%，但对 PBC 的特异度（＞95%）非常高。抗 PML 抗体在 PBC 中的阳性率较抗 Sp100 抗体更低，为 15%～20%，且抗 PML 抗体阳性患者常同时出现抗 Sp100 抗体阳性。抗 Sp140 抗体对 PBC 也有较高的诊断特异性，其在 PBC 患者中的阳性率约为 15%，而在 AMA 阴性的 PBC 中，阳性率可达 90% 以上，但与 PBC 的临床特征无关。抗 MND 抗体的出现对 PBC 的不良预后有提示意义，尤其是 IgG3 亚型的抗 MND 抗体。抗 MND 抗体阳性的 PBC 患者发病年龄较血清阴性的患者更小，且疾病进展更快，更易发展为肝硬化。血清抗 MND 抗体的滴度水平不会随疾病进展发生变化。除 PBC 以外，抗 MND 抗体在自身免疫性肝炎（autoimmune hepatitis，AIH）、SLE、RA、DM、丙肝等疾病中均有报道，但检出率极低。抗 NXP-2 抗体是成人 PM/DM 最常见的特异性抗体，阳性率为 20%～25%，尤其是在 JDM 患者中，其阳性情况与 DM 患者的皮炎表现有显著的相关性，阳性患者病程更长；另外，抗 NXP-2 抗体还与多发性关节炎、皮下水肿、严重的肌无力、钙质沉着以及吞咽困难有关，阳性患者的肌肉表型特征是肌痛、近端和远端无力，患癌风险增加。然而，抗 NXP-2 抗体在世界范围内的检出率数据仍然较少,且可能受到种族背景、环境等因素影响。

## 二、核少点型

### (一)典型荧光模型判读要点

1. HEp-2 细胞

**(1)分裂间期:**多数细胞核呈现 1～6 个分布不均、大小不一的点状荧光,常靠近核仁区。

**(2)分裂期:**细胞染色体区荧光染色阴性,染色体以外区域有时可见点状荧光。

**2. 猴肝组织** 肝细胞核中可见到 0～2 个大小不一的点状荧光。典型的核少点型荧光模型见图 3-6-7。

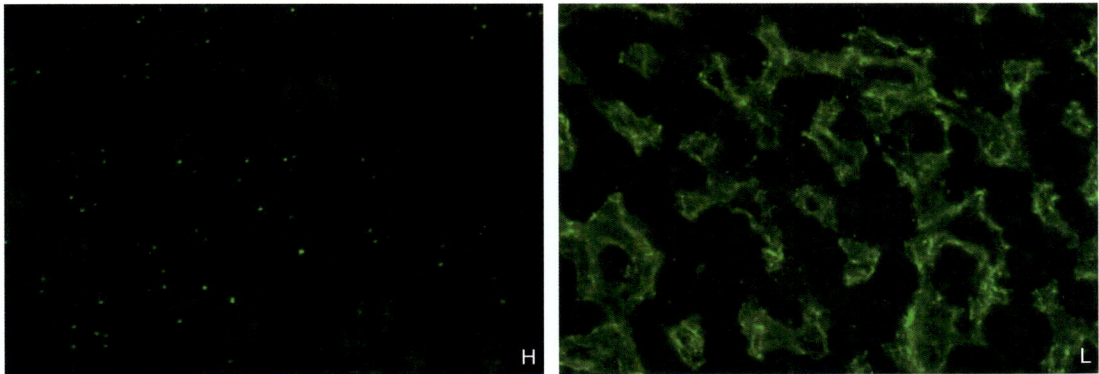

图 3-6-7 核少点型荧光模型典型示例

### (二)临床荧光模型展示

临床单一核少点型荧光模型见图 3-6-8。

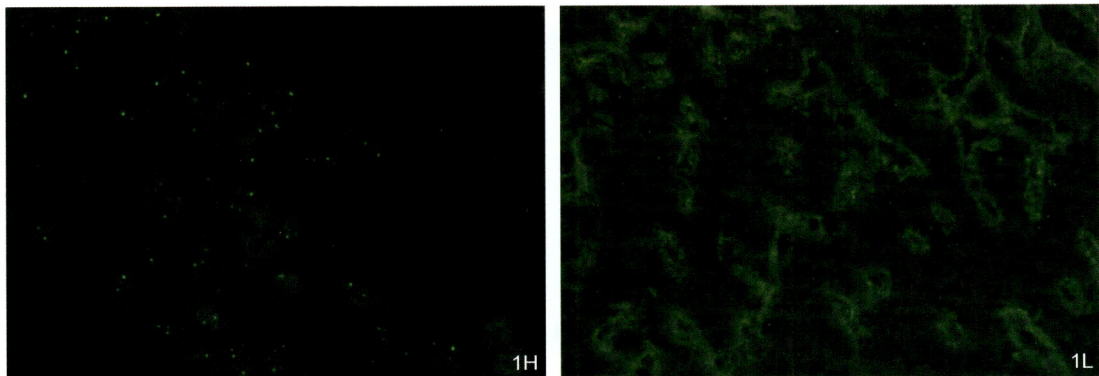

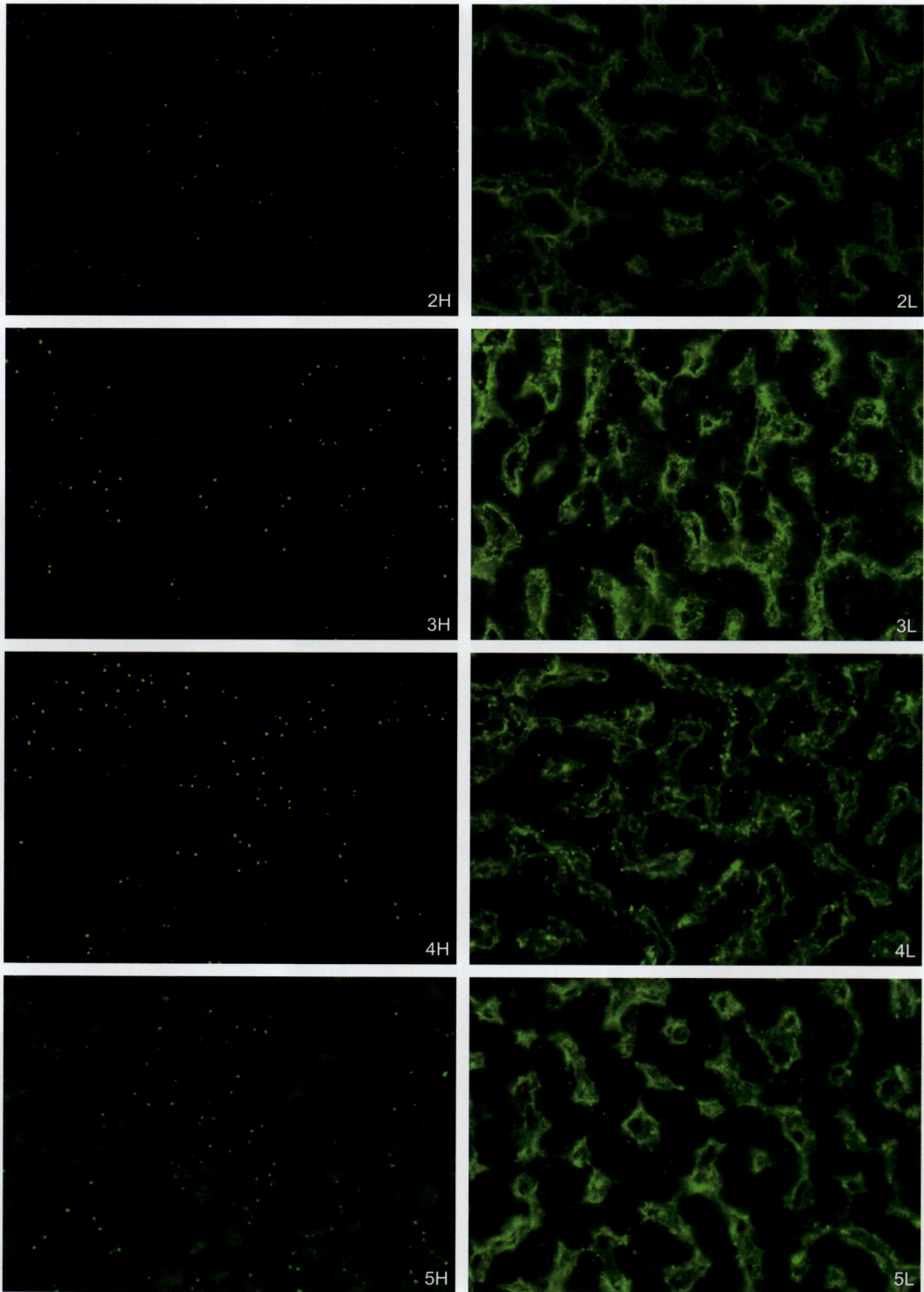

**图 3-6-8　临床单一核少点型荧光模型图片**
1H、1L ～ 5H、5L 为 5 例不同的临床核少点型荧光模型图片

## （三）易混荧光模型鉴别

核少点型与相关易混荧光模型的鉴别见表 3-6-2 及图 3-6-9。

**表 3-6-2　核少点型与相关易混荧光模型的鉴别**

| 荧光模型 | | 鉴别要点 | | |
| --- | --- | --- | --- | --- |
| | | HEp-2 细胞分裂间期 | HEp-2 细胞分裂期 | 猴肝组织 |
| 主模型 | 核少点型 | 多数细胞核呈现 1～6 个分布不均、大小不一的点状荧光，常靠近核仁区 | 细胞染色体区荧光染色阴性，染色体以外区域有时可见点状荧光 | 肝细胞核中可见到 0～2 个大小不一的点状荧光 |
| 易混模型 | 小泛素相关修饰蛋白样核点型 | 部分细胞核在核仁区旁呈现 1 个粗大点状荧光染色 | 细胞染色体区荧光染色阴性 | 部分肝细胞核呈现 1 个"针尖样"点状荧光染色 |
| | 核多点型 | 多数细胞核呈现 6～20 个分布不均、大小不一的点状荧光 | 细胞染色体区荧光染色阴性，染色体以外区域有时可见点状荧光 | 肝细胞核中可见到 1～4 个大小不一的点状荧光 |
| | 中心体型 | 细胞质中可见 1～2 个紧靠细胞核的点状荧光 | 细胞两极可见 2 个相对的明亮点状荧光 | 肝细胞内可见 1～2 个点状荧光染色 |

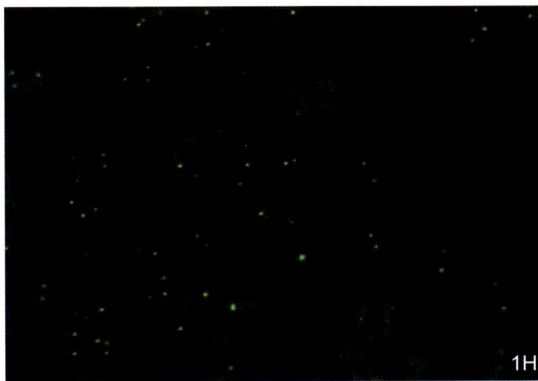

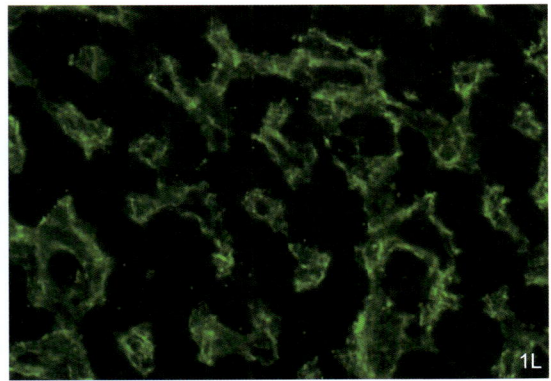

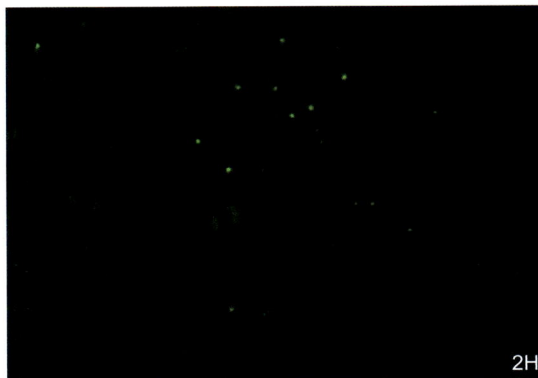

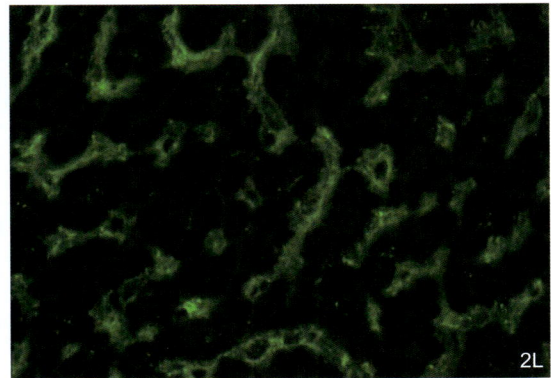

101

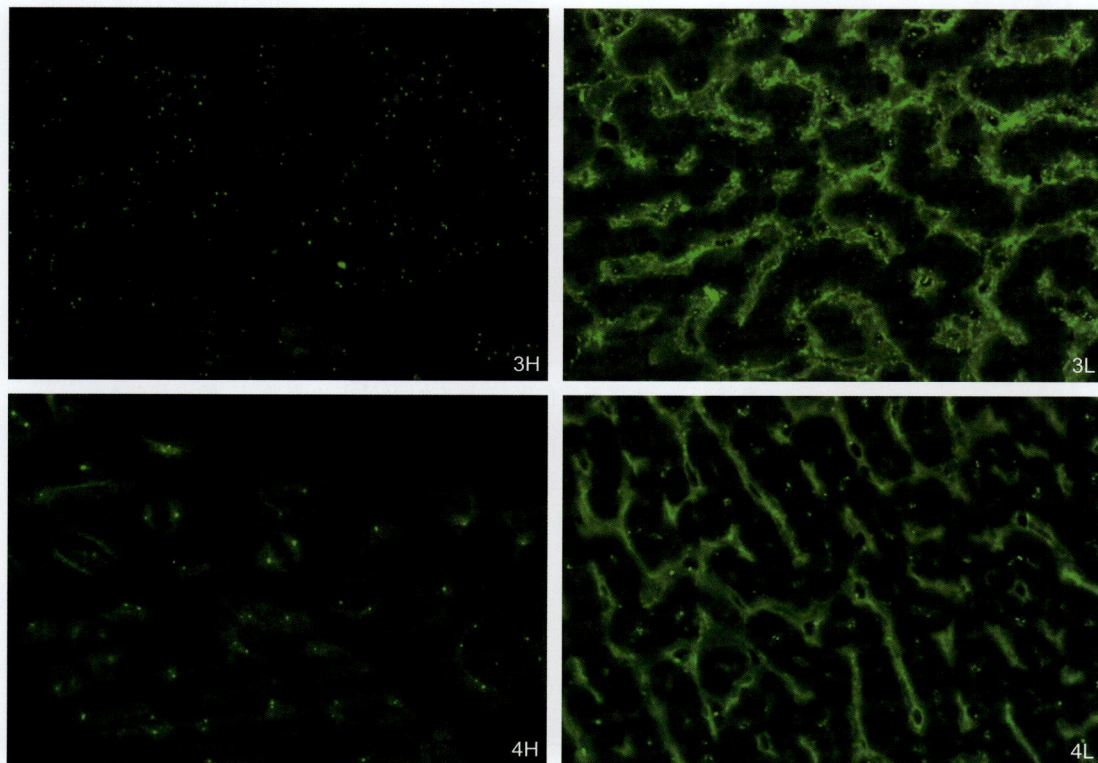

**图 3-6-9　核少点型与相关易混荧光模型图形比较**
1H、1L:核少点型;2H、2L:小泛素相关修饰蛋白样核点型;3H、3L:核多点型;4H、4L:中心体型

【 核少点型与小泛素相关修饰蛋白样核点型鉴别要点 】

1. **HEp-2 细胞分裂间期**　核少点型多数细胞核中呈现 1 ～ 6 个分布不均、大小不一的点状荧光,而小泛素相关修饰蛋白样核点型仅部分细胞的核仁区旁呈现 1 个粗大的点状荧光。

2. **HEp-2 细胞分裂期**　核少点型细胞染色体以外区域有时可见点状荧光,而小泛素相关修饰蛋白样核点型染色体以外区域无点状荧光染色。

3. **猴肝组织**　核少点型肝细胞核中可见到 0 ～ 2 个大小不一的点状荧光,而小泛素相关修饰蛋白样核点型肝细胞核中无点状荧光染色。

【 核少点型与核多点型鉴别要点 】

1. **HEp-2 细胞分裂间期**　核少点型细胞核点状荧光一般 1 ～ 6 个,而核多点型多数细胞核点状荧光数量为 6 ～ 20 个。

2. **HEp-2 细胞分裂期**　无明显差异。

3. **猴肝组织**　核少点型肝细胞核中通常可见 0 ～ 2 个点状荧光,而核多点型肝细胞核通常可见 2 个以上(1 ～ 4 个)点状荧光。

【核少点型与中心体型鉴别要点】

**1. HEp-2 细胞分裂间期** 核少点型细胞核点状荧光一般为 1 ～ 6 个,而中心体型细胞质中可见 1 ～ 2 个紧靠细胞核的点状荧光。

**2. HEp-2 细胞分裂期** 核少点型细胞染色体区荧光染色阴性,染色体以外区域有时可见点状荧光,而中心体型细胞两极可见 2 个相对的明亮点状荧光。

**3. 猴肝组织** 核少点型肝细胞内通常可见 0 ～ 2 个点状荧光,而中心体型肝细胞内可见 1 ～ 2 个点状荧光染色。

## (四)复合荧光模型展示

临床核少点型复合荧光模型见图 3-6-10。

## (五)临床相关性

核少点型的靶抗原主要为 P80- 螺旋蛋白(P80-coilin)和运动神经元存活蛋白(survival of motor neuron proteins,SMN)复合体。该两种靶抗原对应抗体的临床疾病特异性较差,核少点型在多种疾病中均可检测出,如 SS、SLE、RA 等自身免疫病,以及肿瘤、感染等非自身免疫病。

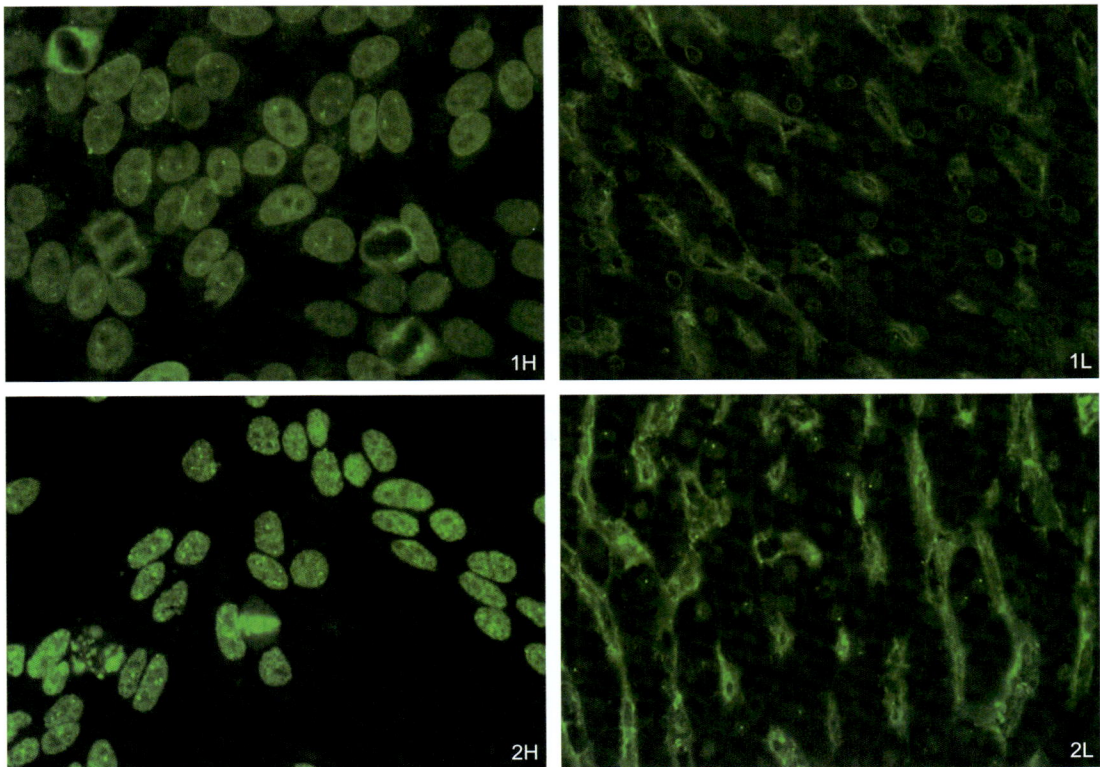

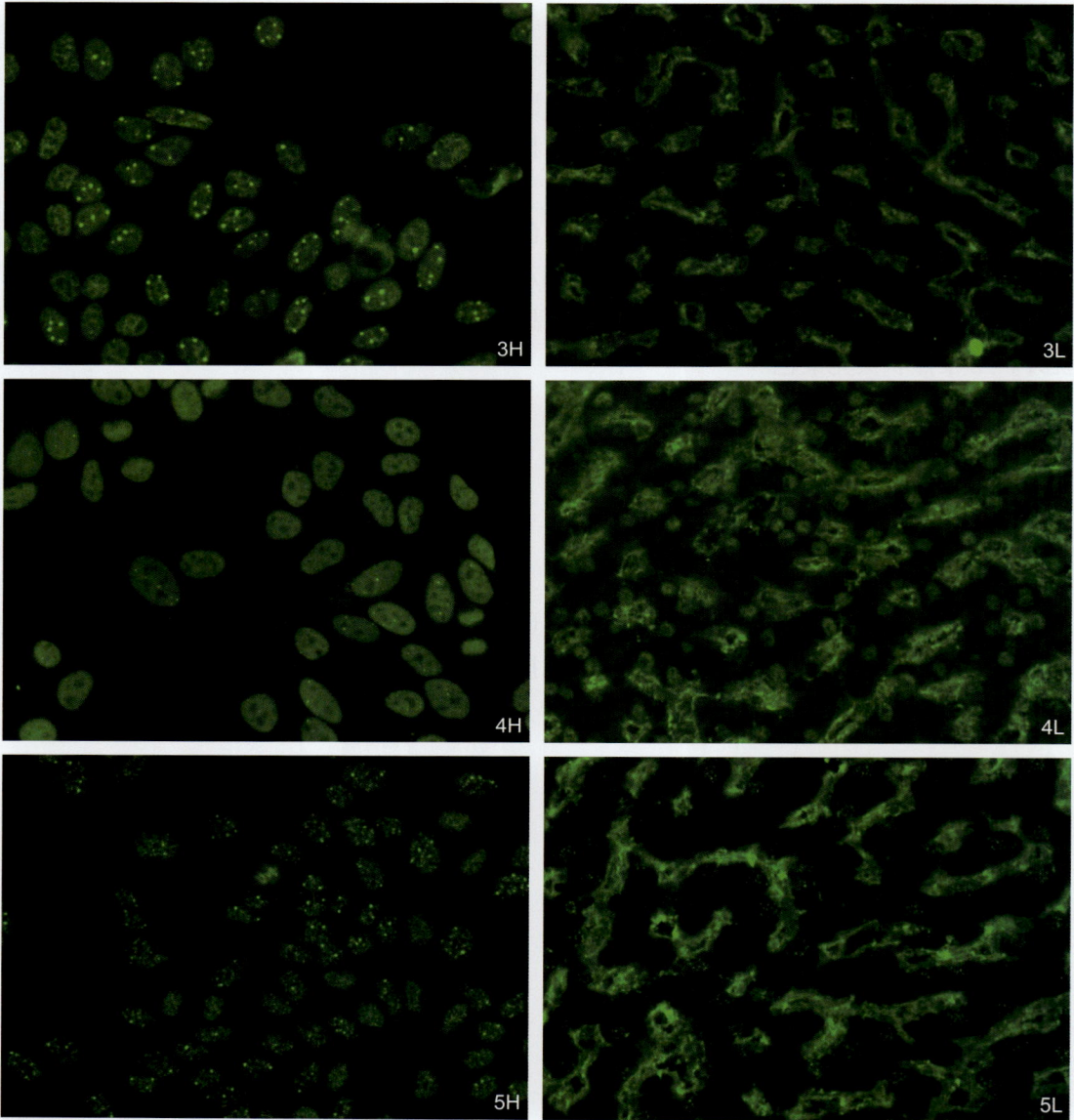

图 3-6-10　临床核少点型复合荧光模型图片

1H、1L:核少点型和点状核膜型;2H、2L:核少点型和核致密颗粒型;3H、3L:核少点型和核细颗粒型;4H、4L:核少点型和核均质型;5H、5L:核少点型和着丝点型

## (六)临床病例

【病例一】

**一般资料:**

黄某,女,41岁。患者8年前无明显诱因出现双下肢轻度水肿,伴咳嗽、咳痰,痰液呈白

色泡沫状,偶牵丝;全身肌肉疼痛,以腰背部、双上肢为重;咽痛、发热,最高温度 39℃;胸闷、活动后心累气促;不伴头痛、胸痛、咯血、关节疼痛、肌无力、皮疹、口腔溃疡等症状。于当地医院诊断为"系统性红斑狼疮",予甲强龙、硫酸羟氯喹等调节免疫及对症支持治疗,患者双下肢水肿症状较前好转。3 个月前,患者无明显诱因再次出现双下肢水肿,伴全身关节肌肉牵拉样疼痛,阵发性呼吸困难,遂寻求进一步诊疗。

**体格检查:**

体温 36.2℃,心率 92 次 /min,呼吸 20 次 /min,血压 118/79mmHg。心肺腹查体无明显异常。面部无明显红斑,无口腔溃疡、缺齿,无雷诺现象,四肢关节无肿胀、压痛,四肢无水肿,病理征阴性。

**ANA 荧光图片结果见图 3-6-11。**

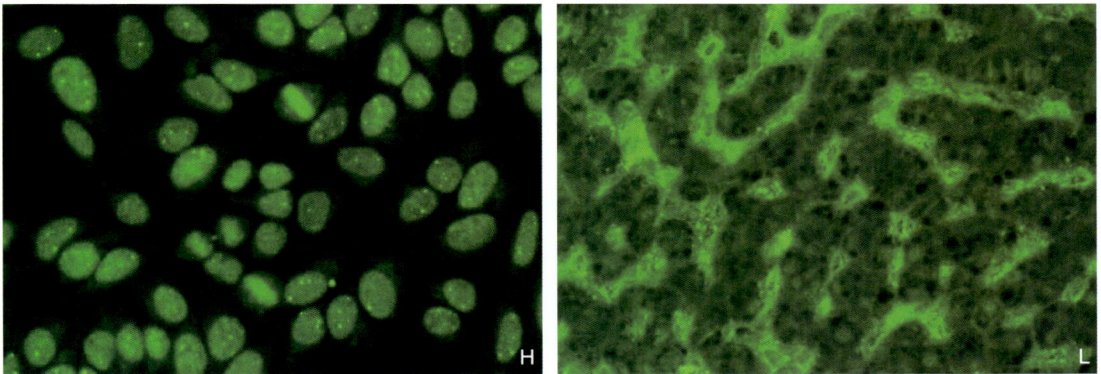

图 3-6-11　临床病例一——核少点型荧光图片

**其他实验室检查结果:**

抗 dsDNA 抗体(IIF)阳性。

ANA 谱 13 项(LIA):抗 SSA 60 抗体 ++,抗 SSA 52 抗体 +,ANuA+,AHA+,余阴性。

补体:C3 0.4700g/L(↓),C4 0.2310g/L。

T 淋巴细胞绝对计数:CD4 429/μL(↓),CD4/CD8 0.87(↓)。

B 淋巴细胞绝对计数 127/μL(↓)。

血沉 44.0mm/h(↑)。

尿轻链:尿 KAP 0.2200g/L(↑),尿 LAM 0.1340g/L(↑)。

血常规:WBC 3.18 × $10^{12}$/L(↓),Hb 95g/L(↓)。

尿干化学分析:尿蛋白 1.0g/L(++)(↑);尿沉渣镜检:红细胞 6/HPF(↑),白细胞 6/HPF(↑)。

肝、肾功能:ALT 2IU/L,Alb 31.7g/L(↓),SCr 413μmol/L(↑),eGFR 10.96mL/(min·1.73m²)(↓),CysC 4.07mg/L(↑),UA 529μmol/L(↑)。

UPCR 0.324g/mmol(↑),24 小时尿蛋白 2.41g/24h(↑)。

APS 相关检测、AAV 相关检测、血清蛋白电泳及 IFE 均为阴性。

**病例分析：**

患者为中年女性，起病缓，病程长，反复双下肢水肿，**抗核抗体荧光模型为核少点型和核均质型**，ANA 谱检测提示抗 SSA 60 抗体 ++、抗 SSA 52 抗体 +、ANuA+ 和 AHA+，抗 dsDNA 抗体阳性，补体 C3、C4 下降，小便常规提示有蛋白尿，患者反复测肌酐高，eGFR 为 10.96mL/$(\min \cdot 1.73m^2)$，24 小时尿蛋白 2.41g/24h。既往 SLE 诊断明确，故诊断考虑系统性红斑狼疮，狼疮肾炎，肾功能不全。该患者自身抗体中 ANuA 和 AHA 阳性均与 ANA 核均质型相关，同时也是 SLE 患者常见抗体。核少点型相关特异性抗体目前极少在临床开展检测，无法得知该患者体内自身抗体的具体情况，但该荧光模型不具有临床疾病特异性，也可出现在 SLE 患者中。

【病例二】

**一般资料：**

余某，女，23 岁。4 个月前患者无明显诱因出现双踝部红色皮疹，不伴瘙痒，无腹痛、黑便、血尿、少尿、水肿，无口腔溃疡、光过敏、面部红斑、脱发、关节疼痛，未予特殊诊治。2 个月前，患者发现大腿内侧、前臂出现前述皮疹，伴洗肉水样小便，偶有黑便（具体次数不详），无腹痛、少尿、水肿、口腔溃疡、光过敏、关节疼痛等不适，遂于我院门诊就诊。自诉自幼贫血，具体不详。既往"甲亢"病史 4 年，间断服用硒酵母片，具体不详。

**体格检查：**

体温 36.5℃，心率 90 次 /min，呼吸 18 次 /min，血压 120/73mmHg。神志清，双眼睑无水肿，右踝部见少许陈旧性皮疹，双肺呼吸音清，未闻及干湿啰音，全腹软，无压痛及反跳痛，四肢无水肿。

ANA 荧光图片结果见图 3-6-12。

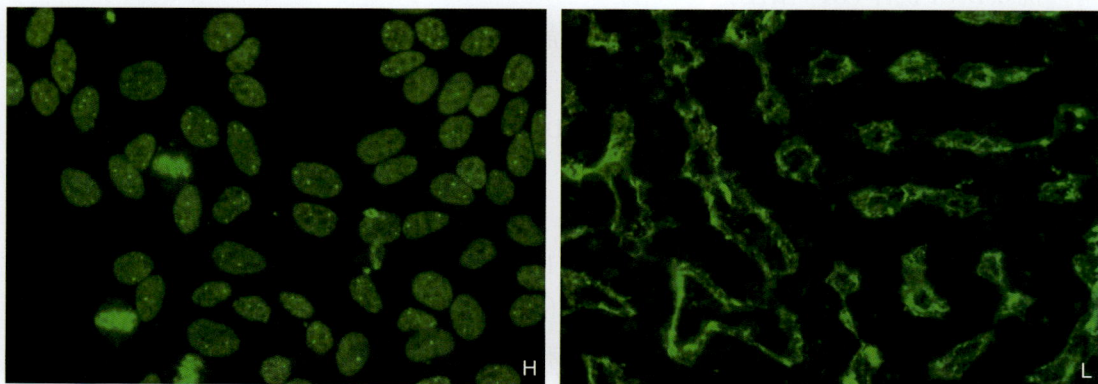

图 3-6-12　临床病例二——核少点型荧光图片

**其他实验室检查结果：**

免疫球蛋白：IgA 4130.00mg/L（↑），IgM 3520.00mg/L（↑）。

血常规:RBC $5.30 \times 10^{12}$/L(↑),Hb 107g/L(↓),MCHC 299g/L(↓),WBC $12.02 \times 10^9$/L(↑)。

尿干化学分析:尿蛋白 0.15g/L(±)(↑);尿沉渣镜检:红细胞 21/HPF(↑)。

肝、肾功能:Alb 38.6g/L(↓),SCr 59μmol/L,eGFR 124.45mL/(min·1.73m²)(↑)。

24 小时尿蛋白 0.22g/24h(↑)。

甲状腺功能相关检测:$FT_3$ 3.04pmol/L(↓)。

甲状腺抗体检测:抗 Tg 抗体 1666.00IU/mL(↑),抗 TPO 抗体>600.00IU/mL(↑)。

血红蛋白电泳:HbA 94.9%(↓,参考区间:96%～97.6%),HbA2 5.1%(↑,参考区间:2.4%～3.2%)。

抗 dsDNA 抗体、ANA 谱 13 项(LIA)均为阴性。

**其他辅助检查:**

甲状腺彩超:甲状腺不均匀改变,桥本甲状腺炎?

**病例分析:**

青年女性,以双下肢皮疹起病,伴洗肉水样小便,查血常规示小细胞低色素性贫血,尿常规提示尿蛋白、尿隐血阳性,考虑诊断过敏性紫癜,紫癜性肾炎。同时患者甲状腺抗体检测和甲状腺彩超均提示桥本甲状腺炎。该患者**抗核抗体荧光模型呈核少点型和核致密颗粒型**,这两种模型临床常伴随出现,现有研究认为,其靶抗原均不是自身免疫病的特征性靶抗原。

【病例三】

**一般资料:**

刘某,男,65 岁。11 个月前,患者从 1.5 米高处摔下,右手着地,20 天之后感右手掌侧拇指第 1 指节,示指第 1、2 指节桡侧感觉异常,右手力量无明显降低。入院前 9 个月,右手全掌侧感觉异常,右手力量明显降低,可提水,右手背感觉正常。入院前 5 个月,患者右手力量进一步降低,可握拳,右侧上肢不能内收、上举。入院前 3 个月,患者右手无力症状进一步加重,不能握拳。左手力量降低,可勉强握拳,左上肢内收受限,上举活动正常,无明显感觉异常。患者无头晕、头痛,无肢体麻木,无视物模糊、饮水呛咳、吞咽困难。患病以来,患者精神、食欲、大小便尚可,体重无明显变化。

**体格检查:**

体温 36.6℃,心率 88 次/min,呼吸 19 次/min,血压 120/72mmHg。神志清楚。心肺腹查体未见明显异常体征。神经内科专科查体:对答切题,高级神经活动正常,颅神经查体未见异常。步态正常,右上肢内旋姿势,外展、内收、上举等活动受限;左上肢内收受限。左上肢肌力 4+ 级,右上肢肌力 3 级,双下肢肌力正常。双侧上肢肌张力可疑降低,双侧下肢肌张力正常。共济运动:右侧指鼻试验、误指试验、快速轮替试验、反跳试验不能合作,上述试验左侧阴性;跟 - 膝 - 胫试验右侧不准,左侧稳准;闭目难立征、联合屈曲试验不合作。左手背痛觉减弱约 10%,右手背痛觉减弱约 30%,右足背痛觉减弱约 10%,深感觉及复合感觉正常。腹壁浅反射消失。下颌反射阳性,右侧吸吮反射可疑阳性,左侧 Hoffmann 征阳性,左侧屈指反射阳性。右侧肱二头肌反射、肱三头肌反射、桡反射、膝反射均消失；左侧肱二头肌反射、肱三头肌反射、桡反射均活跃，左侧膝反射减弱。病理征阴性。脑膜刺激征阴性。

**ANA 荧光图片结果见图 3-6-13。**

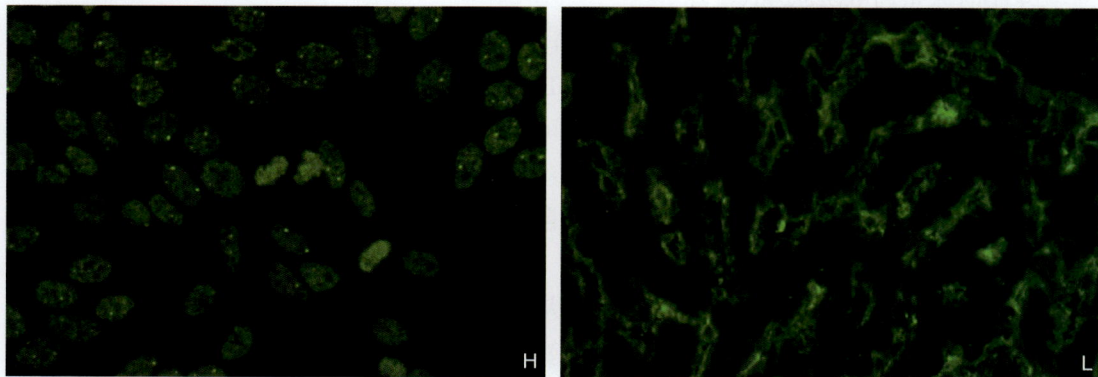

图 3-6-13　临床病例三——核少点型荧光图片

**其他实验室检查结果：**

免疫球蛋白：IgA 4040.00mg/L（↑），IgG 16.40g/L（↑），IgM 2730.00mg/L（↑）。

补体 C4 0.1060g/L（↓）。

血 KAP 14.10g/L（↑）。

尿 KAP 0.0319g/L（↑）。

血清蛋白电泳：$\alpha_1$ 球蛋白 5.10%（↑，参考区间：2.9% ～ 4.9%），Alb 53.70%（↓，参考区间：55.8% ～ 66.1%），γ 球蛋白 23.20%（↑，参考区间：11.1% ～ 18.8%）。

甲状腺功能相关检测：TSH 17.600mU/L（↑），$FT_4$ 11.80pmol/L（↓）。

甲状腺抗体检测：抗 Tg 抗体＞4000.00IU/mL（↑），抗 TPO 抗体 502.00IU/mL（↑）。

抗 dsDNA 抗体、ANA 谱 13 项（LIA）、AAV 相关检测、IFE 等均阴性。

**其他辅助检查：**

头部轴位冠矢状位 MRI 普通扫描：颅内多发缺血灶；脑白质脱髓鞘改变；右侧颞部蛛网膜囊肿；鼻旁窦炎。

颈椎 MRI 扫描：颈椎退行性变，颈 $_3$～颈 $_7$ 椎间盘突出，颈 $_4$、颈 $_5$ 椎体终板炎。

肌电图检：双上肢及颈椎脊旁肌、双侧腓肠肌呈神经源性损害；右侧胸锁乳突肌呈可疑神经源性损害。

**病例分析：**

患者为老年男性，外伤后出现右手感觉异常、无力 11 个月，加重伴左手无力 3 个月，肌电图提示双上肢呈神经源性损害，神经外科疑诊为肌萎缩侧索硬化症。同时患者甲状腺抗体检测提示桥本甲状腺炎。该患者**抗核抗体荧光模型呈核少点型和核致密颗粒型**，核少点型靶抗原之一——SMN 复合体主要在神经系统中广泛表达，其编码基因是脊髓性肌萎缩症

（一种高致死率的常染色体隐性遗传病）的致病基因,但目前暂未见抗 SMN 抗体在肌萎缩侧索硬化症或其他神经系统疾病中的阳性病例报道。因目前暂无商品化的抗 SMN 抗体检测试剂盒供临床检测,因此该病例是否与抗 SMN 抗体相关仍有待考究。该病例与核少点型病例二患者均有桥本甲状腺炎相关表现,抗核抗体均表现为核致密颗粒型和核少点型的复合荧光模型,该复合模型与桥本甲状腺炎是否有相关性也有待进一步研究。

### （七）拓展阅读

目前认为核少点型抗核抗体的靶抗原主要为 P80-coilin 和 SMN 复合体,P80-coilin 是一种螺旋小体（coiled bodies）特异性蛋白,螺旋小体与 SMN 复合物为卡哈尔小体（Cajal bodies,CBs）的两种主要结构成分。CBs 是普遍存在的核结构,常位于核仁附近,是一种直径 0.3 ～ 1μm 的无囊核体,由盘绕的原纤维组成。它们与核仁共享几种抗原,如 Nopp140、NAP57 和纤原蛋白,这些结构还包含 mRNA 剪接小核核糖核蛋白（snRNPs）和 SMN。

P80-coilin 是一种在 CBs 中高度富集的 80kDa 核蛋白,是 CBs 的标志性蛋白。其完整基因定位于染色体 17q22-23,包含 7 个外显子,跨度约 25kb。完整的 P80-coilin 蛋白由 576 个氨基酸组成,估计分子质量为 62 608。螺旋小体或 SMN 的固定足以触发 CBs 的形成,CBs 似乎是由蛋白 - 核糖核蛋白之间的相互作用形成的,然后直接或间接结合螺旋小体和 SMN 所形成。CBs 在细胞周期中不断进行组装和拆卸,在 $G_1$ 中后期产生的 CBs 数量最多,此时 P80-coilin 组装成几个小的核体状结构。在 S 期和 $G_2$ 期,CBs 变大,数量减少,通常在有丝分裂中无法检测到。

抗 P80-coilin 抗体于 1991 年首次被发现,该研究报道了 20 例患者,男女比例 1∶4,平均年龄 40.4 岁（15 ～ 70 岁）。其中 3 例为 PBC,12 例为其他风湿免疫性疾病,如 SS、SSc 和 SLE,3 例为神经受累患者,2 例其他疾病患者（包括 1 例呼吸系统感染合并皮疹和 1 例寒冷性荨麻疹）。但也有研究报道,抗 P80-coilin 抗体阳性主要见于更年轻的女性患者（9/11 患者年龄为 20 ～ 30 岁）,但大多数与风湿免疫性疾病无明显相关性,临床表现多见全身乏力、关节痛、头痛、痛经、淋巴结肿胀和 / 或轻度发热等,且抗 P80-coilin 抗体均为 IgG1 型或 IgG2 型。

抗 P80-coilin 抗体常常与抗 DFS70/LEDGF 抗体同时出现,在 IIF 检测中常呈现核少点型与核致密颗粒型的复合模型,但这两种抗体共同阳性的患者在临床表现上并无特异性,可见于过敏性疾病,但较少见于结缔组织病。多项研究发现,在较低的 IIF 稀释度下,几乎所有血清均出现其他伴随的荧光模型,如核均质型、核颗粒型、核致密颗粒型等,但在较高的稀释度下,这些荧光模型消失。这些伴随的荧光模型可能与其他自身抗体的存在有关,但这一特征有待进一步研究。

抗 SMN 复合体抗体的靶抗原为 SMN 复合体,是一种蛋白 - 核糖核酸多聚体,存在于胞质中,主要由 SMN 蛋白、Gemins 2 ～ 8 蛋白、含有 U snRNP 的 Sm 族蛋白和 unrip 蛋白等紧密结合形成。SMN 蛋白由 *SMN1* 基因编码,是脊髓性肌萎缩症（一类发病率较高的致死性的常染色体隐性遗传病)的致病基因。SMN 蛋白在中枢神经系统中广泛表达,并主要分布在神经元(尤其是下运动神经元)的胞质中和某些特定神经元的细胞核内。

抗 SMN 复合体抗体相关研究较少,主要见于系统性硬化症、多发性肌炎等疾病。有研究报道了 20 例无特异性血清抗体(如抗着丝粒抗体、抗 Scl-70 抗体)的 SSc 患者中有 6 例患者 ANA-IIF 表现为核点型,其中 5 例患者检出抗 SMN 复合体抗体,包括 4 例局限性 SSc,1 例弥漫性 SSc。所有患者均为女性,且均伴有近端乏力、血清肌酸激酶水平升高和肌电图异常的表现,60% 的患者还有关节炎和钙质沉着等症状。另一研究发现,在 61 例 PM 患者中发现 3 例抗 SMN 复合体抗体阳性,包括 1 例单纯 PM 和 2 例 PM-SSc 重叠综合征患者,但在 51 例 DM 患者中未见阳性。

目前抗 P80-coilin 抗体和抗 SMN 复合体抗体的临床检测缺乏商品化试剂盒,主要通过 Western Blotting、ALBIA 等方法进行检测,其临床应用价值还有待进一步挖掘。

### 三、小泛素相关修饰蛋白样核点型

#### (一)典型荧光模型判读要点

**1. HEp-2 细胞**

**(1)分裂间期**:部分细胞核的核仁区旁呈现 1 个粗大点状荧光染色。

**(2)分裂期**:细胞染色体区荧光染色阴性。

**2. 猴肝组织**　部分肝细胞核呈现 1 个"针尖样"点状荧光染色。典型的小泛素相关修饰蛋白样核点型荧光模型见图 3-6-14。

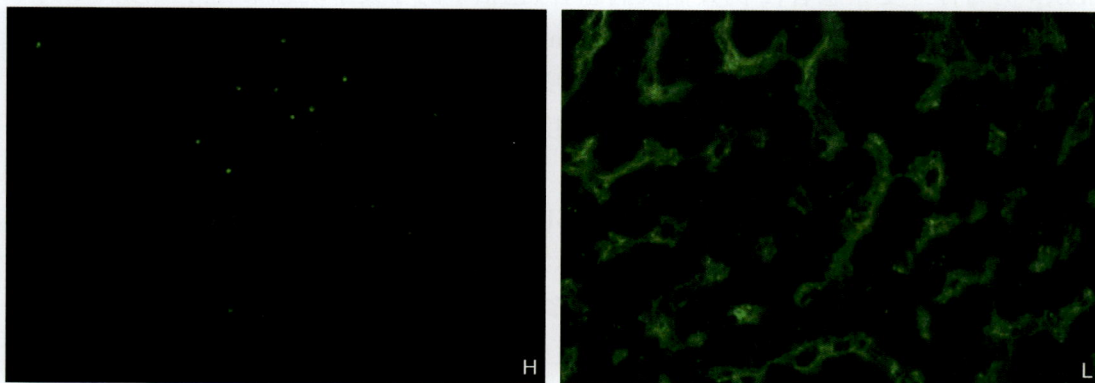

图 3-6-14　小泛素相关修饰蛋白样核点型荧光模型典型示例

#### (二)临床荧光模型展示

临床单一小泛素相关修饰蛋白样核点型荧光模型见图 3-6-15。

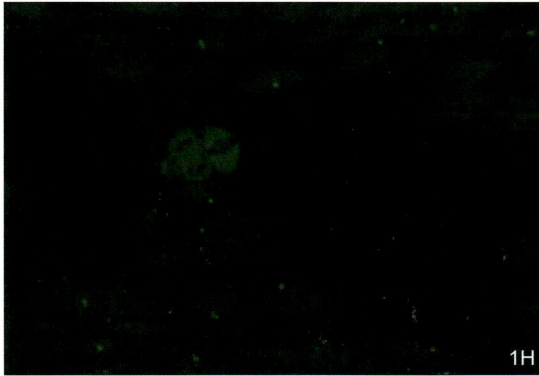
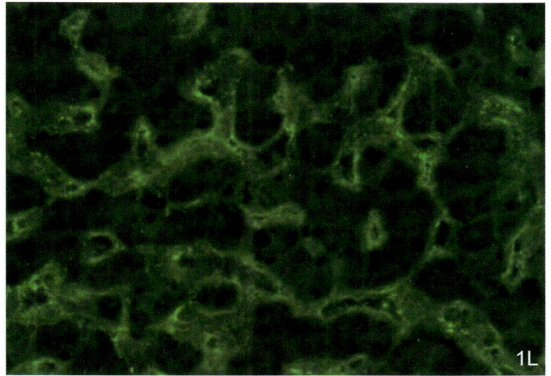
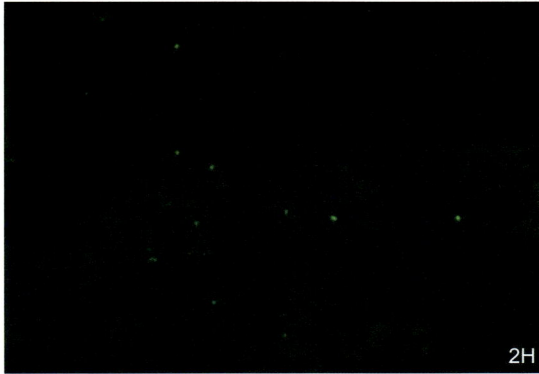
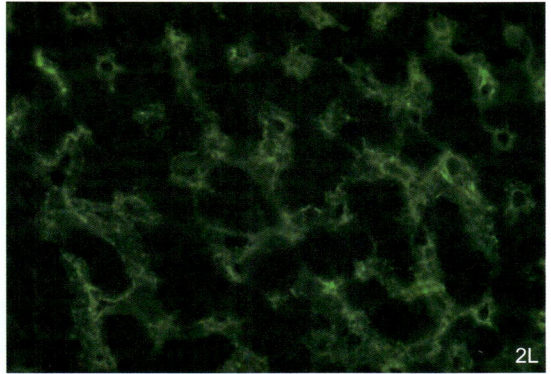
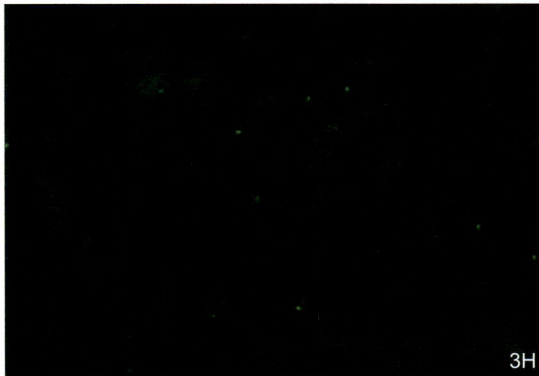
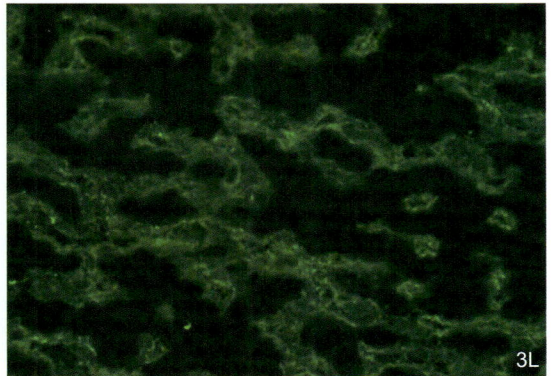
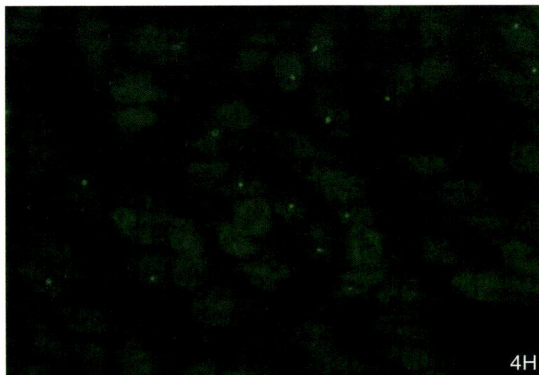
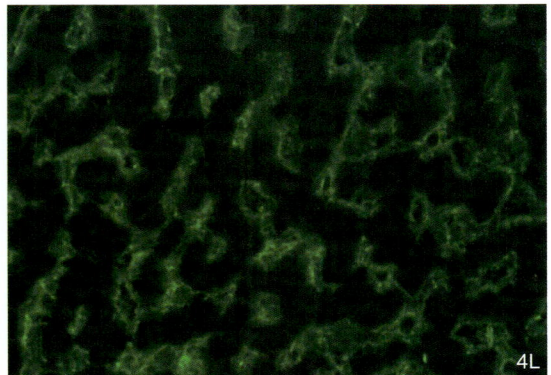

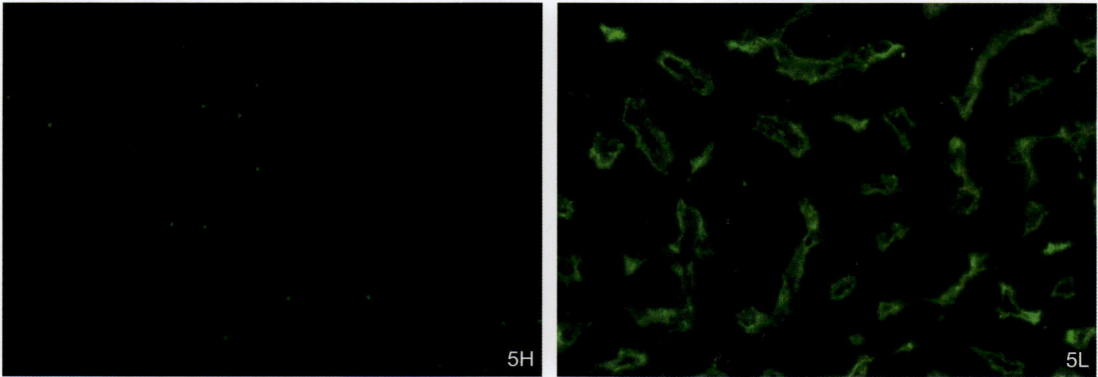

**图 3-6-15　临床单一小泛素相关修饰蛋白样核点型荧光模型图片**

1H、1L ～ 5H、5L 为 5 例不同的临床小泛素相关修饰蛋白样核点型荧光模型图片

## （三）易混荧光模型鉴别

小泛素相关修饰蛋白样核点型与相关易混荧光模型的鉴别见表 3-6-3 及图 3-6-16。

**表 3-6-3　小泛素相关修饰蛋白样核点型与相关易混荧光模型的鉴别**

| 荧光模型 | | 鉴别要点 | | |
| --- | --- | --- | --- | --- |
| | | HEp-2 细胞分裂间期 | HEp-2 细胞分裂期 | 猴肝组织 |
| 主模型 | 小泛素相关修饰蛋白样核点型 | 部分细胞核的核仁区旁呈现 1 个粗大点状荧光染色 | 细胞染色体区荧光染色阴性 | 部分肝细胞核呈现 1 个"针尖样"点状荧光染色 |
| 易混模型 | 核少点型 | 多数细胞核呈现 1 ～ 6 个分布不均、大小不一的点状荧光，常靠近核仁区 | 细胞染色体区荧光染色阴性，染色体周围有时可见点状荧光 | 肝细胞核中可见到 0 ～ 2 个大小不一的点状荧光 |
| | 中心体型 | 细胞质中可见 1 ～ 2 个紧靠细胞核的点状荧光 | 细胞两极可见 2 个相对的明亮点状荧光 | 肝细胞内可见 1 ～ 2 个点状荧光染色 |

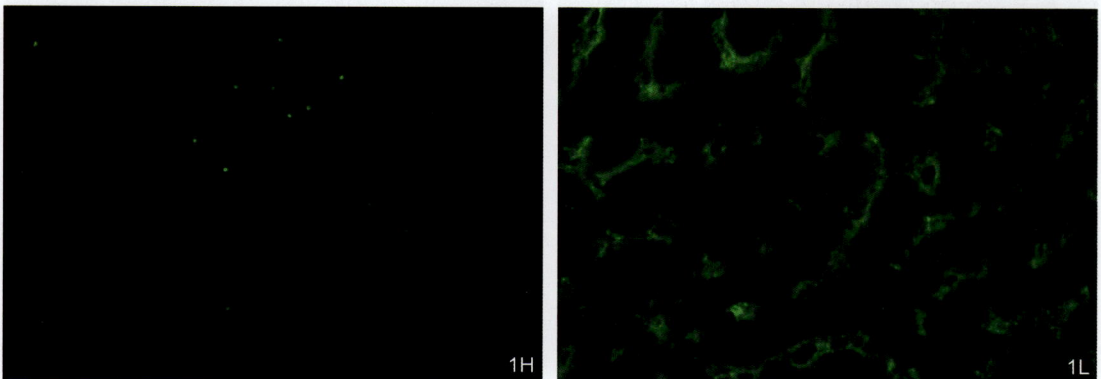

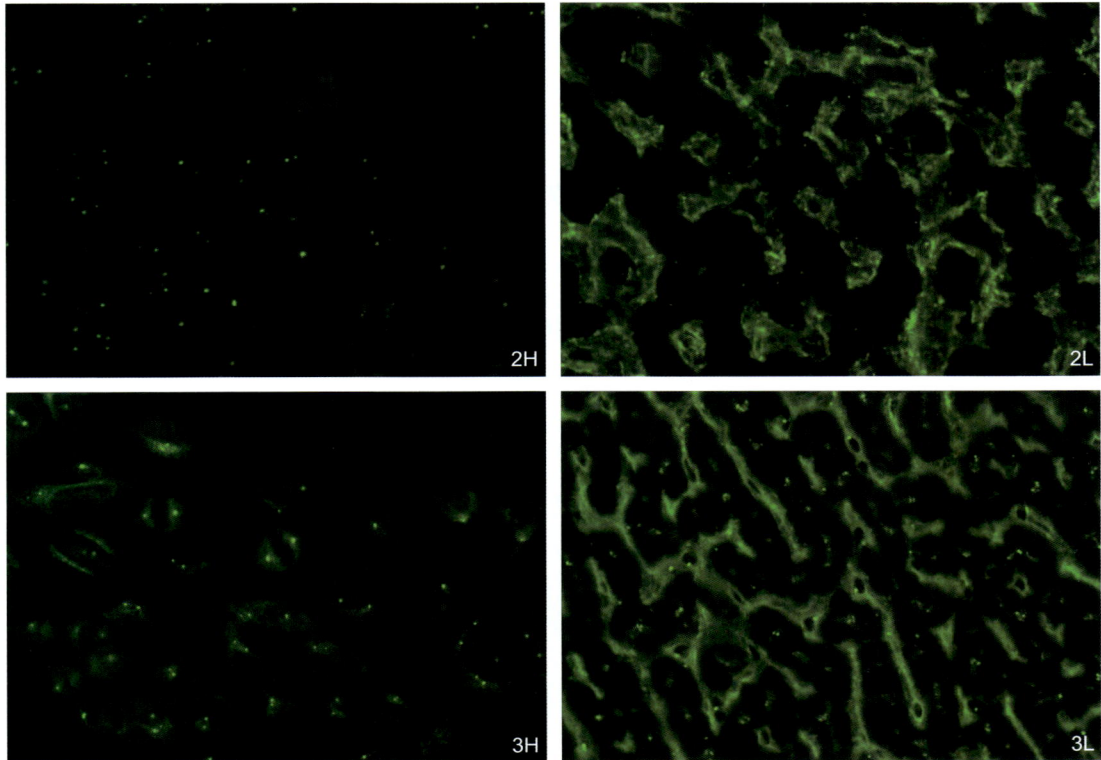

图 3-6-16　小泛素相关修饰蛋白样核点型与相关易混荧光模型图形比较
1H、1L：小泛素相关修饰蛋白样核点型；2H、2L：核少点型；3H、3L：中心体型

【小泛素相关修饰蛋白样核点型与核少点型鉴别要点】

1. HEp-2 细胞分裂间期　小泛素相关修饰蛋白样核点型部分细胞的核仁区旁呈现 1 个粗大的点状荧光，而核少点型多数细胞核中呈现 1 ～ 6 个分布不均、大小不一的点状荧光。

2. HEp-2 细胞分裂期　小泛素相关修饰蛋白样核点型染色体以外区域无点状荧光染色，而核少点型细胞染色体以外区域有时可见点状荧光。

3. 猴肝组织　小泛素相关修饰蛋白样核点型部分肝细胞核呈现 1 个"针尖样"点状荧光，而核少点型肝细胞核中可见到 0 ～ 2 个大小不一的点状荧光。

【小泛素相关修饰蛋白样核点型与中心体型鉴别要点】

1. HEp-2 细胞分裂间期　小泛素相关修饰蛋白样核点型部分间期细胞的核仁区旁呈现 1 个粗大的点状荧光，而中心体型间期细胞胞质中可见 1 ～ 2 个紧靠细胞核的点状荧光。

2. HEp-2 细胞分裂期　小泛素相关修饰蛋白样核点型分裂期无点状荧光染色，而中心体型细胞两极可见 2 个相对的明亮点状荧光。

**3. 猴肝组织** 小泛素相关修饰蛋白样核点型部分肝细胞核呈现 1 个 "针尖样" 点状荧光,而中心体型肝细胞内可见 1 ～ 2 个点状荧光染色。

## (四)复合荧光模型展示

临床小泛素相关修饰蛋白样核点型复合荧光模型见图 3-6-17。

## (五)临床相关性

小泛素相关修饰蛋白样核点型抗核抗体荧光模型识别的靶抗原主要为 SUMO 蛋白

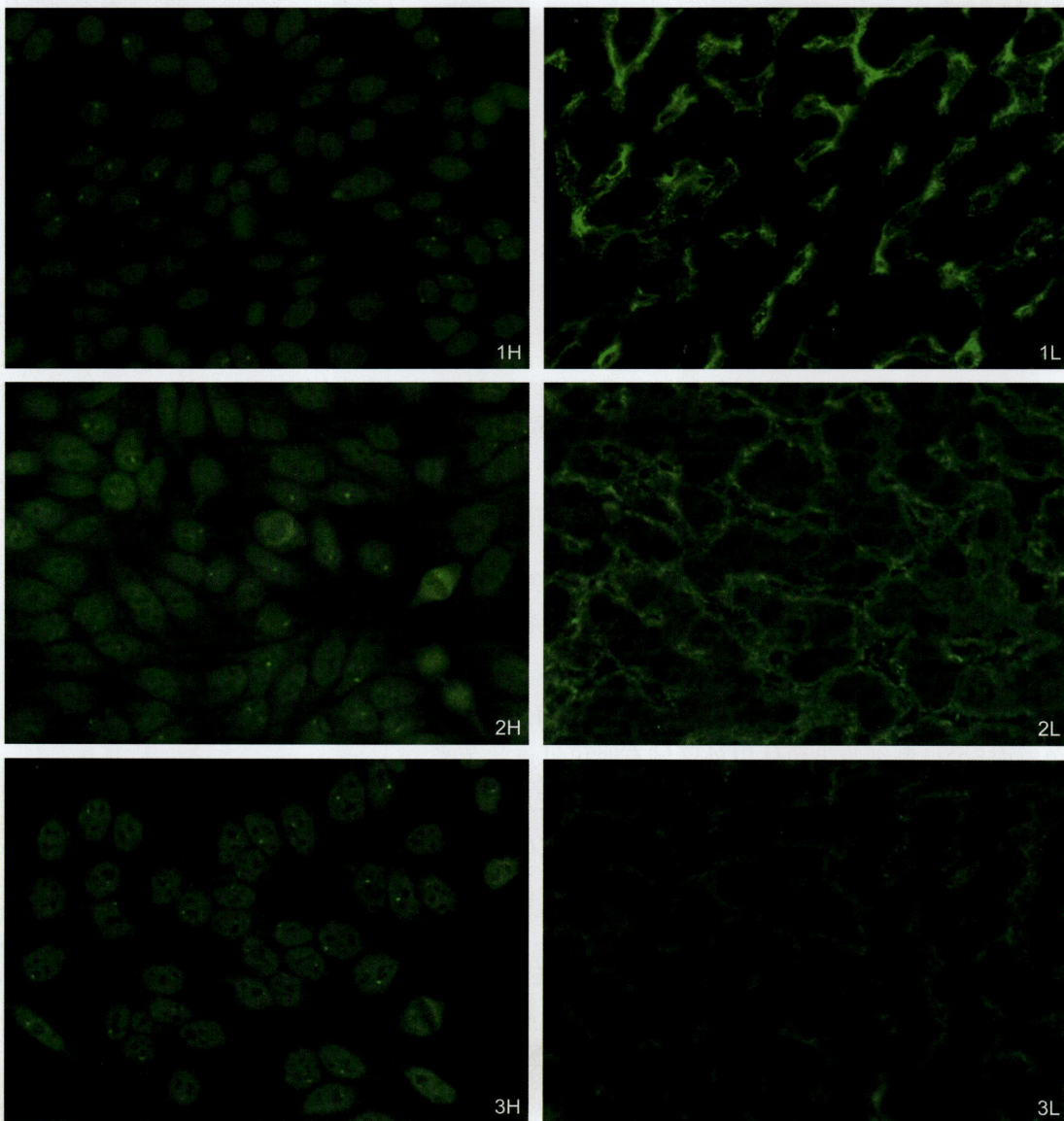

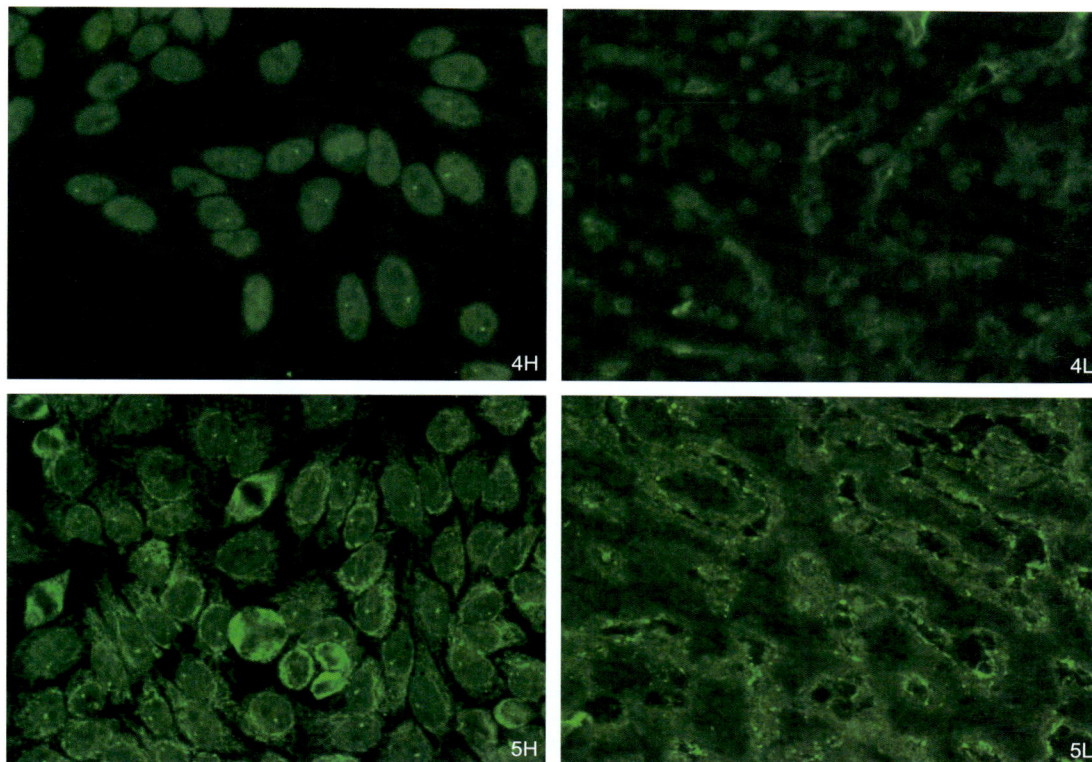

图 3-6-17 临床小泛素相关修饰蛋白样核点型复合荧光模型图片

1H、1L:小泛素相关修饰蛋白样核点型和核均质型;2H、2L:小泛素相关修饰蛋白样核点型和核细颗粒型;3H、3L:小泛素相关修饰蛋白样核点型和核颗粒型;4H、4L:小泛素相关修饰蛋白样核点型和核均质型;5H、5L:小泛素相关修饰蛋白样核点型、核细颗粒型和线粒体样型

SUMO-2 和 SUMO-1。该模型主要见于 PBC,且抗 SUMO-2 抗体常出现在抗 Sp100 抗体阳性的 PBC 患者血清中,因此临床上也常见核多点型和小泛素相关修饰蛋白样核点型的复合模型。

## (六)临床病例

### 【病例一】

**一般资料:**

苏某,女,39 岁。6 年前患者因"皮肤瘙痒"在我院就诊查肝功能:TBil 24.5μmol/L,DBil 11.8μmol/L,ALT 225IU/L,AST 201IU/L;ANA(IIF)1:320 核颗粒型,考虑肝功能异常,药物性肝炎? 自身免疫性肝炎? 予以保肝治疗好转出院,出院后复查肝功能异常,于外院诊断"PBC?"(具体诊疗情况不详),予以熊去氧胆酸胶囊 250mg 1 天 3 次,坚持服用 2 年,未定期复查肝功能,后患者于当地医院口服的松、中药治疗(具体不详),复查肝功能改善不明显(具体不详),现为求进一步诊治再次就诊。

患者自诉睡眠质量差、饮食尚可,大便次数增加,食欲不振,近期体重增加 3kg。17 年前行剖腹产手术。

**体格检查:**

体温 36.6℃,心率 78 次 /min,呼吸 18 次 /min,血压 122/80mmHg。神志清,精神差,全身皮肤及巩膜黄染,全腹软,下腹见一长约 12cm 陈旧性瘢痕。肝、脾及双肾未触及。双下肢无水肿。

ANA 荧光图片结果见图 3-6-18。

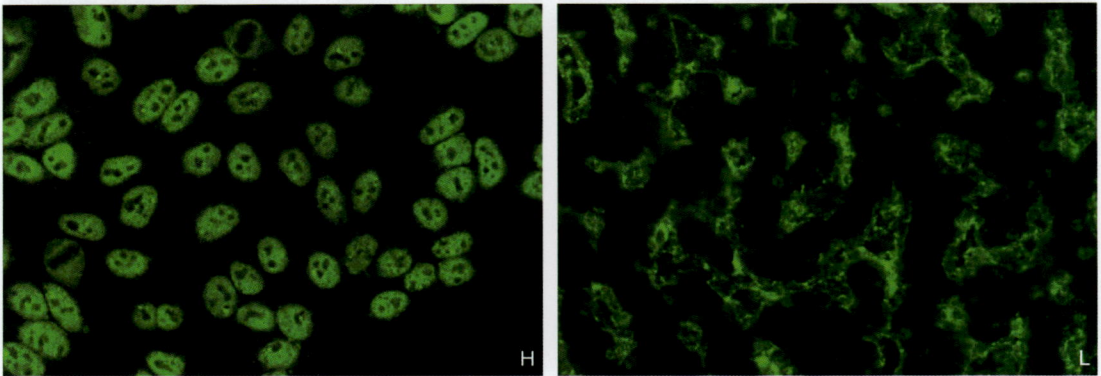

图 3-6-18 临床病例———小泛素相关修饰蛋白样核点型荧光图片

**其他实验室检查结果:**

ANA 谱 13 项(LIA):抗 Sm 抗体 ±,余阴性。

自免肝抗体谱(LIA):AMA-M2+。

免疫球蛋白:IgG 7.58g/L(↓),IgA 386mg/L(↓)。

PIVKA Ⅱ 2894.00mAU/mL(↑),AFP 5.43ng/mL。

血常规:RBC $2.96 \times 10^{12}$/L(↓),Hb 95g/L(↓),PLT $78 \times 10^9$/L(↓),WBC $12.90 \times 10^9$/L(↑)。

凝血功能检测:PT 25.4s(↑),INR 2.33(↑),APTT 42.3s(↑)。

肝、肾功能:TBil 609.0μmol/L(↑),DBil 474.0μmol/L(↑),IBil 135.0μmol/L(↑),ALT 340IU/L(↑),AST 288IU/L(↑),ALP 159IU/L(↑),TP 39.5g/L(↓),Alb 27.7g/L(↓),SCr 161μmol/L(↑),BUN 15.8mmol/L(↑),eGFR 33.74mL/(min·1.73m²)(↓)。

抗 dsDNA 抗体、AAV 相关检测均阴性。

**其他辅助检查:**

腹部彩超:脾脏肿大。

全腹部增强扫描 CT:肝硬化、脾大、门静脉高压、侧支循环开放,盆腹腔少量积液。

胃镜未见食管、胃底静脉曲张。

肝脏穿刺病理:见 15 个汇管区,肝细胞水样变性,可见肝细胞再生及 Kupffer 细胞,小叶内见散在点状或灶状坏死,轻度界面炎,门管区中等量淋巴细胞、浆细胞浸润,小胆管无明显增生,Foot 及 Masson 染色示纤维组织增生及门管区扩大,免疫组化示 HBsAg(-)、HBcAg(-),IgG4(-),铜染色示少许交界带胆盐沉积,铁染色、PAS 及 D-PAS 未见明显异常,考虑轻度慢性炎(G2S1),符合 PBC,见界面性肝炎,淋巴浆细胞浸润,不排除合并 AIH 可能。

**病例分析:**

患者为中年女性,起病缓,病程长,因肝功能持续异常前来就诊,**抗核抗体荧光模型为小泛素相关修饰蛋白样核点型和核颗粒型**,结合患者既往病史、AMA-M2 阳性、肝肾功能检查、肝穿病理检查结果,病因诊断考虑为 PBC 重叠 AIH 并发肝肾综合征。小泛素相关修饰蛋白样核点型常见于 PBC 患者,因此该患者是一例较为典型的小泛素相关修饰蛋白样核点型患者。

【病例二】

**一般资料:**

李某,男,72 岁。2 个月前患者出现反复发热,最高 38.8℃,每次持续 2 ~ 3 小时,伴活动后呼吸困难、出汗,伴周身肌肉疼痛,下肢为著,偶有视物模糊。多次外院诊治考虑"肺部感染",予输液等治疗,效果差。7 天前,上述症状加重,伴少量咳嗽咳痰,咳白色泡沫痰,偶有痰中带血丝。

**体格检查:**

体温 36.8℃,心率 94 次 /min,呼吸 22 次 /min,血压 112/70mmHg,双肺呼吸音粗糙,双下肺可闻及少量湿啰音,心律齐,各瓣膜区未闻及杂音,全腹软,无压痛、反跳痛,双下肢水肿。

**ANA 荧光图片结果见图 3-6-19。**

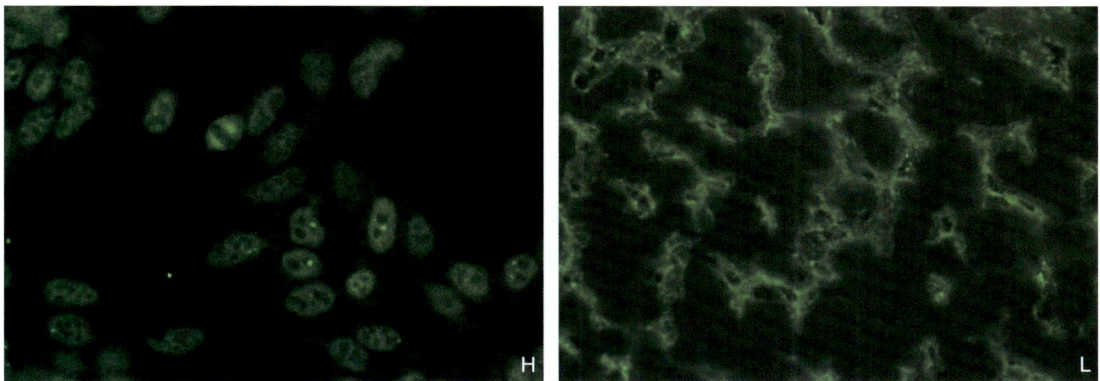

图 3-6-19 临床病例二——小泛素相关修饰蛋白样核点型荧光图片

**其他实验室检查结果:**

AAV 相关检测:ANCA(IIF)pANCA,抗 MPO 抗体(ELISA)3.9S/CO(↑)。

肌炎抗体检测:抗 HMGCR 抗体 ± 。

KL-6 阴性。

血沉＞120.0mm/h（↑），PCT 0.21ng/mL（↑），CRP 137.00mg/L（↑）。

T 淋巴细胞绝对计数：CD3 637/μL（↓），CD8 147/μL（↓）。

血常规：Hb 111g/L（↓），WBC 18.05×10⁹/L（↑）。

肝、肾功能：ALT 72IU/L（↑），AST 86IU/L（↑），ALP 281IU/L（↑），GGT 162IU/L（↑），Alb 22.8g/L（↓），Glb 43.6g/L（↑）。

痰真菌培养：查见少量似酵母样菌。

单疱病毒Ⅰ/Ⅱ型 IgM 抗体（CLIA）阳性。

巨细胞病毒 DNA 载量 221copies/mL（↑，参考区间：扩增阴性）。

**其他辅助检查：**

胸部 CT：肺气肿征象，肺大疱，双肺散在间质纤维化伴炎症，双肺结节，较大者位于右肺水平裂旁，约 0.5cm，炎性？其他？双侧胸膜增厚；心脏未见增大，主动脉壁钙化，主动脉峡部稍变窄。

肌电图：双下肢所检神经呈周围神经源性损害（运动纤维受累为主）；双侧胫前肌呈神经源性损害；其余神经、肌肉检查未见异常。

下肢动静脉彩超：双侧小腿肌间静脉血栓，双侧下肢动脉粥样硬化斑。

**病例分析：**

患者为老年男性，因反复发热伴呼吸困难 2 个月，加重伴咳嗽咳痰 7 天前来就诊，结合患者现病史、炎性指标、痰培养及影像学检查，考虑诊断为结缔组织疾病相关间质性肺病伴双肺肺炎（细菌＋病毒感染）。另外，患者存在 ANCA 阳性、肌炎抗体可疑阳性，**抗核抗体荧光模型为小泛素相关修饰蛋白样核少点型和核细颗粒型**，患者疑诊为系统性血管炎。该患者无 PBC 相关证据，提示小泛素相关修饰蛋白样核少点型也可能出现在非 PBC 患者中，但其与系统性血管炎是否有相关性目前未见研究报道。

## （七）拓展阅读

小泛素相关修饰蛋白样核点型的靶抗原主要为 SUMO-1 和 SUMO-2，主要见于 PBC。PBC 患者中常见的自身抗体还包括 AMA-M2、抗 PML 蛋白抗体、抗 Sp100 抗体和抗 gp210 抗体等，其中抗 PML 蛋白抗体的靶抗原 PML 蛋白是在早幼粒细胞白血病中发现的，PML 蛋白需经过多种翻译后修饰，包括 SUMO 修饰，并招募多种相关蛋白，与 SIM 结合，形成 PML-NB。Sp100 也是定位于 PML-NB 的特异蛋白。Sp100 和 PML 蛋白都是共价连接到 SUMO。

SUMO 蛋白是一类重要的类泛素蛋白，分子量大约为 17kDa，SUMO 修饰是一种可逆的翻译后修饰，是一种重要的分子调控机制，参与基因表达、基因组维持、DNA 损伤修复、转录调控和细胞周期等多种生物学过程。SUMO 蛋白分布广泛，人类基因组主要编码 4 种 SUMO 蛋白亚型：SUMO-1、SUMO-2、SUMO-3 和 SUMO-4，其中 SUMO-4 是 SUMO-2 和 SUMO-3 结合形成的亚型。SUMO-1、SUMO-2 和 SUMO-3 起主要作用并在各种组织中均有表达，而 SUMO-4 主要在肾、脾和淋巴结中表达。在各亚型中，SUMO-1 和 SUMO-2 具有 50%

的序列同源性,SUMO-2 和 SUMO-3 高度相似,仅有 3 个氨基酸差异,同源性高达 95%,所以经常共写 SUMO-2/3。

国内外均有研究显示,SUMO 蛋白也是 PBC 中独立的自身抗原。研究发现,在抗核多点抗体(抗 Sp100 或抗 PML 抗体)阳性的 PBC 患者中,分别有 42%(22/53)和 15%(8/53)检测出抗 SUMO-2 和 SUMO-1 的自身抗体,其中 13%(7/53)同时检出抗 SUMO-2 抗体和抗 SUMO-1 抗体,而抗核多点抗体(抗 Sp100 和抗 PML 抗体)阴性的 PBC 患者及健康人群中,均没有检出抗 SUMO-2 和 SUMO-1 的自身抗体($p<0.01$)。抗 SUMO-1 抗体反应性较抗 SUMO-2 抗体弱,且抗 SUMO-2 抗体常与抗 Sp100 抗体同时出现,但二者出现的先后顺序还不得而知。该研究推测,PBC 患者的自身免疫反应可能首先以 Sp100 为靶点,然后连续扩散到共价结合的 SUMO-2;其次,一旦产生了抗 SUMO 自身抗体,自身免疫反应也可以识别其他 SUMO 化的蛋白质。国内也有研究报道,抗 SUMO 抗体是 PBC 的特异性抗体,抗 SUMO-1、SUMO-2 和 SUMO3 抗体的灵敏度为 86.4% ～ 88.2%,特异度可达 98.4% ～ 99.8%。虽然抗 SUMO 抗体可在 SS、SLE、RA 等其他自身免疫病中有一定的检出率,尤以 SS 和 RA 较高,但其阳性率无明显统计学差异,但这也提示这类患者有合并潜在的亚临床 PBC 的可能性,需密切随访。

SUMO 蛋白在人体组织中分布广泛且功能复杂,但目前关于抗 SUMO 抗体的文献报道较少,而抗核抗体荧光模型小泛素相关修饰蛋白样核点型及相关的抗 SUMO 抗体在 PBC 以外的疾病中更是鲜有报道,且临床常见该模型与核细颗粒型的复合模型,但暂未有相关研究报道,因此对于该模型的认识还有待更深入的研究。

## 第七节　核仁型

### 一、核仁均质型

#### (一)典型荧光模型判读要点

**1. HEp-2 细胞**
(1)分裂间期:核仁区阳性,呈均匀荧光染色。
(2)分裂期:染色体区荧光染色阴性,染色体区外围呈细颗粒样荧光。
**2. 猴肝组织**　肝细胞核核仁呈均匀荧光染色,核质呈弱的细颗粒或网状荧光染色。典型的核仁均质型荧光模型见图 3-7-1。

#### (二)临床荧光模型展示

临床单一核仁均质型荧光模型见图 3-7-2。

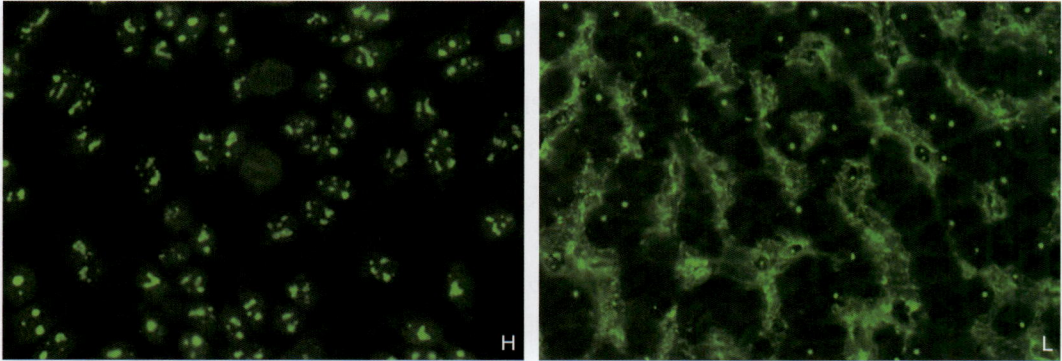

图 3-7-1 核仁均质型荧光模型典型示例

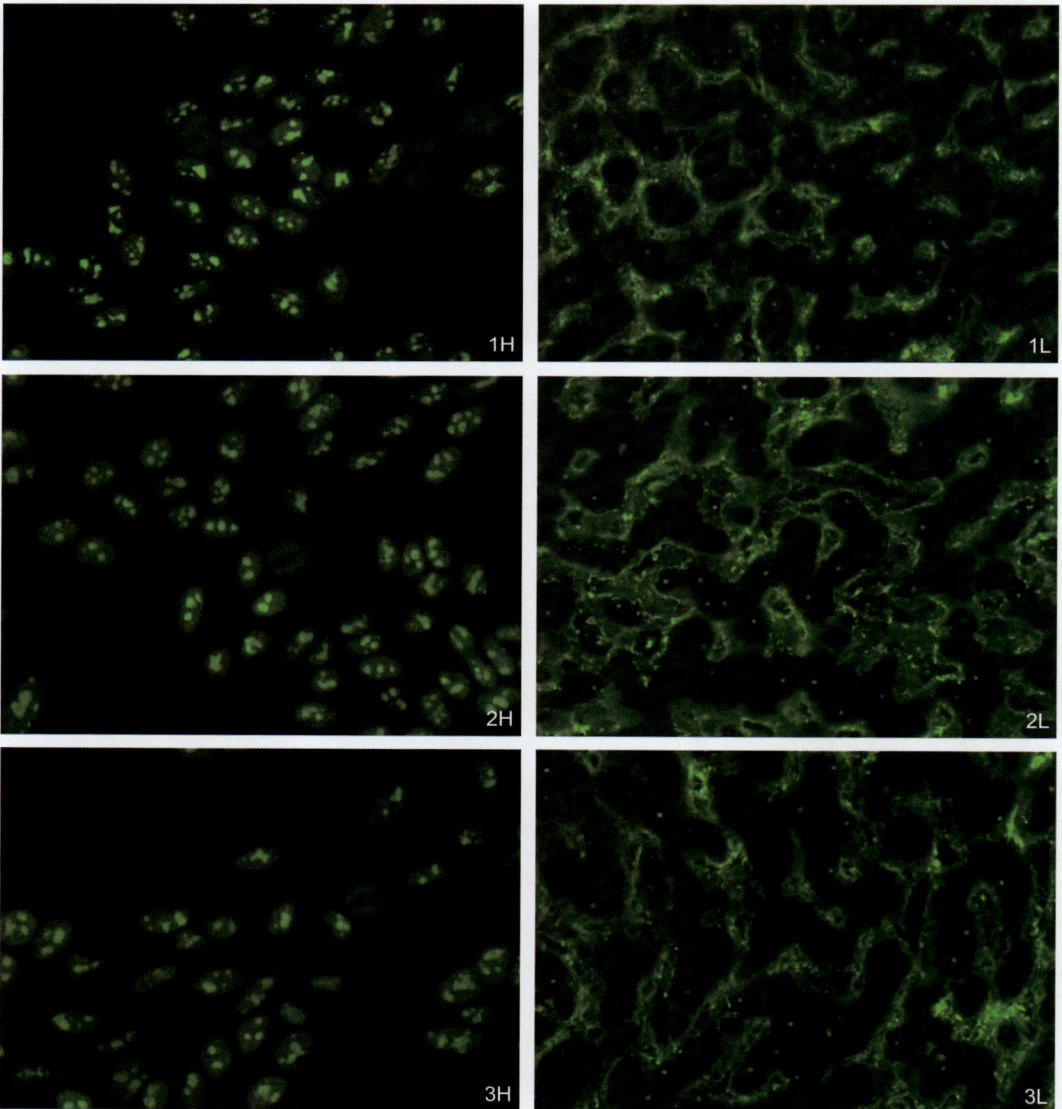

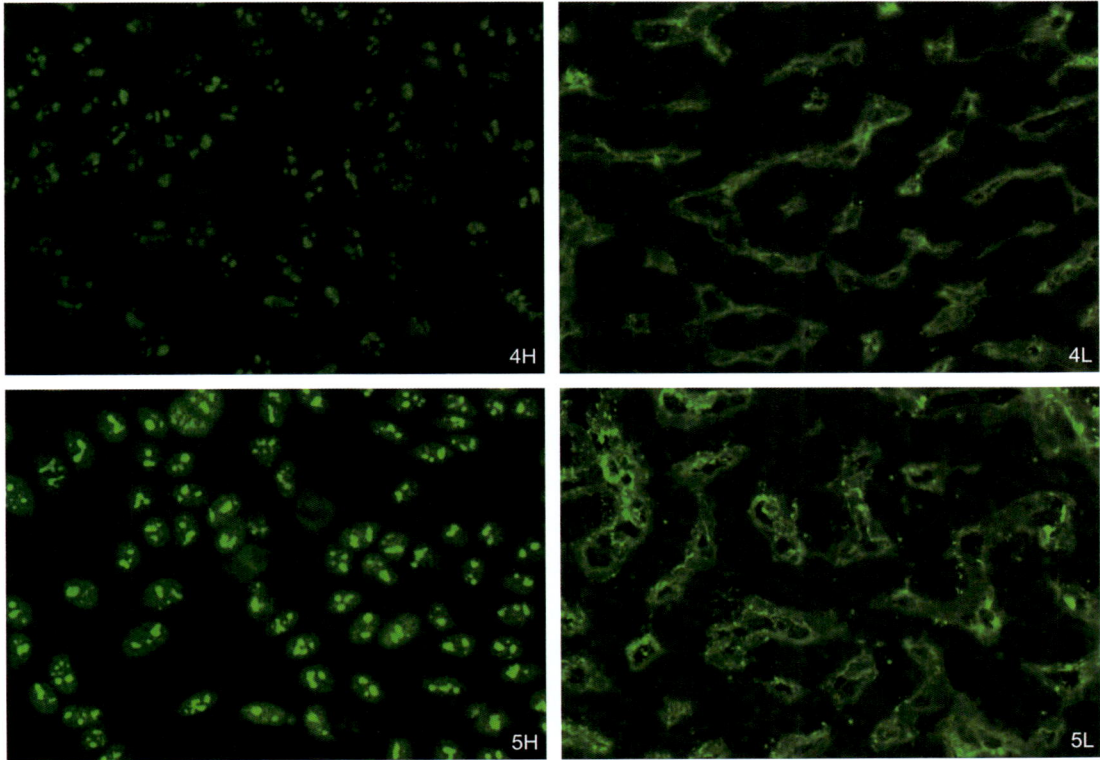

图 3-7-2 临床单一核仁均质型荧光模型图片

1H、1L～5H、5L 为 5 例不同的临床核仁均质型荧光模型图片

## （三）易混荧光模型鉴别

核仁均质型与相关易混荧光模型的鉴别见表 3-7-1 及图 3-7-3。

表 3-7-1 核仁均质型与相关易混荧光模型的鉴别

| 荧光模型 | | 鉴别要点 | | |
| --- | --- | --- | --- | --- |
| | | HEp-2 细胞分裂间期 | HEp-2 细胞分裂期 | 猴肝组织 |
| 主模型 | 核仁均质型 | 核仁区阳性,呈均匀荧光染色 | 染色体区荧光染色阴性,染色体区外围呈细颗粒样荧光 | 肝细胞核核仁呈均匀荧光染色,核质呈弱的细颗粒或网状荧光染色 |
| 易混模型 | 核仁斑片型 | 核仁呈块状或片状荧光染色,通常伴 2～6 个卡哈尔体染色 | 染色体区荧光染色阴性,分裂中期染色体区周围呈不规则增强的环状荧光 | 肝细胞核核仁呈均匀荧光染色 |
| | 核仁颗粒型 | 核仁内可见细颗粒或点状荧光 | 染色体区可见 1～5 对明亮的点状荧光,染色体区以外可见轻微细颗粒样荧光 | 肝细胞核核仁荧光染色阳性 |

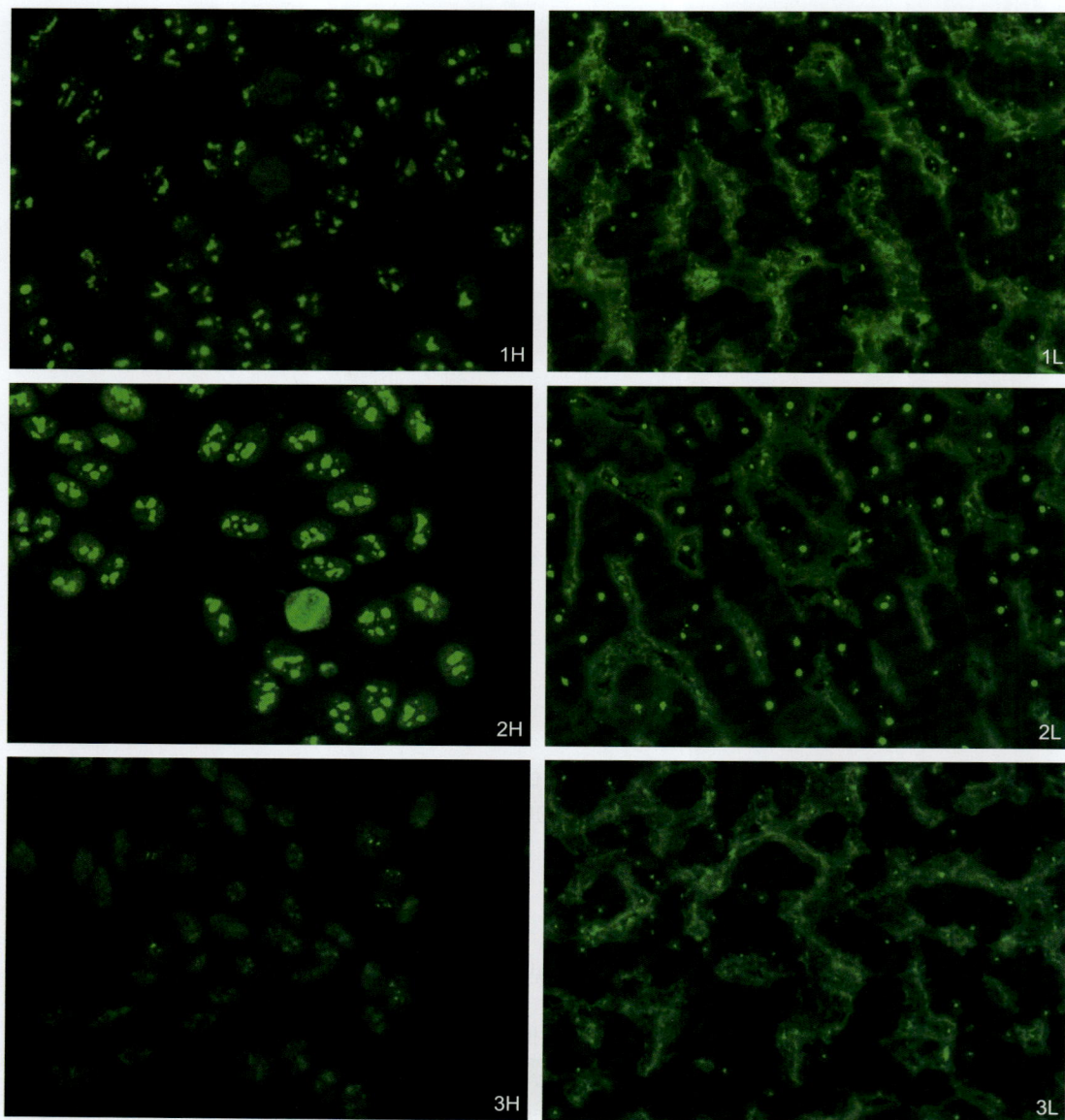

图 3-7-3　核仁均质型与相关易混荧光模型图形比较
1H、1L:核仁均质型;2H、2L:核仁斑片型;3H、3L:核仁颗粒型

【核仁均质型与核仁斑片型鉴别要点】

1. HEp-2 细胞分裂间期　核仁均质型细胞的核仁呈均匀荧光染色,而核仁斑片型细胞的核仁呈块状或片状荧光染色,通常伴 2～6 个卡哈尔体染色。

2. HEp-2 细胞分裂期　核仁均质型染色体区外围呈细颗粒样荧光,而核仁斑片型分裂中期染色体区周围呈不规则增强的环状荧光。

3. 猴肝组织　无明显差异。

【核仁均质型与核仁颗粒型鉴别要点】

**1. HEp-2 细胞分裂间期**　核仁均质型细胞的核仁呈均匀荧光,而核仁颗粒型细胞的核仁呈细颗粒或点状荧光。

**2. HEp-2 细胞分裂期**　核仁均质型染色体区荧光染色阴性,染色体区外围呈细颗粒样荧光,而核仁颗粒型分裂期染色体区可见 1～5 对明亮的点状荧光,染色体区以外可见轻微细颗粒样荧光。

**3. 猴肝组织**　无明显差异。

## (四)复合荧光模型展示

临床核仁均质型复合荧光模型见图 3-7-4。

## (五)临床相关性

核仁均质型荧光模型主要见于针对 PM-Scl 蛋白复合物、37kDa 核仁磷蛋白(nucleophosmin,B23)、110kDa 核仁蛋白(nucleolin,C23)以及 Th/To 抗原所产生的自身抗体,常见于 SSc、系统性硬化症 - 自身免疫性肌病重叠综合征、雷诺综合征以及其他系统性 AID(如 SLE 等)。临床疑似 lcSSc,推荐进一步检测抗 Th/To 抗体,疑似 SSc 与自身免疫性肌病重叠,则推荐进一步检测抗 PM-Scl 抗体。

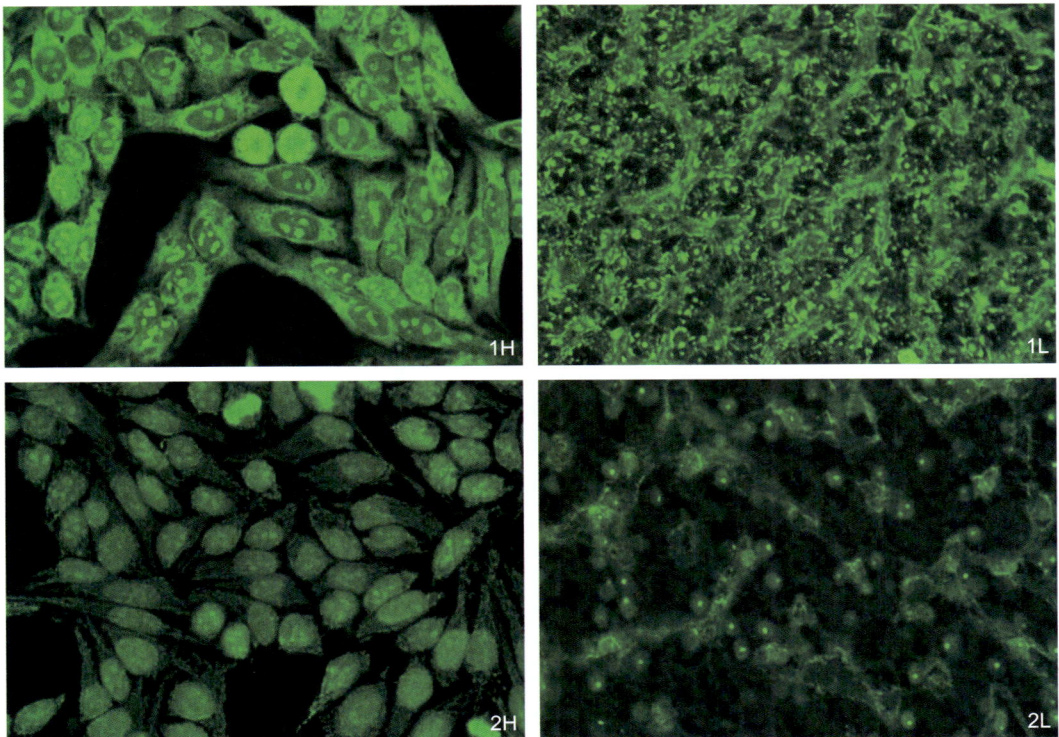

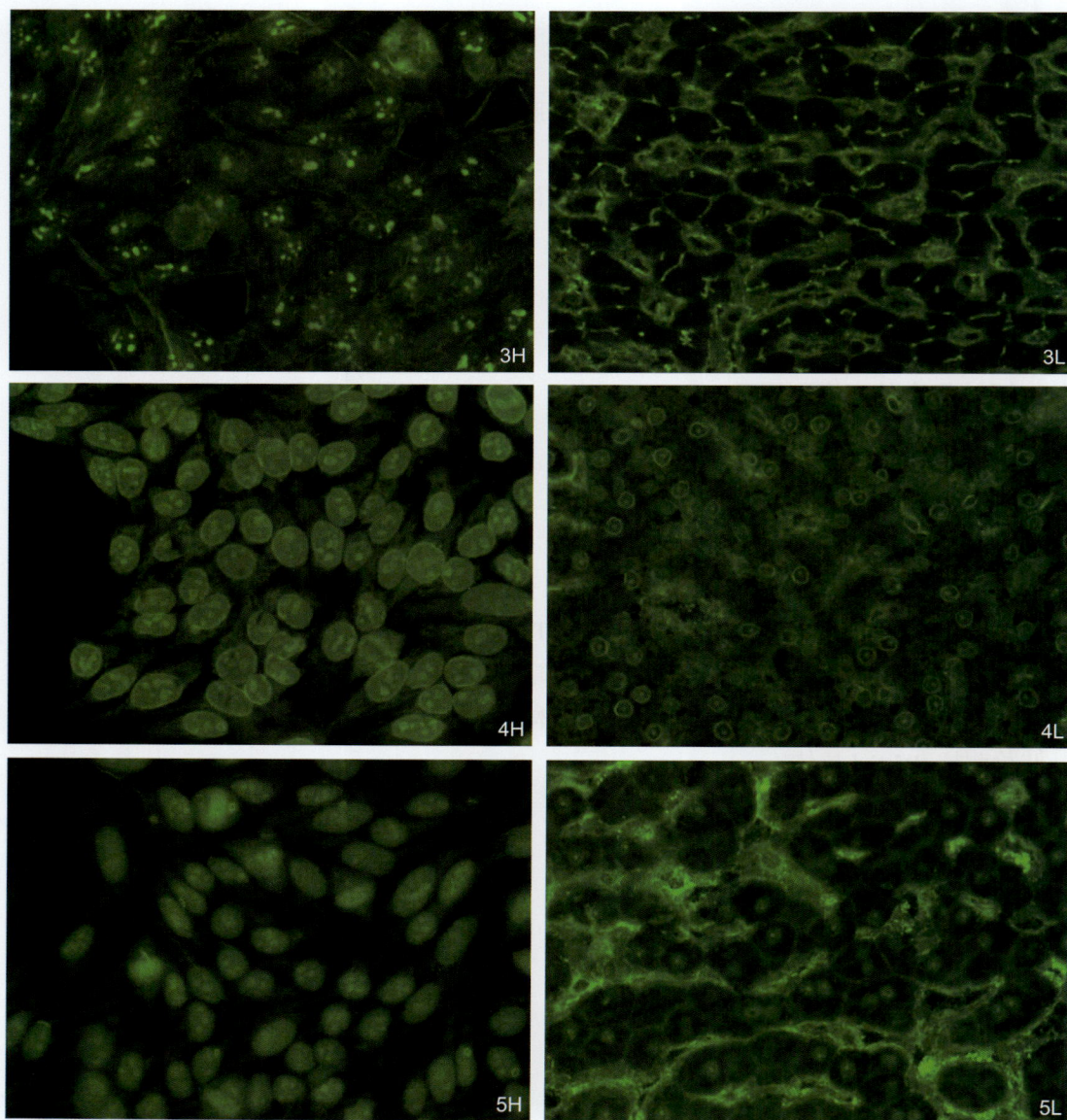

图 3-7-4　临床核仁均质型复合荧光模型图片

　　1H、1L:核仁均质型和胞质致密颗粒型;2H、2L:核仁均质型、核均质型和线粒体样型;3H、3L:核仁均质型和肌动蛋白型;4H、4L:核仁均质型和核膜型;5H、5L:核仁均质型、核均质型和胞质棒环型

## (六)临床病例

【病例一】

**一般资料:**

刘某,女,35 岁。6 年前无明显诱因出现四肢关节肿痛,对称性持续性发作,伴关节活动

障碍、晨僵,RF 升高,当地医院诊断为"类风湿关节炎",并予强的松治疗。3 年前出现双前臂和双小腿皮肤硬紧,逐渐累及双上臂、双侧大腿及躯干皮肤,牙齿逐个变黑脱落,伴双手指端遇冷变色,并出现口干症状,未行系统诊治。2 年前出现活动后气促,呈进行性加重,出现进食哽咽感,近半年来,双手指端呈坏死、愈合交替。10 天前气促再发无法缓解,为求进一步诊治入我院。

**体格检查:**

体温 37.6℃,心率 126 次 /min,呼吸 22 次 /min,血压 108/86mmHg。神志清醒,慢性病容。满月脸,贫血貌,面部皮肤光滑,口裂小,嘴唇及舌面干燥,全口义齿,鼻尖变细,查体合作,全身可见散在点状色素脱失,面部、颈部、躯干及四肢皮肤变硬,尚可提起,双手及双足趾皮肤变硬变薄,不能提起,双手十指指端均可见凹陷性溃疡。

**ANA 荧光图片结果见图 3-7-5。**

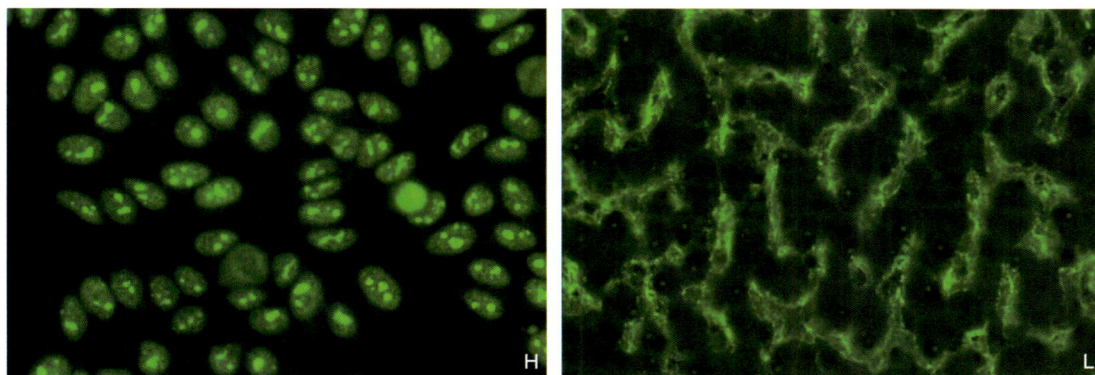

图 3-7-5　临床病例一——核仁均质型荧光图片

**其他实验室检查结果:**

抗 dsDNA 抗体(IIF)阴性。

ANA 谱 13 项(LIA):抗 SSA 52 抗体 +,抗 SSA 60 抗体 +,抗 Scl-70 抗体 ++,抗 U1-snRNP/Sm 抗体 +,抗 Sm 抗体 +,余阴性。

免疫球蛋白:IgG 36.2g/L(↑),IgA 2650mg/L,IgM 2830mg/L(↑)。

补体:C3 0.621g/L(↓),C4 0.109g/L(↓)。

关节炎相关检测:RF 47.9IU/mL(↑),AKA 阴性,抗 CCP 抗体 12U/mL。

血常规:RBC 3.51 × 10$^{12}$/L(↓),Hb 88g/L(↓)。

肝、肾功能:ALT 53IU/L(↑),AST 44IU/L(↑),GGT 203IU/L(↑),Alb 29.5g/L(↓),Glb 52.8g/L(↑),SCr 103μmol/L(↑),CysC 2.43mg/L(↑)。

血脂:TG 2.24mmol/L(↑)。

尿干化学分析:尿蛋白 1.0g/L(++)(↑)。

24 小时尿蛋白 0.25g/24h(↑)。

**影像学检查：**

胸部 CT：双肺散在炎症伴轻度间质性改变，小叶间隔稍增厚。

全腹 CT：腹盆腔积液，胆囊壁肿胀，腹盆腔脂肪间隙模糊，肠系膜、网膜肿胀，腹盆壁皮下水肿。盆腔小肠走行区软组织影增多，似呈肿块样改变，可能为聚集的肠管，其他待排。

心脏彩超：右心增大，右心室稍肥厚，肺动脉增宽，三尖瓣反流（中 - 重度），重度肺动脉高压（压力梯度 =75mmHg）。

干燥综合征彩超专科检查：双侧腮腺、颌下腺、泪腺及舌下腺不均匀改变。

角膜荧光素染色检查：右眼 3 分，左眼 5 分。

泪膜破裂时间测定：右眼 6s，左眼 2s。

泪液分泌试验：右眼 1mm/5min，左眼 3mm/5min。

腹部彩超：脂肪肝，胆囊壁固醇沉积，脾脏长大，双肾实质回声稍增强，左肾尿盐结晶。

双手 X 线正位摄影：左手示指远节指骨末端见尖刺样骨质密度突起影，左侧尺骨茎突远端见结节状骨质密度影，左侧三角骨骨皮质欠连续；双手各骨骨质疏松。

肺功能检查：肺功能轻度受损。

**病例分析：**

患者为青年女性，起病缓，病程长，具有皮肤紧绷、雷诺现象，查体口裂变小，鼻尖变细，全身皮肤变硬，手指指端凹陷性溃疡，为典型系统性硬化症表现。**ANA 检查结果呈核仁均质型和核细颗粒型荧光模型**，抗 Scl-70 抗体阳性，临床诊断 SSc（弥漫型）。结合心脏彩超、胸部及全腹 CT、胃食管反流症状等，提示系统性硬化症累及心脏、肺及胃肠道。该患者有口干、猖獗性龋齿表现，查体舌面干燥，抗 SSA 60 抗体阳性，结合干燥综合征彩超专科检查、角膜荧光素染色检查、泪膜破裂时间测定及泪液分泌试验测定结果提示 SS。同时，该患者自身抗体检测结果显示与 SLE 相关的抗 U1-snRNP 抗体 /Sm 抗体阳性，抗 Sm 抗体阳性，补体 C3 及 C4 降低，低蛋白血症，高脂血症及肾功能受损，而 24 小时尿蛋白定量结果不足 0.5g，故目前诊断 LN 证据不足。

### 【病例二】

**一般资料：**

尼某，男，48 岁。3 年前无明显诱因出现胸闷，活动后呼吸困难、乏力，当地医院完善 CT 检查提示肺间质纤维化伴感染，诊断为"肺炎"，予以莫西沙星抗感染治疗后患者症状无明显好转。1 个月前患者呼吸困难症状加重，伴背部散在多发红色皮疹，伴咳嗽咳痰，为白色黏痰，伴流清涕，夜间大汗，无发热、胸痛、眼干口干、四肢感觉异常，为求进一步诊治入我院。

**体格检查：**

体温 36.6℃，心率 81 次 /min，呼吸 23 次 /min，血压 86/59mmHg。神志清醒，急性病容，步态异常，查体合作。胸背部、颈部、双上肢散在多发红色丘疹，双侧肘关节明显色素沉着。双肺散在湿啰音。各关节无肿痛，四肢肌力 5 级，肌张力正常。余未见明显异常。

ANA 荧光图片结果见图 3-7-6。

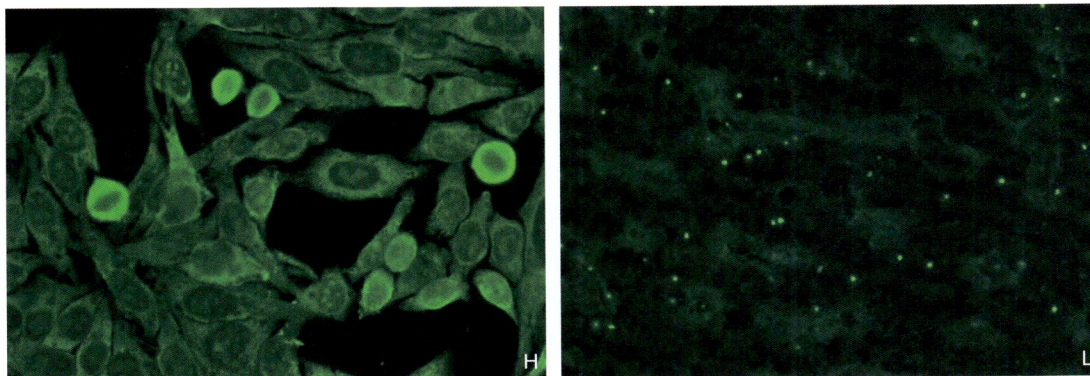

图 3-7-6　临床病例二——核仁均质型荧光图片

**其他实验室检查结果：**

抗 dsDNA 抗体（IIF）阴性。

ANA 谱 13 项（LIA）：抗 SSA 60 抗体 ++，抗 SSA 52 抗体 ++，余阴性。

肝、肾功能：TP 57.3g/L（↓），Alb 31.0g/L（↓）。

免疫球蛋白：IgA 3200mg/L（↑），IgM 619mg/L（↓）。

补体：C3 0.666g/L（↓），C4 正常。

CRP 151mg/L（↑），PCT 24.38pg/mL（↑）。

抗 PL-7 抗体 ++。

血常规：均正常。

**影像学检查：**

胸部 CT：双肺间质纤维化伴炎症。

肺功能检查：重度限制性通气功能障碍。

**病例分析：**

患者为中年男性，起病急，病程长。患者反复咳嗽、咳痰，发热，查体可闻及双肺散在湿啰音，PCT 及 CRP 明显升高，结合胸部 CT 结果可诊断肺间质纤维化伴感染。患者有胸闷、呼吸困难、乏力症状，且有双肘部皮疹，**ANA 检测结果为核仁均质型和胞质致密颗粒型荧光模型**，抗 PL-7 抗体阳性，胸部 CT 显示双肺间质纤维化，肺功能检查结果显示重度限制性通气功能障碍，故临床考虑诊断抗合成酶综合征。

## （七）拓展阅读

核仁均质型荧光模型的靶抗原主要为 PM-Scl 蛋白复合物、B23、C23 以及 Th/To。PM-Scl 抗原主要位于核仁的颗粒部分，由 11～16 种多肽组成，其中相对分子质量为 75kDa 和 100kDa 的两种蛋白质已被鉴定为主要抗原组分。抗 PM-Scl 抗体可存在于多种结缔组织病中,但阳性率不高,在 5% ～ 8% 的肌炎患者、3% 的 SSc 患者和 24% 的 PM- 或 DM-SSc 重叠综合征患者可检测到抗 PM-Scl 抗体。因此,抗 PM-Scl 抗体阳性的肌炎患者常归类于 PM 或 DM。研究表明,抗 PM-Scl 抗体与一系列的临床表现相关,包括雷诺现象、皮肤增厚、钙质沉着、毛细血管扩张、"机械手"、肌炎、关节炎、间质性肺病和干燥综合征。

人核糖核酸酶线粒体 RNA 加工复合体(human RNase mitochondrial RNA processing complex,RNase MRP)和核糖核酸酶 P(ribonuclease P,RNase P)都是参与加工核糖体、线粒体和转移 RNA 的酶。早在 20 世纪 80 年代初,人们发现 SSc 患者的血清中有针对这些复合物的自身抗体,并将针对 RNase MRP 的抗体命名为"anti-Th",将针对 RNase P 的抗体命名为"anti-To"。在随后的几十年里,至少有 9 种(hPOP1、hPOP4、hPOP5、RPP14、RPP20、RPP21、RPP25、RPP30 和 RPP40)与这些复合物相关的蛋白被分离与鉴定。上述很多成分都被描述为 SSc 中自身抗体的靶抗原,并将这些自身抗体统称为抗 Th/To 抗体。据报道,抗 Th/To 抗体是在常规 IIF-ANA 检测中显示核仁均质型染色的特异性抗体之一。既往研究表明,抗 Th/To 抗体在 SSc 患者中的阳性率普遍较低(5% ～ 15%),但对 SSc 诊断的特异度非常高,根据评估硬皮病和非硬皮病患者队列中抗 Th/To 抗体的文献估计,特异度在 90% ～ 99% 之间,且临床表型与 CREST 综合征或 lcSSc 一致。抗 Th/To 抗体也与更易发生心包炎和肺动脉高压有关。与抗 CENP 抗体阳性患者相比,抗 Th/To 抗体阳性的 lcSSc 患者具有更轻微的皮肤、血管和胃肠道受累,但更常具有弥漫性硬皮病中常见的某些特征,如肺纤维化和硬皮病肾危象,以及更低的生存率。一项大规模队列研究表明,具有抗 hPOP1、RPP25、RPP30 和 / 或 RPP40 抗体的患者在 SSc 发病 2 年内发生癌症的可能性显著降低,抗 Th/To 抗体的存在可能对并发癌症起保护作用。由此可见,尽管抗 Th/To 抗体的流行率较低,但检测这些抗体及其亚类抗体(如抗 hPOP1、RPP25 抗体等)可能对患者分层具有重要价值。

其他已在核仁均质型荧光模型中被识别的抗原还包括 B23、C23 等。37kDa 的 B23 和 100kDa 的 C23 是核仁的主要成分,B23 位于核仁颗粒中,C23 位于核仁的纤维区室中,它们被认为与核糖体的生物发生和核糖体前体颗粒的核内转运有关。目前抗 B23、C23 自身抗体的临床意义尚不明确,有限的研究表明 B23 抗体可出现在 SSc 中,并与肺动脉高压相关。

## 二、核仁斑片型

### (一)典型荧光模型判读要点

#### 1. HEp-2 细胞
(1)分裂间期:核仁呈块状或片状荧光染色,通常伴 2 ～ 6 个卡哈尔体染色。
(2)分裂期:染色体区荧光染色阴性,分裂中期染色体区周围呈不规则增强的环状荧光。
#### 2. 猴肝组织　肝细胞核核仁呈均匀荧光染色。典型的核仁斑片型荧光模型见图 3-7-7。

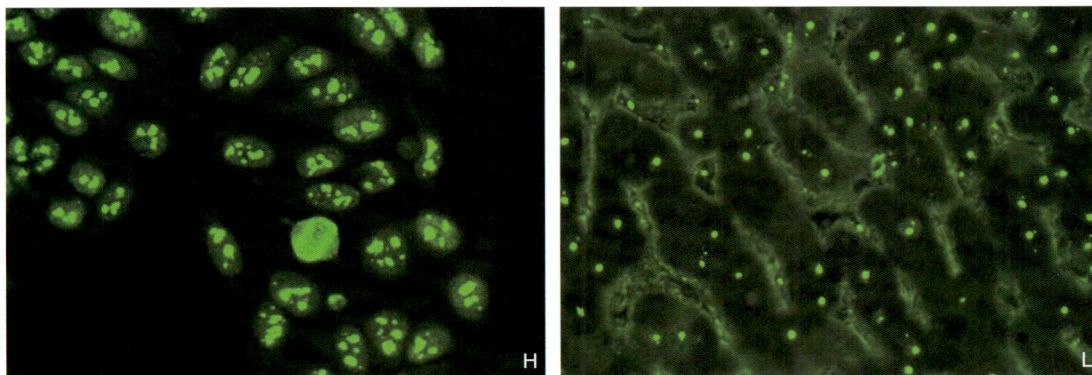

图 3-7-7　核仁斑片型荧光模型典型示例

## （二）临床荧光模型展示

临床单一核仁斑片型荧光模型见图 3-7-8。

## （三）易混荧光模型鉴别

核仁斑片型与相关易混荧光模型的鉴别见表 3-7-2 及图 3-7-9。

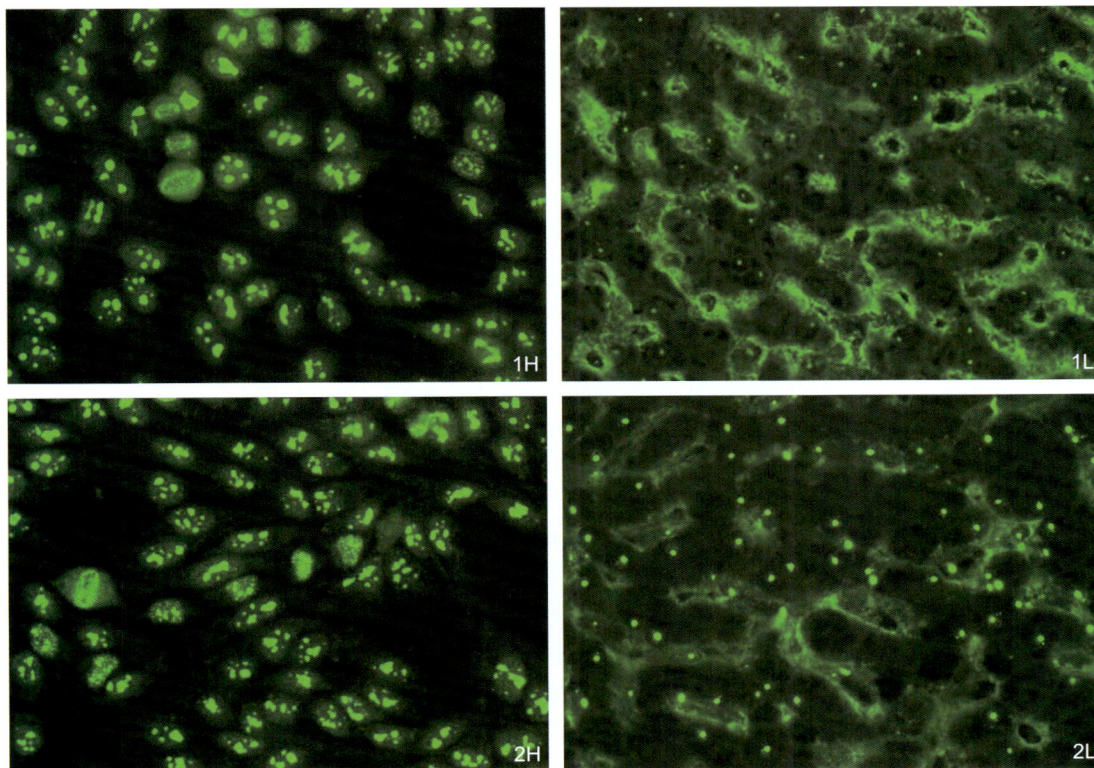

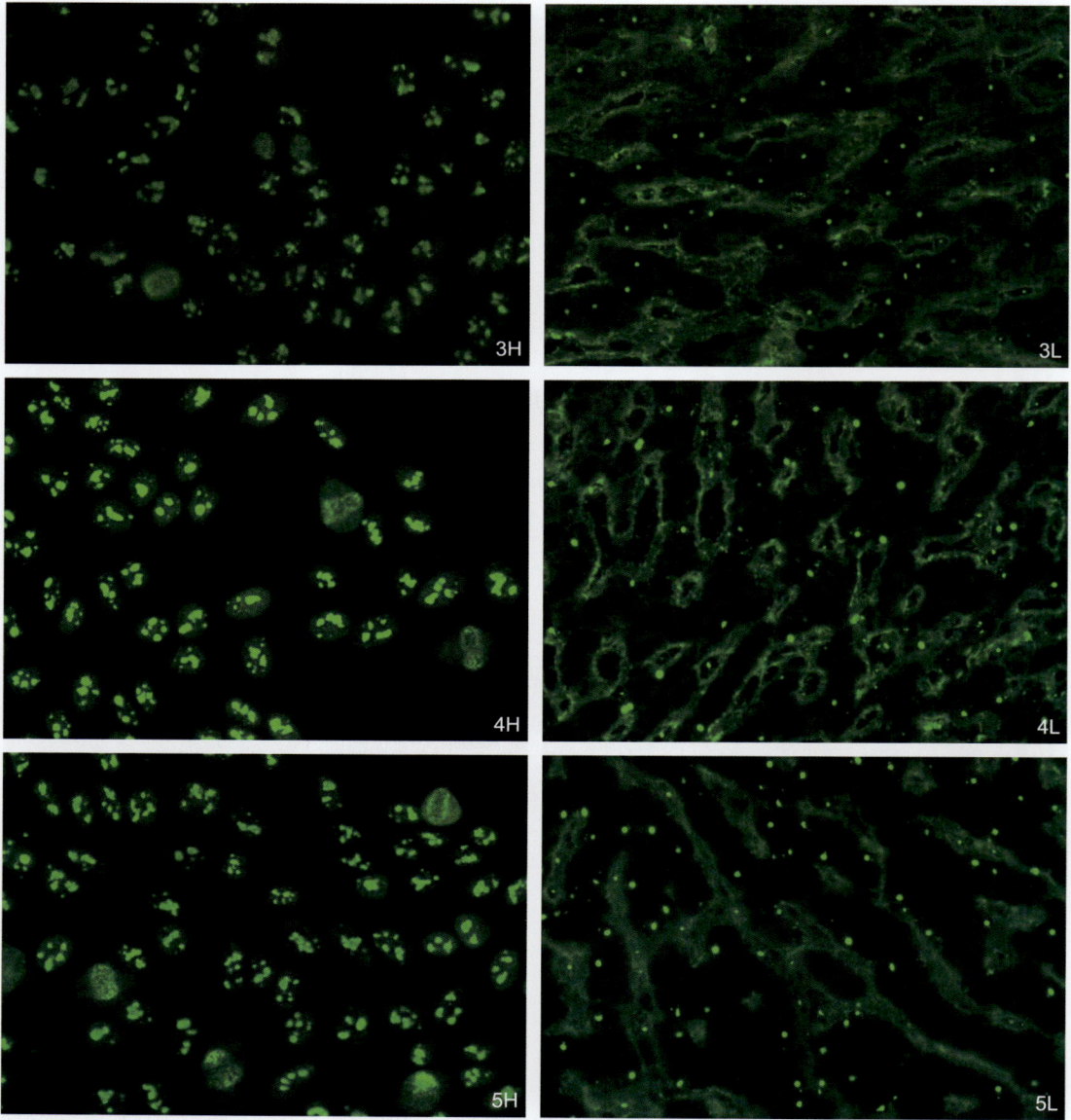

图 3-7-8　临床单一核仁斑片型荧光模型图片

1H、1L ～ 5H、5L 为 5 例不同的临床核仁斑片型荧光模型图片

表 3-7-2　核仁斑片型与相关易混荧光模型的鉴别

| 荧光模型 | | 鉴别要点 | | |
| --- | --- | --- | --- | --- |
| | | HEp-2 细胞分裂间期 | HEp-2 细胞分裂期 | 猴肝组织 |
| 主模型 | 核仁斑片型 | 核仁呈块状或片状荧光染色,通常伴 2 ～ 6 个卡哈尔体染色 | 染色体区荧光染色阴性,分裂中期染色体区周围呈不规则增强的环状荧光 | 肝细胞核核仁呈均匀荧光染色 |

| 荧光模型 | | 鉴别要点 | | |
| --- | --- | --- | --- | --- |
| | | HEp-2 细胞分裂间期 | HEp-2 细胞分裂期 | 猴肝组织 |
| 易混模型 | 核仁均质型 | 核仁区阳性,呈均匀荧光染色 | 染色体区荧光染色阴性,染色体区外围呈细颗粒样荧光 | 肝细胞核核仁呈均匀荧光染色,核质呈弱的细颗粒或网状荧光染色 |
| | 核仁颗粒型 | 核仁内可见细颗粒或点状荧光 | 染色体区可见 1～5 对明亮的点状荧光,染色体区以外可见轻微细颗粒样荧光 | 肝细胞核核仁荧光染色阳性 |

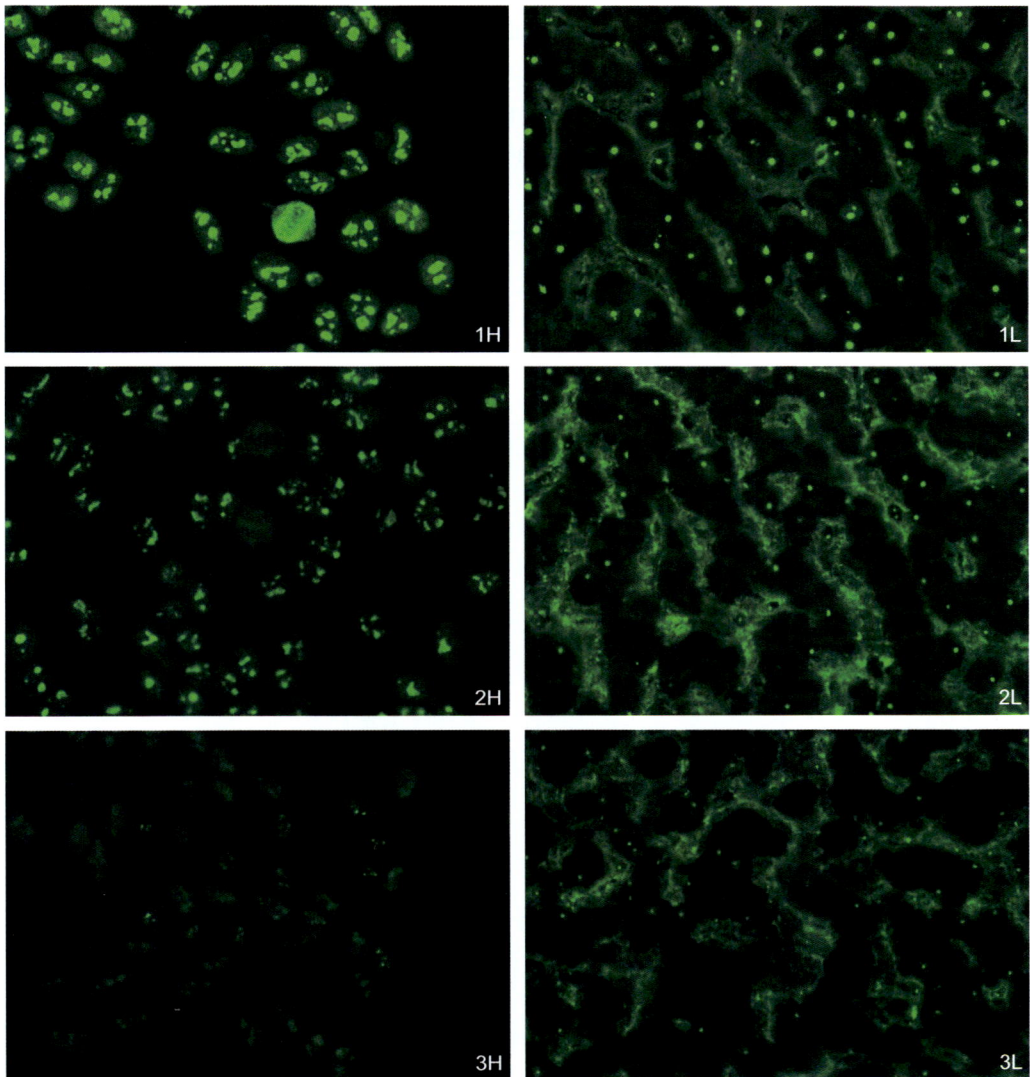

图 3-7-9 核仁斑片型与相关易混荧光模型图形比较
1H、1L:核仁斑片型;2H、2L:核仁均质型;3H、3L:核仁颗粒型

【核仁斑片型与核仁均质型鉴别要点】

1. **HEp-2 细胞分裂间期**　核仁斑片型细胞的核仁呈块状或片状荧光染色,而核仁均质型细胞的核仁呈均匀荧光染色。

2. **HEp-2 细胞分裂期**　核仁斑片型分裂中期染色体区周围呈不规则增强的环状荧光,而核仁均质型染色体区外围呈细颗粒样荧光,无荧光增强现象。

3. **猴肝组织**　无明显差异。

【核仁斑片型与核仁颗粒型鉴别要点】

1.**HEp-2 细胞分裂间期**　核仁斑片型细胞的核仁呈块状或片状荧光,而核仁颗粒型细胞的核仁呈细颗粒或点状荧光。

2.**HEp-2 细胞分裂期**　核仁斑片型分裂中期染色体区周围呈不规则增强的环状荧光,而核仁颗粒型分裂中期染色体区内无增强的环状荧光,但可见最多 5 对明亮的点状荧光。

3. **猴肝组织**　无明显差异。

### (四)复合荧光模型展示

临床核仁斑片型复合荧光模型见图 3-7-10。

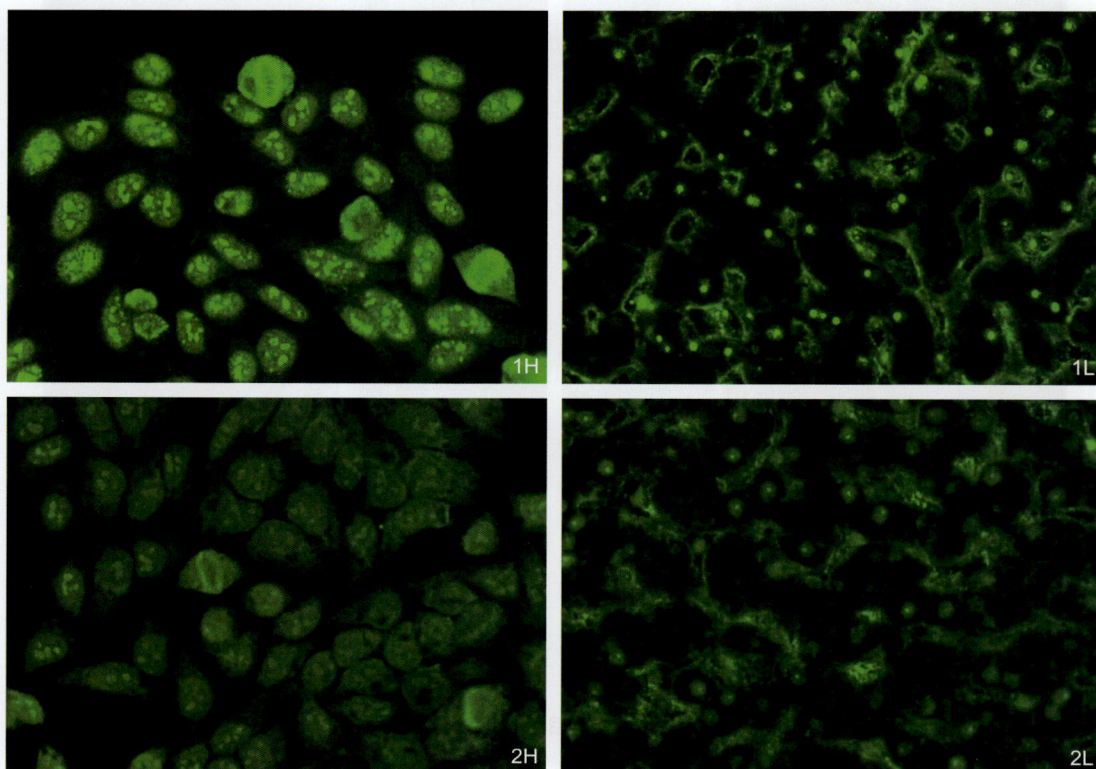

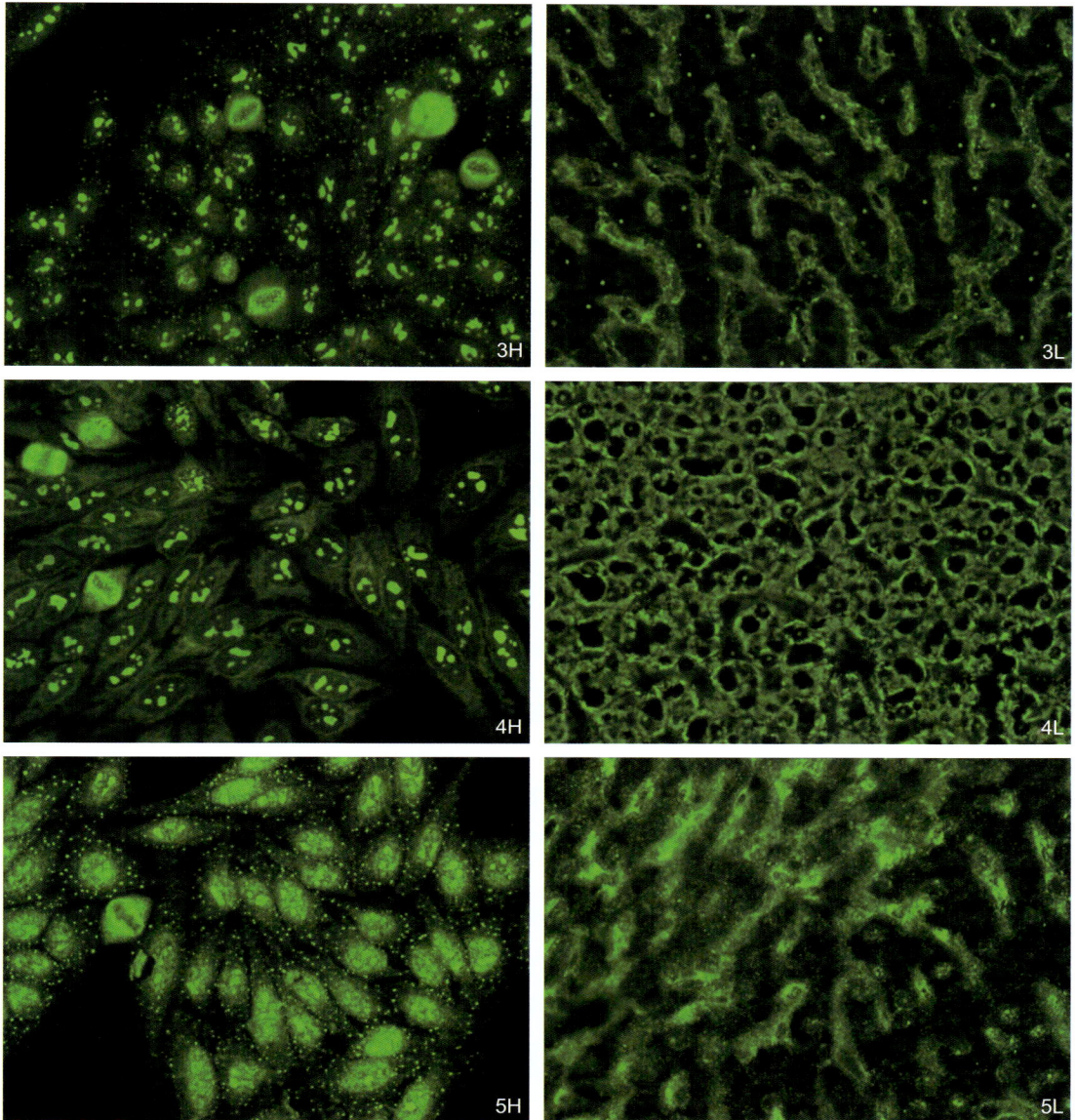

**图 3-7-10 临床核仁斑片型复合荧光模型图片**

1H、1L:核仁斑片型和核细颗粒型;2H、2L:核仁斑片型、胞质致密颗粒型和核均质型;3H、3L:核仁斑片型和胞质散点型;4H、4L:核仁斑片型和线粒体样型;5H、5L:核仁斑片型、胞质散点型和核细颗粒型

### （五）临床相关性

核仁斑片型荧光模型的靶抗原主要为核仁纤维蛋白。核仁纤维蛋白是核仁蛋白中高度保守的 34kDa 蛋白,为 box C/D snoRNP 颗粒的主要组分,是 SSc 相关自身抗体的重要靶点。抗核仁纤维蛋白抗体曾被称为抗 U3-RNP 抗体或抗 U3 核小核糖核蛋白（U3 small nuclear ribonucleoprotein,U3-snRNP）抗体,既往研究表明,抗 U3-RNP 抗体存在于 4% ～ 10% 的 SSc

患者,特异度较高,约 2/3 的患者为 dcSSc,约 1/3 的患者被归类为典型的 lcSSc。该抗体阳性常预示着病情较为严重,患者出现肺动脉高压、肺纤维化、严重的心脏受累、胃肠道动力障碍和非炎症性骨骼肌疾病等严重的器官受累概率增加,因此生存率降低,被认为是严重 SSc 的标志物。

### (六)临床病例

【病例一】

**一般资料:**

仙某,男,55 岁。6 年前患者无明显诱因出现面部和颈部皮肤红斑,无水肿、瘙痒及出血,外用激素无缓解。3 年前出现反复气促伴活动后加重及咳嗽咳痰。1 个月前无明显诱因气促症状加重,伴头晕、耳鸣、视物模糊,皮肤发热,面部、颈部皮肤绷紧感,胃肠烧灼感,左侧肢体麻木感,但无活动障碍,四肢关节处僵硬感、晨起明显,于外院诊断为"肺间质纤维化",经"强的松"等药物治疗后症状轻微缓解,为求进一步诊治来我院。

**体格检查:**

体温 36.4℃,心率 106 次/min,呼吸 21 次/min,血压 99/74mmHg。神志清醒,表情自如,慢性病容,颜面、颈部皮肤可见大量的红色和褐色斑疹,压之褪色,皮疹表面平坦,无脱屑,无皮下出血,全身浅表淋巴结未扪及肿大。四肢及躯体皮肤干燥,四肢皮肤发紧,萎缩变薄,不易用手捏起。双手指腹增厚、呈凹陷性瘢痕。可见雷诺现象、典型面具脸表现。

**ANA 荧光图片结果见图 3-7-11。**

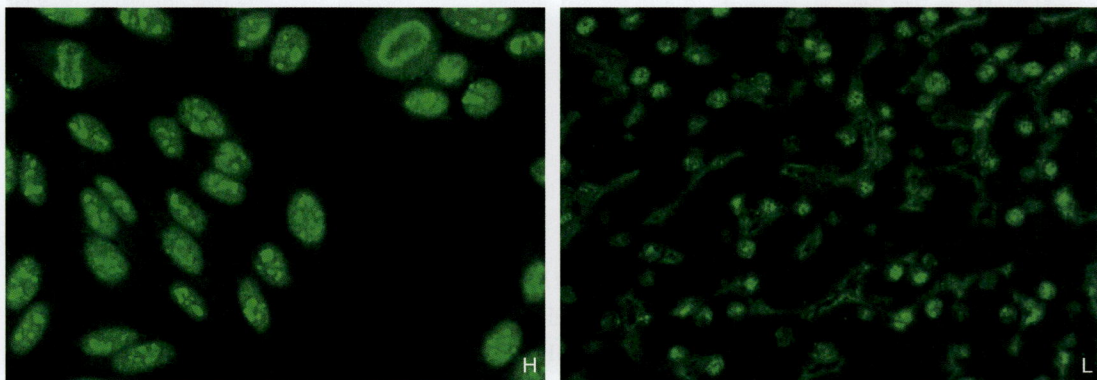

图 3-7-11　临床病例一——核仁斑片型荧光模型

**其他实验室检查结果:**

抗 dsDNA 抗体(IIF)阴性。

ANA 谱 13 项(LIA):抗 SSA 60 抗体 ±,抗 SSA 52 抗体 ++,抗 PM-Scl 抗体 +,余阴性。

肝、肾功能:TP 56.4g/L(↓),Alb 37.6g/L(↓),Glb 18.8g/L(↓)。

关节炎相关检测：RF＜20IU/mL，AKA 阴性，抗 CCP 抗体 9U/mL。

血常规、免疫球蛋白、补体检测结果均正常。

**影像学检查：**

胸部 CT：双肺轻度间质性病变。

胃镜：食管下段多发灶性糜烂，慢性非萎缩性胃炎。

肠镜：结肠多发毛细血管扩张。

超声心动图：肺动脉高压（轻度），左心室舒张功能减低，三尖瓣反流（少量）。

肌电图未见明显异常。

**病理检查：**

食管下段病理活检：黏膜糜烂伴炎性肉芽组织形成。

**病例分析：**

患者为老年男性，起病缓，病程长，以颜面部皮肤改变、雷诺现象、指端凹陷性瘢痕为主要症状。**ANA 检查结果呈核仁斑片型和核颗粒型荧光模型**，自身抗体检测结果中抗 PM-Scl 抗体阳性，病程中出现胃肠道不适症状，胃肠镜检查结果考虑累及胃肠道病变，结合典型临床表现，最终考虑诊断为 SSc。

【病例二】

**一般资料：**

谢某，女，52 岁。2 年前无明显诱因出现手部、面部皮肤肿胀，双手指皮肤遇冷时稍变白，指尖皮温降低，伴肢端乏力，天气寒冷、接触冷水后加重，温度升高好转。1 个月前无明显诱因出现食欲下降，进食固体食物后有恶心、呕吐感，进食流质食物症状减轻，饮水无呛咳及恶心感。6 天前，患者出现双足背水肿，进食后恶心呕吐症状加重，伴无力、心慌、气促不适，为求进一步诊治入我院。

**体格检查：**

体温 36.0℃，心率 64 次 /min，呼吸 16 次 /min，血压 121/78mmHg。神志清楚，慢性病容，贫血貌，查体合作。双手指弥漫性肿胀，无压痛，局部无皮疹，无皮温升高。双足背非凹陷性水肿。关节无压痛、畸形及活动障碍。全身皮肤未见皮疹。

**ANA 荧光图片结果见图 3-7-12。**

**其他实验室检查结果：**

抗 dsDNA 抗体（IIF）阴性。

ANA 谱 13 项（LIA）：均阴性。

补体：C3 0.151g/L（↓），C4 0.26g/L。

血常规：RBC 2.72 × 10^12/L（↓），Hb 87g/L（↓），PLT 357 × 10^9/L（↑）。

肝、肾功能：TP 53.2g/L（↓），Alb 29.7g/L（↓），BUN 17.9mmol/L（↑），SCr 118μmol/L（↑），eGFR 45.79mL/（min·1.73m²）（↓），CysC 2.20mg/L（↑）。

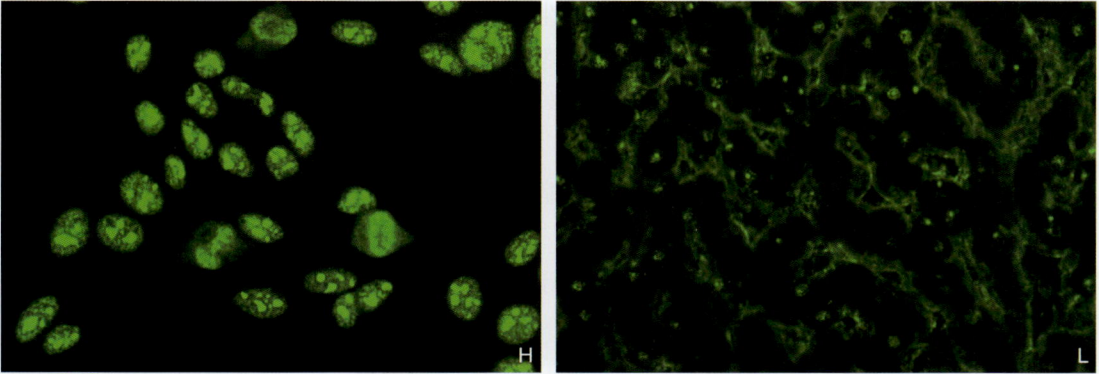

图 3-7-12　临床病例二——核仁斑片型荧光模型

血脂：TG 1.91mmol/L（↑）。

心肌标志物：Mb 139.5ng/mL（↑），CK-MB 9.85ng/mL（↑），TnT 213.1ng/L（↑）。

NT-proBNP 24463ng/L（↑）。

尿干化学分析：尿蛋白 0.9g/L（++）（↑）。

免疫球蛋白、关节炎相关检测均阴性。

**影像学检查：**

胸部高分辨率 CT 扫描：少量心包积液，少量胸腔积液，双肺轻度间质性肺水肿。

超声心动图：左心房稍大，左心室壁稍厚。升主动脉稍增宽。主动脉瓣反流（轻度）。左心室收缩功能测值减低。心包积液（微量）。

胃镜：食管炎，胃体多发息肉，慢性非萎缩性胃炎。

胃钡餐：心影增大，食管胸下段管壁僵硬、蠕动差。

双肾彩超：双肾尿盐结晶，双肾实质回声稍增强，右肾稍高回声结节（错构瘤可能）。

肺功能：肺功能轻度受损，存在轻度限制性通气功能障碍，弥散功能轻度降低。

**病例分析：**

患者中老年女性，起病缓，病程长，有典型的雷诺现象，伴手部、面部皮肤肿胀，无明显的皮肤增厚及硬化表现，**ANA 检查结果呈核仁斑片型和核颗粒型荧光模型**，影像学检测结果显示伴有肺间质纤维化及食管病变，且伴心功能不全，有典型的 SSc 内脏受累表现，故临床考虑为无硬皮病型系统性硬化症。

【病例三】

**一般资料：**

孙某，女，53 岁。3 年前无明显诱因出现右手在寒冷或情绪激动时手指尖变白变紫再变红，保持温暖可自行缓解。上述症状逐渐加重，双手受累，双手远端指尖关节、近端指尖关节出现角质增厚伴疼痛。1 年前出现呼吸困难，进行性加重，伴干咳。1 天前呼吸困难加重，为求进一步诊治入我院。

**体格检查:**

体温 36.9℃,心率 64 次 /min,呼吸 30 次 /min,血压 121/78mmHg。神志清楚,慢性病容,查体合作。双手远端指尖关节、近端指尖关节出现角质增厚,压痛明显。皮肤色素沉积,面部、胸部和背部为甚,胸部有轻微皮肤增厚。余未见明显异常。

**ANA 荧光图片结果见图 3-7-13。**

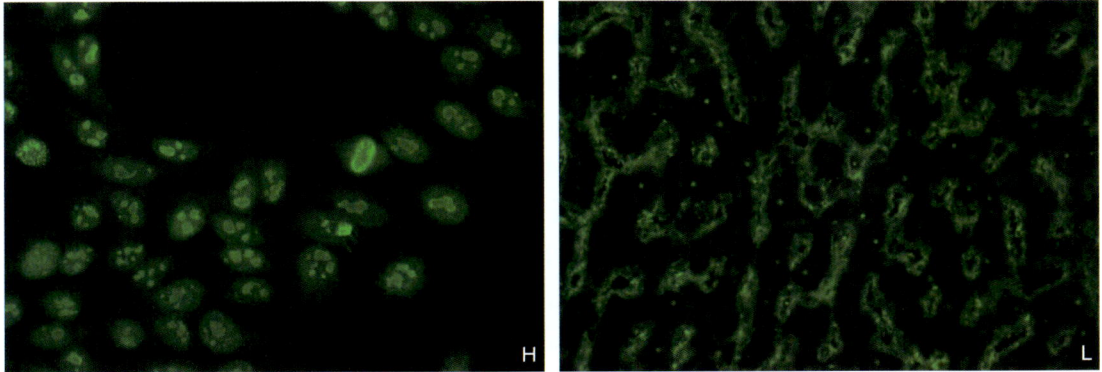

图 3-7-13 临床病例三——核仁斑片型荧光模型

**其他实验室检查结果:**

抗 dsDNA 抗体(IIF)阴性。

ANA 谱 13 项(LIA):抗 Scl-70 抗体 +,余阴性。

血常规:RBC $2.97 \times 10^{12}$/L(↓),Hb 87g/L(↓),PLT $215 \times 10^9$/L(↓)。

肝、肾功能:TP 51.2g/L(↓),余正常。

补体:C3 0.183g/L(↓),C4 0.214g/L。

免疫球蛋白:IgG 16.5g/L(↑),余正常。

关节炎相关检测:RF<20IU/mL,AKA 阴性,抗 CCP 抗体 10U/mL。

**影像学检查:**

胸部高分辨率 CT 扫描:未见明显异常。

超声心动图:肺动脉高压(中度),心包积液(微量)。

肺功能:轻度限制性通气功能障碍,弥散功能轻度降低。

**病例分析:**

患者为中老年女性,起病缓,病程长。该患者 **ANA 检查结果呈核仁斑片型荧光模型**,抗 Scl-70 抗体阳性,有典型的雷诺现象,考虑诊断为 SSc,患者肺动脉高压与 SSc 有关。根据胸部皮肤增厚的分布细分,临床考虑诊断为 dcSSc。

## (七)拓展阅读

核仁斑片型荧光模型抗核抗体常见于 SSc 患者,抗核仁纤维蛋白抗体(曾被称为抗 U3-

RNP 抗体）为此荧光模型的主要抗体。如果 SSc 患者 ANA 荧光模型为纯核仁型,则应怀疑抗 U3-RNP 抗体存在阳性,尤其在非裔美国人、拉丁裔美国人和 / 或男性 SSc 患者中。

SSc 患者中抗 U3-RNP 抗体的存在被认为是该疾病一个特定的临床亚型。具有抗 U3-RNP 抗体的 SSc 患者在首次诊断 SSc 时更年轻,病情进展也更快,在疾病早期与其他抗体组患者相比具有更高的死亡风险。具有弥漫性皮肤受累的抗 U3-RNP 抗体阳性的 SSc 患者的皮肤增厚程度低于抗 U3-RNP 抗体阴性的患者。有研究表明,与抗 U3-RNP 抗体阴性患者相比,抗 U3-RNP 抗体阳性患者从首次诊断为 SSc 开始,累积生存率有所降低,5 年和 10 年未校准的累积生存率分别为 75% 和 56%,而抗 U3-RNP 抗体阴性患者则分别为 81% 和 66%。对诊断时年龄及性别进行校准后,抗 U3-RNP 抗体阳性组患者的生存率显著低于抗 U3-RNP 抗体阴性组患者,风险比为 1.38。然而从长期来看,抗 U3-RNP 抗体阳性的 SSc 患者长期生存率更好,并且在晚期死亡风险更低,这表明携带抗 U3-RNP 抗体的患者在疾病前十年面临更高的风险,需要更加重视疾病的早期管理。

SSc 患者中肺动脉高压（pulmonary arterial hypertension,PAH）的患病率为 5% ~ 12%,这类患者预后非常差,诊断后 3 年死亡率约为 50%。与特发性或其他胶原血管疾病相关的 PAH 相比,SSc-PAH 预后更差,与其他特异性自身抗体阳性组相比,PAH 是抗 U3-RNP 抗体阳性患者最常见的死亡原因,约占 30%,而抗 U3-RNP 抗体阴性患者仅为 10%。研究表明,抗 U3-RNP 抗体是 SSc 患者发生严重肺部疾病的重要指标,是 SSc 患者发生 PAH 的独立危险因素。

心脏受累是 SSc 罕见的并发症,约存在于 5% 的患者群体。有研究表明,dcSSc 患者与 lcSSc 患者相比更容易发生心脏受累,在 5、10、15 和 20 年时心脏受累发生率更高（dcSSc 分别为 6.2%、8.6%、10% 和 10%,而 lcSSc 患者分别为 1.2%、1.8%、3.1% 和 4.9%;$p < 0.001$）。抗 U3-RNP 抗体与 SSc 心脏受累呈正相关,是除抗 Topo I 抗体外具有最强正相关性的抗体,而其他抗体则与心脏 SSc 发展的风险显著降低相关。

此外,有研究表明,SSc 患者严重的胃肠道受累与抗 U3-RNP 抗体有关,包括肠梗阻和肠吸收功能失调,尤其是在疾病发作后的前 2 年内。多达 1/3 的抗 U3-RNP 抗体阳性患者会出现非炎症性骨骼肌疾病,其他 SSc 患者罕见的周围神经病变也与抗 U3-RNP 抗体的存在有关。

## 三、核仁颗粒型

### （一）典型荧光模型判读要点

#### 1. HEp-2 细胞
（1）分裂间期:核仁内可见细颗粒或点状荧光。
（2）分裂期:染色体区可见 1 ~ 5 对明亮的点状荧光,染色体区以外可见轻微细颗粒样荧光。

**2. 猴肝组织** 肝细胞核核仁荧光染色阳性。典型的核仁颗粒型荧光模型见图 3-7-14。

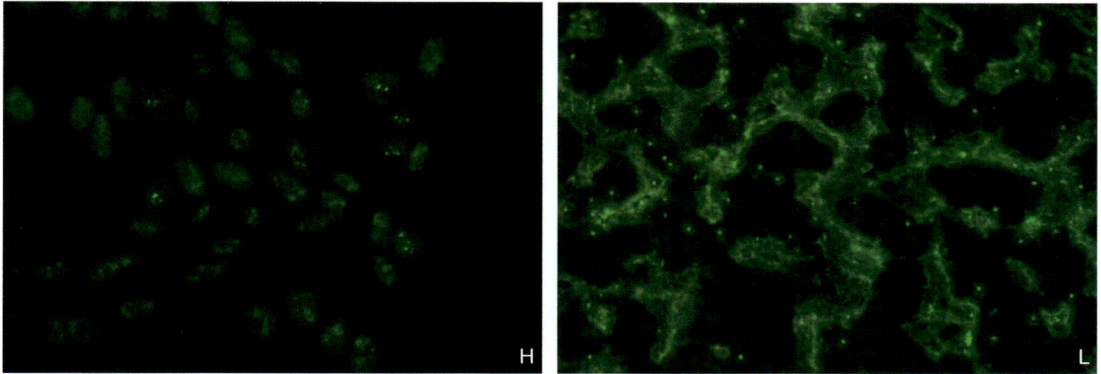

图 3-7-14 核仁颗粒型荧光模型典型示例

## （二）临床荧光模型展示

临床单一核仁颗粒型荧光模型见图 3-7-15。

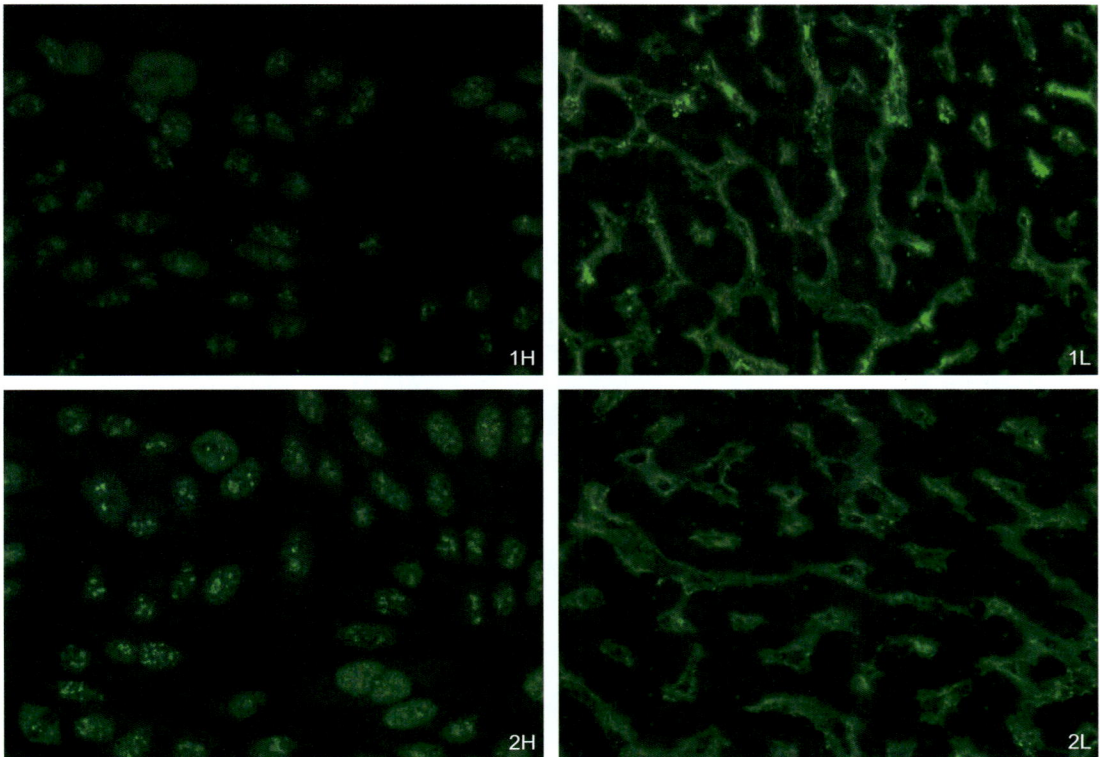

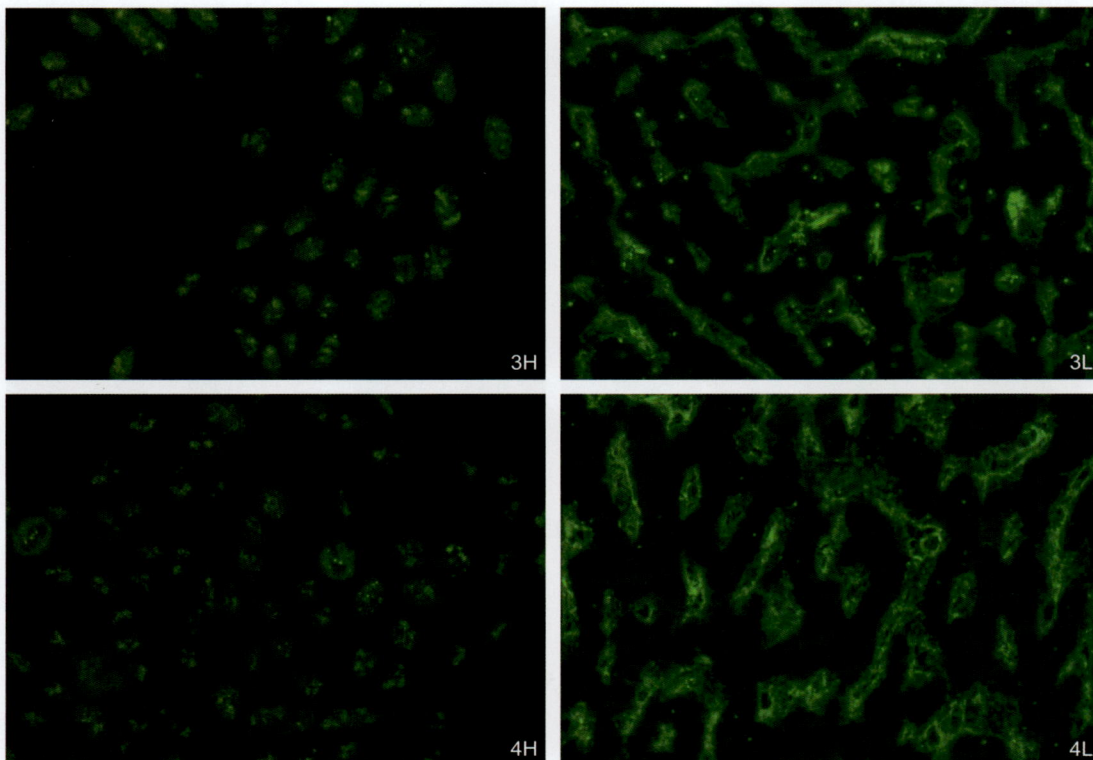

图 3-7-15　临床单一核仁颗粒型荧光模型图片
1H、1L ～ 4H、4L 为 4 例不同的临床核仁颗粒型荧光模型图片

## （三）易混荧光模型鉴别

核仁颗粒型与相关易混荧光模型的鉴别见表 3-7-3 及图 3-7-16。

表 3-7-3　核仁颗粒型与相关易混荧光模型的鉴别

| 荧光模型 | | 鉴别要点 | | |
| --- | --- | --- | --- | --- |
| | | HEp-2 细胞分裂间期 | HEp-2 细胞分裂期 | 猴肝组织 |
| 主模型 | 核仁颗粒型 | 核仁内可见细颗粒或点状荧光 | 染色体区可见 1 ～ 5 对明亮的点状荧光,染色体区以外可见轻微细颗粒样荧光 | 肝细胞核核仁荧光染色阳性 |
| 易混模型 | 核仁均质型 | 核仁区阳性,呈均匀荧光染色 | 染色体区荧光染色阴性,染色体区外围呈细颗粒样荧光 | 肝细胞核核仁呈均匀荧光染色,核质呈弱的细颗粒或网状荧光染色 |
| | 核仁斑片型 | 核仁呈块状或片状荧光染色,通常伴 2 ～ 6 个卡哈尔体染色 | 染色体区荧光染色阴性,分裂中期染色体区周围呈不规则增强的环状荧光 | 肝细胞核核仁呈均匀荧光染色 |

| 荧光模型 | | 鉴别要点 | | |
|---|---|---|---|---|
| | | HEp-2 细胞分裂间期 | HEp-2 细胞分裂期 | 猴肝组织 |
| 易混模型 | Topo I型 | 细胞核呈细颗粒样荧光，可见不规则的核仁染色。细胞核边缘模糊，可见向胞质扩散的点状或网状荧光 | 细胞染色体区呈较均匀的细颗粒样荧光，染色体上可见增强的点状荧光，染色体区周围可见稀疏较弱的细颗粒样荧光 | 肝细胞核可见颗粒样或均匀荧光 |

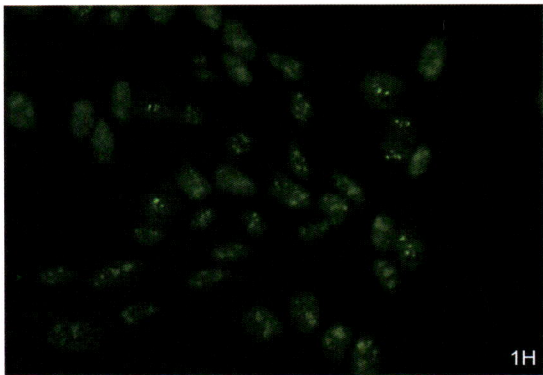

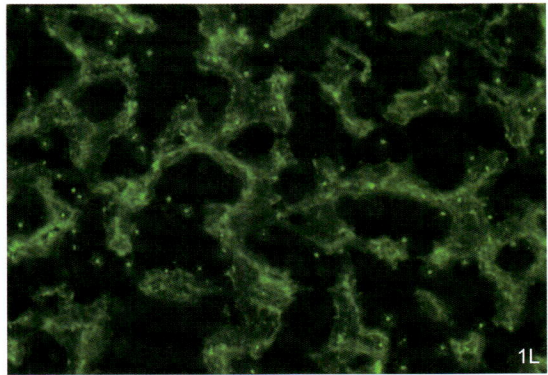

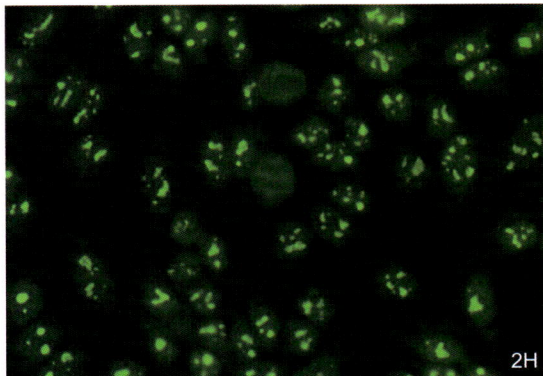

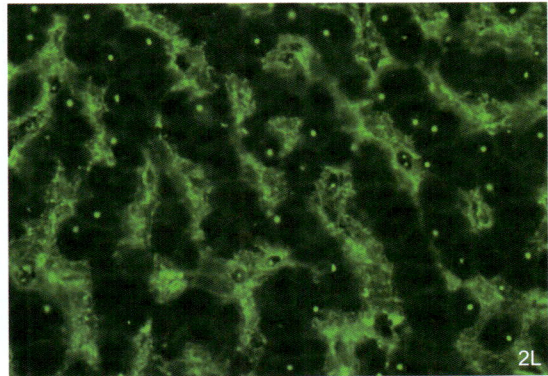

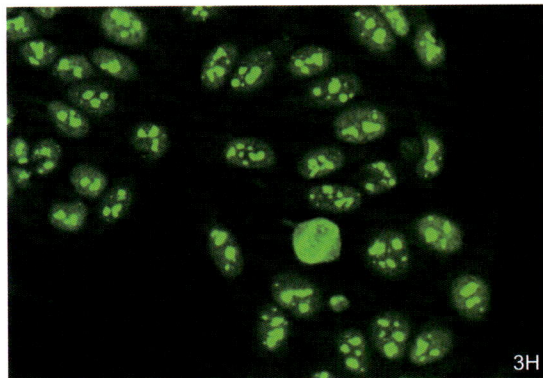

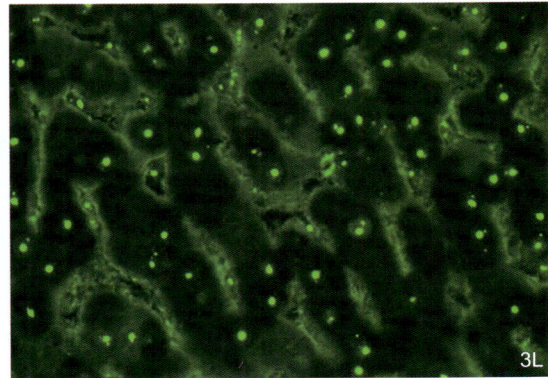

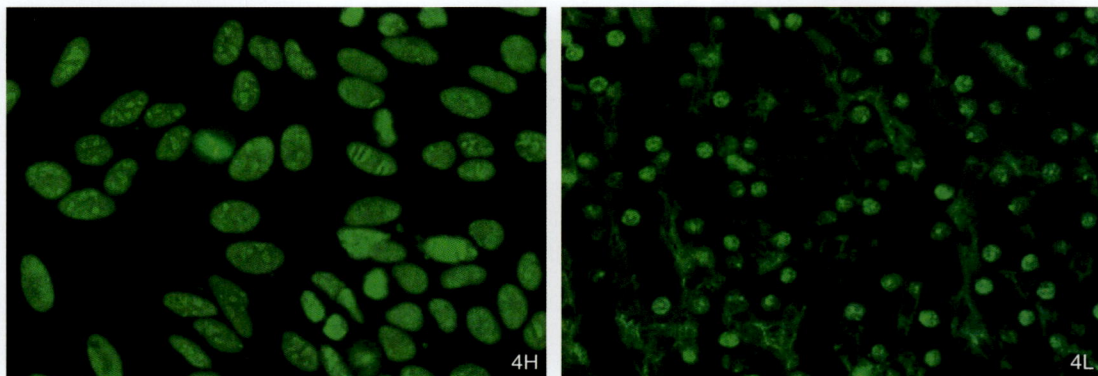

图 3-7-16　核仁颗粒型与相关易混荧光模型图形比较
1H、1L:核仁颗粒型;2H、2L:核仁均质型;3H、3L:核仁斑片型;4H、4L:Topo Ⅰ型

【 核仁颗粒型与核仁均质型鉴别要点 】

1. **HEp-2 细胞分裂间期**　核仁颗粒型细胞的核仁呈细颗粒或点状荧光,而核仁均质型细胞的核仁呈均匀荧光。

2. **HEp-2 细胞分裂期**　核仁颗粒型分裂期染色体区可见 1～5 对明亮的点状荧光,而核仁均质型染色体区荧光染色阴性,染色体区外围呈细颗粒样荧光。

3. **猴肝组织**　无明显差异。

【 核仁颗粒型与核仁斑片型鉴别要点 】

1. **HEp-2 细胞分裂间期**　核仁颗粒型细胞的核仁呈细颗粒或点状荧光,而核仁斑片型细胞的核仁呈块状或片状荧光。

2. **HEp-2 细胞分裂期**　核仁颗粒型分裂期染色体区可见 1～5 对明亮的点状荧光,染色体区以外可见轻微细颗粒样荧光,而核仁斑片型分裂中期染色体区周围呈不规则增强的环状荧光。

3. **猴肝组织**　无明显差异。

【 核仁颗粒型与 Topo Ⅰ型鉴别要点 】

1. **HEp-2 细胞分裂间期**　核仁颗粒型细胞的核仁呈细颗粒或点状荧光,而 Topo Ⅰ型细胞核呈细颗粒样荧光,可见不规则的核仁染色。

2. **HEp-2 细胞分裂期**　核仁颗粒型分裂期染色体区可见 1～5 对明亮的点状荧光,染色体区以外可见轻微细颗粒样荧光,而 Topo Ⅰ型染色体呈较均匀的细颗粒样荧光染色,染色体上可见增强的点状荧光。

3. **猴肝组织**　核仁颗粒型肝细胞核仅核仁荧光染色阳性,而 Topo Ⅰ型肝细胞核可见颗粒样或均匀荧光。

### (四)复合荧光模型展示

临床核仁颗粒型复合荧光模型见图 3-7-17。

### (五)临床相关性

核仁颗粒型荧光模型主要的靶抗原为 RNA 聚合酶 I（RNA polymerase I，RNAP I）和人上游结合转录因子 / 核仁组织区 90kDa 自身抗原（human upstream-binding factor/nucleolar organizer region 90kDa autoantigen，hUBF/NOR-90）。RNAP I 定位于核仁，与 RNAP II 和 RNAP

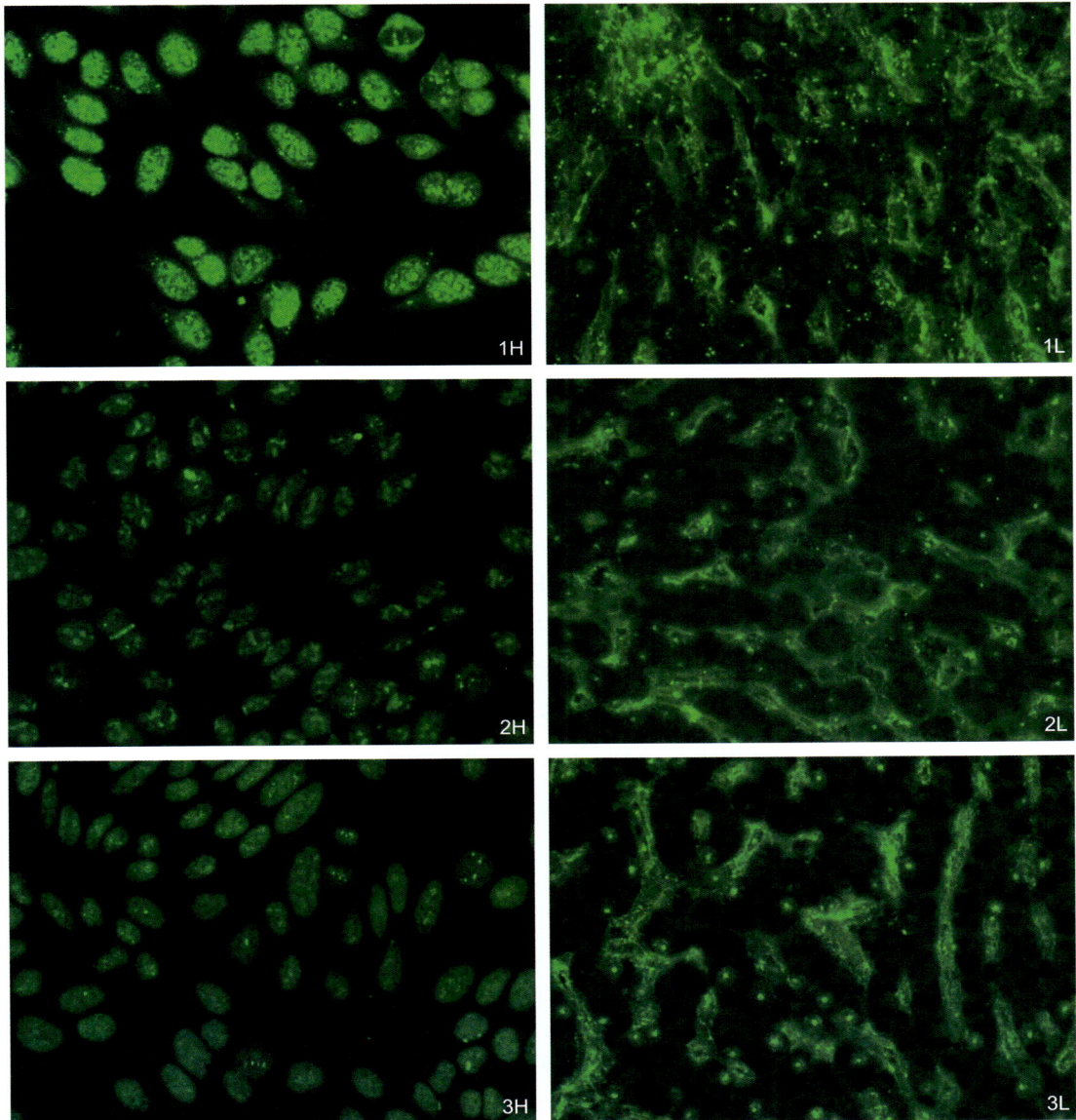

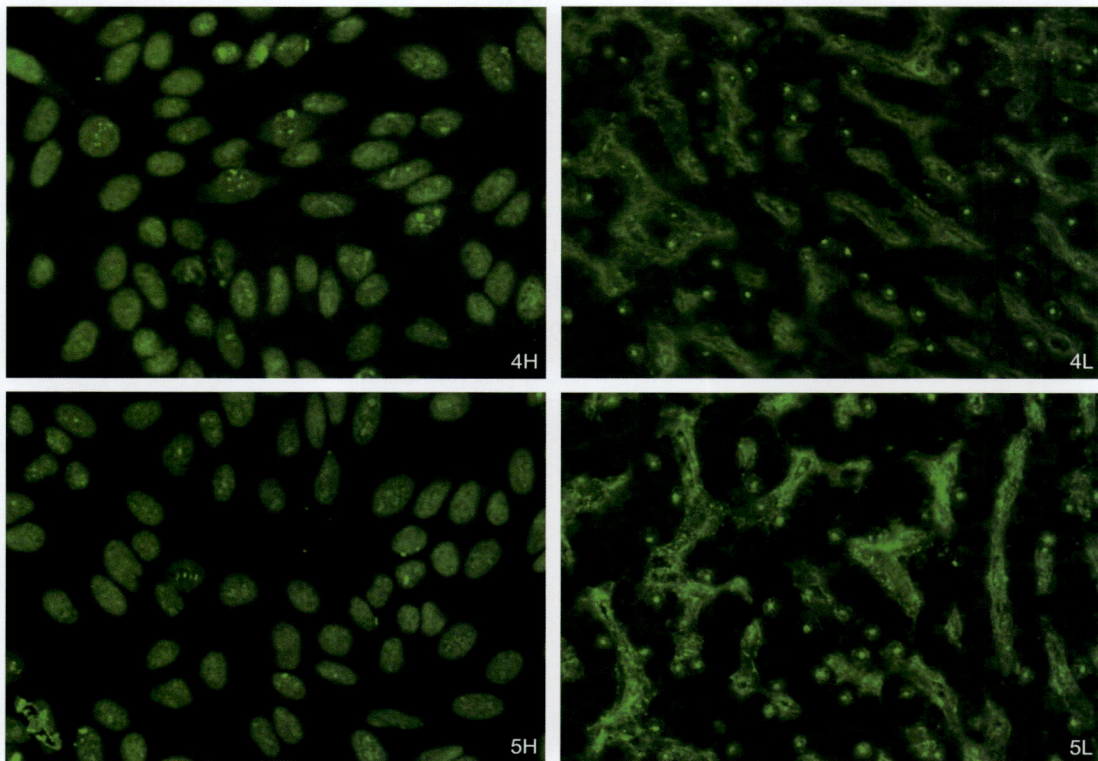

**图 3-7-17 临床核仁颗粒型复合荧光模型图片**

1H、1L:核仁颗粒型、中心体型和核颗粒型;2H、2L:核仁颗粒型和细胞间桥型;3H、3L:核仁颗粒型和核细颗粒型;4H、4L:核仁颗粒型和核细颗粒型;5H、5L:核仁颗粒型和核细颗粒型

Ⅲ一样,是 SSc 患者自身抗体反应的主要靶点。抗 RNAP Ⅰ抗体常与抗 RNAP Ⅲ抗体共存,因此抗 RNAP Ⅰ抗体相关的核仁颗粒型常在 HEp-2 上被共存的抗 RNAP Ⅲ抗体所掩盖,从而显示为核颗粒型。约在 20% 的 SSc 患者中发现抗 RNAP Ⅰ/Ⅲ抗体,已被确认为是弥漫性硬皮病相关的疾病标志物以及心脏/肾脏受累风险增加的标志物。抗 hUBF/NOR-90 在 HEp-2 上主要表现为核仁颗粒型荧光模型,被认为是局限性硬皮病和内脏器官轻度受累的标志物,可在约 4.8% 的 SSc 患者中发现,还可在肿瘤性疾病,以及其他自身免疫病中发现,如 RA、SLE 和 SS 等。

## (六)临床病例

### 【病例一】

**一般资料:**

颜某,女,69 岁。3 年前,患者受凉后出现咳嗽、咳痰,活动后气促,当地医院"抗感冒"治疗(不详)后病情好转。此后患者每因受凉感冒后病情反复发作并逐渐加重,发作时自行购买药物治疗。15 天前,患者因受凉后再次出现咳嗽、咳痰,为白色泡沫痰,咳嗽时牵扯胸痛、气促、心累,活动后明显加重,伴眼干、阵发性潮热、盗汗、反酸、烧心等症状,为求进一步治疗入我院。

**体格检查:**

体温 36℃,心率 80 次 /min,呼吸 20 次 /min,血压 121/88mmHg。神志清楚,表情自如,慢性病容。双侧呼吸运动均匀对称,无增强或者减弱,双肺触觉语颤对称无异常,未触及胸膜摩擦感,双肺叩诊呈清音,双肺呼吸音清,闻及湿啰音,余各系统未查见明显异常。

**ANA 荧光图片结果见图 3-7-18。**

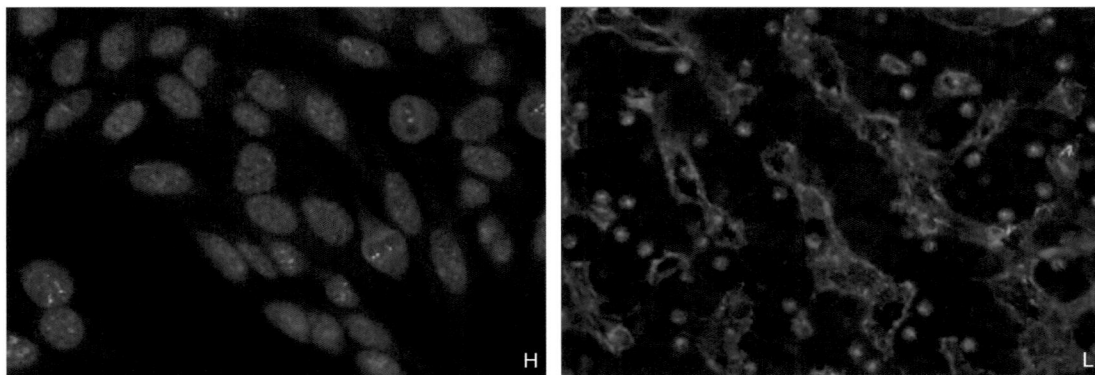

图 3-7-18 临床病例——核仁颗粒型荧光图片

**其他实验室检查结果:**

抗 dsDNA 抗体(IIF)阴性。

ANA 谱 13 项(LIA):抗 SSA 60 抗体 ++,抗 SSA 52 抗体 +++,余阴性。

补体:C3 0.764g/L(↓),C4 0.227g/L。

关节炎相关检测:RF 97.3IU/mL(↑),AKA 阴性,抗 CCP 抗体 12U/mL。

T 淋巴细胞亚群比例:CD3% 46.5%(↓),CD4% 30.0%(↓),CD8% 14.4%(↓)。

CRP 5.26mg/L(↑),IL-6 7.3pg/mL(↑),PCT 0.06ng/mL(↑)。

KL-6 阳性。

肿瘤标志物:CEA 4.79ng/mL(↑),CA19-9 22.7U/mL(↑),CYFRA21-1 7.9ng/mL(↑),NSE 15.6ng/mL(↑)。

肝、肾功能:TP 63.3g/L(↓),Alb 36.9g/L(↓)。

血常规、免疫球蛋白检测结果均正常。

结核相关检测:结核抗体、TB-DNA 载量、结核感染特异性 T 细胞检测、结核分枝杆菌抗酸染色均未见异常。

**影像学检查:**

CT 胸部平扫 + 薄层高分辨扫描:双肺间质性改变伴炎症;右肺散在结节,多系炎症。

常规超声心动图:左心房增大;室间隔基底段稍增厚;三尖瓣反流(轻-中度);左心室收缩功能测值正常,舒张功能降低。

干眼专科查体:视力:右眼 0.6,左眼 0.6;角膜荧光素钠染色试验:右眼(-),左眼(-);泪膜破裂时间:右眼 3s,左眼 5s;泪液分泌试验:右眼 6mm/5min,左眼 9mm/5min。

干燥综合征专科彩超:双侧腮腺、颌下腺、舌下腺、泪腺未见明显异常。

SPECT 唾液腺显像:左侧腮腺及颌下腺摄取功能轻-中度受损,排泌功能未见异常;右侧腮腺及颌下腺摄取及排泌功能未见异常;口腔内唾液较少。

**病例分析:**

患者为老年女性,起病缓,病程长,以反复感冒后咳嗽咳痰、活动后气促为主要症状,此次加重伴咳嗽时胸痛、气促等症状,根据胸部 CT、肿瘤标志物检测、结核相关检测后排除肺部肿瘤及结核感染。患者存在干眼症表现,**ANA 检测结果呈核仁颗粒型和核细颗粒型荧光模型**,肺间质纤维化明显,RF 阳性,与间质性肺炎相关的血清学指标 KL-6 升高,因此临床最终考虑为具有自身免疫特征的间质性肺炎。

【病例二】

**一般资料:**

邓某,男,57 岁。2 个月前,患者无明显诱因出现胸前区、上腹部烧灼感,进食后出现吞咽困难伴疼痛,伴偶有嗳气、呕吐,无反酸、心悸胸闷、腹痛腹泻等不适,无心尖区疼痛,无向背部放射,在当地医院予抗炎治疗后(具体不详)无明显好转。近日上述症状较前加重,进食后出现吞咽梗阻,为求进一步诊治入我院。

**体格检查:**

体温 36.2℃,心率 92 次/min,呼吸 20 次/min,血压 137/87mmHg。神志清楚,表情自如,慢性病容,查体合作。腹平软,未见腹壁静脉怒张,上腹部压痛明显,无反跳痛,墨菲征(-),肝脾肋下未触及,未扪及包块。腹水征(-),肠鸣音正常。

**ANA 荧光图片结果见图 3-7-19。**

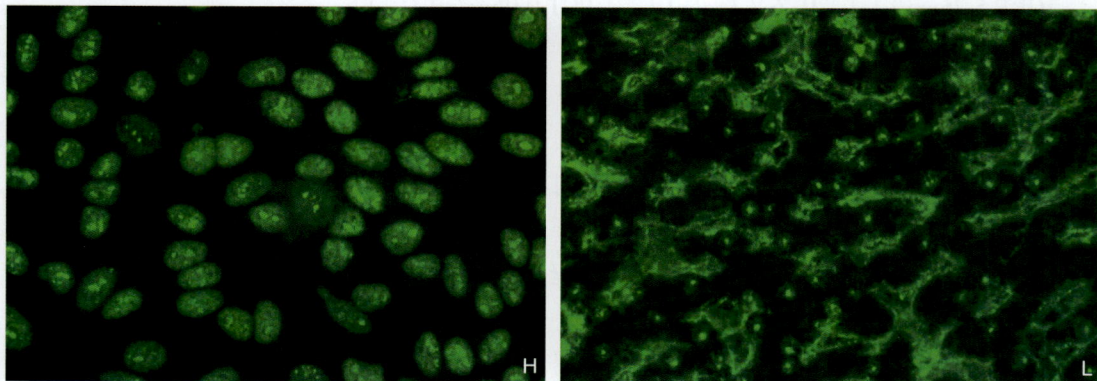

图 3-7-19　临床病例二——核仁颗粒型荧光图片

**其他实验室检查结果：**

抗 dsDNA 抗体（IIF）阴性。

ANA 谱 13 项（LIA）：均阴性。

免疫球蛋白：IgG 20.2g/L（↑），IgM 2690mg/L（↑），IgA 2200mg/L。

补体：C3 1.12g/L，C4 0.13g/L（↓）。

肿瘤标志物：SCC 3.8ng/mL（↑）。

血常规：RBC $4.15 \times 10^{12}$/L（↓），Hb 77g/L（↓）。

肝、肾功能：Alb 35.6g/L（↓），余正常。

**影像学检查：**

数字化 X 线食管钡餐造影：食管下段 - 贲门 - 胃底黏膜破坏，多系贲门癌累及胃底和食管腹段。

CT 上腹部增强扫描：食管下段、贲门及邻近胃底壁恶性肿瘤，食管下段及贲门周围、肝胃韧带多发淋巴结转移瘤。

**病理活检：**

食管活检查见鳞状细胞癌，不排除有深部浸润。

**病例分析：**

患者为老年男性，起病缓，病程长，以吞咽梗阻为主要症状，根据食管钡餐造影、CT 上腹部增强扫描以及食管病理活检结果，结合肿瘤标志物检测，可明确诊断为食管中下段鳞癌。该患者 ANA 结果显示为**核仁颗粒型和核细颗粒型荧光模型**，可在肿瘤患者中出现。

## （七）拓展阅读

核仁颗粒型荧光模型主要的靶抗原为 RNAP Ⅰ 和 hUBF/NOR-90。RNAP Ⅰ、Ⅱ、Ⅲ 是由许多不同亚基形成的酶复合物，由 8 ～ 14 种蛋白质组成，Ⅰ型主要的抗原靶点是 190 和 120kDa 的蛋白质，Ⅱ型是 220 和 145kDa 的蛋白质，Ⅲ型是 155 和 138kDa 的蛋白质。只有 RNAP Ⅰ 位于核仁的中心，RNAP Ⅱ 和 RNAP Ⅲ 位于核质中，且只有抗 RNAP Ⅰ 抗体以 IIF 检测时，HEp-2 细胞上表现为点状核仁型荧光模型。大多数具有抗 RNAP Ⅰ 抗体的血清也含有抗 RNAP Ⅱ 或 Ⅲ 的抗体。这些抗体可以通过免疫印迹技术或 ELISA 技术进行检测，但并不是临床常规检测项目。抗 RNAP 抗体对弥漫性 SSc 的诊断敏感度约为 38%，特异度约为 94%，且与弥漫性皮肤受累和肾脏、心脏受累风险增高相关。研究表明，存在抗 RNAP Ⅰ/Ⅱ/Ⅲ 抗体和 / 或升高的抗 RNAP Ⅲ 抗体水平是预测硬皮病肾危象发生的独立危险因素。然而，抗 RNAP 抗体的频率因种族而异，这些抗体在意大利白人患者中比在英国或美国白人患者中更罕见（不到 15% 的病例）。

核仁组织区（nucleolus organizer regions，NOR）是核仁产生的部位。1987 年，Rodriguez-Sanchez 等首次在 SSc 患者中描述了一种分子量为 90kDa 的核仁蛋白 NOR-90。接着，Chan 等人发现，抗人 NOR-90 自身抗体识别的自身抗原与 hUBF 相同。UBF 是一种 RNAP Ⅰ 特异性转录因子，可直接结合到核糖体 RNA 基因的启动子区域，并通过与其他因子相互作用，在这些基因的转录调控中发挥核心作用。迄今为止，抗 UBF 自身抗体主要见于系统性自身免疫病或恶性肿瘤患者。有研究表明，抗 hUBF/NOR-90 抗体本身直接驱动自身免疫反应。虽然还没有大规模相关研究完全证实，但现有研究表明，抗 hUBF/NOR-90 抗体在局限性系统性硬化症和内脏器官轻度受累中具有一定的诊断参考价值。

## 第八节　核膜型

### 一、光滑核膜型

#### （一）典型荧光模型判读要点

1. HEp-2 细胞

（1）**分裂间期**：细胞核膜呈现光滑纤细的环状荧光染色，邻近细胞间相接触部位的荧光增强，抗体滴度较高时可使整个细胞核呈光滑均匀荧光染色。

（2）**分裂期**：细胞荧光染色同分裂间期细胞，染色体区荧光染色阴性。

2. 猴肝组织　肝细胞核膜呈现特征性环状荧光染色，表现为"小圆圈样"。

典型的光滑核膜型荧光模型见图 3-8-1。

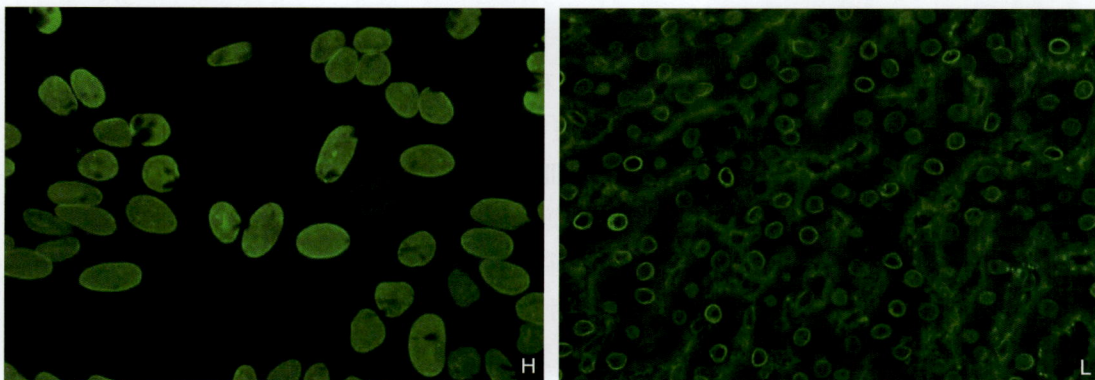

图 3-8-1　光滑核膜型荧光模型典型示例

#### （二）临床荧光模型展示

临床单一光滑核膜型荧光模型见图 3-8-2。

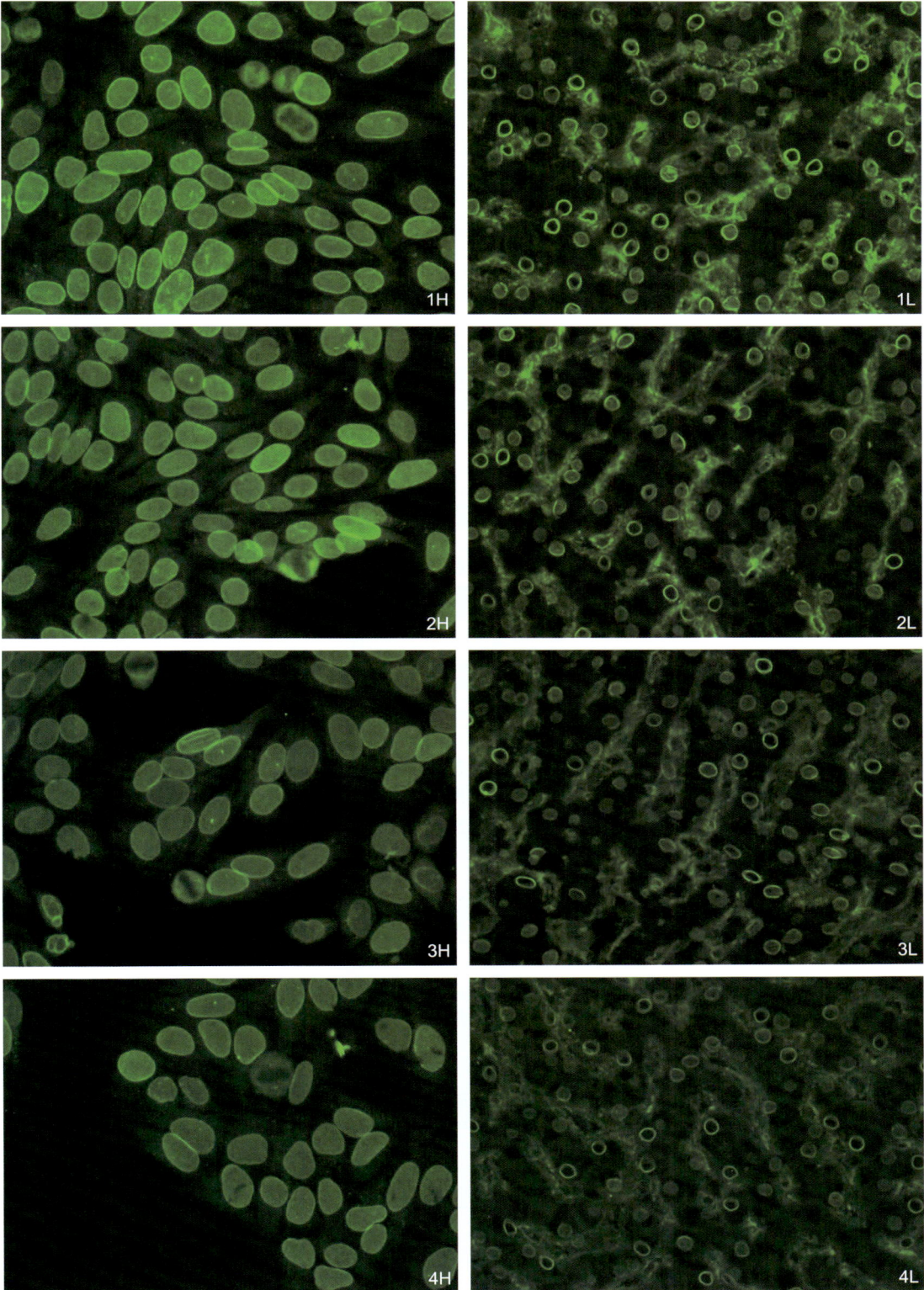

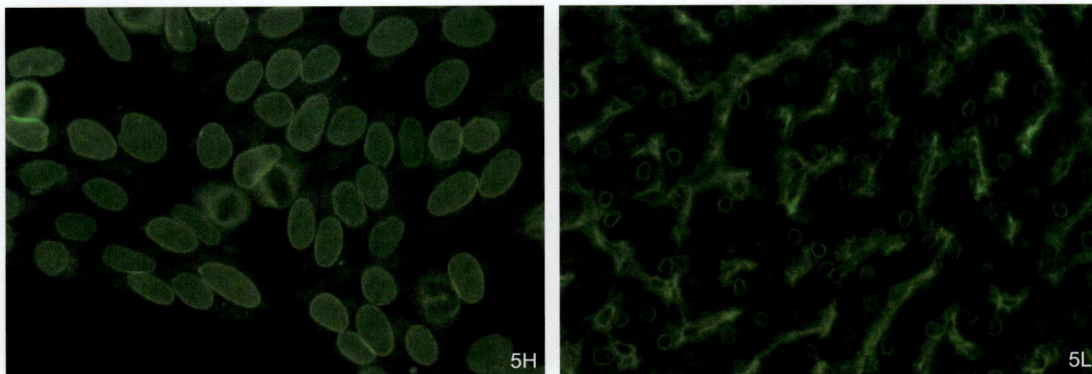

图 3-8-2　临床单一光滑核膜型荧光模型图片
1H、1L ～ 5H、5L 为 5 例不同的临床光滑核膜型荧光模型图片

## （三）易混荧光模型鉴别

光滑核膜型与相关易混荧光模型的鉴别见表 3-8-1 及图 3-8-3。

表 3-8-1　光滑核膜型与相关易混荧光模型的鉴别

| 荧光模型 | | 鉴别要点 | | |
| --- | --- | --- | --- | --- |
| | | HEp-2 细胞分裂间期 | HEp-2 细胞分裂期 | 猴肝组织 |
| 主模型 | 光滑核膜型 | 细胞核膜呈现光滑纤细的环状荧光染色,邻近细胞间相接触部位的荧光增强,抗体滴度较高时可使整个细胞核呈光滑均匀荧光染色 | 细胞荧光染色强度同分裂间期细胞,染色体区荧光染色阴性 | 肝细胞核膜呈现特征性环状荧光染色,表现为"小圆圈样" |
| 易混模型 | 点状核膜型 | 细胞核膜呈现不连续的点状环形荧光染色,邻近细胞间相接触部位的荧光增强,抗体滴度较高时可使整个细胞核呈细颗粒样荧光染色 | 细胞荧光染色强度同分裂间期细胞,染色体区荧光染色阴性 | 肝细胞核膜呈现特征性环状荧光染色,表现为"小圆圈样" |
| | 核均质型 | 细胞核呈均匀规则状荧光染色,核仁染色可为阴性 | 浓缩染色体呈增强的均匀规则状荧光染色,染色体区以外荧光染色阴性 | 肝细胞核阳性,呈均匀或块状荧光染色 |

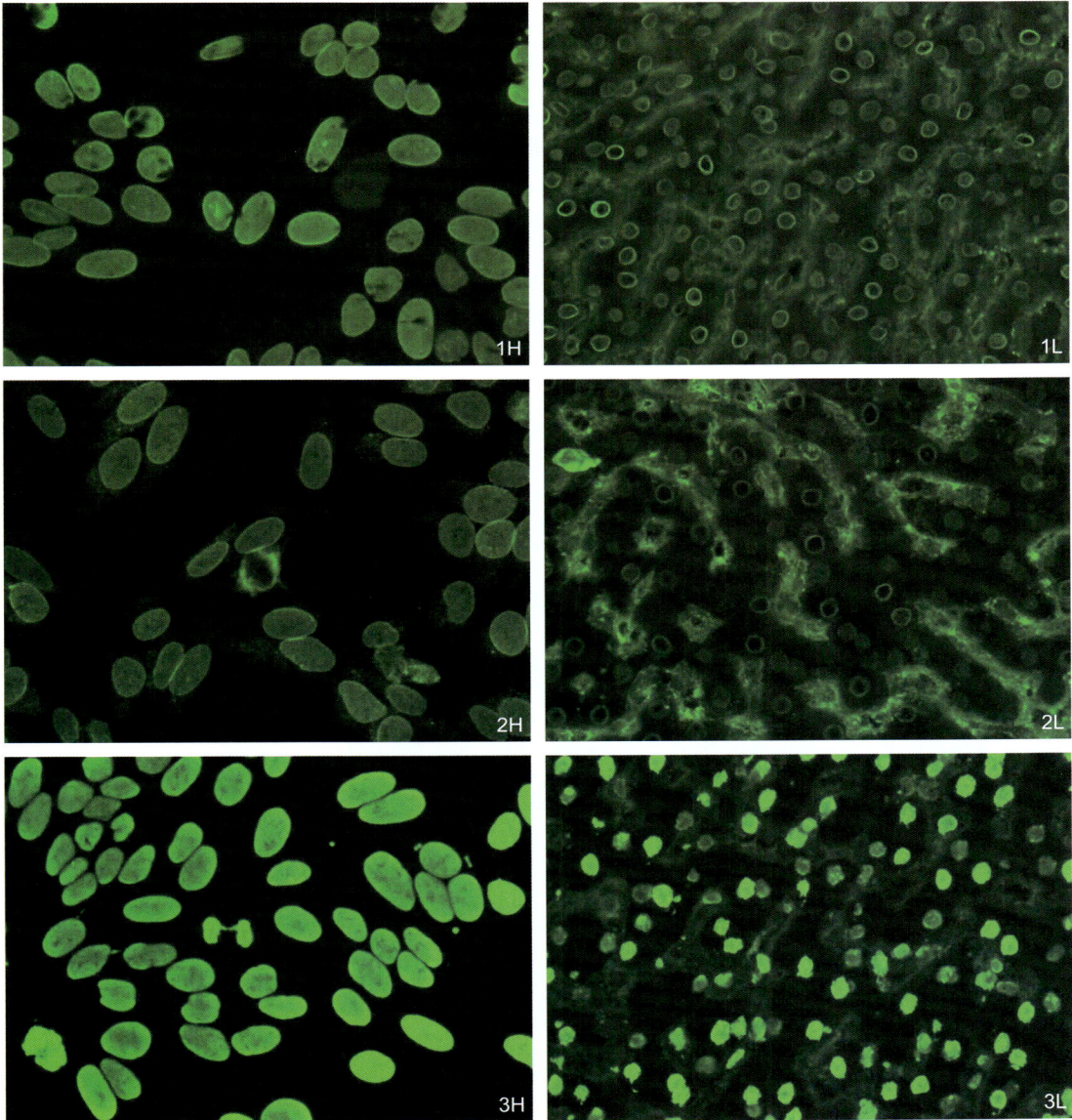

**图 3-8-3 光滑核膜型与相关易混荧光模型图形比较**
1H、1L:光滑核膜型;2H、2L:点状核膜型;3H、3L:核均质型

【光滑核膜型与点状核膜型鉴别要点】

1. **HEp-2 细胞分裂间期** ①光滑核膜型细胞核膜呈现光滑纤细的环状荧光染色,而点状核膜型呈现不连续的点状环形荧光染色。②在抗体滴度较高时,光滑核膜型整个细胞核呈光滑均匀荧光染色,而点状核膜型呈细颗粒样荧光染色。

2. **HEp-2 细胞分裂期** 无明显差异。

**3. 猴肝组织** 无明显差异。

【光滑核膜型与核均质型鉴别要点】

**1. HEp-2 细胞分裂间期** 光滑核膜型细胞核膜呈现光滑纤细的环状荧光染色,邻近细胞间相接触部位的荧光增强,抗体滴度较高时可使整个细胞核呈光滑均匀荧光染色,而核均质型细胞核呈均匀规则状荧光染色,细胞核膜未出现荧光增强现象。

**2. HEp-2 细胞分裂期** 光滑核膜型染色体区荧光染色阴性,而核均质型染色体区呈增强的均匀规则状荧光。

**3. 猴肝组织** 光滑核膜型肝细胞核膜呈现特征性环状荧光染色,表现为"小圆圈样",而核均质型肝细胞核呈均匀或块状荧光染色。

### (四)复合荧光模型展示

临床光滑核膜型复合荧光模型见图 3-8-4。

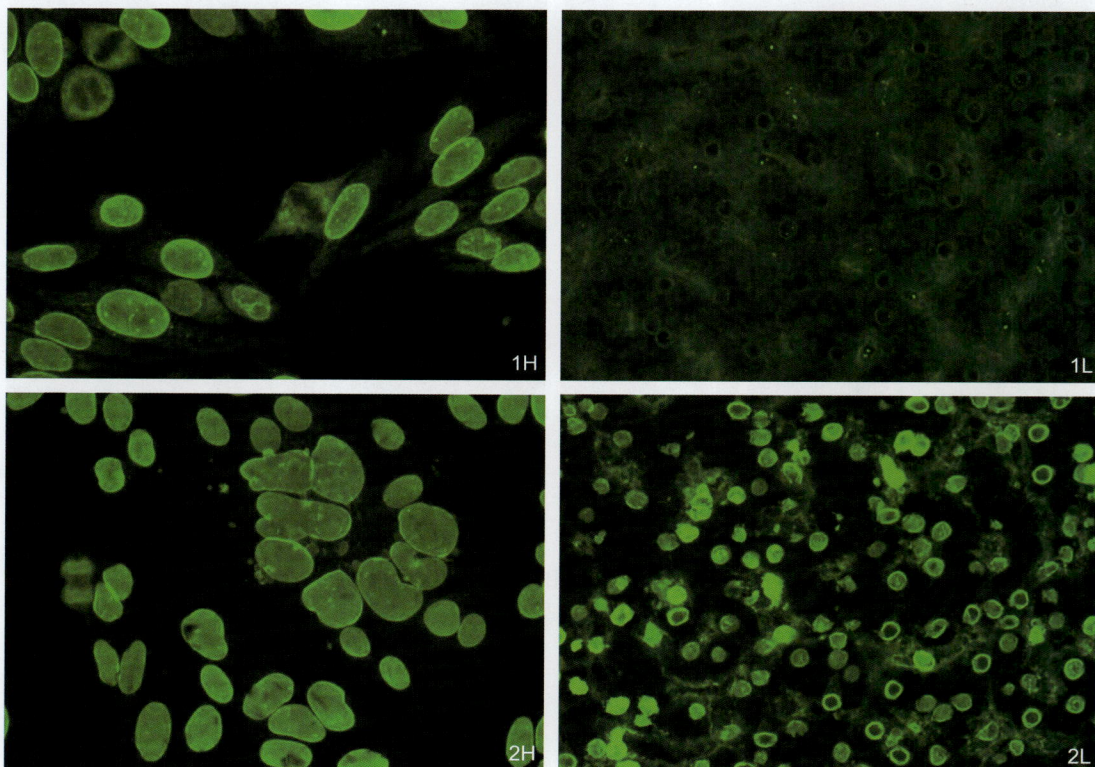

**图 3-8-4 临床光滑核膜型复合荧光模型图片**
1H、1L:光滑核膜型和核点型;2H、2L:光滑核膜型和核均质型

## （五）临床相关性

光滑核膜型荧光模型 ANA 通常与抗核纤层蛋白抗体相关，其识别的靶抗原主要包括核纤层蛋白 A、B、C 或核纤层相关蛋白。抗核纤层蛋白 A/C 抗体可见于自身免疫性肝病，少见于 PM、DM 和 SSc 等自身免疫性结缔组织病。抗核纤层蛋白 B 抗体见于合并 APS 的 SLE 患者中，阳性率为 20% ～ 30%，而在其他自身免疫病中极少见。

## （六）临床病例

【病例一】

**一般资料：**

蒋某，男，83 岁。患者反复咳嗽咳痰 1 年，活动后呼吸困难 5 个月，咳黄白色黏痰，量多，伴乏力，伴食欲下降，无畏寒发热、胸闷胸痛、腹痛腹泻、关节疼痛、晨僵、口腔溃疡、眼干、口干等不适。

**体格检查：**

体温 36.3℃，心率 86 次 /min，呼吸 20 次 /min，血压 116/74mmHg。慢性病容，营养中等，双肺呼吸音稍低，闻及少许湿啰音，双上肢手指可见杵状指，双足背可见暗红色皮疹，双足背、双踝关节轻度水肿。

**ANA 荧光图片结果见图 3-8-5。**

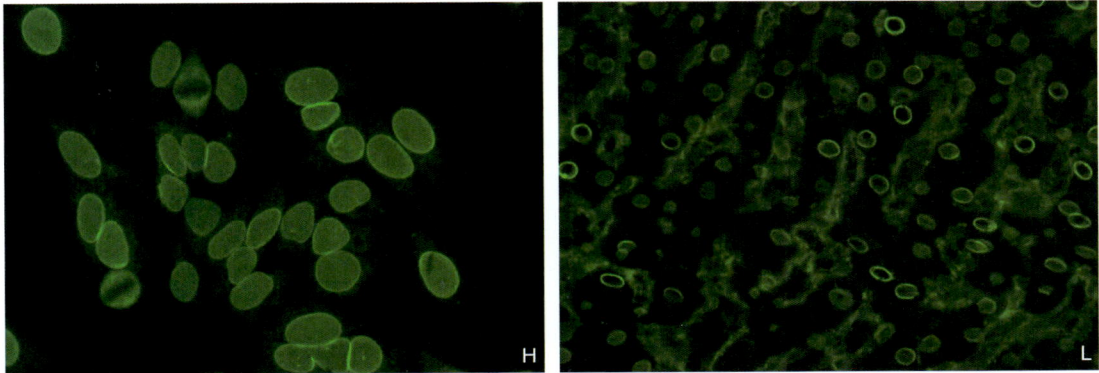

图 3-8-5　临床病例一——光滑核膜型荧光图片

**其他实验室检查结果：**

ANA 谱 13 项（LIA）：均阴性。

免疫球蛋白：IgG 17.90g/L（↑），IgA 4010mg/L（↑），IgM 919mg/L。

补体：C3 0.8040g/L，C4 0.2180g/L。

肿瘤标志物：CA125 103U/mL（↑），CYFRA21-1 3.78ng/mL（↑）。

痰培养呈正常混合菌丛生长,未分离出嗜血杆菌;无真菌生长。

**影像学检查:**

CT 胸部平扫 + 薄层高分辨扫描:双肺间质纤维化,散在炎症,双肺部分支气管稍扩张,双侧胸膜增厚。

**病理检查:**

肺泡灌洗液液基:未查见恶性细胞。

**病例分析:**

患者为老年男性,有反复咳嗽及活动后呼吸困难症状,查体发现双肺呼吸音稍低,闻及少许湿啰音,双上肢手指可见杵状指,双足背可见暗红色皮疹。**ANA 检查结果呈光滑核膜型荧光模型**,胸部 CT 检查示双肺间质性炎症。综合以上信息,诊断为具有自身免疫特征的间质性肺炎。

【病例二】

**一般资料:**

唐某,女,29 岁。2 年前孕 21 周左右时出现胎停,目前孕 19 周,查抗核抗体呈阳性。

**体格检查:**

体温 36.5℃,心率 110 次 /min,呼吸 20 次 /min,血压 128/68mmHg。神志清醒,全身浅表淋巴结未扪及肿大。

ANA 荧光图片结果见图 3-8-6。

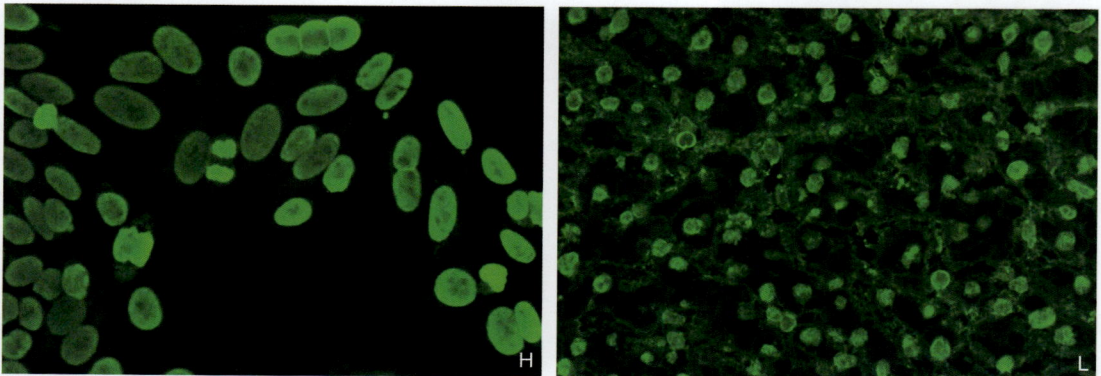

图 3-8-6　临床病例二——光滑核膜型荧光图片

**其他实验室检查结果:**

抗 dsDNA 抗体(IIF)阳性。

ANA 谱 13 项(LIA):ANuA+,AHA+,余阴性。

APS 相关检测:LA 阳性,aCL IgA<2.50APLU/mL,aCL IgG 52.40GPLU/mL(↑),aCL IgM 4.88MPLU/mL,a$\beta_2$GPI IgA 3.03AU/mL,a$\beta_2$GPI IgG 59.20AU/mL(↑),a$\beta_2$GPI IgM 6.40AU/mL。

免疫球蛋白：IgG 12.80g/L，IgA 2240mg/L，IgM 1410mg/L。

补体：C3 0.7530g/L（↓），C4 0.1460g/L。

**病例分析：**

患者为青年女性，既往出现过 1 次胎停，此次孕期检测发现抗 dsDNA 抗体阳性，APS 相关 IgG 型自身抗体阳性，狼疮抗凝物阳性，C3 降低，**ANA 检查结果呈光滑核膜型和核均质型荧光模型**，诊断考虑抗磷脂综合征。

### （七）拓展阅读

光滑核膜型荧光模型 ANA 通常与抗核纤层蛋白抗体相关。核纤层蛋白是核膜的主要成分，排列在内核膜上，维持细胞核的结构完整性。纤层形成细丝网与许多蛋白质相互作用，充当信号枢纽将核纤层与细胞骨架和染色质连接起来。因此，除了维持细胞核的结构完整性外，它们还影响染色质组织、DNA 转录、修复和复制。核纤层蛋白 A 和 C 是由同一基因 *LMNA* 编码的剪接异构体，而核纤层蛋白 B 是不同基因的产物，受 *LMNB1* 和 *LMNB2* 编码。另外，核纤层蛋白缺陷会导致核膜破裂，从而引起 DNA 损伤或细胞死亡。核纤层蛋白 A/C 主要参与细胞信号转导、基因转录、表观遗传调控、细胞周期进程、细胞分化和细胞迁移。核纤层蛋白 A/C 除了介导椎板层病变外，其表达增加还可活化免疫细胞，从而参与自身免疫病的进程。自身免疫性肝病患者的血清主要含有与核纤层蛋白 A/C 反应的抗体。PBC 患者中抗核纤层蛋白 A/C 抗体有 8% 的检出率。抗核纤层蛋白抗体不具有疾病特异性，但高滴度的抗核纤层蛋白 B 抗体有助于确定一部分具有抗磷脂抗体的狼疮患者，这些患者发生血栓事件的风险相对较高。此外，抗核纤层蛋白抗体的存在可能有助于慢性疲劳综合征的诊断。

## 二、点状核膜型

### （一）典型荧光模型判读要点

#### 1. HEp-2 细胞

**（1）分裂间期：**细胞核膜呈不连续的点状环形荧光染色，邻近细胞间相接触部位的荧光增强，抗体滴度较高时可使整个细胞核呈细颗粒样荧光染色。

**（2）分裂期：**细胞荧光染色同分裂间期细胞，染色体区荧光染色阴性。

**2. 猴肝组织**　肝细胞核膜呈现特征性环状荧光染色，表现为"小圆圈样"。典型的点状核膜型荧光模型见图 3-8-7。

### （二）临床荧光模型展示

临床单一点状核膜型荧光模型见图 3-8-8。

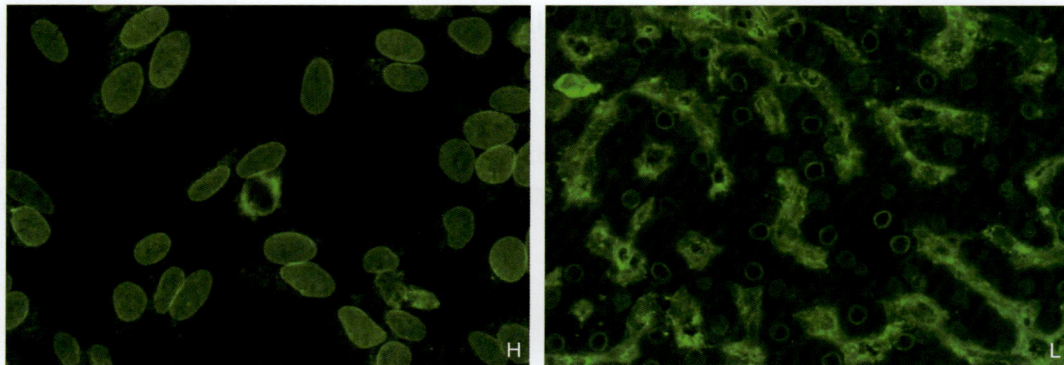

图 3-8-7　点状核膜型荧光模型典型示例

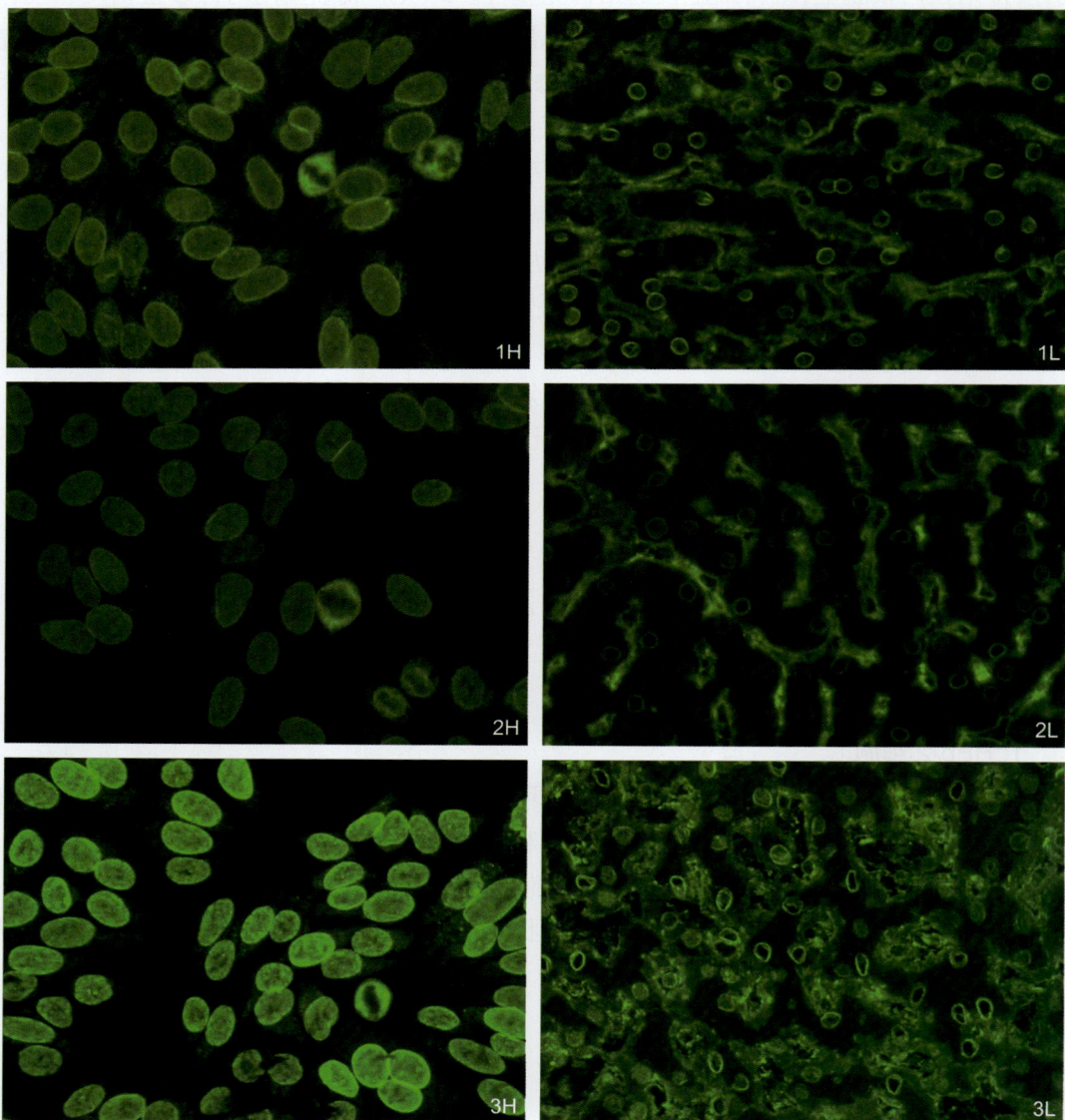

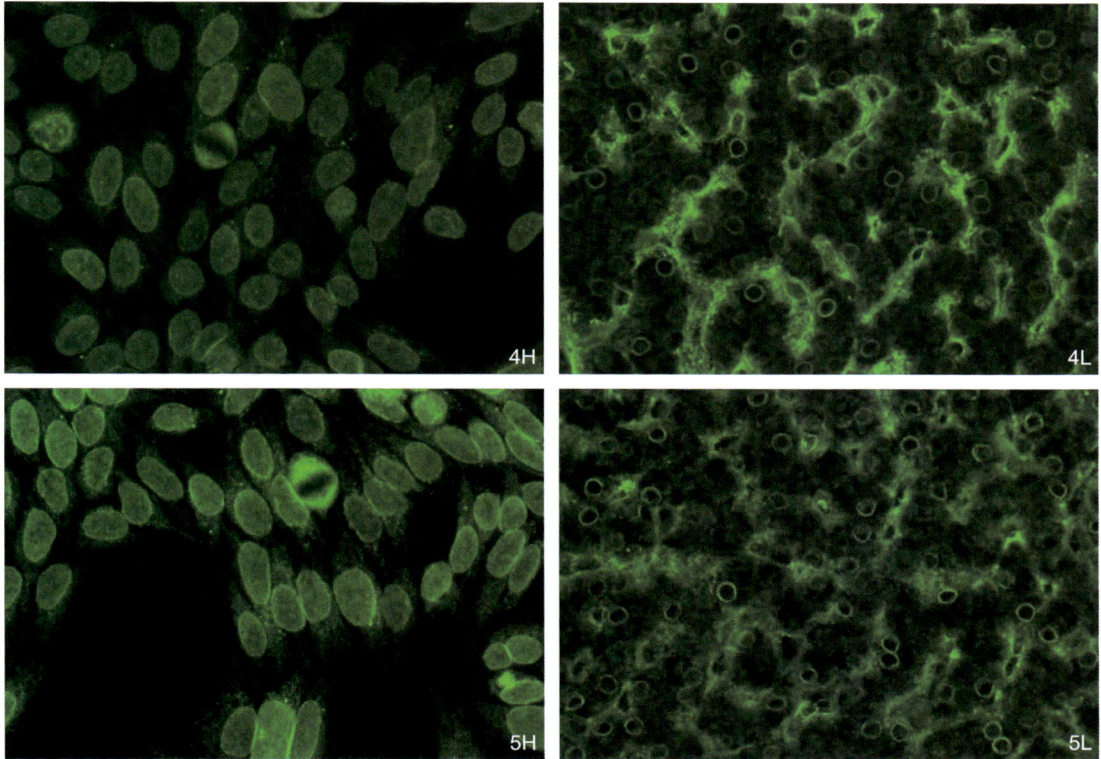

**图 3-8-8 临床单一点状核膜型荧光模型图片**

1H、1L ～ 5H、5L 为 5 例不同的临床点状核膜型荧光模型图片

## （三）易混荧光模型鉴别

点状核膜型与相关易混荧光模型的鉴别见表 3-8-2 及图 3-8-9。

**表 3-8-2 点状核膜型与相关易混荧光模型的鉴别**

| 荧光模型 | | 鉴别要点 | | |
|---|---|---|---|---|
| | | HEp-2 细胞分裂间期 | HEp-2 细胞分裂期 | 猴肝组织 |
| 主模型 | 点状核膜型 | 细胞核膜呈不连续的点状环形荧光染色,邻近细胞间相接触部位的荧光增强,抗体滴度较高时可使整个细胞核呈细颗粒样荧光染色 | 细胞荧光染色强度同分裂间期细胞,染色体区荧光染色阴性 | 肝细胞核膜呈现特征性环状荧光染色,表现为"小圆圈样" |
| 易混模型 | 光滑核膜型 | 细胞核膜呈光滑纤细的环状荧光染色,邻近细胞间相接触部位的荧光增强,抗体滴度较高时可使整个细胞核呈光滑均匀荧光染色 | 细胞荧光染色强度同分裂间期细胞,染色体区荧光染色阴性 | 肝细胞核膜呈现特征性环状荧光染色,表现为"小圆圈样" |
| | 核细颗粒型 | 细胞核呈细颗粒样荧光染色,部分核仁区有荧光 | 细胞染色体区荧光染色阴性,染色体区外呈细颗粒样荧光,呈"口"形 | 肝细胞核及部分核仁中可见颗粒样荧光 |

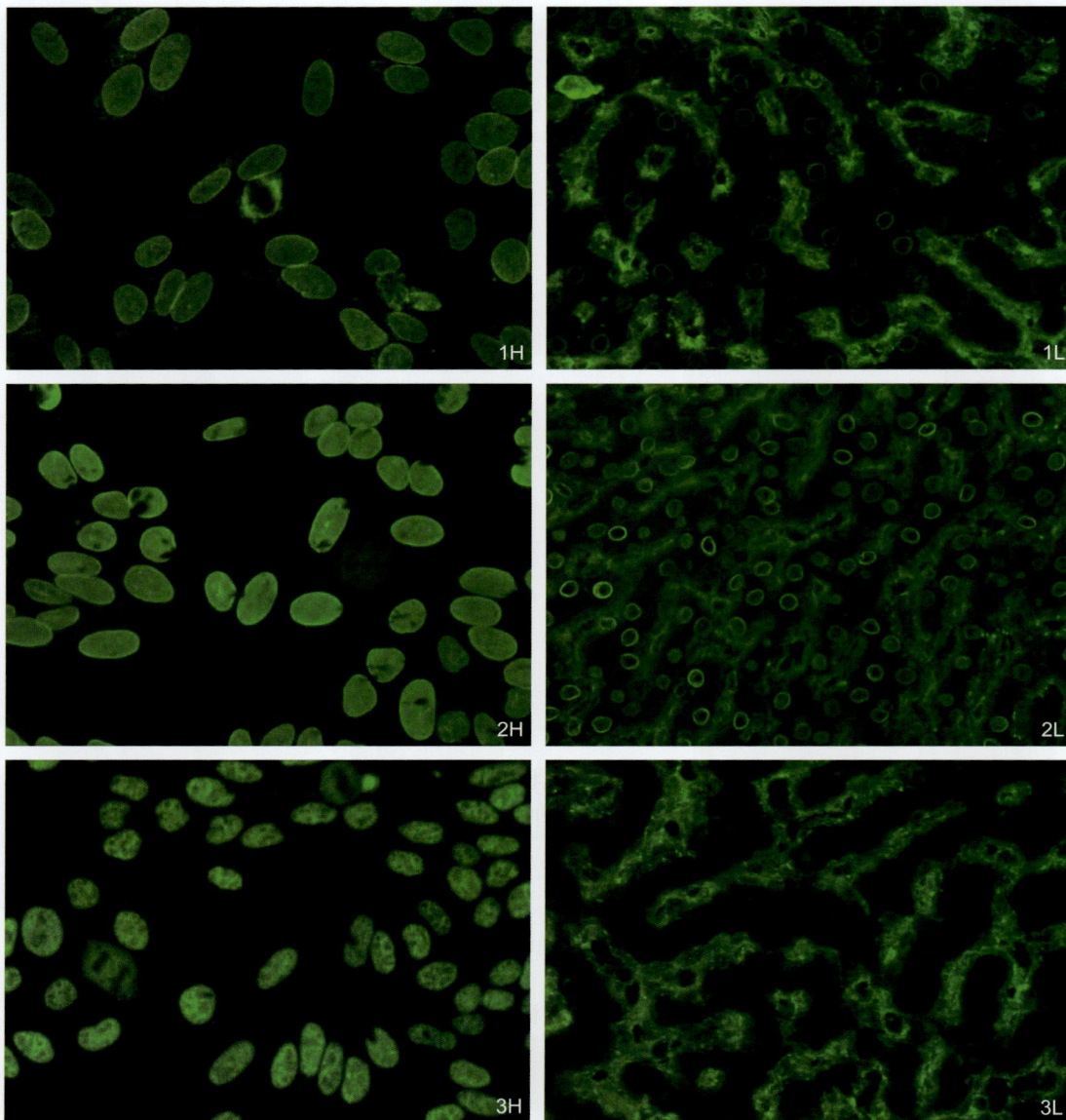

图 3-8-9　点状核膜型与相关易混荧光模型图形比较

1H、1L：点状核膜型；2H、2L：光滑核膜型；3H、3L：核细颗粒型

【 点状核膜型与光滑核膜型鉴别要点 】

1. HEp-2 细胞分裂间期　①点状核膜型细胞核膜呈现不连续的点状环形荧光染色，而光滑核膜型呈现光滑纤细的环状荧光染色。②抗体滴度较高时，点状核膜型可使整个细胞核呈细颗粒样荧光染色，而光滑核膜型呈光滑均匀荧光染色。

2. HEp-2 细胞分裂期　无明显差异。

3. 猴肝组织　无明显差异。

**【点状核膜型与核细颗粒型鉴别要点】**

1. **HEp-2 细胞分裂间期** 点状核膜型细胞核膜呈现不连续的点状环形荧光染色,邻近细胞相接触部位的荧光增强,抗体滴度较高时可使整个细胞核呈细颗粒样荧光染色,而核细颗粒型细胞核呈细颗粒样荧光染色,细胞核膜未出现荧光增强现象。

2. **HEp-2 细胞分裂期** 无明显差异。

3. **猴肝组织** 点状核膜型肝细胞核膜呈现特征性环状荧光染色,表现为"小圆圈样",而核细颗粒型肝细胞核可见细颗粒样荧光染色。

## (四)复合荧光模型展示

临床点状核膜型复合荧光模型见图 3-8-10。

## (五)临床相关性

点状核膜型荧光模型 ANA 通常与抗核孔复合物(nuclear pore complex,NPC)抗体相关,靶抗原主要包括核孔膜糖蛋白 210(nuclear pore membrane glycoprotein 210,gp210)和核孔蛋白 p62(nucleoporin p62,Nup62),调节细胞核和细胞质之间的大分子流动。抗 gp210 抗体是 PBC 的特异性抗体,可作为预后不良的指标。熊去氧胆酸治疗后,持续存在的抗 gp210 抗

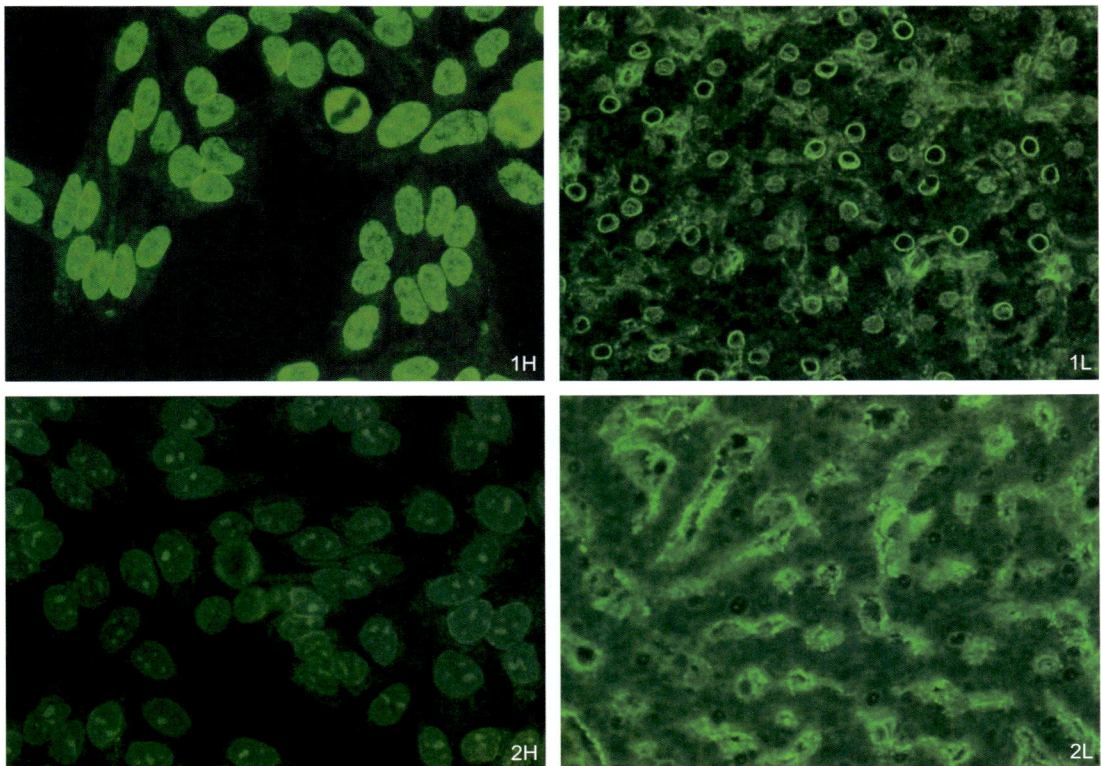

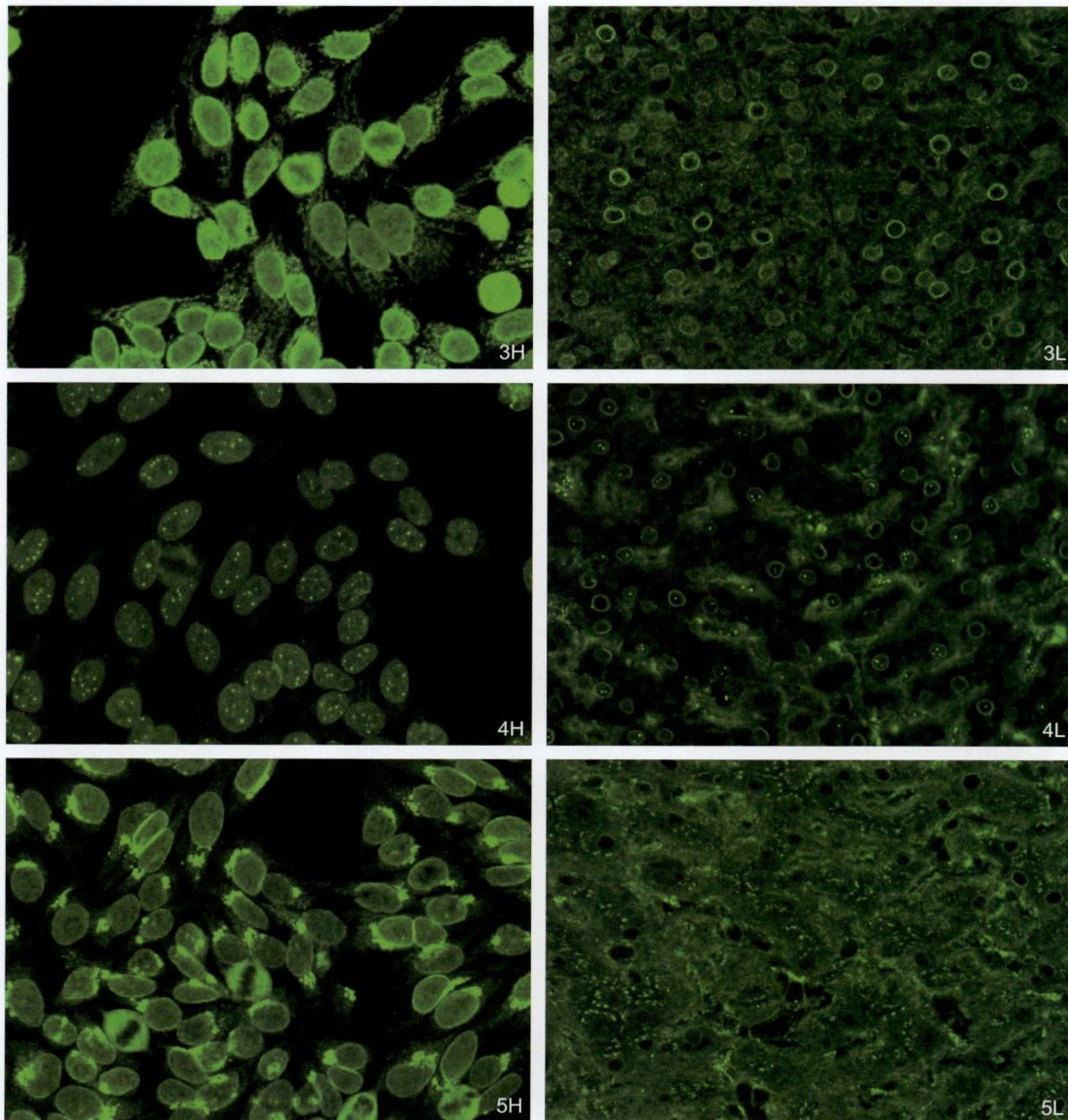

**图 3-8-10  临床点状核膜型复合荧光模型图片**

1H、1L:点状核膜型和核颗粒型;2H、2L:点状核膜型和核仁均质型;3H、3L:点状核膜型和线粒体样型;4H、4L:点状核膜型和核多点型;5H、5L:点状核膜型和高尔基体样型

体是肝脏进展为终末期的危险因素,而抗 gp210 抗体滴度下降表明对 PBC 的转归有利。抗 Nup62 抗体在 PBC 患者中也具有高度特异性,并与临床不良结果相关。

## （六）临床病例

【病例一】

**一般资料：**

王某，女，53 岁。患者肝功能异常 5 年，转氨酶、ALP、GGT 持续升高，伴全身瘙痒 1 年。否认肝炎、结核或其他传染病史。

**体格检查：**

体温 36.5℃，心率 66 次 /min，呼吸 20 次 /min，血压 103/63mmHg。心肺查体未见明显异常。全腹软，无压痛、反跳痛及肌紧张，肝脾肋下未触及，肝区叩痛阴性，墨菲征阴性，移动性浊音阴性，肠鸣音正常，双下肢无水肿。

ANA 荧光图片结果见图 3-8-11。

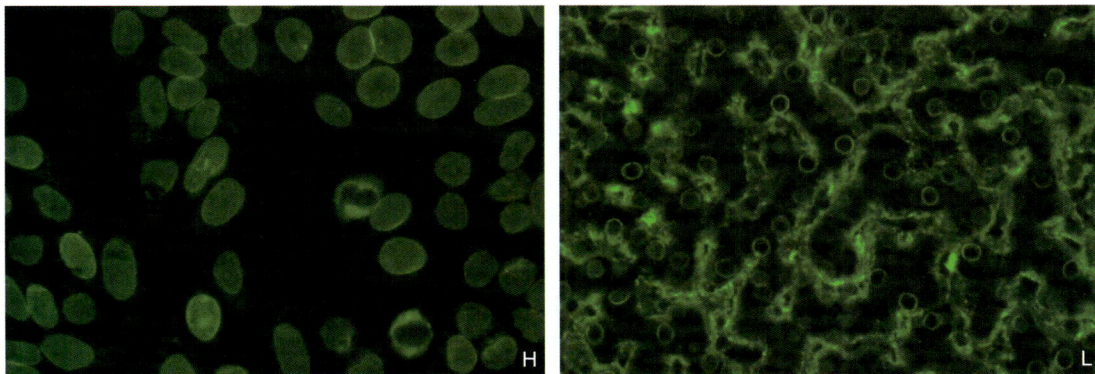

图 3-8-11　临床病例———点状核膜型荧光图片

**其他实验室检查结果：**

ANA 谱 13 项（LIA）：抗 U1-snRNP/Sm 抗体 ±，余阴性。

自免肝抗体谱（LIA）：抗 gp210 抗体 +++，余阴性。

补体：C3 1.4500g/L，C4 0.2280g/L。

免疫球蛋白：IgG 10.50g/L，IgA 1700mg/L，IgM 3900mg/L（↑）。

肝功能：TBil 32.3μmol/L（↑），DBil 18.4μmol/L（↑），ALT 132IU/L（↑），AST 102IU/L（↑），ALP 756IU/L（↑），GGT 1488IU/L（↑）。

TBA 83.0μmol/L（↑）。

血常规：Hb 115g/L，RBC $3.66 \times 10^{12}$/L（↓）。

输血前八项：均阴性。

**影像学检查：**

肝硬化 / 肝纤维化彩超：肝脏钙化灶，脾脏长大，提示肝硬化。

**病理检查：**

肝组织穿刺：肝小叶内见少数点状及灶状坏死，界板轻度碎片状坏死，门管区一些淋巴细胞、少量嗜酸性粒细胞及中性粒细胞，个别浆细胞浸润，纤维隔形成，灶区排列紊乱，罗丹宁染色示交界区肝细胞内含量增加，倾向 PBC。

**病例分析：**

患者为中年女性，慢性起病，病程较长，转氨酶、ALP、GGT 持续升高，并伴有全身皮肤瘙痒 1 年。ANA 检查结果呈点状核膜型荧光模型，抗 gp210 抗体阳性，肝功能异常，结合肝组织穿刺结果，考虑诊断 PBC。

【病例二】

**一般资料：**

包某，女，56 岁。患者皮肤巩膜黄染 2 年，伴皮肤瘙痒、口干、眼干，无关节疼痛、畸形等不适。否认肝炎、结核等病史。肝功能指标长期异常，患病期间间断服用西药（激素、硫唑嘌呤、熊去氧胆酸）和中药（具体不详），皮肤巩膜黄染未见明显好转。

**体格检查：**

体温 36.5℃，心率 86 次 /min，呼吸 20 次 /min，血压 135/78mmHg。慢性病容，皮肤巩膜黄染，肝掌，蜘蛛痣。心肺查体未见明显异常。腹部外形正常，移动性浊音阳性，全腹软，无压痛及反跳痛，腹部未触及包块，剑突下 5cm 可触及肝脏，肋下 5cm 可触及脾脏。双下肢无水肿。

**ANA 荧光图片结果见图 3-8-12。**

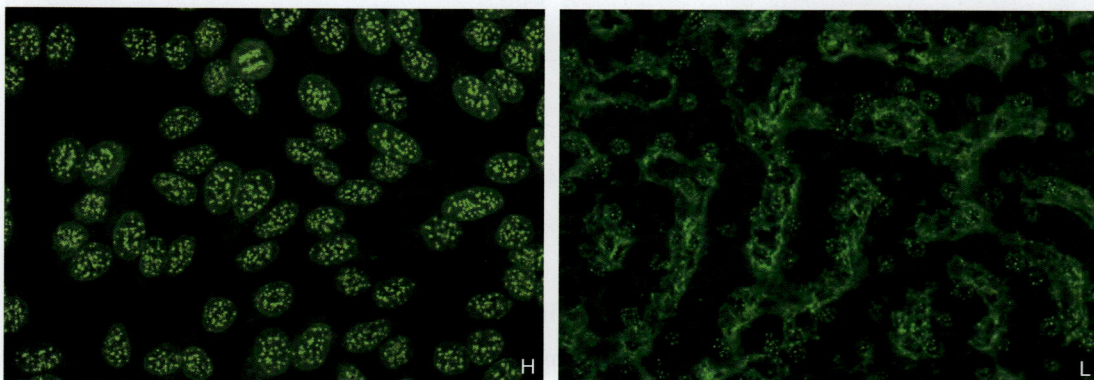

图 3-8-12　临床病例二——点状核膜型荧光图片

**其他实验室检查结果：**

ANA 谱 13 项（LIA）：抗 SSA 52 抗体 +++，抗 CENP-B 抗体 +++，余阴性。

自免肝抗体谱（LIA）：抗 gp210 抗体 +++，余阴性。

补体：C3 1.5100g/L，C4 0.3100g/L。

免疫球蛋白:IgG 19.10g/L(↑),IgA 2270mg/L,IgM 3590mg/L(↑)。

肝功能:TBil 102.7μmol/L(↑),DBil 95.1μmol/L(↑),ALT 42IU/L(↑),AST 132IU/L(↑),ALP 644IU/L(↑),GGT 455IU/L(↑)。

TBA 258.8μmol/L(↑)。

血常规:Hb 108g/L(↓),WBC $3.39 \times 10^9$/L(↓)。

血沉 120.0mm/h(↑)。

输血前八项:HBcAb 阳性,余阴性。

**影像学检查:**

CT 上腹部增强扫描:肝、脾增大,腹腔内及腹膜后淋巴结增多增大,胆囊小结石。

**病理检查:**

肝组织穿刺:肝脏轻度慢性炎(G2S2-3),并见界面性肝炎(+3),淋巴细胞及浆细胞浸润(+1),肝细胞花环样结构(+1),胆管改变(-3),倾向 PBC,不排除合并 AIH 可能。

**病例分析:**

患者为中年女性,以皮肤巩膜黄染为主要临床表现,伴皮肤瘙痒、口干、眼干,无肝炎病史、饮酒史,**ANA 检查结果呈点状核膜型和着丝点型荧光模型**,同时抗 CENP-B 抗体阳性,抗 gp210 抗体阳性,IgM、ALP、GGT 均升高,肝组织穿刺结果倾向 PBC,不排除合并 AIH 可能,考虑诊断 PBC 重叠 AIH。

## (七)拓展阅读

点状核膜型荧光模型 ANA 通常与抗 NPC 抗体相关,可特异性靶向核膜孔蛋白复合物。NPCs 是具有复杂组成和多种功能的大分子组合体,可融合内核膜和外核膜以形成跨核膜的通道,在协调细胞核和细胞质之间蛋白质和核酸的运输方面发挥着重要作用。大约 30 种不同的蛋白质成分,以多个副本组装成复杂的圆柱形结构,称为核孔蛋白(nucleoporin),其中 210kDa 跨膜糖蛋白(gp210)是 NPCs 的代表组分。gp210 在 PBC 患者小胆管上皮细胞核膜上表达增加,其表达程度与 PBC 的门静脉炎症、界面肝炎和小叶炎症成正相关,表明 gp210 可能参与了炎症损伤,从而使机体针对靶抗原 gp210 发生自身免疫反应。因此,抗 gp210 抗体对 PBC 具有高度特异性,可联合抗 Sp100 抗体在诊断 AMA 阴性的 PBC 患者中起重要辅助作用。近年来,研究发现,抗 gp210 抗体是预测 PBC 不良预后的最佳因子,同时高水平的 ALP 和 IgM 是 PBC 预后不良的另外两个预测因素,这为危险分层管理提供了良好的基础。Nup62 作为 NPCs 的功能性代表蛋白,对核孔复合体行使正常的跨膜运输功能起到重要的作用,关于抗 Nup62 抗体与 PBC 的诊断和预后相关性还需要进一步研究。

## 第九节　核多形性型

### 一、PCNA 型

#### （一）典型荧光模型判读要点

**1. HEp-2 细胞**

**（1）分裂间期**：约半数细胞核呈现明亮的形态多样的颗粒样荧光染色，且颗粒大小和亮度不一，而另一部分细胞核呈现荧光染色阴性或弱于前者的荧光染色，两者亮度可相差 10 倍左右。

**（2）分裂期**：染色体区荧光染色阴性，染色体周围区域呈现细颗粒样荧光染色，荧光强度与较暗的间期细胞一致。

**2. 猴肝组织**　肝细胞核荧光染色阴性。典型的 PCNA 型荧光模型见图 3-9-1。

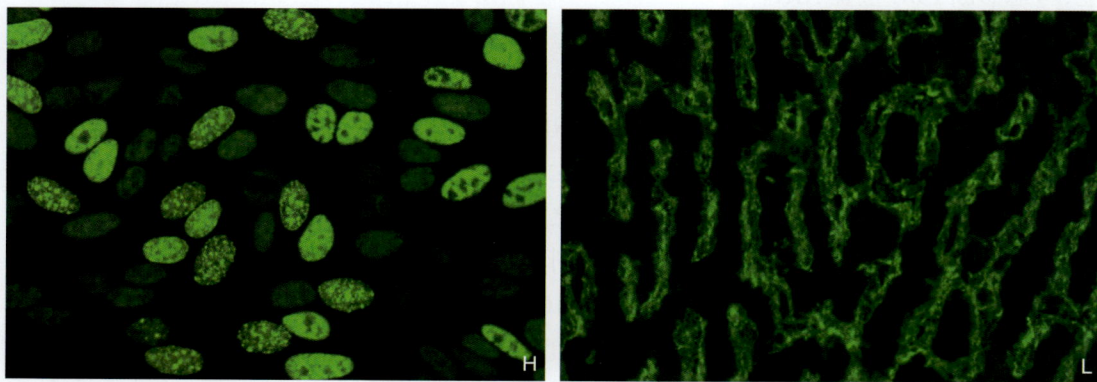

图 3-9-1　PCNA 型荧光模型典型示例

#### （二）临床荧光模型展示

临床单一 PCNA 型荧光模型见图 3-9-2。

#### （三）易混荧光模型鉴别

PCNA 型与相关易混荧光模型的鉴别见表 3-9-1 及图 3-9-3。

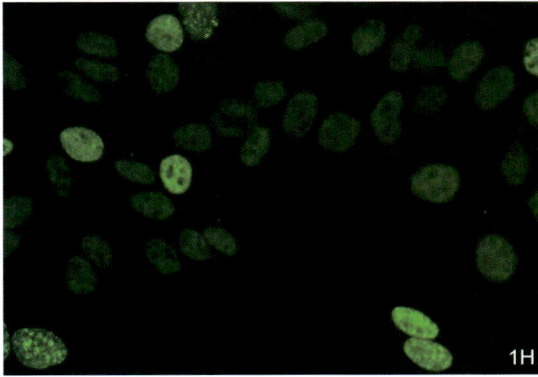

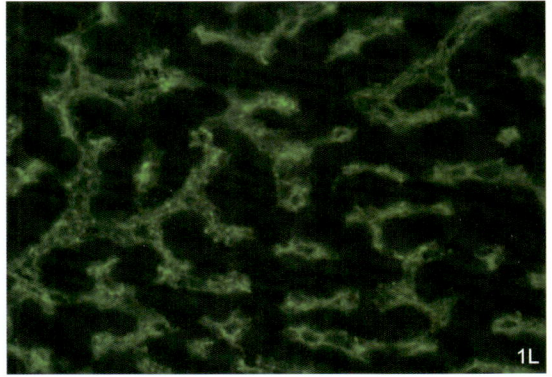

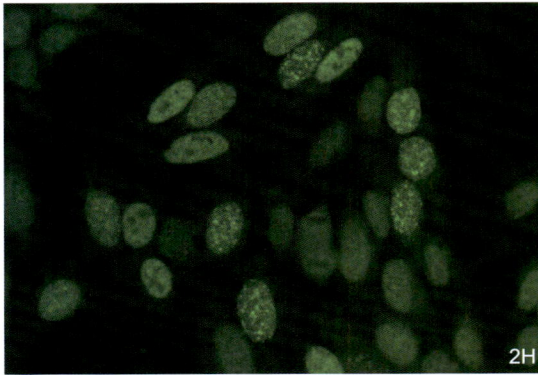

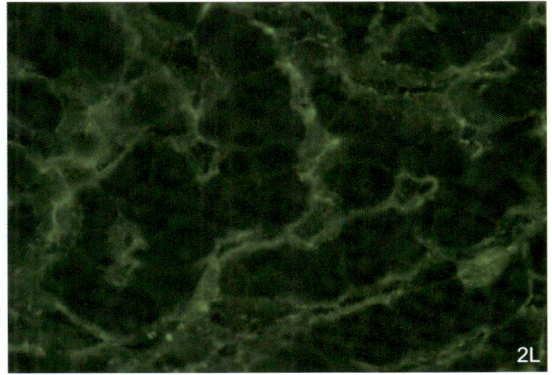

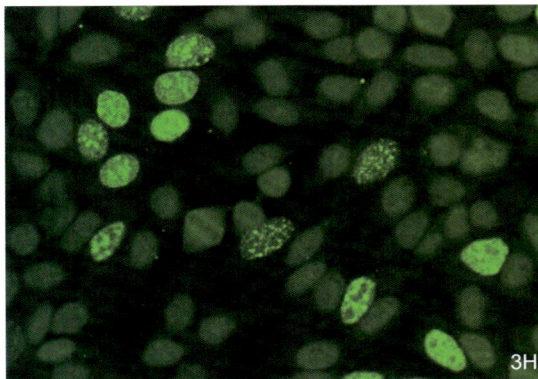

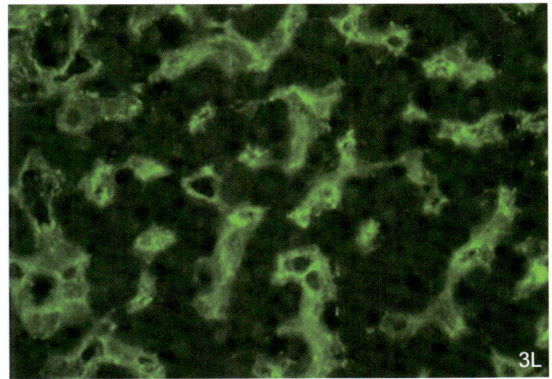

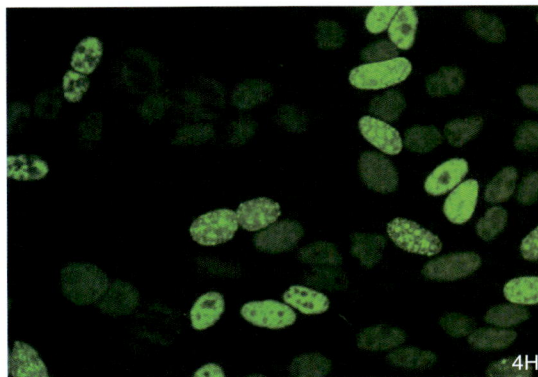

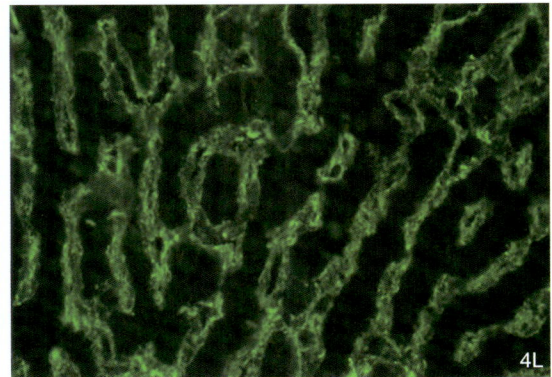

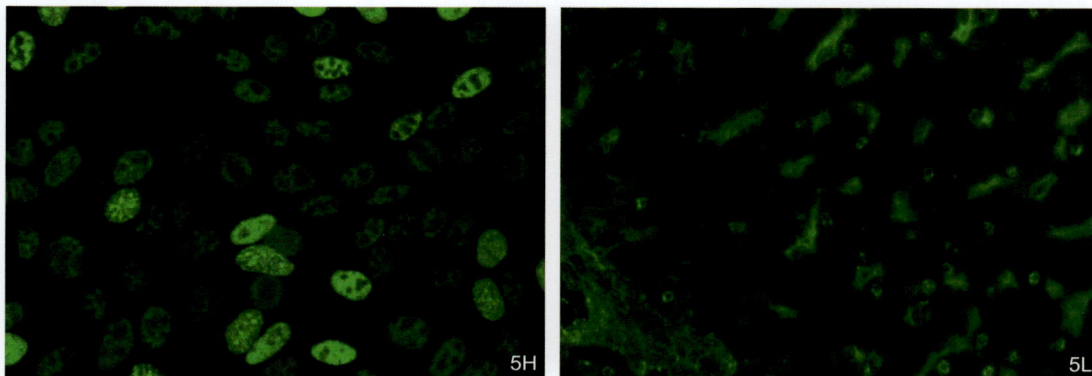

图 3-9-2　临床单一 PCNA 型荧光模型图片

1H、1L ～ 5H、5L 为 5 例不同的临床 PCNA 型荧光模型图片

表 3-9-1　PCNA 型与相关易混荧光模型的鉴别

| 荧光模型 | | 鉴别要点 | | |
| --- | --- | --- | --- | --- |
| | | HEp-2 细胞分裂间期 | HEp-2 细胞分裂期 | 猴肝组织 |
| 主模型 | PCNA 型 | 约半数细胞核呈现明亮的形态多样的颗粒样荧光染色,且颗粒大小和亮度不一,而另一部分细胞核呈现荧光染色阴性或弱于前者的荧光染色,两者亮度可相差 10 倍左右 | 染色体区荧光染色阴性,染色体周围区域呈现细颗粒样荧光染色,荧光强度与较暗的间期细胞一致 | 肝细胞核荧光染色阴性 |
| 易混模型 | 着丝点 F 样型 | 约半数细胞核呈现明亮的颗粒样荧光染色,而另一部分细胞核呈现荧光染色阴性或弱于前者的荧光染色,两者亮度可相差 10 倍左右 | 染色体区可出现不连续点形成的"串珠样"结构,染色体周围区域呈现明亮的颗粒样荧光染色,其荧光强度与较亮的间期细胞一致 | 肝细胞核荧光染色阴性 |

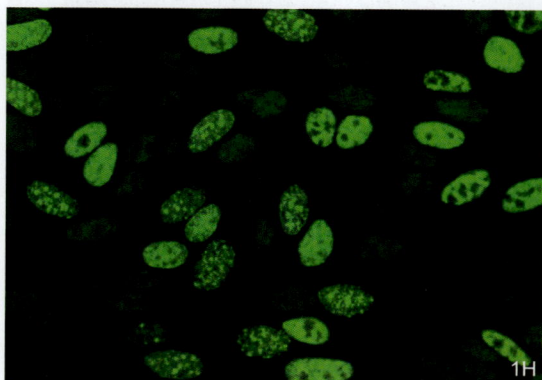

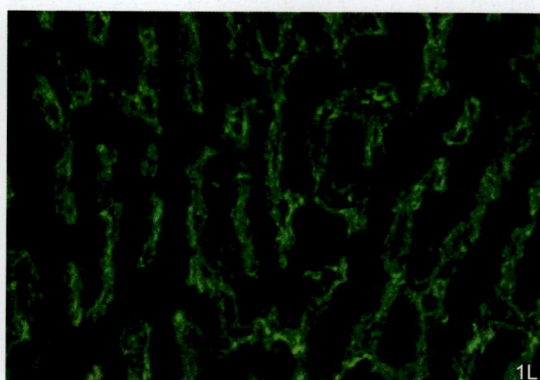

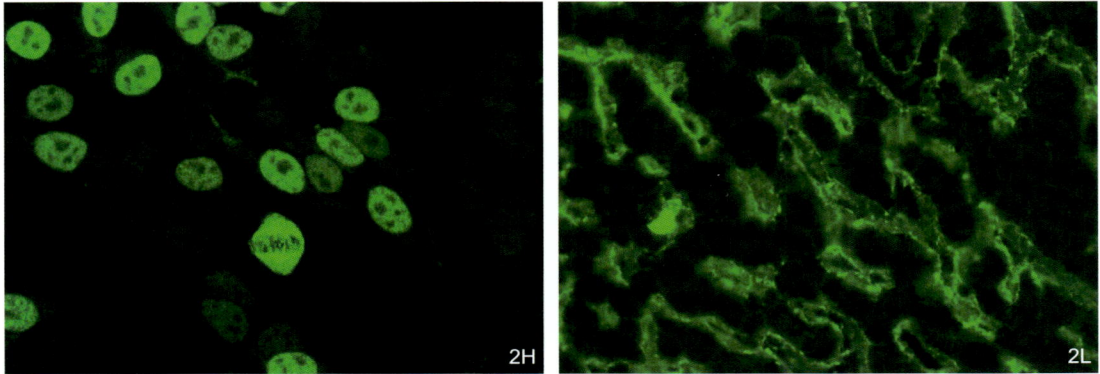

图 3-9-3 PCNA 型与相关易混荧光模型图形比较

1H、1L:PCNA 型;2H、2L:着丝点 F 样型

## 【PCNA 型与着丝点 F 样型鉴别要点】

1. HEp-2 细胞分裂间期 无明显差异。

2. HEp-2 细胞分裂期 ① PCNA 型染色体区荧光染色阴性,而着丝点 F 样型染色体区可见细小的点排列成"串珠样"结构。② PCNA 型染色体区以外区域呈现细颗粒样荧光染色,荧光强度与较暗的间期细胞一致,而着丝点 F 样型染色体区以外区域呈现明亮的、平滑的细颗粒样荧光染色,荧光强度与较亮的间期细胞一致。

3. 猴肝组织 无明显差异。

### (四)复合荧光模型展示

临床 PCNA 型复合荧光模型见图 3-9-4。

### (五)临床相关性

PCNA 型荧光模型 ANA 主要识别的靶抗原为增殖细胞核抗原（proliferating cell nuclear antigen,PCNA）。PCNA 是一种与 DNA 合成密切相关的蛋白质,可以反映细胞的增殖状态。

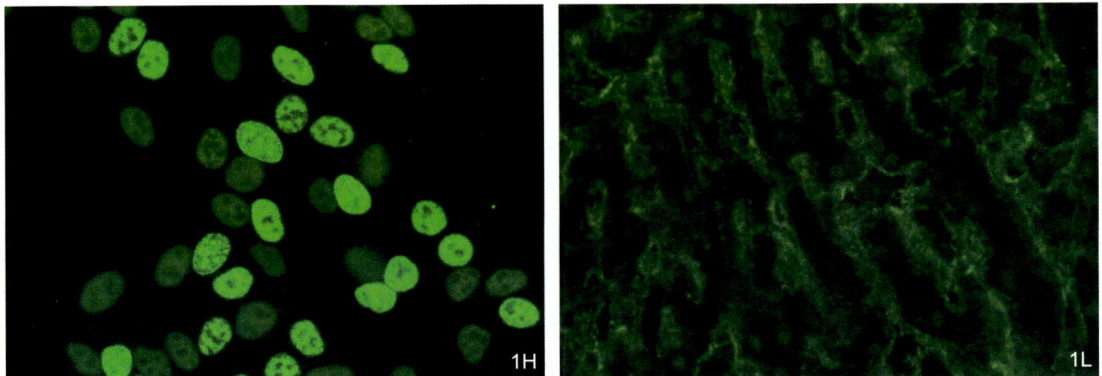

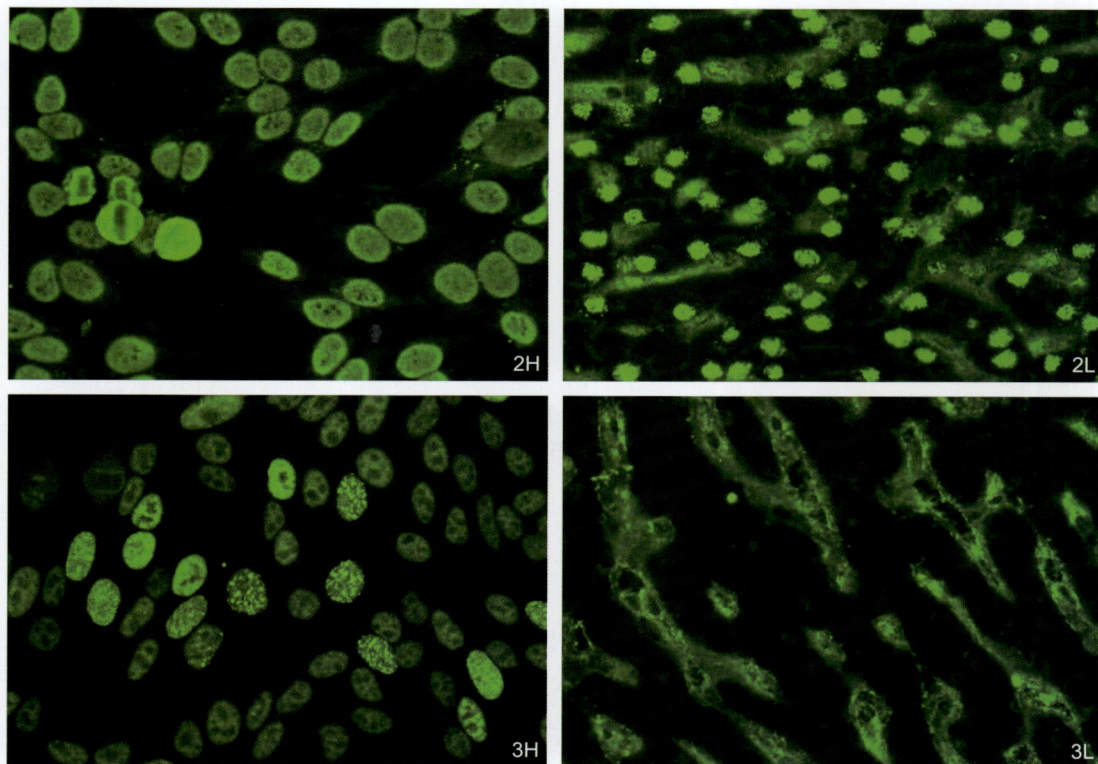

图 3-9-4　临床 PCNA 型复合荧光模型图片

　　1H、1L：PCNA 型和核均质型；2H、2L（低滴度稀释）与 3H、3L（高滴度稀释）为同一样本：PCNA 型和核颗粒型

抗 PCNA 抗体是 SLE 的特异性抗体之一，但阳性率较低，也是肿瘤细胞增殖的标志物，与肿瘤的发生、发展、预后等有关，可见于肺癌、血管瘤等。

## （六）临床病例

### 【病例一】

**一般资料：**

田某，女，33 岁。患者多关节疼痛半年，近期无明显诱因出现右踝、右腕关节疼痛，伴双手、四肢躯干及面部皮肤散在皮疹，干咳，反复发热 11 天，最高体温 40.2℃，伴畏寒，多于夜间出现。一般情况良好，无肝炎、结核或其他传染病史。母亲患有"类风湿关节炎、系统性红斑狼疮"。

**体格检查：**

体温 36.4℃，心率 92 次/min，呼吸 20 次/min，血压 112/77mmHg。慢性病容，眼睑及颜面部轻微肿胀，可见红色皮疹，颈、前胸、双上肢及下肢可见散在红色皮疹，稍凸出皮面，压之可褪色,口腔可见溃疡。双下肢中度水肿。

ANA 荧光图片结果见图 3-9-5。

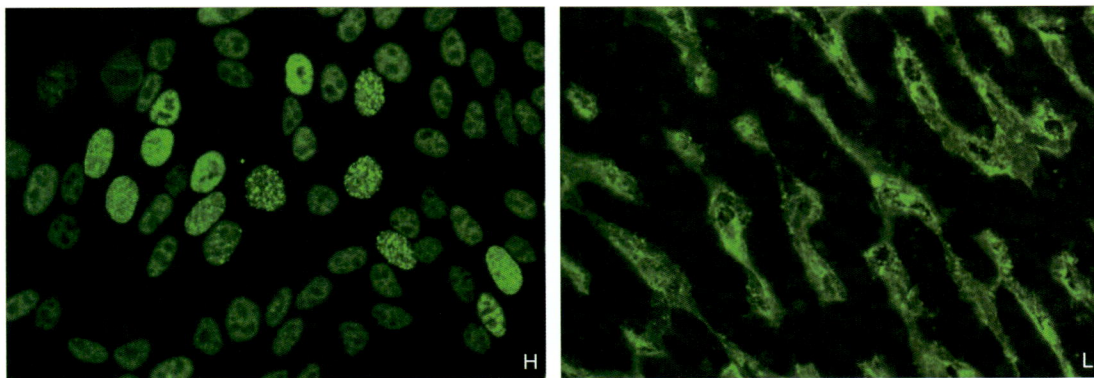

图 3-9-5　临床病例———PCNA 型荧光图片

**其他实验室检查结果:**

抗 dsDNA 抗体(IIF)阴性。

ANA 谱 13 项(LIA):抗 U1-snRNP/Sm 抗体 ++,抗 Sm 抗体 ++,抗 SSA 52 抗体 ++,抗 PCNA 抗体 ++,余阴性。

补体:C3 0.6840g/L(↓)。

T 淋巴细胞绝对计数:CD3 203/μL(↓),CD4 73/μL(↓),CD8 122/μL(↓)。

PCT 0.42ng/mL(↑)。

血常规:Hb 83g/L(↓),WBC $3.19 \times 10^9$/L(↓),中性分叶核粒细胞百分率 85.6%(↑)。

**影像学检查:**

CT 胸部普通扫描:双肺散在少许小结节,多系炎性结节。

**病例分析:**

患者为育龄期女性,多关节疼痛半年,反复发热 11 天,伴口腔溃疡、皮疹,**ANA 检查结果呈 PCNA 型荧光模型**,且抗 U1-snRNP/Sm 抗体、抗 Sm 抗体、抗 SSA 52 抗体和抗 PCNA 抗体均为阳性,考虑诊断 SLE。该病常发生于育龄期女性,可出现关节疼痛、口腔溃疡、皮疹、发热。

**【病例二】**

**一般资料:**

周某,女,64 岁。患者无明显诱因出现口干 3 个月,进食固体食物常伴水服下,伴乏力,与活动无明显关系,伴盗汗、食欲减退、体重减轻,全身皮肤瘙痒伴皮肤巩膜黄染,无干咳、皮疹、口腔溃疡、关节痛等不适。无肝炎或其他传染病史。

**体格检查：**

体温 36.4℃，心率 72 次 /min，呼吸 20 次 /min，血压 106/68mmHg。慢性病容，全身皮肤、巩膜重度黄染，心肺查体无明显阳性体征，全腹软，无明显压痛及反跳痛，全身浅表淋巴结未扪及肿大。患者颜面部无红斑，口鼻腔无溃疡、龋齿，四肢关节无肿胀、压痛、皮下结节等。

ANA 荧光图片结果见图 3-9-6。

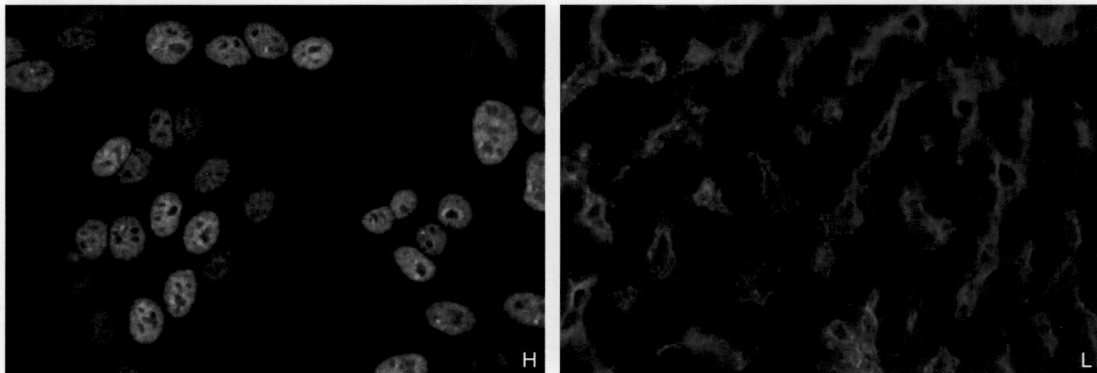

图 3-9-6　临床病例二——PCNA 型荧光图片

**其他实验室检查结果：**

抗 dsDNA 抗体（IIF）阴性。

ANA 谱 13 项（LIA）：抗 SSA 60 抗体 ++，余阴性。

免疫球蛋白：IgG 7.82g/L（↓），IgA 515.00mg/L（↓），IgM 9820.00mg/L（↑）。

PCT 0.20ng/mL（↑）。

尿轻链：尿 KAP 0.0315g/L（↑），尿 LAM 0.7080g/L（↑）。

IFE：IgM-LAM 型 M 蛋白阳性。

血常规：Hb 76g/L（↓），PLT $112 \times 10^9$/L，WBC $2.75 \times 10^9$/L（↓），中性分叶核粒细胞百分率 78.9%（↑）。

**影像学检查：**

扁骨 MRI：右侧髂骨后缘及邻近软组织条片状影，炎性病变？其他？腰骶椎小关节旁软组织水肿。胸$_3$椎体信号异常，血管瘤或骨髓病变？其他？颈椎退行性变，颈$_3$～颈$_7$椎间盘突出，颈$_5$椎体轻度陈旧压缩改变。胸椎、腰椎退行性变，腰$_4$～骶$_1$椎间盘突出。

SPECT 唾液腺显像：右侧腮腺功能中度受损，左侧腮腺功能重度受损。

**病理检查：**

骨髓病理诊断：骨髓增生极度低下，脂肪组织增生，仅见少许造血细胞。

骨髓活检免疫组化：淋巴细胞 CD20（+，部分）、CD3（+，部分），浆细胞 CD138（+）、CD38（+）、Igκ（+，少数）、Igλ（+，多数），占有核细胞的 5%～8%。目前骨髓造血细胞增生尚活跃，见多灶 T、B 混合表型淋巴细胞浸润，浆细胞数量稍增加，且 Igλ（+）细胞多于 Igκ（+）

细胞。流式细胞术分析查见 1.3% 克隆性浆细胞。

**病例分析：**

患者系中年女性,起病缓,主要以口干眼干、黄疸、乏力等表现入院,**ANA 检查结果呈 PCNA 型和小泛素相关修饰蛋白样核点型荧光模型**,骨髓活检免疫组化见多灶 T、B 混合表型淋巴细胞浸润,浆细胞数量稍增加,且 Igλ（+）细胞多于 Igκ（+）细胞,IFE 发现 IgM-LAM 型 M 蛋白阳性,结合 SPECT 唾液腺显像结果,考虑诊断多发性骨髓瘤和 SS,不排除合并血液系统肿瘤性病变。

### （七）拓展阅读

PCNA 型荧光模型 ANA 与抗 PCNA 抗体相关。PCNA 在细胞核内合成,并存在于细胞核内,为 DNA 聚合酶 δ 和 ε（Pol δ 和 Pol ε）的辅助因子,在遗传和表观遗传水平上维持基因组完整性,发挥多重作用。抗 PCNA 抗体特别存在于 SLE 患者血清中,PCNA 及其复杂成分在 SLE 患者中引发自身免疫反应,表明可能由于表位扩散而导致自身抗体多样化。多项研究表明,抗 PCNA 抗体也可见于肿瘤、炎症等疾病。血管瘤是最常见的良性肿瘤,由增殖的血管内皮细胞形成。PCNA 的表达水平可用于区分增殖期或退化期的血管瘤进展阶段,在增殖性血管瘤中,其表达水平高于退化性血管瘤和正常组织。通过特定的抑制剂靶向抑制 PCNA 的功能可干扰 DNA 的复制,从而抑制肿瘤细胞的增殖。乙型肝炎病毒（hepatitis B virus,HBV）是一种嗜肝细胞 DNA 病毒,可选择性感染人类肝脏中的肝细胞并通过逆转录而进行复制,是导致肝炎、肝硬化和肝癌的主要原因。PCNA 作为 DNA 聚合酶的协调者可增强 HBV 复制并加速肝细胞癌的生长。除了细胞增殖调节作用外,PCNA 还通过参与核因子 kappa-B 配体受体激活剂（receptor activator of nuclear factor kappa-B ligand,RANKL）诱导破骨细胞分化的正调控,在骨质疏松症的发病机制中也起重要作用。

## 二、着丝点 F 样型

### （一）典型荧光模型判读要点

**1. HEp-2 细胞**

**（1）分裂间期:**约半数细胞核呈现明亮的颗粒样荧光染色,而另一部分细胞核呈现荧光染色阴性或弱于前者的荧光染色,两者亮度可相差 10 倍左右。

**（2）分裂期:**染色体区可出现不连续点形成的"串珠样"结构,染色体周围区域呈现明亮的颗粒样荧光染色,其荧光强度与较亮的间期细胞一致。

**2. 猴肝组织** 肝细胞核荧光染色阴性。典型的着丝点 F 样型荧光模型见图 3-9-7。

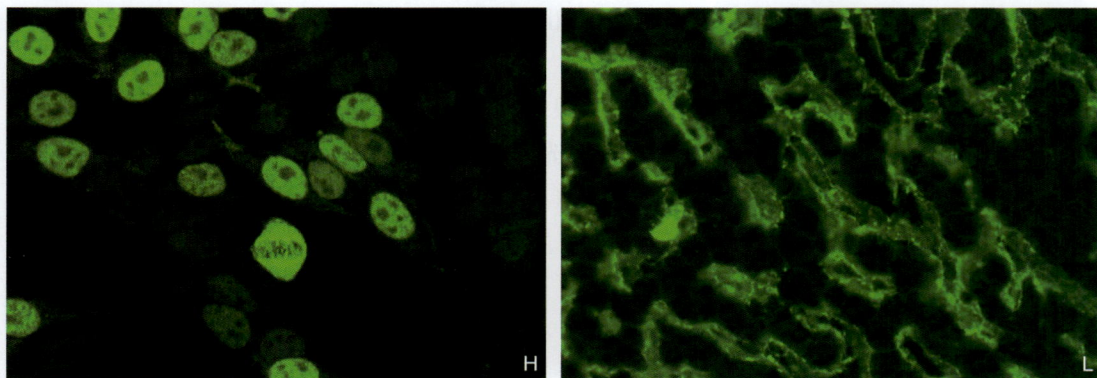

图 3-9-7　着丝点 F 样型荧光模型典型示例

## （二）临床荧光模型展示

临床单一着丝点 F 样型荧光模型见图 3-9-8。

## （三）易混荧光模型鉴别

着丝点 F 样型与相关易混荧光模型的鉴别见表 3-9-2 及图 3-9-9。

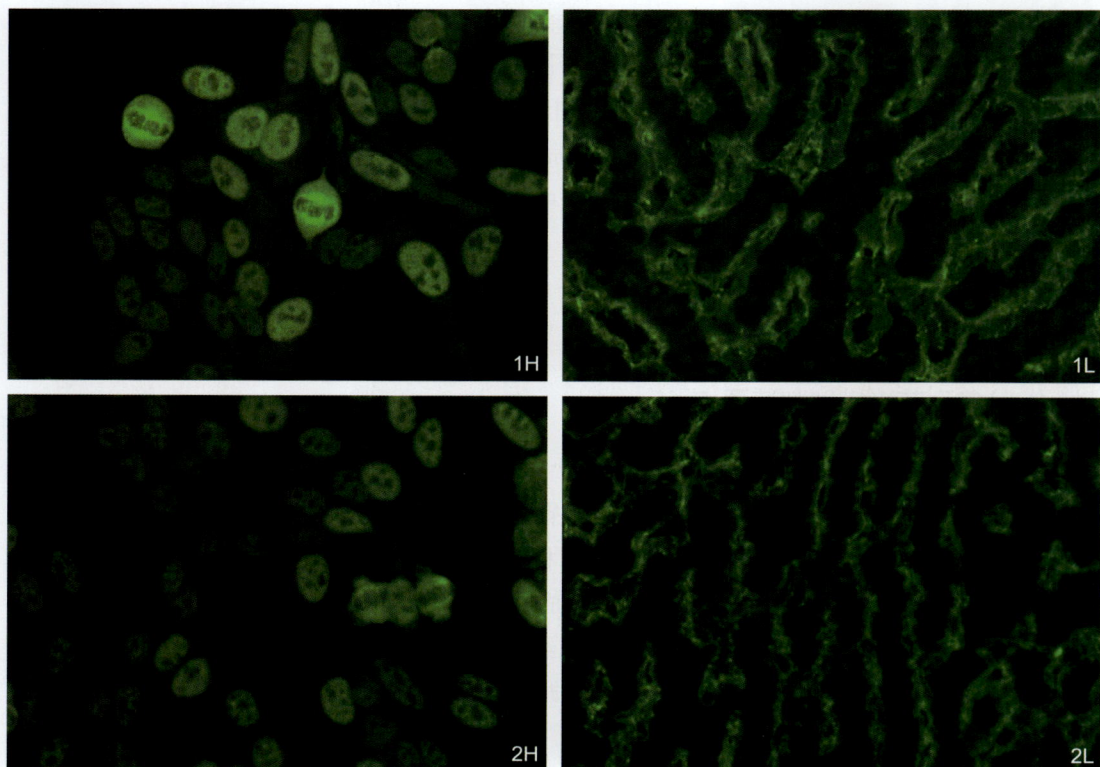

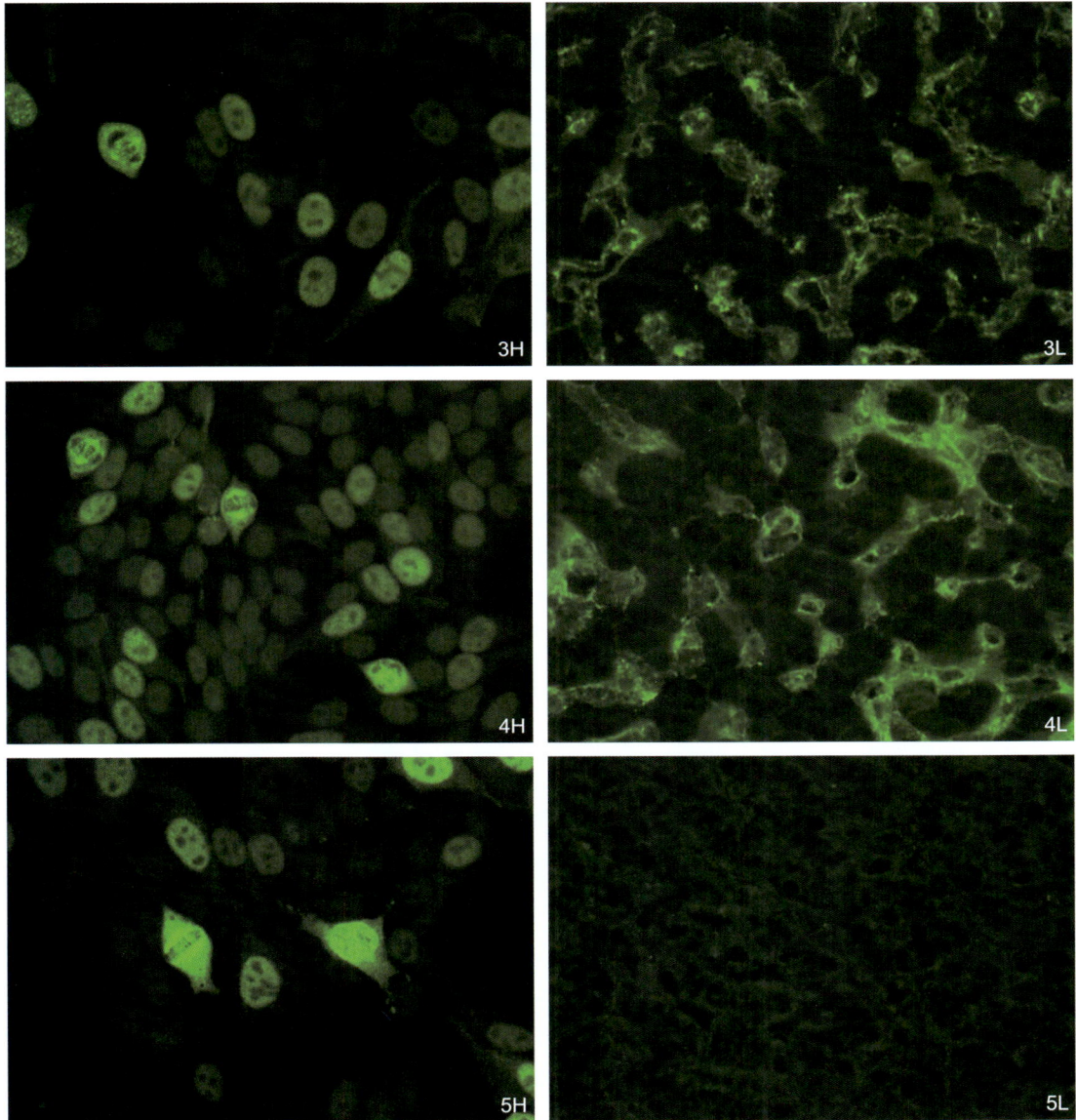

图 3-9-8　临床单一着丝点 F 样型荧光模型图片

1H、1L ～ 5H、5L 为 5 例不同的临床着丝点 F 样型荧光模型图片

表 3-9-2　着丝点 F 样型与相关易混荧光模型的鉴别

| 荧光模型 | | 鉴别要点 | | |
|---|---|---|---|---|
| | | HEp-2 细胞分裂间期 | HEp-2 细胞分裂期 | 猴肝组织 |
| 主模型 | 着丝点 F 样型 | 约半数细胞核呈现明亮的颗粒样荧光染色,而另一部分细胞核呈现荧光染色阴性或弱于前者的荧光染色,两者亮度可相差 10 倍左右 | 染色体区可出现不连续点形成的"串珠样"结构,染色体区以外区域呈现明亮的颗粒样荧光染色,其荧光强度与较亮的间期细胞一致 | 肝细胞核荧光染色阴性 |

| 荧光模型 | | 鉴别要点 | | |
|---|---|---|---|---|
| | | HEp-2 细胞分裂间期 | HEp-2 细胞分裂期 | 猴肝组织 |
| 易混模型 | PCNA 型 | 约半数细胞核呈现明亮的形态多样的颗粒样荧光染色,且颗粒大小和亮度不一,而另一部分细胞核呈现荧光染色阴性或弱于前者的荧光染色,两者亮度可相差 10 倍左右 | 染色体区荧光染色阴性,染色体区以外区域呈现细颗粒样荧光染色,荧光强度与较暗的间期细胞一致 | 肝细胞核荧光染色阴性 |
| | 着丝点型 | 细胞核呈现数十个(一般 40 ～ 80 个)分布均匀、大小基本一致的点状荧光 | 细胞点状荧光的分布因分裂阶段不同而异,在分裂中期和后期/末期细胞的染色体区呈一条或两条带状排列的浓缩点状荧光 | 肝细胞核中可见到 10 ～ 20 个均匀分布、大小一致的点状荧光 |

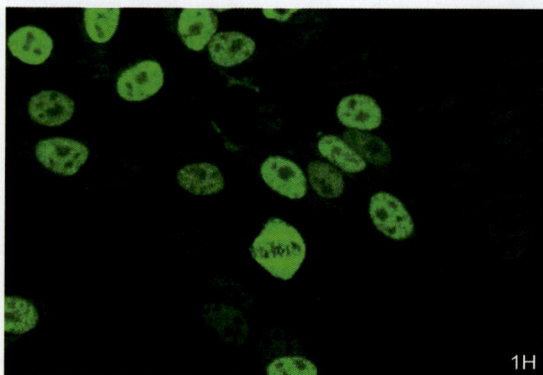

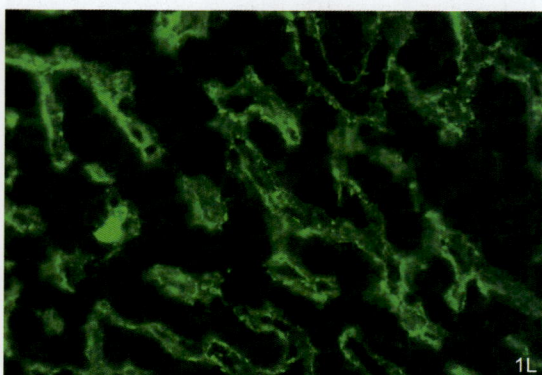

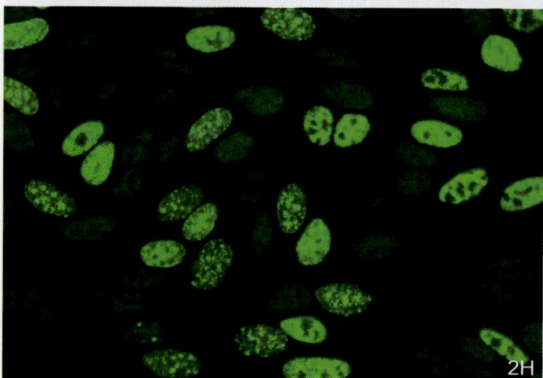

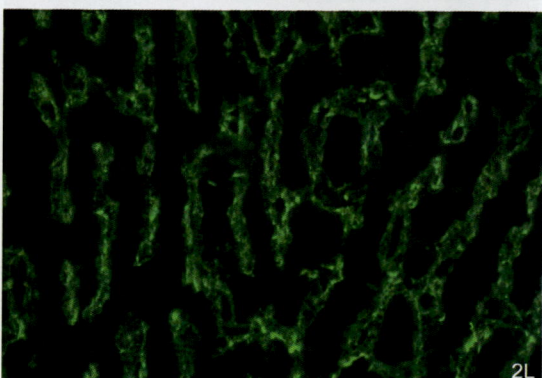

174

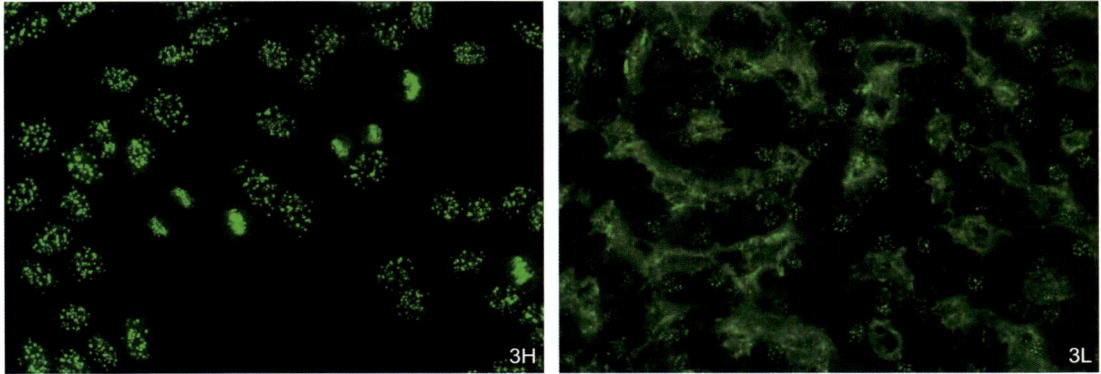

图 3-9-9 着丝点 F 样型与相关易混荧光模型图形比较

1H、1L:着丝点 F 样型;2H、2L:PCNA 型;3H、3L:着丝点型

**【着丝点 F 样型与 PCNA 型鉴别要点】**

1. HEp-2 细胞分裂间期 无明显差异。

2. HEp-2 细胞分裂期 ①着丝点 F 样型染色体区可见细小的点排列成"串珠样"结构,而 PCNA 型染色体区荧光染色阴性。②着丝点 F 样型染色体区以外区域呈现明亮的颗粒样荧光染色,其荧光强度与较亮的间期细胞一致,而 PCNA 型染色体区以外区域呈现颗粒样荧光,其荧光强度与较暗的间期细胞一致。

3. 猴肝组织 无明显差异。

**【着丝点 F 样型与着丝点型鉴别要点】**

1. HEp-2 细胞分裂间期 着丝点 F 样型细胞核呈现"半明半暗"的颗粒样荧光染色,而着丝点型细胞核呈现数十个均匀分布的点状荧光染色,不存在"半明半暗"的现象。

2. HEp-2 细胞分裂期 ①着丝点 F 样型染色体区可见非常细小的点排列成"串珠样"结构,而着丝点型的点状荧光集中排列于染色体区,呈现"带状"排列。②着丝点 F 样型染色体区以外区域呈现明亮的颗粒样荧光染色,其荧光强度与较亮的间期细胞一致,而着丝点型染色体区以外区域荧光染色阴性。

3. 猴肝组织 着丝点 F 样型肝细胞核荧光染色阴性,而着丝点型肝细胞核呈现点状荧光染色。

**(四)复合荧光模型展示**

临床着丝点 F 样型复合荧光模型见图 3-9-10。

**(五)临床相关性**

着丝点 F 样型荧光模型 ANA 主要识别的靶抗原为着丝粒蛋白 F(centromere protein F,

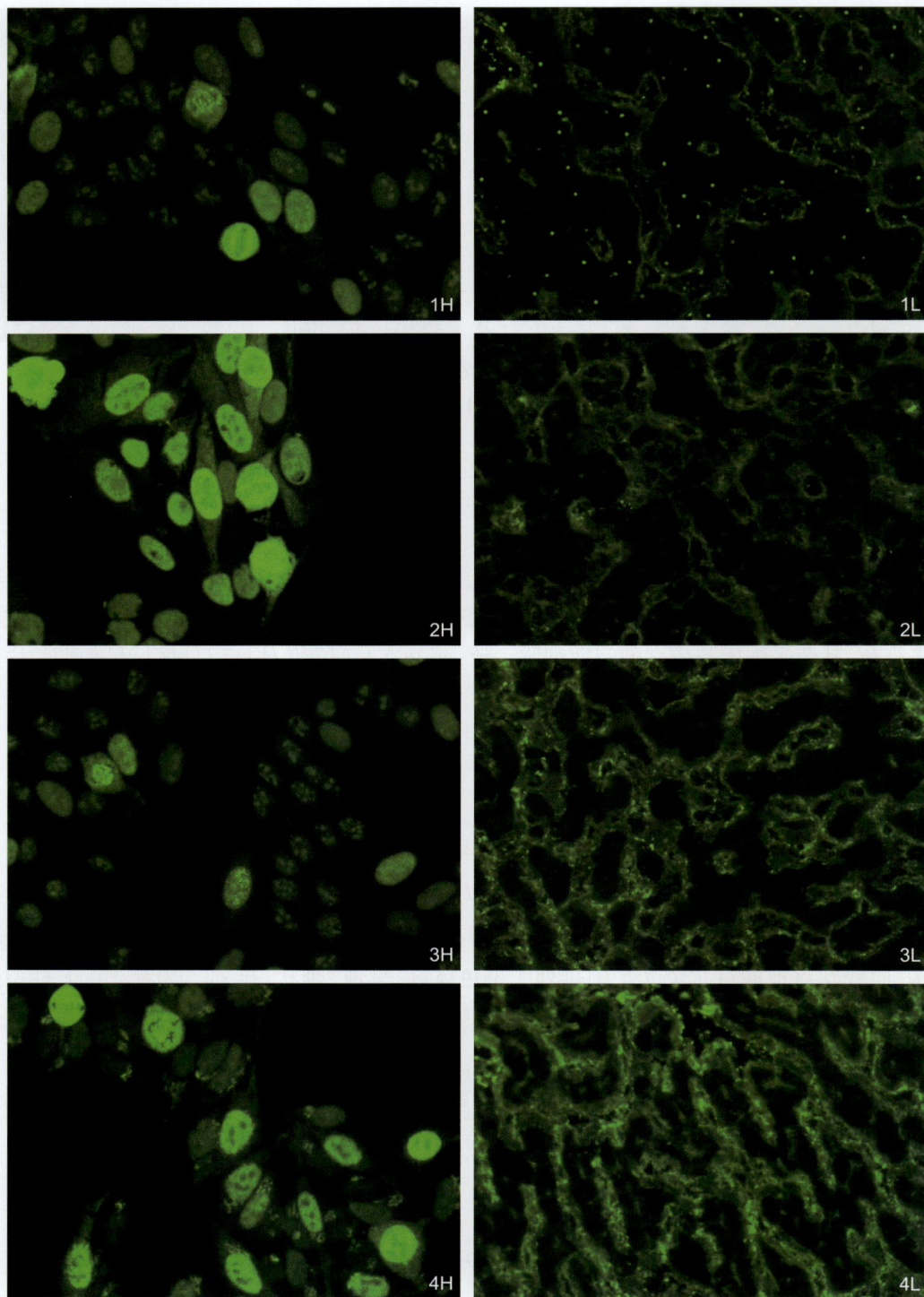

**图 3-9-10 临床着丝点 F 样型复合荧光模型图片**

1H、1L:着丝点 F 样型和核仁斑片型;2H、2L:着丝点 F 样型和核细颗粒型;3H、3L:着丝点 F 样型和核仁均质型;4H、4L:着丝点 F 样型和高尔基体样型

CENP-F）。抗 CENP-F 抗体是一种针对着丝粒区域 CENP-F 蛋白的自身抗体,CENP-F 蛋白在细胞周期中起重要作用,也参与血管生成的调控,而血管生成对肿瘤的生长和转移至关重要。因此,CENP-F 蛋白可能通过影响肿瘤微环境和血管生成,进而影响肿瘤的发生和发展。越来越多的研究报道靶抗原 CENP-F 与前列腺癌、乳腺癌、肺癌、肝细胞癌和胰腺癌等的进展和预后相关。因此,抗 CENP-F 抗体的检测可反映癌症的不良预后。

## （六）临床病例

### 【病例一】

**一般资料：**

李某,男,56 岁。患者进食时有梗塞感 3 个月,伴后背疼痛、呕吐,逐渐加重至无法进食,行电子胃镜检查示食管距门齿 30 ～ 35cm 见新生物隆起阻塞管腔,累及管腔半周,胃镜可通过,残胃吻合口黏膜充血、水肿,余无特殊。患者精神、睡眠较差,二便正常,进食较差,近期体重下降 12kg。35 年前因胃溃疡、幽门梗阻行远端胃切除手术。

**体格检查：**

体温 36.5℃,心率 76 次 /min,呼吸 20 次 /min,血压 109/75mmHg。慢性病容,营养不良。腹部外形正常,全腹软,无压痛及反跳痛,腹部未触及包块,全身浅表淋巴结未扪及肿大。

**ANA 荧光图片结果见图 3-9-11。**

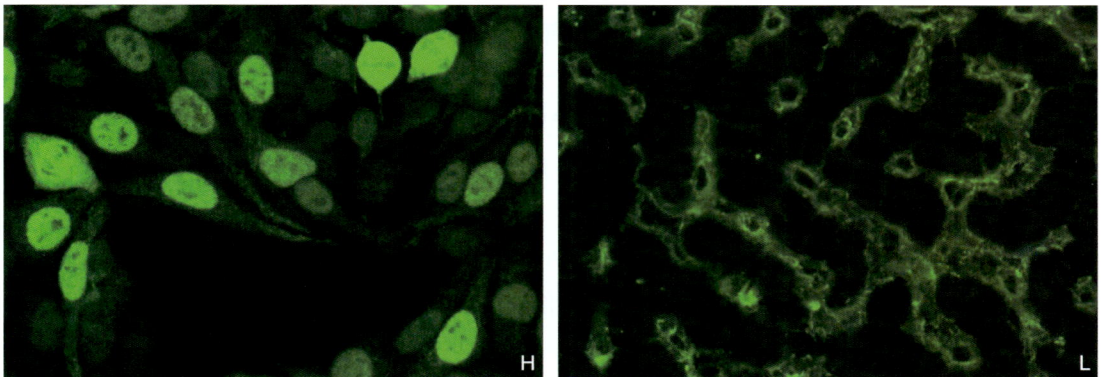

图 3-9-11 临床病例一——着丝点 F 样型荧光图片

**其他实验室检查结果：**

抗 dsDNA 抗体（IIF）阴性。

ANA 谱 13 项（LIA）：抗 SSA 52 抗体 +++,余阴性。

CRP 22.60mg/L（↑）,IL-6 14.30pg/mL（↑）,PCT 0.10ng/mL（↑）。

血常规：Hb 128g/L（↓）。

**影像学检查：**

胸腹部增强 CT：食管下段管壁明显增厚，腹部食管及贲门可疑受累，局部管腔狭窄，纵隔、肝胃韧带淋巴结增大，考虑：食管癌？"胃大部切除术后"，胃肠吻合口未见明显增厚及异常强化。双肺散在小结节，炎性可能较大。

数字化 X 线食管碘剂造影：食管下段见明显不规则充盈缺损，病变长度约 8.2cm，局部食管管壁僵硬，黏膜皱襞破坏，局部管腔明显狭窄，对比剂通过受阻，病变段以上食管管腔明显扩张。

**病理检查：**

食管组织活检：查见鳞状细胞癌，免疫组化表现为肿瘤细胞 PCK（+）、CK5/6（+）、P63（+）、CEA（±）、CK20（−）、CDX-2（−）、Ki-67（+，30%）。

**病例分析：**

患者近 3 个月进食时有梗塞感，伴后背疼痛、呕吐，**ANA 检查结果呈着丝点 F 样型荧光模型**，胸腹部增强 CT 示食管下段管壁明显增厚，腹部食管及贲门可疑受累，局部管腔狭窄，纵隔、肝胃韧带淋巴结增大；数字化 X 线食管碘剂造影示食管下段明显不规则充盈缺损，局部管腔明显狭窄；食管组织活检查见鳞状细胞癌，免疫组化表现为肿瘤细胞 PCK（+）、CK5/6（+）、P63（+）、CEA（±）、CK20（−）、CDX-2（−）、Ki-67（+，30%），考虑诊断食管恶性肿瘤。

【**病例二**】

**一般资料：**

李某，男，54 岁。患者右肩部阵发性胀痛 4 个月，无关节活动障碍，无胸闷、心悸等不适。出现右前臂及右手掌麻木、面部肿胀 1 个月。行胸部 CT 检查示右肺肿物，并行纤维支气管镜取活检，病理结果提示鳞状上皮伴重度异型增生。患者一般情况良好，吸烟 30 年，平均 20 支 /d，饮酒 30 年，平均 1 斤 /d，已戒 1 个月。父亲因肺癌去世。

**体格检查：**

体温 36.4℃，心率 91 次 /min，呼吸 20 次 /min，血压 157/89mmHg。慢性病容，营养良好。面部稍肿胀，右锁骨上区局部稍肿胀，颈软无抵抗，双肺叩诊呈清音，双肺呼吸音清，未闻及干湿啰音。

**ANA 荧光图片结果见图 3-9-12。**

**其他实验室检查结果：**

抗 dsDNA 抗体（IIF）阴性。

ANA 谱 13 项（LIA）：抗 SSA 60 抗体 ++，余阴性。

肿瘤标志物：CEA 7.84ng/mL（↑），CYFRA21-1 41.80ng/mL（↑），NSE 33.40ng/mL（↑）。

CRP 19.60mg/L（↑），IL-6 19.40pg/mL（↑），PCT<0.02ng/mL。

血常规：Hb 130g/L。

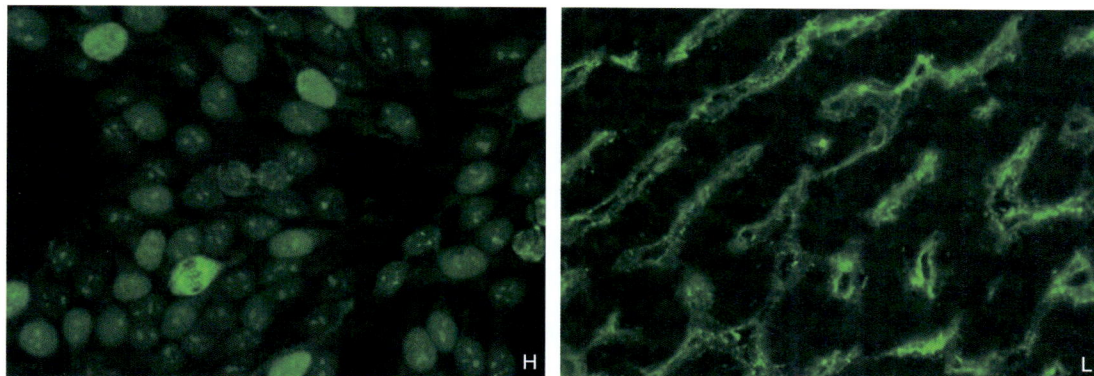

图 3-9-12　临床病例二——着丝点 F 样型荧光图片

**影像学检查：**

CT 胸部增强扫描：右肺上叶肿块，多系肺癌，伴右肺门、纵隔及右侧锁骨上窝淋巴结转移。左肺小结节，炎性结节？转移灶待排。

**病理检查：**

右侧锁骨上淋巴结穿刺：查见癌转移，符合鳞状细胞癌，免疫组化表现为 CK5/6（＋）、P63（＋）、P40（＋）、gata3（部 分 ＋）、Pax8（－）、CgA（－）、Syn（－）、CK7（－）、TTF1（－）。经 EBUS-TBNA 行"4R 淋巴结"穿刺液积液涂片，查见非小细胞癌细胞，符合转移。

**病例分析：**

患者为中老年男性，有吸烟饮酒史，主要以右肩部阵发性胀痛 4 个月，疼痛感加重就诊。**ANA 检查结果呈着丝点 F 样型和核仁均质型荧光模型**，肿瘤标志物肺癌相关指标为阳性，CT 胸部增强扫描提示右肺上叶肿块，右侧锁骨上淋巴结穿刺查见非小细胞肺癌转移，免疫组化表现为 CK5/6（＋）、P63（＋）、P40（＋）、gata3（部 分 ＋）、Pax8（－）、CgA（－）、Syn（－）、CK7（－）、TTF1（－），考虑诊断肺恶性肿瘤。

### （七）拓展阅读

着丝点 F 样型荧光模型 ANA 的出现提示与许多人类恶性肿瘤的发生有关。CENP-F 是该抗体识别的主要靶抗原，也称为有丝分裂蛋白，是动粒的组成部分，也是细胞周期进程的调节剂，其主要功能是调控细胞增殖和细胞凋亡。CENP-F/ 动力蛋白依赖性转运过程对于正常生理功能的维持非常重要，因为其基因敲除可导致染色体错位、有丝分裂停滞和有丝分裂细胞死亡。

研究表明，CENP-F 的过度表达在前列腺癌的发展中起着重要作用，是生存率差和骨转移的预后指标。CENP-F 在乳腺癌进展和骨转移中起肿瘤启动子的作用，过表达的 CENP-F 参与雷帕霉素激酶复合物 1 机制靶点（mechanistic target of rapamycin kinase complex 1,mTORC1）信号通路的活化，进而调节甲状旁腺素相关肽（parathyroid hormone-related peptide,PTHrP）的表达，改变骨微环境，允许乳腺癌细胞轻松转移到骨组织。同样,在肺癌患者体内 CENP-F 处于高表达水平,与预后呈负相关,可作为潜在的预后标志物。肝细胞癌患者中 CENP-F 的 mRNA 和蛋白表达水平显著增加,并且与肝细胞癌的肿瘤分期明显相关。CENP-F 在胰腺癌中显著上调,并且与患者的不良预后相关。通过沉默 *CENP-F* 基因可显著抑制胰腺癌细胞增殖、迁移,致使细胞周期停滞在 $G_2/M$ 期,从而抑制癌细胞在体内生长。抗 CENP-F 抗体与细胞增殖密切相关,是恶性肿瘤的特异性标志物,但也可能会在患有其他疾病的患者中观察到,如类风湿关节炎中存在高水平 IgG 类抗 CENP-F 抗体。

综上,靶抗原 CENP-F 与肿瘤的形成和发展密切相关,在人类癌症中起着癌症驱动基因的作用。近年来,越来越多的证据表明,CENP-F 异常表达或激活是恶性肿瘤的常见现象,CENP-F 与癌症患者的肿瘤发生或进展存在显著相关性。抗 CENP-F 抗体的检测可作为各种癌症预后不良的生物标志物。

## 参考文献

[1] Damoiseaux J,Andrade LEC,Carballo OG,et al. Clinical relevance of HEp-2 indirect immunofluorescent patterns:the international consensus on ANA patterns(ICAP)perspective [J]. Ann Rheum Dis,2019,78(7):879-889.

[2] 胡朝军,周仁芳,张蜀澜,等. 抗核抗体 HEp-2 细胞间接免疫荧光模型及其结果报告方式国际共识解读[J].中华检验医学杂志,2016,39(11):804-810.

[3] Haugbro K,Nossent JC,Winkler T,et al. Anti-dsDNA antibodies and disease classification in antinuclear antibody positive patients:the role of analytical diversity [J]. Ann Rheum Dis,2004,63(4):386-394.

[4] Pisetsky,D. Anti-DNA antibodies–quintessential biomarkers of SLE [J]. Nat Rev Rheumatol,2016,12(2):102-110.

[5] Katz U,Zandman-Goddard G. Drug-induced lupus:an update [J]. Autoimmun Rev,2010,10(1):46-50.

[6] Bizzaro N,Villalta D,Giavarina D,et al. Are anti-nucleosome antibodies a better diagnostic marker than anti-dsDNA antibodies for systemic lupus erythematosus? A systematic review and a study of metanalysis [J]. Autoimmun Rev,2012,12(2):97-106.

[7] Manson JJ,Ma A,Rogers P,et al. Relationship between anti-dsDNA,anti-nucleosome and anti-alpha-actinin antibodies and markers of renal disease in patients with lupus nephritis:a prospective longitudinal study [J]. Arthritis Res Ther,2009,11(5):R154.

[8] Hung W,Chen Y,Lan J,et al. Antinucleosome antibodies as a potential biomarker for the evaluation of renal pathological activity in patients with proliferative lupus nephritis [J]. Lupus,2011,20(13):1404-1410.

［9］Bigler C,Lopez-Trascasa M,Potlukova E,et al. Antinucleosome antibodies as a marker of active proliferative lupus nephritis［J］. Am J Kidney Dis,2008,51（4）:624-629.

［10］Sui M,Lin Q,Xu Z,et al. Simultaneous positivity for anti-DNA,anti-nucleosome and anti-histone antibodies is a marker for more severe lupus nephritis［J］. J Clin Immunol,2013,33（2）:378-387.

［11］Gauderon A,Roux-Lombard P,Spoerl D. Antinuclear antibodies with a homogeneous and speckled immunofluorescence pattern are associated with lack of cancer while those with a nucleolar pattern with the presence of cancer［J］. Front Med（Lausanne）,2020,7:165.

［12］Prado MS,Dellavance A,Rodrigues SH,et al. Changes in the result of antinuclear antibody immunofluorescence assay on HEp-2 cells reflect disease activity status in systemic lupus erythematosus［J］. Clin Chem Lab Med,2020,58（8）:1271-1281.

［13］Gordon RE,Nemeth JF,Singh S,et al. Harnessing SLE autoantibodies for intracellular delivery of biologic therapeutics［J］. Trends Biotechnol,2021,39（3）:298-310.

［14］Terziroli Beretta-Piccoli B,Mieli-Vergani G,Vergani D. The clinical usage and definition of autoantibodies in immune-mediated liver disease:A comprehensive overview［J］. J Autoimmune,2018,95:144-158.

［15］Ghiggeri GM,D'Alessandro M,Bartolomeo D,et al. An Update on antibodies to necleosome components as biomarkers of sistemic lupus erythematosus and of lupus flares［J］. Int J Mol Sci,2019,20（22）:5799.

［16］李永哲.自身抗体免疫荧光图谱［M］.北京:人民卫生出版社,2014.

［17］ICAP. International consensus on ANA patterns［EB/OL］.［2023-06-08］. Available from https://www.anapatterns.cn.

［18］Shiboski CH,Shiboski SC,Seror R,et al. American College of Rheumatology/European League against rheumatism classification criteria for primary Sjögren syndrome:a consensus and data-driven methodology involving three international patient cohorts［J］. Ann Rheum Dis,2017,76（1）:9-16.

［19］Betteridge Z,McHugh N. Myositis-specific autoantibodies:an important tool to support diagnosis of myositis［J］. J Intern Med,2016,280（1）:8-23.

［20］Trallero-Araguás E,Rodrigo-Pendás JÁ,Selva-O'Callaghan A,et al. Usefulness of anti-p155 autoantibody for diagnosing cancer-associated dermatomyositis:a systematic review and meta-analysis［J］. Arthritis Rheum,2012,64（2）:523-532.

［21］Masanori K,Toshihiko K,Hayato Y,et al. Anti-Ku Antibody-Positive Myositis Presenting as a Wide Range of Axial Myopathies and Myocarditis:A Case Report and Review of the Literature［J］. Mod Rheumatol Case Rep,2022,6（1）:64-68.

［22］Sanna A,Caroline SP. Mapping the Ku Interactome Using Proximity-Dependent Biotin Identification in Human Cells［J］. J Proteome Res,2019,18（3）:1064-1077.

［23］Stochmal A,Czuwara J,Trojanowska M,et al. Antinuclear Antibodies in Systemic Sclerosis:an Update

［J］. Clin Rev Allergy Immunol, 2020, 58(1): 40-51.

［24］Tsuneyo M. Clinical significance of anti-Ku autoantibodies-a serologic marker of overlap syndrome ［J］. Intern Med, 2002, 41(12): 1096-1098.

［25］Hoa S, Hudson M, Troyanov Y, et al. Single-specificity anti-Ku antibodies in an international cohort of 2140 systemic sclerosis subjects: clinical associations ［J］. Medicine (Baltimore), 2016, 95(35): e4713.

［26］Northway JD, Tan EM. Differentiation of antinuclear antibodies giving Speckled staining patterns in immunofluorescence ［J］. Clin Immunol Immunopathol, 1972, 1: 140-154.

［27］欧蒙学院. 自身免疫性疾病及其实验室诊断: 免疫荧光分册［M］. 北京: 北京科学技术出版社, 2016.

［28］van den Hoogen F, Khanna D, Fransen J, et al. 2013 classification criteria for systemic sclerosis: an American college of rheumatology/European league against rheumatism collaborative initiative ［J］. Ann Rheum Dis, 2013, 72(11): 1747-1755.

［29］Petri M, Orbai AM, Alarcón GS, et al. Derivation and validation of the systemic lupus international collaborating clinics classification criteria for systemic lupus erythematosus ［J］. Arthritis Rheum, 2012, 64(8): 2677-2686.

［30］Satoh M, Vázquez-Del Mercado M, Chan EK. Clinical interpretation of antinuclear antibody tests in systemic rheumatic diseases ［J］. Mod Rheumatol, 2009, 19(3): 219-228.

［31］Sharp GC, Irvin WS, Tan EM, et al. Mixed connective tissue disease-an apparently distinct rheumatic disease syndrome associated with a specific antibody to an extractable nuclear antigen (ENA)［J］. Am J Med, 1972, 52(2): 148-159.

［32］Adigun R, Goyal A, Bansal P, et al. Systemic Sclerosis ［M］. Treasure Island (FL): StatPearls Publishing, 2021.

［33］Kulaberoglu Y, Malik Y, Borland G, et al. RNA Polymerase Ⅲ, Ageing and Longevity ［J］. Front Genet, 2021, 12: 705122.

［34］Yeganeh M, Hernandez N, et al. RNA polymerase Ⅲ transcription as a disease factor ［J］. Genes Dev, 2020, 34(13-14): 865-882.

［35］王香英, 吴建强, 卢美萍. 121例儿童系统性红斑狼疮血液系统受累及免疫学特征分析［J］. 中国实用儿科杂志, 2021, 36(4): 292-307.

［36］Infantino M, Carbone T, Manfredi M, et al. Dense fine speckled (DFS) immunofluorescence pattern and anti-DFS70 antibodies: Cleaning up the current concepts ［J］. Clin Chim Acta, 2020, 510: 157-159.

［37］Schmeling H, Mahler M, Levy DM, et al. Autoantibodies to Dense Fine Speckles in Pediatric Diseases and Controls ［J］. J Rheumatol, 2015, 42(12): 2419-2426.

［38］Ochs RL, Mahler M, Basu A, et al. The significance of autoantibodies to DFS70/LEDGFp75 in health and disease: integrating basic science with clinical understanding ［J］. Clin Exp Med, 2016, 16(3): 273-293.

［39］Seelig CA, Bauer O, Seelig HP. Autoantibodies against DFS70/ LEDGF exclusion markers for systemic autoimmune rheumatic diseases(SARD)［J］. Clin Lab,2016,62(4):499-517.

［40］Mahler M,Parker T,Peebles CL,et al. Anti-DFS70/LEDGF antibodies are more prevalent in healthy individuals compared to patients with systemic autoimmune rheumatic diseases［J］. J Rheumatol,2012,39(11): 2104-2110.

［41］Şener AG,Afşar İ. Frequency of dense fine speckled pattern in immunofluorescence screening test［J］. Eur J Rheumatol,2015,2(3):103-105.

［42］Infantino M,Bizzaro N,Valentina Grossi V,et al. The long-awaited 'pseudo-DFS pattern'［J］. Expert Rev Clin Immunol,2019,15(5):445.

［43］Infantino M,Pregnolato F,Bentow C,et al. Only monospecific anti-DFS70 antibodies aid in the exclusion of antinuclear antibody associated rheumatic diseases:an Italian experience［J］. Clin Chem Lab Med,2019,57 (11):1764-1769.

［44］Broadfoot A,Sivertsen T,Baumgart K,et al. Dense fine speckled indirect immunofluorescence pattern in an Australian population［J］. Pathology,2016,48(3):247-250.

［45］Andrade LEC,Klotz W,Herold M,et al. International consensus on antinuclear antibody patterns: definition of the ac-29 pattern associated with antibodies to DNA topoisomerase I［J］. Clin Chem Lab Med,2018, 56(10):1783-1788.

［46］Dellavance A,Gallindo C,Soares MG,et al. Redefining the Scl-70 indirect immunofluorescence pattern: autoantibodies to DNA topoisomerase I yield a specific compound immunofluorescence pattern［J］. Rheumatology, 2009,48(6):632-637.

［47］Johnson SR,Fransen J,Khanna D,et al. Validation of potential classification criteria for systemic sclerosis［J］. Arthritis Care Res,2012,64(3):358-367.

［48］Basu D,Reveille JD. Anti-scl-70［J］. Autoimmunity,2005,38(1):65-72.

［49］Czömpöly T,Simon D,Czirják L,et al. Anti-topoisomerase I autoantibodies in systemic sclerosis［J］. Autoimmun Rev,2009,8(8):692-696.

［50］Hasegawa M,Imura-Kumada S,Matsushita T,et al. Anti-topoisomerase I antibody levels as serum markers of skin sclerosis in systemic sclerosis［J］. J Dermatol,2013,40(2):89-93.

［51］Brian S,Shervin A. Biomarkers in systemic sclerosis［J］. Curr Opin Rheumatol,2019,31(6):595-602.

［52］Beyer C,Huscher D,Ramming A,et al. Elevated serum levels of sonic hedgehog are associated with fibrotic and vascular manifestations in systemic sclerosis［J］. Ann Rheum Dis,2018,77(4):626-628.

［53］Abignano G,Blagojevic J,Bissell LA,et al. European multicentre study validates enhanced liver fibrosis test as biomarker of fibrosis in systemic sclerosis［J］. Rheumatology,2019,58(2):254-259.

［54］McMahan ZH,Domsic RT,Zhu L,et al. Anti-RNPC3(U11/U12) antibodies in systemic sclerosis are associated with moderate to severe gastrointestinal dysmotility［J］. Arthritis Care Res,2019,71(9):1164-1170.

[55] Stifano G, Sornasse T, Rice LM, et al. Skin gene expression is prognostic for the trajectory of skin disease in patients with diffuse cutaneous systemic sclerosis [J]. Arthritis Rheumatol, 2018, 70 (6):912-919.

[56] Martyanov V, Whitfield ML, Varga J. Senescence signature in skin biopsies from systemic sclerosis patients treated with senolytic therapy: potential predictor of clinical response? [J]. Arthritis Rheumatol, 2019, 71 (10):1766-1767.

[57] Song G, Hu C, Zhu H, et al. New centromere autoantigens identified in systemic sclerosis using centromere protein microarrays [J]. J Rheumatol, 2013, 40 (4):461-468.

[58] Zian Z, Bennani Mechita M, Hamdouch K, et al. Proteomics characterization of CENP-B epitope in Moroccan scleroderma patients with anti-centromere autoantibodies [J]. Immunol Lett, 2020, 221:1-5.

[59] Liaskos C, Marou E, Simopoulou T, et al. Disease-related autoantibody profile in patients with systemic sclerosis [J]. Autoimmunity, 2017, 50 (7):414-421.

[60] Nakamura M, Kondo H, Mori T, et al. Anti-gp210 and anti-centromere antibodies are different risk factors for the progression of primary biliary cirrhosis [J]. Hepatology, 2007, 45 (1):118-127.

[61] Agmon-Levin N, Shapira Y, Selmi C, et al. A comprehensive evaluation of serum autoantibodies in primary biliary cirrhosis [J]. J Autoimmun, 2010, 34 (1):55-58.

[62] Fredi M, Cavazzana I, Quinzanini M, et al. Rare autoantibodies to cellular antigens in systemic lupus erythematosus [J]. Lupus, 2014, 23 (7):672-677.

[63] Kajio N, Takeshita M, Suzuki K, et al. Anti-centromere antibodies target centromere-kinetochore macrocomplex: a comprehensive autoantigen profiling [J]. Ann Rheum Dis, 2021, 80 (5):651-659.

[64] Caetano J, Nihtyanova SI, Harvey J, et al. Distinctive clinical phenotype of anti-centromere antibody-positive diffuse systemic sclerosis [J]. Rheumatol Adv Pract, 2018, 2 (1):rky002.

[65] Fritzler MJ, Kinsella TD. The CREST syndrome: a distinct serologic entity with anticentromere antibodies [J]. Am J Med, 1980, 69 (4):520-526.

[66] Florin L, Rubben K, Vanhaecke A, et al. Evaluation of the primary biliary cholangitis-related serologic profile in a large cohort of Belgian systemic sclerosis patients [J]. Clin Chem Lab Med, 2020, 58 (3):416-423.

[67] Baer AN, Medrano L, McAdams-DeMarco M, et al. Association of anticentromere antibodies with more severe exocrine glandular dysfunction in Sjögren syndrome: analysis of the Sjögren International Collaborative Clinical Alliance cohort [J]. Arthritis Care Res, 2016, 68 (10):1554-1559.

[68] Kuramoto N, Ohmura K, Ikari K, et al. Anti-centromere antibody exhibits specific distribution levels among anti-nuclear antibodies and may characterize a distinct subset in rheumatoid arthritis [J]. Sci Rep, 2017, 7 (1):6911.

[69] Nakano M, Ohuchi Y, Hasegawa H, et al. Clinical significanceof anticentromere antibodies in patients with systemic lupus erythematosus [J]. J Rheumatol, 2000, 27 (6):1403-1407.

[70] Cabrera CM. Systemic lupus erythematosus with anti-centromere antibodies: An infrequent finding

without scleroderma related features［J］. Med Clin,2016,147（7）:322-324.

［71］Tan L,Zhang Y,Jiang Y,et al. The clinical significance of anti-mitotic spindle apparatus antibody（MSA）and anti-centromere antibody（ACA）detected in patients with small cell lung cancer（SCLC）［J］. Am J Clin Exp Immunol,2017,6（2）:21-26.

［72］Corpet A,Kleijwegt C,Roubille S,et al. PML nuclear bodies and chromatin dynamics:catch me if you can!［J］. Nucleic Acids Res,2020,48（21）:11890-11912.

［73］Bossuyt X,De Langhe E,Borghi MO,et al. Understanding and interpreting antinuclear antibody tests in systemic rheumatic diseases［J］. Nat Rev Rheumatol,2020,16（12）:715-726.

［74］Granito A,Muratori P,Quarneti C,et al. Antinuclear antibodies as ancillary markers in primary biliary cirrhosis［J］. Expert Rev Mol Diagn,2012,12（1）:65-74.

［75］Muratori P,Granito A,Ferri S,et al. Mμltiple nuclear dots and rim-like/membranous IgG isotypes in primary biliary cirrhosis［J］. Autoimmunity,2009,42:224-227.

［76］Granito A,Muratori P,Muratori L,et al. Antinuclear antibodies giving the 'mμltiple nuclear dots' or the 'rim-like/membranous' patterns:diagnostic accuracy for primary biliary cirrhosis［J］. Aliment Pharmacol Ther,2006,24（11-12）:1575-1583.

［77］Granito A,Muratori L,Tovoli F,et al. Autoantibodies to speckled protein family in primary biliary cholangitis［J］. Allergy Asthma Clin Immunol,2021,7（1）:35.

［78］Granito A,Yang WH,Muratori L,et al. PML nuclear body component Sp140 is a novel autoantigen in primary biliary cirrhosis［J］. Am J Gastroenterol,2010,105（1）:125-131.

［79］Zheng B,Mora RA,Fritzler MJ,et al. Establishment of international autoantibody reference standards for the detection of autoantibodies directed against PML bodies,GW bodies,and NuMA protein［J］. Clin Chem Lab Med,2020,59（1）:197-207.

［80］Muratori P,Muratori L,Cassani F,et al. Anti-mμLtiple nuclear dots（anti-MND）and anti-SP100 antibodies in hepatic and rheumatological disorders［J］. Clin Exp Immunol,2002,127（1）:172-175.

［81］Kimura Y,Sakai F,Nakano O,et al. The newly identified human nuclear protein NXP-2 possesses three distinct domains,the nuclear matrix-binding,RNA-binding,and coiled-coil domains［J］. J Biol Chem,2002,277（23）:20611-20617.

［82］Albayda J,Pinal-Fernandez I,Huang W,et al. Antinuclear Matrix Protein 2 Autoantibodies and Edema,Muscle Disease,and Malignancy Risk in Dermatomyositis Patients［J］. Arthritis Care Res,2017,69（11）:1771-1776.

［83］Ceribelli A,Fredi M,Taraborelli M,et al. Anti-MJ/NXP-2 autoantibody specificity in a cohort of adμLt Italian patients with polymyositis/dermatomyositis［J］. Arthritis Res Ther,2012,14（2）:R97.

［84］Inoue M,Tanboon J,Hirakawa S,et al. Association of Dermatomyositis Sine Dermatitis With Anti-Nuclear Matrix Protein 2 Autoantibodies［J］. JAMA Neurol,2020,77（7）:872-877.

［85］Kaiser TE,Intine RV,Dundr M. De novo formation of a subnuclear body［J］. Science,2008,322（5908）:

1713-1717.

［86］Chan EK,Takano S,Andrade LE,et al. Structure,expression and chromosomal localization of human P80-coilin gene［J］. Nucleic Acids Res,1994,22(21):4462-4469.

［87］Andrade LE,Chan EK,Raska I,et al. Human autoantibody to a novel protein of the nuclear coiled body:immunological characterization and cDNA cloning of P80-coilin［J］. J Exp Med,1991,173(6):1407-1419.

［88］Onouchi H,Muro Y,Tomita Y. Clinical features and IgG subclass distribution of anti-P80 coilin antibodies［J］. J Autoimmun,1999,13(2):225-232.

［89］Goto N,Sugiura K,Ogawa Y,et al. Anti-P80 coilin autoantibodies react with a conserved epitope and are associated with anti-DFS70/LEDGF autoantibodies［J］. J Autoimmun,2006,26(1):42-51.

［90］Grimmler M,Otter S,Peter C,et al. Unrip,a factor implicated in cap-independent translation,associates with the cytosolic SMN complex and influences its intracellμLar localization［J］.Hum Mol Genet,2005,14(20):3099-3111.

［91］Landon-Cardinal O,Baril-Dionne A,Hoa S,et al. Recognising the spectrum of scleromyositis:HEp-2 ANA patterns allow identification of a novel clinical subset with anti-SMN autoantibodies［J］. RMD Open,2020,6(2):e001357.

［92］Satoh M,Chan JY,Ross SJ,et al. Autoantibodies to survival of motor neuron complex in patients with polymyositis:immunoprecipitation of D,E,F,and G proteins without other components of small nuclear ribonucleoproteins［J］. Arthritis Rheum,2011,63(7):1972-1978.

［93］Sternsdorf T,Jensen K,Will H. Evidence for covalent modification of the nuclear dot-associated proteins PML and Sp100 by PIC1/SUMO-1［J］. J Cell Biol,1997,139(7):1621-1634.

［94］Capili AD,Lima CD. Taking it step by step:mechanistic insights from structural studies of ubiquitin/ubiquitin-like protein modification pathways［J］. Curr Opin Struct Biol,2007,17(6):726-735.

［95］Akil A,G Wedeh,M Z Mustafa,et al. SUMO1 depletion prevents lipid droplet accumulation andHCV replication［J］. Archives Of Virology,2016,161(1):141-148.

［96］Goodman CD,Useglio M,Peirú S,et al. Chemobiosynthesis of new antimalarial macrolides［J］. Antimicrob Agents Chemother,2013,57(2):907-913.

［97］Hendriks IA,Treffers LW,Verlaan-de Vries M,et al. SUMO-2 Orchestrates Chromatin Modifiers in Response to DNA Damage［J］. Cell Rep,2015,10(10):1778-1791.

［98］Klionsky DJ,Abdelmohsen K,Abe A,et al. Guidelines for the use and interpretation of assays for monitoring autophagy(3rd edition)［J］. Autophagy,2016,12(1):1-222.

［99］Janka C,Selmi C,Gershwin ME,et al. Small ubiquitin-related modifiers:A novel and independent class of autoantigens in primary biliary cirrhosis［J］. Hepatology,2005,41(3):609-616.

［100］祁双,舒李鑫,韩崇旭. 抗SUMO抗体在原发性胆汁性胆管炎临床诊疗中的价值[J]. 国际检验医学杂志,2019,40(3):298-303,307.

［101］Soumya Chatterjee,Richard A. Prayson,Concurrent anti-PM-Scl antibody-associated systemic sclerosis and inclusion body myositis-report of two cases and review of the literature［J］. Seminars in Arthritis and Rheumatism,2020,50（3）:498-502.

［102］Wermuth PJ,Jimenez SA. Molecular characteristics and functional differences of anti-PM/Scl autoantibodies and two other distinct and unique supramolecular structures known as "EXOSOMES"［J］. Autoimmun Rev,2020,19（10）:102644.

［103］Lazzaroni MG,Marasco E,Campochiaro C,et al. The clinical phenotype of systemic sclerosis patients with anti-PM/Scl antibodies:results from the EUSTAR cohort［J］. Rheumatology,2021,60（11）:5028-5041.

［104］Mahler M,Fritzler MJ,Satoh M. Autoantibodies to the mitochondrial RNA processing（MRP）complex also known as Th/To autoantigen［J］. Autoimmun Rev,2015,14（3）:254-257.

［105］Mecoli CA,Adler BL,Yang Q,et al. Cancer in Systemic Sclerosis:Analysis of Antibodies Against Components of the Th/To Complex［J］. Arthritis Rheumatol,2021,73（2）:315-323.

［106］Mecoli CA,Gutierrez-Alamillo L,Yang Q,et al. PM-Scl and Th/To in systemic sclerosis:a comparison of different autoantibody assays［J］. Clin Rheumatol,2021,40（7）:2763-2769.

［107］Nunes JPL,Cunha AC,Meirinhos T,et al. Prevalence of auto-antibodies associated to pulmonary arterial hypertension in scleroderma-A review［J］. Autoimmunity Reviews,2018,17（12）:1186-1201.

［108］Ulanet DB,Wigley FM,Gelber AC,et al. Autoantibodies against B23,a nucleolar phosphoprotein, occur in scleroderma and are associated with pulmonary hypertension［J］. Arthritis Rheum,2003,49（1）:85-92.

［109］郑冰,吕良敬,李敏. 抗核抗体荧光核型图谱及病例判读［M］. 上海:上海科学技术出版社, 2021.

［110］Steen VD. Autoantibodies in systemic sclerosis［J］. Semin Arthritis Rheum,2005,35（1）:35-42.

［111］Herrera-Esparza R,Kruse L,von Essen M,et al. U3 snoRNP associates with fibrillarin a component of the scleroderma clumpy nucleolar domain［J］. Arch Dermatol Res,2002,294（7）:310-317.

［112］Baserga SJ,Yang XD,Steitz JA. An intact Box C sequence in the U3 snRNA is required for binding of fibrillarin,the protein common to the major family of nucleolar snRNPs［J］. EMBO J,1991,10（9）:2645-2651.

［113］Van Eenennaam H,Vogelzangs JH,Bisschops L,et al. Autoantibodies against small nucleolar ribonucleoprotein complexes and their clinical associations［J］. Clin Exp Immunol,2002,130（3）:532-540.

［114］Tormey VJ,Bunn CC,Denton CP,et al. Anti-fibrillarin antibodies in systemic sclerosis［J］. Rheumatology（Oxford）,2001,40（10）:1157-1162.

［115］Aggarwal R,Lucas M,Fertig N,et al. Anti-U3 RNP autoantibodies in systemic sclerosis［J］. Arthritis Rheum,2009,60（4）:1112-1118.

［116］Nihtyanova SI,Sari A,Harvey JC,et al. Using Autoantibodies and Cutaneous Subset to Develop Outcome-Based Disease Classification in Systemic Sclerosis［J］. Arthritis Rheumatol,2020,72(3):465-476.

［117］Nishimagi E,Tochimoto A,Kawaguchi Y,et al. Characteristics of patients with early systemic sclerosis and severe gastrointestinal tract involvement［J］. J Rheumatol,2007,34(10):2050-2055.

［118］Steen V. Predictors of end stage lung disease in systemic sclerosis［J］. Ann Rheum Dis,2003,62(2): 97-99.

［119］Odler B,Foris V,Gungl A,et al. Biomarkers for Pulmonary Vascular Remodeling in Systemic Sclerosis: A Pathophysiological Approach［J］. Front Physiol,2018,9:587.

［120］Avouac J,Airò P,Meune C,et al. Prevalence of pulmonary hypertension in systemic sclerosis in European Caucasians and meta-analysis of 5 studies［J］. J Rheumatol,2010,37(11):2290-2298.

［121］Tartar DM,Chung L,Fiorentino DF. Clinical significance of autoantibodies in dermatomyositis and systemic sclerosis［J］. Clin Dermatol,2018,36(4):508-524.

［122］Tall F,Dechomet M,Riviere S,et al. The Clinical Relevance of Antifibrillarin(anti-U3-RNP) Autoantibodies in Systemic Sclerosis［J］. Scand J Immunol,2017,85(1):73-79.

［123］Rodriguez-Sanchez JL,Gelpi C,Juarez C,et al. Anti-NOR90. A new autoantibody in scleroderma that recognizes a 90-kDacomponent of the nucleolus-organizing region of chromatin［J］. J Immunol,1987,139(8):2579-2584.

［124］Chan EK,Imai H,Hamel JC,et al. Human autoantibody to RNA polymerase Ⅰ transcription factor hUBF. Molecular identity of nucleolus organizer region autoantigen NOR-90 and ribosomal RNA transcription upstream binding factor［J］. J Exp Med,1991,174(5):1239-1244.

［125］Dagher JH,Scheer U,Voit R,et al. Autoantibodies to NOR 90/hUBF:longterm clinical and serological followup in a patient with limited systemic sclerosis suggests an antigen driven immune response［J］. J Rheumatol, 2002,29(7):1543-1547.

［126］Imai H,Fritzler MJ,Neri R,et al. Immunocytochemical characterization of human NOR-90(upstream binding factor) and associated antigens reactive with autoimmune sera. Two MR forms of NOR-90/hUBF autoantigens［J］. Mol Biol Rep,1994,19(2):115-124.

［127］Ceribelli A,Krzyszczak ME,Li Y,et al. Atypical clinical presentation of a subset of patients with anti-RNA polymerase Ⅲ-non-scleroderma cases associated with dominant RNA polymerase I reactivity and nucleolar staining［J］. Arthritis Res Ther,2011,13(4):R119.

［128］Harvey GR,Butts S,Rands AL,et al. Clinical and serological associations with anti-RNA polymerase antibodies in systemic sclerosis［J］. Clin Exp Immunol,1999,117(2):395-402.

［129］Hirakata M,Okano Y,Pati U,et al. Identification of autoantibodies to RNA polymerase Ⅱ. Occurrence in systemic sclerosis and association with autoantibodies to RNA polymerases I and Ⅲ［J］. J Clin Invest,1993,91 (6):2665-2672.

［130］Zhang JY,Wang X,Peng XX,et al. Autoantibody responses in Chinese hepatocellular carcinoma［J］. J

Clin Immunol,2002,22（2）:98-105.

［131］Parry DA,Martin CA,Greene P,et al. Heterozygous lamin B1 and lamin B2 variants cause primary microcephaly and define a novel laminopathy［J］. Genet Med,2021,23（2）:408-414.

［132］Gruenbaum Y,Foisner R. Lamins:nuclear intermediate filament proteins with fundamental functions in nuclear mechanics and genome regulation［J］. Annu Rev Biochem,2015,84:131-164.

［133］Lambert MW. The functional importance of lamins,actin,myosin,spectrin and the LINC complex in DNA repair［J］. Exp Biol Med（Maywood）,2019,244（15）:1382-1406.

［134］Saez A,Herrero-Fernandez B,Gomez-Bris R,et al. Lamin A/C and the Immune System:One Intermediate Filament,Many Faces［J］. Int J Mol Sci,2020,21（17）:6109.

［135］Serebryannyy LA,Ball DA,Karpova TS,et al. Single molecule analysis of lamin dynamics［J］. Methods,2019,157:56-65.

［136］Lukášová E,Kovařík A,Kozubek S. Consequences of Lamin B1 and Lamin B Receptor Downregulation in Senescence［J］. Cells,2018,7（2）:11.

［137］Chen NY,Kim PH,Tu Y,et al. Increased expression of LAP2β eliminates nuclear membrane ruptures in nuclear lamin-deficient neurons and fibroblasts［J］. Proc Natl Acad Sci USA,2021,118（25）:e2107770118.

［138］Wesierska-Gadek J,Penner E,Hitchman E,et al. Antibodies to nuclear lamin proteins in liver disease［J］. Immunol Invest,1989,18（1-4）:365-372.

［139］Nesher G,Margalit R,Ashkenazi YJ. Anti-nuclear envelope antibodies:Clinical associations［J］. Semin Arthritis Rheum,2001,30（5）:313-320.

［140］Hampoelz B,Andres-Pons A,Kastritis P,et al. Structure and Assembly of the Nuclear Pore Complex［J］. Annu Rev Biophys,2019,48:515-536.

［141］Beck M,Hurt E. The nuclear pore complex:understanding its function through structural insight［J］. Nat Rev Mol Cell Biol,2017,18（2）:73-89.

［142］Nakamura M,Takii Y,Ito M,et al. Increased expression of nuclear envelope gp210 antigen in small bile ducts in primary biliary cirrhosis［J］. J Autoimmun,2006,26（2）:138-145.

［143］Haldar D,Janmohamed A,Plant T,et al. Antibodies to gp210 and understanding risk in patients with primary biliary cholangitis［J］. Liver Int,2021,41（3）:535-544.

［144］Huang C,Han W,Wang C,et al. Early Prognostic Utility of Gp210 Antibody-Positive Rate in Primary Biliary Cholangitis:A Meta-Analysis［J］. Dis Markers,2019,2019:9121207.

［145］Cristoferi L,Gerussi A,Invernizzi P. Anti-gp210 and other anti-nuclear pore complex autoantibodies in primary biliary cholangitis:What we know and what we should know［J］. Liver Int,2021,41（3）:432-435.

［146］Kaneda K,Takasaki Y,Takeuchi K,et al. Autoimmune response to proteins of proliferating cell nuclear antigen multiprotein complexes in patients with connective tissue diseases［J］. J Rheumatol,2004,31（11）:2142-

2150.

［147］Nozawa K,Doe K,Uomori K,et al. Antiribonuclease H2 antibodies are an immune biomarker for systemic lupus erythematosus［J］. Autoimmunity,2017,50(4):241-246.

［148］Gonzalez-Magana A,Blanco FJ. Human PCNA Structure,Function and Interactions［J］. Biomolecules, 2020,10(4):570.

［149］Slade D. Maneuvers on PCNA Rings during DNA Replication and Repair［J］. Genes(Basel),2018,9 (8):416.

［150］He Y,Wang Z,Hu Y,et al. Sensitive and selective monitoring of the DNA damage-induced intracellular p21 protein and unraveling the role of the p21 protein in DNA repair and cell apoptosis by surface plasmon resonance［J］. Analyst,2020,145(10):3697-3704.

［151］Punchihewa C,Inoue A,Hishiki A,et al. Identification of small molecule proliferating cell nuclear antigen(PCNA) inhibitor that disrupts interactions with PIP-box proteins and inhibits DNA replication［J］. J Biol Chem,2012,287(17):14289-14300.

［152］Horsfall AJ,Abell AD,Bruning JB. Targeting PCNA with Peptide Mimetics for Therapeutic Purposes ［J］. Chembiochem,2020,21(4):442-450.

［153］Zeng Z,Chen H,Cai J,et al. IL-10 regulates the malignancy of hemangioma-derived endothelial cells via regulation of PCNA［J］. Arch Biochem Biophys,2020,688:108404.

［154］Shimizu T,Sugawara K,Tosaka M,et al. Nestin Expression in Vascular Malformations:A Novel Marker for Proliferative Endothelium［J］. Neurol Med Chir,2006,46(3):111-117.

［155］Tang D,Liu XH,Chen KZ,et al. Cytoplasmic PCNA is located in the actin belt and involved in osteoclast differentiation［J］. Aging,2020,12(13):13297-13317.

［156］Feng J,Yang G,Liu Y,et al. LncRNA PCNAP1 modulates hepatitis B virus replication and enhances tumor growth of liver cancer［J］. Theranostics,2019,9(18):5227-5245.

［157］Loftus KM,Cui H,Coutavas E,et al. Mechanism for G2 phase-specific nuclear export of the kinetochore protein CENP-F［J］. Cell Cycle,2017,16(15):1414-1429.

［158］Sun J,Huang J,Lan J,et al. Overexpression of CENPF correlates with poor prognosis and tumor bone metastasis in breast cancer［J］. Cancer Cell Int,2019,19:264.

［159］Li MX,Zhang MY,Dong HH,et al. Overexpression of CENPF is associated with progression and poor prognosis of lung adenocarcinoma［J］. Int J Med Sci,2021,18(2):494-504.

［160］Gobel C,Ozden C,Schroeder C,et al. Upregulation of centromere protein F is linked to aggressive prostate cancers［J］. Cancer Manag Res,2018,10:5491-5504.

［161］Shahid M,Kim M,Lee MY,et al. Downregulation of CENPF Remodels Prostate Cancer Cells and Alters Cellular Metabolism［J］. Proteomics,2019,19(11):e1900038.

［162］Huang Y,Chen X,Wang L,et al. Centromere Protein F(CENPF) Serves as a Potential Prognostic Biomarker and Target for Human Hepatocellular Carcinoma［J］. J Cancer,2021,12(10):2933-2951.

［163］Chen H,Wang X,Wu F,et al. Centromere protein F is identified as a novel therapeutic target by genomics profile and contributing to the progression of pancreatic cancer［J］. Genomics,2021,113（1 Pt 2）:1087-1095.

［164］Lourido L,Ruiz-Romero C,Picchi F,et al. Association of serum anti-centromere protein F antibodies with clinical response to infliximab in patients with rheumatoid arthritis:A prospective study［J］. Semin Arthritis Rheum,2020,50（5）:1101-1108.

# 第四章

## 细胞质荧光模型

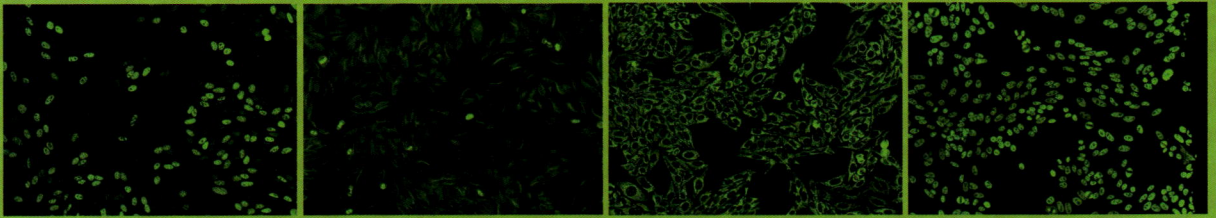

## 第一节　胞质颗粒型

### 一、胞质致密颗粒型

#### （一）典型荧光模型判读要点

**1. HEp-2 细胞**

**（1）分裂间期**：胞质中可见"云雾状"混沌的细颗粒样荧光染色，颗粒均匀致密，颗粒感不突出，胞质中有时可见空泡。

**（2）分裂期**：细胞呈"口"形，即染色体区荧光染色阴性，染色体区外呈致密的颗粒样荧光染色，荧光亮度明显强于分裂间期。

**2. 猴肝组织**　肝细胞胞质荧光染色阴性或呈颗粒样荧光染色；某些样本中可见肝细胞胞质荧光呈现"岛状"增强染色。典型的胞质致密颗粒型荧光模型见图 4-1-1。

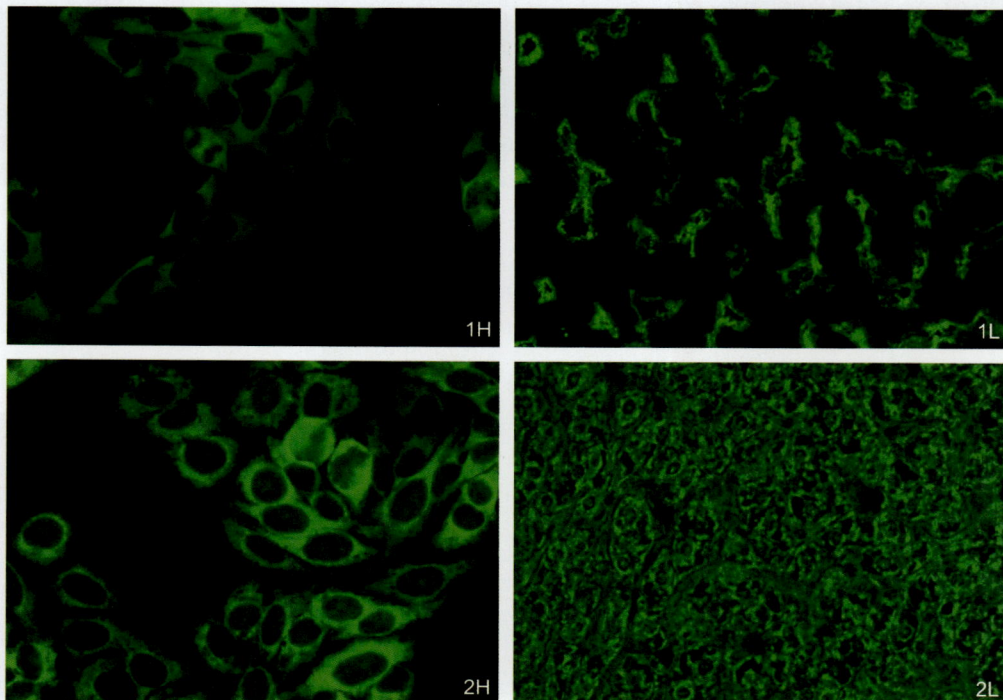

**图 4-1-1　胞质致密颗粒型荧光模型典型示例**

1H、1L ～ 2H、2L 为 2 例胞质致密颗粒型荧光模型典型示例。2H 中 HEp-2 细胞胞质中可见空泡；2L 中肝细胞胞质中可见"岛状"增强荧光染色

### （二）临床荧光模型展示

临床单一胞质致密颗粒型荧光模型见图 4-1-2。

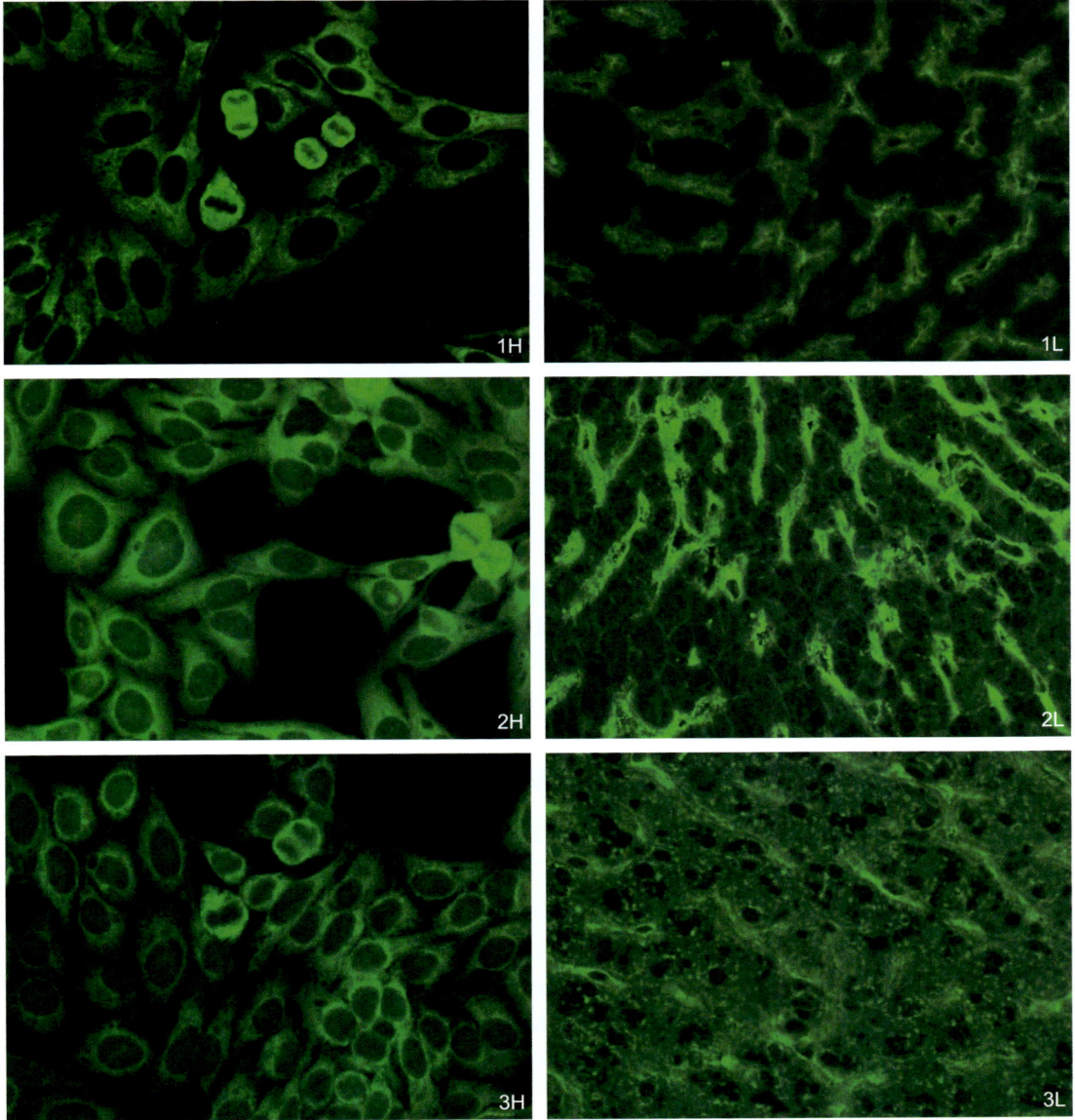

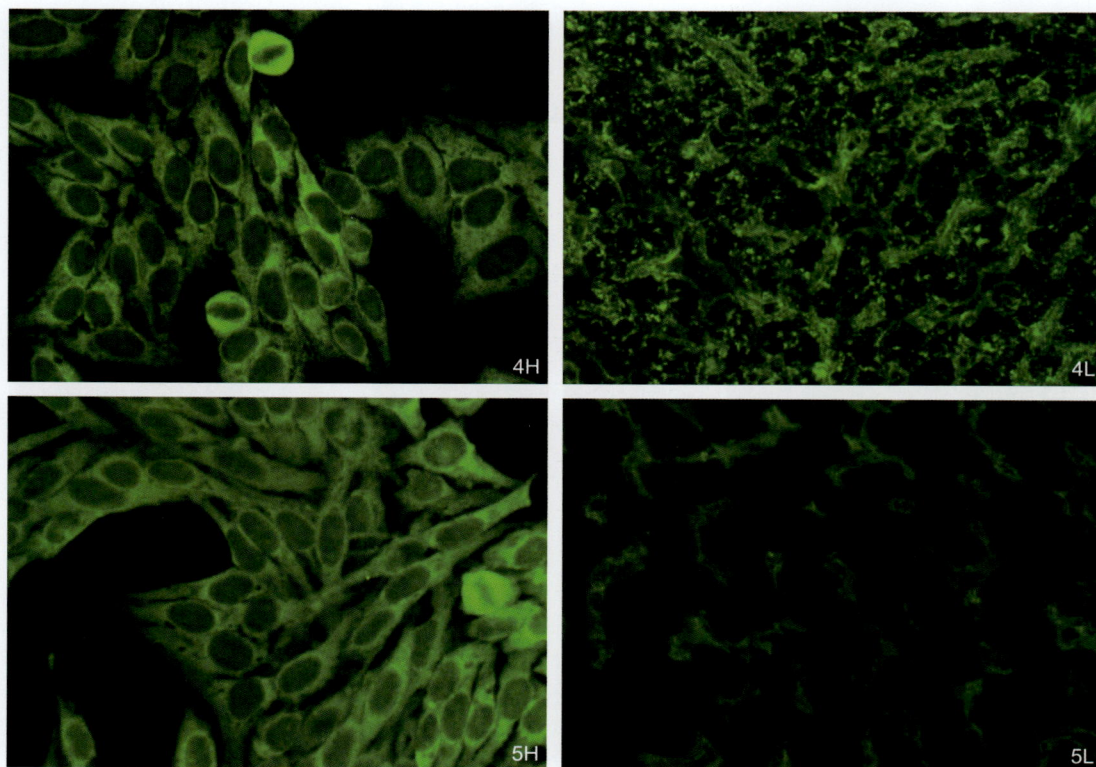

图 4-1-2　临床单一胞质致密颗粒型荧光模型图片
1H、1L ～ 5H、5L 为 5 例不同的临床胞质致密颗粒型荧光模型图片

## （三）易混荧光模型鉴别

胞质致密颗粒型与相关易混荧光模型的鉴别见表 4-1-1 及图 4-1-3。

表 4-1-1　胞质致密颗粒型与相关易混荧光模型的鉴别

| 荧光模型 | | 鉴别要点 | | |
| --- | --- | --- | --- | --- |
| | | HEp-2 细胞分裂间期 | HEp-2 细胞分裂期 | 猴肝组织 |
| 主模型 | 胞质致密颗粒型 | 胞质中可见"云雾状"混沌的细颗粒样荧光染色，颗粒均匀致密，颗粒感不突出，胞质中有时可见空泡 | 细胞呈"口"形，即染色体区荧光染色阴性，染色体区外呈致密的颗粒样荧光染色，荧光亮度明显强于分裂间期 | 肝细胞胞质荧光染色阴性或呈颗粒样荧光染色；某些样本中可见肝细胞胞质荧光呈现"岛状"增强染色 |
| 易混模型 | 线粒体样型 | 可见遍及胞质的粗颗粒样荧光染色，总体呈"破絮状"或"渔网状"表现，细胞核荧光染色阴性 | 细胞呈"口"形，即染色体区荧光染色阴性，染色体区外呈致密的粗颗粒样荧光染色 | 肝细胞胞质中可见弥漫性颗粒样荧光染色，细胞核荧光染色阴性，整个视野呈"细沙样"表现 |

| 荧光模型 | | 鉴别要点 | | |
| --- | --- | --- | --- | --- |
| | | HEp-2 细胞分裂间期 | HEp-2 细胞分裂期 | 猴肝组织 |
| 易混模型 | 胞质细颗粒型 | 胞质中可见细小的颗粒样荧光染色,可覆盖于细胞核上;某些样本中越靠近细胞边缘,荧光颗粒越稀疏,且颗粒感越明显 | 细胞呈"口"形,即染色体区荧光染色阴性,染色体区外呈致密的细颗粒样荧光染色 | 肝细胞胞质中可见细颗粒样荧光染色 |

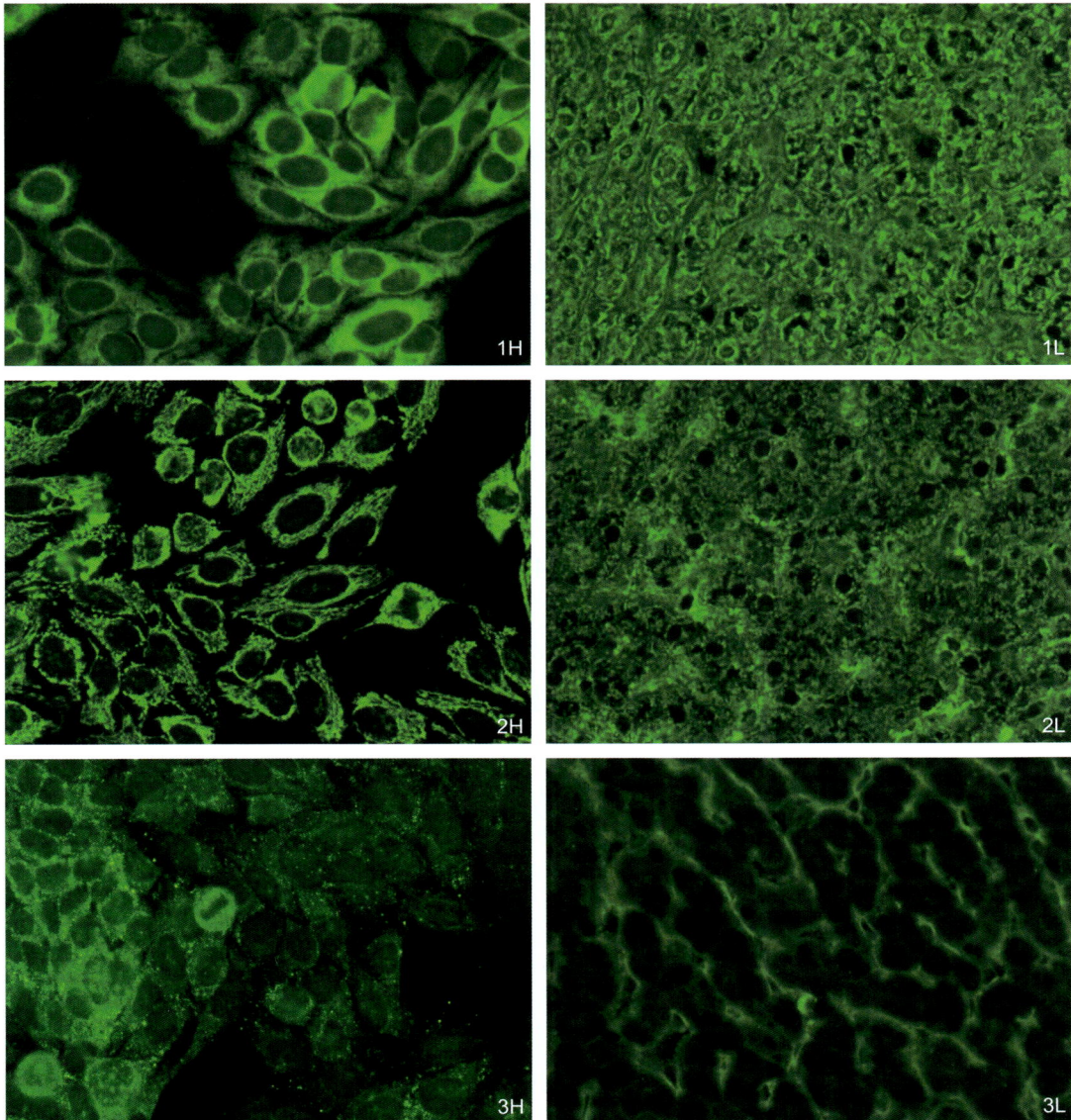

**图 4-1-3　胞质致密颗粒型与相关易混荧光模型图形比较**

1H、1L:胞质致密颗粒型;2H、2L:线粒体样型;3H、3L:胞质细颗粒型

【胞质致密颗粒型与线粒体样型鉴别要点】

1. HEp-2 细胞分裂间期　①胞质致密颗粒型的胞质中颗粒样荧光细小致密，颗粒感不突出，而线粒体样型的胞质中荧光颗粒相对更为粗大。②胞质致密颗粒型的胞质荧光连续成片，似"云雾状"，而线粒体样型的胞质中颗粒样荧光呈丝网状排布，似"破絮状"或"渔网状"。

2. HEp-2 细胞分裂期　无明显差异。

3. 猴肝组织　胞质致密颗粒型一般可见细颗粒样荧光染色或荧光染色阴性，颗粒密度低于线粒体样型，某些样本中可见特征性"岛状"增强荧光染色，而线粒体样型呈现为弥漫整个视野的细沙状荧光。

【胞质致密颗粒型与胞质细颗粒型鉴别要点】

1. HEp-2 细胞分裂间期　①胞质致密颗粒型的胞质荧光呈混沌的"云雾状"染色，颗粒感不突出，而胞质细颗粒型可在细胞边缘查见较为稀疏且颗粒感分明的荧光。②胞质致密颗粒型的胞质荧光不会覆盖细胞核，而胞质细颗粒型中的颗粒样荧光可覆盖于细胞核上。

2. HEp-2 细胞分裂期　无明显差异。

3. 猴肝组织　一般均可见到颗粒样荧光染色，但某些呈胞质致密颗粒型的样本中肝细胞胞质荧光可呈现特征性的"岛状"增强染色。

## （四）复合荧光模型展示

临床胞质致密颗粒型复合荧光模型见图 4-1-4。

## （五）临床相关性

胞质致密颗粒型荧光模型抗核抗体识别的靶抗原包括核糖体 P 蛋白、信号识别颗粒（signal recognition particle，SRP）以及多种 tRNA 合成酶。

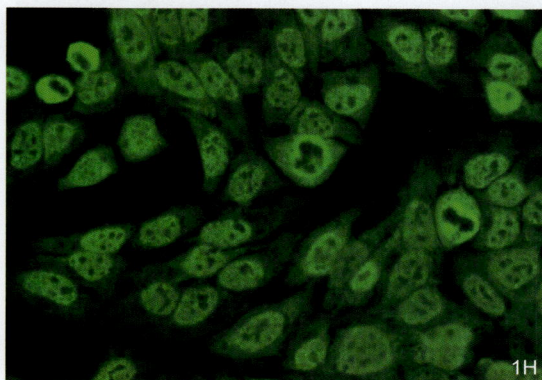

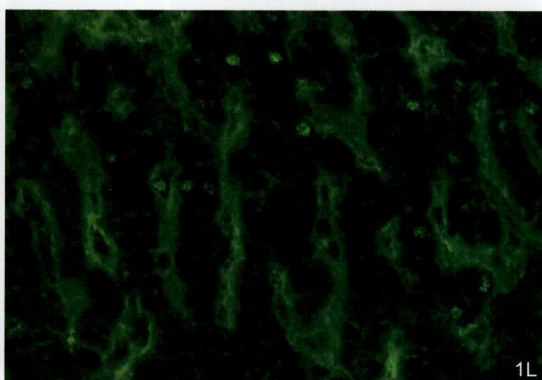

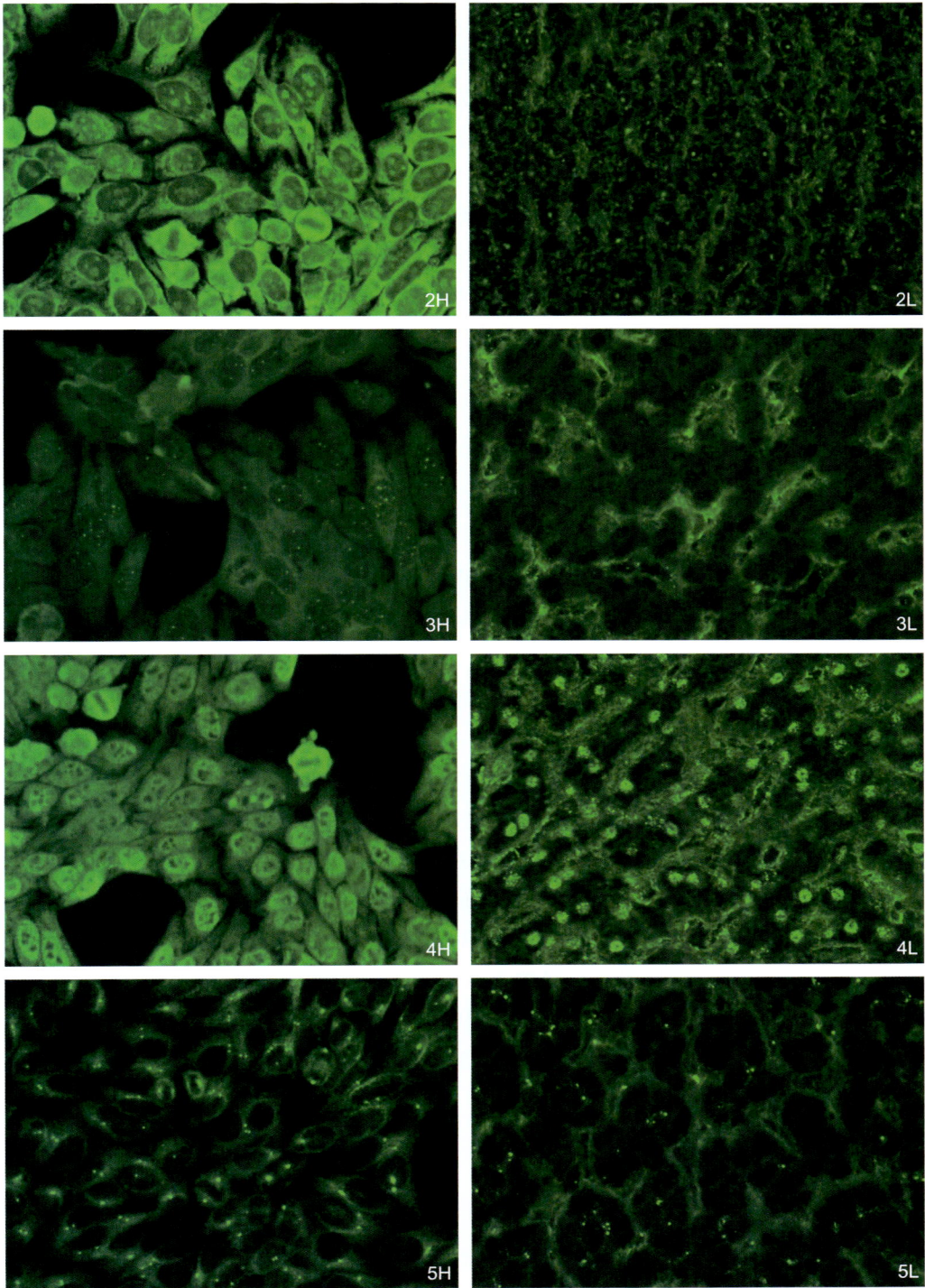

图 4-1-4　临床胞质致密颗粒型复合荧光模型图片

1H、1L:胞质致密颗粒型和核颗粒型;2H、2L:胞质致密颗粒型和核仁均质型;3H、3L:胞质致密颗粒型和核多点型;4H、4L:胞质致密颗粒型和核粗颗粒型;5H、5L:胞质致密颗粒型和中心体型

抗核糖体 P 蛋白抗体（anti-ribosomal P-protein antibody，ARPA）几乎仅见于 10% ~ 40% 的 SLE 患者。ARPA 可在 SLE 活动期升高，与神经精神症状、肾脏、肝脏受累相关。SRP 抗体可见于 3% ~ 7% 的成年肌炎患者，以及仅 1.6% 的青少年肌炎患者，并与疾病活动度存在相关性，可用于监测治疗效果。此类患者肌肉损伤明显，但肺部受累、雷诺现象及关节炎较少见，药物治疗常难以取得满意疗效。目前已知的 tRNA 合成酶抗体共 8 种，其中，存在抗 EJ、KS、OJ、PL-7 和 PL-12 等 tRNA 合成酶抗体时，ANA 检测易表现为胞质致密颗粒型，而部分抗 Jo-1 抗体携带者易表现为胞质细颗粒型荧光模型（具体见本节"二、胞质细颗粒型"）。携带 tRNA 合成酶抗体的临床患者可被归类到抗合成酶综合征（anti-synthetase syndrome，ASS）这一特发性炎性肌病（IIM）临床亚型中。

## （六）临床病例

【病例一】

**一般资料：**

魏某，女，18 岁。4 个月前无明显诱因出现发热，最高体温 40℃，伴脱发及口腔溃疡，全身肌肉疼痛不适，双手腕关节、掌指关节及近端指间关节肿痛，面部及手掌大面积红色皮疹，偶感瘙痒不适，热退后肌痛及皮疹可稍缓解。无咳嗽咳痰、腹胀腹泻、胸闷胸痛等不适。2 天前出现夜间无法入睡，伴胡言乱语、反应迟钝、情绪波动，不伴头晕头痛、意识丧失、四肢抽搐、躁狂自伤等。

**体格检查：**

体温 38.6℃，心率 112 次 /min，呼吸 19 次 /min，血压 98/45mmHg。神志清楚，慢性病容，贫血貌。头发稀疏、细软，颜面部及颈前区散在红色皮疹，表面附有少量鳞屑，略高出皮面，皮温不高，压之褪色。双手近端指间关节伸面可见少量点状色素脱失，手指掌面、大小鱼际可见鲜红色皮疹，不高出皮面，压之褪色。未见皮下出血。双侧颈根部、右侧腋窝、双侧腹股沟均扪及数个肿大的淋巴结，最大直径约 1cm，质软，活动度可，与周围组织无粘连，无触痛、压痛。双肺叩诊呈清音，双下肺可闻及少许湿啰音。腹部外形正常，全腹软，剑突下压痛，无反跳痛，腹部未触及包块，肝脾肋下未触及。四肢关节无畸形、肿胀、压痛。四肢肌肉压痛明显，肌力 5 级、肌张力正常。病理征阴性。

**ANA 荧光图片结果见图 4-1-5。**

**其他实验室检查结果：**

抗 dsDNA 抗体（IIF）阴性。

ANA 谱 13 项（LIA）：抗 U1-snRNP/Sm 抗体 ++，抗 Sm 抗体 ++，抗 SSA 60 抗体 +++，抗 SSA 52 抗体 +++，ARPA++，余阴性。

AAV 相关检测：全阴性。

抗 CCP 抗体 <8.00U/mL，RF<20.00IU/mL。

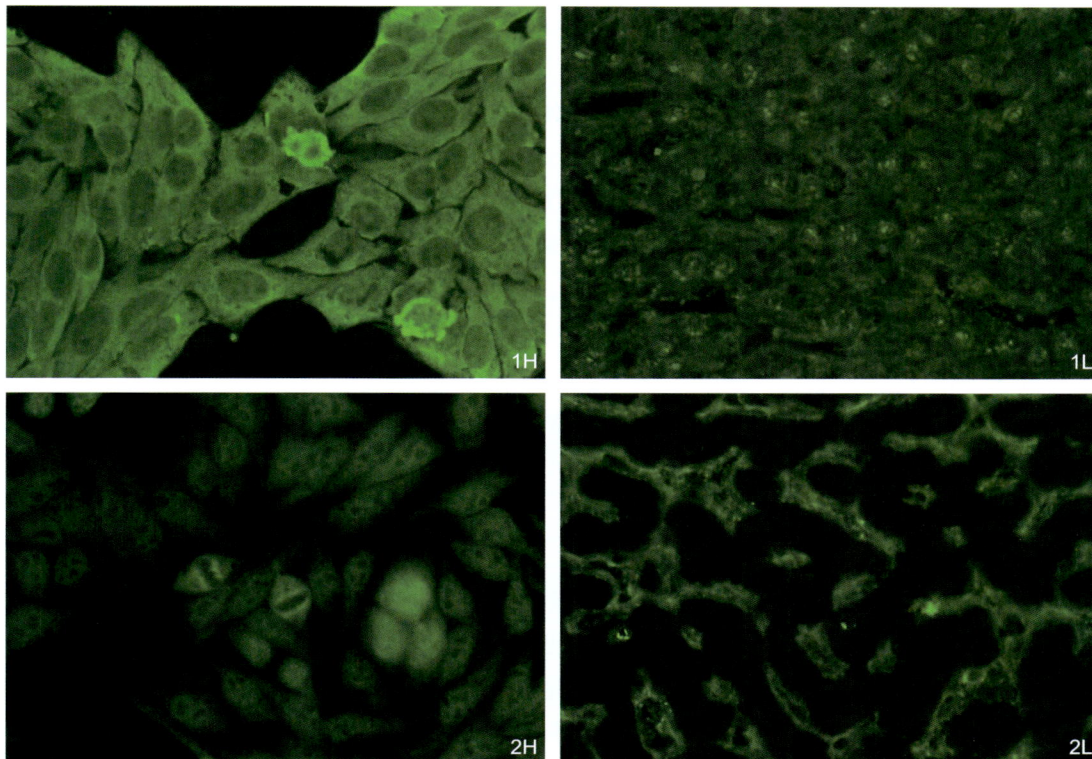

图 4-1-5 临床病例———胞质致密颗粒型荧光图片
1H、1L:低滴度稀释;2H、2L:高滴度稀释

补体:C3 0.6940g/L(↓),C4 0.1430g/L(↓)。

免疫球蛋白:IgG 17.40g/L(↑),IgA 5550.00mg/L(↑),IgM 888.00mg/L。

DAT 阳性。

CRP 21.80mg/L(↑),ASO 263.00IU/mL(↑),PCT 0.29ng/mL(↑),IL-6 71.80pg/mL(↑),血沉 62.00mm/h(↑)。

血常规:RBC $2.65 \times 10^{12}$/L(↓),Hb 70g/L(↓),PLT $81 \times 10^9$/L(↓),WBC $0.94 \times 10^9$/L(↓),中性分叶核粒细胞百分率 77.4%(↑),淋巴细胞百分率 16.1%(↓);成熟红细胞大小不等,可见少量裂红细胞,约占 1%。

凝血功能检测:FIB 4.07g/L(↑),FDP 7.7mg/L(↑),D- 二聚体 5.20mg/L FEU(↑)。

肝功能:ALT 12IU/L,AST 70IU/L(↑),ALP 174IU/L(↑),GGT 221IU/L(↑),TP 49.3g/L(↓),Alb 23.7g/L(↓)。

电解质:钠 140mmol/L,钾 4.28mmol/L,氯 112.0mmol/L(↑),钙 1.67mmol/L(↓),镁 0.81mmol/L,无机磷 0.84mmol/L(↓)。

血清酶学测定:LDH 860IU/L(↑),CK 266IU/L(↑),HBDH 594IU/L(↑)。

APS 相关检测未见明显异常。

骨髓涂片：骨髓增生活跃，粒系 79.5%，各阶段细胞均可见，形态未见明显异常，红系 14.5%。

血清蛋白电泳及 IFE：未见异常 M 蛋白及单克隆条带。

24 小时尿蛋白 0.08g/24h。

脑脊液相关检测：常规及墨汁染色未见异常；脑脊液培养无细菌生长；葡萄糖 2.36mmol/L（↓），微量蛋白 1.43g/L（↑）；血 Alb（免疫散射比浊法）38.50g/L，血 IgG 14.90g/L，脑脊液 Alb 0.8430g/L（↑），脑脊液 IgG 0.2320g/L（↑），脑脊液生成指数 0.711，脑脊液 IgG 合成率 39.594mg/24h（↑）。

**影像学检查：**

PET/CT：左侧颈部 IB 区、双侧颈部 II～V 区、双侧锁骨上窝、双侧腋窝、双侧髂血管旁及腹股沟区见多发软组织结节，大者直径约 1.75cm，PET 示放射性摄取增高，标准摄取值最高为 7.44，平均为 6.78。

头、胸、腹部 CT：双侧颈根部、腋窝、纵隔、脾门区、腹主动脉及双侧髂血管旁、双侧腹股沟淋巴结增多，部分增大，脾脏稍增大，双肺散在少许炎症。心脏未见增大，心包积液。肝脏、胆囊、胰腺、双肾及肾上腺、膀胱及子宫未见确切异常。盆腔少许积液。颅内目前未见确切异常密度影，中线结构不偏，颅骨骨质结构完整。

常规超声心动图：心脏结构及血流未见明显异常，左心室收缩功能测值正常。心包微量积液。

头部 MRI：双侧基底节区、岛叶、杏仁核、海马可疑异常信号改变。右侧乳突炎性改变。双侧腮腺强化不均，颈部淋巴结增多强化。

**病例分析：**

患者以发热起病，发热时伴关节肿痛，有明确脱发及口腔溃疡史，查体见颜面部、颈前区、双手指掌面及指端散在陈旧性血管性皮疹，实验室检查示补体降低，**ANA 检查结果呈胞质致密颗粒型和核颗粒型荧光模型**，抗 U1-snRNP/Sm 抗体 ++，抗 Sm 抗体 ++。同时多项检查结果提示疾病呈多系统累及特征，具体表现为发热、全身多处淋巴结增大、存在心包积液、双肺炎症、肝功能异常、全血细胞减少，故考虑患者原发病为 SLE。在 SLE 的基础上，ARPA++，颅脑 MRI 结果异常，近期出现精神行为异常，故诊断为神经精神狼疮综合征。

【病例二】

**一般资料：**

黄某，女，40 岁。3 年前无明显诱因出现面部及四肢明显浮肿，呈凹陷性，伴双手手指脱皮、瘙痒，后出现全身酸痛，面部皮肤干燥、脱屑，伴有痤疮暴发。病程中全身酸痛逐渐加重，伴上肢近端肌肉无力，三角肌压痛明显，外展及上抬动作难以完成，无明显关节肿痛，下肢浮肿严重时可有膝关节活动不利。同时出现双手指尖遇冷或接触冷水后，颜色由正常肤色变为苍白、转而呈紫红色，保暖或停止接触冷水后可自行恢复。甲周角质堆积，皮肤干燥，指端有轻度色素沉着。1 年前自觉双上肢及大腿内侧皮肤变硬、增厚,嘴唇变薄,同时反复光过敏、面部出现痤疮样皮疹,面部及四肢皮肤出现灰褐色皮肤色素沉着。自诉存在眼干、口干症状 5 年。

**体格检查:**

体温 36.7℃,心率 86 次 /min,呼吸 22 次 /min,血压 86/66mmHg。神志清楚,表情焦虑,慢性病容,营养不良。双侧额头、脸颊两侧、颈前部、胸前区、双下肢可见暗褐色色素沉着,左侧脸颊可见暗褐色痤疮样皮疹,皮疹略高于皮肤表面,无皮下出血。全身浅表淋巴结未扪及肿大。双肺呼吸期末可闻及捻发音,未闻及明显湿啰音,心腹查体无特殊。双上肢皮肤变硬,增厚;右腕、双手近端部分指间关节处皮肤及骶尾部皮肤可见皮肤破溃,部分结痂;双踝轻度水肿,关节未见异常,病理征阴性。

ANA 荧光图片结果见图 4-1-6。

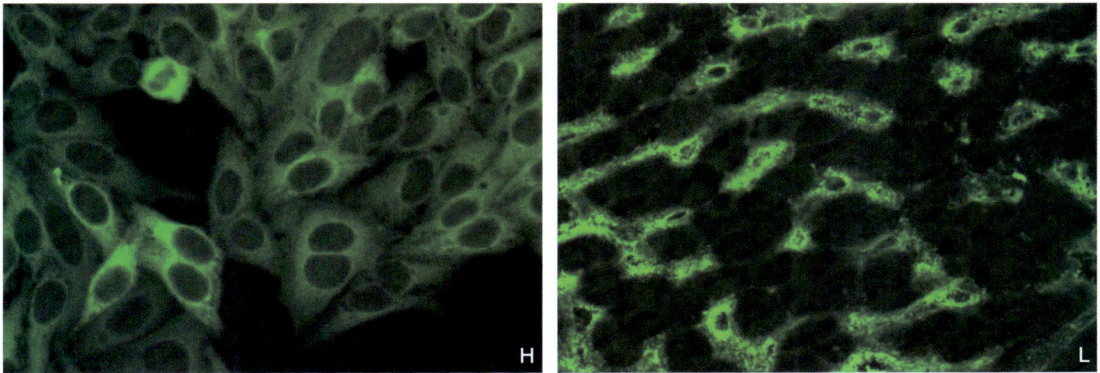

图 4-1-6　临床病例二——胞质致密颗粒型荧光图片

**其他实验室检查结果:**

抗 dsDNA 抗体(IIF)阴性。

ANA 谱 13 项(LIA):抗 SSA 60 抗体 +,抗 SSA 52 抗体 +++,余阴性。

抗 PL-12 抗体 +++。

AAV 相关检测:全阴性。

抗 CCP 抗体＜8.00U/mL,RF＜20.00IU/mL。

补体:C3 1.0400g/L,C4 0.1570g/L。

免疫球蛋白:IgG 35.50g/L(↑),IgA 3700.00mg/L(↑),IgM 1600.00mg/L。

DAT 阳性。

CRP 30.10mg/L(↑),血沉 84.0mm/h(↑)。

血常规:RBC $3.46 \times 10^{12}$/L(↓),Hb 99g/L(↓),PLT $128 \times 10^9$/L,WBC $14.88 \times 10^9$/L(↑),中性分叶核粒细胞百分率 93.2%(↑),淋巴细胞百分率 4.9%(↓)。

肝功能:ALP 256IU/L(↑),GGT 86IU/L(↑),Alb 31.3g/L(↓),Glb 47.2g/L(↑)。

血清酶学测定:LDH 285IU/L(↑),CK 194IU/L(↑),HBDH 200IU/L(↑)。

电解质：钠 138.5mmol/L，钾 3.47mmol/L（↓），氯 105.2mmol/L，钙 1.89mmol/L（↓），镁 0.82mmol/L，无机磷 0.64mmol/L（↓）。

心肌标志物：Mb 64.13ng/mL（↑），TnT 72.4ng/L（↑）。

NT-proBNP 1548ng/L（↑）。

APS 相关检测未见明显异常。

24 小时尿蛋白 0.22g/24h（↑）。

**影像学检查：**

肌电图：上肢肌疑肌源性损害。

胸部 CT：双肺间质性改变伴炎症。心脏增大，心包中量积液。双肺门、纵隔及双侧腋窝淋巴结增多，部分增大，部分伴钙化。双侧胸膜增厚。食管胸下段管壁稍显增厚。

心脏彩超：右心明显增大，三尖瓣反流（极重度），二尖瓣反流（轻度），卵圆孔未闭，左心室收缩功能测值正常，右心室收缩功能测值减低，心包积液（少 - 中量）。

干燥综合征相关彩超：双侧腮腺、颌下腺、泪腺不均匀改变。

干眼症相关检查：视力右眼 0.3，左眼 0.5；角膜荧光素染色检查右眼（–），左眼（–）；泪膜破裂时间测定右眼 1s，左眼 1s；泪液分泌功能测定右眼 2mm/5min，左眼 2mm/5min。

**病例分析：**

该患者主要临床表现为对称性近端肌无力，肌电图符合肌源性损害表现，病程中出现过典型颈前 V 型疹及眶周水肿伴暗紫红色皮疹，胸部 CT 提示双肺间质性病变伴感染。实验室检查结果发现 **ANA 呈胞质致密颗粒型**，肌炎特异性抗 PL-12 抗体强阳性，血清肌酶升高，故考虑诊断为抗合成酶综合征。同时，该患者自诉有口干、眼干症状，且抗 SSA 60 抗体 +，抗 SSA 52 抗体 +++，干燥综合征相关彩超及干眼症检查结果均支持干燥综合征诊断，故考虑患者为重叠综合征。

【病例三】

**一般资料：**

娘某，女，38 岁。患者 7 个月前无明显诱因出现四肢乏力，四肢皮肤无皮疹红斑。外院予激素治疗后效果欠佳，四肢无力渐加重，双上肢无法持物，不能梳头，蹲下后无法独自站立，无法翻身。近两日出现吞咽干性食物困难，说话稍受限，无饮水呛咳。

**体格检查：**

体温 36.0℃，心率 80 次 /min，呼吸 20 次 /min，血压 98/60mmHg。神志清楚，慢性病容，对答切题。全身皮肤未见皮疹，手脚背面可见色素沉着，牙齿形态及色泽正常，心肺腹查体未见异常。颈曲肌肌力 2 级，左上肢屈肘伸肘肌力 3 级，左腕背伸腕屈肌力 4+ 级，右上肢屈肘伸肘肌力 3 级，右腕背伸腕屈肌力 4+ 级，双下肢近端肌力 2 级，双下肢远端肌力 4+ 级，双侧病理征阴性。

**ANA 荧光图片结果见图 4-1-7。**

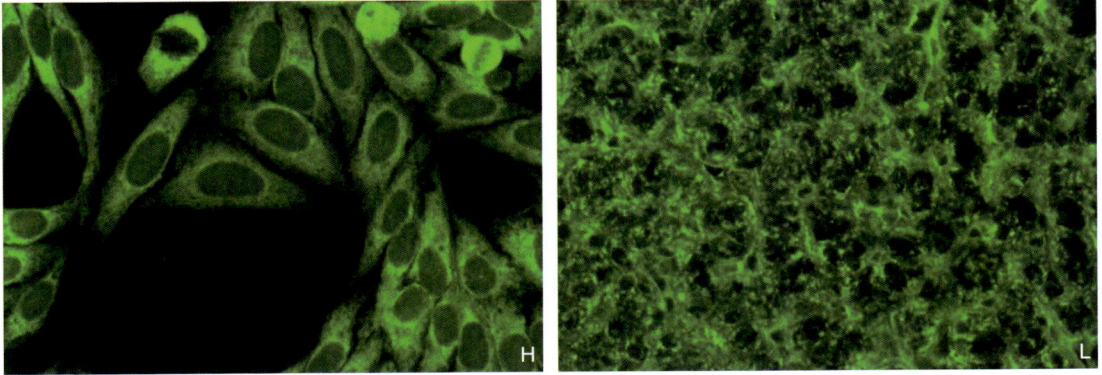

图 4-1-7　临床病例三——胞质致密颗粒型荧光图片

**其他实验室检查结果：**

抗 dsDNA 抗体（IIF）阴性。

ANA 谱 13 项（LIA）：抗 SSA 60 抗体 ±，抗 SSA 52 抗体 +，余阴性。

抗 SRP 抗体 +++。

AAV 相关检测：全阴性。

AKA 阴性，RF 35.20IU/mL（↑）。

免疫球蛋白：IgG 17.60g/L（↑）。

DAT 阴性。

CRP 5.80mg/L（↑），血沉 35.0mm/h（↑）。

血常规：RBC $5.35 \times 10^{12}$/L（↑），Hb 155g/L（↑），PLT $106 \times 10^9$/L，WBC $3.42 \times 10^9$/L（↓）。

肝功能：ALT 105IU/L（↑），AST 158IU/L（↑），Alb 39.9g/L（↓）。

血清酶学测定：CK 5393IU/L（↑），LDH 1449IU/L（↑），HBDH 1102IU/L（↑）。

电解质：钠 138.9mmol/L，钾 2.85mmol/L（↓），氯 103mmol/L，钙 2.16mmol/L，镁 0.75mmol/L，无机磷 1.41mmol/L。

心肌标志物：Mb 1028.00ng/mL（↑），CK-MB＞300.00ng/mL（↑），TnT 1002.0ng/L（↑）。

24 小时尿蛋白 0.01g/24h。

**影像学检查：**

肌电图：左、右三角肌、双股外肌呈肌源性损害。

胸部 CT：双肺小叶间隔增厚伴多发磨玻璃密度影，间质性炎症可能；右肺中叶实变不张，内见轻度扩张支气管影；左肺上叶下舌段支扩伴炎症；双肺下叶少许小结节，部分呈磨玻璃密度，多系炎性，其他待排；心脏未见增大，纵隔及双肺门淋巴结增多、部分钙化。

纤维支气管镜检查：双肺部分支扩，右肺中下叶实变影。

SPECT 唾液腺显像：①摄取功能：左侧腮腺正常，右侧腮腺轻度降低，左侧颌下腺重度减低，右侧颌下腺中度减低。②排泌功能：双侧腮腺及颌下腺部分排泄功能降低。

心脏彩超：各房室大小、瓣膜结构未见明显异常。三尖瓣反流（轻度）。左心室收缩功能测值正常。

**病理检查：**

唇腺活检:(唇腺)符合干燥综合征表现。

左三角肌肌肉活检:坏死性肌病改变,可见于炎性肌病、肌营养不良及其他情况。

**病例分析：**

患者以四肢肌肉无力为临床表现起病,存在肌力下降,近端肌力降低明显等肌炎特异性体征,肌电图示左、右三角肌、双股外肌呈肌源性损害,肌肉病理活检结果符合炎性肌病改变;同时实验室检查发现 **ANA 检查结果呈胞质致密颗粒型**,抗 SRP 抗体强阳性,血清肌酶升高;影像学检查结果提示存在间质性肺炎可能,故考虑诊断为免疫介导的坏死性肌病。与此同时,患者有口干症状,ANA 谱 13 项检查结果示抗 SSA 60 抗体及抗 SSA 52 抗体均阳性。唇腺病理活检结果符合干燥综合征表现,故考虑该患者合并干燥综合征。

### (七)拓展阅读

胞质致密颗粒型可用于预测或辅助诊断多种自身免疫病。约 84% 的 ARPA 阳性 SLE 患者在确诊前 1.7 年即可检出该抗体,且越临近确诊,该抗体浓度越高,确诊后抗体浓度进入稳定的平台期,即 ARPA 对 SLE 的发生具有预测价值。同时,ARPA 阳性的 SLE 患者体内平均有 3.45 种其他的 SLE 特异性自身抗体,针对核糖核蛋白、SSA 60、SSB 和 dsDNA 等自身抗原,往往意味着更差的预后。

特发性炎性肌病(IIM),也被称为肌炎,通常以肌肉的慢性炎症为特征,肌肉无力、肌肉耐力低下和肌肉酸痛是常见的共同特征,但肌肉外表现,如皮疹、关节炎、间质性肺病和心脏受累也是常见的表现。在一些患者中,临床表现以肌肉外表现为主,可能没有肌肉无力等特征,在这些患者中诊断 IIM 是极具挑战的。近年来,肌炎领域的进步之一便是不断有新的自身抗体被发现,可用于 IIM 的诊断与治疗管理,所有肌炎自身抗体的联合诊断敏感度接近80%。以 HEp-2 细胞作为底物的 IIF,是检测自身抗体的常规筛查方法,被用于多种自身免疫病的诊疗活动中。但在应用 IIF 筛查 IIM 时,应注意 IIM 相关免疫荧光通常并不呈现高滴度染色;同时,根据靶抗原的不同,荧光可出现于细胞核质(如 Mi-2、Ku、NXP-2)、核仁(如 U3 RNP、PM-Scl)、胞质(如 tRNA 合成酶、SRP)或表现为复合荧光模型,应注意辨识;另外,ANA 阴性也不能排除 IIM 的诊断可能。

## 二、胞质细颗粒型

### (一)典型荧光模型判读要点

#### 1. HEp-2 细胞

**(1)分裂间期:**胞质中可见细小的颗粒样荧光染色,可覆盖于细胞核上;某些样本中越靠近细胞边缘,荧光颗粒越稀疏,且颗粒感越明显。

**(2)分裂期:**细胞呈"口"形,即染色体区荧光染色阴性,染色体区外呈致密的细颗粒样荧光染色。

**2.猴肝组织**　肝细胞胞质中可见细颗粒样荧光染色。典型的胞质细颗粒型荧光模型见图 4-1-8。

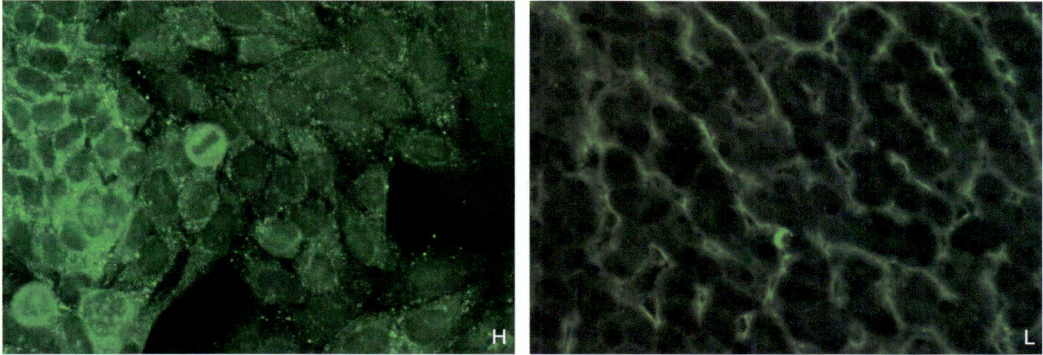

图 4-1-8　胞质细颗粒型荧光模型典型示例

### (二)临床荧光模型展示

临床单一胞质细颗粒型荧光模型见图 4-1-9。

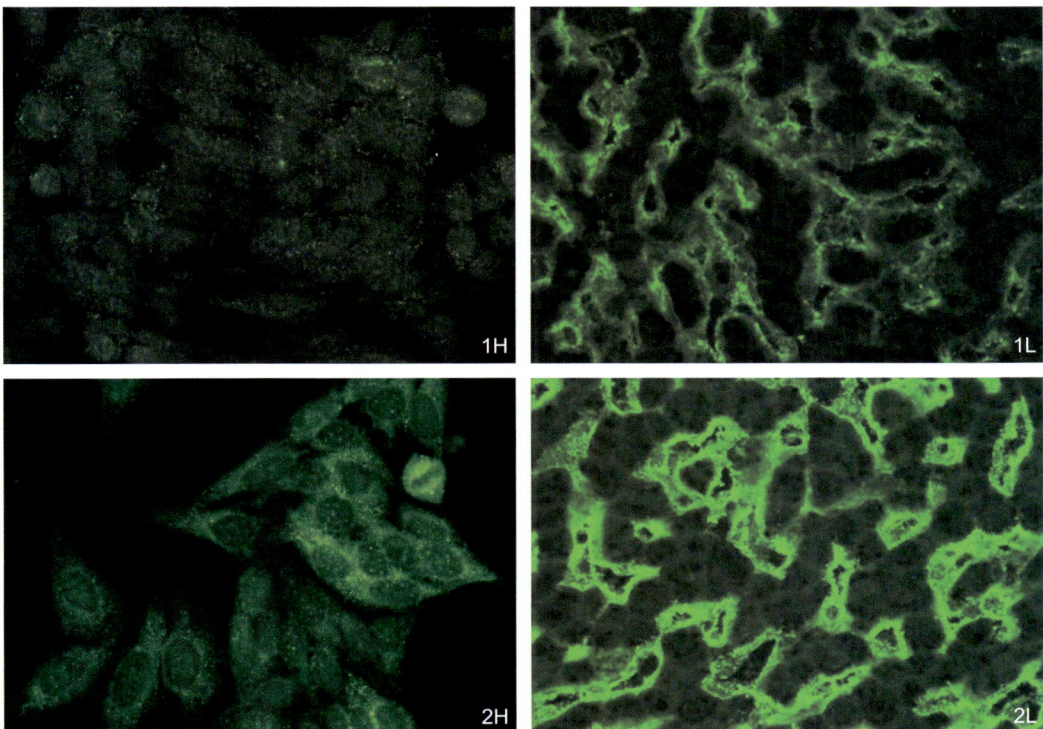

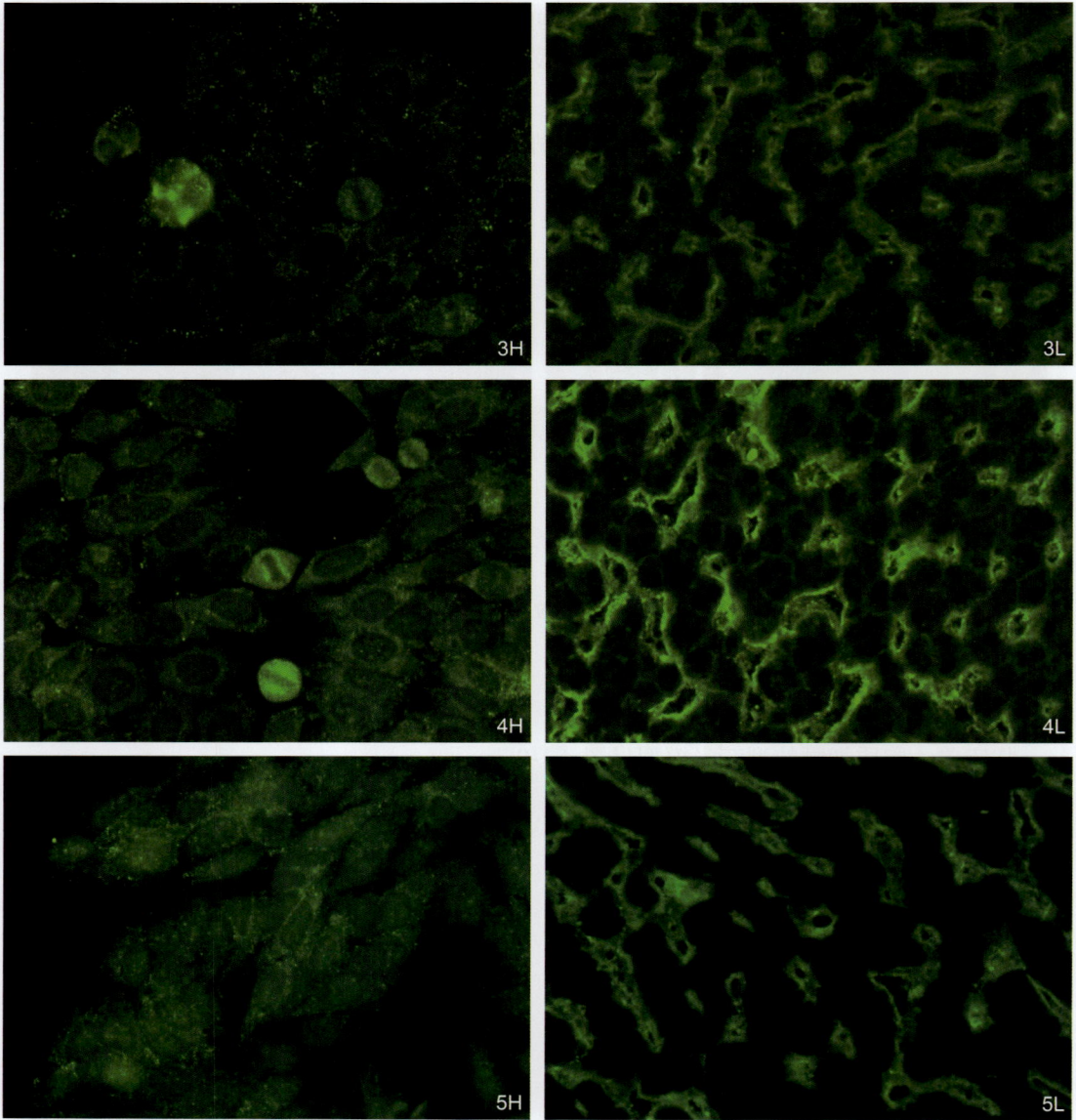

**图 4-1-9　临床单一胞质细颗粒型荧光模型图片**

1H、1L ～ 5H、5L 为 5 例不同的临床胞质细颗粒型荧光模型图片

## （三）易混荧光模型鉴别

胞质细颗粒型与相关易混荧光模型的鉴别见表 4-1-2 及图 4-1-10。

表 4-1-2　胞质细颗粒型与相关易混荧光模型的鉴别

| 荧光模型 | | 鉴别要点 | | |
| --- | --- | --- | --- | --- |
| | | HEp-2 细胞分裂间期 | HEp-2 细胞分裂期 | 猴肝组织 |
| 主模型 | 胞质细颗粒型 | 胞质中可见细小的颗粒样荧光染色,可覆盖于细胞核上;某些样本中越靠近细胞边缘,荧光颗粒越稀疏,且颗粒感越明显 | 细胞呈"口"形,即染色体区荧光染色阴性,染色体区外呈致密的细颗粒样荧光染色 | 肝细胞胞质中可见细颗粒样荧光染色 |
| 易混模型 | 胞质致密颗粒型 | 胞质中可见"云雾状"混沌的细颗粒样荧光染色,颗粒均匀致密,颗粒感不突出,胞质中有时可见空泡 | 细胞呈"口"形,即染色体区荧光染色阴性,染色体区外呈致密的颗粒样荧光染色,荧光亮度明显强于分裂间期 | 肝细胞胞质荧光染色阴性或呈颗粒样荧光染色;某些样本中可见肝细胞胞质荧光呈现"岛状"增强染色 |
| | 胞质散点型 | 大小不一的点状荧光离散分布于胞质中 | 细胞呈"口"形,即染色体区荧光染色阴性,染色体区外呈致密的颗粒样荧光染色 | 肝索间可见散在的颗粒样荧光染色 |
| | 线粒体样型 | 可见遍及细胞质的粗颗粒样荧光染色,总体呈"破絮状"或"渔网状",细胞核荧光染色阴性 | 细胞呈"口"形,即染色体区荧光染色阴性,染色体区外呈致密的粗颗粒样荧光染色 | 肝细胞胞质中可见弥漫性颗粒样荧光染色,细胞核荧光染色阴性,整个视野呈"细沙样"表现 |
| | 高尔基体样型 | 多数细胞胞质内靠近细胞核的一侧呈现不连续斑点状或细颗粒状荧光染色,也可见部分细胞围绕核周呈现不连续斑点状或细颗粒状荧光染色,细胞核荧光染色阴性 | 细胞呈"口"形,即染色体区域荧光染色阴性,染色体以外的区域可见分散疏松的细颗粒状荧光染色 | 肝细胞内可见散在细颗粒状荧光染色,或出现特征性沿肝索排列的颗粒状荧光染色 |

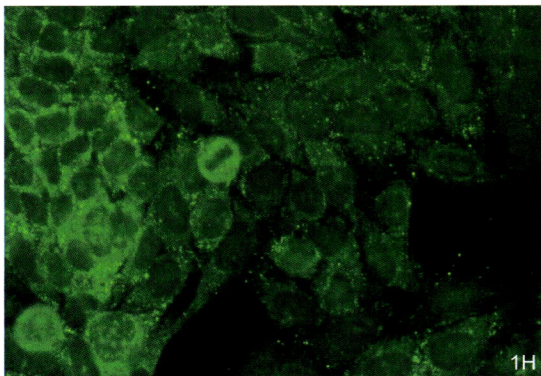

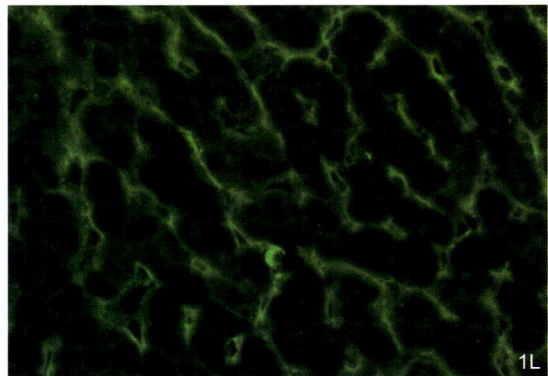

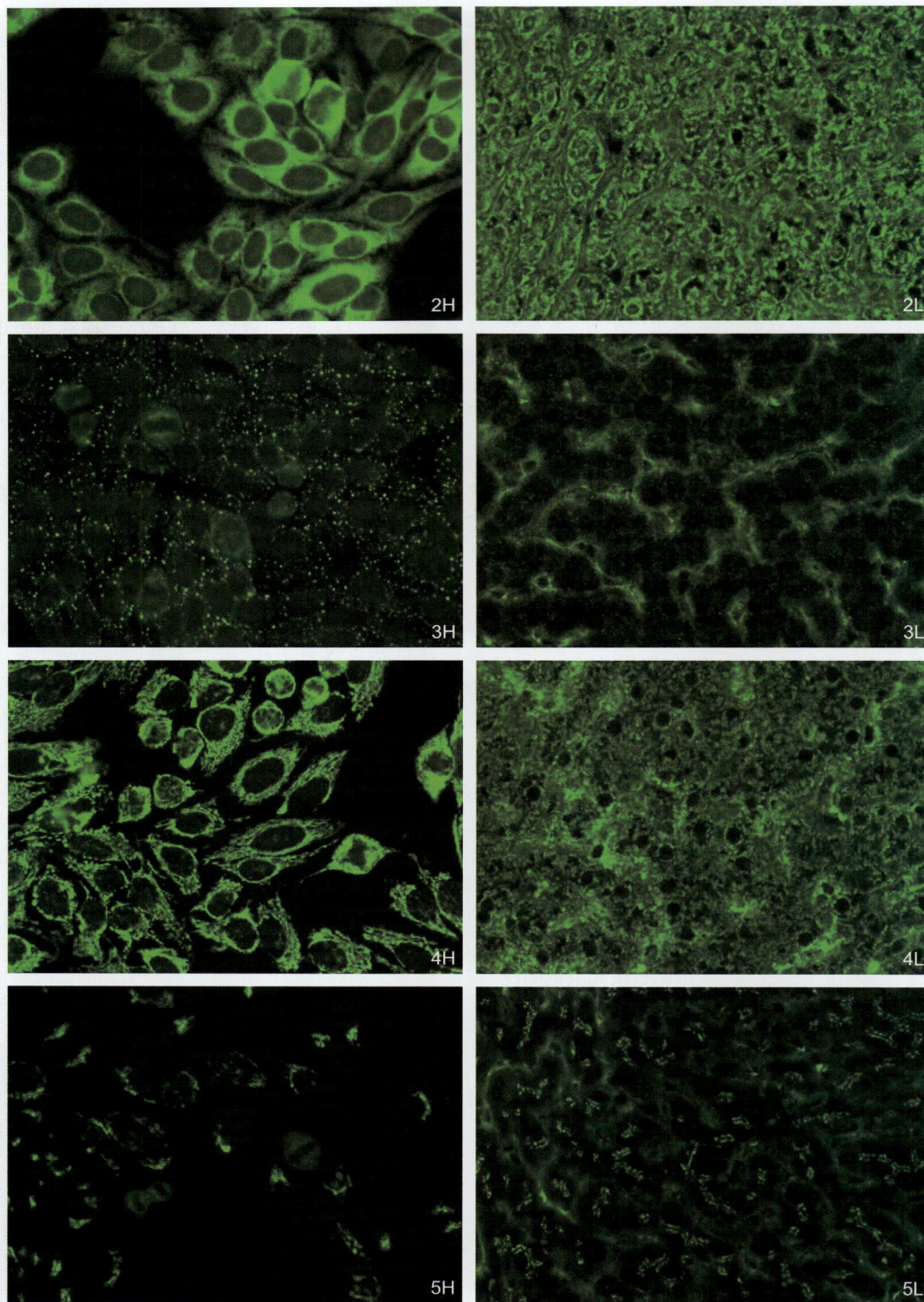

图 4-1-10　胞质细颗粒型与相关易混荧光模型图形比较

1H、1L:胞质细颗粒型;2H、2L:胞质致密颗粒型;3H、3L:胞质散点型;4H、4L:线粒体样型;5H、5L:高尔基体样型

【胞质细颗粒型与胞质致密颗粒型鉴别要点】

1. HEp-2 细胞分裂间期　①胞质细颗粒型可在细胞边缘查见较为稀疏且颗粒感分明的荧光,而胞质致密颗粒型的胞质荧光呈混沌的"云雾状"染色,颗粒感不突出。②胞质细颗粒型中的颗粒样荧光可覆盖于细胞核上,而胞质致密颗粒型的胞质荧光不会覆盖细胞核。

2. HEp-2 细胞分裂期　无明显差异。

3. 猴肝组织　一般均可见到颗粒样荧光染色,但某些呈胞质致密颗粒型的样本中肝细胞胞质荧光可呈现特征性的"岛状"增强染色。

【胞质细颗粒型与胞质散点型鉴别要点】

1. HEp-2 细胞分裂间期　①胞质细颗粒型的胞质荧光存在于细胞边缘时颗粒感更为突出,排布相对稀疏,而胞质散点型的胞质点状荧光数量更少,且相对更大,具有大小不一的特点,同时点状荧光的大小及排布方式与其在细胞质中的具体位置无关。②胞质细颗粒型中的颗粒样荧光可覆盖于细胞核上,而胞质散点型的胞质荧光不会覆盖细胞核。

2. HEp-2 细胞分裂期　无明显差异。

3. 猴肝组织　无明显差异。

【胞质细颗粒型与线粒体样型鉴别要点】

1. HEp-2 细胞分裂间期　①胞质细颗粒型的胞质中颗粒样荧光相对细小,且未表现出丝网状排布,而线粒体样型胞质中荧光颗粒相对更粗大,"破絮状"或"渔网状"荧光表现突出,颗粒连续排布呈现丝网状结构。②胞质细颗粒型中的颗粒样荧光可覆盖于细胞核上,而线粒体样型的胞质荧光不会覆盖细胞核。

2. HEp-2 细胞分裂期　无明显差异。

3. 猴肝组织　胞质细颗粒型中虽可见到颗粒样荧光染色,但颗粒密度明显低于线粒体样型,而线粒体样型呈现为弥漫整个视野的细沙状荧光。

【胞质细颗粒型与高尔基体样型鉴别要点】

1. HEp-2 细胞分裂间期　①胞质细颗粒型的荧光可包绕细胞核存在,仅在细胞边缘表现出颗粒感更为突出的特点,而高尔基体样型的颗粒样荧光一般具有极性分布的特征,仅在细胞核的一侧出现。②胞质细颗粒型中的颗粒样荧光可覆盖于细胞核上,而高尔基体样型的胞质荧光不会覆盖细胞核。

2. HEp-2 细胞分裂期　无明显差异。

3. 猴肝组织　胞质细颗粒型中的颗粒样荧光更为细小,而典型的高尔基体样型中可见特征性沿肝索排列的相对较粗的颗粒样荧光染色。

### （四）复合荧光模型展示

临床胞质细颗粒型复合荧光模型见图 4-1-11。

### （五）临床相关性

胞质细颗粒型荧光模型抗核抗体常见于抗 Jo-1 抗体阳性者。抗 Jo-1 抗体特异性识别的靶抗原为组氨酰 -tRNA 合成酶，是最为常见的肌炎特异性抗体（myositis specific antibody，MSA），见于 15% ～ 30% 的 IIM 患者。抗 Jo-1 抗体阳性的炎性肌病患者往往具有抗合成酶

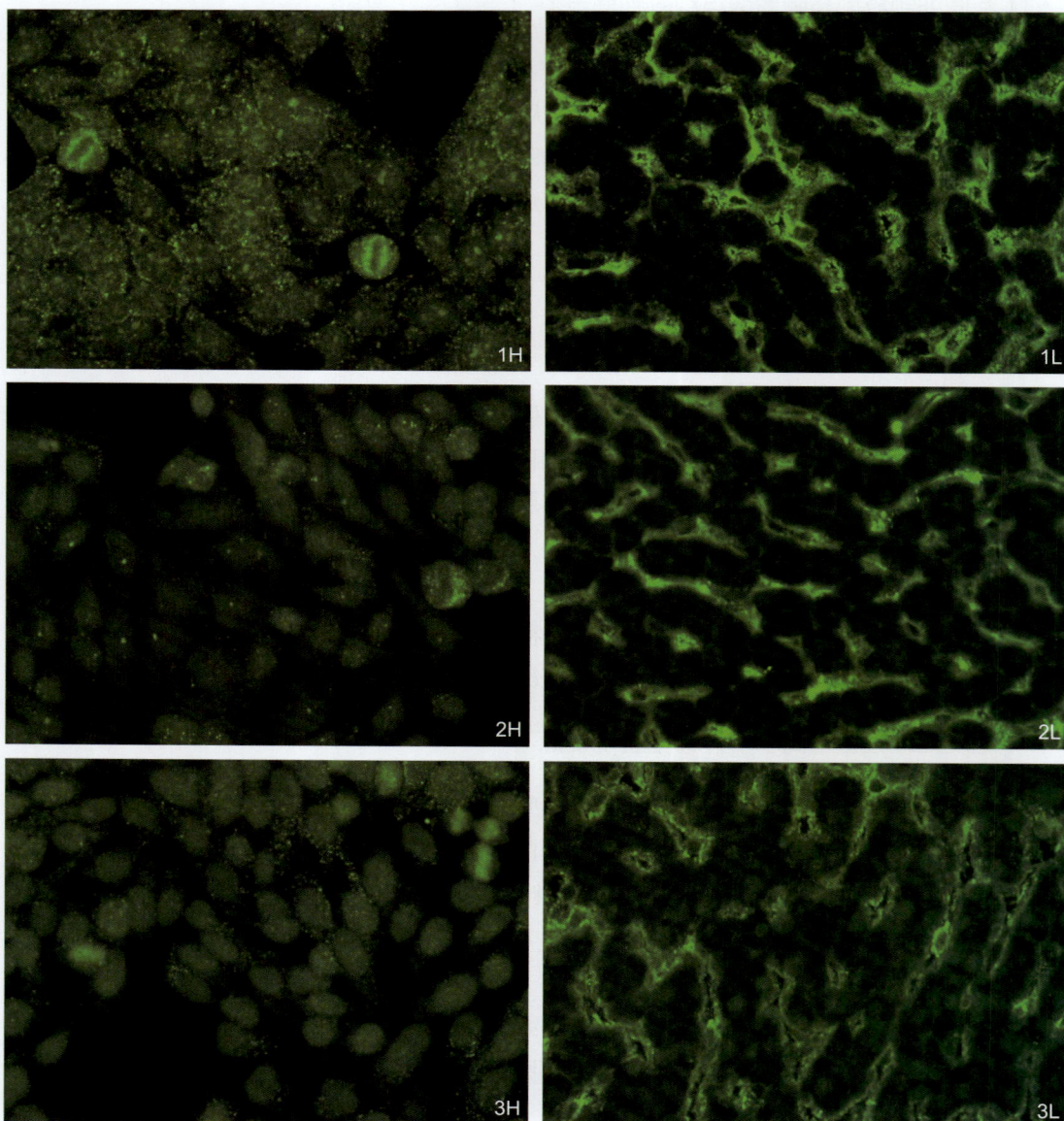

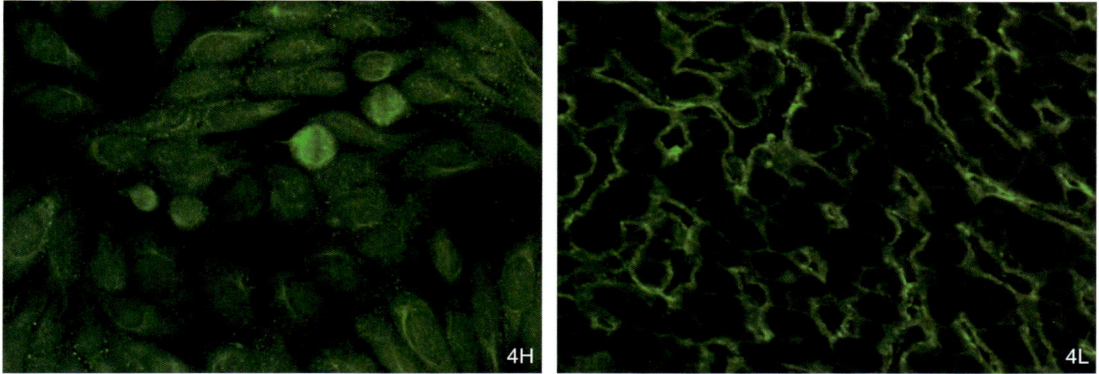

图 4-1-11 临床胞质细颗粒型复合荧光模型图片

1H、1L:胞质细颗粒型和核仁斑片型;2H、2L:胞质细颗粒型和小泛素相关修饰蛋白样核点型;3H、3L:胞质细颗粒型和核均质型;4H、4L:胞质细颗粒型和原肌球蛋白型

综合征(ASS)的共同表现,即肌炎、间质性肺病(interstitial lung disease,ILD)、非侵蚀性多关节炎、雷诺现象、发热和技工手;但抗 Jo-1 抗体阳性与抗 Jo-1 抗体阴性 ASS 患者相比较,后者 ILD 更为严重且预后更差,容易与其他结缔组织病重叠,而前者更易出现肌炎、关节痛和技工手等临床特征。

### (六)临床病例

【病例一】

**一般资料:**

杨某,女,33 岁。5 年前无明显诱因出现多关节疼痛,累及双手及腕关节,活动轻度受限,不伴发热、皮疹、雷诺现象等不适,外院诊断"类风湿关节炎"并予"来氟米特片、甲氨蝶呤、羟氯喹"等药物治疗,病情平稳后长期随诊。2 年前开始出现四肢无力,双上肢上抬受限,下蹲、起立、上楼、举物困难,伴双侧大腿疼痛不适,伴发热,无吞咽困难、发音不清、雷诺现象等不适。4 个月前开始间断出现低热,最高为 37.9℃,伴咳嗽、咳白色泡沫痰及心累气促症状,予抗感染治疗后缓解,为进一步治疗于我院就诊。

**体格检查:**

体温 36.1℃,心率 103 次/min,呼吸 20 次/min,血压 106/70mmHg。神志清楚,慢性病容。无面部皮疹、狼疮发、猖獗性龋齿,不伴雷诺现象、口腔溃疡。胸腹查体未见明显异常。四肢无水肿,双肘关节、双肩关节、双膝关节及踝关节轻压痛,不伴红肿、畸形、活动受限。双下肢及颈屈肌肌力 4 级,双上肢肌力 5 级。病理征阴性。

**ANA 荧光图片结果见图 4-1-12。**

**其他实验室检查结果:**

ANA 谱 13 项(LIA):抗 SSA 60 抗体 ++,抗 SSA 52 抗体 +++,抗 Jo-1 抗体 +++,余阴性。

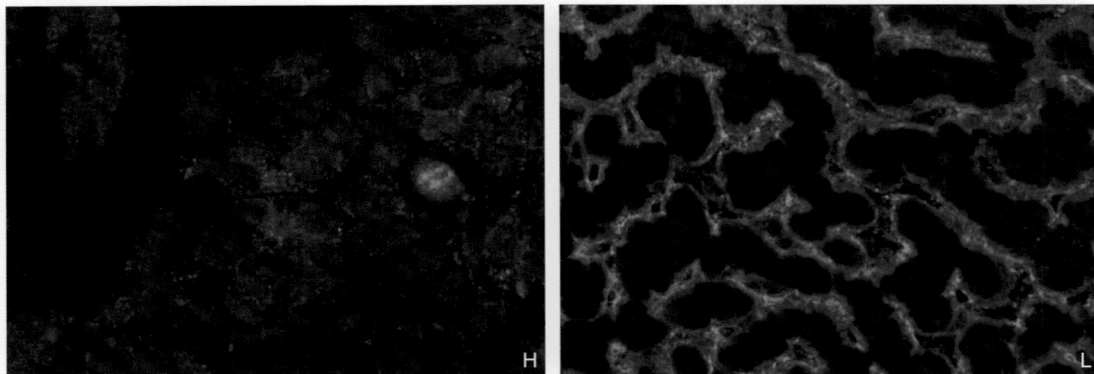

图 4-1-12　临床病例一——胞质细颗粒型荧光图片

关节炎相关检测：AKA 阴性，抗 CCP 抗体 185.00U/mL（↑），RF 183.00IU/mL（↑）。

CRP 85.40mg/L（↑），ASO＜25.00IU/mL，血沉 63.0mm/h（↑）。

血常规：RBC $4.29 \times 10^{12}$/L，Hb 94g/L（↓），PLT $303 \times 10^9$/L（↑），WBC $18.96 \times 10^9$/L（↑），中性分叶核粒细胞百分率 85.4%（↑）。

肝功能：ALT 325IU/L（↑），AST 242IU/L（↑），TP 58.1g/L（↓），Alb 30.6g/L（↓）。

血清酶学测定：LDH 874IU/L（↑），CK 8126IU/L（↑），HBDH 695IU/L（↑）。

心肌标志物：TnT 380.9ng/L（↑），Mb 2386.00ng/mL（↑），CK-MB 94.80ng/mL（↑）。

NT-proBNP 1044ng/L（↑）。

**影像学检查：**

肌电图：上下肢呈肌源性损害表现。

SPECT 唾液腺显像：双侧颌下腺摄取功能重度受损；左侧腮腺摄取功能重度受损，右侧腮腺摄取功能正常；双侧腮腺排泌功能未见异常。

胸部 CT：双肺轻度间质性改变。

心脏彩超：肺动脉稍增宽，心包积液（微量），左心室收缩功能测值正常。

**病理检查：**

右上臂皮肤活检：表皮轻度角化过度、角化不全，真皮浅层小血管慢性炎症细胞浸润。

右三角肌活检：见变性、坏死及再生肌纤维，肌束膜处小血管周可见较多淋巴细胞聚集、浸润，部分肌束内纤维组织轻度增生；NADH-TR 染色示变性、坏死肌纤维处酶活性物局灶性浓聚或消失，PAS 染色示肌纤维内糖原成分未见异常，油红 O 染色示灶区肌纤维内脂质成分轻度增加，酸性磷酸酶染色示变性、坏死肌纤维处，炎症细胞浸润处及部分小血管处酶活性增高；肌纤维膜 HLA-ABC（+），C5b-9 灶区（+），提示送检骨骼肌符合炎性肌病改变。

**病例分析：**

患者为中年女性，起病缓，病程长，以多关节肿痛、四肢无力、发热、咳嗽为主要症状。既往诊断类风湿关节炎，长期规律治疗，病程中逐渐出现肌无力及活动受限，结合肌电图、肌肉活检、血清肌酶学以及自身抗体检测结果（ANA 检查结果呈胞质细颗粒型荧光模型且抗

Jo-1 抗体强阳性），临床诊断 IIM。该患者心肌标志物异常，胸部 CT 检查结果有间质性改变，同时有咳嗽咳痰、心累气促表现，这些临床特征可能为肌炎累及心脏及肺部所致。患者右上臂皮肤活检结果提示表皮角化过度、角化不全，符合 IIM 中抗合成酶综合征这一亚型的临床表现。此外，该患者唾液腺显像结果符合干燥综合征的表现，同时自身抗体检查结果示抗 SSA 60 抗体及抗 SSA 52 抗体阳性，考虑同时存在继发性干燥综合征可能。

### 【病例二】

**一般资料：**

吴某，男，61 岁。1 年前无明显诱因出现活动后胸闷、气促，伴头晕头痛、四肢肌肉疼痛、肌无力，无吞咽困难。1 个月前受凉后上述症状加重，伴咳白色泡沫痰、心累气促、发热畏寒，最高体温 37.3℃，于外院诊断"细菌性肺炎"，经"哌拉西林钠他唑巴坦钠"抗感染治疗后症状无明显缓解。

**体格检查：**

体温 36.1℃，心率 89 次 /min，呼吸 20 次 /min，血压 107/77mmHg。神志清楚，慢性病容。全身未见皮疹。双下肺可闻及 Verclo 啰音，四肢肌力 5 级，双侧 4 字征阳性，余无特殊。

**ANA 荧光图片结果见图 4-1-13。**

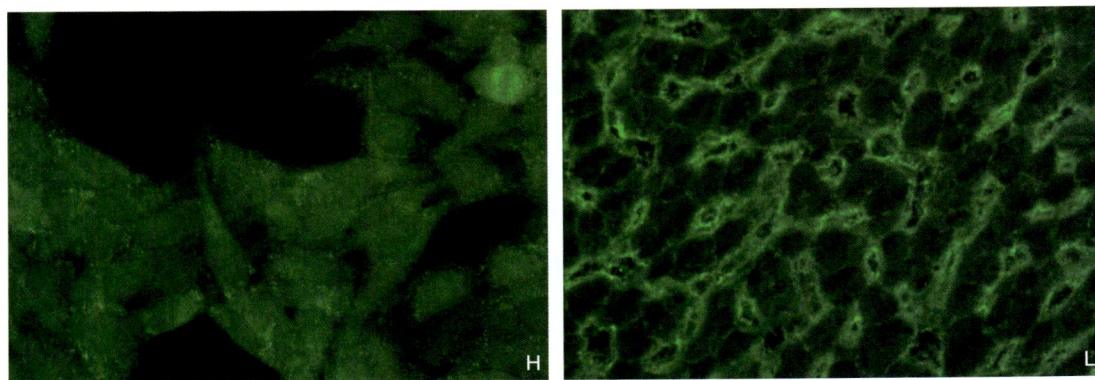

图 4-1-13　临床病例二——胞质细颗粒型荧光图片

**其他实验室检查结果：**

ANA 谱 13 项（LIA）：抗 Jo-1 抗体 +++，余阴性。

RF＜20.00IU/mL。

免疫球蛋白：IgG 19.20g/L（↑），IgA 2000.00mg/L，IgM 1310.00mg/L。

T 淋巴细胞亚群比例：CD4% 17.50%（↓），CD8% 67.50%（↑），CD4%/CD8% 比值 0.26（↓）。

血常规：RBC $3.64 \times 10^{12}$/L（↓），Hb 109g/L（↓），PLT $77 \times 10^9$/L（↓），WBC $9.38 \times 10^9$/L，中性分叶核粒细胞百分率 75.1%（↑）。

肝功能：TP 56.5g/L（↓），Alb 29.6g/L（↓）。

血清酶学测定：LDH 738IU/L（↑），CK 1985IU/L（↑），HBDH 576IU/L（↑）。

心肌标志物：TnT 645.0ng/L（↑），Mb 916.80ng/mL（↑），CK-MB 122.50ng/mL（↑）。

NT-proBNP 225ng/L（参考区间：<227ng/L）。

**影像学检查：**

肌电图：上下肢肌源性损害，双下肢所检神经呈周围神经源性损害。

心脏彩超：左心房稍大，主动脉稍宽，左心室收缩功能测值正常。

胸部 CT：双肺炎症伴间质纤维化，部分支气管轻度扩张；双侧胸膜增厚粘连；主动脉少许钙化。

**病例分析：**

该患者 ANA 检测结果呈胞质细颗粒型，抗 Jo-1 抗体 +++，肌电图表现为上下肢肌源性损害，且肌酸激酶明显升高、心肌标志物异常，符合 IIM 的临床特征。在 IIM 的基础上，患者近期胸部 CT 结果提示双肺散在间质纤维化，部分支气管轻度扩张，双肺胸膜增厚粘连，故考虑诊断 IIM 合并肺间质纤维化。

## （七）拓展阅读

胞质细颗粒型荧光模型临床较少见，一项纳入 9268 例 ANA 阳性标本的回顾性研究发现，胞质细颗粒型的占比仅为 1.2%，这可能是因为传统的 HEp-2 细胞或改良的 HEp-2000 细胞对检测抗 Jo-1 抗体的灵敏度较低所致。在确诊肌炎的患者中，ANA 阳性率可低至 50%。因此，在临床实践中，若怀疑 IIM，均建议进行肌炎特异性抗体检测，而无须考虑 ANA 的检测结果。

IIM 在发病年龄、肌肉表现、皮肤表现、间质性肺病和恶性肿瘤并发症，以及病程方面都具有显著的异质性，基于自身抗体的分类是理解该病各临床亚型的一种实用办法。IIM 自身抗体包括两类，一类为肌炎相关自身抗体（myositis associated antibody，MAA），如抗 SSA、抗 RNP 和抗 PM-Scl 抗体，它们在 IIM 中很常见，但也可见于其他自身免疫病患者；另一类 IIM 自身抗体即 MSA，它们在其他疾病中很少见，因此有助于 IIM 患者的诊断。不同的 MSA 常代表一种独特的临床表型，可将肌炎患者归类到不同的疾病亚组中，如抗 Jo-1 抗体阳性者通常被归类至 ASS。MAA 可与 MSA 同时出现，常见于伴发肌炎与其他自身免疫病的重叠征患者中，如 56%～72% 的抗 Jo-1 抗体阳性患者中存在抗 SSA 52 抗体。抗 Jo-1 和抗 SSA 52 同时阳性的个体发生"技工手"和恶性肿瘤的风险增加，长期随访发现，他们的肌肉功能状态相较抗 Jo-1 单独阳性者下降明显，且预后更差。

抗 Jo-1 抗体可先于肌炎临床症状出现前数年即呈阳性，这表明免疫反应的产生可能先于临床表型的建立，因而对肌炎发生具有一定的预测价值。同时，抗 Jo-1 抗体可用于预测疾病进程和治疗反应性，具体表现为抗 Jo-1 自身抗体滴度与血清肌酸激酶水平以及关节和肌肉的疾病活动度具有一定程度的相关性；以利妥昔单抗治疗肌炎时，抗 Jo-1 抗体是预测临床改善的强有力因子。

### 三、胞质散点型

#### （一）典型荧光模型判读要点

**1. HEp-2 细胞**

**（1）分裂间期**：大小不一的点状荧光离散分布于胞质中。

**（2）分裂期**：细胞呈"口"形，即染色体区荧光染色阴性，染色体区外呈致密的颗粒样荧光染色。

**2. 猴肝组织** 肝索间可见散在的颗粒样荧光染色。典型的胞质散点型荧光模型见图4-1-14。

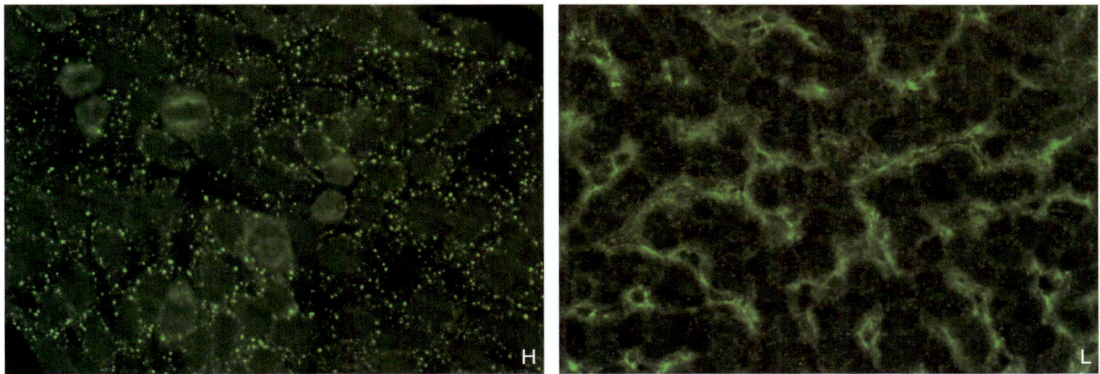

图 4-1-14 胞质散点型荧光模型典型示例

#### （二）临床荧光模型展示

临床单一胞质散点型荧光模型见图 4-1-15。

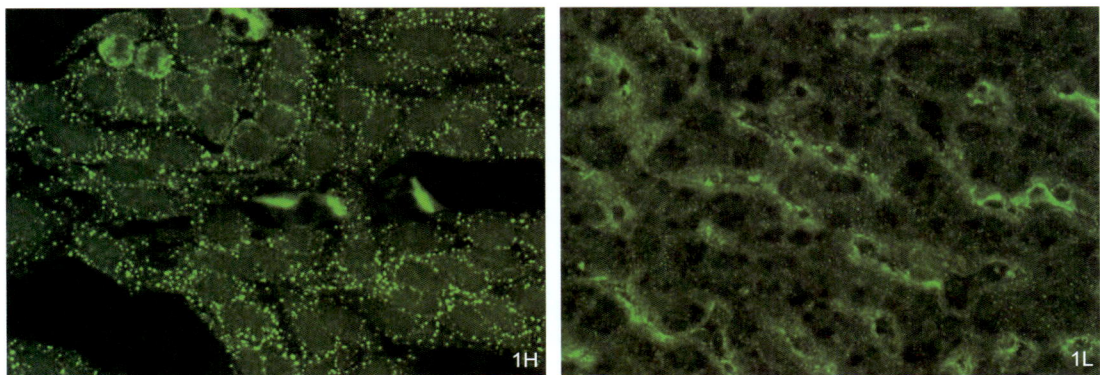

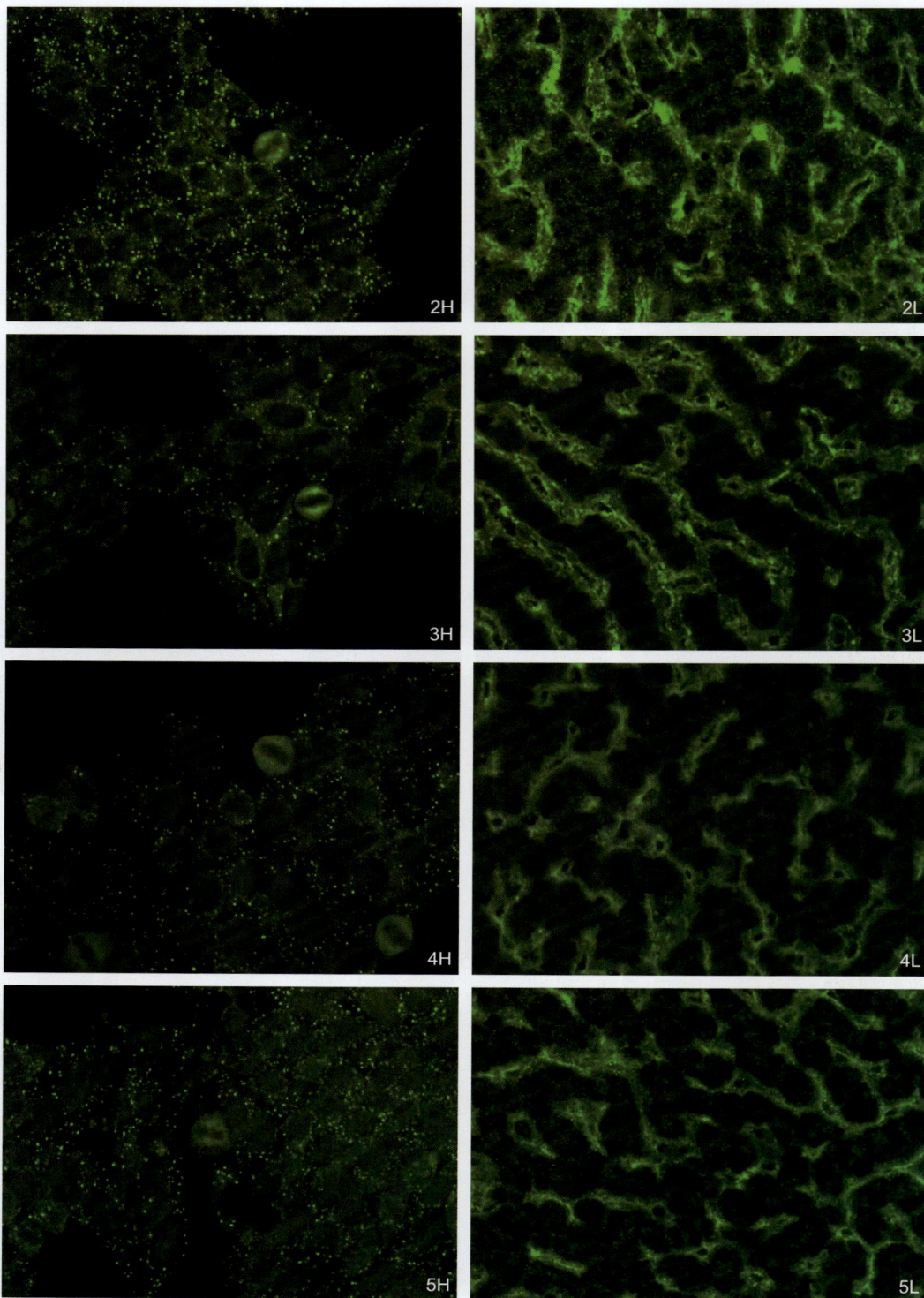

图 4-1-15　临床单一胞质散点型荧光模型图片
1H、1L～5H、5L 为 5 例不同的临床胞质散点型荧光模型图片

## （三）易混荧光模型鉴别

胞质散点型与相关易混荧光模型的鉴别见表 4-1-3 及图 4-1-16。

表 4-1-3　胞质散点型与相关易混荧光模型的鉴别

| 荧光模型 | | 鉴别要点 | | |
|---|---|---|---|---|
| | | HEp-2 细胞分裂间期 | HEp-2 细胞分裂期 | 猴肝组织 |
| 主模型 | 胞质散点型 | 大小不一的点状荧光离散分布于胞质中 | 细胞呈"口"形，即染色体区荧光染色阴性，染色体区外呈致密的颗粒样荧光染色 | 肝索间可见散在的颗粒样荧光染色 |
| 易混模型 | 胞质细颗粒型 | 胞质中可见细小的颗粒样荧光染色，可覆盖于细胞核上；某些样本中越靠近细胞边缘，荧光颗粒越稀疏，且颗粒感越明显 | 细胞呈"口"形，即染色体区荧光染色阴性，染色体区外呈致密的细颗粒样荧光染色 | 肝细胞胞质中可见细颗粒样荧光染色 |

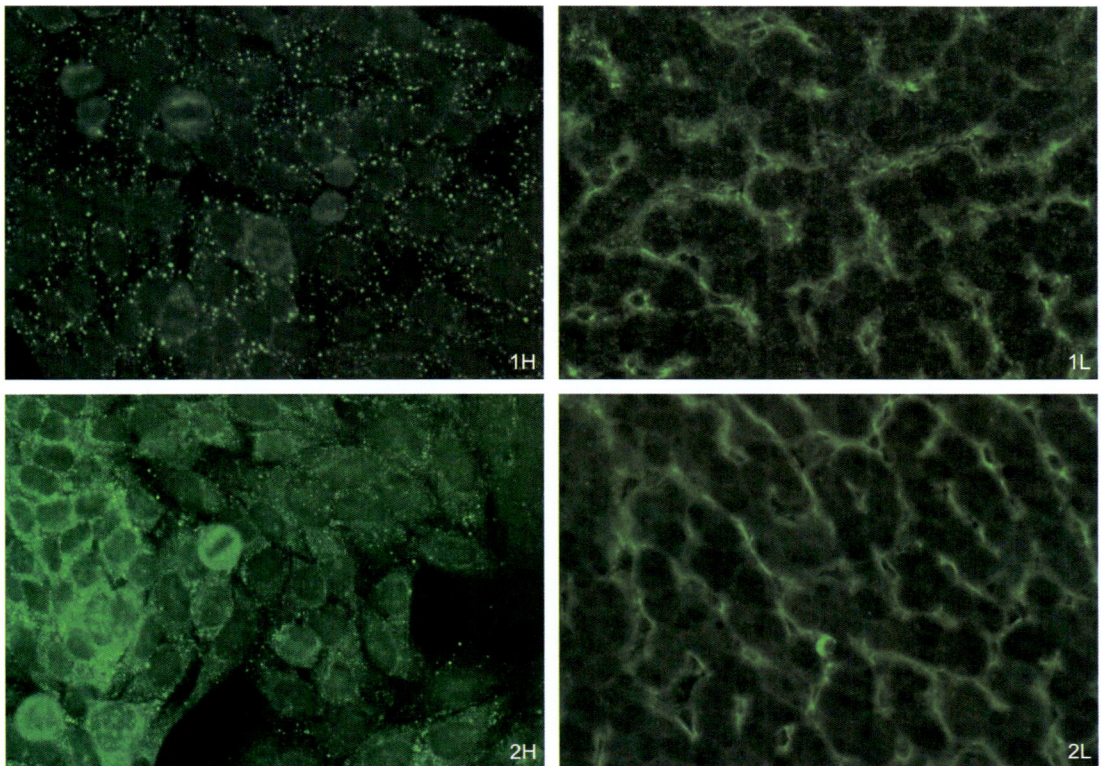

图 4-1-16　胞质散点型与相关易混荧光模型图片比较
1H、1L:胞质散点型；2H、2L:胞质细颗粒型

【胞质散点型与胞质细颗粒型鉴别要点】

**1. HEp-2 细胞分裂间期** ①胞质散点型的胞质点状荧光数量更少且相对更大,具有大小不一的特点,同时点状荧光的大小及排布方式与其在细胞中的具体位置无关,而胞质细颗粒型的胞质荧光存在于细胞边缘时颗粒感更为突出,排布相对稀疏。②胞质散点型的胞质荧光不会覆盖细胞核,而胞质细颗粒型中的颗粒样荧光可覆盖于细胞核上。

**2. HEp-2 细胞分裂期** 无明显差异。

**3. 猴肝组织** 无明显差异。

### (四)复合荧光模型展示

临床胞质散点型复合荧光模型见图 4-1-17。

### (五)临床相关性

胞质散点型荧光模型抗核抗体识别的靶抗原位于与蛋白质转运及信使 RNA 加工有关的细胞器内[ GW 小体和内体(endosome)],包括 Ge-1/Hedls、GW182、Ago2/Su、二酰基磷脂酰乙醇胺、早期内体抗原 1(early endosome antigen 1,EEA 1)、胞质连接蛋白(cytoplasmic linker protein,CLIP)170、谷氨酸受体相互作用蛋白相关蛋白 -1(glutamate receptor interacting

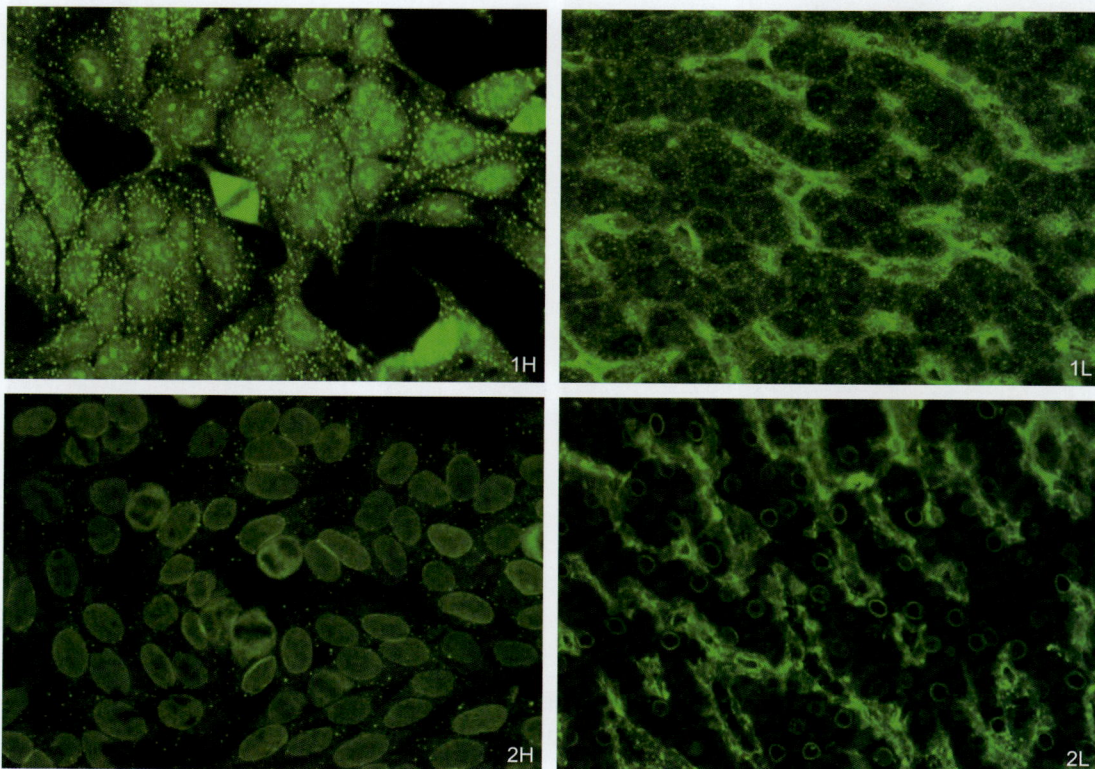

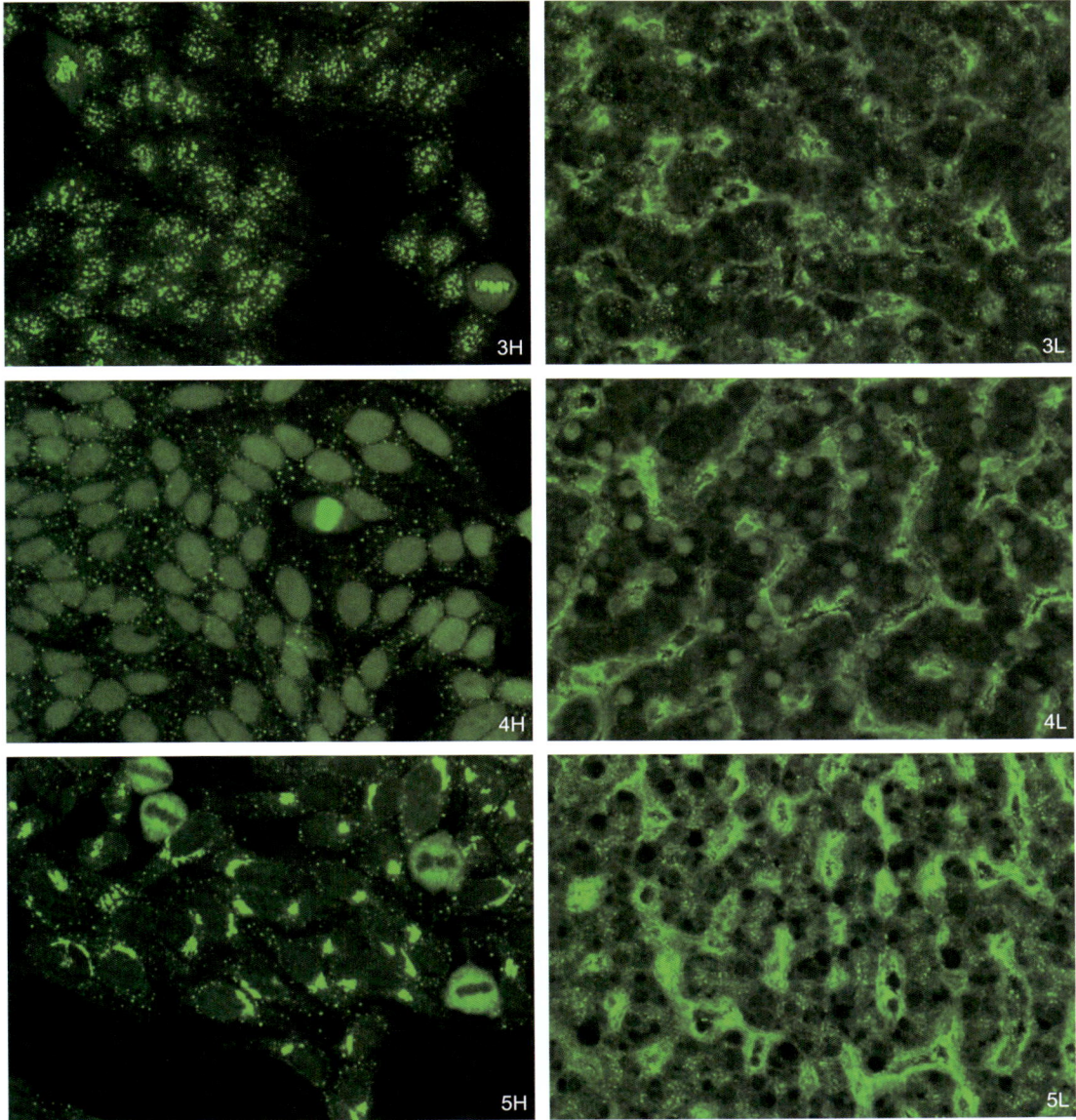

**图 4-1-17 临床胞质散点型复合荧光模型图片**

1H、1L:胞质散点型、核仁均质型和核细颗粒型;2H、2L:胞质散点型和点状核膜型;3H、3L:胞质散点型和着丝点型;4H、4L:胞质散点型和核均质型;5H、5L:胞质散点型和高尔基体样型

protein-associated protein-1,GRASP-1)、溶血磷脂酸(lysobisphosphatidic acid,LBPA)等。

　　胞质散点型属临床罕见荧光模型,不同研究报道其在抗核抗体阳性样本中的检出率仅为 0.35% ～ 0.70%,该模型与临床疾病的相关性证据仍十分有限。针对不同靶抗原的自身抗体可见于多种不同类型的疾病。抗 GW 小体(包括 Ge-1/Hedls、GW182、Ago2/Su)抗体最常见于干燥综合征、共济失调伴或不伴混合性运动 / 感觉神经病以及 SLE,也可在 SSc、RA、

PBC 等疾病中检出。抗 EEA 1 抗体阳性者约 40% 可出现神经系统疾病；抗 CLIP 170 抗体与多种系统性自身免疫病（SLE、SSc、肌炎）、胶质瘤有关；抗 GRASP-1 抗体可见于约 17% PBC 患者血清中；抗 LBPA 抗体可见于抗磷脂综合征。

## （六）临床病例

【病例一】

**一般资料：**

张某，女，58 岁。2 年前患者无明显诱因出现右下肢感觉异常，自觉踩异物感，症状逐渐加重，并累及左下肢，出现肢端麻木感，外院予甲钴胺治疗无缓解。7 个月前出现双肩部持续胀痛，并逐渐出现双侧环指、小指麻木，外院予理疗，但双手远端麻木症状加重、范围扩大，右手出现触摸串珠感、写字不稳，无肢体无力、肉跳感、大小便障碍、长手套袜套感。患者 4 年前诊断干燥综合征，长期以甲泼尼龙片、羟氯喹治疗。

**体格检查：**

体温 36.2℃，心率 85 次/min，呼吸 20 次/min，血压 142/85mmHg。全身皮肤未见皮疹，头颈、胸腹查体未见明显异常。神志清楚，言语清晰，高级神经功能查体正常。四肢肌力 5 级，肱二头肌反射正常，肱三头肌反射、桡反射、膝反射、踝反射均减弱，四肢深感觉正常，双上肢远端浅感觉减退，实体觉稍差。

**ANA 荧光图片结果见图 4-1-18。**

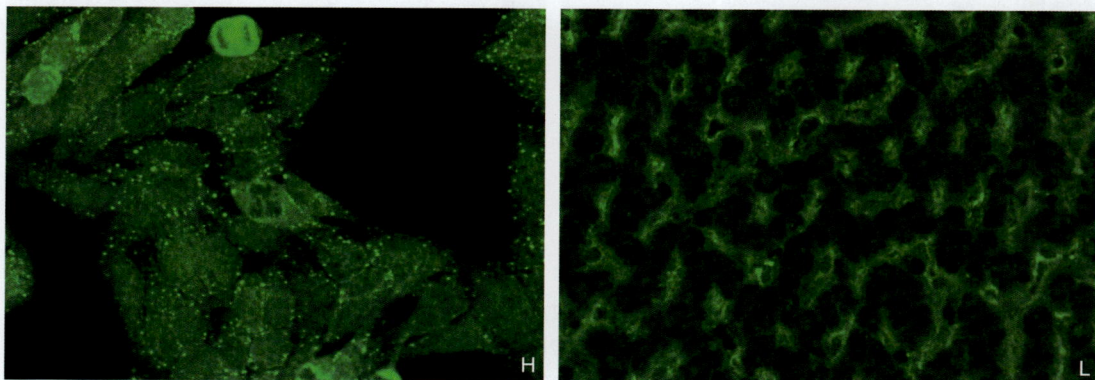

图 4-1-18　临床病例一——胞质散点型荧光图片

**其他实验室检查结果：**

抗 dsDNA 抗体（IIF）阴性。

ANA 谱 13 项（LIA）：抗 SSA 60 抗体 ++，抗 SSA 52 抗体 +++，抗 SSB 抗体 +，余阴性。

AAV 相关检测：全阴性。

AKA 阴性，RF 28.70IU/L（↑）。

补体:C3 0.7120g/L(↓),C4 0.2040g/L。

免疫球蛋白:IgG 19.70g/L(↑),IgA 2700.00mg/L,IgM 887.00mg/L。

血常规:RBC $4.33 \times 10^{12}$/L,Hb 134g/L,PLT $186 \times 10^9$/L,WBC $3.32 \times 10^9$/L(↓),单核细胞百分率11.4%(↑),嗜碱性粒细胞百分率1.2%(↑)。

肝功能:GGT 50IU/L(↑)。

空腹血糖6.42mmol/L(↑)。

血清酶学测定:HBDH 187IU/L(↑)。

脑脊液相关检测:脑脊液常规、脑脊液病原学检查均未见明显异常;微量蛋白0.86g/L(↑);血Alb(免疫散射比浊法)35g/L,血IgG 17.70g/L(↑),脑脊液Alb 0.4270g/L(↑),脑脊液IgG 0.1230g/L(↑),脑脊液生成指数0.570,脑脊液IgG合成率7.635mg/24h(↑)。

**影像学检查:**

肌电图:上下肢呈周围神经源性损害的表现,以感觉纤维受累为主。

胸部CT:双肺散在小结节,多系炎性结节。右肺上叶尖段、中叶内侧段及左肺上叶下舌段局限性支气管扩张。心包少量积液。

**病理检查:**

脑脊液脱落细胞检查:少量淋巴细胞。

**病例分析:**

患者为中年女性,起病缓、病程长。以四肢肢端麻木、感觉异常逐渐进展为主要表现,查体可见肢端麻木,异物感,膝反射、踝反射、肱三头肌反射等减弱。肌电图提示周围神经损害。同时,该患者多项自身抗体相关检查呈阳性表现,腰穿提示脑脊液蛋白细胞分离,诊断考虑慢性炎性脱髓鞘性多发性周围神经病。患者既往确诊干燥综合征,此次ANA检查结果**呈胞质散点型、胞质致密颗粒型和核细颗粒型荧光模型**,故不排除此次神经受累为干燥综合征继发性周围神经损害。

【病例二】

**一般资料:**

董某,女,67岁。15年前患者无明显诱因出现左膝关节疼痛,呈阵发性胀痛,久站、久行后疼痛加重,休息后可缓解,伴小关节晨僵,轻微跛行,日常家务劳动及活动量正常,无畏寒、发热,无潮热、盗汗,无腹胀、腹痛等不适。7年前,患者不慎滑倒,致右膝部软组织伤,伤后右膝关节长期疼痛。3年前,患者双膝关节疼痛、跛行较前明显加重,下蹲、上下楼尤为困难,行走约500米后需休息,日常活动量有所下降,后逐渐加重至行走200米后需休息。3个月前患者出现双膝活动受限,膝关节疼痛难忍,右膝为甚,于我院行"右侧全膝关节置换术"。现为行左膝关节置换术入院。

**体格检查:**

体温37℃,心率89次/min,呼吸20次/min,血压144/98mmHg。跛行步态,双手多指畸形,双肘屈曲畸形,双腕关节僵硬,左膝外翻畸形,双膝未见皮损、皮疹及瘀斑,膝关节稍肿胀,周围皮肤无红肿,双足无足癣,双小腿肌未见肿胀,右膝可见长约 15cm 的陈旧性手术瘢痕。双膝皮温正常,左膝内外侧关节间隙压痛(+),左膝髌下摩擦感(+),双膝浮髌试验(−),双下肢感觉对称,双侧足背动脉搏动正常。动量:左下肢短缩约 1cm,右膝屈 120°,伸 0°;左膝屈110°,伸 0°,外翻 25°。双膝内外侧侧方应力试验(−),抽屉试验(−)。双下肢肌力未见异常。

**ANA 荧光图片结果见图 4-1-19。**

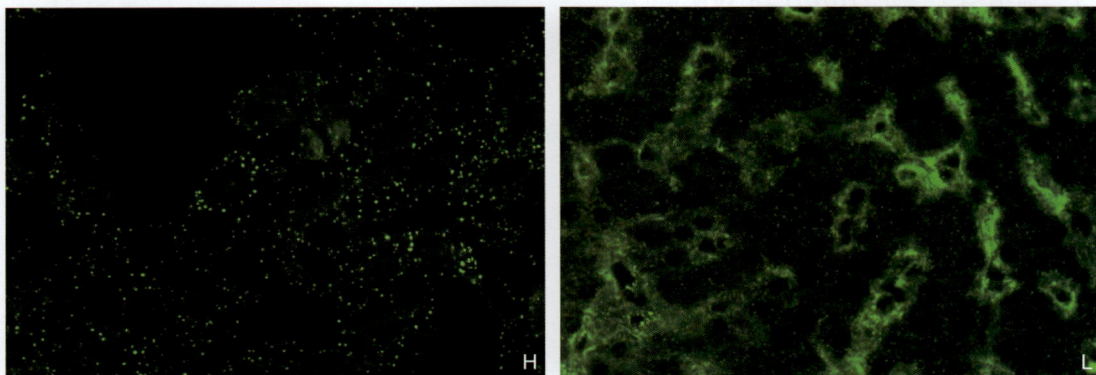

图 4-1-19　临床病例二——胞质散点型荧光图片

**其他实验室检查结果:**

抗 dsDNA 抗体(IIF)阴性。

ANA 谱 13 项(LIA):全阴性。

AKA ± ,抗 CCP 抗体>500U/mL(↑),RF<20.00IU/mL。

补体:C3 1.0300g/L,C4 0.3000g/L。

免疫球蛋白:IgG 13.00g/L,IgA 8650.00mg/L(↑),IgM 498.00mg/L(↓)。

CRP 4.04mg/L,血沉 81.0mm/h(↑)。

血常规:RBC $5.93 \times 10^{12}$/L(↑),Hb 129g/L,PLT $240 \times 10^9$/L,WBC $7.44 \times 10^9$/L,中性分叶核粒细胞百分率 92.7%(↑),淋巴细胞百分率 6.5%(↓),单核细胞百分率 0.9%(↓)。

肝、肾功能未见明显异常。

**影像学检查:**

关节彩超:双侧腕关节关节间隙消失,右侧腕关节滑膜炎伴骨赘及骨侵蚀,左侧腕关节骨赘伴骨侵蚀,右手示指掌指关节滑膜炎伴骨侵蚀及游离体,双手第 2 ~ 5 指近端指间关节畸形,双手拇指指间关节骨赘。

双膝关节 X 线片:右侧人工膝关节在位,未见松脱、断裂征象;左膝骨质疏松、外翻,关节间隙明显变窄,关节面下骨质增生硬化并多发囊状影。

胸部 CT:双肺纹理增多,散在斑片、条索影,部分片状磨玻璃密度影,右肺中下叶为主,双肺见散在纤维条影,考虑多系感染,部分间质性改变;双肺内多发结节、钙化,考虑炎性病灶。

**手术发现：**

左膝置换术中发现左膝关节囊内少量淡黄色透明关节液,滑膜增生,胫、股骨髁关节面软骨严重磨损,内外侧髁软骨下骨外露、硬化,髌骨软骨磨损,股骨远端、胫骨近端、髌骨严重骨质疏松,胫、股骨及髌骨边缘骨赘形成,外后方关节囊紧张。前后交叉韧带完整,外侧副韧带挛缩,内侧副韧带完整,松弛明显。

**病理检查：**

左膝切除标本病理检查:滑膜慢性炎伴纤维组织增生、黏液样变,较多淋巴细胞浸润;关节软骨退变,骨小梁粗细不均,排列紊乱;小梁间纤维组织增生伴炎症细胞浸润。

**病例分析：**

患者为老年女性,其临床症状、体征及膝关节切除病理组织检查结果均提示类风湿关节炎。实验室检查结果中 ANA 呈**胞质散点型荧光模型**,AKA 及抗 CCP 抗体阳性,血沉增快等均符合类风湿关节炎的临床特征。由此考虑该患者为类风湿关节炎累及双膝关节,引致持续性关节疼痛,需行关节置换术。

### (七)拓展阅读

胞质散点型荧光模型主要见于存在 GW 小体或内体相关自身抗体的个体内,但既往研究认为,存在抗溶酶体抗体者,也会表现出此荧光模型。溶酶体是一种膜细胞器,含有约 40 种不同的水解酶,但目前仅人溶酶体相关膜蛋白 2（human lysosomal-associated membrane protein 2,hLAMP2）和 PR3 被发现具有自身抗体反应性,二者分别与坏死性新月体型肾炎和韦格纳肉芽肿相关。遗憾的是,现阶段仍缺乏确切的分子证据证实血清中抗 hLAMP2 或 PR3 自身抗体与胞质散点型荧光表现具有相关性。

GW 小体的大小和数量在整个细胞周期中不同,在 S 期和 $G_2$ 期晚期最大且最丰富,这可能导致胞质散点型中点状荧光大小、分布不均。另外,GW 小体在已分化的器官（如肝脏、肾脏）中含量较低,但在以分裂活跃的细胞组成的组织器官中（如睾丸、某些神经细胞、胚胎组织）呈高水平表达,而内体则主要在胰腺、某些神经细胞和胚胎组织中高表达。这可能是胞质散点型与多种神经系统疾病具有相关性的原因之一。

## 第二节 线粒体样型

### (一)典型荧光模型判读要点

#### 1. HEp-2 细胞

**（1）分裂间期：**可见遍及细胞质的粗颗粒样荧光染色,总体呈"破絮状"或"渔网状",细胞核荧光染色阴性。

（2）**分裂期**：细胞呈"口"形，即染色体区荧光染色阴性，染色体区外呈致密的粗颗粒样荧光染色。

**2. 猴肝组织**　肝细胞胞质中可见弥漫性颗粒样荧光染色，细胞核荧光染色阴性，整个视野呈"细沙样"表现。典型的线粒体样型荧光模型见图 4-2-1。

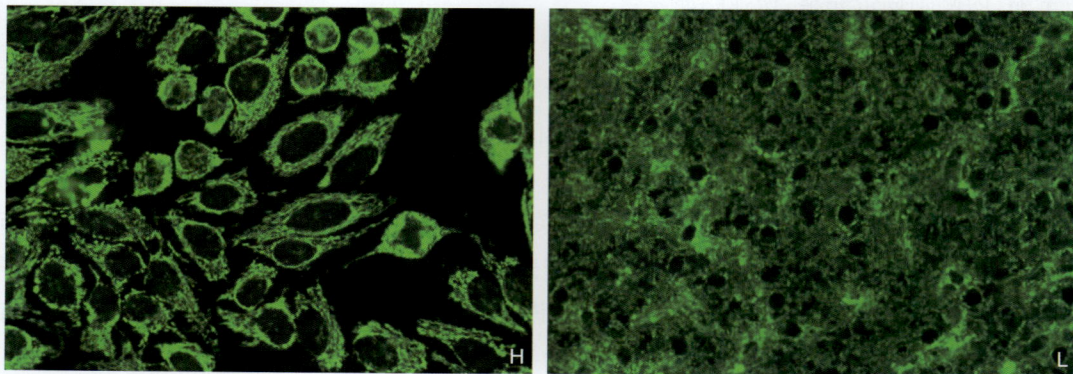

图 4-2-1　线粒体样型荧光模型典型示例

### （二）临床荧光模型展示

临床单一线粒体样型荧光模型见图 4-2-2。

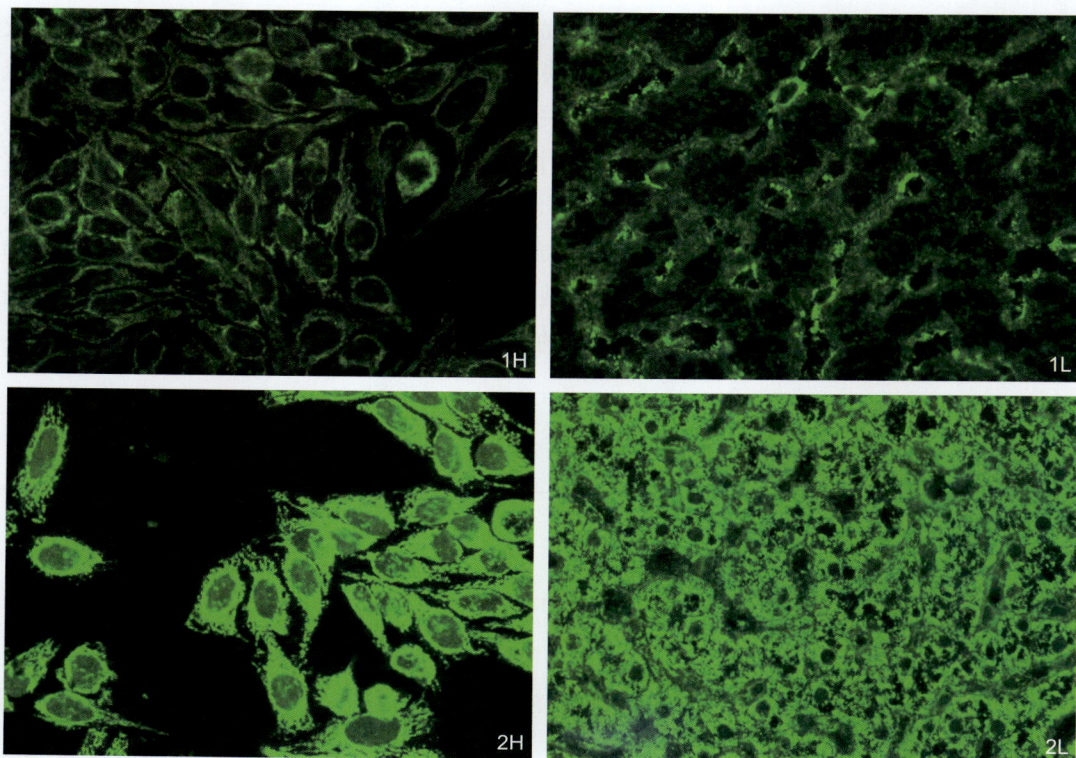

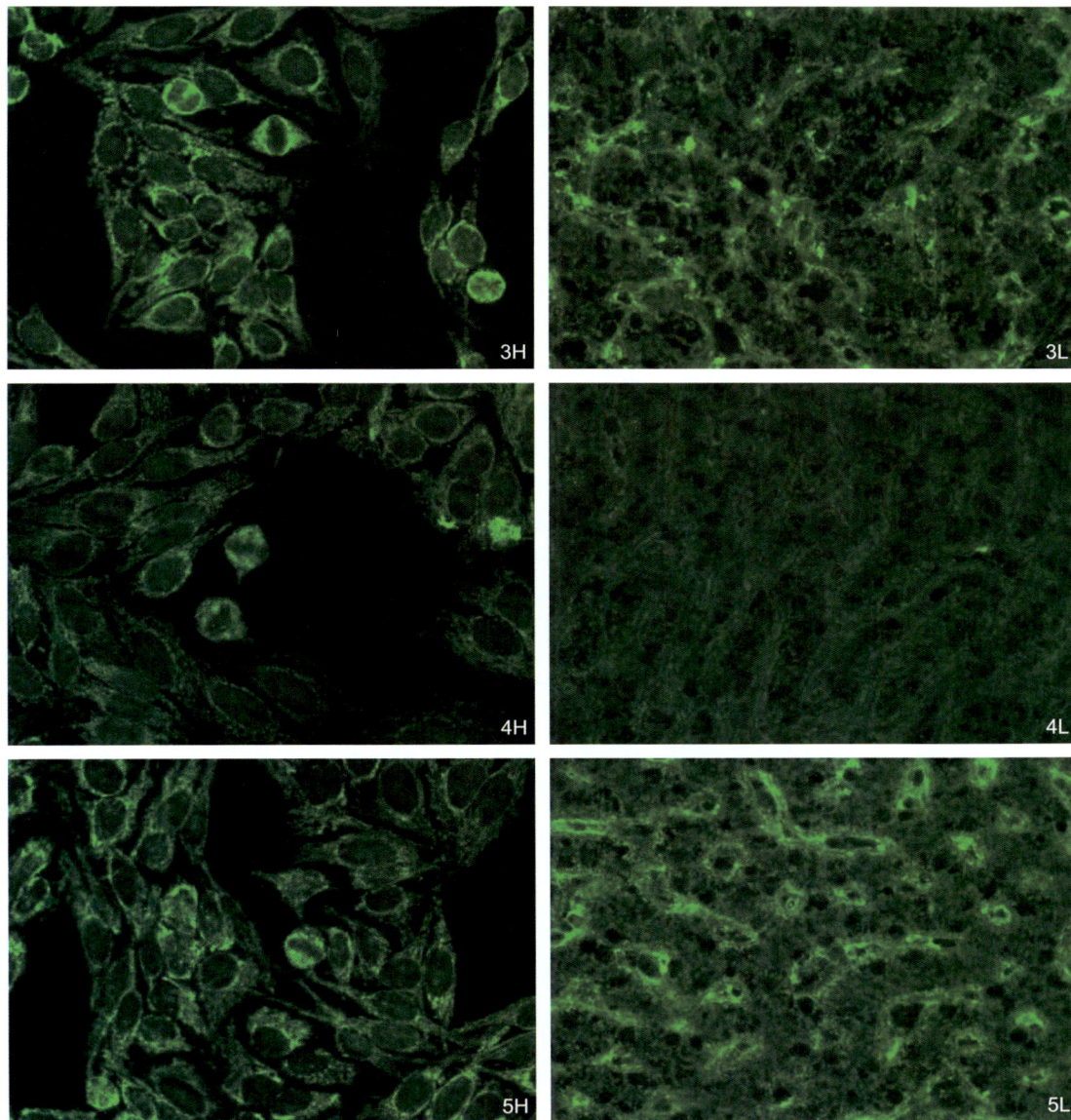

图 4-2-2　临床单一线粒体样型荧光模型图片

1H、1L ～ 5H、5L 为 5 例不同的临床线粒体样型荧光模型图片

## （三）易混荧光模型鉴别

线粒体样型与相关易混荧光模型的鉴别见表 4-2-1 及图 4-2-3。

表 4-2-1　线粒体样型与相关易混荧光模型的鉴别

| 荧光模型 | | 鉴别要点 | | |
| --- | --- | --- | --- | --- |
| | | HEp-2 细胞分裂间期 | HEp-2 细胞分裂期 | 猴肝组织 |
| 主模型 | 线粒体样型 | 可见遍及细胞质的粗颗粒样荧光染色,总体呈"破絮状"或"渔网状",细胞核荧光染色阴性 | 细胞呈"口"形,即染色体区荧光染色阴性,染色体区外呈致密的粗颗粒样荧光染色 | 肝细胞胞质中可见弥漫性颗粒样荧光染色,细胞核荧光染色阴性,整个视野呈"细沙样"表现 |
| 易混模型 | 胞质致密颗粒型 | 胞质中可见"云雾状"混沌的细颗粒样荧光染色,颗粒均匀致密,颗粒感不突出,胞质中有时可见空泡 | 细胞呈"口"形,即染色体区荧光染色阴性,染色体区外呈致密的颗粒样荧光染色,荧光亮度明显强于分裂间期 | 肝细胞胞质荧光染色阴性或呈颗粒样荧光染色;某些样本中可见肝细胞胞质荧光呈现"岛状"增强染色 |
| | 胞质细颗粒型 | 胞质中可见细小的颗粒样荧光染色,可覆盖于细胞核上;某些样本中越靠近细胞边缘,荧光颗粒越稀疏,且颗粒感越明显 | 细胞呈"口"形,即染色体区荧光染色阴性,染色体区外呈致密的细颗粒样荧光染色 | 肝细胞胞质中可见细颗粒样荧光染色 |

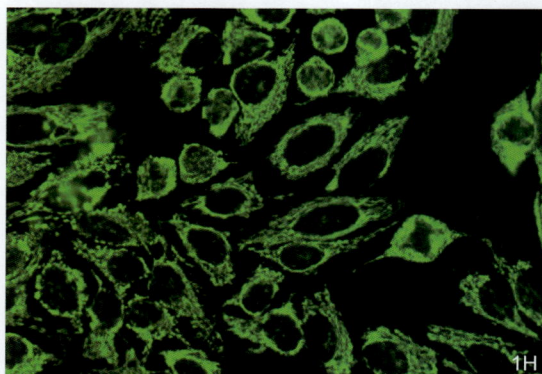

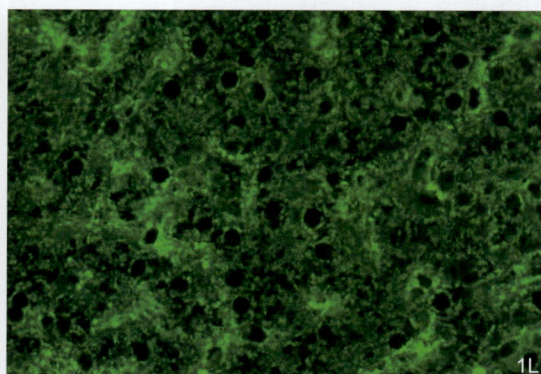

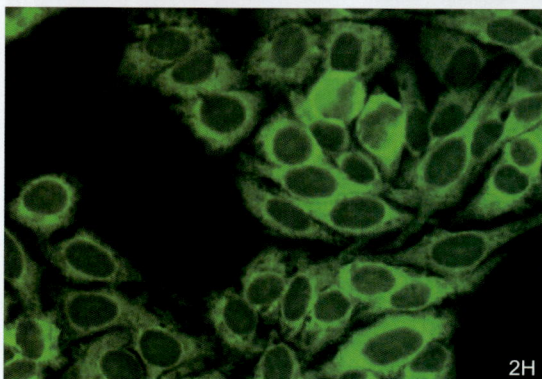

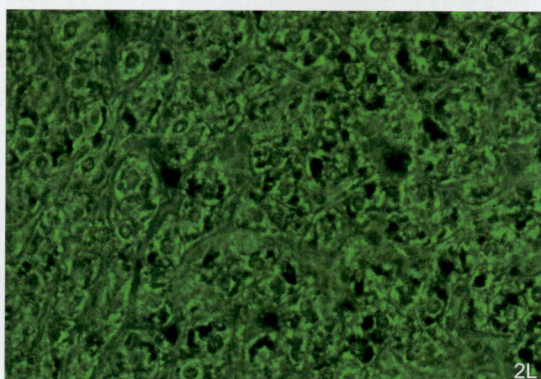

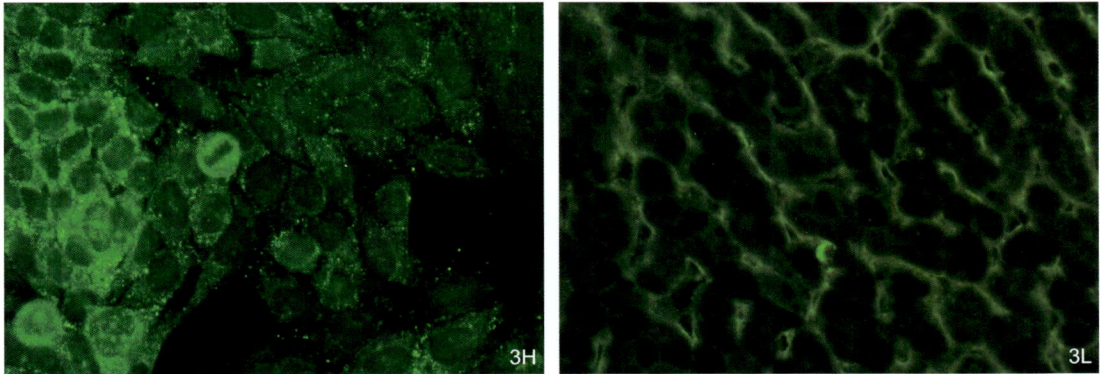

**图 4-2-3　线粒体样型与相关易混荧光模型图形比较**
1H、1L:线粒体样型;2H、2L:胞质致密颗粒型;3H、3L:胞质细颗粒型

【线粒体样型与胞质致密颗粒型鉴别要点】

1. HEp-2 细胞分裂间期　①线粒体样型的胞质中荧光颗粒相对粗大,而胞质致密颗粒型的胞质中颗粒样荧光细小致密,颗粒感不突出。②线粒体样型的胞质中颗粒样荧光呈丝网状排布,似"破絮状"或"渔网状",而胞质致密颗粒型的胞质荧光连续成片,似"云雾状"。

2. HEp-2 细胞分裂期　无明显差异。

3. 猴肝组织　线粒体样型呈现为弥漫整个视野的细沙状荧光,而胞质致密颗粒型一般可见细颗粒样荧光染色或荧光染色阴性,颗粒密度低于线粒体样型,某些样本中可见特征性"岛状"增强荧光染色。

【线粒体样型与胞质细颗粒型鉴别要点】

1. HEp-2 细胞分裂间期　①线粒体样型胞质中的颗粒更粗大,"破絮状"或"渔网状"荧光表现突出,颗粒连续排布呈现丝网状结构,而胞质细颗粒型胞质中的颗粒细小,颗粒样荧光未表现出丝网状排布特征。②线粒体样型的胞质荧光不会覆盖细胞核,而胞质细颗粒型中的颗粒样荧光可覆盖于细胞核上。

2. HEp-2 细胞分裂期　无明显差异。

3. 猴肝组织　线粒体样型呈现为弥漫整个视野的细沙状荧光,而胞质细颗粒型中虽也可见到颗粒样荧光染色,但颗粒密度明显低于线粒体样型。

(四)复合荧光模型展示

临床线粒体样型复合荧光模型见图 4-2-4。

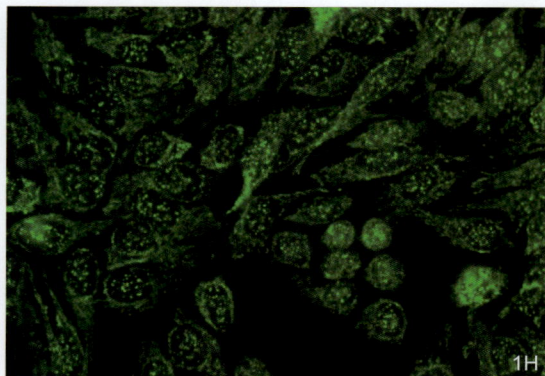

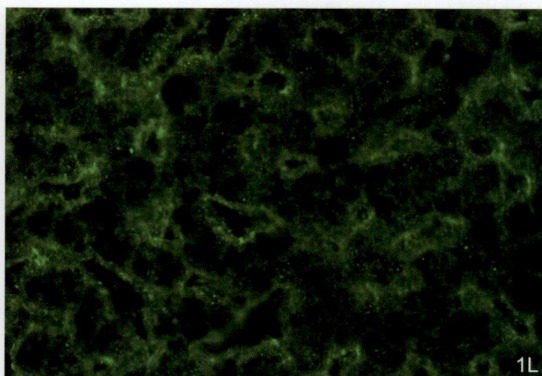

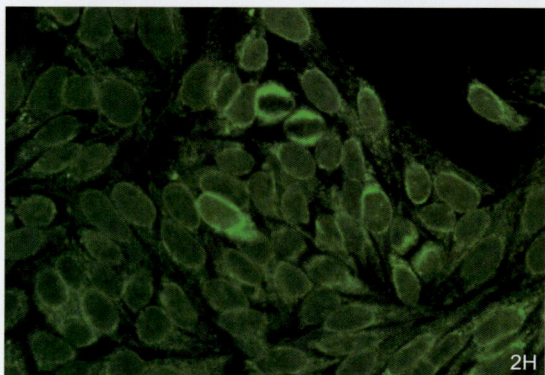

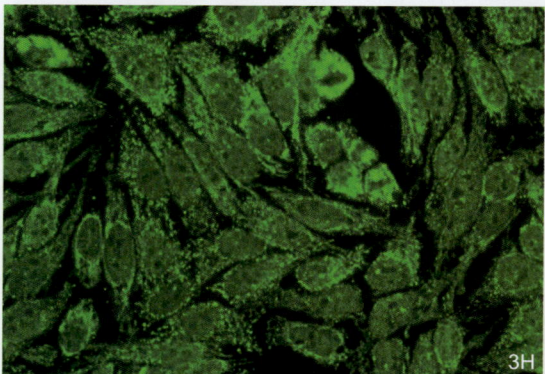

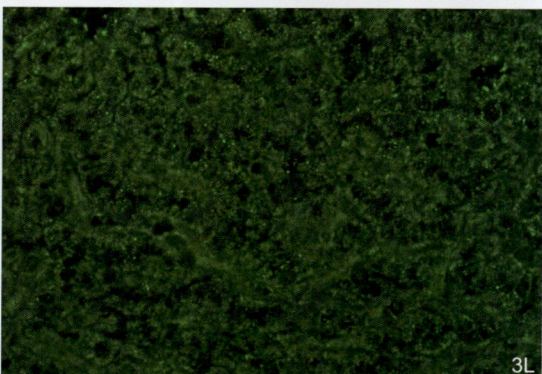

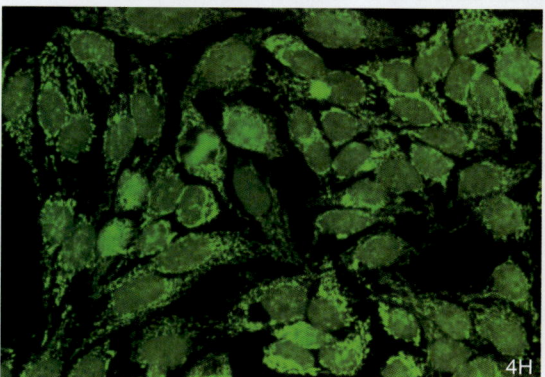

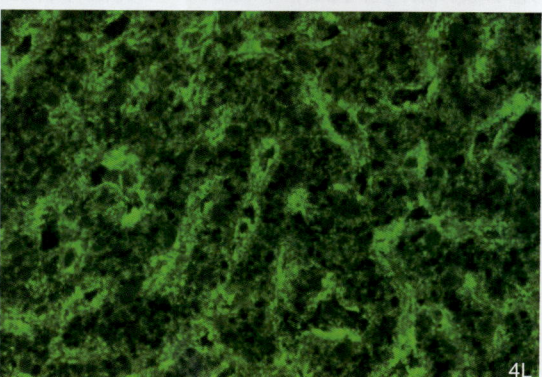

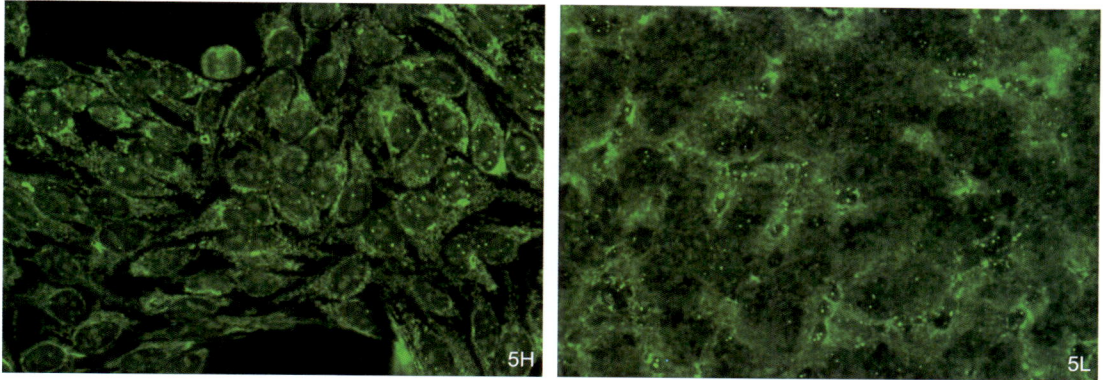

**图 4-2-4　临床线粒体样型复合荧光模型图片**

1H、1L:线粒体样型和着丝点型;2H、2L:线粒体样型和点状核膜型;3H、3L:线粒体样型和核细颗粒型;
4H、4L:线粒体样型和核均质型;5H、5L:线粒体样型、核多点型、胞质棒环型和核仁均质型

### （五）临床相关性

线粒体样型荧光模型抗核抗体的出现提示可能存在抗线粒体抗体（AMA），但应注意,若存在针对细胞质中其他散在细胞器（如过氧化物酶、信号识别颗粒等）的自身抗体时,可能出现类似的荧光模式。AMA 识别的靶抗原主要是一系列 2- 氧酸脱氢酶复合体（2-oxo-acid dehydrogenase complex, 2-OADC）家族成员。

AMA 可在约 95% 的 PBC 患者中检出,对该病的诊断特异度高达 98%。AMA 还可见于约 20% 的 AIH 患者,但通常伴有抗平滑肌抗体或其他 ANA 荧光模型阳性表现,此类患者 AMA 的滴度通常较低。多种系统性自身免疫病患者血清中也可检出 AMA,如 SS（1.7% ～ 27%）、SSc（6.1% ～ 25%）、SLE（7.2% ～ 13%）等,部分患者存在肝脏受累表现。

### （六）临床病例

【病例一】

**一般资料:**

李某,女,49 岁。10 年前体检发现肝酶升高,无恶心呕吐、腹痛腹胀、呕血黑便、皮肤巩膜黄染等症状,多次于外院治疗,肝酶反复波动。否认肝炎、结核等传染病史。长期居于原籍,未到过牧区及疫区。无吸烟饮酒史。

**体格检查:**

体温 36.8℃,心率 87 次 /min,呼吸 20 次 /min,血压 114/70mmHg。神志清楚,无病容,发育正常,营养良好。全身皮肤、巩膜未见黄染。全腹软,无压痛及反跳痛,肝脾肋下未触及。头颈及胸部查体未见异常。

**ANA 荧光图片结果见图 4-2-5。**

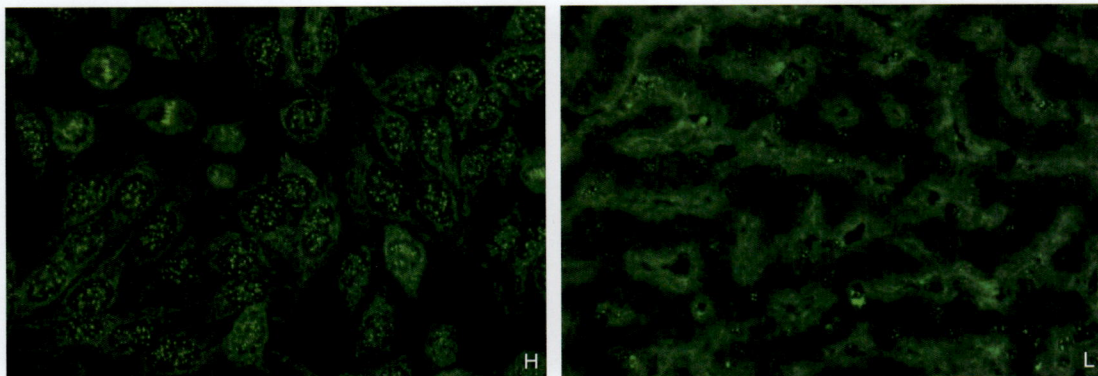

图 4-2-5　临床病例一——线粒体样型荧光图片

**其他实验室检查结果：**

抗 dsDNA 抗体（IIF）阴性。

ANA 谱 13 项（LIA）：抗 CENP-B 抗体 +++，余阴性。

自免肝抗体谱（LIA）：AMA-M2++，余阴性。

肝功能：TBil 22.6μmol/L，DBil 12.2μmol/L（↑），ALT 75IU/L（↑），AST 62IU/L（↑），ALP 196IU/L（↑），GGT 536IU/L（↑），Alb 46.9g/L。

输血前八项：HBsAb、HBcAb 阳性，余阴性。

**影像学检查：**

肝硬化彩超：肝脏实质损害声像图，肝脏硬度测值为 9.1kPa（增高），胆囊大小正常，肝内外胆管未见扩张。

上腹部 MRI：肝脏、胆囊未见明显异常。

**病理检查：**

肝脏穿刺样本病检：存在伴小叶间胆管减少的胆汁淤积性肝损伤，考虑 PBC 3 期；并见界面性肝炎，淋巴细胞及浆细胞浸润，肝细胞花环样结构，考虑可能合并 AIH。

**病例分析：**

患者既往肝功能异常，此次就诊期间实验室检查亦发现肝酶学异常，无证据支持药物性肝损伤、酒精性肝病、肝包虫病等疾病的诊断，病毒性肝炎待排。肝穿结果支持 PBC 合并 AIH 可能，**ANA 检查结果呈线粒体样型和着丝点型荧光模型**，同时 AMA-M2 和抗 CENP-B 抗体均阳性。诊断考虑重叠综合征（PBC 合并 AIH）。

【病例二】

**一般资料：**

文某，女，53 岁。3 个月前受凉后出现咳嗽，以干咳为主，阵发性发作，寒冷、运动及油烟刺激易诱发，无畏寒发热、胸痛咯血等症状。肺功能检查结果提示肺功能轻度受损，无气道高反应性。莫西沙星及头孢唑肟钠联合抗感染治疗效果不佳，遂来院就诊。既往有 10 年眼干、口干不适。否认肝炎、结核等传染病史。

**体格检查：**

体温 36.6℃，心率 103 次 /min，呼吸 20 次 /min，血压 99/62mmHg。神志清楚，贫血貌，发育正常，查体配合。无明显异常发现。

ANA 荧光图片结果见图 4-2-6。

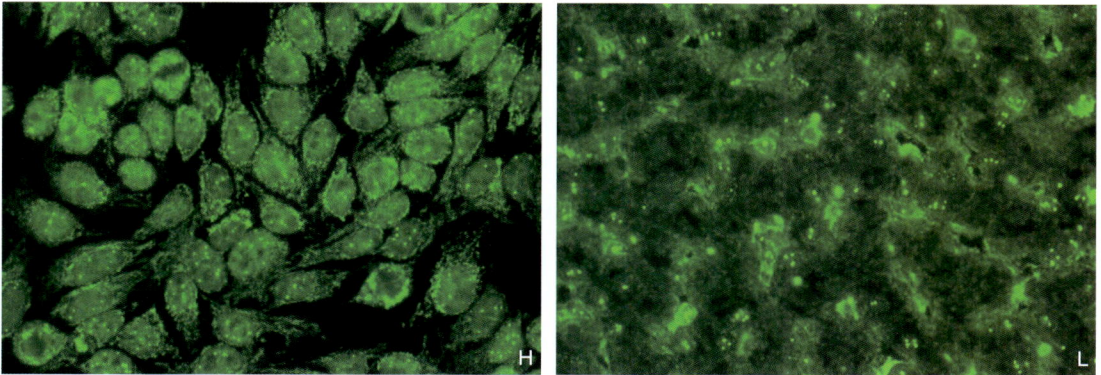

图 4-2-6　临床病例二——线粒体样型荧光图片

**其他实验室检查结果：**

抗 dsDNA 抗体（IIF）阴性。

ANA 谱 13 项（LIA）：抗 SSA 60 抗体 ++，抗 SSA 52 抗体 +++，抗 SSB 抗体 +，余阴性。

自免肝抗体谱（LIA）：AMA-M2 抗体 ++，抗 Sp100 抗体 ++，余阴性。

DAT 阴性。

血常规（三系降低）：RBC $2.12 \times 10^{12}$/L（↓），Hb 71g/L（↓），PLT $15 \times 10^9$/L（↓），WBC $2.30 \times 10^9$/L（↓）。

肝功能：TBil 8.7μmol/L，DBil 2.5μmol/L，ALT 6IU/L，AST 22IU/L，ALP 153IU/L（↑），GGT 46IU/L（↑），Alb 31.3g/L（↓）。

输血前八项：HBsAb 阳性，余阴性。

**影像学检查：**

胸部 CT：双肺多发磨玻璃密度斑片影、团状影，主要累及双肺上叶，性质：间质性肺病？感染？其他？

腹部 CT：肝脏形态正常，肝裂不宽，肝脏钙化灶。肝内胆管未见明显扩张，胆囊不大，其内未见异常密度影。

SPECT 唾液腺显像：左侧腮腺及颌下腺摄取功能重度受损，排泄功能基本正常；右侧腮腺及颌下腺几乎无摄取功能，排泄功能无法评价；口腔内唾液极少。

干眼症检查：视力右眼 0.8，左眼 1.0；角膜荧光素染色检查右眼 8 分，左眼 4 分；泪膜破裂时间测定右眼 2s，左眼 4s；泪液分泌功能测定右眼＞10mm/5min，左眼＞10mm/5min。

**病例分析：**

患者为中年女性，起病缓、病程长，病程中有口干、眼干病史，唾液腺显像及干眼症检查结果提示干燥综合征可能，ANA 检查结果呈线粒体样型、核多点型和核细颗粒型荧光模型，同时干燥综合征（抗 SSA 60、SSA 52 及 SSB 抗体）与 PBC（AMA-M2 及抗 Sp100 抗体）相关特异性自身抗体检查呈阳性，ALP 及 GGT 异常，而临床缺乏感染、药物等其他肝病证据，诊断考虑重叠综合征（干燥综合征合并 PBC）。

【病例三】

**一般资料：**

李某，女，73 岁。3 天前进食后呕血约 500mL，暗红色，混有胃内容物；后出现黑便，约 500mL；伴有恶心、腹痛腹胀、心悸胸闷，无皮肤巩膜黄染、瘀斑瘀点、发热晕厥等症状。否认肝炎、结核等传染病史。长期居于原籍，未到过牧区及疫区，无吸烟饮酒史。

**体格检查：**

体温 36.3℃，心率 72 次/min，呼吸 20 次/min，血压 107/88mmHg。神志清楚，精神欠佳，慢性病容，贫血貌，发育正常，步态异常，禁食禁饮。全身皮肤、巩膜未见黄染。腹部外形正常，腹稍胀，上腹痛，有压痛及反跳痛，无肌紧张，腹部未触及包块，肝脾肋下未触及。双下肢轻度水肿。

ANA 荧光图片结果见图 4-2-7。

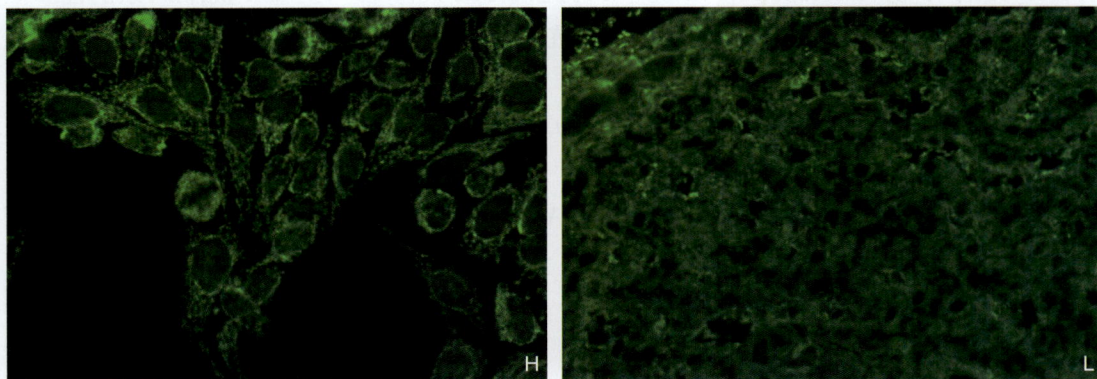

图 4-2-7　临床病例三——线粒体样型荧光图片

**其他实验室检查结果：**

抗 dsDNA 抗体（IIF）阴性。

ANA 谱 13 项（LIA）：全阴性。

AAV 相关检测：全阴性。

自免肝抗体谱（LIA）：AMA-M2++，余阴性。

免疫球蛋白：IgG 25.40g/L（↑），IgA 2920.00mg/L（↑），IgM 1970.00mg/L。

血常规:RBC $1.98 \times 10^{12}$/L(↓),Hb 67g/L(↓),PLT $58 \times 10^9$/L(↓),WBC $4.02 \times 10^9$/L。

凝血功能检测:PT 16.7s(↑),APTT 38.0s(↑),TT 27.4s(↑)。

肝功能:TBil 24.4μmol/L,DBil 12.7μmol/L(↑),ALT 20IU/L,AST 64IU/L(↑),ALP 122IU/L(参考区间:50 ~ 135IU/L),Alb 16.6g/L(↓)。

输血前八项:HBsAb、HBcAb 阳性,余阴性。

**影像学检查:**

全腹 CT:肝硬化、脾大、门静脉高压征象,食管-胃底静脉曲张。盆腹腔积液,腹膜炎征象。胆囊结石,合并胆囊炎。

胃镜:食管静脉曲张(重度),门静脉高压性胃病。

肝硬化彩超:胆囊结石,胆囊壁增厚,胆囊胆汁黏稠,肝脏硬度值为 18.6kPa(增高)。

**病例分析:**

患者本次发病以"呕血黑便"为主,既往未诉肝病病史,影像学检查结果可见肝硬化,肝脏硬度增高(测值 18.6kPa),门静脉高压,胃底-食管静脉曲张,考虑曲张静脉破裂所致上消化道出血可能性大。患者 ANA 检查结果呈线粒体样型荧光模型,AMA-M2 阳性,IgG 升高,诊断考虑原发病为 PBC,肝硬化失代偿期。

### (七)拓展阅读

线粒体样型荧光模型抗核抗体可见于多种肝脏疾病,以 PBC 最为常见,并且在患者出现临床、肝酶学和组织学表现之前数十年即可检出,但该抗体的致病作用尚未明确,不能用于 PBC 的临床表型判断和预后评估。

目前已发现 9 种 AMA 亚型,能够与来自大鼠肝脏或牛心脏线粒体内膜(M1、M2、M7)或外膜(M3、M4、M5、M6、M8、M9)上的相关抗原反应,其中与 PBC 关联最强的是 AMA-M2。AMA-M2 可与丙酮酸脱氢酶复合体 E2 亚基(pyruvate dehydrogenase complex E2 subunit,PDC-E2)及 E1α 亚基(PDC-E1α)、2-酮戊二酸脱氢酶复合体 E2 亚基(2-oxo-glutaric acid dehydrogenase complex E2 subunit,OGDC-E2)、支链 2-氧酸脱氢酶复合体 E2 亚基(branched-chain 2-OADC E2 subunit,BCOADC-E2)和二氢硫辛酸脱氢酶结合蛋白(dihydrolipoamide dehydrogenase-binding protein,E3BP)等 2-OADC 家族成员相互反应。约 95% 的 PBC 患者血清对 PDC-E2 和 E3BP 具有反应性;对 OGDC-E2 和 BCOADC-E2 的反应性较低,为 40% ~ 80%;41% ~ 66% 的患者对 PDC-E1α 有反应。

近期研究发现,AMA 阳性还可能与不同疾病心脏受累相关。在特发性炎性肌病中,出现 AMA 阳性的患者虽然罕见,但此类患者往往具有心脏受累表现,可同时出现严重的传导异常和心律失常、心肌病、心室扩张和心肌炎,并且心脏病变通常先于肌肉疾病发作。另外,在肝酶学异常的个体中,AMA-M2 阳性个体室上性心动过速的发生风险明显高于阴性个体。

第三节　胞质纤维型

## 一、肌动蛋白型

### (一)典型荧光模型判读要点

**1. HEp-2 细胞**

**(1)分裂间期**：细胞质中可见伸展的硬直束状纤维结构的荧光染色,有时贯穿整个细胞。

**(2)分裂期**：细胞呈"口"形,即染色体区域荧光染色阴性,染色体以外的区域可见细颗粒样或纤维状荧光染色。

**2. 猴肝组织**　肝细胞胞质区域呈现"Y"字形或"鸟爪"样荧光染色。典型的肌动蛋白型荧光模型见图 4-3-1。

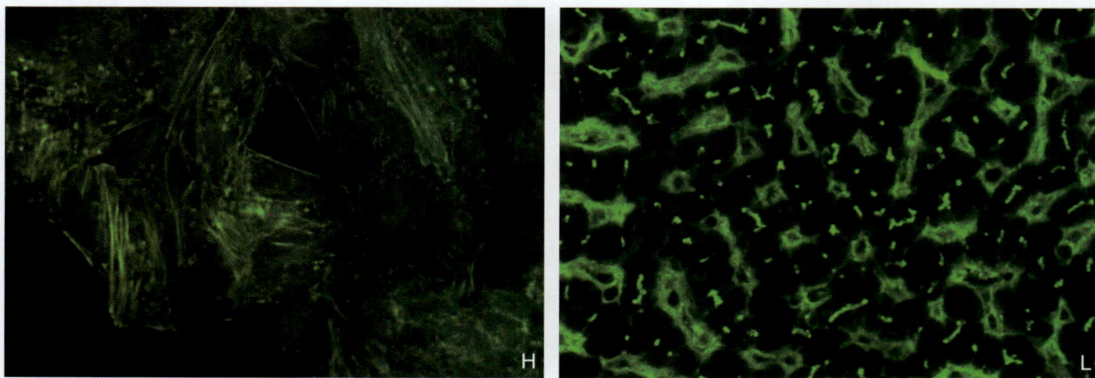

图 4-3-1　肌动蛋白型荧光模型典型示例

### (二)临床荧光模型展示

临床单一肌动蛋白型荧光模型见图 4-3-2。

### (三)易混荧光模型鉴别

肌动蛋白型与相关易混荧光模型的鉴别见表 4-3-1 及图 4-3-3。

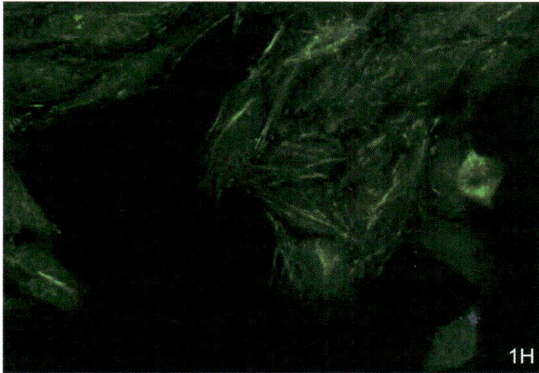
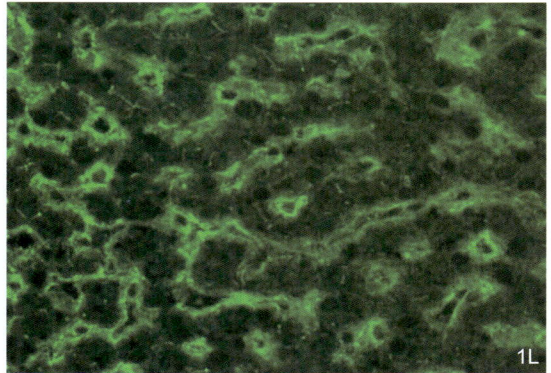
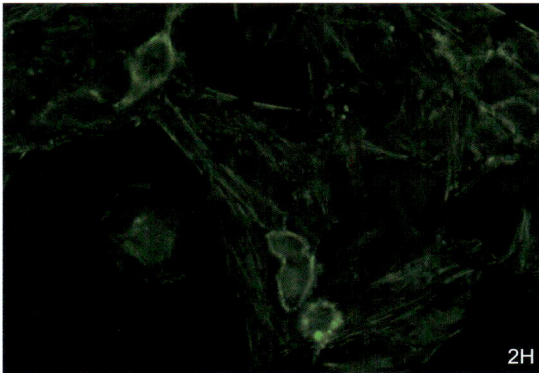
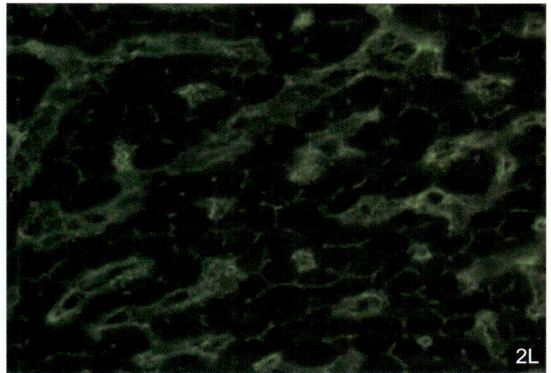
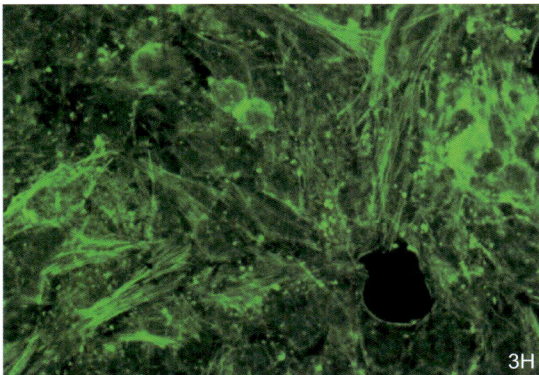
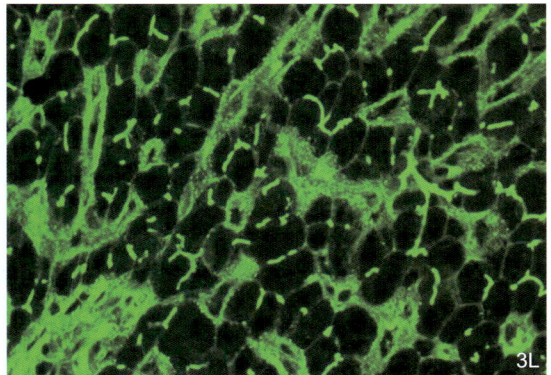
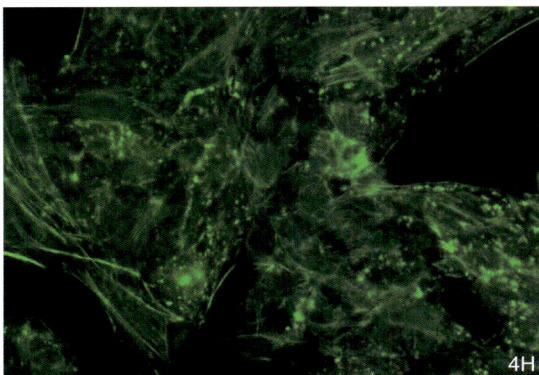
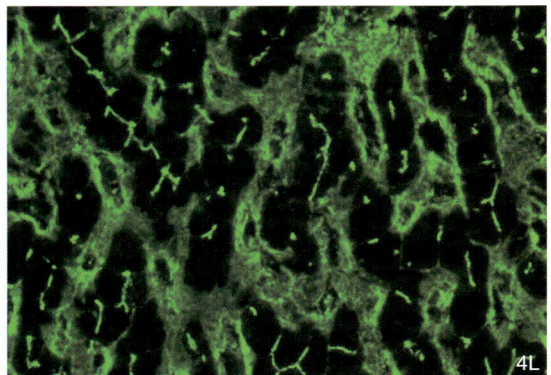

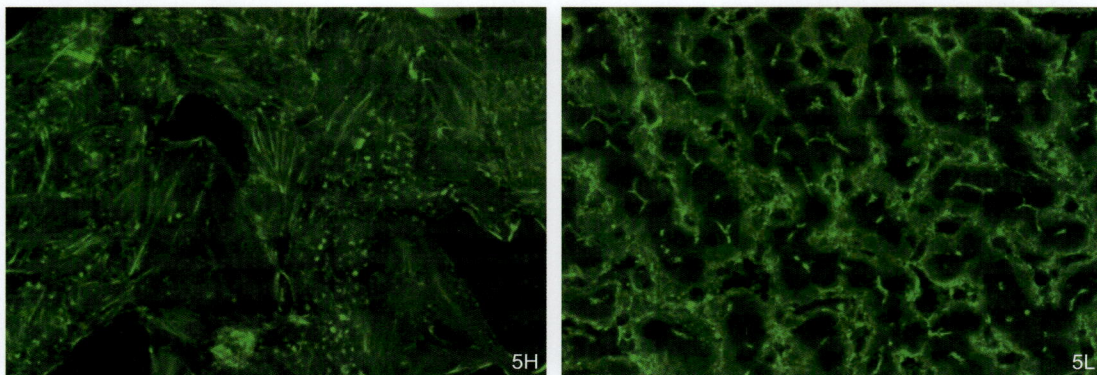

图 4-3-2　临床单一肌动蛋白型荧光模型图片

1H、1L ～ 5H、5L 为 5 例不同的临床肌动蛋白型荧光模型图片

表 4-3-1　肌动蛋白型与相关易混荧光模型的鉴别

| 荧光模型 | | 鉴别要点 | | |
| --- | --- | --- | --- | --- |
| | | HEp-2 细胞分裂间期 | HEp-2 细胞分裂期 | 猴肝组织 |
| 主模型 | 肌动蛋白型 | 细胞质中可见伸展的硬直束状纤维结构的荧光染色,有时贯穿整个细胞 | 细胞呈"口"形,即染色体区域荧光染色阴性,染色体以外的区域可见细颗粒样或纤维状荧光染色 | 肝细胞胞质区域呈现"Y"字形或"鸟爪"样荧光染色 |
| 易混模型 | 原肌球蛋白型 | 细胞质中围绕细胞核的区域呈现细长柔软的"羽毛状"纤维荧光染色,通常聚集于细胞核一侧 | 细胞呈"口"形,即染色体区域荧光染色阴性,染色体以外区域可见纤维状荧光染色 | 肝细胞胞质区域有时呈现肝细胞膜的"蜂窝样"网状荧光染色 |
| | 胞质节段型 | 多数细胞沿胞质边缘呈现短节状或致密颗粒状荧光染色 | 细胞呈"口"形,即染色体区域荧光染色阴性,染色体以外的区域可见细颗粒样或纤维状荧光染色 | 肝细胞胞质区域有时呈现肝细胞膜的"蜂窝样"网状荧光染色 |
| | 波形蛋白型 | 呈现从核膜延伸到胞质的"放射状"细密的纤维网状荧光染色,有时充满整个胞质区域 | 细胞呈"口"形,即染色体区域荧光染色阴性,染色体以外区域可见无数圆形的亮点状荧光染色,即浓缩的波形蛋白 | 肝细胞胞质区域有时呈现肝细胞膜的"蜂窝样"网状荧光染色 |

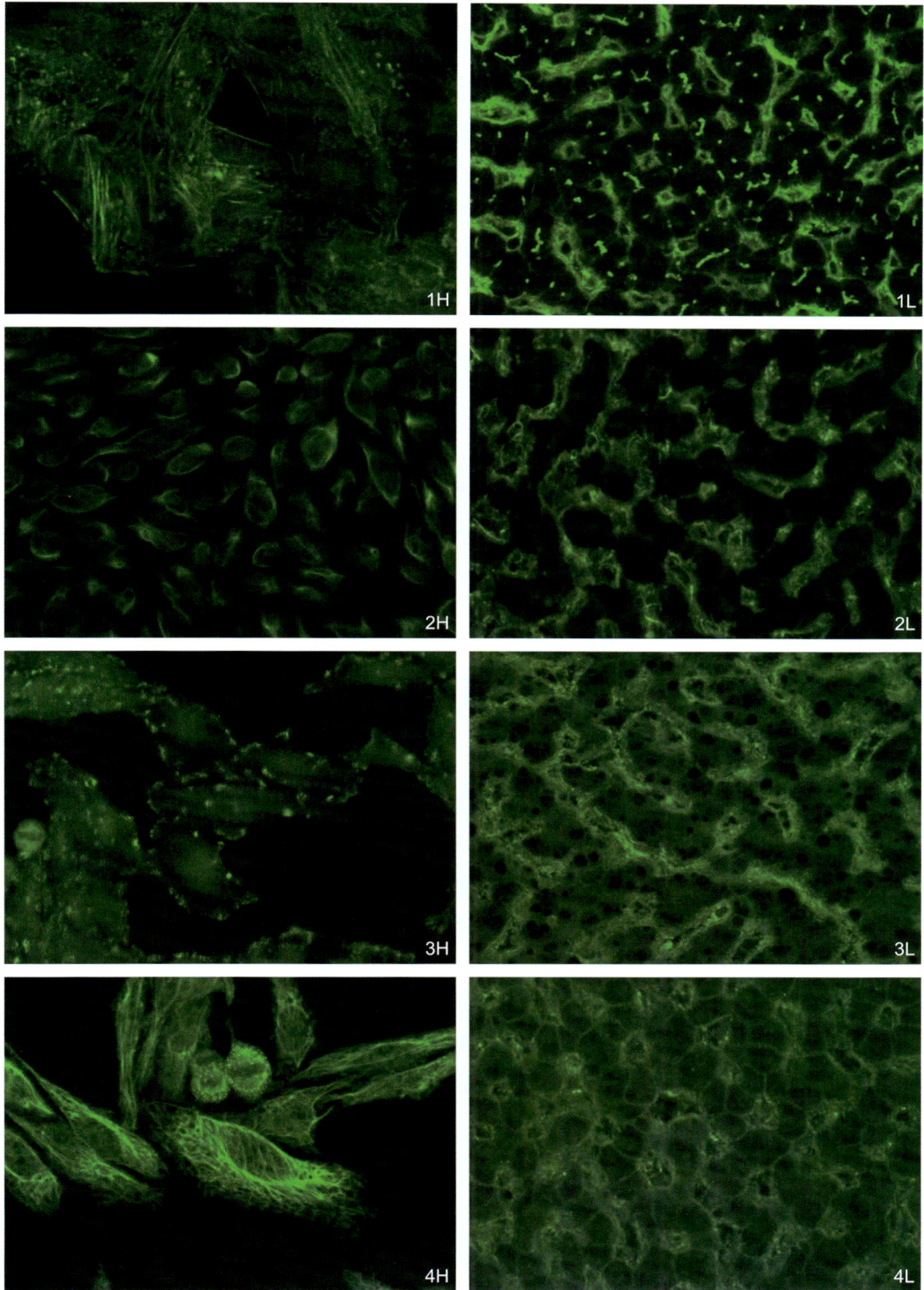

**图 4-3-3 肌动蛋白型与相关易混荧光模型图形比较**

1H、1L:肌动蛋白型;2H、2L:原肌球蛋白型;3H、3L:胞质节段型;4H、4L:波形蛋白型

**【肌动蛋白型与原肌球蛋白型鉴别要点】**

1. HEp-2 细胞分裂间期 肌动蛋白型和原肌球蛋白型均呈现细胞质纤维状荧光染色，肌动蛋白型胞质中纤维状荧光为伸展的硬直束状，有时贯穿整个细胞，而原肌球蛋白型胞质中围绕细胞核的区域呈现细长柔软的"羽毛状"纤维荧光，没有硬直感。

2. HEp-2 细胞分裂期 肌动蛋白型和原肌球蛋白型均呈"口"形，即染色体区域荧光染色阴性，肌动蛋白型染色体以外的区域可见细颗粒样或纤维状荧光染色，而原肌球蛋白型多为纤维状荧光染色。

3. 猴肝组织 肌动蛋白型肝细胞胞质区域呈现"Y"字形或"鸟爪"样荧光，而原肌球蛋白型肝细胞胞质区域有时呈现肝细胞膜的"蜂窝样"网状荧光染色。

**【肌动蛋白型与胞质节段型鉴别要点】**

1. HEp-2 细胞分裂间期 肌动蛋白型和胞质节段型均呈现细胞质纤维状荧光染色，肌动蛋白型胞质中纤维状荧光为伸展的硬直束状，有时贯穿整个细胞，而胞质节段型多数细胞沿胞质边缘呈现短节状或致密颗粒状荧光。

2. HEp-2 细胞分裂期 无明显差异。

3. 猴肝组织 肌动蛋白型肝细胞胞质区域可见"Y"字形或"鸟爪"样荧光，而胞质节段型肝细胞胞质区域有时呈现肝细胞膜的"蜂窝样"网状荧光染色。

**【肌动蛋白型与波形蛋白型鉴别要点】**

1. HEp-2 细胞分裂间期 肌动蛋白型和波形蛋白型均呈现细胞质纤维状荧光染色，肌动蛋白型胞质中纤维状荧光为伸展的硬直束状，有时贯穿整个细胞，而波形蛋白型呈现从核膜延伸到胞质的"放射状"细密的纤维网状荧光染色，有时充满整个胞质区域。

2. HEp-2 细胞分裂期 肌动蛋白型与波形蛋白型均呈"口"形，即染色体区域荧光染色阴性，肌动蛋白型染色体以外区域呈细颗粒样或纤维状荧光染色，而波形蛋白型染色体以外区域可见无数圆形的亮点状荧光，即浓缩的波形蛋白。

3. 猴肝组织 肌动蛋白型肝细胞胞质区域可见"Y"字形或"鸟爪"样荧光，而波形蛋白型肝细胞胞质区域有时呈现肝细胞膜的"蜂窝样"网状荧光染色。

### (四)复合荧光模型展示

临床肌动蛋白型复合荧光模型见图 4-3-4。

### (五)临床相关性

肌动蛋白型荧光模型抗核抗体主要识别的靶抗原有肌动蛋白（actin）、非肌细胞肌球蛋白（non-muscle myosin，NM）。以 F-actin 为靶抗原的自身抗体与自身免疫性肝炎（AIH）密切

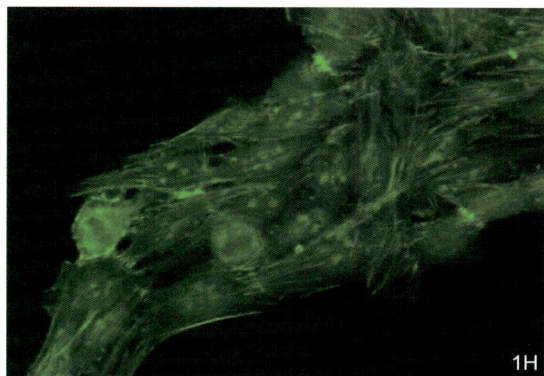
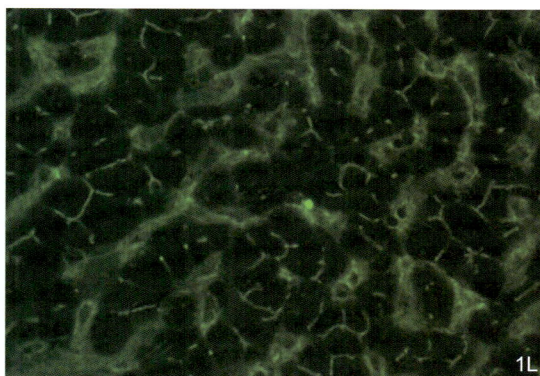
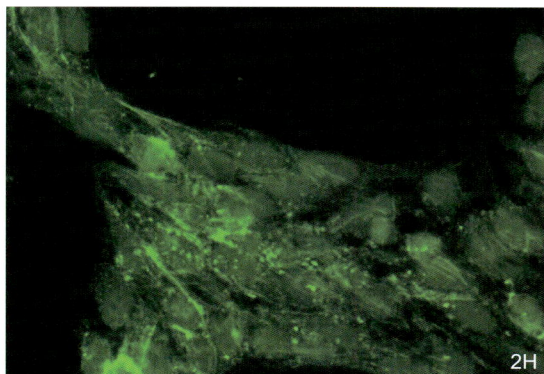
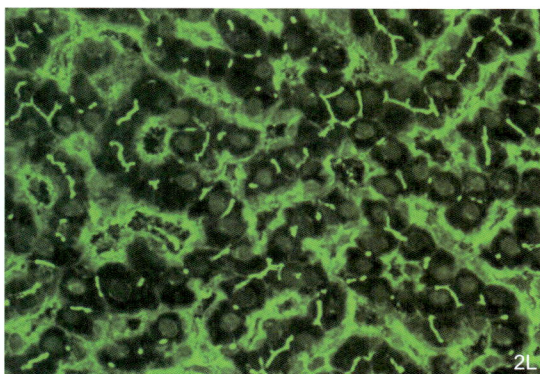
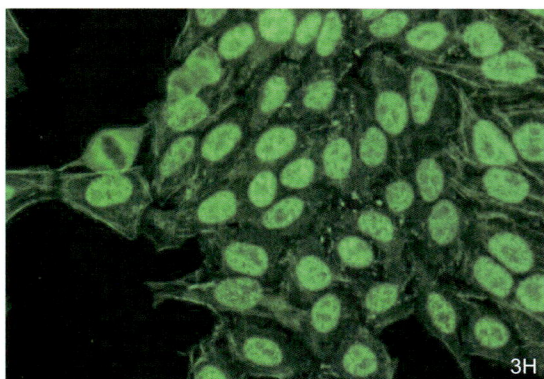
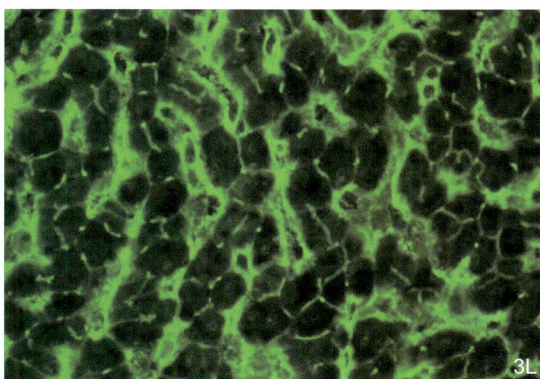
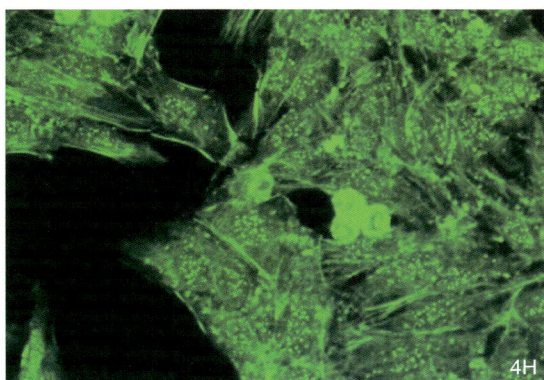
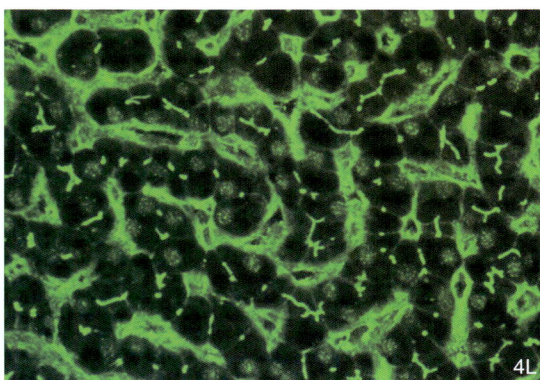

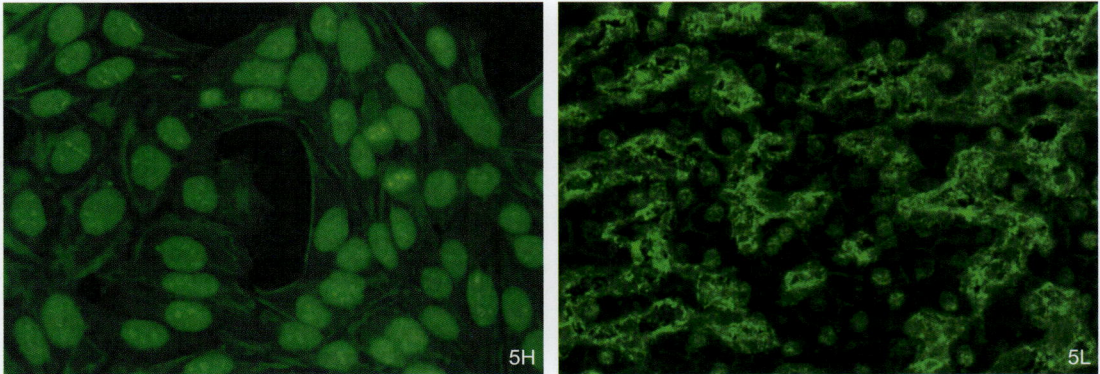

图 4-3-4　临床肌动蛋白型复合荧光模型图片

1H、1L:肌动蛋白型和核仁均质型;2H、2L:肌动蛋白型和核均质型;3H、3L:肌动蛋白型和核细颗粒型;4H、4L:肌动蛋白型和着丝点型;5H、5L:肌动蛋白型和 Topo I 型

相关,尤其是 AIH-I 型;此外,肌动蛋白型荧光模型也可见于正常人群、酒精性肝硬化、慢性 HCV 感染、乳糜泻(IgA 亚型)患者,偶见于系统性自身免疫性风湿疾病(如 SLE、RA 等)。

## (六)临床病例

【病例一】

**一般资料:**

杨某,女,35 岁。10 年前体检时发现肝功能异常(转氨酶升高),不伴皮肤巩膜黄疸、畏寒发热、咳嗽咳痰、腹痛腹胀、厌油纳差,自行服用"奶蓟草护肝片"后转氨酶下降并停药,10 年间转氨酶反复升高。1 个月前患者有乏力不适、厌油纳差,不伴畏寒发热、皮肤巩膜黄疸、腹痛腹胀、咳嗽咳痰、鼻腔牙龈出血,为进一步诊治来院。患者长期居于原籍,未到过牧区及疫区。无吸烟饮酒史。

**体格检查:**

体温 36℃,心率 93 次/min,呼吸 18 次/min,血压 115/88mmHg。神志清楚,正常面容,发育正常,营养良好。皮肤巩膜无黄染,腹部平软,无压痛、反跳痛、肌紧张,肝脾肋下未触及。头颈及胸部查体未见异常。

**ANA 荧光图片结果见图 4-3-5。**

**其他实验室检查结果:**

抗 dsDNA 抗体(IIF)阴性。

ANA 谱 13 项(LIA):全阴性。

自免肝抗体谱(LIA):抗 gp210 抗体 ++(↑),余阴性。

免疫球蛋白:IgG 19.60g/L(↑),IgM 4320.00mg/L(↑),IgA 1900.00mg/L。

肝功能:TBil 14.3μmol/L,DBil 5.1μmol/L,ALT 228IU/L(↑),AST 103IU/L(↑),ALP 88IU/L,

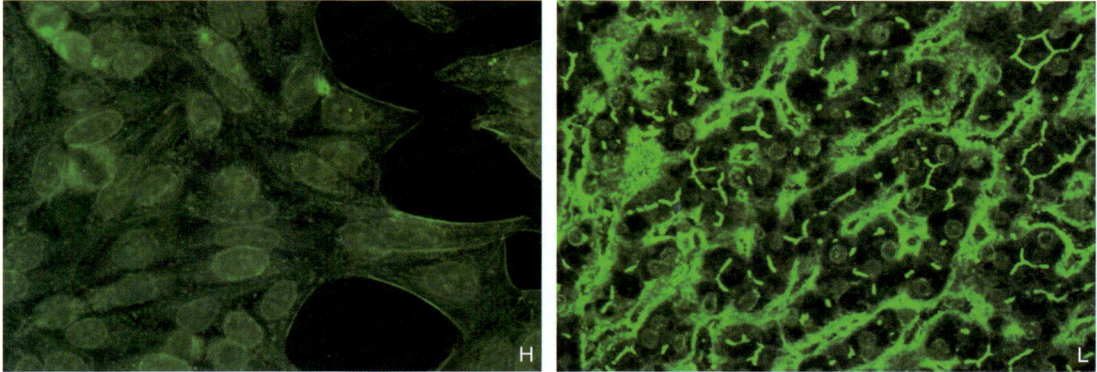

图 4-3-5 临床病例——肌动蛋白型荧光图片

GGT 55IU/L（↑），Alb 41.6g/L，Glb 36.4g/L。

血常规：Hb 119g/L，PLT $218 \times 10^9$/L，WBC $3.42 \times 10^9$/L（↓）。

输血前八项：HBsAb 阳性，余阴性。

$\alpha_1$ 抗胰蛋白酶、RF、铜蓝蛋白、补体、备解素因子 B、PIVKA Ⅱ、AFP 均正常。

**影像学检查：**

上腹部彩超：肝脏、胆道系统、脾脏、门静脉系统、腹腔、肝脏硬度未见明显异常。

CT 胸部普通扫描：双肺散在炎性小结节，部分钙化。左肺下叶轻度间质性改变。心脏未见增大。

**病理检查：**

肝脏穿刺结果：符合 PBC Ⅰ期，不排除合并 AIH 可能性。

**病例分析：**

患者 10 年间肝功能反复异常，无严重临床表现未引起重视，此次就诊期间实验室检查亦发现肝酶学异常，无证据支撑病毒性肝炎、药物性肝损伤、酒精性肝病、肝包虫病等疾病的诊断，肝脏穿刺结果支持 PBC 合并 AIH 可能，**ANA 检测结果呈点状核膜型、核仁均质型和肌动蛋白型荧光模型**，同时抗 gp210 抗体阳性。综合以上辅助检查结果，诊断考虑重叠综合征（PBC 合并 AIH）。

【病例二】

**一般资料：**

陈某，女，47 岁。7 个月前，患者因子宫腺肌病服用止痛药（散结镇痛胶囊，内含三七成分）约半年后出现巩膜黄染，伴恶心纳差，无呕吐、腹痛腹胀腹泻、白土样大便、皮肤瘙痒、呕血黑便等不适，当地医院结合辅助检查诊断考虑"药物性肝炎"，予以保肝治疗，病情好转后患者自行停药，停药 1 个月后再次出现巩膜黄染，伴纳差。患者既往曾患甲肝，现已康复，否认结核病史。患者长期居于原籍，未到过牧区及疫区。无吸烟饮酒史。

**体格检查：**

体温 36.3℃，心率 102 次 /min，呼吸 20 次 /min，血压 102/62mmHg。神志清楚，表情自如，慢性病容，发育正常，营养良好。皮肤巩膜轻度黄染，全身皮肤未见皮疹，无皮下出血，全身浅表淋巴结未扪及肿大。全腹软，无压痛及反跳痛，腹部未触及包块，肝脾肋下未触及，双肾未触及，双下肢无水肿。其余均正常。

**ANA 荧光图片结果见图 4-3-6。**

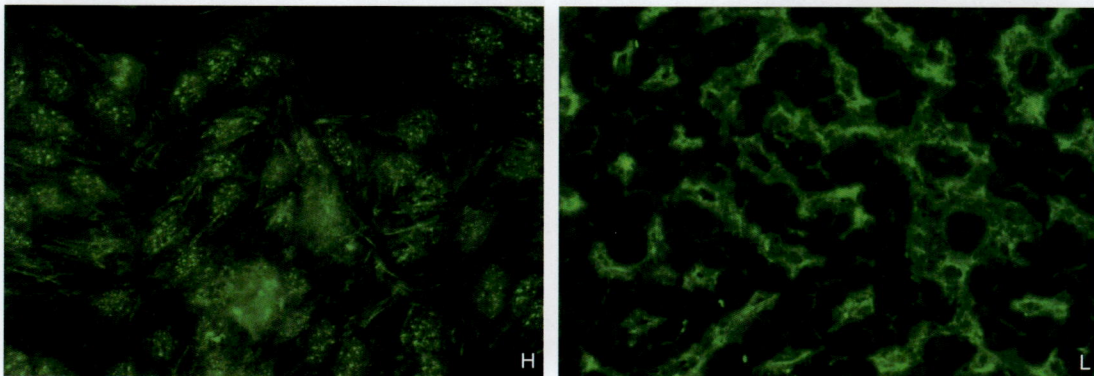

图 4-3-6　临床病例二——肌动蛋白型荧光图片

**其他实验室检查结果：**

抗 dsDNA 抗体（IIF）阴性。

ANA 谱 13 项（LIA）：全阴性。

自免肝抗体谱（LIA）：全阴性。

补体：C3 0.2460g/L（↓），C4 0.0806g/L（↓）。

免疫球蛋白：IgG 22.20g/L（↑），IgM 2420.00mg/L（↑），IgA 4950.00mg/L（↑）。

血轻链：血 KAP 18.70g/L（↑），血 LAM 11.4g/L（↑），血 KAP/LAM 比值 1.64。

尿轻链：尿 KAP 0.0649g/L（↑），尿 LAM＜0.0500g/L。

PCT 0.44ng/mL（↑），CRP 11.30mg/L（↑）。

肝功能：TBil 139.1μmol/L（↑），DBil 94.2μmol/L（↑），ALT 211IU/L（↑），AST 362IU/L（↑），Alb 36.8g/L（↓）。

血常规：Hb 82g/L（↓），PLT $161 \times 10^9$/L，WBC $9.44 \times 10^9$/L。

输血前八项：HBsAb 和 HBcAb 阳性，余阴性。

HBV DNA 载量＜$1.0 \times 10^2$IU/mL（标准 PCR）。

**影像学检查：**

CT 上腹部增强扫描：肝脏密度欠均匀，肝内淋巴瘀滞，考虑肝功能损伤所致。肝内多处小囊肿。腹腔内及腹膜后多发淋巴结显示，部分稍增大。

CT 胸部普通扫描：双肺散在炎性小结节，部分钙化。左肺下叶轻度间质性改变。心脏未见增大。

**病理检查：**

肝脏穿刺样本病检：急性小叶性炎，可见腺泡 3 区肝细胞坏死；界板欠完整，未观察到明显的碎片状坏死；淋巴细胞及少数浆细胞浸润；可见肝细胞花环样结构；小叶间胆管改变不明显。

**病例分析：**

患者主诉因长期服用止痛药物后出现皮肤巩膜黄染、食欲减退等症状，外院初步诊断为"药物性肝炎"。**ANA 检测结果呈着丝点型和肌动蛋白型荧光模型**。综合症状体征、实验室检查、影像学检查和肝脏病理检查结果，提示肝脏遭受严重损伤，当前诊断倾向于慢加急性肝衰竭，且 AIH 可能性大。

### （七）拓展阅读

肌动蛋白型荧光模型抗核抗体主要识别的靶抗原有 actin、NM。actin 基本上存在于所有真核细胞中，是大多数真核细胞中最丰富的蛋白质，其质量约为 42kDa，直径为 4 ～ 7nm，是一类形成微丝的球状多功能蛋白质，有单体的 G-actin 和聚合成丝状的 F-actin 两种存在形式，两种形式可以相互转化。F-actin 具有三磷酸腺苷酶活性，是抗平滑肌抗体（anti-smooth muscle antibodies，ASMA）的特异性靶抗原之一。在 AIH-Ⅰ型诊断中，抗 F-actin 抗体与传统的 ASMA 相比具有相似的敏感度；然而，抗 F-actin 抗体在特异度和 Youden 指数方面表现更优，因此在 AIH-Ⅰ型的诊断中具有更高的临床价值，尤其是在年轻女性患者中。此外，AIH 患者中抗 F-actin 抗体的滴度高于其他疾病，在其他疾病中，这一指标通常处于较低水平。抗 G-actin 抗体被报道与酒精性肝硬化有关，但相关研究较少。

非肌肉细胞中存在的肌球蛋白叫 NM，其中研究最多的是 NM Ⅱ。NM Ⅱ是由三种多肽链组成的六聚体复合物，结构上包含两条重链、一对调节轻链和一对必需轻链。基于重链的差异，NM Ⅱ可分为 NM Ⅱ A、NM Ⅱ B 和 NM Ⅱ C 三个亚型。作为一种大型的细胞内胞质蛋白，NM Ⅱ可以构建细胞肌动蛋白骨架，调节细胞运动，在癌和非癌细胞的迁移、黏附、收缩和胞质分裂过程中发挥关键作用。此外，NM Ⅱ在多种癌中表现出重要的肿瘤转移相关特性，NM Ⅱ A 的重链磷酸化是 NM Ⅱ功能调节的重要方式。多项研究结果强调了 NM Ⅱ A 重链磷酸化在肿瘤转移中的关键作用，揭示了其作为转移性肿瘤治疗分子靶点的潜力。

## 二、波形蛋白型

### （一）典型荧光模型判读要点

#### 1. HEp-2 细胞

**（1）分裂间期：**呈现从核膜延伸到胞质的"放射状"细密的纤维网状荧光染色，有时充满整个胞质区域。

（2）**分裂期**：细胞呈"口"形,即染色体区域荧光染色阴性,染色体以外区域可见无数圆形的亮点状荧光染色,即浓缩的波形蛋白。

2. **猴肝组织**  肝细胞胞质区域有时呈现肝细胞膜的"蜂窝样"网状荧光染色。典型的波形蛋白型荧光模型见图 4-3-7。

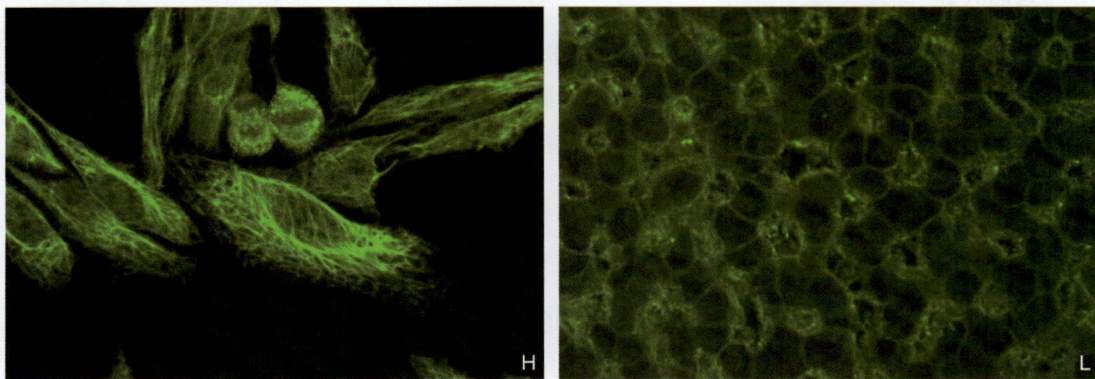

图 4-3-7  波形蛋白型荧光模型典型示例

## （二）临床荧光模型展示

临床单一波形蛋白型荧光模型见图 4-3-8。

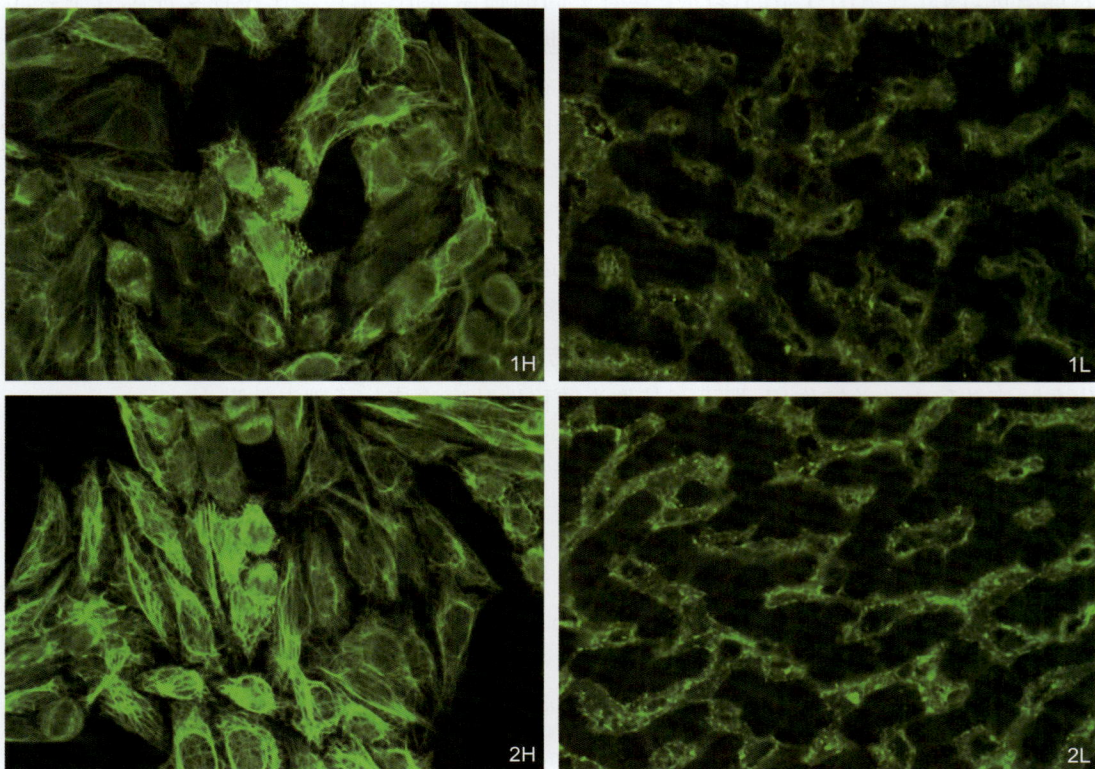

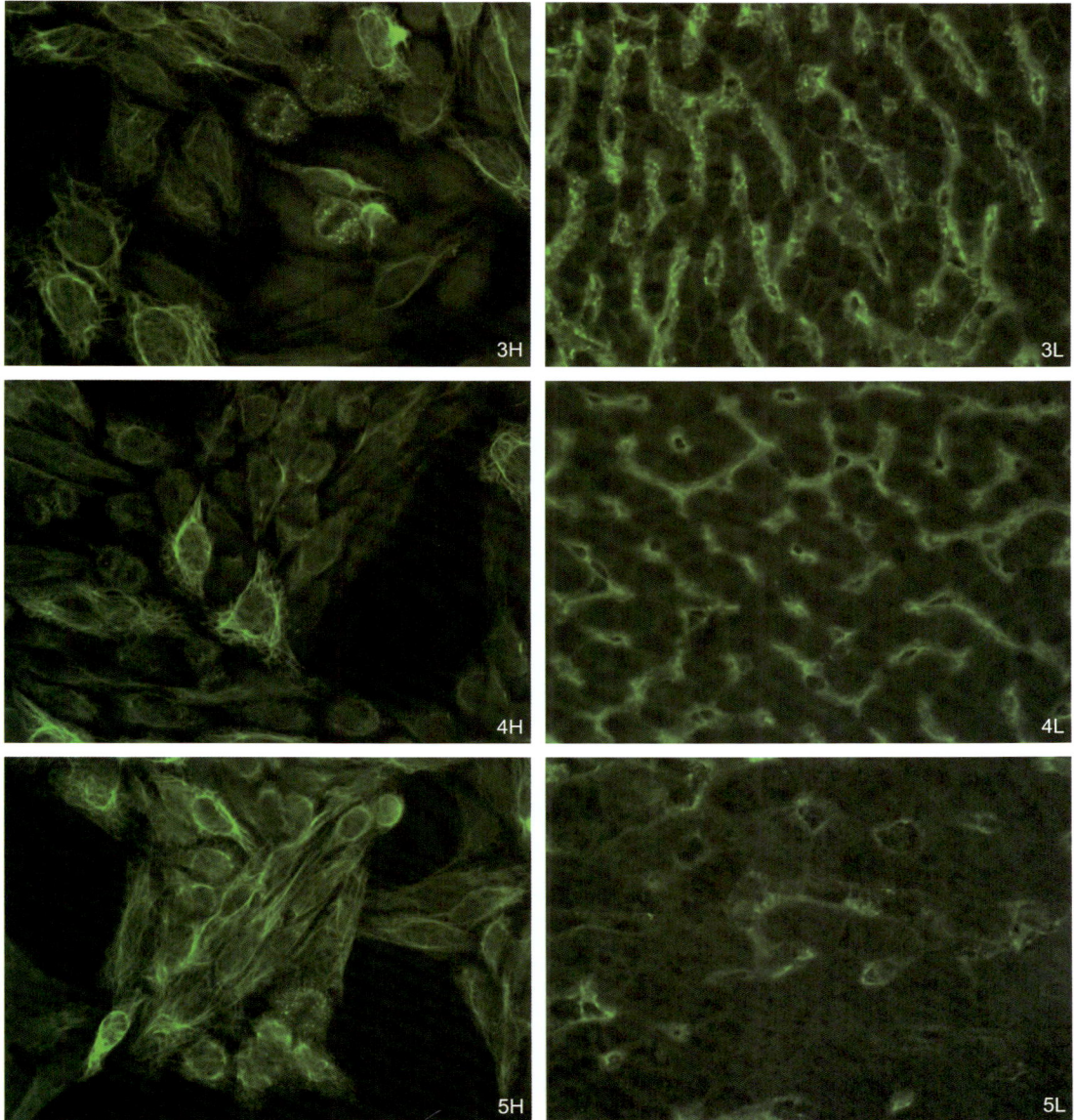

**图 4-3-8　临床单一波形蛋白型荧光模型图片**
1H、1L ～ 5H、5L 为 5 例不同的临床波形蛋白型荧光模型图片

## （三）易混荧光模型鉴别

波形蛋白型与相关易混荧光模型的鉴别见表 4-3-2 及图 4-3-9。

表 4-3-2　波形蛋白型与相关易混荧光模型的鉴别

| 荧光模型 | | 鉴别要点 | | |
| --- | --- | --- | --- | --- |
| | | HEp-2 细胞分裂间期 | HEp-2 细胞分裂期 | 猴肝组织 |
| 主模型 | 波形蛋白型 | 呈现从核膜延伸到胞质的"放射状"细密的纤维网状荧光染色,有时充满整个胞质区域 | 细胞呈"口"形,即染色体区域荧光染色阴性,染色体以外区域可见无数圆形的亮点状荧光染色,即浓缩的波形蛋白 | 肝细胞胞质区域有时呈现肝细胞膜的"蜂窝样"网状荧光染色 |
| 易混模型 | 原肌球蛋白型 | 细胞质中围绕细胞核的区域呈现细长柔软的"羽毛状"纤维荧光染色,通常聚集于细胞核一侧 | 细胞呈"口"形,即染色体区域荧光染色阴性,染色体以外区域可见纤维状荧光染色 | 肝细胞胞质区域有时呈现肝细胞膜的"蜂窝样"网状荧光染色 |
| | 肌动蛋白型 | 细胞质中可见伸展的硬直束状纤维结构的荧光染色,有时贯穿整个细胞 | 细胞呈"口"形,即染色体区域荧光染色阴性,染色体以外的区域可见细颗粒样或纤维状荧光染色 | 肝细胞胞质区域呈现"Y"字形或"鸟爪"样荧光染色 |
| | 胞质节段型 | 多数细胞沿胞质边缘呈现短节状或致密颗粒状荧光染色 | 细胞呈"口"形,即染色体区域荧光染色阴性,染色体以外的区域可见细颗粒样或纤维状荧光染色 | 肝细胞胞质区域有时呈现肝细胞膜的"蜂窝样"网状荧光染色 |

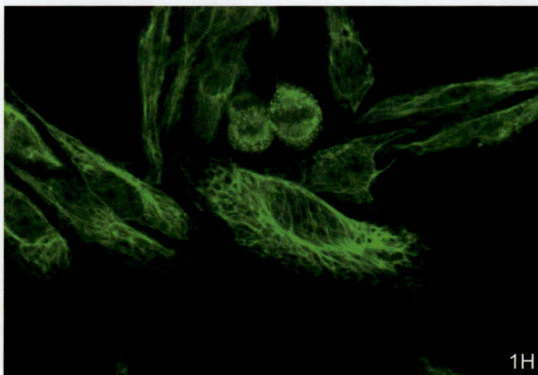

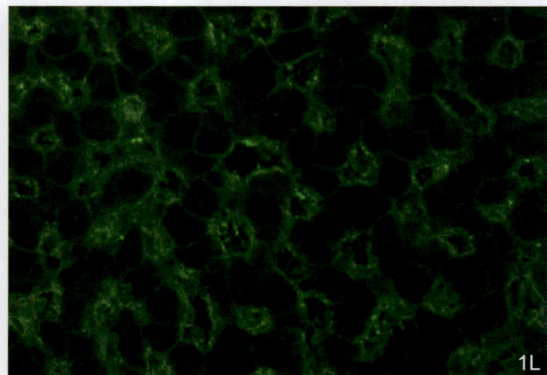

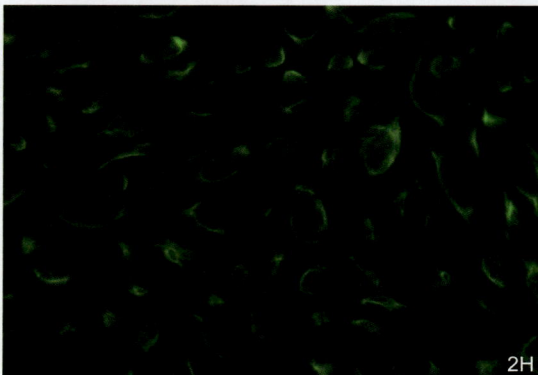

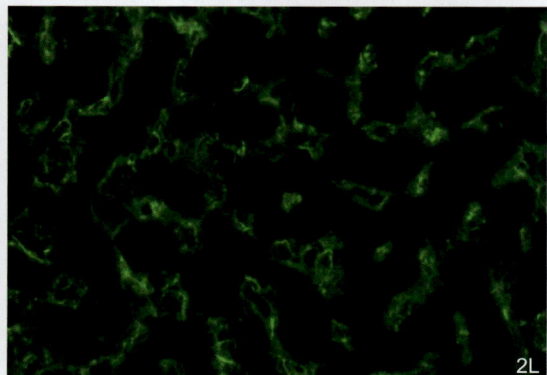

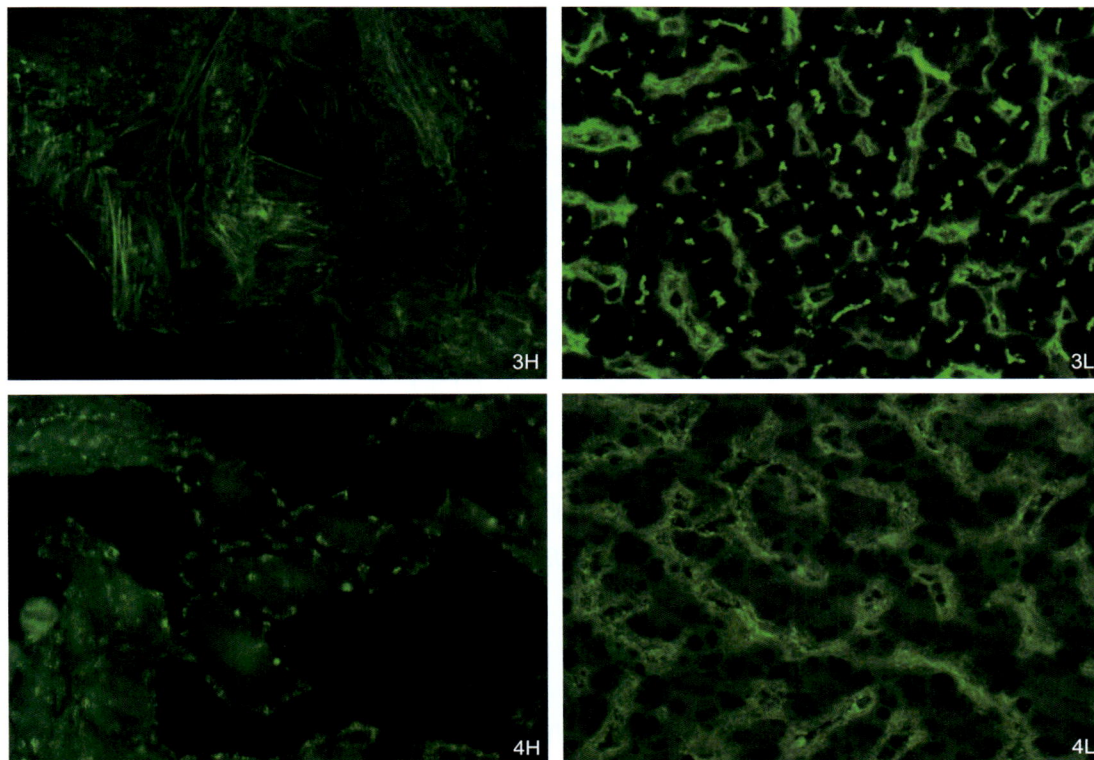

图 4-3-9　波形蛋白型与相关易混荧光模型图形比较

1H、1L:波形蛋白型;2H、2L:原肌球蛋白型;3H、3L:肌动蛋白型;4H、4L:胞质节段型

【波形蛋白型与原肌球蛋白型鉴别要点】

1. HEp-2 细胞分裂间期　波形蛋白型和原肌球蛋白型均呈现细胞质纤维状荧光染色,波形蛋白型呈现从核膜延伸到胞质的"放射状"细密的纤维网状荧光染色,有时充满整个胞质区域;原肌球蛋白型胞质中围绕细胞核的区域呈现细长柔软的"羽毛状"纤维荧光,通常聚集于细胞核一侧。

2. HEp-2 细胞分裂期　波形蛋白型和原肌球蛋白型均呈"口"形,即染色体区域荧光染色阴性,波形蛋白型染色体以外区域可见无数圆形的亮点状荧光,即浓缩的波形蛋白,而原肌球蛋白型染色体以外的区域可见纤维状荧光染色。

3. 猴肝组织　无明显差异。

【波形蛋白型与肌动蛋白型鉴别要点】

1. HEp-2 细胞分裂间期　波形蛋白型和肌动蛋白型均呈现细胞质纤维状荧光染色,波形蛋白型呈现从核膜延伸到胞质的"放射状"细密的纤维网状荧光染色,有时充满整个胞质区域,而肌动蛋白型胞质中纤维状荧光为伸展的硬直束状,有时贯穿整个细胞。

**2. HEp-2 细胞分裂期**　波形蛋白型与肌动蛋白型均呈"口"形,即染色体区域荧光染色阴性,波形蛋白型染色体以外区域可见无数圆形的亮点状荧光,即浓缩的波形蛋白,而肌动蛋白型染色体以外区域可见细颗粒样或纤维状荧光染色。

**3. 猴肝组织**　波形蛋白型肝细胞胞质区域有时呈现肝细胞膜的"蜂窝样"网状荧光染色,而肌动蛋白型肝细胞胞质区域可见"Y"字形或"鸟爪"样荧光。

**【波形蛋白型与胞质节段型鉴别要点】**

**1. HEp-2 细胞分裂间期**　波形蛋白型和胞质节段型均呈现细胞质纤维状荧光染色,波形蛋白型呈现从核膜延伸到胞质的"放射状"细密的纤维网状荧光染色,有时充满整个胞质区域,而胞质节段型多数细胞沿胞质边缘呈现短节状或致密颗粒样荧光。

**2. HEp-2 细胞分裂期**　波形蛋白型与胞质节段型均呈"口"形,即染色体区域荧光染色阴性,波形蛋白型染色体以外区域可见无数圆形的亮点状荧光,即浓缩的波形蛋白;胞质节段型染色体以外的区域可见细颗粒样或纤维状荧光染色。

**3. 猴肝组织**　无明显差异。

### (四)复合荧光模型展示

临床波形蛋白型复合荧光模型见图 4-3-10。

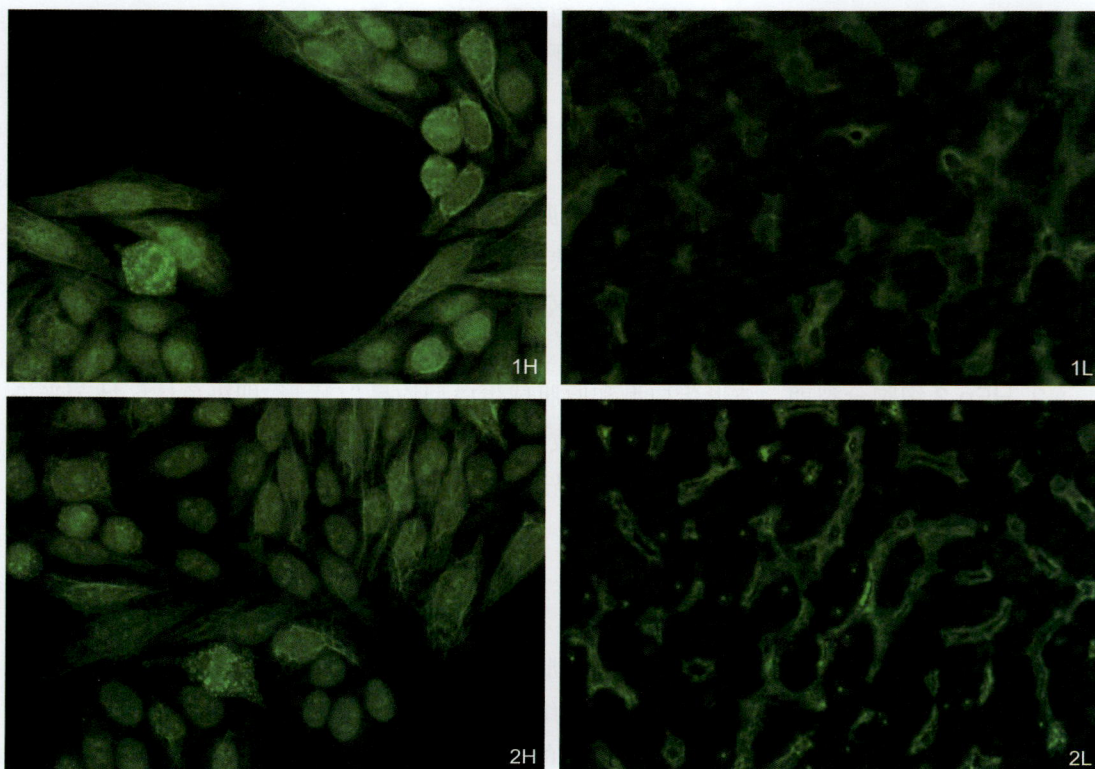

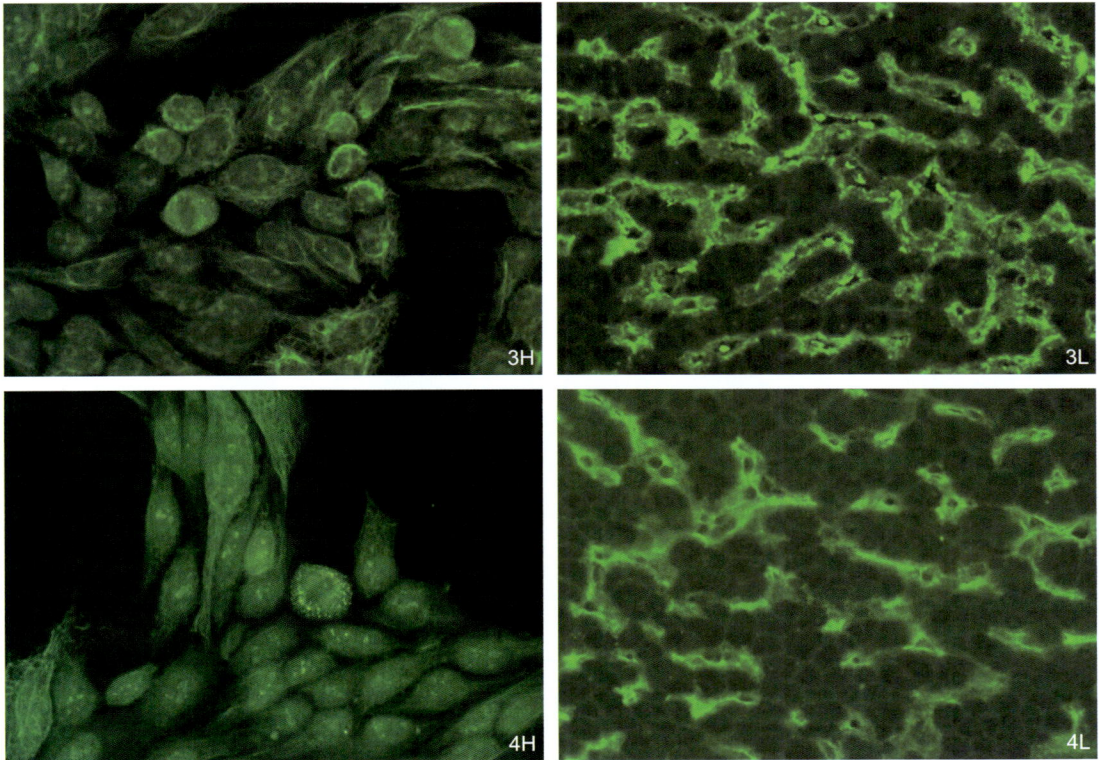

**图 4-3-10　临床波形蛋白型复合荧光模型图片**

1H、1L:波形蛋白型和核细颗粒型;2H、2L:波形蛋白型、核均质型和核仁均质型;3H、3L:波形蛋白型和核仁均质型;4H、4L:波形蛋白型、核仁型和核细颗粒型

### (五)临床相关性

波形蛋白型荧光模型抗核抗体主要识别的靶抗原是波形蛋白(vimentin)。该模型的临床意义目前尚不清楚,多种自身免疫病、肝脏疾病、癌症、血液系统疾病、慢性炎症性疾病及感染性疾病等均可出现此荧光模型。

### (六)临床病例

【病例一】

**一般资料:**

尼某,男,70 岁。患者 2 年前体检发现 HBsAg 阳性,长期全身疼痛,尤其腰背部疼痛明显,间断出现厌油、纳差、腹胀,伴有双下肢水肿,此次伴尿频、尿急、尿痛,反酸、烧心、嗳气,为进一步诊治来院。患者既往有高血压病史,否认结核病史,长期居于原籍,未到过牧区及疫区。

**体格检查：**

体温 36.3℃，心率 102 次 /min，呼吸 20 次 /min，血压 122/92mmHg。面色晦暗，可见肝掌，未见蜘蛛痣，腹平软，全腹无压痛、反跳痛及肌紧张，肝脾未触及，肝区无叩痛，移动性浊音阴性。双下肢无水肿。全身多处关节疼痛。

ANA 荧光图片结果见图 4-3-11。

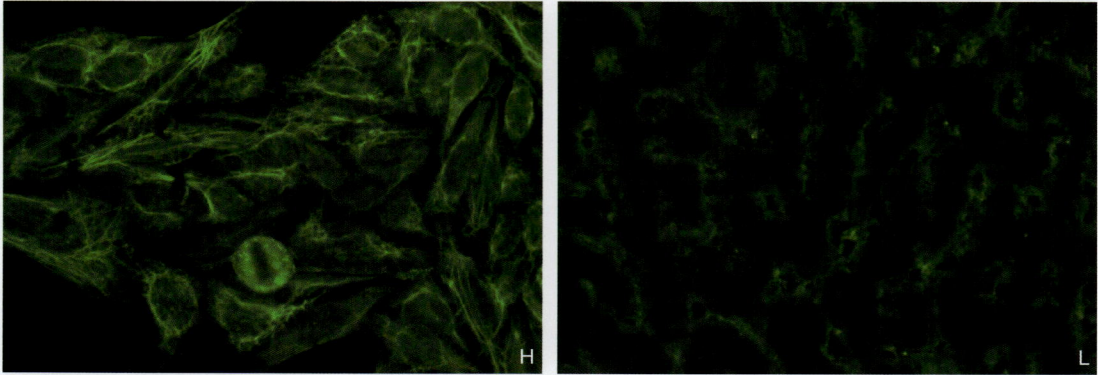

图 4-3-11　临床病例———波形蛋白型荧光图片

**其他实验室检查结果：**

抗 dsDNA 抗体（IIF）阴性。

ANA 谱 13 项（LIA）：全阴性。

自免肝抗体谱（LIA）：全阴性。

免疫球蛋白：IgG 18.40g/L（↑），IgA 8140.00mg/L（↑）。

CRP 98.20mg/L（↑），血沉 92.0mm/h（↑）。

HLA-B27 阳性。

肝、肾功能：Alb 33.2g/L（↓），A/G 0.84（↓），SCr 160μmol/L（↑），BUN 13.2mmol/L（↑），eGFR 37.05mL/（min·1.73m$^2$）（↓），CysC 2.09mg/L（↑）。

TBA 18.2μmol/L（↑）。

血清酶学测定：CK 15IU/L（↓），LDH 108IU/L（↓）。

血常规：RBC 3.78×10$^{12}$/L（↓），Hb 118g/L（↓），中性分叶核粒细胞百分率 75.8%（↑），淋巴细胞百分率 16.8%（↓）。

输血前八项：HBsAg、HBeAg、HBcAb 阳性，余阴性。

HBV DNA 载量：7.48×10$^2$IU/mL（↑，标准 PCR）。

肿瘤标志物：AFP 12.50ng/mL（↑）。

RF、补体、备解素因子 B 均正常。

**影像学检查：**

肝脏彩超：肝脏弥漫性病变，门静脉正常高值，少量腹水。

腹部 MRI 检查：肝囊肿。胆囊增大。双肾实质局部变薄、凹陷，发育变异？增强扫描动脉期肝右后叶下段斑片状强化，多系灌注不均。

骶髂关节增强 CT：双侧骶髂关节退变，腰 $_5$/骶 $_1$ 椎小关节退变。

腰椎/颈椎/骨盆 X 线片：腰椎退行性变，腰 $_5$ 椎体稍向前移位。颈椎骨质疏松、退变，生理弯曲变直，椎体骨质增生，颈 $_4$～颈 $_7$ 椎间隙变窄。骨盆诸骨骨质疏松，双侧骶髂关节、髋关节退变，骶髂关节面硬化、毛糙。

**病例分析：**

患者既往慢性乙肝病史诊断明确。患者长期全身疼痛，尤其肩腰背部疼痛明显。实验室检查显示 ANA **呈波形蛋白型荧光模型**，IgA 8140.00mg/L 和 IgG 18.40g/L 升高，HLA-B27 阳性。结合影像学检查结果，患者临床诊断包括：①强直性脊柱炎；②慢性乙型肝炎复治；③肝囊肿。

**【病例二】**

**一般资料：**

许某，女，50 岁。9 个月前患者无诱因出现胸闷气促，伴咯黄痰，浓稠不易咳出，伴咳白色黏液拉丝痰，量较多，伴四肢肌肉疼痛无力，日常活动及平地行走困难，不能爬楼及负重活动，伴尿少，每日尿量小于 1000mL，饮食不佳，体重减轻，无心悸胸痛，无脱发，无溃疡，于当地医院诊断为"肺部感染"，予对症治疗后效果不佳。病程中患者逐渐出现脸颊及颈部、双上臂红色皮疹，压之褪色。1 个月前患者自觉胸闷气促及无力感加重，为求进一步诊疗来院。患者长期居于原籍，未到过牧区及疫区。无吸烟饮酒史。

**体格检查：**

体温 36.3℃，心率 93 次/min，呼吸 22 次/min，血压 116/79mmHg。脸颊、颈部及前胸见大量皮疹后色素沉积，部分发红，压之褪色。未闻及异常心音，双肺呼吸音粗，双下肺于吸气末均闻及明显 Velcro 啰音。腹部无特殊。双上肢肌肉压痛，双下肢肌肉压痛不明显，双上肢肌力 4 级，双下肢肌力 5 级，右手第 2、3 掌指关节伸面及右肘关节 Gottron 征，双下肢未见水肿。

**ANA 荧光图片结果见图 4-3-12。**

**其他实验室检查结果：**

ANA 谱 13 项（LIA）：抗 Ro-52 抗体 +++。

抗 MDA5 抗体 +。

免疫球蛋白：IgG 16.80g/L（↑），IgA 3670.00mg/L（↑）。

血轻链：血 KAP 13.60g/L（↑），血 LAM 9.20g/L（↑），血 KAP/LAM 比值 1.48（↓）。

T 淋巴细胞亚群比例：CD3% 62.90%（↓），CD4% 49.30%（↑），CD8% 9.60%（↓），CD4%/CD8% 比值 5.14（↑）。

PCT 0.03ng/mL，CRP 2.16mg/L，血沉 61.0mm/h（↑）。

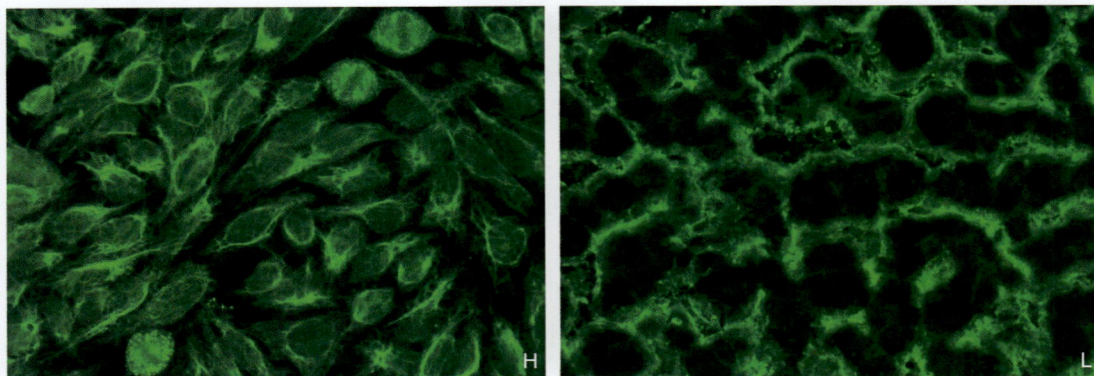

图 4-3-12　临床病例二——波形蛋白型荧光图片

KL-6 阳性。

肝、肾功能：AST 46IU/L（↑），eGFR 118.99mL/（min·1.73m$^2$）。

血常规：Hb 125g/L，PLT 229×10$^9$/L，WBC 6.13×10$^9$/L。

血脂：TG 2.68mmol/L（↑）。

血清酶学测定：LDH 335IU/L（↑）。

病原微生物学相关检测：痰涂片检查未见真菌及抗酸杆菌。隐球菌抗原滴度检测阴性。肺炎支原体抗体 IgG 142.31RU/mL（↑，参考区间：<22.00RU/mL），肺炎衣原体抗体 IgG 172.82RU/mL（↑，参考区间：<22.00RU/mL）。真菌 1,3-β-D 葡聚糖试验及曲霉菌半乳甘露聚糖试验均阴性。大便菌群比正常。

**影像学检查：**

CT 冠状动脉造影：冠状动脉未见明确粥样硬化征象。

CT 胸部普通扫描：双肺散在斑片影、条索影、结节影、团片影，多系慢性炎症，真菌感染待排。双侧腋窝、纵隔及肺门淋巴结增多。

肺功能检查：患者存在中 - 重度以阻塞为主的混合性通气功能障碍，大气道气流轻 - 中度受限，小气道气流重度受限，气道阻力增高，弥散功能中度降低，通气储备功能中度下降，肺功能中 - 重度受损。

腹部 + 妇科 + 女性泌尿彩超：脂肪肝。胆囊长大。宫颈纳氏囊肿。

常规超声心动图：心脏结构及血流未见明显异常，左心室收缩功能测值正常。

**病例分析：**

患者数月前开始出现四肢肌肉疼痛无力，日常活动及平地行走困难，不能爬楼及负重活动，病程中逐渐出现脸颊、颈部及双上臂红色皮疹，压之褪色。查体示右手第 2、3 掌指关节伸面及右肘关节 Gottron 征，面部、颈部及前胸见大量皮疹后色素沉积。**ANA 检查结果呈波形蛋白型荧光模型**，ANA 谱检测发现抗 Ro-52 抗体强阳性，抗 MDA5 抗体阳性，KL-6 阳性，皮肌炎诊断成立。患者另一症状为数月前无诱因出现胸闷气促，伴咯黄痰，浓稠不易咳出，伴咳大量白色黏液拉丝痰,既往外院诊断"肺部感染",此次治疗中患者胸部 CT 提示炎性病变,肺炎支原体抗体 IgG 和肺炎衣原体抗体 IgG 均为阳性,结合查体、实验室检查及影像学结果考虑肺部感染。综合以上情况,患者临床诊断包括:①无肌病性皮肌炎(MDA5 阳性);②肺部感染。

### (七)拓展阅读

波形蛋白型荧光模型抗核抗体主要识别的靶抗原是波形蛋白。波形蛋白是一种 57kDa 的 Ⅲ 型中间丝蛋白,是中间丝细胞骨架的主要成分,存在于各种组织中间充质细胞的发育阶段,具有维持细胞形态,促进细胞分化、黏附、信号转导、有丝分裂等生物学过程的作用,被认为是癌症中上皮 - 间充质转化(epithelial-mesenchymal transition,EMT)的标志物,与癌细胞的侵袭和转移有关。有报道证实,波形蛋白可在乳腺癌、胆管癌、食管癌、前列腺癌、恶性黑色素瘤等肿瘤中高表达,从而参与肿瘤的转移、复发等。另有报道指出,波形蛋白的阳性表达与乳腺癌患者的无病生存期和总生存期密切相关,也与原发肿瘤和淋巴结转移高度相关。波形蛋白在大多数三阴性乳腺癌中共表达,是乳腺癌细胞迁移、侵袭和转移的重要调节因子。此外,还有研究建立了肺转移胆管癌细胞系,并验证了波形蛋白的激活对于增强胆管癌细胞的转移特性是必不可少的,而抑制波形蛋白的表达可显著降低肺转移胆管癌细胞系细胞的迁移和侵袭能力。此类研究提示,抑制波形蛋白的表达可能是提高转移性肿瘤治疗效果的潜在策略。

### 三、原肌球蛋白型

#### (一)典型荧光模型判读要点

**1. HEp-2 细胞**

**(1)分裂间期:**细胞质中围绕细胞核的区域呈现细长柔软的"羽毛状"纤维荧光染色,通常聚集于细胞核一侧。

**(2)分裂期:**细胞呈"口"形,即染色体区域荧光染色阴性,染色体以外区域可见纤维状荧光染色。

**2. 猴肝组织** 肝细胞胞质区域有时呈现肝细胞膜的"蜂窝样"网状荧光染色。典型的原肌球蛋白型荧光模型见图 4-3-13。

#### (二)临床荧光模型展示

临床单一原肌球蛋白型荧光模型见图 4-3-14。

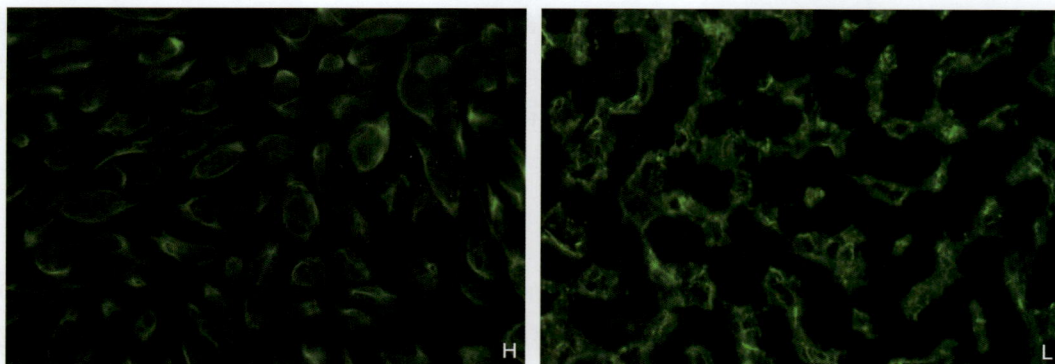

图 4-3-13　原肌球蛋白型荧光模型典型示例

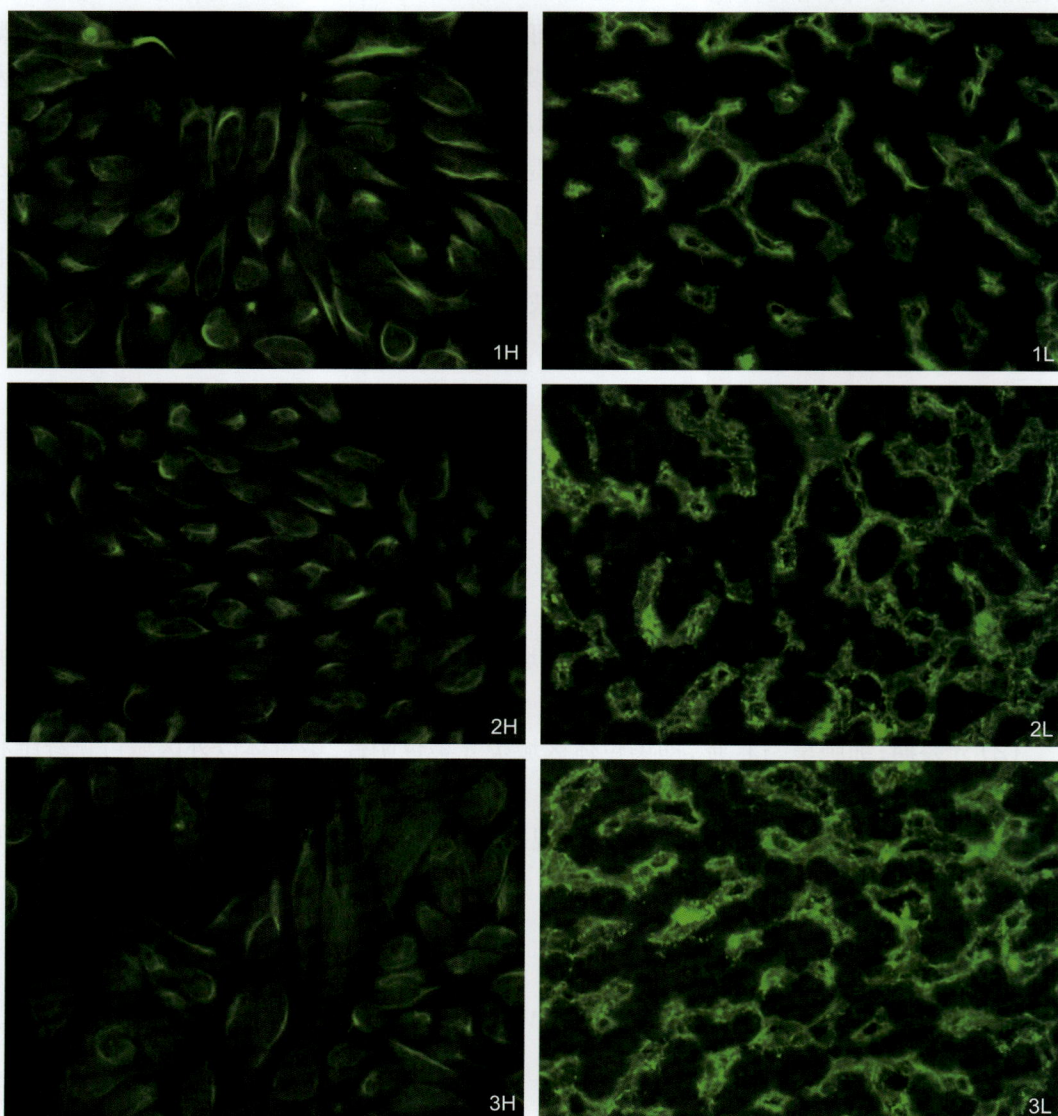

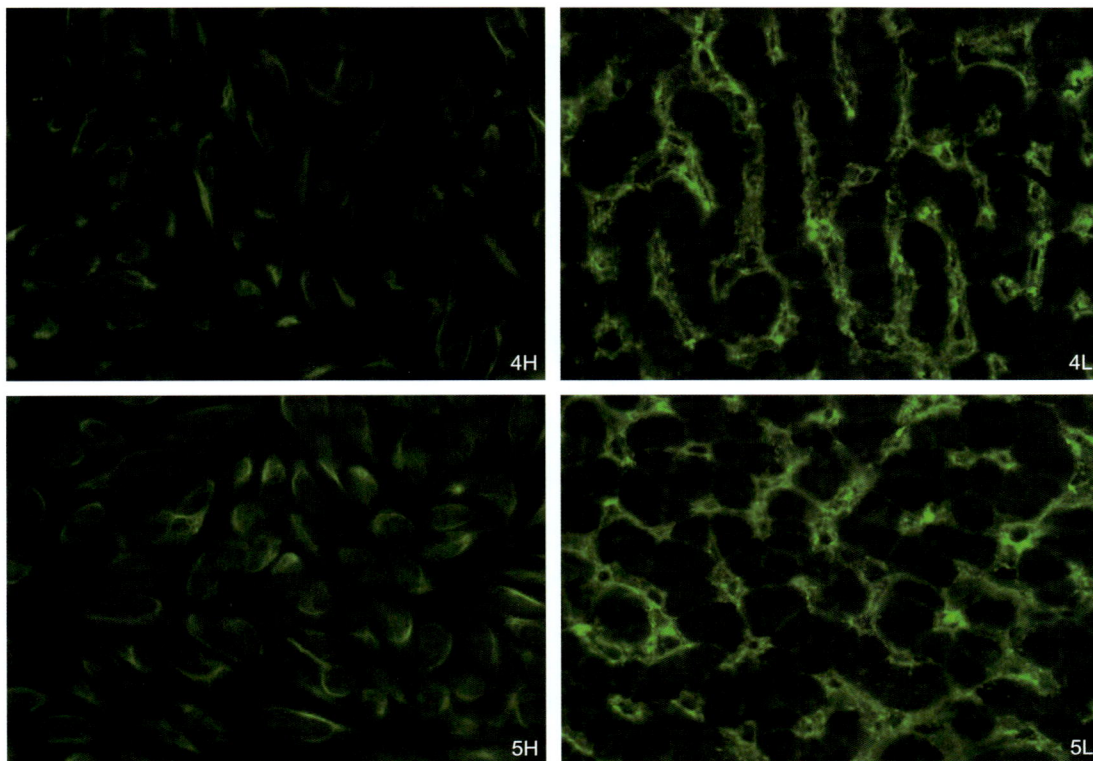

**图 4-3-14　临床单一原肌球蛋白型荧光模型图片**

1H、1L ～ 5H、5L 为 5 例不同的临床原肌球蛋白型荧光模型图片

## （三）易混荧光模型鉴别

原肌球蛋白型与相关易混荧光模型的鉴别见表 4-3-3 及图 4-3-15。

**表 4-3-3　原肌球蛋白型与相关易混荧光模型的鉴别**

| 荧光模型 | | 鉴别要点 | | |
| --- | --- | --- | --- | --- |
| | | HEp-2 细胞分裂间期 | HEp-2 细胞分裂期 | 猴肝组织 |
| 主模型 | 原肌球蛋白型 | 细胞质中围绕细胞核的区域呈现细长柔软的"羽毛状"纤维荧光染色,通常聚集于细胞核一侧 | 细胞呈"口"形,即染色体区域荧光染色阴性,染色体以外区域可见纤维状荧光染色 | 肝细胞胞质区域有时呈现肝细胞膜的"蜂窝样"网状荧光染色 |
| 易混模型 | 波形蛋白型 | 呈现从核膜延伸到胞质的"放射状"细密的纤维网状荧光染色,有时充满整个胞质区域 | 细胞呈"口"形,即染色体区域荧光染色阴性,染色体以外区域可见无数圆形的亮点状荧光染色,即浓缩的波形蛋白 | 肝细胞胞质区域有时呈现肝细胞膜的"蜂窝样"网状荧光染色 |

| 荧光模型 | | 鉴别要点 | | |
| --- | --- | --- | --- | --- |
| | | HEp-2 细胞分裂间期 | HEp-2 细胞分裂期 | 猴肝组织 |
| 易混模型 | 肌动蛋白型 | 细胞质中可见伸展的硬直束状纤维结构的荧光染色，有时贯穿整个细胞 | 细胞呈"口"形，即染色体区域荧光染色阴性，染色体以外的区域可见细颗粒样或纤维状荧光染色 | 肝细胞胞质区域呈现"Y"字形或"鸟爪"样荧光染色 |
| | 胞质节段型 | 多数细胞沿胞质边缘呈现短节状或致密颗粒状荧光染色 | 细胞呈"口"形，即染色体区域荧光染色阴性，染色体以外的区域可见细颗粒样或纤维状荧光染色 | 肝细胞胞质区域有时呈现肝细胞膜的"蜂窝样"网状荧光染色 |
| | 高尔基体样型 | 多数细胞胞质内靠近细胞核的一侧呈现不连续斑点状或细颗粒状荧光染色，也可见部分细胞围绕核周呈现不连续斑点状或细颗粒状荧光染色，细胞核荧光染色阴性 | 细胞呈"口"形，即染色体区域荧光染色阴性，染色体以外的区域可见分散疏松的细颗粒样荧光染色 | 肝细胞内可见散在细颗粒状荧光染色，或出现特征性沿肝索排列的颗粒状荧光染色 |

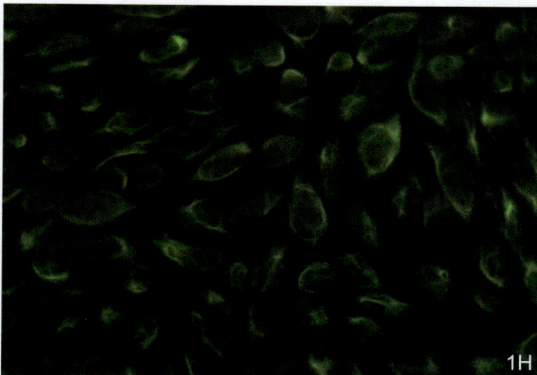

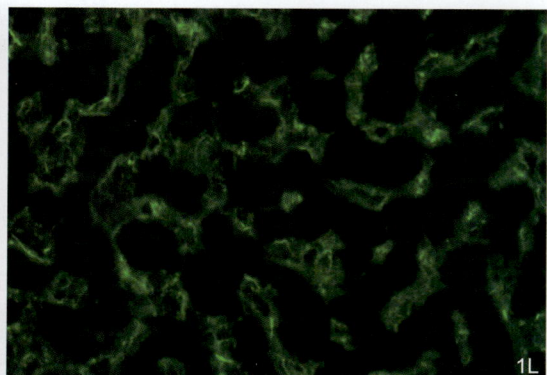

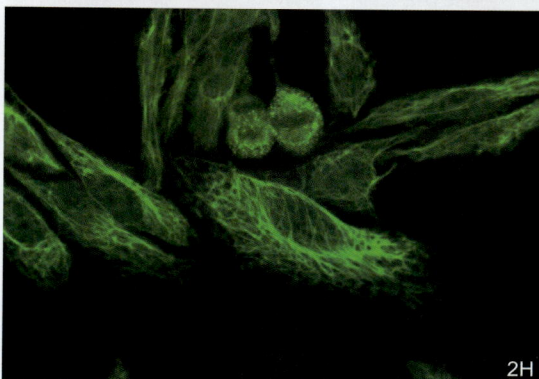

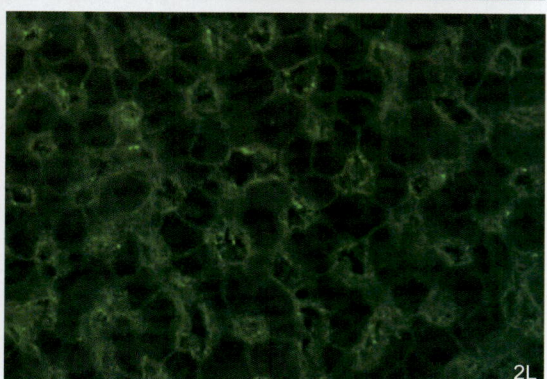

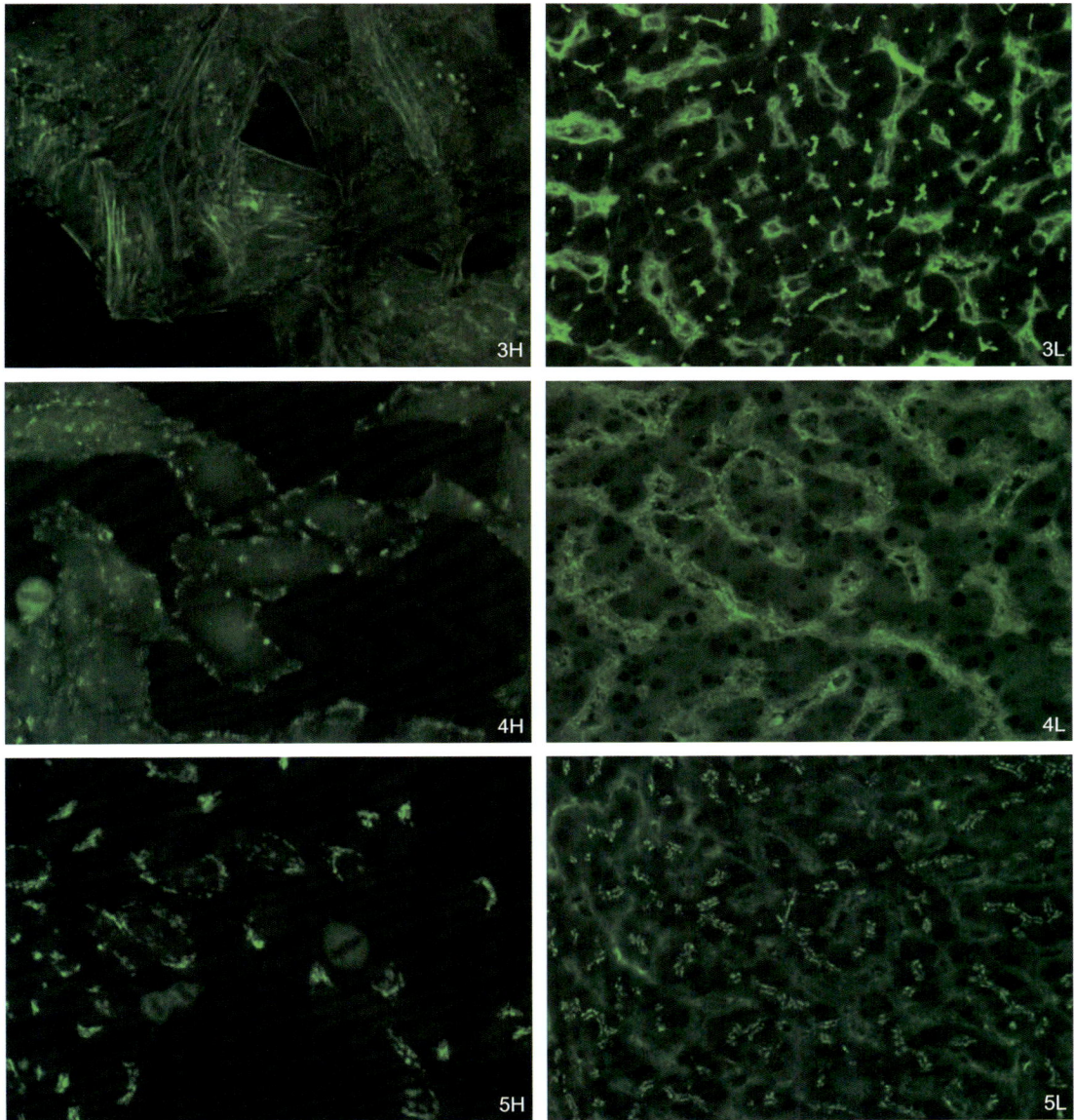

图 4-3-15 原肌球蛋白型与相关易混荧光模型图形比较

1H、1L:原肌球蛋白型;2H、2L:波形蛋白型;3H、3L:肌动蛋白型;4H、4L:胞质节段型;5H、5L:高尔基体样型

## 【原肌球蛋白型与波形蛋白型鉴别要点】

1. HEp-2 细胞分裂间期 原肌球蛋白型和波形蛋白型均呈现细胞质纤维状荧光染色,原肌球蛋白型胞质中围绕细胞核的区域呈现细长柔软的"羽毛状"纤维荧光,通常聚集于细胞核一侧,而波形蛋白型呈现从核膜延伸到胞质的"放射状"细密的纤维网状荧光染色,有时充满整个胞质区域。

2. **HEp-2细胞分裂期** 原肌球蛋白型和波形蛋白型均呈"口"形,即染色体区域荧光染色阴性,原肌球蛋白型染色体以外的区域可见纤维状荧光染色,而波形蛋白型染色体以外区域可见无数圆形的亮点状荧光,即浓缩的波形蛋白。

3. **猴肝组织** 无明显差异。

【原肌球蛋白型与肌动蛋白型鉴别要点】

1. **HEp-2细胞分裂间期** 原肌球蛋白型和肌动蛋白型均呈现细胞质纤维状荧光染色,原肌球蛋白型胞质中围绕细胞核的区域呈现细长柔软的"羽毛状"纤维荧光,而肌动蛋白型胞质中纤维状荧光为伸展的硬直束状,有时贯穿整个细胞。

2. **HEp-2细胞分裂期** 原肌球蛋白型和肌动蛋白型均呈"口"形,即染色体区域荧光染色阴性,原肌球蛋白型染色体以外的区域可见纤维状荧光染色,而肌动蛋白型为细颗粒样或纤维状荧光染色。

3. **猴肝组织** 原肌球蛋白型肝细胞胞质区域有时呈现肝细胞膜的"蜂窝样"网状荧光染色,而肌动蛋白型肝细胞胞质区域呈现"Y"字形或"鸟爪"样荧光。

【原肌球蛋白型与胞质节段型鉴别要点】

1. **HEp-2细胞分裂间期** 原肌球蛋白型和胞质节段型均呈现细胞质纤维状荧光染色,原肌球蛋白型胞质中围绕细胞核的区域呈现细长柔软的"羽毛状"纤维荧光染色,通常聚集于细胞核一侧,而胞质节段型多数细胞沿胞质边缘呈现短节状或致密颗粒状荧光。

2. **HEp-2细胞分裂期** 原肌球蛋白型和胞质节段型均呈"口"形,即染色体区域荧光染色阴性,原肌球蛋白型染色体以外的区域可见纤维状荧光染色,而胞质节段型为细颗粒样或纤维状荧光染色。

3. **猴肝组织** 无明显差异。

【原肌球蛋白型与高尔基体样型鉴别要点】

1. **HEp-2细胞分裂间期** 原肌球蛋白型和高尔基体样型均可出现极性分布于细胞核一侧的荧光染色,原肌球蛋白型通常为胞质中聚集于细胞核一侧的细长柔软的"羽毛状"纤维荧光染色,而高尔基体样型为靠近细胞核一侧的不连续斑点状或细颗粒状荧光染色。

2. **HEp-2细胞分裂期** 原肌球蛋白型和高尔基体样型均呈"口"形,即染色体区域荧光染色阴性,原肌球蛋白型染色体以外的区域可见纤维状荧光染色,而高尔基体样型为分散疏松的细颗粒样荧光染色。

3. **猴肝组织** 原肌球蛋白型肝细胞胞质区域有时呈现肝细胞膜的"蜂窝样"网状荧光染色,而高尔基体样型肝细胞胞质区域可见散在细颗粒状荧光染色,或出现特征性沿肝索排列的颗粒状荧光染色。

### (四)复合荧光模型展示

临床原肌球蛋白型复合荧光模型见图 4-3-16。

### (五)临床相关性

原肌球蛋白型荧光模型抗核抗体主要识别的靶抗原是原肌球蛋白（tropomyosin，TPM）。抗原肌球蛋白抗体的临床意义尚不明确。原肌球蛋白型荧光模型可见于肝功能受损、某些类型肿瘤，以及部分健康人群中。

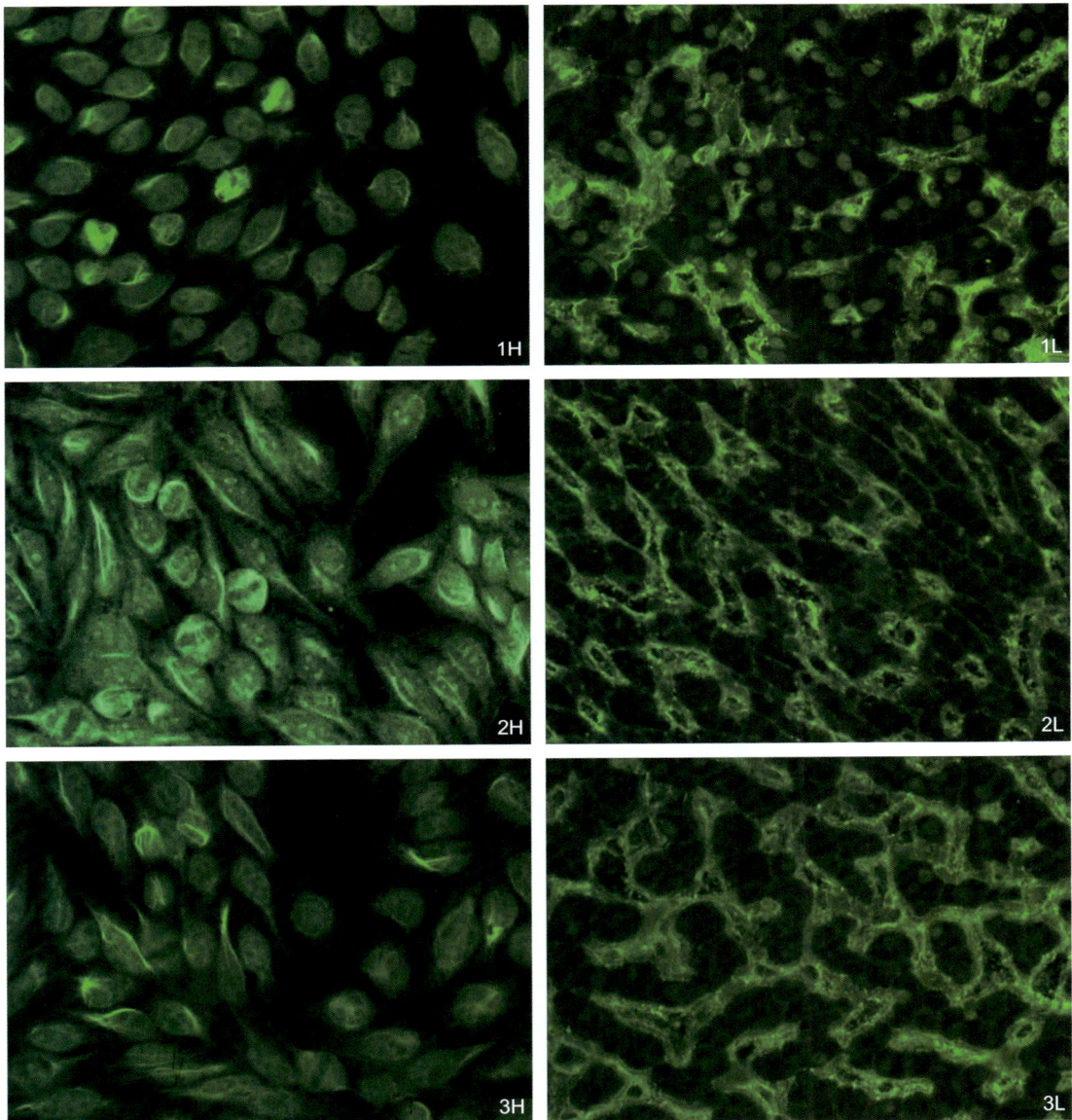

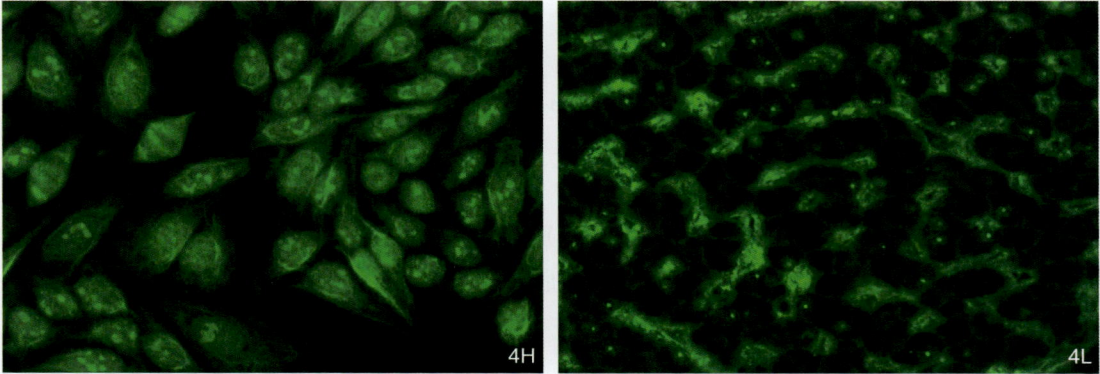

**图 4-3-16　临床原肌球蛋白型复合荧光模型图片**

1H、1L:原肌球蛋白型和核均质型;2H、2L:原肌球蛋白型和核仁均质型;3H、3L:原肌球蛋白型和核细颗粒型;4H、4L:原肌球蛋白型和核仁均质型

## (六)临床病例

【病例一】

**一般资料:**

王某,女,68 岁。4 年前诊断为乙肝肝硬化失代偿期,对症治疗后患者病情好转出院,规律复查。1 个月前患者于当地医院复查上腹部增强 CT 时提示肝硬化、脾大、门静脉高压伴侧支循环形成;肝右叶团块影,考虑肝细胞癌可能性大。现患者无恶心呕吐、畏寒发热、腹胀腹痛等不适,为行肝移植治疗来院。患者自起病以来,精神睡眠可,大小便正常,近期体重未见明显变化。长期居住于原籍,未到过牧区及疫区,无冶游史,无吸毒史,无吸烟史,既往饮酒约 15 年,平均约 200g/ 次。

**体格检查:**

体温 36.6℃,心率 78 次 /min,呼吸 19 次 /min,血压 144/86mmHg。神志清醒,表情自如,无病容,发育正常,营养良好,自主体位,步态正常,查体合作。皮肤巩膜无黄染,腹部平软,无压痛、反跳痛、肌紧张,肝脾肋下未触及。头颈及胸部查体未见异常。四肢无水肿,关节未见异常。

**ANA 荧光图片结果见图 4-3-17。**

**其他实验室检查结果:**

抗 dsDNA 抗体(IIF)阴性。

ANA 谱 13 项(LIA):全阴性。

肿瘤标志物:AFP 13.40ng/mL(↑),CEA、CA19-9、CA125 均正常。

肝功能:DBil 8.1μmol/L,IBil 4.6μmol/L,ALT 378IU/L(↑),AST 108IU/L(↑),Alb 32.0g/L(↓)。

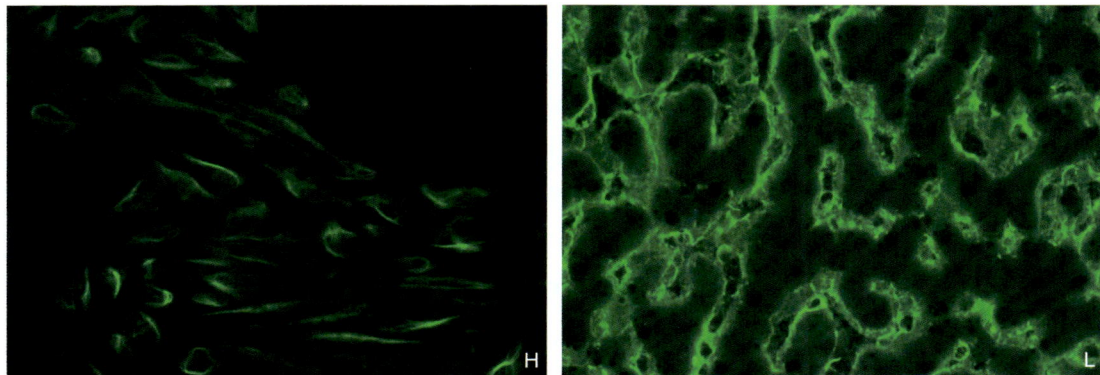

图 4-3-17　临床病例——原肌球蛋白型荧光图片

血常规：Hb 80g/L（↓），RBC 2.47×10$^{12}$/L（↓），PLT 36×10$^9$/L（↓）。

凝血功能检测：FDP 12.7mg/L（↑），D-二聚体 5.03mg/L FEU（↑）。

输血前八项：HBsAg、HBeAb、HBcAb 阳性，余阴性。

HBV DNA 载量＜1.0×10$^2$IU/mL（标准 PCR）。

**影像学检查：**

上腹部增强 CT：肝脏变形，体积缩小，比例失调，实质密度粗糙，门静脉增粗（直径约 1.7cm），脾脏增大。食管-胃底静脉曲张。脾静脉明显增粗。肝右叶后下段见一直径约 3.7cm 的稍低密度团块影，边界不清，动脉期中等不均匀强化。左肾见一直径约 2.9cm 的囊状影，未见强化。余未见明显异常。考虑肝硬化，脾大，门静脉高压伴侧支循环形成；肝右叶团块影，考虑 HCC 可能大；左肾囊肿。

**病理检查：**

肝右叶切除样本病理检查结果：手术切除样本为结节型单个肿瘤，组织学分型为肝细胞癌，组织学分级为 G2～G3 级/中-低分化。

**病例分析：**

患者 4 年前被诊断为乙肝肝硬化失代偿期，治疗后病情好转，规律随访，院外遵医嘱服药。1 个月前复查上腹部 CT 发现肝右叶后下段有一直径约 3.7cm 的稍低密度团块影，边界不清，动脉期中等不均匀强化，考虑 HCC 可能性大。患者随后入院行肝移植术，手术切除的肝组织经病理诊断确认为肝细胞癌。综上，患者的临床诊断包括：①肝细胞癌（中国肝癌分期系统Ⅰa 期）；②肝硬化失代偿期；③慢性乙型病毒性肝炎。该患者 ANA 检测结果为**原肌球蛋白型**，提示该模型可见于肝功能严重受损患者。

【病例二】

**一般资料：**

夏某，男，62 岁。患者确诊局部晚期食管癌（鳞状细胞癌）1 年，陆续行多次放化疗，疗效不佳,胸部 CT 提示疾病进展。1 个月前患者感右肩部隐痛,疼痛评分 3 ～ 4 分,给予曲马多 200mg q.12h.,疼痛控制尚可。入院前 1 天,患者无明显诱因出现吞咽困难,进食流质饮食即出现呕吐。无饮水呛咳、胸痛等不适。患者否认肝炎、结核或其他传染病史,无特殊病史,长期居于原籍,未到过牧区及疫区,无冶游史,无吸毒史。有吸烟史,约 40 年,平均 20 支 /d,已戒烟。有饮酒史,约 40 年,平均 500g/d,已戒酒。

**体格检查:**

体温 36.2℃,心率 106 次 /min,呼吸 20 次 /min,血压 104/79mmHg。神志清楚,表情自如,慢性病容,发育正常,营养中等,自主体位,步态正常,查体合作。皮肤巩膜无黄染,颈部皮肤色素沉着,全身皮肤未见皮疹,无皮下出血,全身浅表淋巴结未扪及肿大。全腹软,无压痛及反跳痛,腹部未触及包块,肝脾肋下未触及,双肾未触及,双下肢无水肿。其余均正常。

**ANA 荧光图片结果见图 4-3-18。**

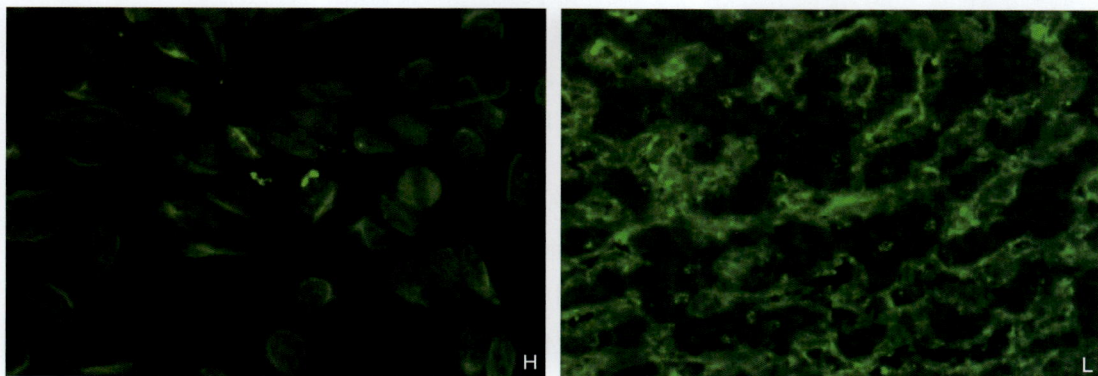

图 4-3-18  临床病例二——原肌球蛋白型荧光图片

**其他实验室检查结果:**

抗 dsDNA 抗体(IIF)阴性。

ANA 谱 13 项(LIA):全阴性。

补体 C4 0.3750g/L(↑)。

免疫球蛋白:IgG 15.90g/L(↑),IgA 4410.00mg/L(↑)。

CRP 71.70mg/L(↑),IL-6 27.50pg/mL(↑),PCT 0.15ng/mL(↑),RF 20.10IU/mL(↑)。

T 淋巴细胞亚群比例:CD3% 65.50%(↓),CD4% 21.30%(↓),CD8% 43.00%(↑),CD4%/CD8% 比值 0.50(↓)。

肝功能:Alb 36.3g/L(↓)。

电解质:氯 98.9mmol/L(↓),钙 2.72mmol/L(↑)。

血常规:RBC $3.89 \times 10^{12}$/L(↓),Hb 115g/L(↓),PLT $217 \times 10^9$/L,中性分叶核粒细胞百分率 77.3%(↑)。

凝血功能检测未见异常。

**影像学检查：**

2020 年 5 月胸部 CT：右锁骨上窝淋巴结缩小。双肺散在结节，多系转移瘤。

2020 年 10 月复查胸部 CT：食管中段管壁增厚，多系食管癌，伴右锁骨上窝淋巴结增大。

2021 年 5 月复查胸部 CT：食管中上段管壁增厚，多系食管癌，伴右锁骨上窝、双肺门及纵隔淋巴结增大；双肺多发结节，多系转移瘤，对比旧片双肺结节增多增大。

**病理检查：**

食管活检查见鳞状细胞癌。

**病例分析：**

患者 1 年前诊断食管局部晚期食管癌（鳞状细胞癌），随后行多次放化疗，复查 CT 提示病情进展且有肺部转移，综合影像及其余检查结果临床诊断考虑：①食管中段鳞癌伴右侧颈根部及上纵隔多发淋巴结转移，放化疗后双肺多发转移（$T_3N_2M_1$ Ⅳ期）；②肺继发恶性肿瘤。**该患者 ANA 检测结果呈原肌球蛋白型**，提示该模型可见于鳞状细胞癌患者。

### （七）拓展阅读

原肌球蛋白型荧光模型抗核抗体主要识别的靶抗原为 TPM。TPM 是一类重要的调节蛋白，它与肌动蛋白的细肌丝以螺旋形结合存在，主要生理作用是参与肌肉收缩。TPM 以多种异构体的形式存在于多种真核细胞中，参与体内多项生命活动。除了在横纹肌和平滑肌的收缩中发挥作用外，TPM 还与多种疾病的发生有关。例如，编码 TPM 的基因如果发生突变，就会产生多种与肌肉相关的病变，如重症肌无力等，与该蛋白编码相关的重要的基因有 *TPM1*、*TPM2* 和 *TPM3*，它们与快收缩骨骼肌、平滑肌蛋白异构体、慢收缩骨骼肌等有关。

近年来，有研究发现，TPM 编码基因可能在肿瘤发生、分化方面起重要作用。多项研究指出，TPM 家族表达的过度上调或下调与肿瘤的产生、侵袭和转移有密切关系。此外，TPM 是多种甲壳类水产品的主要过敏原，如虾、蟹、蚶等。食用这些水产品而引发食物过敏的现象较为常见，故推测原肌球蛋白型荧光模型抗核抗体阳性的患者食用水产品发生过敏反应的风险可能会增加。总之，TPM 与多种疾病和健康状况紧密相关。

## 四、胞质节段型

### （一）典型荧光模型判读要点

#### 1. HEp-2 细胞

**（1）分裂间期：**多数细胞沿胞质边缘呈现短节状或致密颗粒状荧光染色。

**（2）分裂期：**细胞呈"口"形，即染色体区域荧光染色阴性，染色体以外的区域可见细颗粒样或纤维状荧光染色。

**2. 猴肝组织** 肝细胞胞质区域有时呈现肝细胞膜的"蜂窝样"网状荧光染色。典型的胞质节段型荧光模型见图 4-3-19。

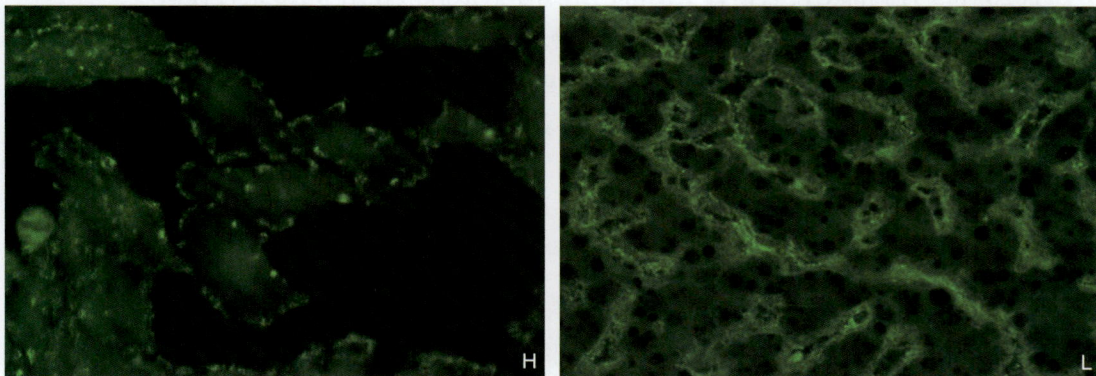

图 4-3-19　胞质节段型荧光模型典型示例

## （二）临床荧光模型展示

临床单一胞质节段型荧光模型见图 4-3-20。

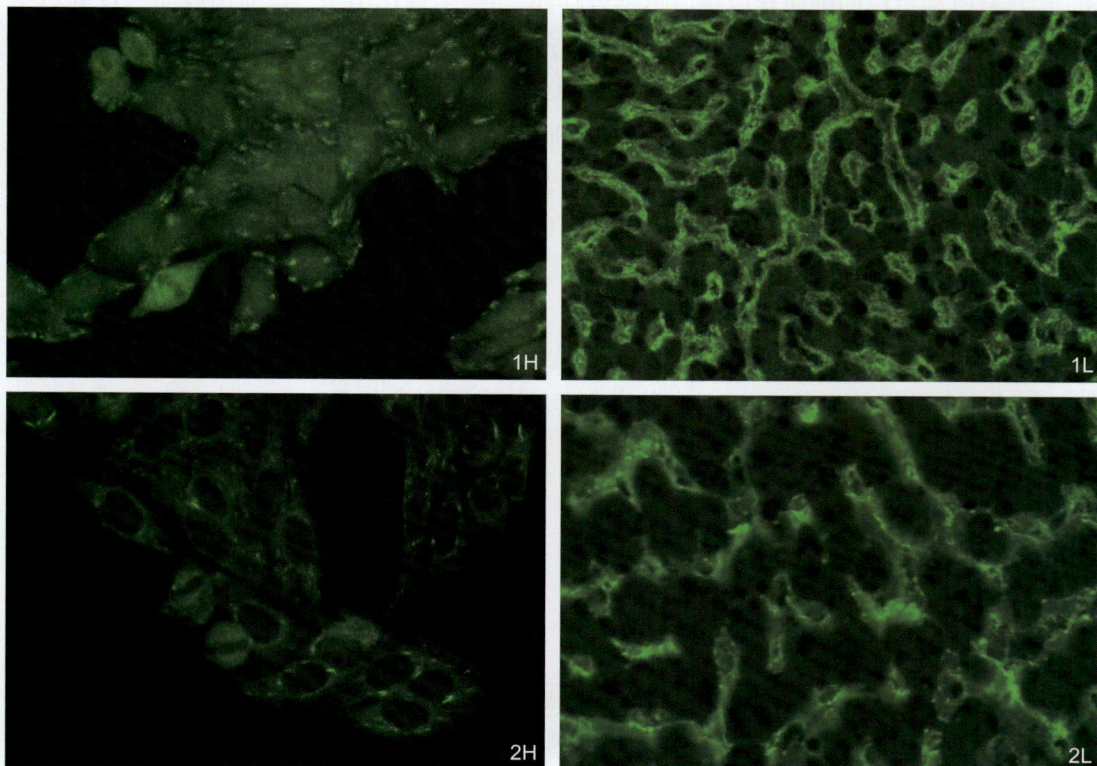

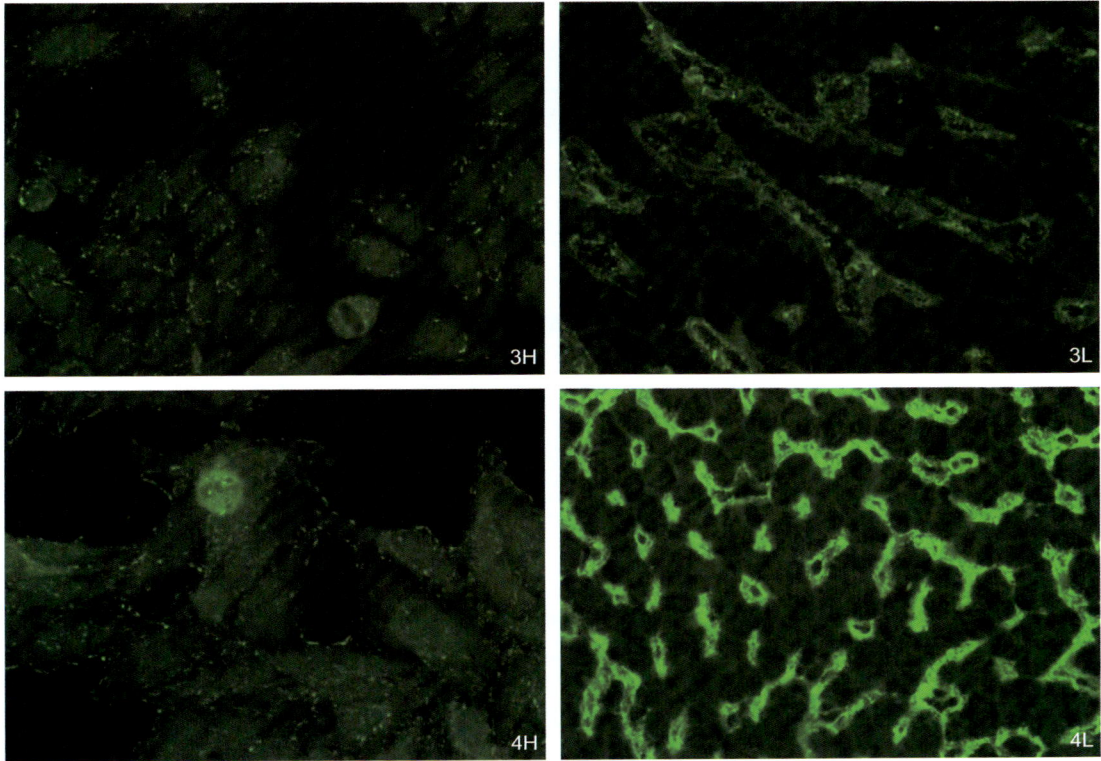

图 4-3-20　临床单一胞质节段型荧光模型图片

1H、1L ～ 4H、4L 为 4 例不同的临床胞质节段型荧光模型图片

## （三）易混荧光模型鉴别

胞质节段型与相关易混荧光模型的鉴别见表 4-3-4 及图 4-3-21。

表 4-3-4　胞质节段型与相关易混荧光模型的鉴别

| 荧光模型 | | 鉴别要点 | | |
| --- | --- | --- | --- | --- |
| | | HEp-2 细胞分裂间期 | HEp-2 细胞分裂期 | 猴肝组织 |
| 主模型 | 胞质节段型 | 多数细胞沿胞质边缘呈现短节状或致密颗粒状荧光染色 | 细胞呈"口"形，即染色体区域荧光染色阴性，染色体以外的区域可见细颗粒样或纤维状荧光染色 | 肝细胞胞质区域有时呈现肝细胞膜的"蜂窝样"网状荧光染色 |
| 易混模型 | 肌动蛋白型 | 细胞质中可见伸展的硬直束状纤维结构的荧光染色，有时贯穿整个细胞 | 细胞呈"口"形，即染色体区域荧光染色阴性，染色体以外的区域可见细颗粒样或纤维状荧光染色 | 肝细胞胞质区域呈现"Y"字形或"鸟爪"样荧光染色 |

| 荧光模型 | | 鉴别要点 | | |
|---|---|---|---|---|
| | | HEp-2 细胞分裂间期 | HEp-2 细胞分裂期 | 猴肝组织 |
| 易混模型 | 原肌球蛋白型 | 细胞质中围绕细胞核的区域呈现细长柔软的"羽毛状"纤维荧光染色,通常聚集于细胞核一侧 | 细胞呈"口"形,即染色体区域荧光染色阴性,染色体以外区域可见纤维状荧光染色 | 肝细胞胞质区域有时呈现肝细胞膜的"蜂窝样"网状荧光染色 |
| | 波形蛋白型 | 呈现从核膜延伸到胞质的"放射状"细密的纤维网状荧光染色,有时充满整个胞质区域 | 细胞呈"口"形,即染色体区域荧光染色阴性,染色体以外区域可见无数圆形的亮点状荧光染色,即浓缩的波形蛋白 | 肝细胞胞质区域有时呈现肝细胞膜的"蜂窝样"网状荧光染色 |

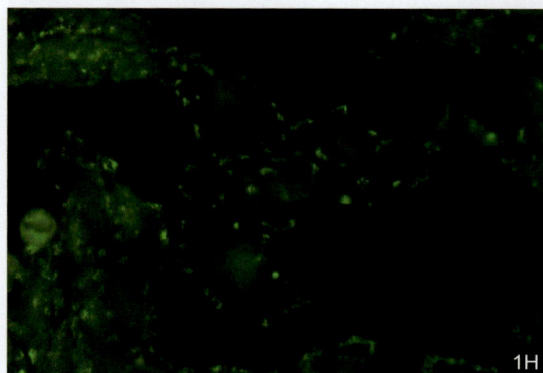

1H

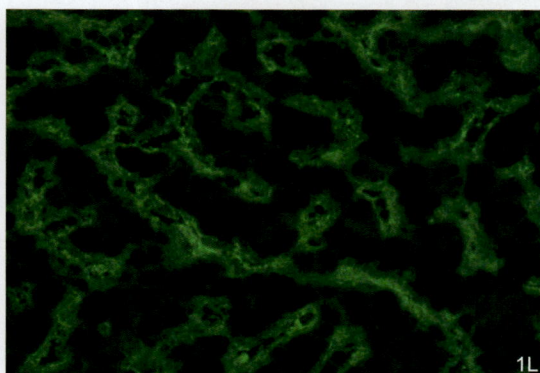

1L

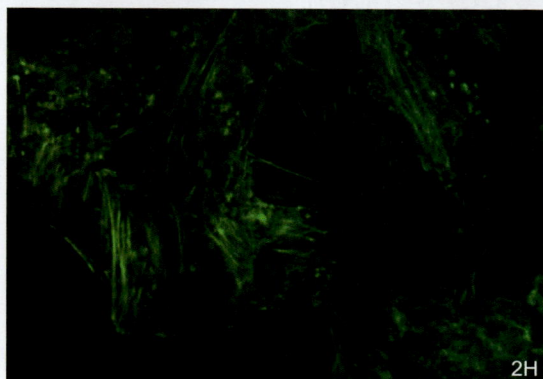

2H

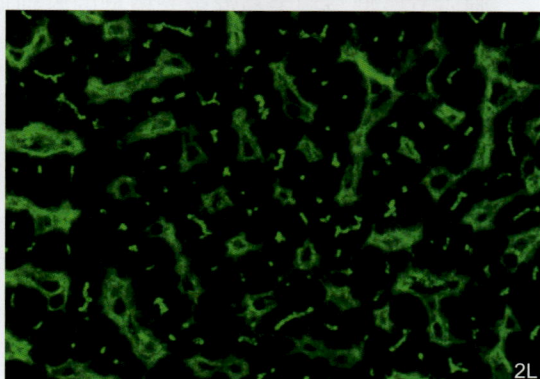

2L

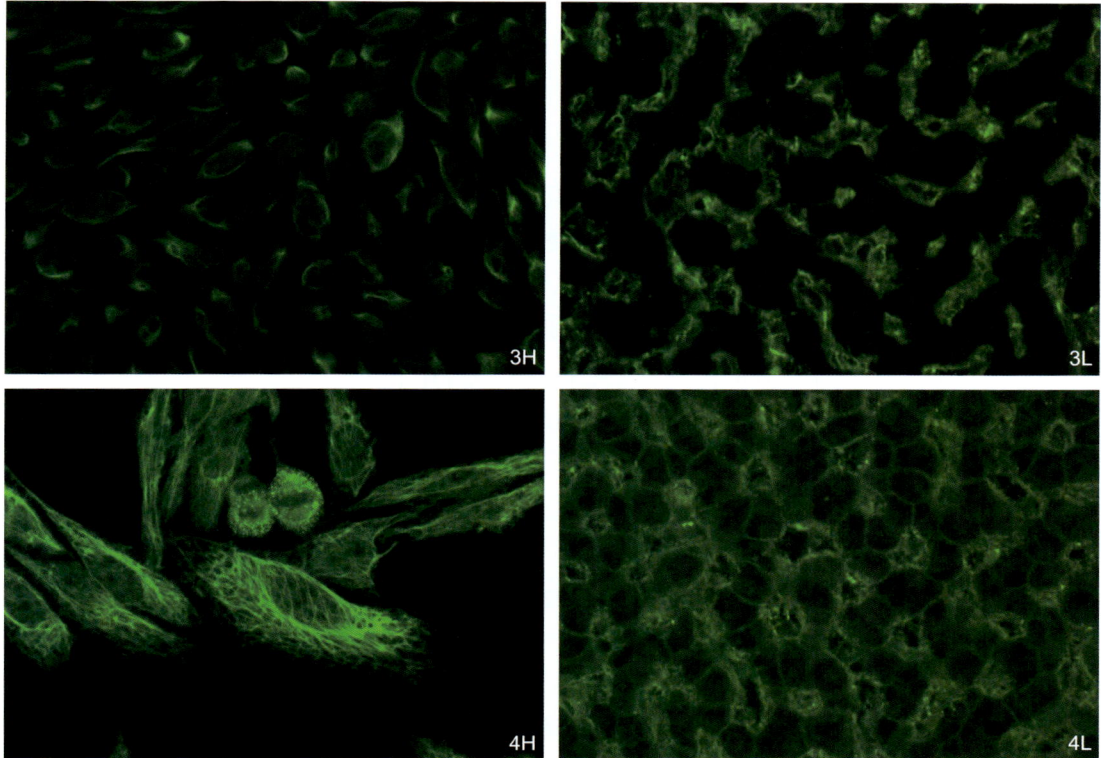

图 4-3-21 胞质节段型与相关易混荧光模型图形比较

1H、1L:胞质节段型;2H、2L:肌动蛋白型;3H、3L:原肌球蛋白型;4H、4L:波形蛋白型

【 胞质节段型与肌动蛋白型鉴别要点 】

1. HEp-2 细胞分裂间期　胞质节段型和肌动蛋白型均呈细胞质纤维状荧光染色,胞质节段型多数细胞沿胞质边缘呈现短节状或致密颗粒状荧光,而肌动蛋白型胞质中纤维状荧光为伸展的硬直束状,有时贯穿整个细胞。

2.HEp-2 细胞分裂期　无明显差异。

3. 猴肝组织　胞质节段型肝细胞胞质区域有时呈现肝细胞膜的"蜂窝样"网状荧光染色,而肌动蛋白型肝细胞胞质区域可见"Y"字形或"鸟爪"样荧光。

【 胞质节段型与原肌球蛋白型鉴别要点 】

1. HEp-2 细胞分裂间期　胞质节段型和原肌球蛋白型均呈现细胞质纤维状荧光染色,胞质节段型多数细胞沿胞质边缘呈现短节状或致密颗粒状荧光,而原肌球蛋白型胞质中围绕细胞核的区域呈现细长柔软的"羽毛状"纤维荧光染色,通常聚集于细胞核一侧。

2.HEp-2 细胞分裂期　胞质节段型和原肌球蛋白型均呈"口"形,即染色体区域荧光染色阴性,胞质节段型为细颗粒样或纤维状荧光染色,而原肌球蛋白型染色体以外的区域多为纤维状荧光染色。

3. 猴肝组织 无明显差异。

【胞质节段型与波形蛋白型鉴别要点】

1. HEp-2 细胞分裂间期 胞质节段型和波形蛋白型均呈细胞质纤维状荧光染色,胞质节段型多数细胞沿胞质边缘呈现短节状或致密颗粒样荧光,而波形蛋白型呈现从核膜延伸到胞质的"放射状"细密的纤维网状荧光染色,有时充满整个胞质区域。

2. HEp-2 细胞分裂期 胞质节段型与波形蛋白型均呈"口"形,即染色体区域荧光染色阴性,胞质节段型染色体以外的区域可见细颗粒样或纤维状荧光染色,而波形蛋白型染色体以外区域可见无数圆形的亮点状荧光,即浓缩的波形蛋白。

3. 猴肝组织 无明显差异。

### (四)复合荧光模型展示

临床胞质节段型复合荧光模型见图 4-3-22。

### (五)临床相关性

胞质节段型荧光模型抗核抗体主要识别的靶抗原为 α- 辅肌动蛋白(α-actinin)和黏着

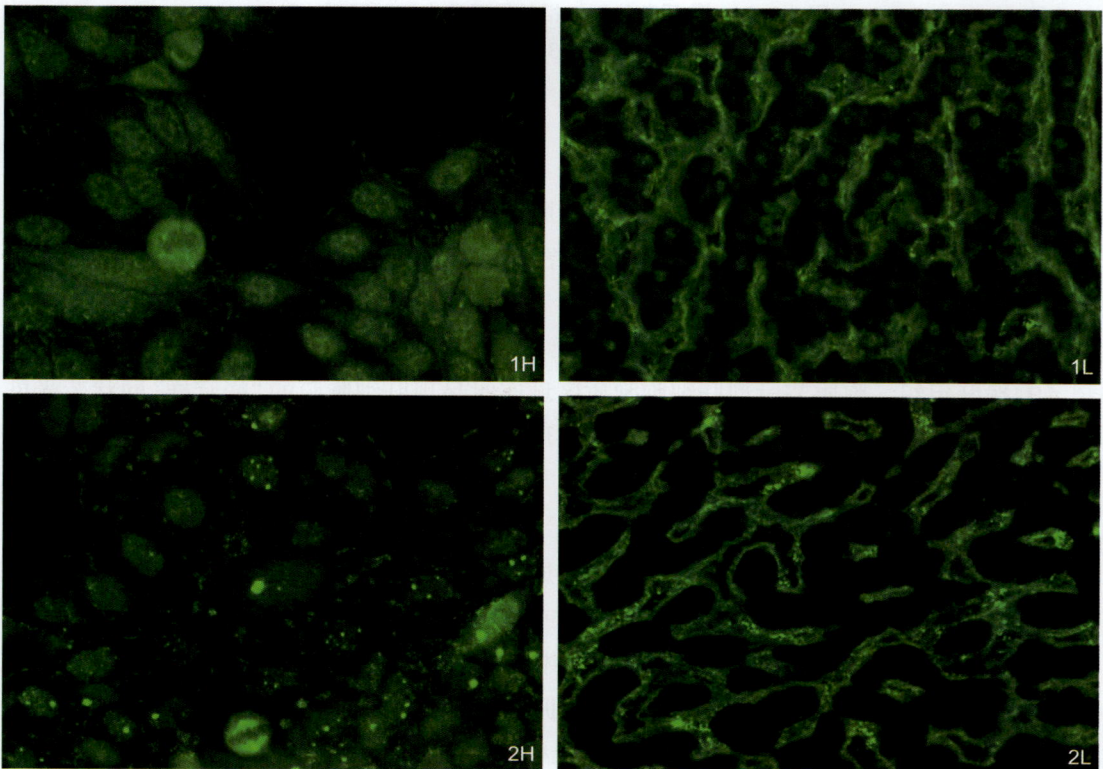

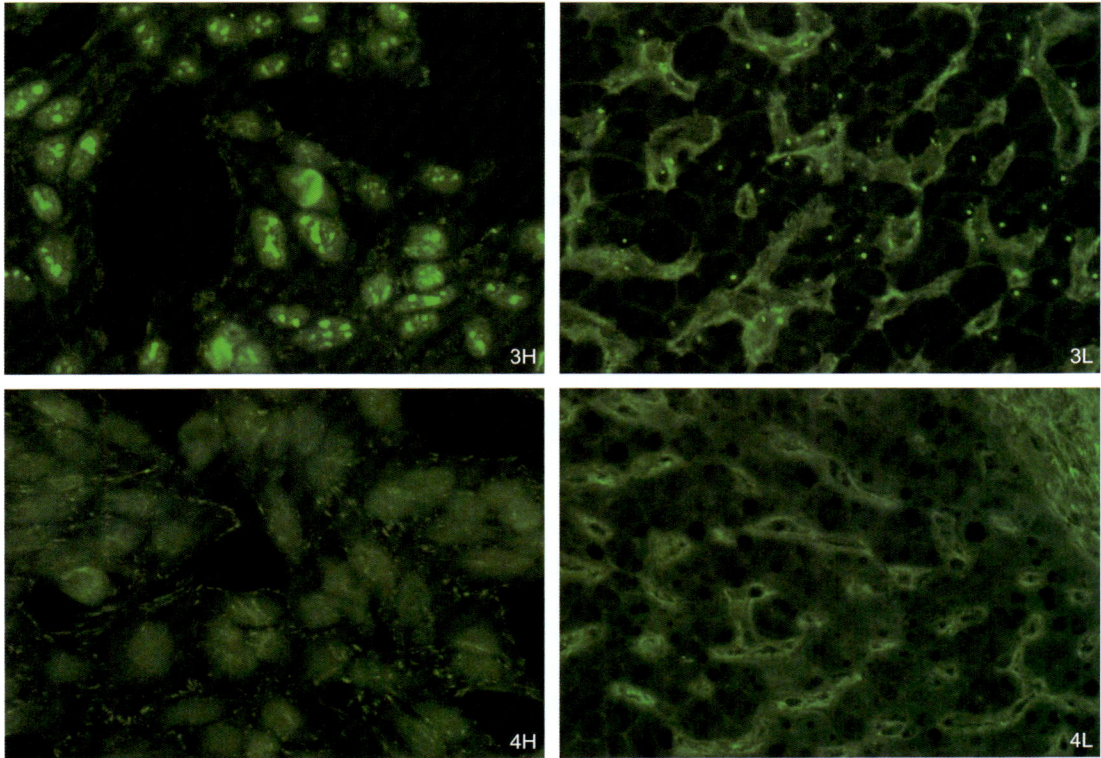

**图 4-3-22　临床胞质节段型复合荧光模型图片**

1H、1L:胞质节段型和核颗粒型;2H、2L:胞质节段型、核细颗粒型、核点型和纺锤体纤维型;3H、3L:胞质节段型、核仁型和核细颗粒型;4H、4L:胞质节段型和核细颗粒型

斑蛋白(vinculin,VCL)。抗 α-actinin 抗体可能与 SLE 的发生及疾病活动有关,该抗体也可在 I 型 AIH 患者中检出。胞质节段型通常与其他荧光模型伴随出现,其疾病特异性尚不明确,可见于多种疾病,如重症肌无力综合征等。

### (六)临床病例

**【病例】**

**一般资料:**

刘某,男,58 岁。1 年前,患者无明显诱因出现走路乏力,无头晕、头痛、恶心,无四肢麻木,无肌束颤动,无四肢不自主活动,于当地医院就诊,头颈部 CT 血管造影检查示"双侧额顶叶皮层下多发缺血灶,右侧颈内动脉狭窄",诊断为"脊髓小脑共济失调,周围神经病变,脑梗死",予"维生素 B_1、甲钴胺"治疗(具体不详),症状无明显缓解。2 个月前双下肢无力加重,表现为晨轻暮重,伴有颈部无力。现患者为求进一步诊治来院。患者自患病以来,一般情况可,精神、食欲、睡眠可,小便失禁,大便如常,体重无明显变化。长期居于原籍,未到过牧区及疫区。吸烟 10 年,约 10 支 /d,戒烟 20 年,无酗酒。

**体格检查：**

体温 36.3℃,心率 93 次 /min,呼吸 19 次 /min,血压 113/78mmHg。神志清醒,表情自如,无病容,发育正常,营养良好,自主体位,步态为宽基底步态,查体合作。高级神经功能正常。双侧眼睑下垂,双侧瞳孔等大等圆,直径约 3mm,对光反射灵敏,双眼各向运动到位,无眼震及复视。双侧额纹、鼻唇沟对称,示齿口角无歪斜,伸舌居中,舌肌震颤,舌肌肌力下降,咽反射正常,下颌反射(-),余颅神经无明显异常。运动功能：肌肉无明显萎缩,四肢肌力 5 级,四肢肌张力升高,指鼻试验(+)、跟 - 膝 - 胫试验(+),一字步不能完成,闭目难立征阴性,双上肢腱反射减弱,双下肢腱反射减弱,病理征阴性。皮肤巩膜无黄染,腹部平软,无压痛、反跳痛、肌紧张,肝脾肋下未触及。头颈及胸部查体未见异常。

**ANA 荧光图片结果见图 4-3-23。**

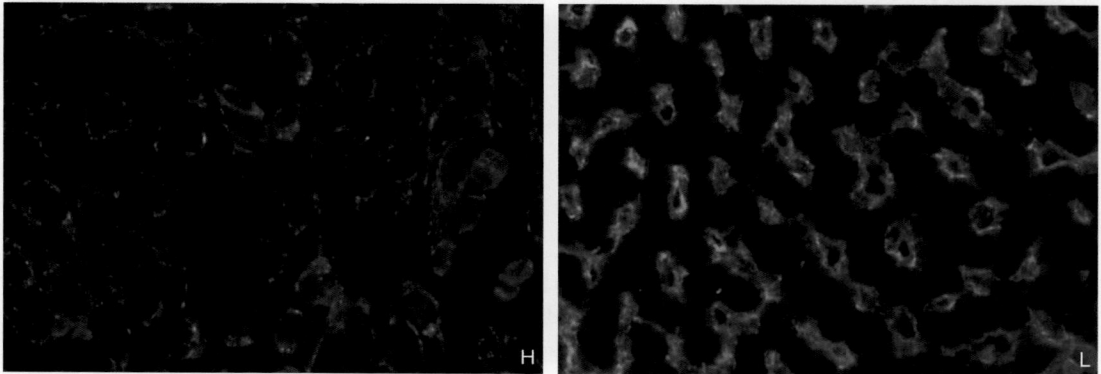

图 4-3-23　临床病例——胞质节段型荧光图片

**其他实验室检查结果：**

抗 dsDNA 抗体(IIF)阴性。

ANA 谱 13 项(LIA)：全阴性。

人钙离子通道(VGCC)抗体 212.04pmol/L(↑,参考区间：<70.00pmol/L)。

新斯的明试验：患者上睑疲劳试验可疑阳性,下肢疲劳试验可疑阳性。

免疫球蛋白：IgG 37.30g/L(↑)。

血轻链：血 KAP 31.70g/L(↑),血 LAM 14.70g/L(↑)。

CysC 1.30mg/L(↑),LDH 293IU/L(↑),TnT 17.1ng/L(↑)。

**影像学检查：**

CT 胸部增强扫描：胸廓对称,双侧肺野清晰,双肺透光度正常,右肺中叶及左肺上叶舌段少许斑片及条索影。双肺纹理走行、分布正常,气管及叶、段支气管未见狭窄、闭塞及扩大。肺门及纵隔淋巴结未见肿大。心脏未见增大,心包未见积液。双侧胸腔未见积液。双肺少许慢性炎症。

MRI 头部轴位冠矢状位增强扫描:双侧半卵圆中心内可见无强化的小斑片状长 $T_1$ 长 $T_2$ 信号影,在水抑制序列上呈高信号影。第四脑室稍扩大,部分小脑脑沟增宽,中线结构未见偏移。片中所见颅内大动脉形态及信号未见异常。片中颅骨骨髓信号未见异常。上述脑组织表现:①缺血灶? ②小脑轻度萎缩征象。

PET/CT 结果无特殊。

男性腹部彩超:无异常。

**病例分析:**

患者双下肢无力 1 年,加重 2 个月,运动功能检查结果显示患者指鼻试验、跟 - 膝 - 胫试验、一字步试验、新斯的明试验等均呈阳性反应。此外,患者 VGCC 抗体阳性,**ANA 检测结果呈胞质节段型荧光模型**。综合以上临床表现和实验室检查结果,诊断考虑为 Lambert-Eaton 肌无力综合征。

### (七)拓展阅读

胞质节段型荧光模型抗核抗体主要识别的靶抗原为 α-actinin 和 VCL。α-actinin 属于肌动蛋白结合蛋白家族成员,其在维持细胞形态,稳定、调节细胞骨架及细胞运动中发挥着重要作用。有研究表明,α-actinin 作为一种重要的细胞表面受体,能够介导抗 dsDNA 抗体的一些亚群穿透进入细胞,加之 α-actinin 在肾脏上的表达量和定位,对 LN 的发生发展具有重要意义。抗 α-actinin 抗体也可能与 SLE 的发生及疾病活动有关。

VCL 是黏着斑的关键调节蛋白,其丢失会导致黏着斑翻转加快。研究发现,VCL 不仅介导细胞之间的黏附,还可介导细胞外基质与细胞骨架的连接。在许多癌症(结肠癌、黑色素瘤等)的发展过程中,VCL 通常表达缺失。此外,高转移性肿瘤细胞中 VCL 表达缺失会导致细胞运动能力及抗凋亡能力增强;在 VCL 缺失的细胞中重新表达 VCL cDNA,会使细胞的运动能力和转移能力显著下降。

## 第四节　高尔基体样型

### (一)典型荧光模型判读要点

#### 1. HEp-2 细胞

**(1)分裂间期:**多数细胞胞质内靠近细胞核的一侧呈现不连续斑点状或细颗粒状荧光染色,也可见部分细胞围绕核周呈现不连续斑点状或细颗粒状荧光染色,细胞核荧光染色阴性。

**(2)分裂期:**细胞呈"口"形,即染色体区域荧光染色阴性,染色体以外的区域可见分散疏松的细颗粒样荧光染色。

**2. 猴肝组织** 肝细胞内可见散在细颗粒状荧光染色,或出现特征性沿肝索排列的颗粒状荧光染色。典型的高尔基体样型荧光模型见图 4-4-1。

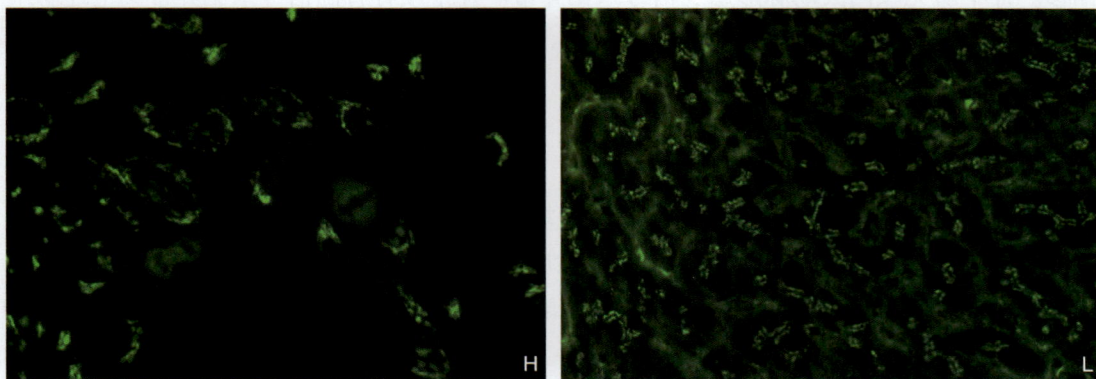

图 4-4-1 高尔基体样型荧光模型典型示例

## (二)临床荧光模型展示

临床单一高尔基体样型荧光模型见图 4-4-2。

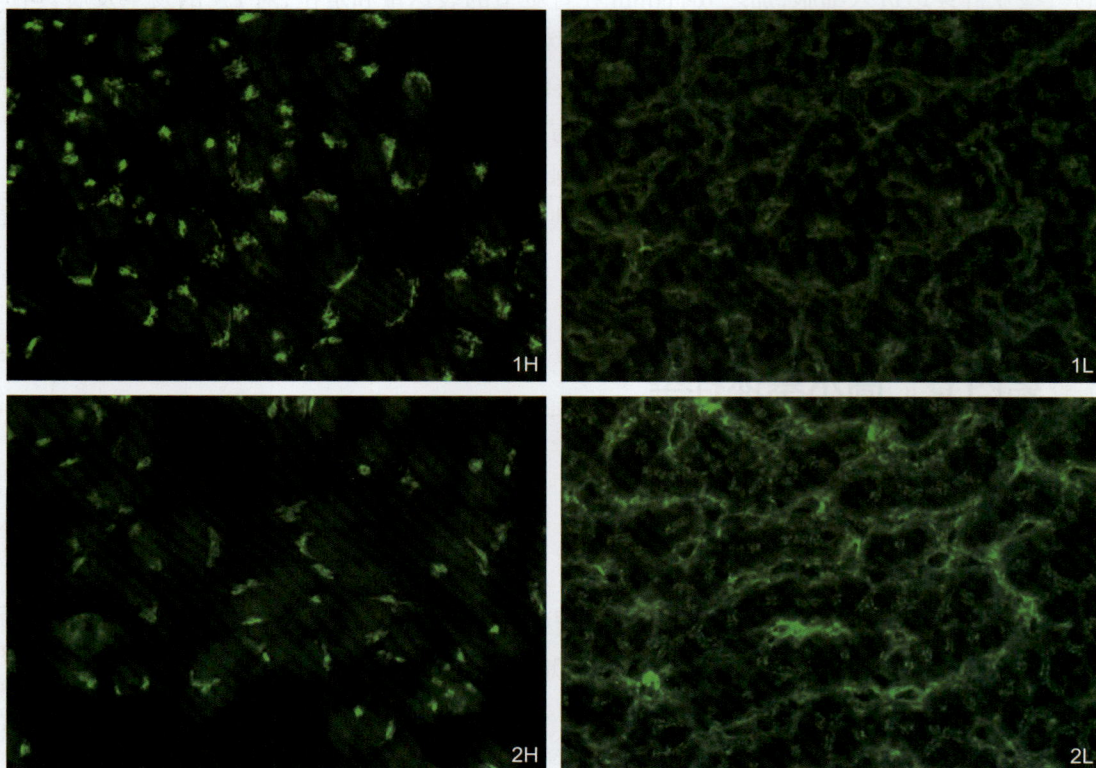

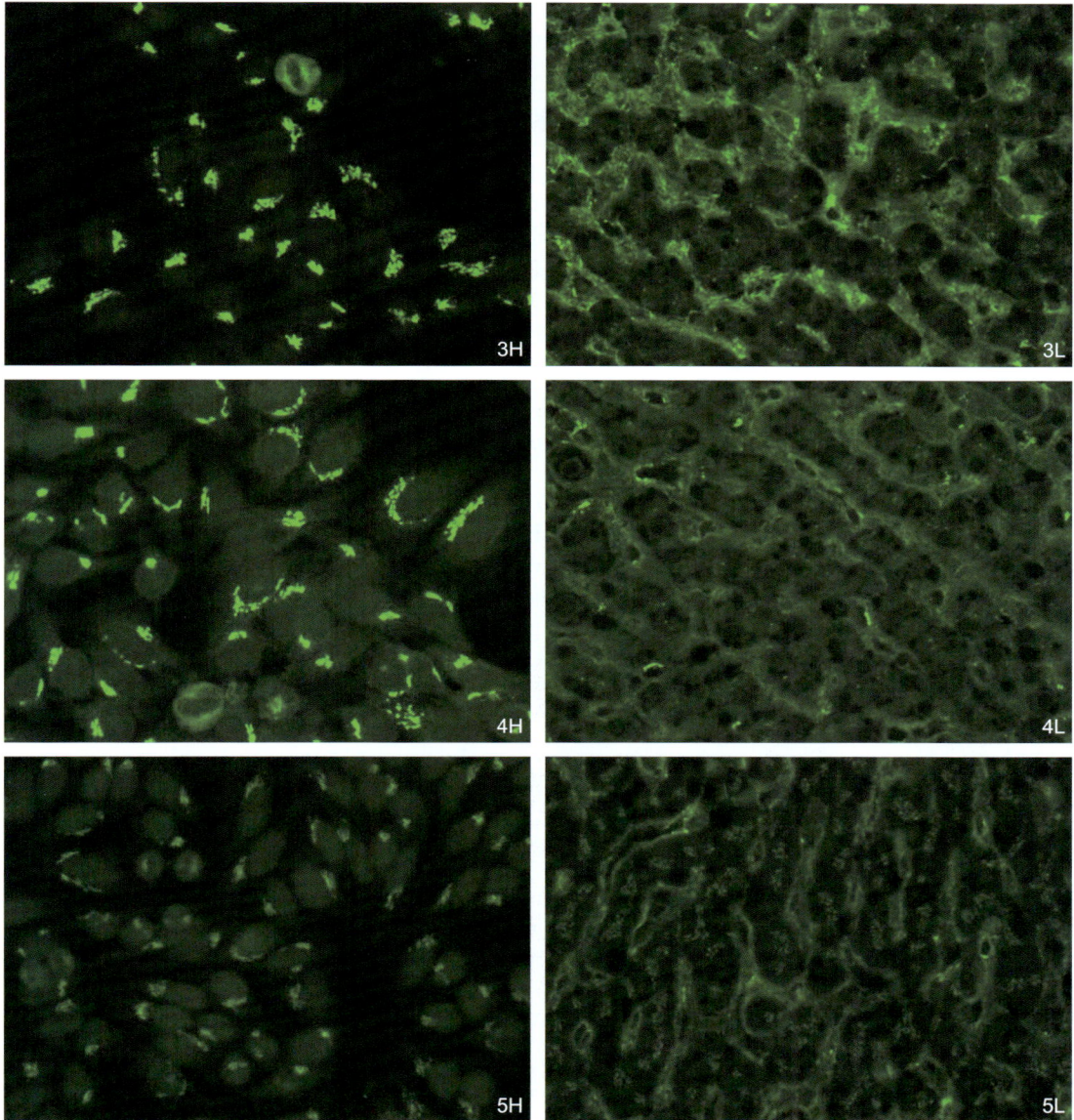

**图 4-4-2 临床单一高尔基体样型荧光模型图片**

1H、1L ～ 5H、5L 为 5 例不同的临床高尔基体样型荧光模型图片

## （三）易混荧光模型鉴别

高尔基体样型与相关易混荧光模型的鉴别见表 4-4-1 及图 4-4-3。

**表 4-4-1　高尔基体样型与相关易混荧光模型的鉴别**

| 荧光模型 | | 鉴别要点 | | |
| --- | --- | --- | --- | --- |
| | | HEp-2 细胞分裂间期 | HEp-2 细胞分裂期 | 猴肝组织 |
| 主模型 | 高尔基体样型 | 多数细胞胞质内靠近细胞核的一侧呈现不连续斑点状或细颗粒状荧光染色,也可见部分细胞围绕核周呈现不连续斑点状或细颗粒状荧光染色,细胞核荧光染色阴性 | 细胞呈"口"形,即染色体区域荧光染色阴性,染色体以外的区域可见分散疏松的细颗粒样荧光染色 | 肝细胞内可见散在细颗粒状荧光染色,或出现特征性沿肝索排列的颗粒状荧光染色 |
| 易混模型 | 原肌球蛋白型 | 细胞质中围绕细胞核的区域呈现细长柔软的"羽毛状"纤维荧光染色,通常聚集于细胞核一侧 | 细胞呈"口"形,即染色体区域荧光染色呈阴性,染色体以外区域可见纤维状荧光染色 | 肝细胞胞质区域有时呈现肝细胞膜的"蜂窝样"网状荧光染色 |
| | 胞质细颗粒型 | 胞质中可见细小的颗粒样荧光染色,可覆盖于细胞核上;某些样本中越靠近细胞边缘,荧光颗粒越稀疏,且颗粒感越明显 | 细胞呈"口"形,即染色体区荧光染色阴性,染色体区外呈致密的细颗粒样荧光染色 | 肝细胞胞质中可见细颗粒样荧光染色 |

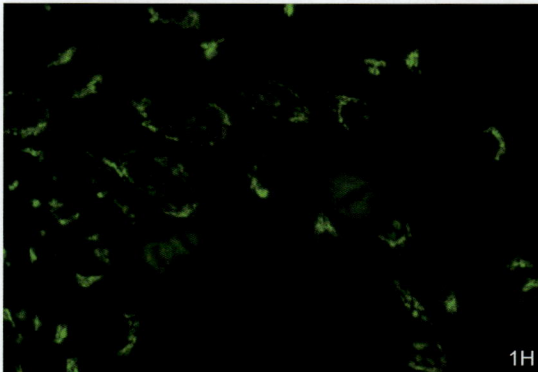

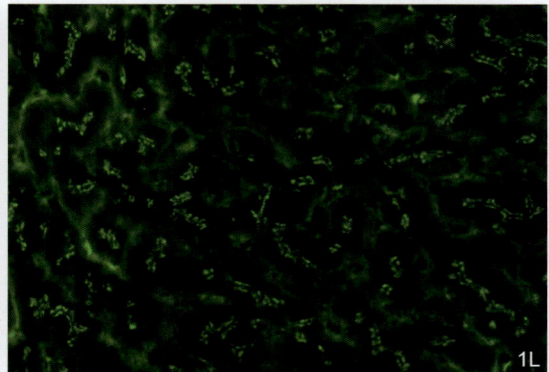

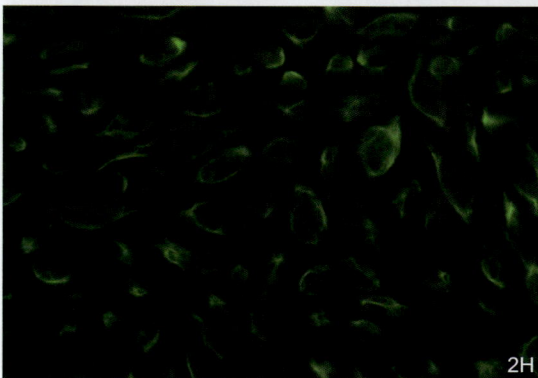

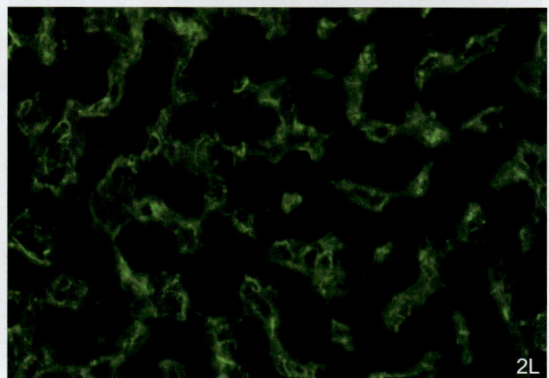

276

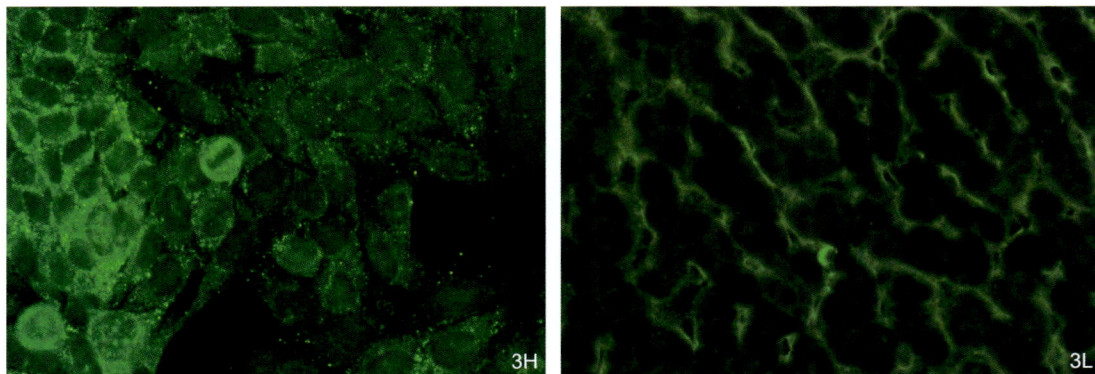

**图 4-4-3　高尔基体样型与相关易混荧光模型图形比较**
1H、1L:高尔基体样型;2H、2L:原肌球蛋白型;3H、3L:胞质细颗粒型

【高尔基体样型与原肌球蛋白型鉴别要点】

1. **HEp-2 细胞分裂间期**　高尔基体样型细胞胞质中围绕核的一侧呈现不连续斑点状或细颗粒状染色,而原肌球蛋白型胞质中为细长柔软的"羽毛状"纤维荧光染色。

2. **HEp-2 细胞分裂期**　高尔基体样型分裂期染色体以外的区域可见分散疏松的细颗粒样荧光染色,而原肌球蛋白型染色体以外区域可见纤维状荧光染色。

3. **猴肝组织**　高尔基体样型呈现为散在细颗粒状荧光染色或出现特征性沿肝索排列的颗粒状荧光染色,而原肌球蛋白型肝细胞胞质区域有时呈现肝细胞膜的"蜂窝样"网状荧光染色。

【高尔基体样型与胞质细颗粒型鉴别要点】

1. **HEp-2 细胞分裂间期**　①高尔基体样型的颗粒荧光一般具有极性分布特征,仅在细胞核的一侧出现,而胞质细颗粒型的荧光可包绕细胞核存在,仅在细胞边缘表现出颗粒感更为突出的特点。②高尔基体样型的胞质荧光不会覆盖细胞核,而胞质细颗粒型中的颗粒样荧光可覆盖于细胞核上。

2. **HEp-2 细胞分裂期**　无明显差异。

3. **猴肝组织**　典型高尔基体样型可见特征性沿肝索排列的粗大颗粒状荧光染色,而胞质细颗粒型中的颗粒样荧光更为细小。

(四)复合荧光模型展示

临床高尔基体样型复合荧光模型见图 4-4-4。

(五)临床相关性

高尔基体样型荧光模型抗核抗体的靶抗原主要存在于细胞内高尔基复合体上,包括

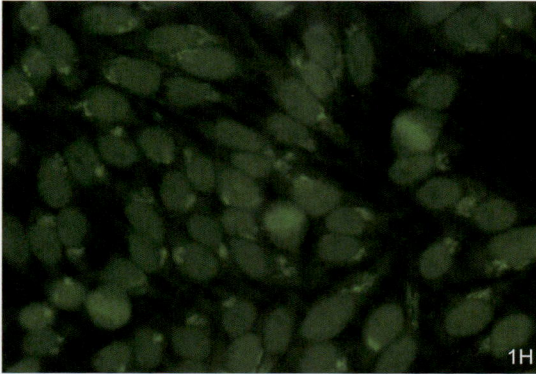

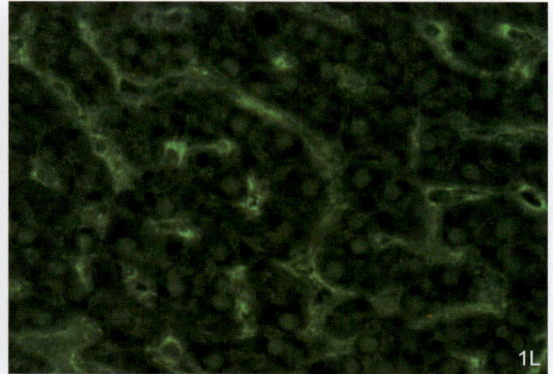

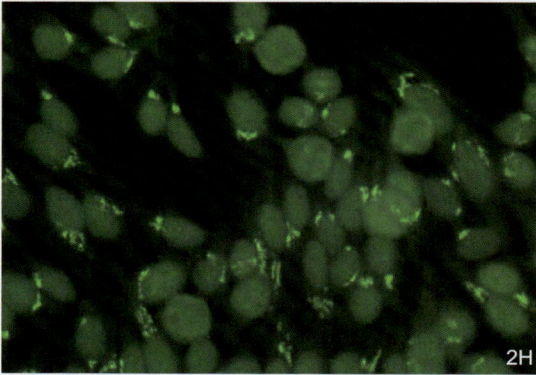

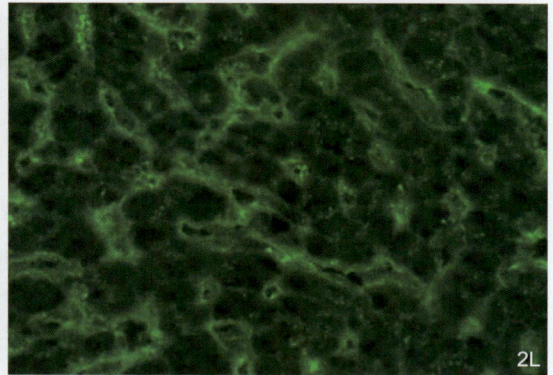

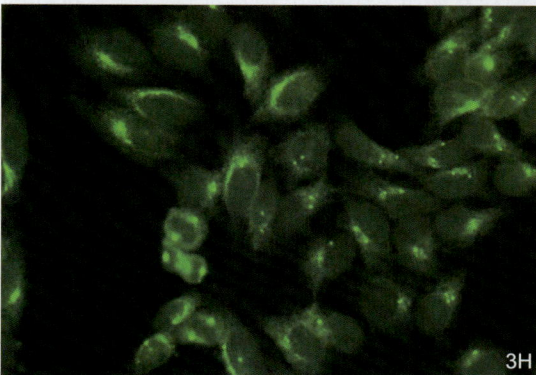

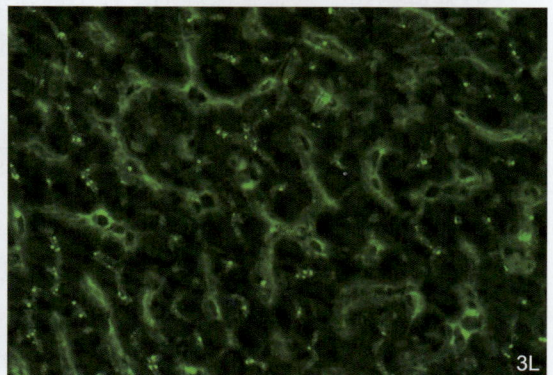

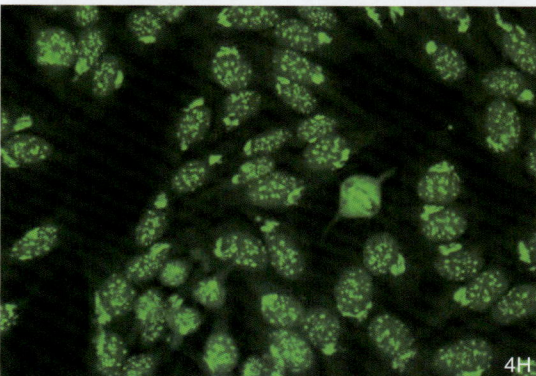

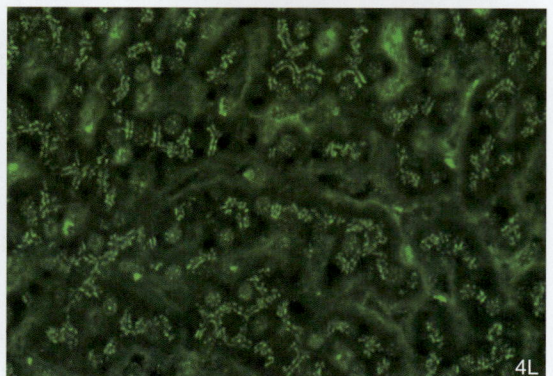

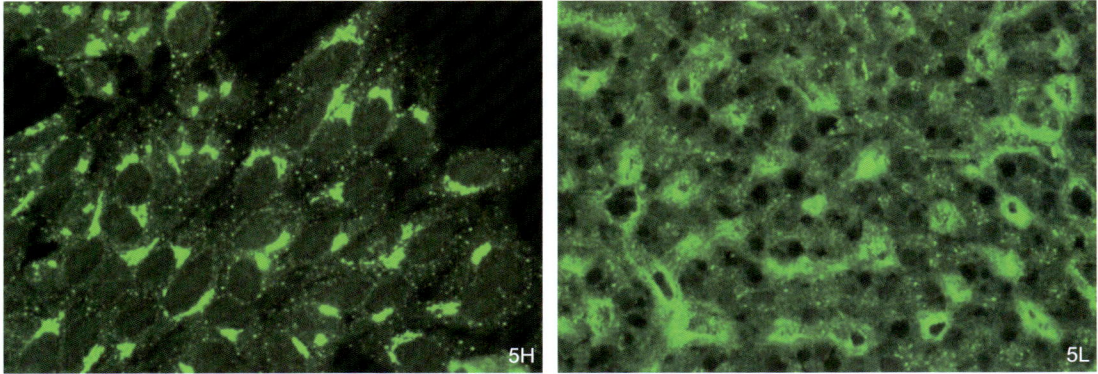

**图 4-4-4 临床高尔基体样型复合荧光模型图片**

1H、1L:高尔基体样型和核均质型;2H、2L:高尔基体样型和核细颗粒型;3H、3L:高尔基体样型和中心体型;4H、4L:高尔基体样型和着丝点型;5H、5L:高尔基体样型和胞质散点型

巨蛋白(giantin)、巨高尔基蛋白(macrogolgin),以及多种高尔基体蛋白[如高尔基体蛋白67(golgin67)、高尔基体蛋白95(golgin95)/gm130、高尔基体蛋白97(golgin97)、高尔基体蛋白160(golgin160)、高尔基体复合物蛋白372(golgin372)、高尔基体蛋白245(golgin245)等]。抗高尔基复合体抗体可在 SS、SLE、RA、MCTD 等自身免疫病患者血清中被检出。此外,在小脑恶性疾病(如特发性小脑性共济失调、副肿瘤性小脑变性等)、恶性肿瘤(如肝癌、肺癌等)及病毒感染(如 HIV、EBV、HBV、HCV 等)的患者体内有时也可检出短暂性低滴度的抗高尔基复合体抗体,而持续性高滴度的这类抗体通常被视为无症状系统性自身免疫病的早期标志。

### (六)临床病例

【病例一】

**一般资料:**

德某,女,61 岁。15 年前,患者无明显诱因出现双足前足掌及踝关节疼痛,左侧踝关节为首发关节,有关节肿胀,活动受限,活动后明显,逐渐累及右踝关节,休息后疼痛稍减轻。13 年前患者受凉后,出现全身多关节(双肩、双肘、双手近端指间关节、掌指关节、双膝关节)疼痛,有局部肿胀,伴手掌发热,伴口干、乏力,诊断为"类风湿关节炎"。7 年前患者因左膝关节肿胀、疼痛,不能行走就诊,仍考虑"类风湿关节炎",并行"左侧膝关节关节置换术",予抗风湿药物治疗(不详)。6 年前,双手关节逐渐出现变形,肿胀明显。3 余年前,患者右膝关节肿胀疼痛明显,且逐渐加重,予甲氨蝶呤 7.5mg 每周 1 次、叶酸、降压、调血脂等治疗。3 年前患者因右膝关节肿痛行右膝关节穿刺术,未抽出液体,予复方倍他米松注射液注入关节腔,右膝关节肿痛稍缓解,后予甲氨蝶呤、糖皮质激素、注射用重组人 Ⅱ 型肿瘤坏死因子受体-抗体融合蛋白、美洛昔康等治疗,关节肿痛明显缓解。出院后长期规律就诊,患者关节疼痛控制可。7个多月前,患者使用注射用重组人Ⅱ型肿瘤坏死因子受体-抗体融合蛋白后出现发热,伴右下肢 3cm×4cm 瘀斑,当地诊所予以相关处理(具体不详),患者体温降至正常,瘀斑消退。患者诉自此出现全身乏力,双侧膝关节疼痛加重,活动困难。2个月前患者出现全身关节游走性疼痛,伴全身乏力,上下肢活动障碍,行走困难,病程过程中无口干眼干,无畏光、脱发,无口腔溃疡等不适。现为求进一步治疗来院。

**体格检查:**

体温 36.4℃,心率 76 次/min,呼吸 20 次/min,血压 135/84mmHg。神志清楚,慢性病容,面部无红斑、皮疹,无口腔溃疡。双手偏向尺侧,双手近端指间关节肿胀,皮温升高,伴压痛,双手第 3、4 指纽扣花畸形,双腕关节活动稍受限。左侧膝关节皮温升高,浮髌试验(-),关节活动受限。左侧膝关节见一处约 5cm 陈旧性瘢痕。左下肢轻微水肿。双足底肿胀、畸形,无压痛。

ANA 荧光图片结果见图 4-4-5。

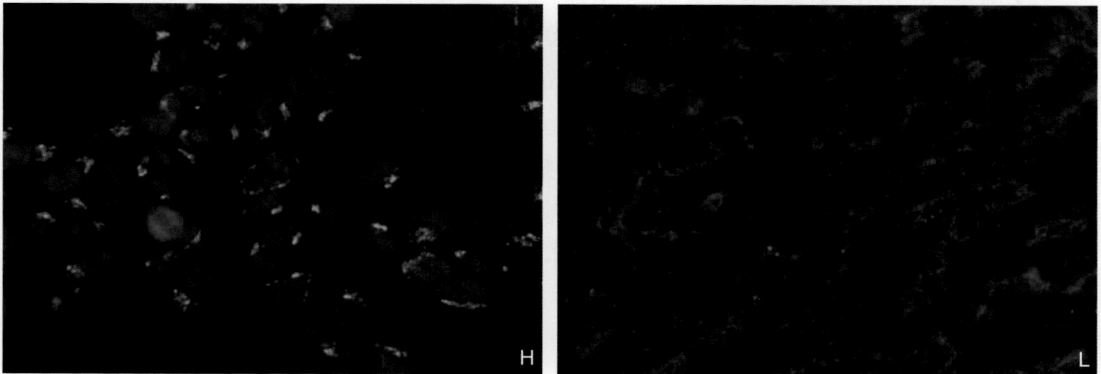

图 4-4-5　临床病例———高尔基体样型荧光图片

**其他实验室检查结果:**

关节炎相关检测:抗 CCP 抗体 72.00U/mL(↑),RF 233.00IU/mL(↑),AKA 阴性。

CRP 52.00mg/L(↑)。

AAV 及 APS 相关检测均为阴性。

**影像学检查:**

类风湿关节炎彩超:双侧腕关节滑膜炎伴骨赘形成。双手指间关节骨赘形成。双手部分掌指关节、左手中指、右手小指近端指间关节滑膜炎。

膝关节彩超:双侧股四头肌肌腱及左侧髌腱下端附着点炎。双侧膝关节滑膜炎伴骨侵蚀及骨赘形成,股骨滑车软骨变薄。

数字化 X 线右、左膝关节位摄影:右膝关节骨质疏松、退行性变,内、外侧关节间隙变窄,髌股关节间隙变窄,周围软组织肿胀,多系右膝关节炎。左膝关节置换术后,人工关节未见松动及断裂,左膝关节诸骨骨质疏松。

**病例分析：**

患者因全身关节游走性疼痛，伴全身乏力，上下肢活动障碍，行走困难就诊。患者既往史明确，体征、实验室检查及关节彩超均支持 RA 诊断，本次 ANA 检查结果呈高尔基体样型荧光模型，既往研究表明其可见于 RA 患者。

### 【病例二】

**一般资料：**

唐某，女，67 岁。33 年前患者无明显诱因出现恶心、乏力，伴有唾液增多、厌油腻、食欲差、反复口腔溃疡、皮疹等，当地医院诊断"肝功能异常"，予输液治疗后好转（具体不详）。此后上述症状反复发生，均予输液治疗可好转。19 年前患者再次因上述症状就诊，完善相关检查后诊断"肝硬化、腹水、肝功能异常"，治疗后无明显好转，外院考虑原发病为免疫系统相关疾病，诊断为"系统性红斑狼疮"，予强的松及雷公藤口服。后患者长期随诊，激素逐渐减量，2 年前停止使用激素后就诊，考虑"原发性胆汁性肝硬化"，长期口服熊去氧胆酸治疗。6个月前患者自觉双下肢水肿症状加重，为对称性非凹陷性水肿，自觉按压大腿处有硬结，无明显皮温高。伴乏力、膝关节疼痛、肌肉疼痛、口干、眼干、口苦，未行诊治。半个月前出现发热、咳嗽、咳痰，伴有活动后心累气促、呼吸困难，遂来院就诊。

患者 6 年前体检发现甲胎蛋白升高，行腹部增强 MRI 示"肝左外叶结节，多系原发性肝癌"，并行"左肝癌局部切除术 + 胆囊切除术"，病理检查结果示肝细胞癌，术后未进一步行放化疗。

**体格检查：**

体温 36.4℃，心率 92 次 /min，呼吸 20 次 /min，血压 116/62mmHg。神志清楚，表情自如，慢性病容。腹部可见手术瘢痕。双下肢水肿，足踝部明显，可见皮肤粗糙，明显色素沉着，左侧足背可见白色片状皮肤脱落。双侧膝关节及踝关节压痛，病理征阴性。

ANA 荧光图片结果见图 4-4-6。

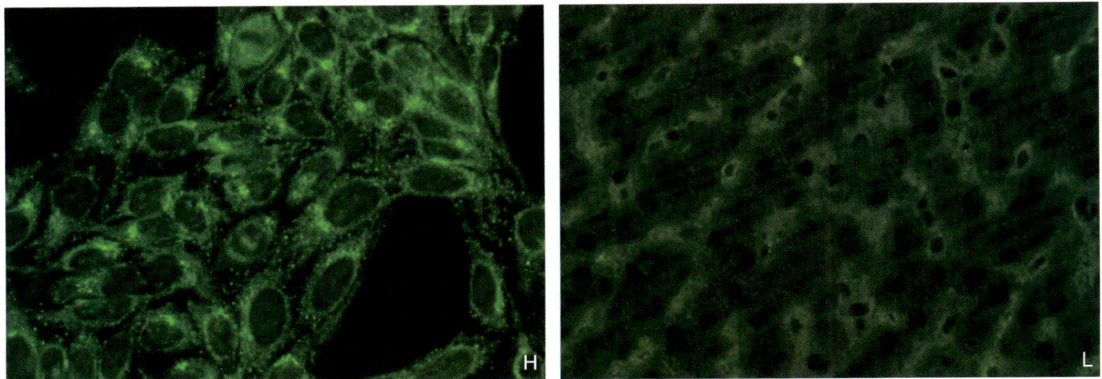

**图 4-4-6 临床病例二——高尔基体样型荧光图片**

**其他实验室检查结果：**

抗 dsDNA 抗体（IIF）阴性。

ANA 谱 13 项（LIA）：抗 SSA 52 抗体 ++，余阴性。

自免肝抗体谱（LIA）：AMA-M2+++，余阴性。

AAV 相关检测：ANCA（IIF）± 。

补体：C3 0.7050g/L（↓），C4 0.1050g/L（↓）。

血常规：RBC $3.07 \times 10^{12}$/L（↓），Hb 76g/L（↓）。

血沉 72.0mm/h（↑）。

Alb 30.9g/L（↓），TBA 73.5μmol/L（↑），钾 2.72mmol/L（↓）。

血清酶学测定：CK 156IU/L（↑），LDH 290IU/L（↑），HBDH 246IU/L（↑）。

RF、抗 CCP 抗体、ASO、APS 相关检测均未见明显异常。

**影像学检查：**

胸部 CT：双肺散在结节影，部分伴钙化，多系炎性结节，其他待排。心脏增大，心包少量积液。双侧胸腔少量积液。肝硬化征象，脾脏增大。

腹部普通彩超：残肝肝硬化。

**病例分析：**

患者既往曾诊断 SLE、PBC，并有原发性肝癌手术史。此次就诊 ANA 检查结果呈**线粒体样型、高尔基体样型和胞质散点型荧光模型**。患者自诉有口干、眼干等症状，且抗 SSA 52 抗体阳性，需考虑干燥综合征可能，应进一步完善检查以鉴别。研究表明，高尔基体样型荧光模型在少数患有多种疾病的患者中有报告，包括 SS、SLE，也可于恶性肿瘤患者血清中检出，这与本例患者的情况相符。

### （七）拓展阅读

高尔基体是由 Camillo Golgi 于 1898 年首次发现的一种位于真核细胞核周区域的胞质细胞器，其主要的功能是参与蛋白质末端加工、分类和运输。抗高尔基体抗体于 1982 年由 Rodriguez 等人首次在干燥综合征并发淋巴瘤患者的血清中发现并报道。

抗高尔基体抗体的靶抗原位于高尔基复合体的胞质表面，具有多样性和异质性，通常是高分子量蛋白质，富含卷曲螺旋结构域。目前，已知至少有 20 种高尔基靶抗原，包括 giantin、macrogolgin、golgin67、golgin95/gm130、golgin97、golgin160、golgin372、golgin245 等。它们具有相似的整体二级结构，这可以从蛋白质中心区域广泛的卷曲螺旋杆结构域中看出。有研究表明，许多抗高尔基体血清仅与这些靶抗原中的一种发生反应，具有高度特异性，因此免疫反应不太可能仅仅针对这些蛋白质中的交叉反应螺旋。而针对不同高尔基体靶抗原的抗体出现的频率似乎与分子量相关，macrogolgin 是最常见的抗高尔基体抗体靶点。

## 第五节　胞质棒环型

### （一）典型荧光模型判读要点

**1. HEp-2 细胞**

**（1）分裂间期**：细胞核旁或胞质内出现 1～2 条"细丝状"或"棒状"荧光染色，或出现"环状"荧光染色。

**（2）分裂期**：染色体区域荧光染色阴性。

**2. 猴肝组织**　肝细胞荧光染色阴性。典型的胞质棒环型荧光模型见图 4-5-1。

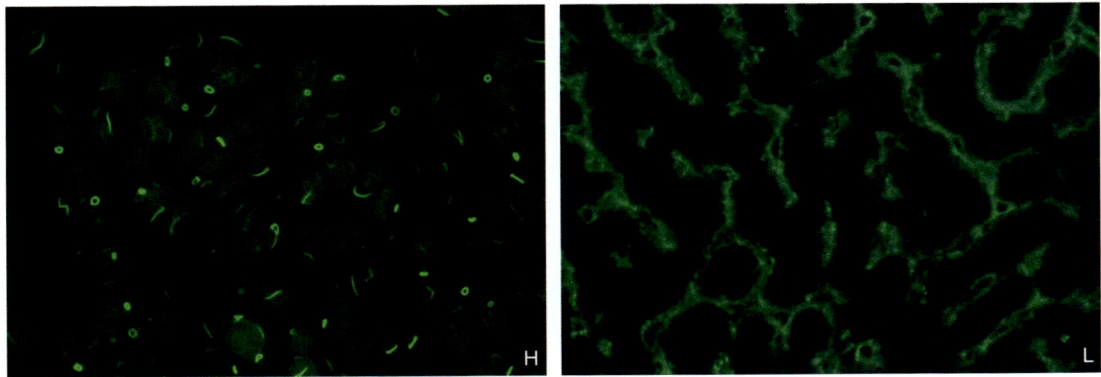

图 4-5-1　胞质棒环型荧光模型典型示例

### （二）临床荧光模型展示

临床单一胞质棒环型荧光模型见图 4-5-2。

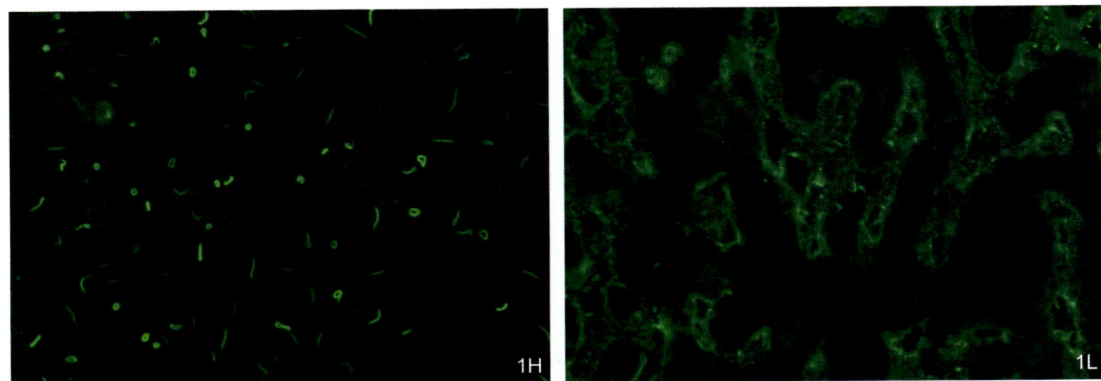

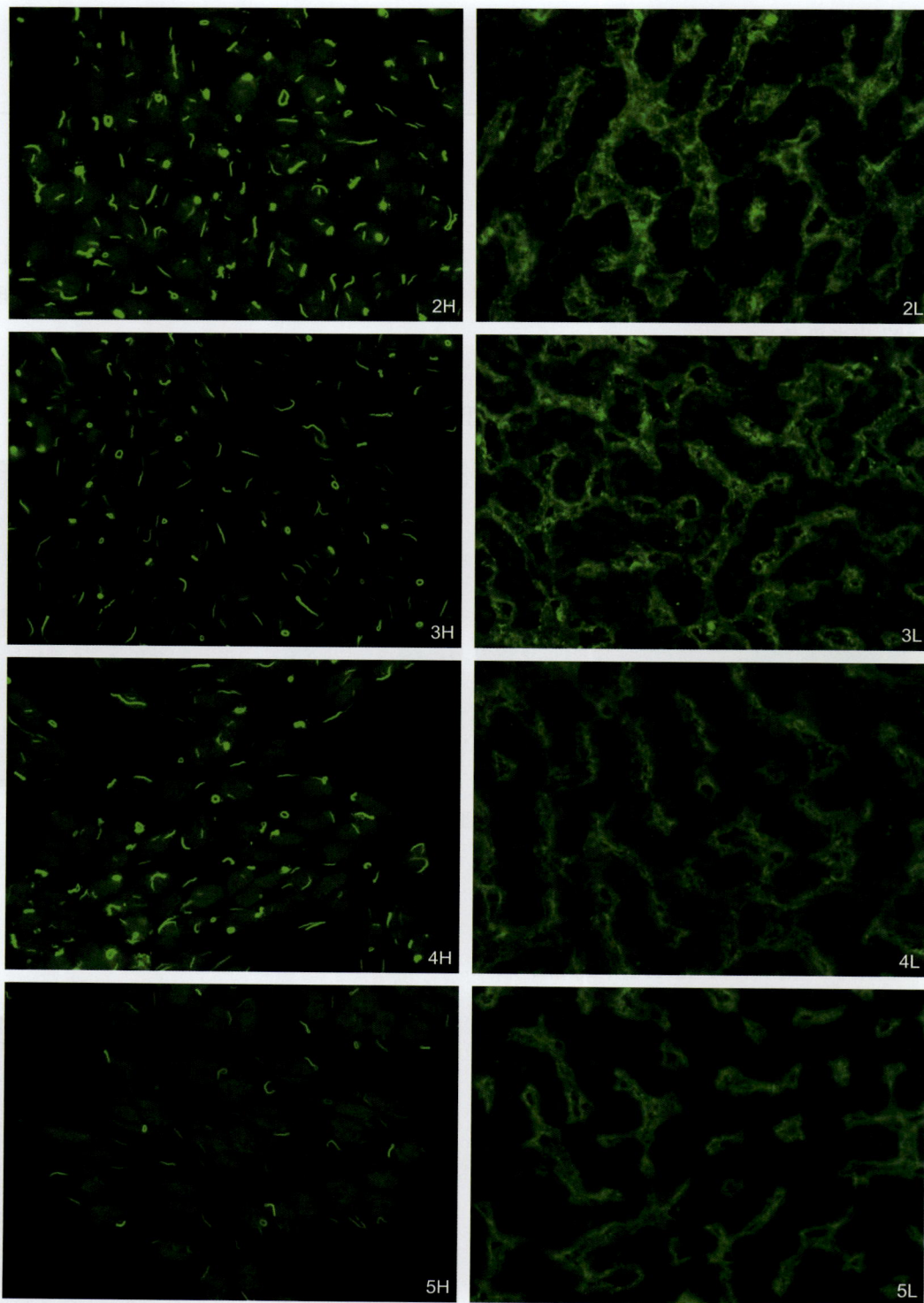

图 4-5-2　临床单一胞质棒环型荧光模型图片

1H、1L ～ 5H、5L 为 5 例不同的临床胞质棒环型荧光模型图片

### （三）复合荧光模型展示

临床胞质棒环型复合荧光模型见图 4-5-3。

### （四）临床相关性

胞质棒环型荧光模型抗核抗体的主要靶抗原是肌苷 -5'- 单磷酸脱氢酶 2（inosine 5'-monophosphate dehydrogenase 2，IMPDH2）。这种荧光模型多见于干扰素 α（interferon-α，IFN-α）与利巴韦林（ribavirin，RBV）联合治疗的 HCV 感染者。极少数情况下，胞质棒环型

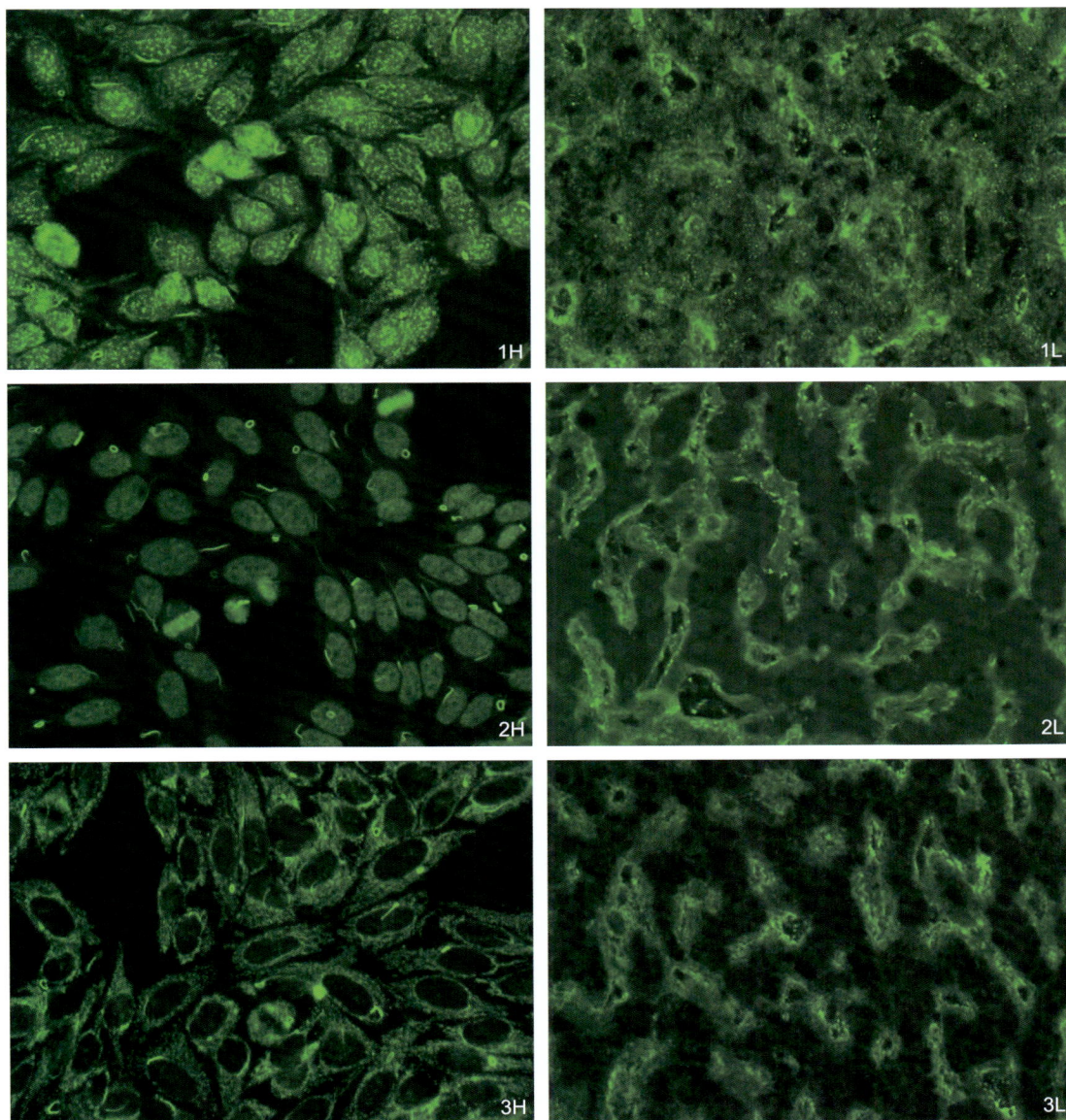

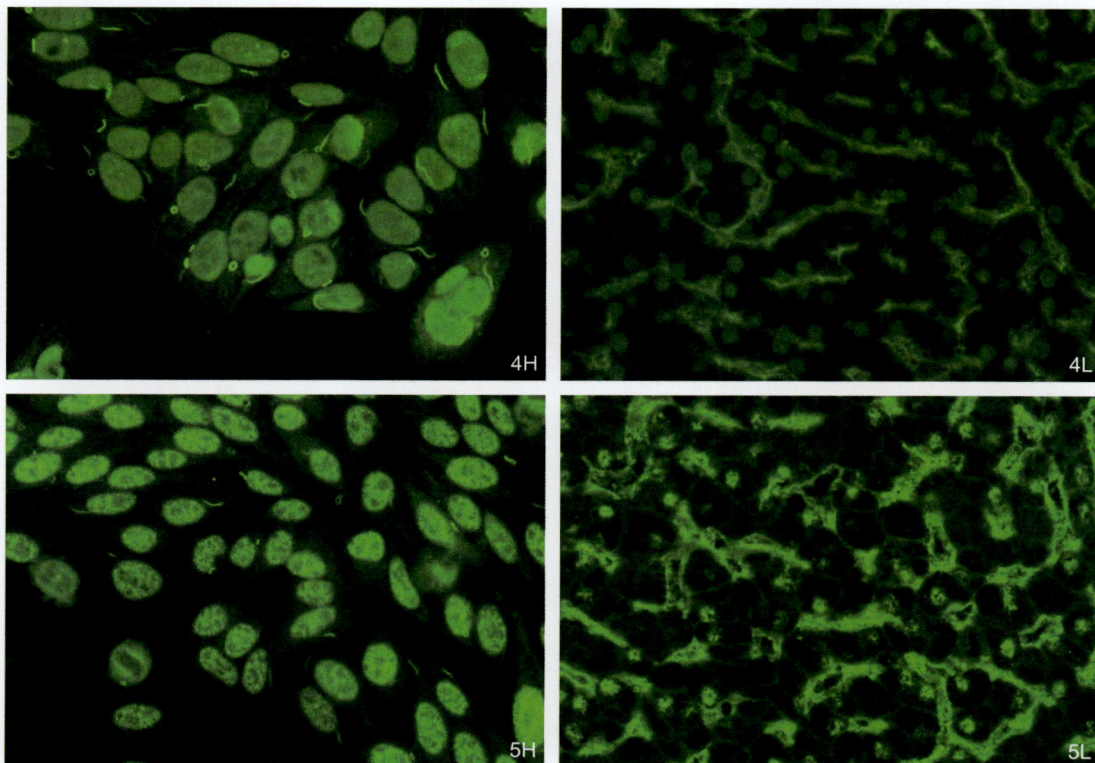

**图 4-5-3 临床胞质棒环型复合荧光模型图片**

1H、1L:胞质棒环型、着丝点型和线粒体样型;2H、2L:胞质棒环型和核致密颗粒型;3H、3L:胞质棒环型和线粒体样型;4H、4L:胞质棒环型和核均质型;5H、5L:胞质棒环型和核粗颗粒型

可于无 HCV 感染的个体中检出,包括 HBV 感染,SLE 患者和正在接受麦考酚酸、硫唑嘌呤、甲氨蝶呤或阿昔洛韦治疗的患者。此外,偶尔也可在没有已知自身免疫病的一般人群中检出。

### (五)临床病例

【病例一】

**一般资料:**

王某,女,47 岁。患者 14 年前诊断为丙肝,发现肝硬化 6 年,2014 年 6 月至 8 月曾予"干扰素"加"利巴韦林"治疗 3 个月,2014 年 12 月至 2015 年 11 月予"干扰素"加"利巴韦林"治疗 1 年,自诉复查 HCV RNA 呈阳性。2019 年 7 月至 9 月服用"索磷布韦维帕他韦片"加"利巴韦林"治疗 3 个月,停药后复发。入院前 6 个月,患者无明显诱因出现腹胀、厌油、恶心,伴乏力、纳差,伴呕血 1 次,量不详,在外院住院治疗后好转出院。20 天前再次出现呕血,量多,伴有胸骨后疼痛,予以输血等治疗后好转出院。1 周前出现发热(体温最高

38.9℃），无畏寒、寒战。

**体格检查：**

体温37℃，心率70次/min，呼吸20次/min，血压92/60mmHg。神志清楚，贫血貌，双肺呼吸音清，心律齐，腹部膨隆，触软，全腹压痛、反跳痛阳性，移动性浊音阳性，双下肢无浮肿。

**ANA荧光图片结果见图4-5-4。**

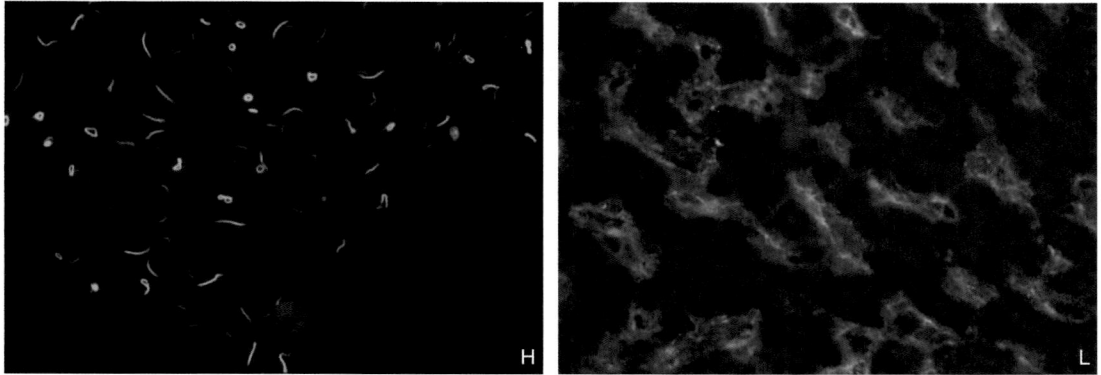

图4-5-4 临床病例———胞质棒环型荧光图片

**其他实验室检查结果：**

ANA谱13项（LIA）：全阴性。

高精度HCV-RNA定量：高精度HCV病毒载量6.00E+4IU/mL（↑，参考值：扩增阴性）。

HCV病毒基因测序分型：HCV基因型3b型。

血常规：RBC $2.37 \times 10^{12}$/L（↓），Hb 52g/L（↓），PLT $48 \times 10^9$/L（↓），WBC $2.13 \times 10^9$/L（↓）。

肝功能：AST 52IU/L（↑），Alb 35.5g/L（↓）。

LDH 565IU/L（↑），TBA 17.7μmol/L（↑），血氨55.6μmol/L（↑）。

凝血功能检测：PT 13.8s（↑），INR 1.26（↑），APTT 23.9s（↓）。

**影像学检查：**

腹部彩超：肝硬化伴结节，门静脉增粗。脾脏长大，腹腔积液。

CT全腹部增强扫描：肝硬化，脾大，门静脉高压侧支循环开放，腹水。

**病例分析：**

患者此次因腹胀、厌油、乏力6个月，呕血2次入院，既往确诊丙型肝炎及肝硬化，实验室检查和超声检查结果均支持这一既往诊断。患者曾使用抗病毒药物IFN-α和RBV进行联合治疗，但在停药后HCV RNA复阳。**本次ANA检查结果为胞质棒环型荧光模型。**根据相关研究，胞质棒环型与HCV感染后使用IFN-α和RBV的治疗密切相关，特别是在复发患者中，出现此种荧光模型的频率更高。本例患者的情况与此相符。

【病例二】

**一般资料：**

陈某，女，53 岁。10 天前患者无明显诱因发热，最高体温 38.5℃，伴寒战、出汗、乏力，无咳嗽咳痰，无咽痛、流涕、全身酸痛，无呕吐、腹泻，无呕血、黑便。患者既往诊断系统性红斑狼疮。

**体格检查：**

体温 38℃，心率 103 次 /min，呼吸 21 次 /min，血压 116/75mmHg。患者神志清醒，对答准确切题，皮肤巩膜无特殊，双瞳等大等圆，光反射灵敏，呼吸平稳，心音正常，律齐，心脏各瓣膜区无杂音，双肺呼吸音对称、清晰，双肺未闻及干湿啰音，触诊全腹柔软，无压痛无反跳痛。

ANA 荧光图片结果见图 4-5-5。

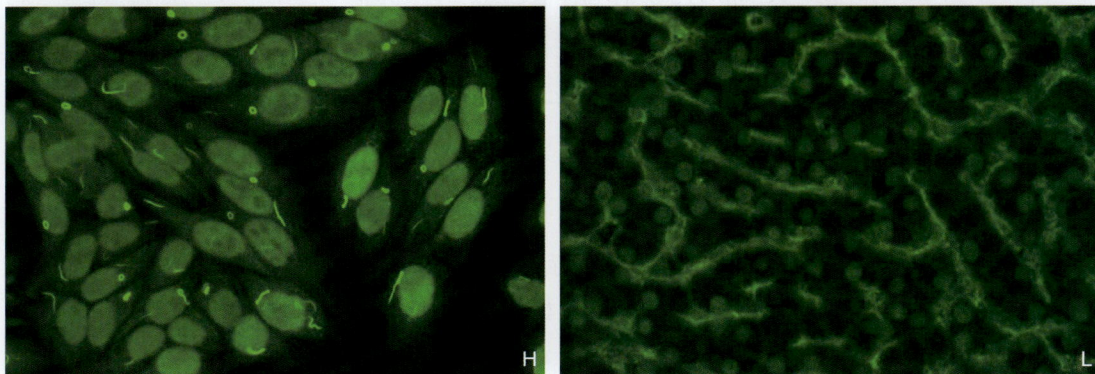

图 4-5-5　临床病例二——胞质棒环型荧光图片

**其他实验室检查结果：**

ANA 谱 13 项（LIA）：抗 U1-snRNP/Sm 抗体 +，抗 SSA 60 抗体 ++，抗 SSA 52 抗体 +，余阴性。

血常规：RBC $3.01 \times 10^{12}$/L（↓），Hb 84g/L（↓），PLT $77 \times 10^9$/L（↓）。

肝功能：TBil 4.3μmol/L（↓），Alb 33.0g/L（↓）。

电解质：钾 3.26mmol/L（↓）。

输血前八项：HBsAb 阳性，余阴性。

**影像学检查：**

胸部 CT：双肺散在炎症及间质性改变，左肺上叶舌段及右肺中叶少许炎性改变，双肺少许小结节、斑片灶。

**病例分析：**

患者既往已确诊 SLE，本次 ANA 检查结果为核均质型和胞质棒环型荧光模型，既往研究表明,核均质型荧光模型常见于 SLE 患者,而极少数情况下 SLE 患者也可检出胞质棒环型荧光模型。

【病例三】

**一般资料:**

游某,女,65 岁。1 年前患者无明显诱因出现双手指端遇冷变白、变紫、变红,伴双手麻木,无脱发、光过敏、皮肤红斑、口腔溃疡、关节肿痛、咳嗽咳痰等不适,患者未予重视,未行正规治疗。7 个月前,患者无明显诱因出现双下肢散在点状红色皮疹,部分融合成片,压之不褪色,久站及久行后皮疹明显,左足跟压痛。不伴口干、眼干,无皮肤瘙痒、猖獗性龋齿、腹痛腹泻、关节肿痛,外院予相关治疗(具体不详)后,上述症状仍反复发作,时轻时重。现为进一步诊治遂来我院就诊。否认肝炎、结核或其他传染病史。

**体格检查:**

体温 36.8℃,心率 80 次 /min,呼吸 20 次 /min,血压 120/70mmHg。神志清楚,心肺未见明显异常,触诊全腹柔软,无压痛反跳痛。双手指端遇冷变白、变紫、变红,伴双手麻木,双下肢见散在点状出血,部分融合成片,压之不褪色,左足跟压痛。

ANA 荧光图片结果见图 4-5-6。

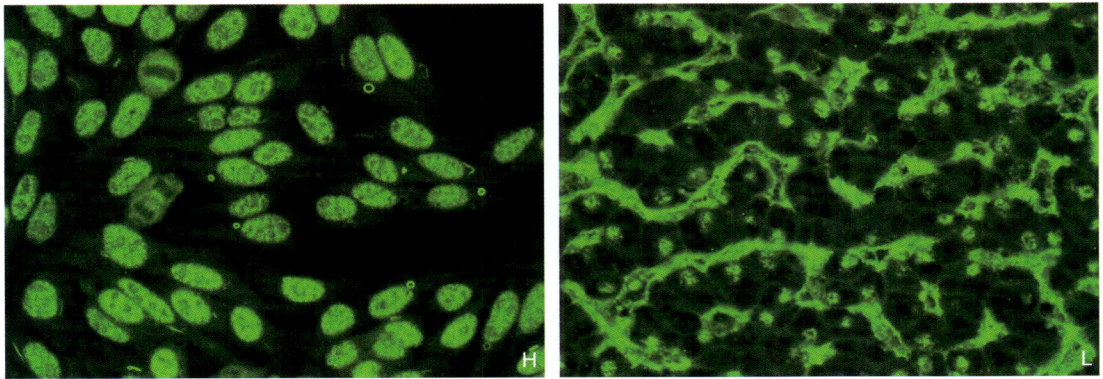

图 4-5-6　临床病例三——胞质棒环型荧光图片

**其他实验室检查结果:**

ANA 谱 13 项(LIA):抗 Sm 抗体 ±,抗 SSA 60++,抗 SSB 抗体 +++,抗 SSA 52+++,ARPA+,余阴性。

血常规:RBC 3.73 × $10^{12}$/L(↓),Hb 108g/L(↓)。

血沉＞120.0mm/h(↑)。

输血前八项:HBsAb 阳性,余阴性。

肝、肾功能未见异常。

**影像学检查：**

腹部、泌尿、妇科彩超：肝脏钙化灶，其余未见异常。

**病例分析：**

患者以双手雷诺现象、双下肢点状红色皮疹为主要表现。**ANA 荧光模型为胞质棒环型和核粗颗粒型荧光模型**，抗 SSA 60 抗体、抗 SSB 抗体、抗 SSA 52 抗体和 ARPA 均为阳性，抗 Sm 抗体 ±，结缔组织病诊断成立。

### （六）拓展阅读

胞质棒环型是抗核抗体中罕见的荧光模型，检测的是抗棒状 / 环状抗体（anti-rods/rings autoantibody）。2005 年，这类针对未知亚细胞结构的棒状和环状自身抗体首次在丙型肝炎患者血清中被发现。研究显示，抗棒状 / 环状抗体的产生与 HCV 感染以及 IFN-α 与 RBV 联合的标准化治疗存在密切联系。胞质棒环型的主要靶抗原是 IMPDH2，一种参与三磷酸鸟苷生物合成途径的限速酶。而 RBV 是一种直接的 IMPDH2 抑制剂，能够在体内、外诱导棒环结构的形成，若同时使用 IFN-α，可能会增强 RBV 诱导的自身抗体的产生。在接受 IFN-α 与 RBV 联合治疗的患者中发现胞质棒环型的可能性远大于仅接受 IFN-α 的 HCV 患者，因此，抗棒状 / 环状抗体一度被认为是药物诱导的自身抗体。然而，多项研究显示，抗棒状 / 环状抗体不仅存在于接受 IFN-α/RBV 治疗的 HCV 患者中，也存在于未接受 IFN-α/RBV 治疗的其他疾病患者中，甚至可出现于健康人群中。抗棒状 / 环状抗体可能不仅仅是抗病毒治疗的副作用，也可能是其他因素的结果，例如由 HCV 感染或自身免疫病引起的免疫调节改变。HCV 感染期间，抗棒状 / 环状抗体的水平通常与疾病的严重程度、病毒载量、基因型或肝损伤的强度无关，不能用作 HCV 感染的诊断或预后标志物。

在检测方面，胞质棒环型的存在取决于 HEp-2 细胞基质，研究表明，不同公司来源的 HEp-2 细胞并非都包含棒环结构，使用不含棒环结构的 HEp-2 细胞基质不能检测到抗棒环抗体。

## 参考文献

[1] Damoiseaux J,Andrade LEC,Carballo OG,et al. Clinical relevance of HEp-2 indirect immunofluorescent patterns:the International Consensus on ANA patterns (ICAP) perspective [J]. Ann Rheum Dis,2019,78 (7):879-889.

[2] Stuhlmüller B,Schneider U,González-González JB,et al. Disease specific autoantibodies in idiopathic inflammatory myopathies [J]. Front Neurol,2019,10:438.

[3] Shoenfeld Y,Meroni PL,Gershwin ME. Autoantibodies [M]. 3rd ed. Oxford:Elsevier,2014.

[4] Aggarwal R,Oddis CV. Managing myositis-a practical guide [M]. Switzerland:Springer,2020.

[5] 李永哲. 自身抗体免疫荧光图谱[M]. 北京:人民卫生出版社,2014.

［6］Heinlen LD,Ritterhouse LL,McClain MT,et al. Ribosomal P autoantibodies are present before SLE onset and are directed against non-C-terminal peptides ［J］. J Mol Med（Berl）,2010,88（7）:719-727.

［7］Wiik AS,Høier-Madsen M,Forslid J,et al. Antinuclear antibodies:a contemporary nomenclature using HEp-2 cells ［J］. J Autoimmun,2010,35（3）:276-290.

［8］Lundberg IE,Fujimoto M,Vencovsky J,et al. Idiopathic inflammatory myopathies ［J］. Nat Rev Dis Primers,2021,7（1）:86.

［9］Betteridge Z,McHugh N. Myositis-specific autoantibodies:an important tool to support diagnosis of myositis ［J］. J Intern Med,2016,280（1）:8-23.

［10］Satoh M,Tanaka S,Ceribelli A,et al. A Comprehensive Overview on Myositis-Specific Antibodies:New and Old Biomarkers in Idiopathic Inflammatory Myopathy ［J］. Clin Rev Allergy Immunol,2017,52（1）:1-19.

［11］Vermeersch P,Bossuyt X. Prevalence and clinical significance of rare antinuclear antibody patterns ［J］. Autoimmun Rev,2013,12（10）:998-1003.

［12］Bossuyt X,Luyckx A. Antibodies to extractable nuclear antigens in antinuclear antibody-negative samples ［J］. Clin Chem,2005,51（12）:2426-2427.

［13］Brom M,Carrizo CE,Arana RM,et al. Clinical description of patients with cytoplasmic discrete dots pattern（lysosome）on indirect immunofluorescence on HEp-2 cells ［J］. Clin Rheumatol,2018,37（12）:3435-3437.

［14］Stinton LM,Eystathioy T,Selak S,et al. Autoantibodies to protein transport and messenger RNA processing pathways:endosomes,lysosomes,Golgi complex,proteasomes,assemblyosomes,exosomes,and GW bodies ［J］. Clin Immunol,2004,110（1）:30-44.

［15］Laurino CCFC,Fritzler MJ,Mortara RA,et al. Human autoantibodies to diacyl-phosphatidylethanolamine recognize a specific set of discrete cytoplasmic domains ［J］. Clin Exp Immunol,2006,143（3）:572-584.

［16］Kain R,Matsui K,Exner M,et al. A novel class of autoantigens of anti-neutrophil cytoplasmic antibodies in necrotizing and crescentic glomerulonephritis:the lysosomal membrane glycoprotein h-lamp-2 in neutrophil granulocytes and a related membrane protein in glomerular endothelial cells ［J］. J Exp Med,1995,181（2）:585-597.

［17］Bhanji RA,Eystathioy T,Chan EKL,et al. Clinical and serological features of patients with autoantibodies to GW/P bodies ［J］. Clin Immunol,2007,125（3）:247-256.

［18］Wei QJ,Jiang YT,Xie JW,et al. Investigation and analysis of HEp 2 indirect immunofluorescence titers and patterns in various liver diseases ［J］. Clin Rheumatol,2020,39（8）:2425-2432.

［19］Kaplan MM. Primary biliary cirrhosis ［J］. N Engl J Med,1996,335（21）:1570-1580.

［20］王雪松,李永哲. 原发性胆汁性肝硬化自身抗体谱研究进展[J]. 世界华人消化杂志,2006,14（3）:245-249.

［21］Berg PA,Klein R. Mitochondrial antigens and autoantibodies:from anti-M1 to anti-M9 ［J］. Klin Wochenschr,1986,64（19）:897-909.

［22］Rose NR,Mackay IR. The Autoimmune Disease ［M］. 6th ed. London:Academic Press,2020.

［23］McNally PR. GI/Liver Secrets Plus［M］. 4th ed. Missouri：Mosby，2010.

［24］Bournia VK，Vlachoyiannopoulos PG. Subgroups of Sjögren syndrome patients according to serological profiles［J］. J Autoimmun，2012，39（1-2）：15-26.

［25］Assassi S，Fritzler MJ，Arnett FC，et al. Primary Biliary Cirrhosis（PBC），PBC Autoantibodies，and Hepatic Parameter Abnormalities in a Large Population of Systemic Sclerosis Patients［J］. J Rheumatol，2009，36（10）：2250-2256.

［26］McHugh NJ，James IE，Fairburn K，et al. Autoantibodies to mitochondrial and centromere antigens in primary biliary cirrhosis and systemic sclerosis［J］. Clin Exp Immunol，1990，81（2）：244-249.

［27］Ahmad A，Heijke R，Eriksson P，et al. Autoantibodies associated with primary biliary cholangitis are common among patients with systemic lupus erythematosus even in the absence of elevated liver enzymes［J］. Clin Exp Immunol，2021，203（1）：22-31.

［28］Pelka K，Stec-Polak M，Wojas-Pelc A，et al. Prevalence of antimitochondrial antibodies in subacute cutaneous lupus erythematosus［J］. Int J Dermatol，2021，60（1）：88-92.

［29］Albayda J，Khan A，Casciola-Rosen L，et al. Inflammatory myopathy associated with anti-mitochondrial antibodies：a distinct phenotype with cardiac involvement［J］. Semin Arthritis Rheum，2018，47（4）：552-556.

［30］Konishi H，Fukuzawa K，Mori S，et al. Anti-mitochondrial M2 Antibodies Enhance the Risk of Supraventricular Arrhythmias in Patients with Elevated Hepatobiliary Enzyme Levels［J］. Intern Med，2017，56（14）：1771-1779.

［31］ICAP. AC-15- 胞浆线性 / 肌动蛋白型［EB/OL］.［2023-10-08］. https://www.anapatterns.cn/product/info?id=295.

［32］Galaski J，Weiler-Normann C，Schakat M，et al. Update of the simplified criteria for autoimmune hepatitis：Evaluation of the methodology for immunoserological testing［J］. J Hepatol，2021，74（2）：312-320.

［33］Rahman MA，Ušaj M，Rassier DE，et al. Blebbistatin Effects Expose Hidden Secrets in the Force-Generating Cycle of Actin and Myosin［J］. Biophys J，2018，115（2）：386-397.

［34］Egelman EH，Orlova A. Two conformations of G-actin related to two conformations of F-actin［J］. Results Probl Cell Differ，2001，32：95-101.

［35］Dominguez R，Holmes KC. Actin structure and function［J］. Annu Rev Biophys，2011，40：169-186.

［36］刘玲，赵友云，郑毅，等 . 抗纤维肌动蛋白抗体对自身免疫性肝炎 I 型的诊断价值［J］. 中国肝脏病杂志（电子版），2016，8（3）：43-47.

［37］Chretien-Leprince P，Ballot E，Andre C，et al. Diagnostic value of anti-Factin antibodies in a French multicenter study［J］. Ann N Y Acad Sci，2005，1050：266-273.

［38］Fusconi M，Cassani F，Zauli D，et al. Anti-actin antibodies：a new test for an old problem［J］. Immunol Methods，1990，130（1）：1-8.

［39］Lidman K，Biberfeld G，Fagraeus A，et al. Anti-actin specificity of human smooth muscle antibodies in chronic active hepatitis［J］. Clin Exp Immunol，1976，24（2）：266-272.

［40］Vicente-Manzanares M,Ma X,Adelstein RS,et al. Non-muscle myosin Ⅱ takes centre stage in cell adhesion and migration ［J］. Nat Rev Mol Cell Biol,2009,10（11）:778-790.

［41］Liu T,Ye Y,Zhang X,et al. Downregulation of nonmuscle myosin Ⅱ A expression inhibits migration and invasion of gastric cancer cells via the c-Jun N-terminal kinase signaling pathway ［J］. Mol Med Rep,2016,13（2）: 1639-1644.

［42］Derycke L,Stove C,Vercoutter-Edouart AS,et al. The role of non-muscle myosin Ⅱ A in aggregation and invasion of human MCF-7 breast cancer cells ［J］. Int J Dev Biol,2011,55（7-9）:835-840.

［43］Norwood Toro LE,Wang Y,Condeelis JS,et al. Myosin- Ⅱ A heavy chain phosphorylation on S1943 regulates tumor metastasis ［J］. Exp Cell Res,2018,370（2）:273-282.

［44］ICAP. AC-16 胞浆丝状／微管型［EB/OL］.［2023-10-08］. https://www.anapatterns.cn/product/ info?id=294.

［45］韩潇,王永刚,刘凯 . E- 钙黏蛋白、波形蛋白在食管癌中表达及意义［J］. 临床军医杂志,2021,49 （9）:1011-1013.

［46］Coulombe PA,Wong P. Cytoplasmic intermediate filaments revealed as dynamic and multipurpose scaffolds ［J］. Nat Cell Biol,2004,6（8）:699-706.

［47］Saentaweesuk W,Araki N,Vaeteewoottacharn K,et al. Activation of Vimentin Is Critical to Promote a Metastatic Potential of Cholangiocarcinoma Cells ［J］. Oncol Res,2018,26（4）:605-616.

［48］Yamashita N,Tokunaga E,Inoue Y,et al. Epithelial paradox:clinical significance of coexpression of e-cadherin and vimentin with regard to invasion and metastasis of breast cancer ［J］. Clin Breast Cancer,2018,8 （5）:e1003-e1009.

［49］Liu CY,Lin HH,Tang MJ,et al. Vimentin contributes to epithelial-mesenchymal transition cancer cell mechanics by mediating cytoskeletal organization and focal adhesion maturation ［J］. Oncotarget,2015,6（18）: 15966-15983.

［50］周硕,鲁正,吴华,等 . 原肌球蛋白的功能与相关疾病的研究进展［J］. 中华临床医师杂志,2016,10 （11）:1601- 1604.

［51］李文娇,阎俊,杜娟,等 . 不同磁珠对过敏原蛋白纯化效果的比较研究［J］. 山东农业大学学报（自 然科学版）,2017,48（6）:853-857.

［52］Zare M,Jazii FR,Soheili ZS,et al. Downregulation of tropomyosin-1 in squamous cell carcinoma of esophagus,the role of Ras signaling and methylation ［J］. Mol Carcinog,2012,51（10）:796-806.

［53］Dube S,Yalamanchili S,Lachant J,et al. Expression of Tropomyosin 1 Gene Isoforms in Human Breast Cancer Cell Lines ［J］. Int J Breast Cancer,2015,2015:1-11.

［54］Lam CY,Yip CW,Poon TC,et al. Identification and Characterization of Tropomyosin 3 Associated with Granulin-Epithelin Precursor in Human Hepatocellular Carcinoma ［J］. PLoS One,2012,7（7）:e40324.

［55］Mlakar V,Berginc G,Volavsek M,et al. Presence of activating KRAS mutations correlates significantly with expression of tumour suppressor genes DCN and TPM1 in colorectal cancer ［J］. BMC Cancer,2009,9:282.

［56］Pawlak G,McGarvey TW,Nguyen TB,et al. Alterations in tropomyosin isoform expression in human transitional cell carcinoma of the urinary bladder［J］. Int J Cancer,2004,10 (3):368-373.

［57］ICAP. AC-17 胞浆节段型［EB/OL］.［2023-10-08］. https://www.anapatterns.cn/product/info?id=293.

［58］Otey CA,Carpen O. Alpha-actinin revisited:a fresh look at an old player［J］. Cell Motil Cytoskeleton,2004,58 (2):104-111.

［59］Yamada S,Pokutta S,Drees F,et al. Deconstructing the cadherin-catenin-actin complex［J］. Cell,2005,123 (5):889-901.

［60］Stanley P,Smith A,McDowall A,et al. Intermediate-affinity LFA-1 binds alpha-actinin-1 to control migration at the leading edge of the T cell［J］. EMBO J,2008,27 (1):62-75.

［61］赵薛飞,潘海峰,叶冬青. α 辅肌动蛋白 / 抗 α 辅肌动蛋白抗体在狼疮肾炎中的致病作用［J］. 中华风湿病学杂志,2008,12 (12):841-843.

［62］Liu YJ,Le Berre M,Lautenschlaeger F,et al. Confinement and low adhesion induce fast amoeboid migration of slow mesenchymal cells［J］. Cell,2015,160 (4):659-672.

［63］Li T,Guo H,Song Y,et al. Loss of vinculin and membrane-bound β-catenin promotes metastasis and predicts poor prognosis in colorectal cancer［J］. Mol Cancer,2014,13:263.

［64］Toma-Jonik A,Widlak W,Korfanty J,et al. Active heat shock transcription factor 1 supports migration of the melanoma cells via vinculin down-regulation［J］. Cell Signal,2015,27 (2):394-401.

［65］Goldmann WH. Role of vinculin in cellular mechanotransduction［J］. Cell Biol Int,2016,40 (3):241-256.

［66］Nozawa K,Casiano CA,Hamel JC,et al. Fragmentation of Golgi complex and Golgi autoantigens during apoptosis and necrosis［J］. Arthritis Res,2002,4 (4):R3.

［67］Nozawa K,Fritzler MJ,Chan EK. Unique and shared features of Golgi complex autoantigens［J］. Autoimmun.Rev,2005,4 (1):3541.

［68］Munro S. The golgin coiled-coil proteins of the Golgi apparatus［J］. Cold Spring Harb Perspect Biol,2011,3 (6):a005256.

［69］Eystathioy T,Jakymiw A,Fujita DJ,et al. Human autoantibodies to a novel Golgi protein golgin-67:high similarity with golgin-95/gm 130 autoantigen［J］. J Autoimmun,2000,14 (2):179-187.

［70］Rodríguez JL,Gelpi C,Thomson TM,et al. Anti-golgi complex autoantibodies in a patient with Sjögren syndrome and lymphoma［J］. Clin Exp Immunol,1982,49 (3):579-586.

［71］Liu J,Huang Y,Li T,et al. The role of the Golgi apparatus in disease (Review)［J］. Int J Mol Med,2021,47 (4):38.

［72］Hong HS,Chung WH,Hung SI,et al. Clinical association of anti-golgi autoantibodies and their autoantigens［J］. Scand J Immunol,2004,59 (1):79-87.

［73］Ma L,Zeng A,Chen Y,et al. Anti-golgi antibodies:Prevalence and disease association in Chinese population［J］. Clin Chim Acta,2019,496:121-124.

［74］Lee AYS,Culican S,Campbell D,et al. Clinical associations of serum Golgi apparatus antibodies in an immunology laboratory cohort［J］. Scand J Immunol,2022,95(4):e13133.

［75］Calise SJ,Chan EKL. Anti-rods/rings autoantibody and IMPDH filaments:an update after fifteen years of discovery［J］. Autoimmunity reviews,2020,19(10):102643.

［76］Keppeke GD,Nunes E,Ferraz MLG,et al. Longitudinal study of a human drug-induced model of autoantibody to cytoplasmic rods/rings following HCV therapy with ribavirin and interferon-α［J］. PLoS One,2012,7(9):e45392.

［77］Carcamo WC,Ceribelli A,Calise SJ,et al. Differential reactivity to IMPDH2 by anti-rods/rings autoantibodies and unresponsiveness to pegylated interferon-alpha/ribavirin therapy in US and Italian HCV patients［J］. J Clin Immunol,2013,33(2):420-426.

［78］Novembrino C,Aghemo A,Ferraris Fusarini C,et al. Interferon-ribavirin therapy induces serum antibodies determining 'rods and rings' pattern in hepatitis C patients［J］. J Viral Hepat,2014,21(12):944-949.

［79］Keppeke GD,Calise SJ,Chan EK,et al. Anti-rods/rings autoantibody generation in hepatitis C patients during interferon-α/ribavirin therapy［J］. World J Gastroenterol,2016,22(6):1966-1974.

［80］Keppeke GD,Prado MS,Nunes E,et al. Differential capacity of therapeutic drugs to induce Rods/Rings structures in vitro and in vivo and generation of anti-Rods/Rings antibodies［J］. Clin Immunol,2016,173:149-156.

［81］Covini G,Carcamo WC,Bredi E,et al. Cytoplasmic rods and rings autoantibodies developed during pegylated interferon and ribavirin therapy in patients with chronic hepatitis C［J］. Antivir Ther,2012,17(5):805-811.

［82］Francescantonio PL,Cruvinel Wde M,Dellavance A,et al. IV Brazilian guidelines for autoantibodies on HEp-2 cells［J］. Rev Bras Reumatol,2014,54(1):44-50.

［83］Shaikh Y,Krantz A,El-Farra Y. Anti-rods and rings autoantibodies can occur in the hepatitis c-naïve population［J］. J Prev Med Hyg,2013,54(3):175-180.

［84］Climent J,Morandeira F,Castellote J,et al. Clinical correlates of the "rods and rings" antinuclear antibody pattern［J］. Autoimmunity,2016,49(2):102-108.

［85］Zhang L,Zhai J,Wang L,et al. The value of anti-rods and rings antibodies in Western China population:A retrospective study［J］. Scandinavian journal of immunology,2020,91(3):e12848.

［86］Shaikh Y,Krantz A,El-Farra Y. Anti-rods and rings autoantibodies can occur in the hepatitis c-naive population［J］. J Prev Med Hyg,2013,54(3):175-180.

［87］Calise SJ,Bizzaro N,Nguyen T,et al. Anti-rods/rings autoantibody seropositivity does not affect response to telaprevir treatment for chronic hepatitis C infection［J］. Auto Immun Highlights,2016,7(1):1-6.

［88］Probst C,Radzimski C,Blöcker I M,et al. Development of a recombinant cell-based indirect immunofluorescence assay(RC-IFA) for the determination of autoantibodies against "rings and rods"-associated inosine-5'-monophosphate dehydrogenase 2 in viral hepatitis C［J］. Clinica Chimica Acta,2013,418:91-96.

［89］Dammermann W,Polywka S,Dettmann I,et al. Autoantibodies against "rods and rings"-related IMPDH2 in hepatitis C genotype 1 and DAA therapy in a "real life" cohort［J］. Medical microbiology and immunology,2017,206(5):379-382.

第五章

# 细胞有丝分裂期荧光模型

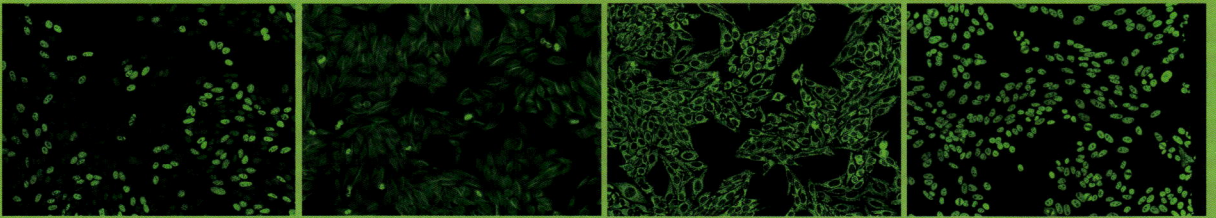

## 第一节　中心体型

### (一)典型荧光模型判读要点

**1. HEp-2 细胞**

**(1)分裂间期**:细胞质中可见 1～2 个紧靠细胞核的点状荧光。

**(2)分裂期**:细胞两极可见 2 个相对的明亮点状荧光。

**2. 猴肝组织**　肝细胞内可见 1～2 个点状荧光染色。典型的中心体型荧光模型见图 5-1-1。

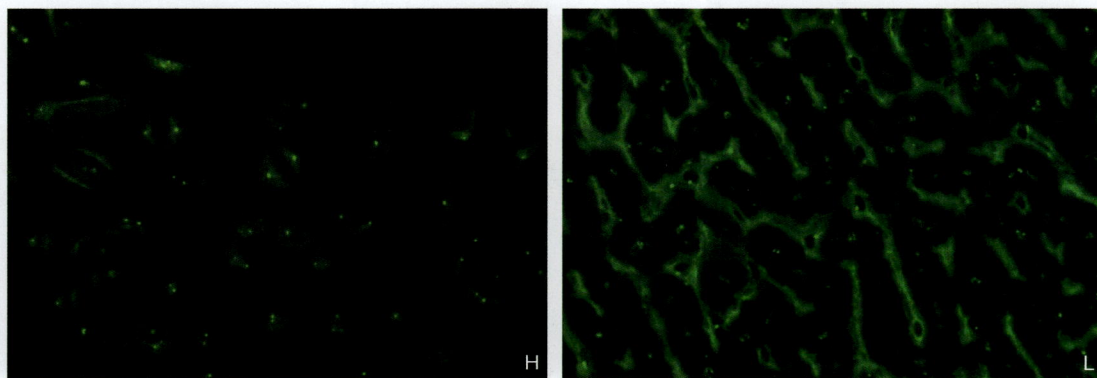

**图 5-1-1　中心体型荧光模型典型示例**

### (二)临床荧光模型展示

临床单一中心体型荧光模型见图 5-1-2。

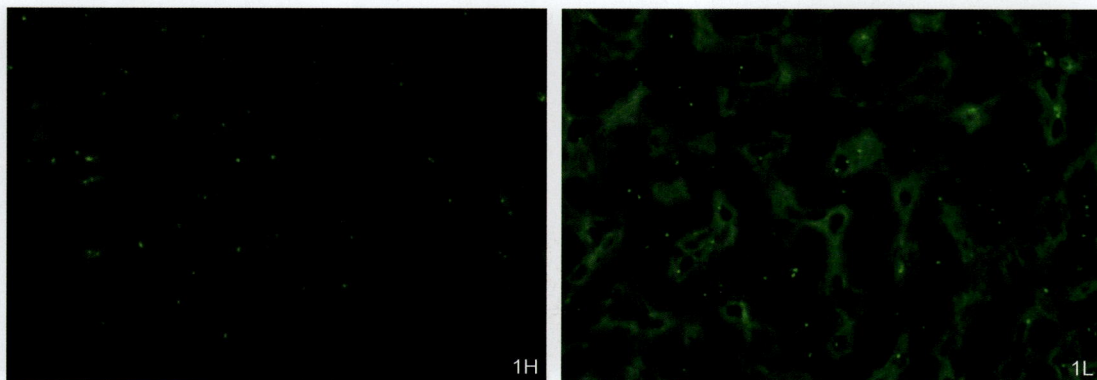

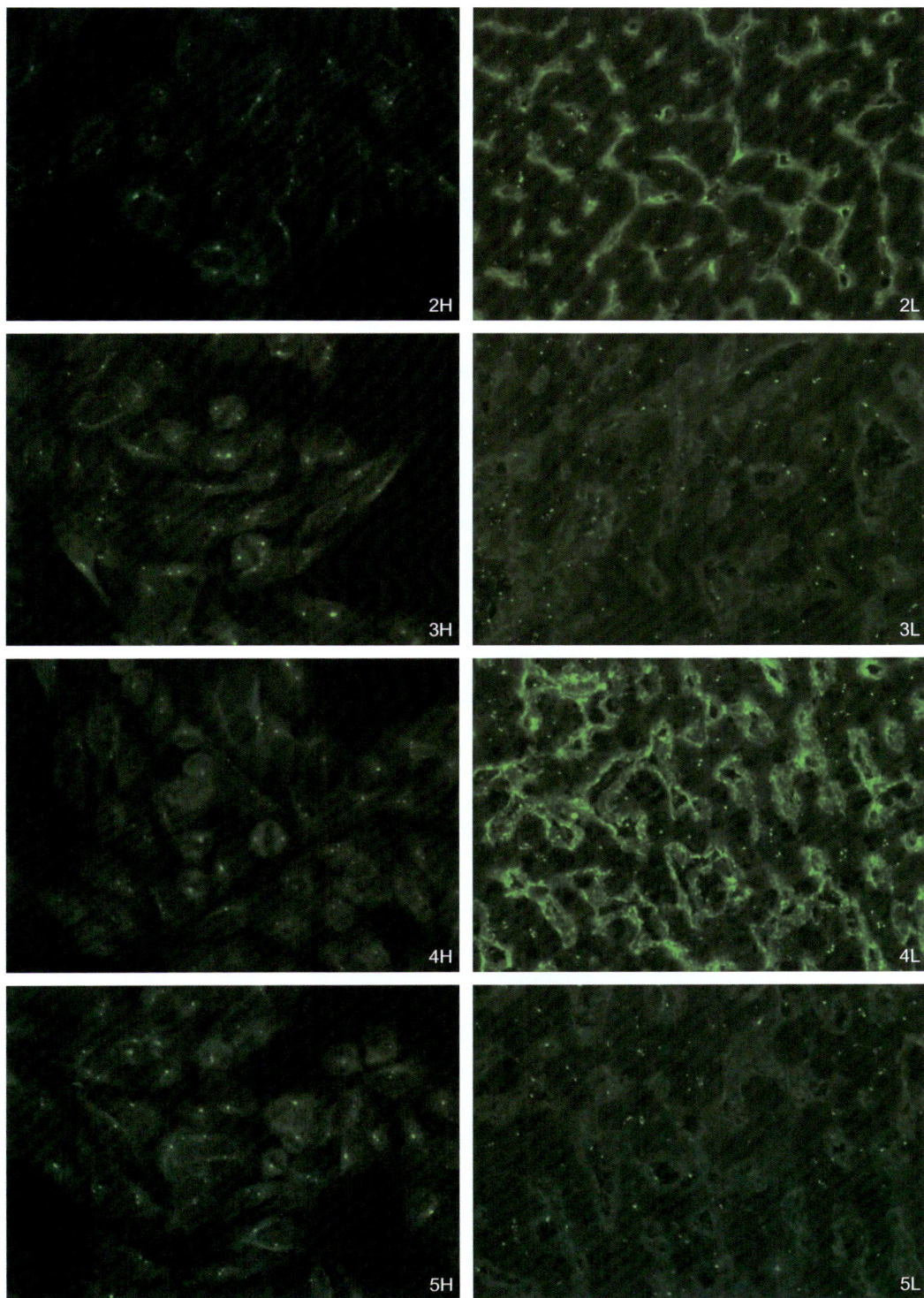

**图 5-1-2　临床单一中心体型荧光模型图片**

1H、1L ～ 5H、5L 为 5 例不同的临床中心体型荧光模型图片

### （三）易混荧光模型鉴别

中心体型与相关易混荧光模型的鉴别见表 5-1-1 及图 5-1-3。

表 5-1-1　中心体型与相关易混荧光模型的鉴别

| 荧光模型 | | 鉴别要点 | | |
| --- | --- | --- | --- | --- |
| | | HEp-2 细胞分裂间期 | HEp-2 细胞分裂期 | 猴肝组织 |
| 主模型 | 中心体型 | 细胞质中可见 1～2 个紧靠细胞核的点状荧光 | 细胞两极可见 2 个相对的明亮点状荧光 | 肝细胞内可见 1～2 个点状荧光染色 |
| 易混模型 | 核少点型 | 多数细胞核呈现 1～6 个分布不均、大小不一的点状荧光,常靠近核仁区 | 细胞染色体区荧光染色阴性,染色体以外区域有时可见点状荧光 | 肝细胞核中可见到 0～2 个大小不一的点状荧光 |
| | NuMA 型 | 细胞核呈现细颗粒样荧光染色 | 分裂中后期,纺锤体呈现 2 个对称的"V"形荧光或小三角形荧光,纺锤体极的极点荧光重染,纺锤体间多无纺锤丝;分裂末期,2 个子细胞核内呈现粗大、不均一的颗粒样荧光染色 | 肝细胞核呈现颗粒样荧光染色 |
| | 小泛素相关修饰蛋白样核点型 | 部分细胞核的核仁区旁呈现 1 个粗大点状荧光染色 | 细胞染色体区荧光染色阴性 | 部分肝细胞核呈现 1 个"针尖样"点状荧光染色 |

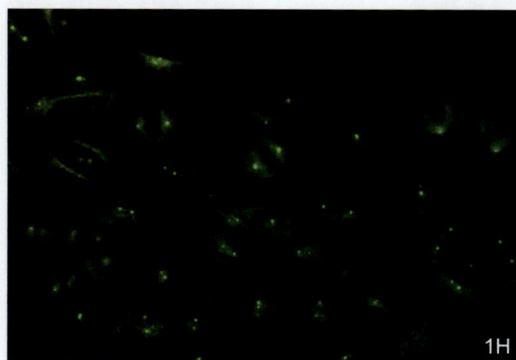

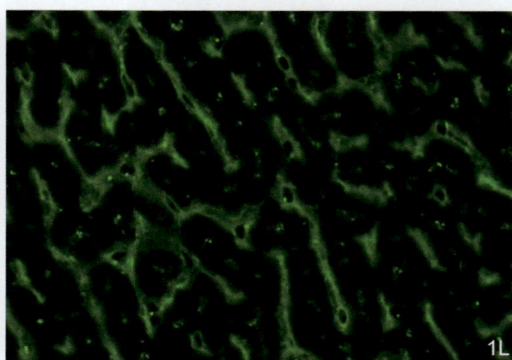

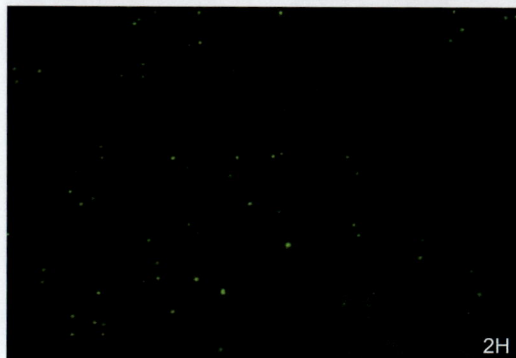

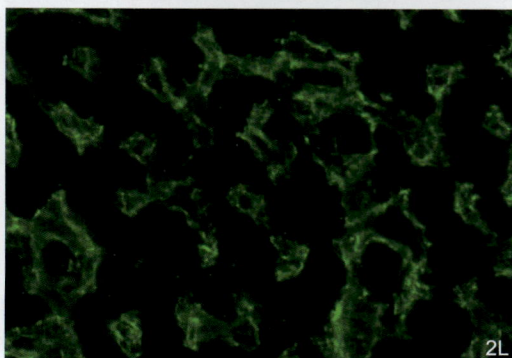

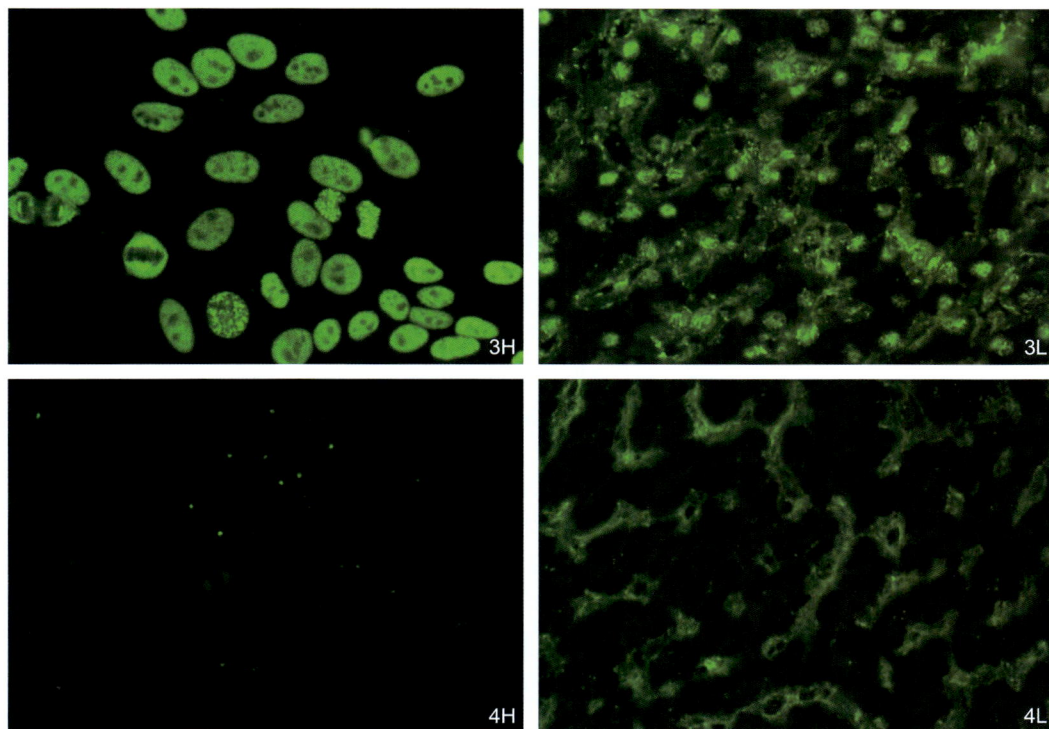

**图 5-1-3　中心体型与相关易混荧光模型图形比较**
1H、1L:中心体型;2H、2L:核少点型;3H、3L:NuMA 型;4H、4L:小泛素相关修饰蛋白样核点型

【 中心体型与核少点型鉴别要点 】

1. **HEp-2 细胞分裂间期**　中心体型的 1 ～ 2 个点状荧光主要出现在胞质内,而核少点型的 1 ～ 6 个大小不同的点状荧光均位于细胞核。

2. **HEp-2 细胞分裂期**　中心体型细胞分裂两极可见 2 个相对的点状荧光,而核少点型染色体区荧光染色阴性,染色体周围有时可见散在的点状荧光。

3. **猴肝组织**　中心体型肝细胞中可见 1 ～ 2 个点状荧光,而核少点型肝细胞内通常可见 0 ～ 2 个点状荧光。

【 中心体型与 NuMA 型鉴别要点 】

1. **HEp-2 细胞分裂间期**　中心体型细胞核荧光染色阴性,核旁胞质内有 1 ～ 2 个点状荧光,而 NuMA 型细胞核呈细颗粒样荧光。

2.**HEp-2 细胞分裂期**　中心体型细胞分裂两极仅有 2 个相对的点状荧光,纺锤丝无荧光染色,而 NuMA 型分裂中后期的纺锤体呈现 2 个对称的"V"形荧光或小三角形荧光,纺锤体极的极点荧光重染。

3. **猴肝组织**　中心体型肝细胞中可见 1 ～ 2 个点状荧光,而 NuMA 型肝细胞核呈现颗粒样荧光。

1. HEp-2 细胞分裂间期　中心体型胞质中可见 1～2 个紧靠细胞核的点状荧光,而小泛素相关修饰蛋白样核点型部分细胞核的核仁旁呈现 1 个粗大点状荧光染色。

2. HEp-2 细胞分裂期　中心体型细胞分裂两极可见 2 个相对的点状荧光,而小泛素相关修饰蛋白样核点型染色体区荧光染色阴性。

3. 猴肝组织　中心体型肝细胞中有 1～2 个点状荧光,而小泛素相关修饰蛋白样核点型仅在部分肝细胞核中呈现 1 个“针尖样”点状荧光染色。

### （四）复合荧光模型展示

临床中心体型复合荧光模型见图 5-1-4。

### （五）临床相关性

中心体型荧光模型抗核抗体主要的靶抗原为中心粒周蛋白（pericentrin,PCNT）、ninein、中心体蛋白 250（centrosomal protein 250,Cep250）、中心体蛋白 110（centrosomal protein 110,Cep110）、中心粒外周物质 1（pericentriolar material 1,PCM-1）、MOB1（mps one binder 1）和烯

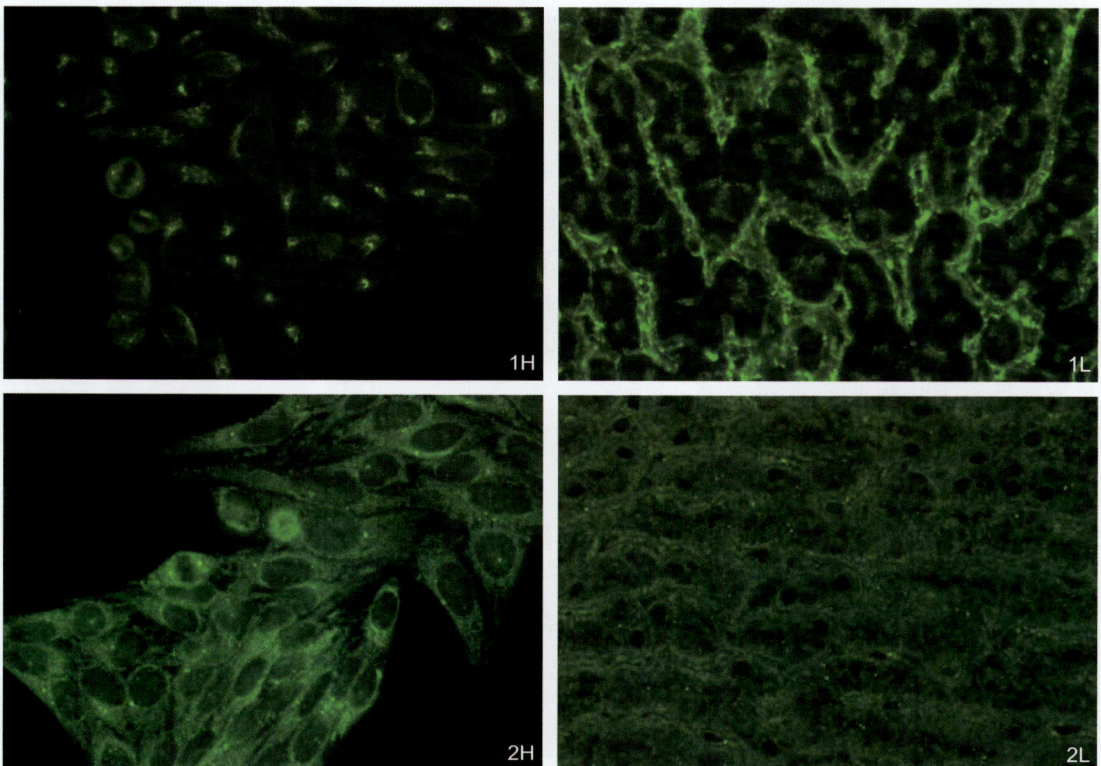

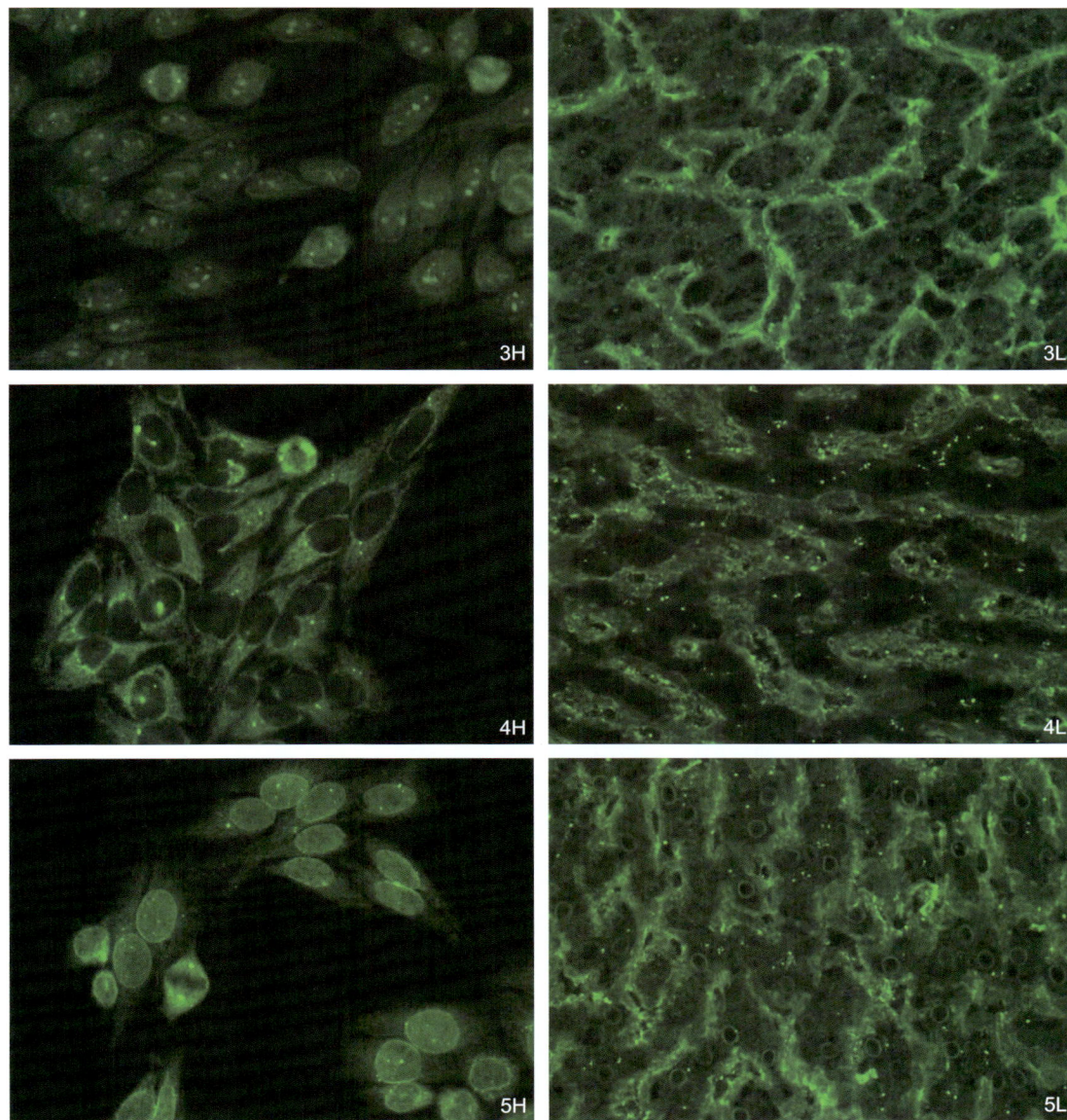

**图 5-1-4 临床中心体型复合荧光模型图片**

1H、1L:中心体型和高尔基体样型;2H、2L:中心体型和胞质致密颗粒型;3H、3L:中心体型和核仁型;4H、4L:中心体型和胞质致密颗粒型;5H、5L:中心体型、核点型和点状核膜型

醇化酶(enolase)等。这类荧光模型的临床检出率较低,可见于各种系统性自身免疫病,如SS、SLE、SSc、RA 和雷诺现象(Raynaud phenomenon,RP)的患者。此外,中心体型荧光模型也可见于病毒感染、恶性肿瘤及支原体感染的患者。

### （六）临床病例

【病例一】

**一般资料：**

汪某,女,45岁。4年前患者无意间发现双手指间及手掌颜色苍白、发紫然后变为潮红,不伴疼痛,热敷后可恢复正常肤色,患者未予重视,此后每年天气转凉时出现上述症状。患者3年前于外院治疗(具体不详)后双手手指及手掌受凉变色的症状无明显缓解。1年前患者双手受凉后再次出现手指指间及手掌变色,由苍白转为发紫后变为潮红,伴双手手指指腹疼痛,为酸胀样疼痛,热敷后双手颜色恢复正常且疼痛缓解,门诊以"雷诺综合征"收入院。

**体格检查：**

体温36℃,心率78次/min,呼吸20次/min,血压117/65mmHg。神志清楚,表情自如,无病容,发育正常,营养良好,自主体位,双肺呼吸音清,心音正常,律齐,心脏各瓣膜区无杂音,腹部外形正常,全腹软,无压痛及反跳痛。患者对答切题,握拳试验阳性,双上肢腱反射正常引出,双手痛觉、温觉无明显减退,病理反射未引出。VAS评分:发作时2分,缓解时0分。

**ANA荧光图片结果见图5-1-5。**

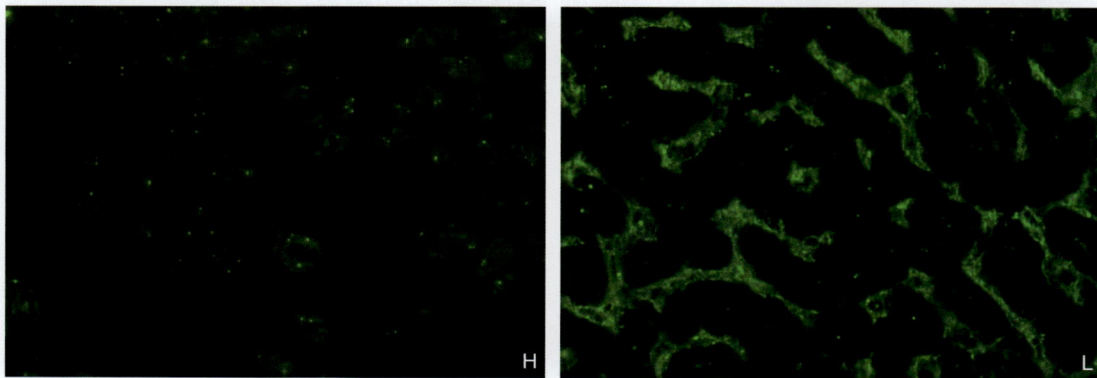

图5-1-5　临床病例一——中心体型荧光图片

**其他实验室检查结果：**

ANA谱13项(LIA):全阴性。

肝功能:ALT 50IU/L(↑),GGT 120IU/L(↑)。

血脂:TG 2.52mmol/L(↑),HDL-c 0.83mmol/L(↓)。

输血前八项:HBsAb阳性,余阴性。

**影像学检查：**

胸部CT:①双肺上叶少许陈旧病灶;②双肺背侧胸膜下局限性轻度间质性改变;③左侧胸膜局部增厚、粘连;④脂肪肝征象。

**病例分析：**

患者为中老年女性，已明确诊断雷诺综合征。本次 ANA 检查结果呈中心体型荧光模型。研究表明，在出现雷诺现象的患者中，抗中心体抗体可被单独检出，也可与其他 SSc 相关自身抗体（如抗 Scl-70 抗体、抗 SSA 52 抗体等）一起被联合检出。

**【病例二】**

**一般资料：**

韩某，女，67 岁。20 个月前，患者开始出现活动后心累、气促，干家务后症状明显，无发热、咳嗽、咳痰、胸闷、胸痛、晕厥等不适，未重视。14 个月前，患者外出至高海拔地区，感活动耐量明显下降，爬缓坡即感心累、气促明显，无发热、咳嗽、咳痰、咯血、胸闷、胸痛、盗汗、晕厥等不适。于外院完善胸部 CT、心脏彩超后，诊断为"肺部感染、肺动脉高压"，予抗感染治疗后，患者症状无明显缓解。13 个月前，患者完善心脏彩超，示右心大，右心室肥厚，肺动脉增宽，三尖瓣反流（中 - 重度），肺动脉高压（重度），心室收缩功能测值正常。抗核抗体高滴度阳性，结合患者症状、体征及相关检查，临床考虑患者肺动脉高压与风湿免疫疾病有关，诊断"SSc"，长期予"强的松、甲氨蝶呤、秋水仙碱、叶酸"治疗，并先后口服"波生坦、安立生坦"治疗肺动脉高压。治疗期间患者自诉心累气促症状有缓解，日常生活尚可，上三楼以上症状明显。1 个月前，患者于外地复诊时行心脏彩超示"估测肺动脉收缩压 138mmHg"，现为求进一步诊治来院。

**体格检查：**

体温 36.8℃，心率 88 次 /min，呼吸 20 次 /min，血压 112/64mmHg。神志清楚，慢性病容。颜面部、颈部、双前臂皮肤色素沉着，无皮下出血，全身浅表淋巴结未扪及肿大。胸廓未见异常，双侧乳房对称，双侧呼吸运动均匀对称，无增强或者减弱，双肺触觉语颤对称无异常，未触及胸膜摩擦感，双肺叩诊呈清音，双肺呼吸音清，未闻及干湿啰音。心界向右稍扩大，心律齐，肺动脉瓣区可闻及第二心音增强，P2＞A2，各瓣膜区未闻及杂音。双下肢轻度水肿。

ANA 荧光图片结果见图 5-1-6。

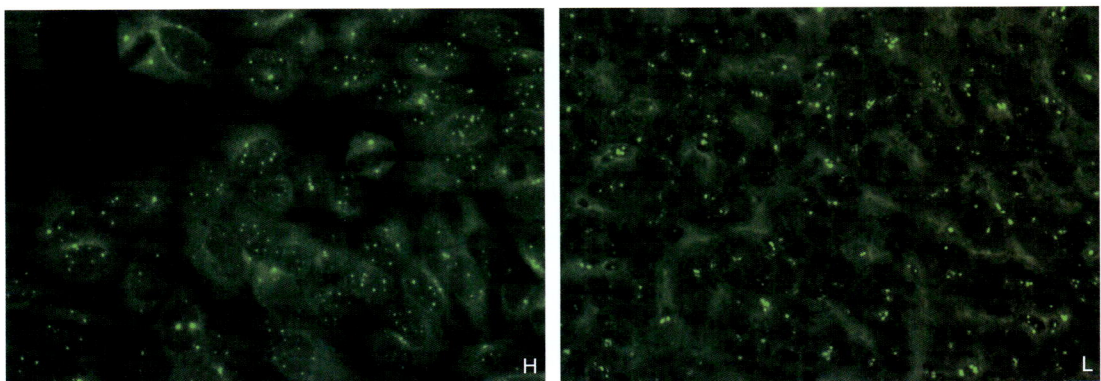

图 5-1-6　临床病例二——中心体型荧光图片

305

**其他实验室检查结果：**

ANA 谱 13 项（LIA）：抗 Scl-70 抗体 +，余阴性。

肝、肾功能：IBil 22.1μmol/L（↑），ALT 46IU/L（↑），GGT 84IU/L（↑），TP 55.2g/L（↓），Alb 39.6g/L（↓），UA 465μmol/L（↑）。

血脂：HDL-c 0.81mmol/L（↓），LDL-c 4.17mmol/L（↑）。

**影像学检查：**

心脏彩超：右心明显增大，肺动脉增宽，三尖瓣反流（Vmax=5.2m/s，PG=111mmHg，中-重度），肺动脉高压（重度），左心室收缩功能测值正常（71%）。

MRI 心脏功能增强扫描：右心房、右心室增大，三尖瓣反流，主肺动脉及左右肺动脉干增粗；右心室射血分数偏低（42.2%）。V/Q 核素扫描未见典型肺栓塞表现。

CTPA：右心房室增大，肺动脉干增粗。主动脉弓壁粥样硬化斑块。双肺下叶轻度间质性改变伴炎症。

**病例分析：**

患者为中老年女性，临床诊断包括：①结缔组织病相关肺动脉高压（CTD-PAH）重度；②慢性右心功能不全；③ SSc；④脂代谢紊乱。本次 ANA 检查结果呈**中心体型和核多点型荧光模型**。相关研究表明，中心体型荧光模型可见于 SS、SSc、SLE 和 RA 等自身免疫病患者。高滴度的中心体型荧光模型提示雷诺综合征的存在，而 SSc 患者中心体型阳性者更易发生肺动脉高压。

**【病例三】**

**一般资料：**

赵某，女，68 岁。3 年前患者无明显诱因出现心累、气促，双眼干涩不适，活动后明显，休息后可缓解，无发热、咳嗽咳痰、胸痛等，未进行治疗。2 年半前，患者因"声带息肉"于外院行手术治疗时查心脏彩超提示心脏增大。此后患者心累、气促症状加重，轻度活动不能耐受，伴有双下肢水肿，于外院行肺动脉 CTA、心脏彩超示"肺动脉高压"，给予"安立生坦、西地那非"口服至今。2 年前患者于外院诊断干燥综合征，目前口服"羟氯喹、白芍总苷"。近日患者活动后心累、气促等症状仍明显，肺动脉高压原因不明，为进一步诊疗来院。

**体格检查：**

体温 36.3℃，心率 78 次 /min，呼吸 18 次 /min，血压 108/60mmHg。胸廓未见异常，双肺叩诊呈清音，双肺呼吸音清，未闻及哮鸣音和干湿啰音，双侧呼吸运动对称，触觉语颤对称无异常，未触及胸膜摩擦感，心界叩诊向右增大，未闻及心脏瓣膜杂音。双下肢轻度水肿。

**ANA 荧光图片结果见图 5-1-7。**

**其他实验室检查结果：**

ANA 谱 13 项（LIA）：抗 SSA 52 抗体 +，余阴性。

血常规：RBC $3.57 \times 10^{12}$/L（↓），Hb 108g/L（↓），WBC $3.21 \times 10^9$/L（↓）。

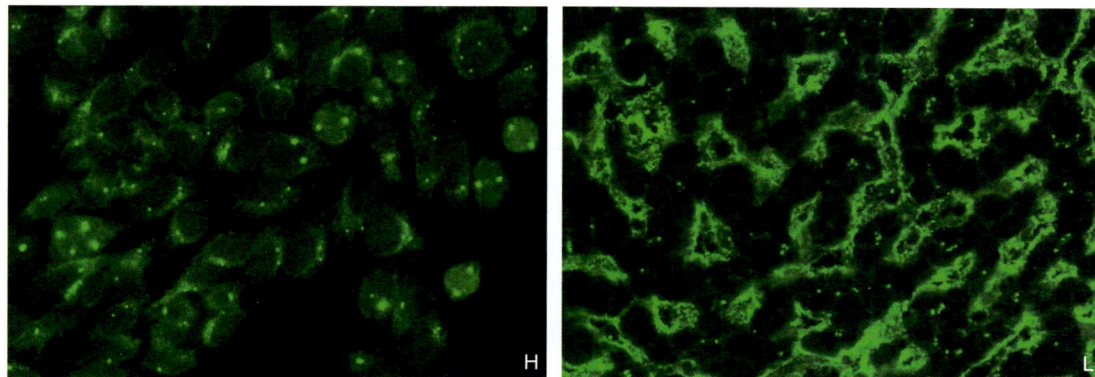

图 5-1-7　临床病例三——中心体型荧光图片

**影像学检查：**

干燥综合征彩超专科检查：双侧腮腺、颌下腺、泪腺、舌下腺欠均匀改变，考虑干燥综合征。

**病例分析：**

患者既往 SS 诊断明确，伴有严重的肺动脉高压，入院后临床症状及影像学检查结果均支持 SS 诊断。**本次 ANA 检查结果呈中心体型和胞质颗粒型荧光模型。**相关研究表明，中心体型荧光模型可见于 SS、SSc、SLE 和 RA 等自身免疫病患者中。

## （七）拓展阅读

中心体是动物细胞有丝分裂期和分裂间期的主要微管组织中心，由 2 个中心粒和周围无定形的蛋白质团块（即中心体基质或中心粒周围物质）组成。中心体含有众多独特的蛋白质，在细胞周期中发挥了复杂的功能。在有丝分裂间期，中心体定位于细胞核核膜附近，是间期细胞骨架形成的位点；在有丝分裂期，2 个中心粒分离并移动到纺锤体的两极。

构成中心体的蛋白质，如 PCNT、ninein、Cep250、Cep110、PCM-1、烯醇化酶和 MOB1 等，均可诱导机体产生自身抗体。PCNT 是一种大的保守卷曲螺旋蛋白，可以发挥多功能支架作用，用于锚定多种蛋白质和蛋白质复合物。中心体外周物质 1（PCM-1）与中心体蛋白、PCNT、烯醇化酶和 ninein 结合，以调节微管与中心粒的锚定、微管成核、有丝分裂复合体纤毛的形成以及向中心体募集蛋白质等功能。MOB1 在细胞分裂过程中主要参与调控微管的稳定性。

中心体型荧光模型对任何疾病的阳性预测价值都很低，临床检出率也较低，Vermeersch 等研究表明，其在人群中的检出率仅为 0.065%。文献报道一例具有抗中心体抗体的 SSc-PAH 患者经诱导免疫抑制治疗后，PAH 的血流动力学得到一定改善并稳定维持。同时免疫抑制疗法也降低了该患者抗中心体抗体的滴度。这些结果表明，SSc-PAH 的发生可能与抗中心体抗体相关的免疫介导有一定的关系，而抗中心体抗体可能成为影响 SSc-PAH 诊断和治疗策略的一项有用的生物标志物，治疗后抗中心体抗体滴度下降可能提示 SSc-PAH 患者对治疗反应良好。

中心体型荧光模型也可能与恶性肿瘤相关,几乎所有人类肿瘤类型中都观察到了异常的中心体扩增和多余的中心体,以及中心体数量、大小和形态的异常。中心体缺陷与遗传不稳定性有关,一些最常见的人类癌症的前体病变中有很大一部分具有中心体缺陷,但中心体在肿瘤发生中的作用尚未确定。

此外,感染性疾病的患者中也可检出中心体型荧光模型。水痘继发共济失调的患儿对 PCNT 具有独特的自身抗体反应性,患者血清中可检出针对 α- 烯醇化酶、γ- 烯醇化酶、MOB1、PCM-1 的自身抗体。也有报道显示,肺炎支原体感染患儿血清中可检出抗中心体抗体。

## 第二节　纺锤体纤维型

### (一)典型荧光模型判读要点

**1. HEp-2 细胞**

**(1)分裂间期:**细胞荧光染色阴性。

**(2)分裂期:**分裂中期,纺锤体极和纺锤丝呈锥形染色;分裂末期,子细胞边缘及细胞间桥均有荧光染色。

**2. 猴肝组织**　肝细胞核呈现颗粒样荧光染色或阴性。典型的纺锤体纤维型荧光模型见图 5-2-1。

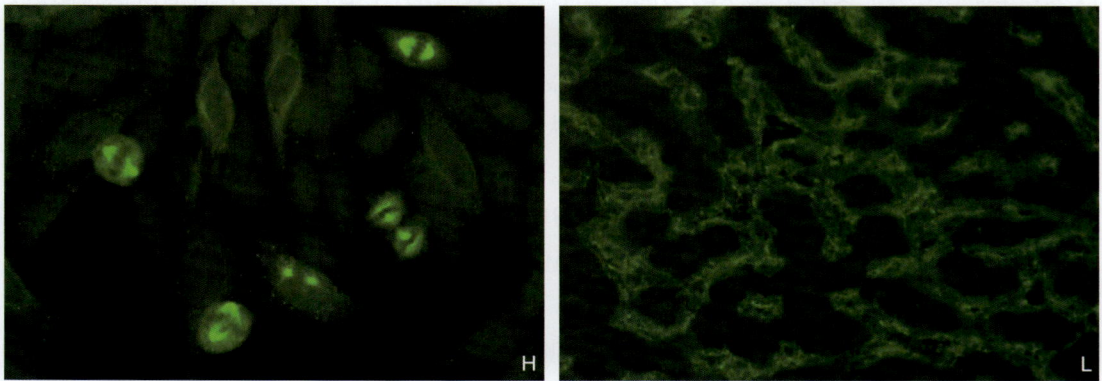

图 5-2-1　纺锤体纤维型荧光模型典型示例

### (二)临床荧光模型展示

临床单一纺锤体纤维型荧光模型见图 5-2-2。

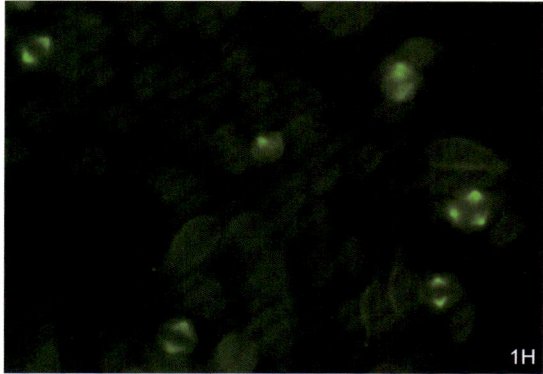
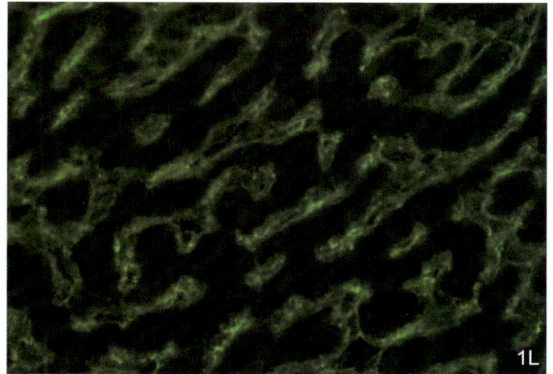
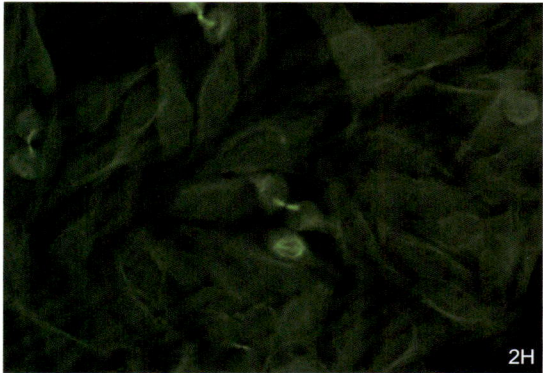
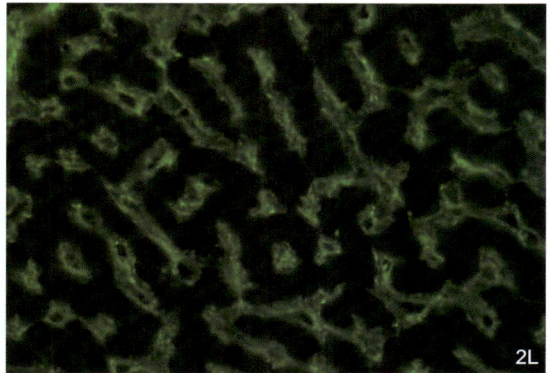
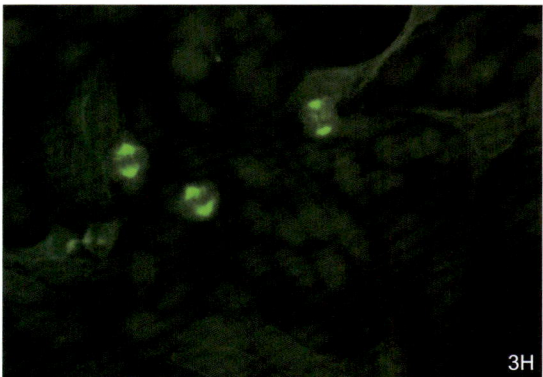
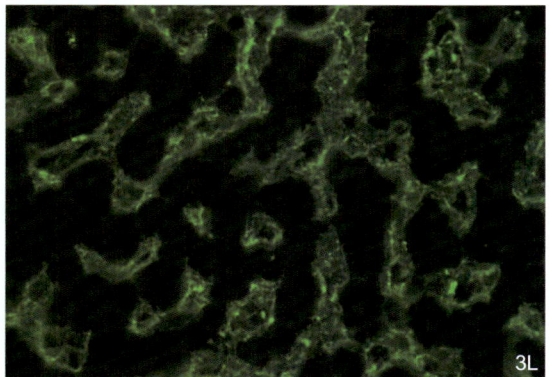
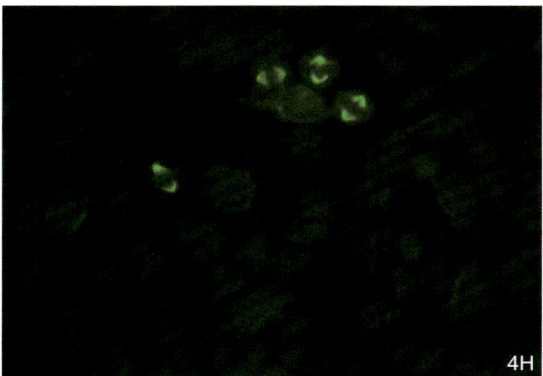
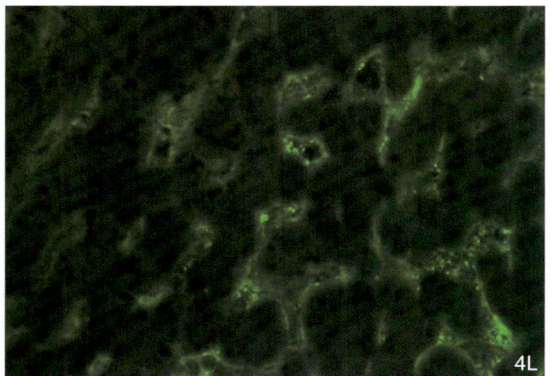

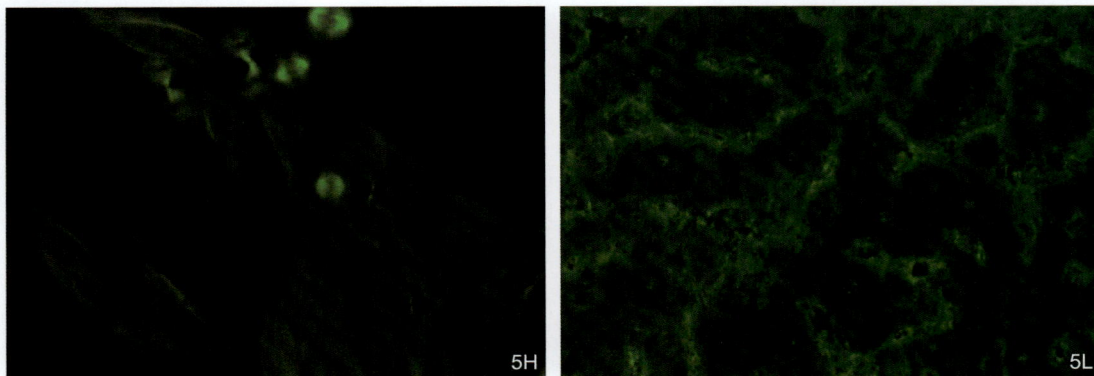

图 5-2-2　临床单一纺锤体纤维型荧光模型图片
1H、1L ～ 5H、5L 为 5 例不同的临床纺锤体纤维型荧光模型图片

## （三）易混荧光模型鉴别

纺锤体纤维型与相关易混荧光模型的鉴别见表 5-2-1 及图 5-2-3。

表 5-2-1　纺锤体纤维型与相关易混荧光模型的鉴别

| 荧光模型 | | 鉴别要点 | | |
|---|---|---|---|---|
| | | HEp-2 细胞分裂间期 | HEp-2 细胞分裂期 | 猴肝组织 |
| 主模型 | 纺锤体纤维型 | 细胞荧光染色阴性 | 分裂中期,纺锤体极和纺锤丝呈锥形染色;分裂末期,子细胞边缘及细胞间桥均有荧光染色 | 肝细胞核呈现颗粒样荧光染色或阴性 |
| 易混模型 | NuMA 型 | 细胞核呈现细颗粒样荧光染色 | 分裂中期,纺锤体呈现 2 个对称的"V"形荧光或小三角形荧光,纺锤体极的极点荧光重染,纺锤体间多无纺锤丝;分裂末期,2 个子细胞核内呈现粗大、不均一的颗粒样荧光染色 | 肝细胞核呈现颗粒样荧光染色 |
| | 细胞间桥型 | 细胞荧光染色阴性 | 分裂中期,染色体区域呈细颗粒带状荧光;分裂末期,2 个子细胞间的细胞间桥有荧光染色,随细胞分裂逐渐缩小为 1 个点状荧光直至子细胞完全分开 | 肝细胞核荧光染色阴性 |

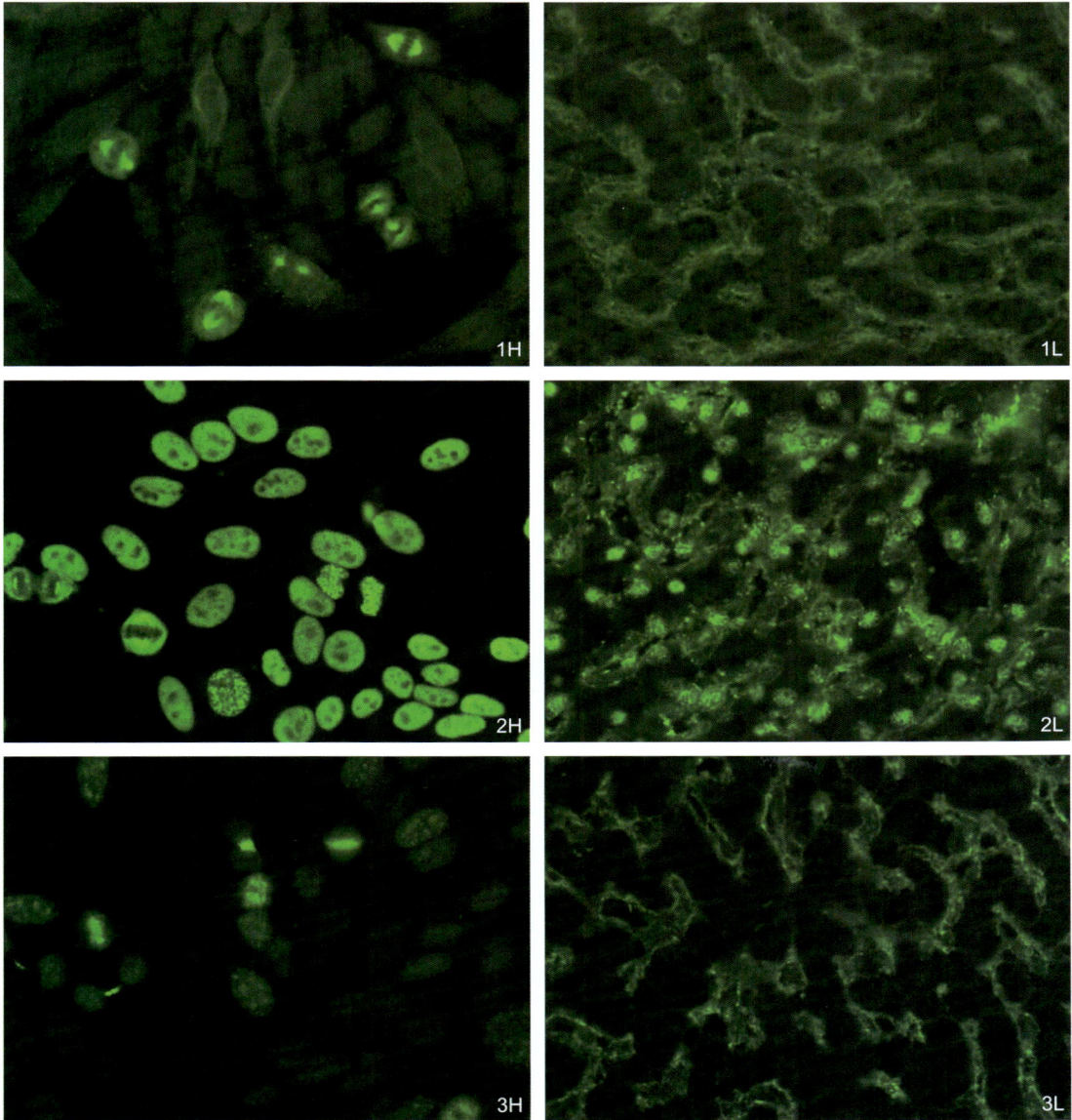

图 5-2-3　纺锤体纤维型与相关易混荧光模型图形比较
1H、1L：纺锤体纤维型；2H、2L：NuMA 型；3H、3L：细胞间桥型

【纺锤体纤维型与 NuMA 型鉴别要点】

1. HEp-2 细胞分裂间期　纺锤体纤维型细胞荧光染色阴性，而 NuMA 型细胞核呈细颗粒样荧光。

2. HEp-2 细胞分裂期　①分裂中期：纺锤体纤维型纺锤丝有荧光染色，纺锤体极的极点无重染，而 NuMA 型纺锤体极的极点荧光重染，纺锤丝荧光染色不明显。②分裂末期：纺锤体纤维型子细胞边缘及细胞间桥均有荧光染色，而 NuMA 型 2 个子细胞核内有粗大、不均一的颗粒样荧光,子细胞间的细胞间桥荧光染色阴性。

3. 猴肝组织  纺锤体纤维型肝细胞核可见颗粒样荧光染色或阴性,而 NuMA 型肝细胞核呈现颗粒样荧光染色。

【 纺锤体纤维型与细胞间桥型鉴别要点 】

1. HEp-2 细胞分裂间期  无明显差异。

2. HEp-2 细胞分裂期  ①分裂中期:纺锤体纤维型纺锤体极和纺锤丝呈锥形荧光染色,而细胞间桥型染色体区域呈细颗粒带状荧光。②分裂末期:纺锤体纤维型子细胞边缘及细胞间桥均有荧光染色,而细胞间桥型仅细胞间桥有荧光染色。

3. 猴肝组织  无明显差异。

（四）复合荧光模型展示

临床纺锤体纤维型复合荧光模型见图 5-2-4。

（五）临床相关性

纺锤体纤维型荧光模型抗核抗体识别的靶抗原主要为纺锤体驱动蛋白 Eg5（Homo sapiens Eg5,HsEg5）,又称核有丝分裂器蛋白 2（nuclear mitotic apparatus protein 2,NuMA2）,

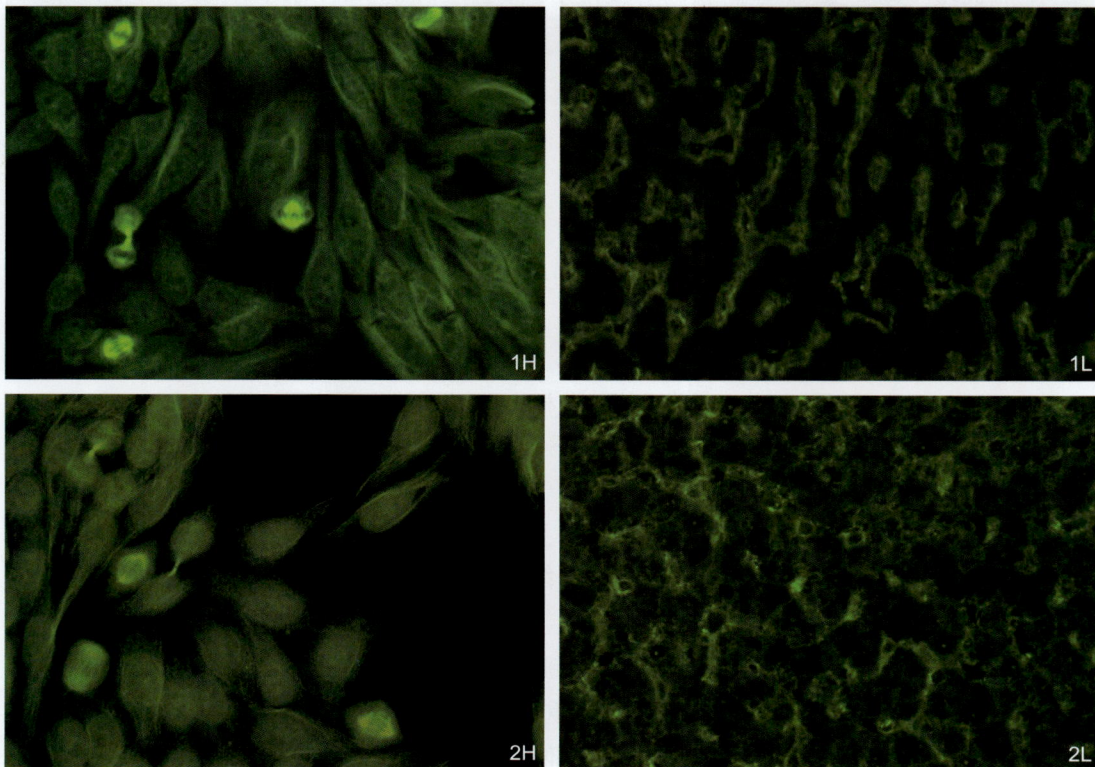

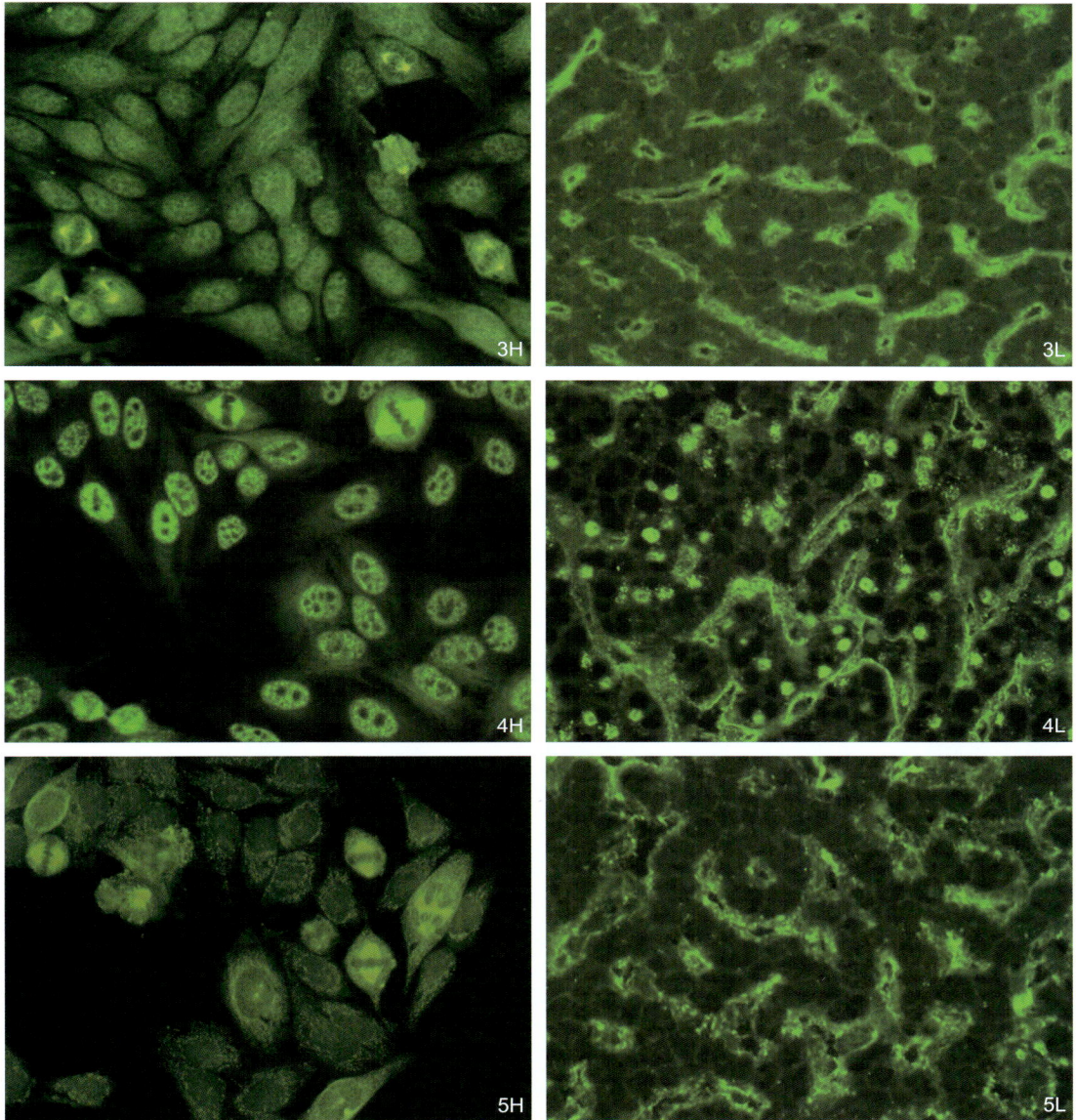

**图 5-2-4　临床纺锤体纤维型复合荧光模型图片**
1H、1L:纺锤体纤维型和胞质纤维型;2H、2L:纺锤体纤维型、胞质纤维型和核细颗粒型;3H、3L:纺锤体纤维型和核细颗粒型;4H、4L:纺锤体纤维型和核粗颗粒型;5H、5L:纺锤体纤维型和胞质颗粒型

也称纺锤体驱动蛋白。该荧光模型在人群中的阳性率极低,疾病特异性尚不清楚,可见于SLE、SS 等结缔组织病。

### (六)临床病例

【病例一】

**一般资料：**

孙某，女，62 岁。患者自诉口干、眼干 5 年。3 年前开始出现自发性鼻出血，无明显诱因，于当地医院就诊，血常规示血小板计数为 $20 \times 10^9$/L，当地医院诊断为"血小板减少性紫癜"，并予甲泼尼龙治疗后病情好转。近日，患者因血小板降至 $3 \times 10^9$/L 来院就诊。

**体格检查：**

体温 36.2℃，心率 78 次 /min，呼吸 19 次 /min，血压 118/67mmHg。身高 158cm，体重 60kg。神志清楚，全身浅表淋巴结未扪及肿大，全身皮肤未见皮疹，未见瘀斑。腹软，无压痛、反跳痛、肌紧张，神经系统查体阴性，四肢关节无红肿，肌力 5 级，肌张力正常。

ANA 荧光图片结果见图 5-2-5。

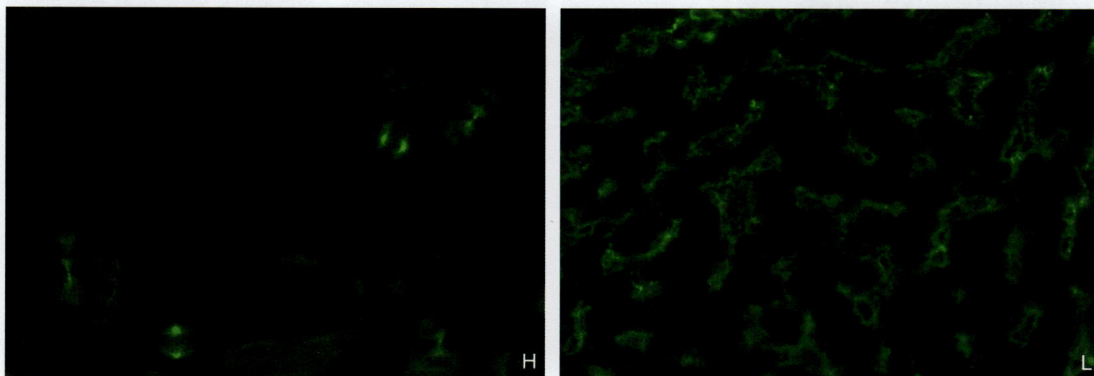

图 5-2-5　临床病例一——纺锤体纤维型荧光图片

**其他实验室检查结果：**

ANA 谱 13 项（LIA）：抗 SSA 52 抗体 ++，抗 PM-Scl 抗体 ±，余阴性。

补体：C3 0.8490g/L，C4 0.1650g/L。

免疫球蛋白：IgG 10.70g/L，IgA 3980.00mg/L（↑），IgM 186.00mg/L（↓）。

血常规：RBC $4.38 \times 10^{12}$/L，Hb 138g/L，WBC $7.44 \times 10^9$/L，PLT $31 \times 10^9$/L（↓）。

**影像学检查：**

SPECT 唾液腺显像（包括双侧唾液腺动态显像和定量分析）：摄取相双侧腮腺、颌下腺形态、位置正常；双侧腮腺、右侧颌下腺放射性摄取功能减低，左侧颌下腺放射性摄取功能正常；唾液腺功能中度受损。

干燥综合征彩超专科检查：腮腺、颌下腺、泪腺、舌下腺不均匀改变。

**眼科会诊：**

视力：右眼 0.8，左眼 0.8；双眼睑板腺开口脂栓堵塞，角膜荧光素染色检查：右眼 4s，左眼 4s；泪膜破裂时间测定：右眼 2s，左眼 3s；泪液分泌功能测定：右眼 7mm/5min，左眼 > 10mm/5min。综合考虑诊断干眼症。

**病例分析：**

患者长期血小板计数低下，曾在外院诊断为原发性血小板减少性紫癜，但对治疗反应不佳。患者常出现无明显诱因鼻出血，并有口干、眼干病史。本次入院 ANA 检查结果呈纺锤体纤维型荧光模型，抗 SSA 52 抗体阳性。抗 SSA 52 抗体是抗 SSA 抗体的一种，可在多种 AID 中检出，其中 SLE 和 SS 最常见。经眼科会诊考虑为干眼症，结合 SPECT 唾液腺显像及干燥综合征彩超专科检查结果，支持 SS 的诊断。SS 可造成血液系统的损害，免疫系统的过度活跃可引起血小板相关抗体产生，进而加速血小板破坏，导致血小板计数降低。因此，SS 可能是本例患者血小板持续低下的主要原因之一。

【病例二】

**一般资料：**

钟某，男，74 岁。患者既往有发作性头晕 2 年，近日再发 8 天，现为求进一步治疗来院。

**体格检查：**

体温 36.5℃，心率 82 次/min，呼吸 22 次/min，血压 128/76mmHg，心肺腹查体无特殊。专科查体：神志清楚，言语清晰流利，查体合作。足背动脉及腘动脉搏动良好，肌力未见减退，足踝有疼痛，行走呈跛行步态。

**ANA 荧光图片结果见图 5-2-6。**

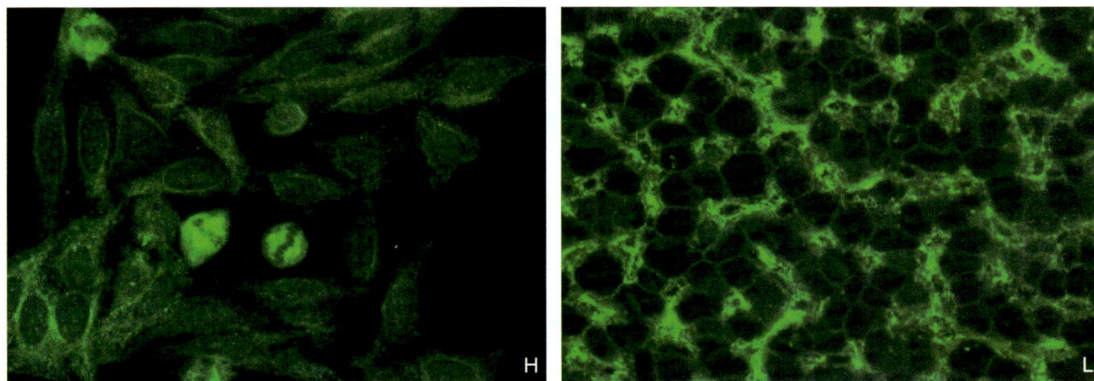

图 5-2-6　临床病例二——纺锤体纤维型荧光图片

**其他实验室检查结果：**

ANA 谱 13 项（LIA）：抗 SSA 52 抗体 +，余阴性。

肝、肾功能、血常规等检查未见明显异常。

**影像学检查：**

颈部动脉彩超：①双侧颈总动脉中段粥样硬化斑块形成致狭窄（左侧狭窄约78%，右侧狭窄约67%）；②双侧颈总动脉分叉处粥样硬化斑形成（局部狭窄率＜50%）；③右侧锁骨下动脉起始段粥样硬化斑块形成致狭窄（局部狭窄率约65%）；④左侧锁骨下动脉起始段粥样硬化斑块形成（局部狭窄率＜50%）。

双下肢动静脉彩超：右侧股总静脉附壁血栓，双下肢动脉粥样硬化斑。

CT胸部普通扫描：慢性支气管炎，肺气肿并肺大疱，双肺散在慢性炎症，双肺散在小结节（疑炎性结节）。

全脑血管造影：左侧大脑中动脉M1段重度狭窄。

**病例分析：**

患者生命体征平稳，心肺腹查体未见异常。**ANA检查结果呈纺锤体纤维型和胞质颗粒型荧光模型**，抗SSA 52抗体阳性，抗SSA 52抗体除了在AID患者中阳性，其在非AID患者中也可出现阳性。该患者未发现其他AID的阳性特征，暂无法确诊AID。综合影像学检查结果，考虑诊断为：①左侧大脑中动脉M1段重度狭窄；②颈动脉粥样硬化；③股总静脉血栓形成。

**（七）拓展阅读**

纺锤体纤维型荧光模型的主要靶抗原为HsEg5，分子量为115kDa。HsEg5属于BimC驱动蛋白样蛋白家族，参与介导中心体的分离和纺锤体的形成，主要分布于有丝分裂细胞的纺锤体上。在细胞分裂过程中，HsEg5广泛分布于中心体、动粒相关的纺锤体微管以及与胞质分裂相关的细胞间桥微管。它对中心体分离、有丝分裂纺锤体的形成以及中心体和高尔基复合体在有丝分裂后的重组中都发挥了关键作用。抗HsEg5抗体和抗NuMA抗体是两种最主要的抗有丝分裂纺锤体的自身抗体。抗HsEg5抗体在人群中的阳性率为0.17‰，无疾病特异性，可见于SLE、CREAST综合征、血管炎、结节性红斑、慢性中性粒细胞增多症、盆腔脓肿和先天性心脏传导阻滞。在CTD患者中，抗HsEg5抗体的阳性率低于抗NuMA抗体。

## 第三节　NuMA型

**（一）典型荧光模型判读要点**

**1. HEp-2细胞**

**（1）分裂间期：**细胞核呈现细颗粒样荧光染色。

**（2）分裂期：**分裂中期，纺锤体呈现2个对称的"V"形荧光或小三角形荧光，纺锤体极的极点荧光重染,纺锤体间多无纺锤丝;分裂末期,2 个子细胞核内呈现粗大、不均一的颗粒样荧光染色。

**2.猴肝组织**　肝细胞核呈现颗粒样荧光染色。典型的 NuMA 型荧光模型见图 5-3-1。

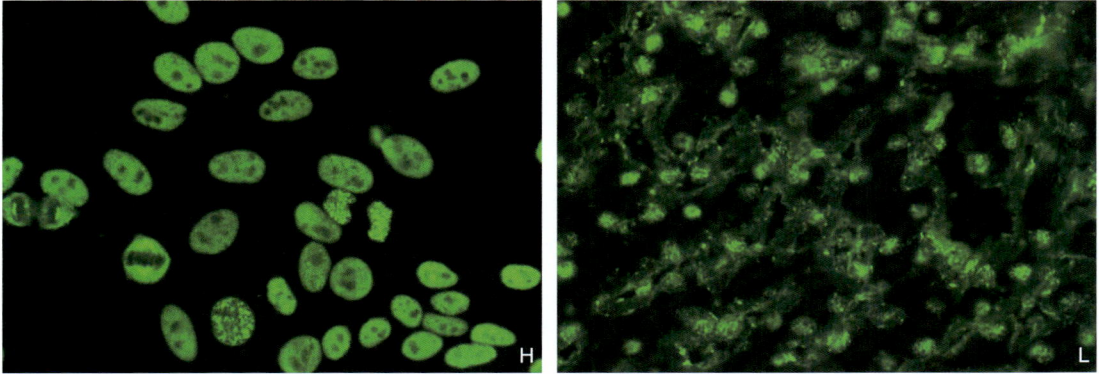

图 5-3-1　NuMA 型荧光模型典型示例

（二）临床荧光模型展示

临床单一 NuMA 型荧光模型见图 5-3-2。

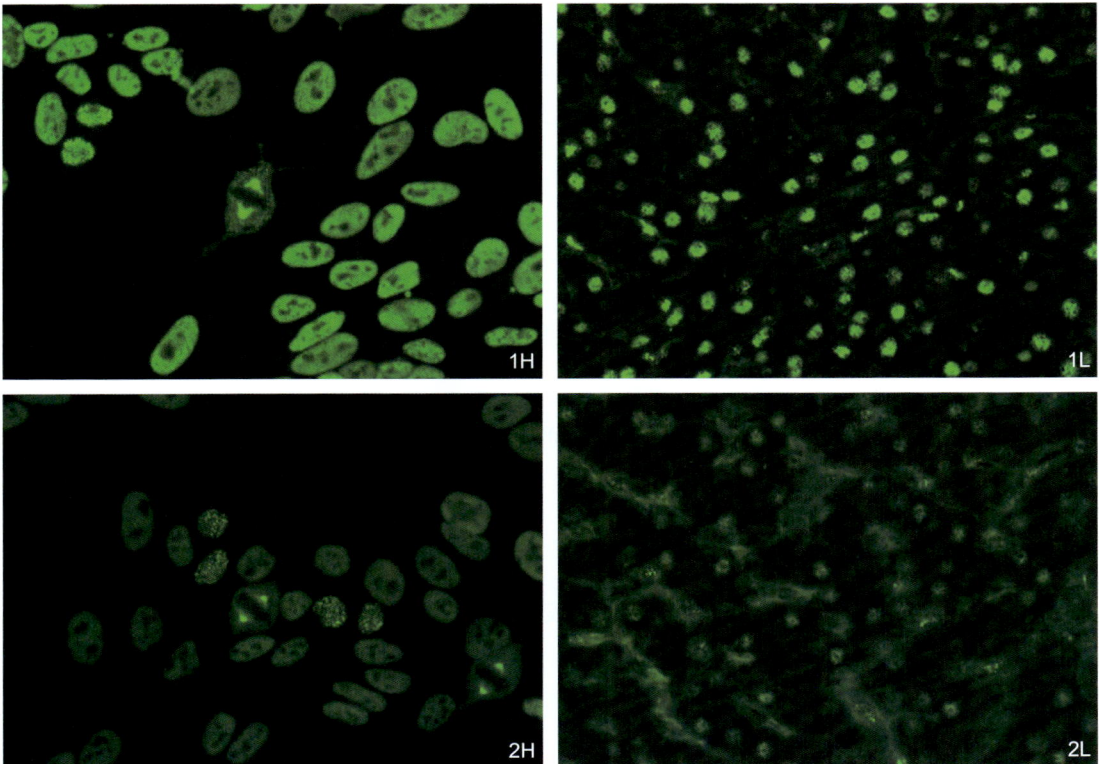

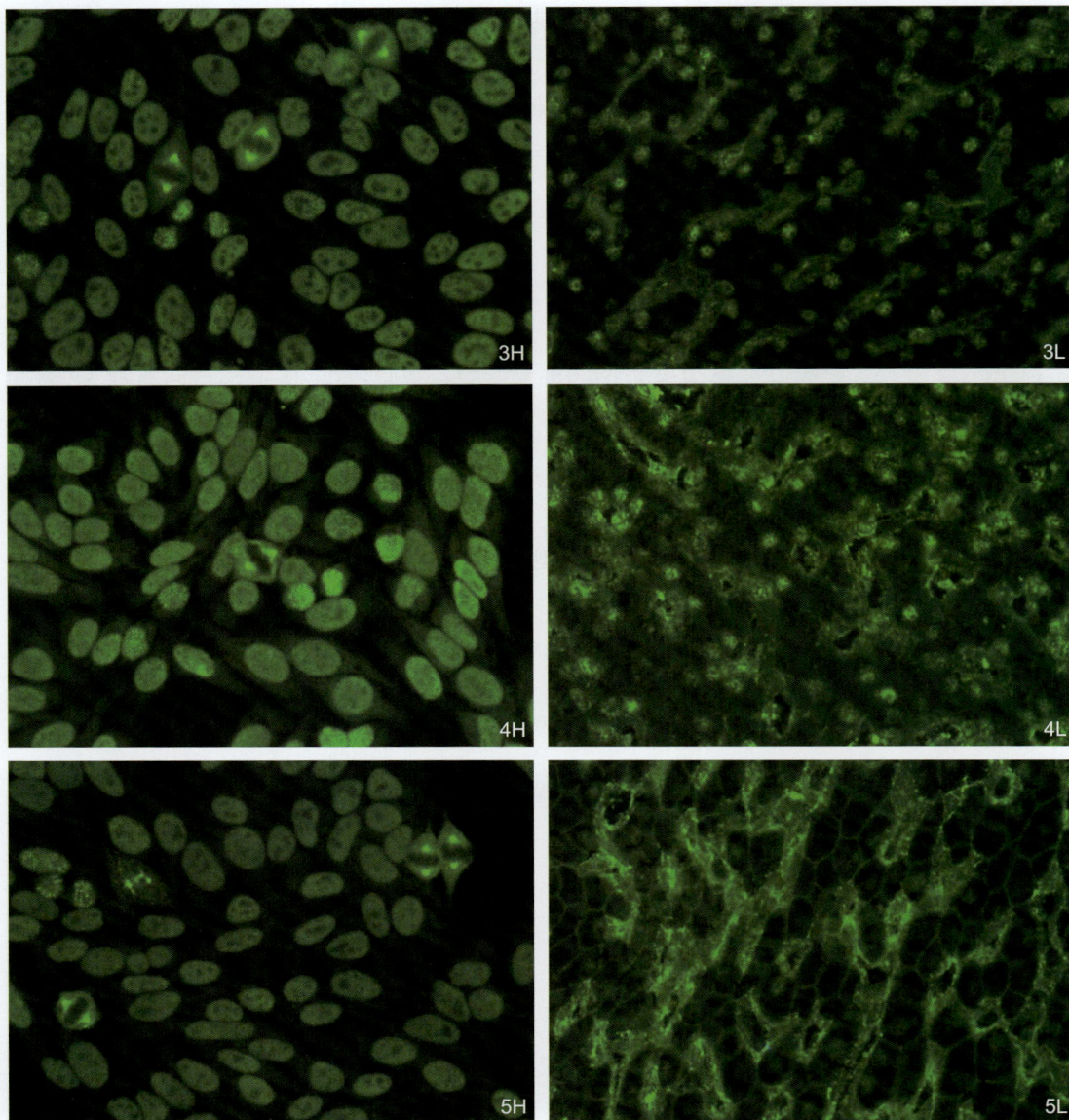

图 5-3-2　临床单一 NuMA 型荧光模型图片

1H、1L ～ 5H、5L 为 5 例不同的临床 NuMA 型荧光模型图片

## （三）易混荧光模型鉴别

NuMA 型与相关易混荧光模型的鉴别见表 5-3-1 及图 5-3-3。

表 5-3-1 NuMA 型与相关易混荧光模型的鉴别

| 荧光模型 | | 鉴别要点 | | |
| --- | --- | --- | --- | --- |
| | | HEp-2 细胞分裂间期 | HEp-2 细胞分裂期 | 猴肝组织 |
| 主模型 | NuMA 型 | 细胞核呈现细颗粒样荧光染色 | 分裂中期,纺锤体呈现 2 个对称的"V"形荧光或小三角形荧光,纺锤体极的极点荧光重染,纺锤体间多无纺锤丝;分裂末期,2 个子细胞核内呈现粗大、不均一的颗粒样荧光染色 | 肝细胞核呈现颗粒样荧光染色 |
| 易混模型 | 中心体型 | 细胞质中可见 1～2 个紧靠细胞核的点状荧光 | 细胞两极可见 2 个相对的明亮点状荧光 | 肝细胞内可见 1～2 个点状荧光染色 |
| | 纺锤体纤维型 | 细胞荧光染色阴性 | 分裂中期,纺锤体极和纺锤丝呈锥形染色;分裂末期,子细胞边缘及细胞间桥均有荧光染色 | 肝细胞核呈现颗粒样荧光染色或阴性 |
| | 纺锤体纤维型和核细颗粒型(复合荧光模型) | 细胞核呈细颗粒样荧光染色 | 分裂中期,纺锤体极和纺锤丝呈锥形染色;分裂末期,子细胞边缘及细胞间桥均有荧光染色 | 肝细胞核及部分核仁中可见颗粒样荧光染色 |

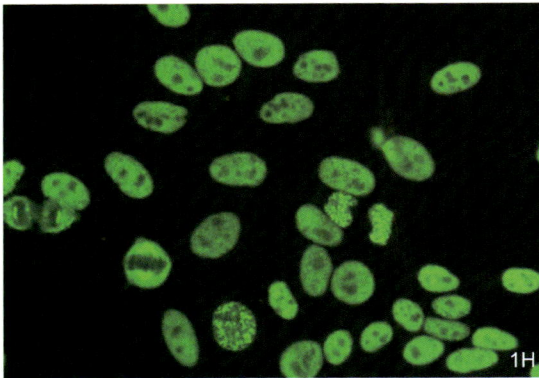

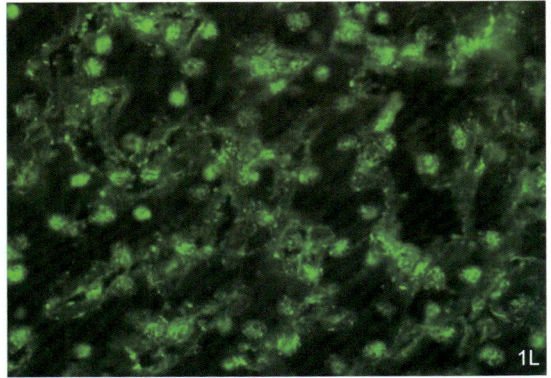

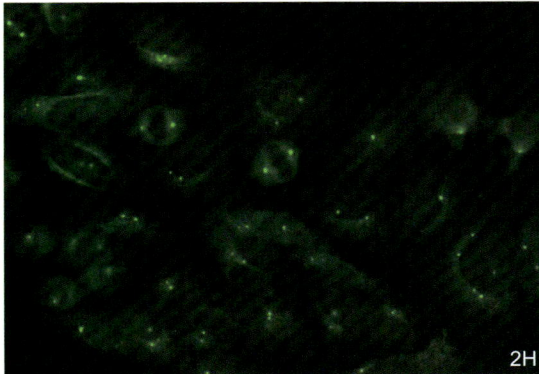

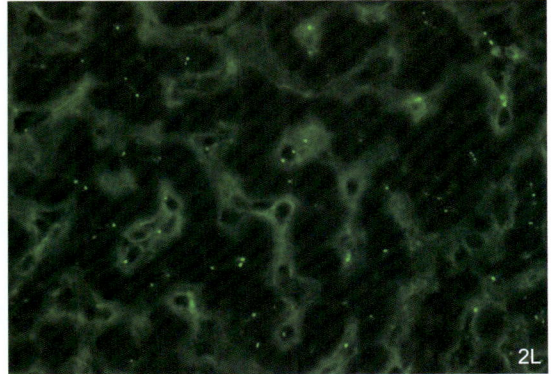

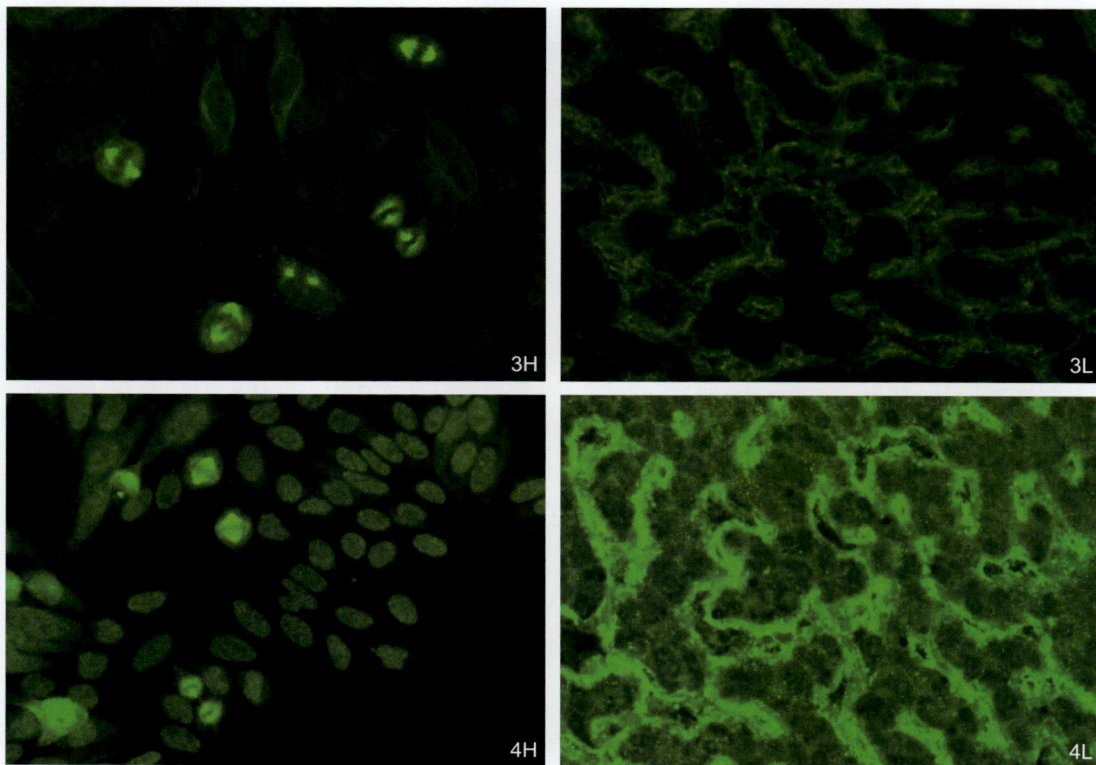

图 5-3-3　NuMA 型与相关易混荧光模型图形比较

1H、1L：NuMA 型；2H、2L：中心体型；3H、3L：纺锤体纤维型；4H、4L：纺锤体纤维型和核细颗粒型（复合荧光模型）

【NuMA 型与中心体型鉴别要点】

1. HEp-2 细胞分裂间期　NuMA 型细胞核呈细颗粒样荧光，胞质无荧光染色，而中心体型细胞核无荧光染色，胞质中可见 1～2 个紧靠细胞核的点状荧光。

2. HEp-2 细胞分裂期　NuMA 型的纺锤体呈现 2 个对称的"V"形荧光或小三角形荧光，纺锤体极的极点重染，而中心体型细胞仅两极可见 2 个相对的点状荧光。

3. 猴肝组织　NuMA 型肝细胞核呈现颗粒样荧光，而中心体型肝细胞内可见 1～2 个点状荧光染色。

【NuMA 型与纺锤体纤维型鉴别要点】

1. HEp-2 细胞分裂间期　NuMA 型细胞核呈细颗粒样荧光，而纺锤体纤维型细胞荧光染色阴性。

2. HEp-2 细胞分裂期　①分裂中期：NuMA 型纺锤体极的极点荧光重染，纺锤丝荧光染色较弱或无荧光，而纺锤体纤维型纺锤体极的极点则无重染，纺锤丝有荧光染色。②分裂末期:NuMA 型 2 个子细胞核内有粗大、不均一的颗粒样荧光,子细胞间的细胞间桥无荧光染色,而纺锤体纤维型子细胞边缘及细胞间桥均有荧光染色。

**3. 猴肝组织**　NuMA 型肝细胞核呈现颗粒样荧光染色,而纺锤体纤维型肝细胞核可见颗粒样荧光染色或阴性。

**【 NuMA 型与纺锤体纤维型和核细颗粒型(复合荧光模型)鉴别要点 】**

**1. HEp-2 细胞分裂间期**　无明显差异。

**2. HEp-2 细胞分裂期**　①分裂中期:NuMA 型的纺锤体呈现 2 个对称的"V"形荧光或小三角形荧光,纺锤体极的极点重染,纺锤丝荧光染色较弱或无荧光,而纺锤体纤维型和核细颗粒型(复合荧光模型)纺锤体极的极点无重染现象,纺锤丝荧光染色明显。②分裂末期:NuMA 型 2 个子细胞间的细胞间桥无荧光染色,而纺锤体纤维型和核细颗粒型(复合荧光模型)子细胞边缘及细胞间桥均有荧光染色。

**3. 猴肝组织**　NuMA 型肝细胞核呈现颗粒样荧光染色,而纺锤体纤维型和核细颗粒型(复合荧光模型)肝细胞核及部分核仁中可见颗粒样荧光。

**(四)复合荧光模型展示**

临床 NuMA 型复合荧光模型见图 5-3-4。

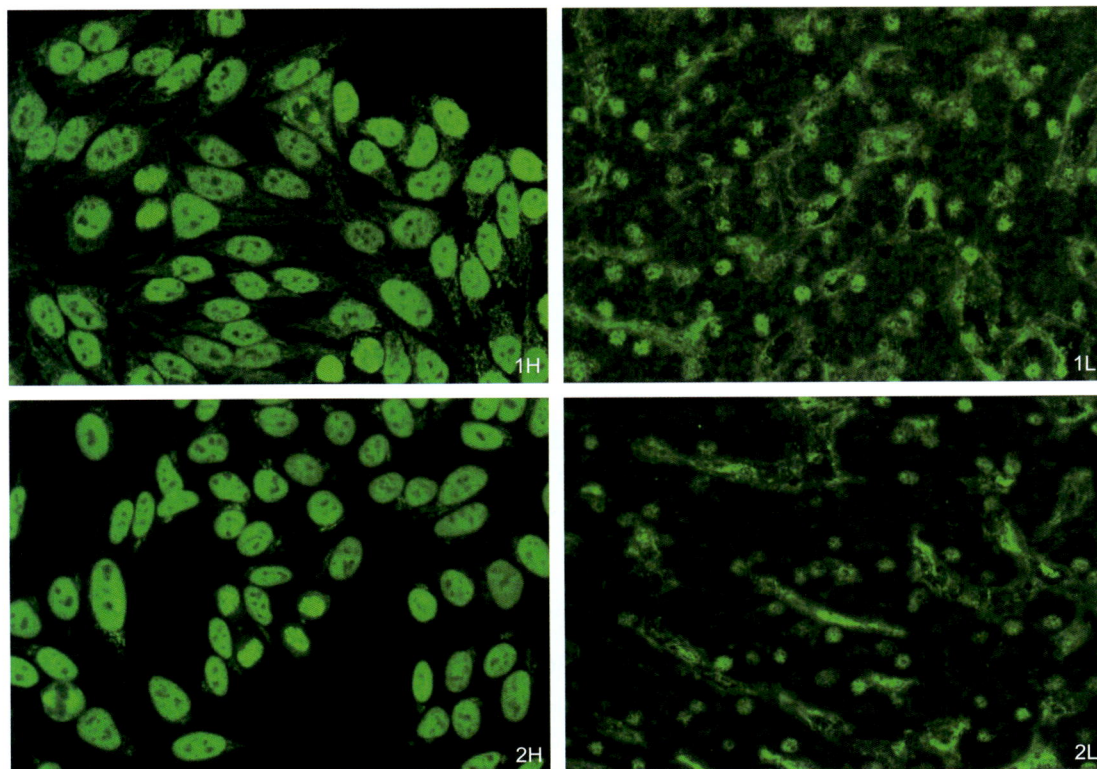

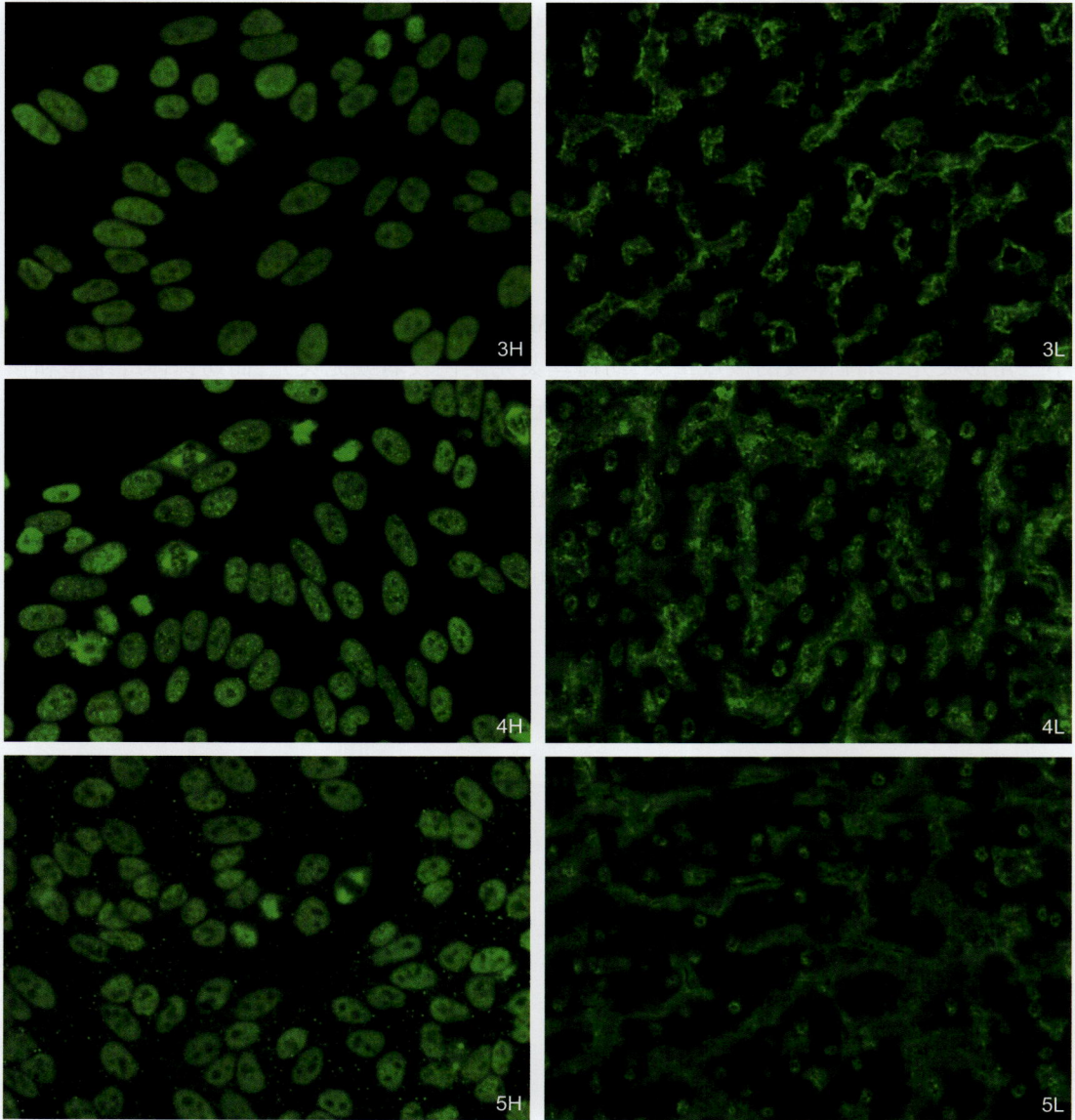

**图 5-3-4　临床 NuMA 型复合荧光模型图片**

1H、1L：NuMA 型和线粒体样型；2H、2L：NuMA 型和高尔基体样型；3H、3L：NuMA 型和核均质型；4H、4L：NuMA 型和着丝点型；5H、5L：NuMA 型和胞质散点型

## （五）临床相关性

NuMA 型荧光模型抗核抗体识别的靶抗原为 NuMA 蛋白，又称 NuMA1、着丝粒蛋白、纺锤体极核（spindle pole nucleus，SPN），分子量为 236kDa。NuMA 型荧光模型比较少见，高滴度的抗 NuMA 抗体多见于 AID，其中 50% 为原发性干燥综合征（primary Sjögren syndrome，pSS）或 SLE，暂无证据表明其滴度与疾病活动度相关，偶见于恶性肿瘤（7.8%）、感染性疾病（10.8%）。

## （六）临床病例

【病例一】

**一般资料：**

姚某，男，65 岁。1 年前患者无明显诱因出现口干。4 个月前突发右侧肢体活动障碍伴吐字不清，血压为 200/95mmHg，外院完善头颅 CT 等相关检查后诊断为"左侧基底节区脑出血，高血压病 3 级（很高危）"，予以降压、止血、改善脑代谢等对症支持治疗后出院，院外规律服药并复诊，近期因自觉乏力明显，活动耐力较前下降，为求进一步治疗来院。

**体格检查：**

体温 36.4℃，心率 98 次 /min，呼吸 20 次 /min，血压 185/87mmHg。神志清楚，精神一般，左侧肢体行动欠灵活，语言表达缓慢，吐字不清，面部皮肤颜色偏黑，同时鼻部及两侧脸颊发红，颈前部及颈后部可见红色皮疹及色素沉着，双手掌呈红色，双下肢皮肤可见散在褐色色素沉着斑片。

ANA 荧光图片结果见图 5-3-5。

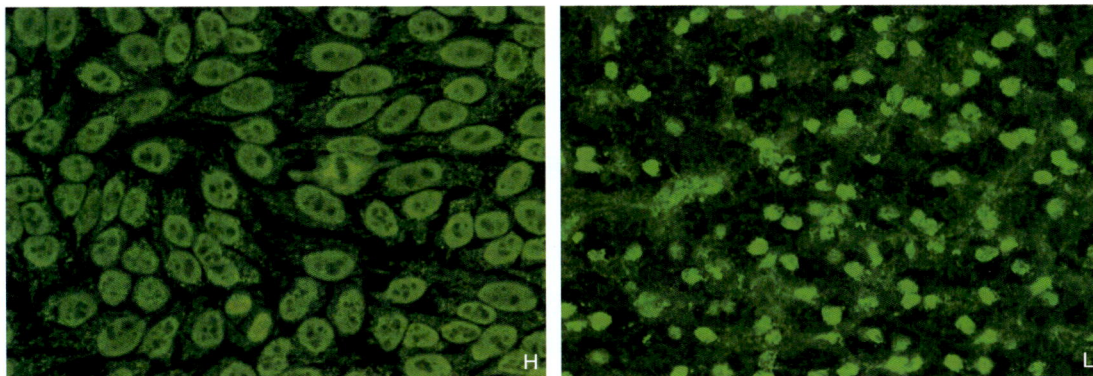

图 5-3-5　临床病例一——NuMA 型荧光图片

**其他实验室检查结果：**

ANA 谱 13 项（LIA）：抗 SSA 60 抗体 ++，抗 SSA 52 抗体 +++，余阴性。

补体：C3 0.7010g/L（↓），C4 0.1580g/L。

免疫球蛋白：IgA 7260.00mg/L（↑），IgG 24.70g/L（↑），IgM 19200.00mg/L（↑）。

**影像学检查：**

SPECT 唾液腺显像：双侧腮腺和颌下腺功能中度受损。

干燥综合征彩超专科检查：腮腺、颌下腺、泪腺、舌下腺不均匀改变。

胸部平扫 + 薄层高分辨扫描：①慢性支气管炎，肺气肿征，肺大疱；②主动脉及其分支、左右冠状动脉、主动脉瓣钙化。

**眼科会诊：**

视力：右眼 0.5，左眼 0.7，左眼 1/3 睑板腺缺失，睑板腺开口部分堵塞，双眼脂质层色彩单一，厚度偏薄；泪膜破裂时间测定：右眼 4s，左眼 3s；泪液分泌功能测定：右眼 9mm/5min，左眼 6mm/5min。综合考虑诊断干眼症。

**病例分析：**

患者早前在外院就诊期间曾被诊断为高血压病 3 级（很高危），并接受了降压、止血、改善脑代谢等对症支持治疗，但治疗效果不佳，患者近期因乏力明显，活动耐力较前下降再次入院。患者曾有口干病史。入院后，经眼科会诊确认为干眼症。**ANA 检查结果呈 NuMA 型和线粒体样型荧光模型**，同时抗 SSA 60 和 SSA 52 抗体均呈阳性。结合干燥综合征的专科彩超检查和 SPECT 唾液腺显像，考虑诊断 pSS。

pSS 是一种全身性 AID，主要影响泪腺、唾液腺等外分泌腺，表现为口干、眼干、猖獗性龋齿、唾液腺炎。部分患者会出现全身症状，如乏力、低热等。从大量临床、流行病学、预后和调查的研究来看，心血管疾病、感染、肌肉骨骼疾病和恶性肿瘤（淋巴瘤除外）可能是 pSS 最相关的并发症，尤其是心血管疾病，高血压也是 pSS 最常见的心血管危险因素。该患者早期院外治疗效果不佳可能是由于并未明确诊断 pSS 或未接受规范的治疗，进而出现乏力、活动耐力下降等症状，患者的高血压是否为 pSS 的并发症则需要进一步诊断。

【病例二】

**一般资料：**

敖某，女，67 岁。患者 6 个月前体检发现甲状腺左叶结节，为求进一步治疗来院。

**体格检查：**

体温 36.6℃，心率 92 次 /min，呼吸 20 次 /min，血压 132/82mmHg。神志清楚，无病容，颈部无瘢痕，局部无血管曲张，无皮肤破溃。甲状腺左叶可扪及一直径约 1.0cm×1.0cm 肿块，质韧，边界不清楚，形态不规则，无触压痛，可随吞咽上下活动，甲状腺及颈部血管未闻及杂音。

**ANA 荧光图片结果见图 5-3-6。**

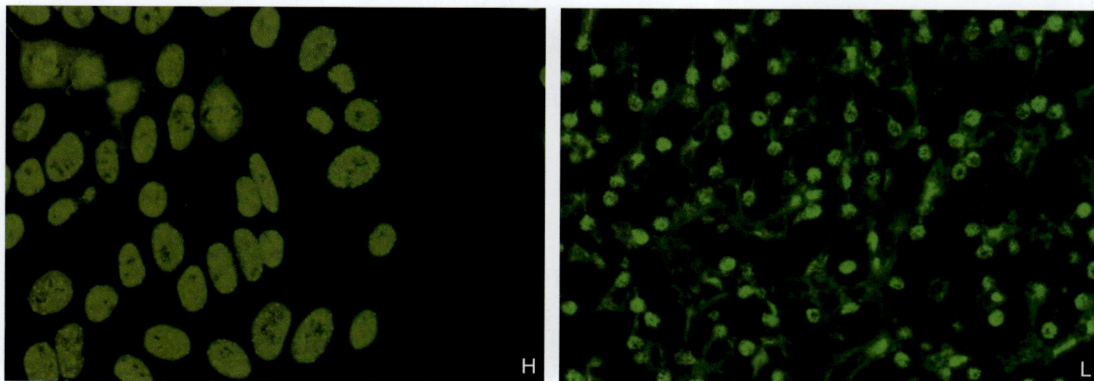

图 5-3-6　临床病例二——NuMA 型荧光图片

**其他实验室检查结果：**

ANA 谱 13 项（LIA）：抗 SSA 52 抗体 +，余阴性。

甲状腺功能相关检测：TSH 0.089mU/L（↓），余无异常。

肝功能：TP 63.6g/L（↓），Alb 39g/L。

**影像学检查：**

甲状腺彩超：甲状腺欠均匀改变，甲状腺左侧叶结节伴钙化，性质待确定，甲状腺双侧叶余结节，疑结节性甲状腺肿。

**甲状腺病理：**

甲状腺左叶穿刺样本病检：符合乳头状癌。

**病例分析：**

患者因体检发现甲状腺结节而入院。入院后完善相关检查，发现 ANA 呈 **NuMA 型和着丝点型荧光模型**，抗 SSA 52 抗体阳性。抗 SSA 52 抗体除了在 AID 患者中阳性外，其在非 AID 患者中也可出现阳性。该患者未发现其他 AID 的阳性特征，暂无法确诊 AID。

甲状腺作为重要的内分泌器官，其癌变可能会导致甲状腺激素分泌紊乱。在此病例中，患者的 TSH 水平异常，这可能是甲状腺癌引发的甲状腺功能亢进所致。根据影像学和病理活检结果，诊断该患者为甲状腺乳头状癌。

### （七）拓展阅读

NuMA 型荧光模型抗核抗体的靶抗原为 NuMA 蛋白。NuMA 蛋白是一种高分子量蛋白质复合体，细胞有丝分裂时期分布在每个纺锤体极的极点周围区域。NuMA 蛋白 N 端和 C 端为 2 个球形结构域，相互间通过 7 个螺旋状线圈结构进行连接，该结构参与纺锤体和细胞核的形成及稳定。NuMA 蛋白在纺锤体极性产生、纺锤体定位、染色体分离、核膜生成、核重组方面均起到关键性的作用。

抗 NuMA 抗体属于抗有丝分裂纺锤体的自身抗体，在 ANA 阳性人群中的检出率较低（0.23% ～ 0.9%），其中检出该荧光模型的个体大多为女性（81.5%）。高滴度的抗 NuMA 抗体往往与 AID（如 pSS、SLE）有关，17.5% ～ 52% 的抗 NuMA 抗体阳性患者临床诊断为 pSS。与非 AID 相比，抗 NuMA 抗体在 AID 患者中的滴度更高，但目前未证实该滴度与疾病活动度有关。约 50% 的 pSS 和 SLE 患者，抗 NuMA 抗体是其唯一阳性的 ANA，有助于诊断抗 SSA、SSB 抗体以及抗 dsDNA 抗体均阴性的 pSS 或 SLE。另外，与阴性的患者相比，抗 NuMA 抗体阳性的 pSS 和 SLE 患者症状较轻，较少需要治疗，提示抗 NuMA 抗体可能是两种 AID 预后良好的标志物之一。

## 第四节 细胞间桥型

### （一）典型荧光模型判读要点

**1. HEp-2 细胞**

（1）**分裂间期**：细胞荧光染色阴性。

（2）**分裂期**：分裂中期，染色体区域呈细颗粒带状荧光；分裂末期，2 个子细胞间的细胞间桥有荧光染色，随细胞分裂逐渐缩小为 1 个点状荧光直至子细胞完全分开。

**2. 猴肝组织** 肝细胞核荧光染色阴性。典型的细胞间桥型荧光模型见图 5-4-1。

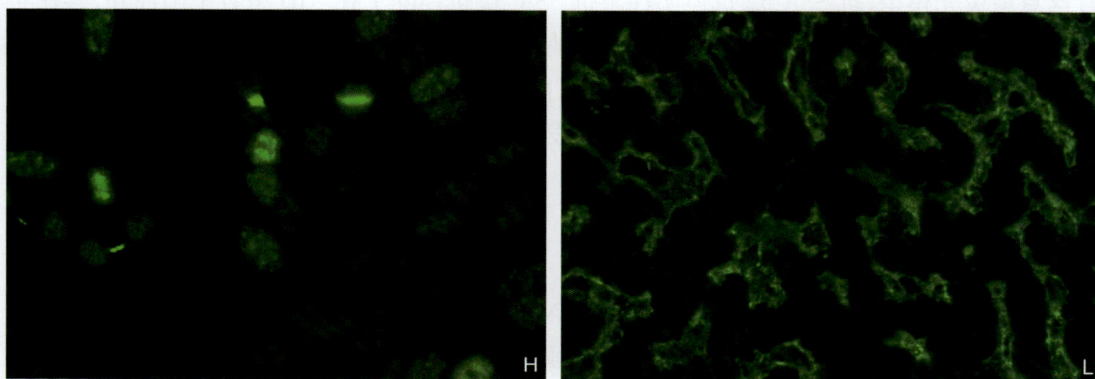

图 5-4-1 细胞间桥型荧光模型典型示例

### （二）临床荧光模型展示

临床单一细胞间桥型荧光模型见图 5-4-2。

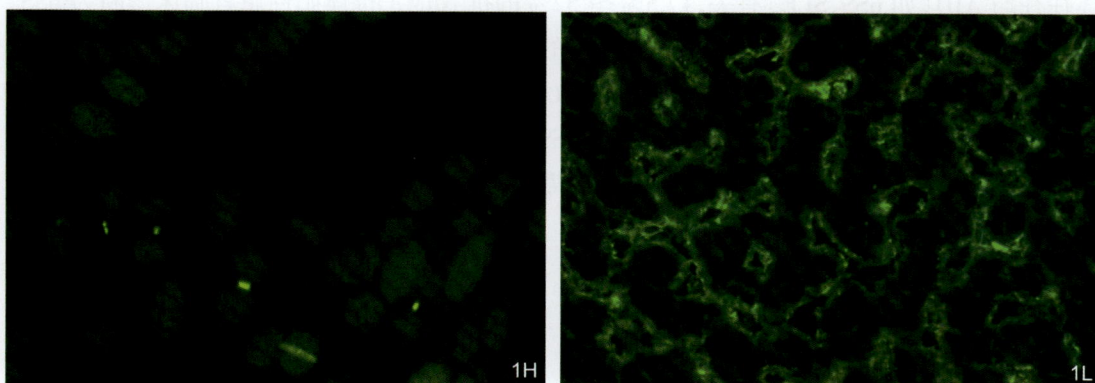

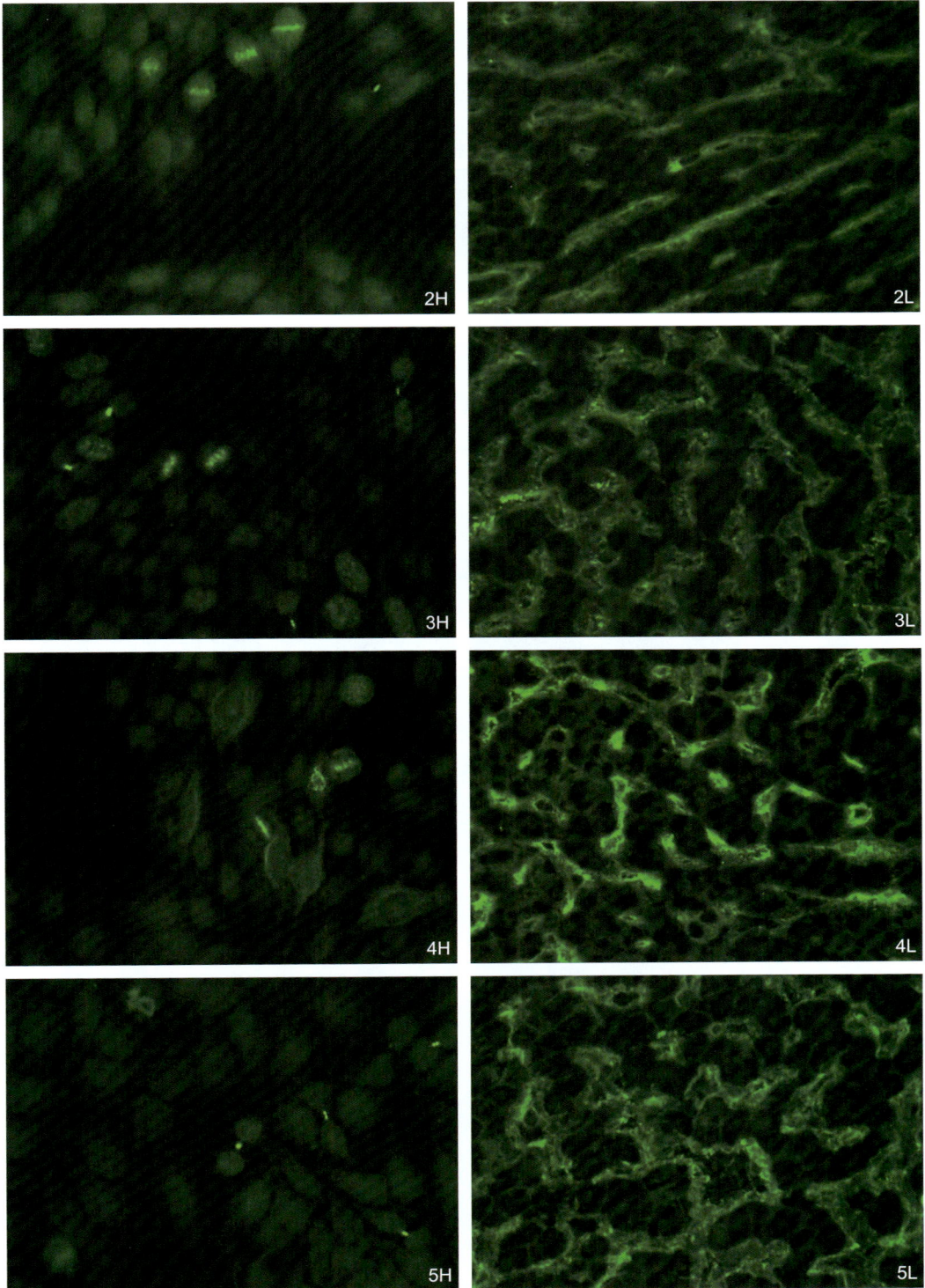

图 5-4-2　临床单一细胞间桥型荧光模型图片

1H、1L ～ 5H、5L 为 5 例不同的临床细胞间桥型荧光模型图片

### （三）易混荧光模型鉴别

细胞间桥型与相关易混荧光模型的鉴别见表 5-4-1 及图 5-4-3。

表 5-4-1　细胞间桥型与相关易混荧光模型的鉴别

| 荧光模型 | | 鉴别要点 | | |
| --- | --- | --- | --- | --- |
| | | HEp-2 细胞分裂间期 | HEp-2 细胞分裂期 | 猴肝组织 |
| 主模型 | 细胞间桥型 | 细胞荧光染色阴性 | 分裂中期,染色体区域呈细颗粒带状荧光;分裂末期,2 个子细胞间的细胞间桥有荧光染色,随细胞分裂逐渐缩小为 1 个点状荧光直至子细胞完全分开 | 肝细胞核荧光染色阴性 |
| 易混模型 | 纺锤体纤维型 | 细胞荧光染色阴性 | 分裂中期,纺锤体极和纺锤丝呈锥形染色;分裂末期,子细胞边缘及细胞间桥均有荧光染色 | 肝细胞核呈现颗粒样荧光染色或阴性 |

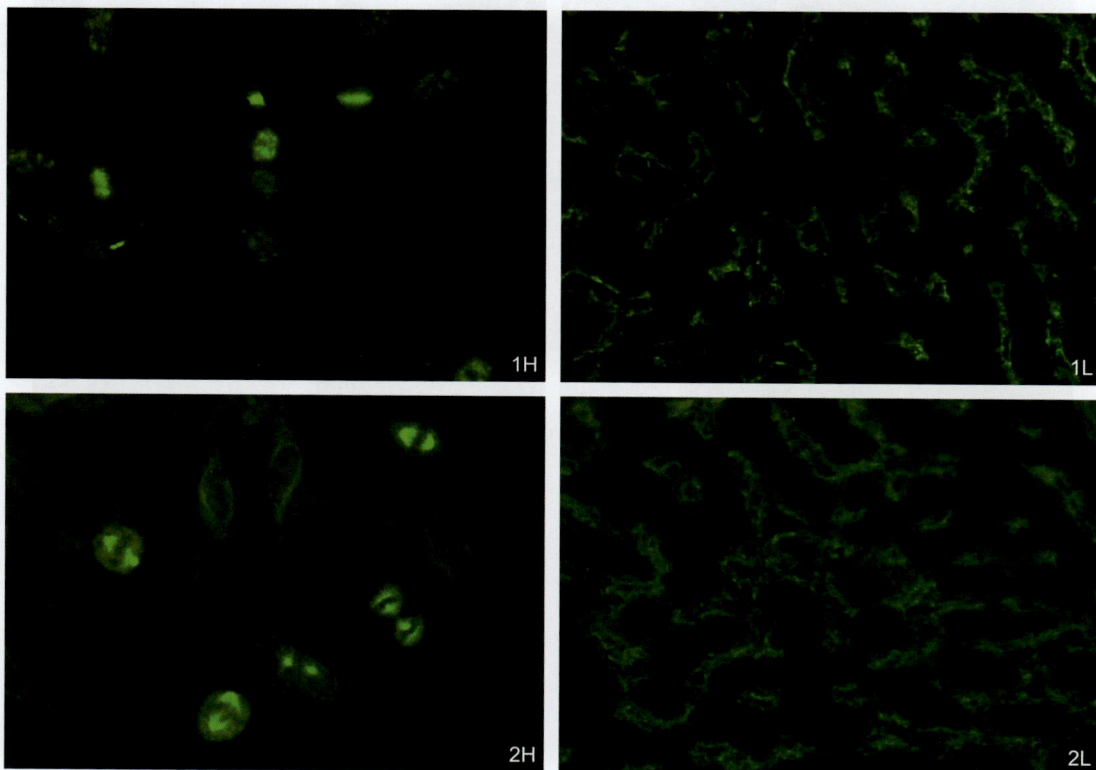

图 5-4-3　细胞间桥型与相关易混荧光模型图形比较
1H、1L:细胞间桥型;2H、2L:纺锤体纤维型

**【细胞间桥型与纺锤体纤维型鉴别要点】**

**1. HEp-2 细胞分裂间期** 无明显差异。

**2. HEp-2 细胞分裂期** ①分裂中期:细胞间桥型染色体区域呈细颗粒带状荧光,而纺锤体纤维型纺锤体极和纺锤丝呈锥形荧光染色。②分裂末期:细胞间桥型仅细胞间桥有荧光染色,而纺锤体纤维型子细胞边缘及细胞间桥均有荧光染色。

**3. 猴肝组织** 无明显差异。

### (四)复合荧光模型展示

临床细胞间桥型复合荧光模型见图 5-4-4。

### (五)临床相关性

细胞间桥型荧光模型抗核抗体的靶抗原主要有内着丝粒蛋白(inner centromere protein,INCENP)、驱动蛋白超家族成员 4(kinesin superfamily protein member 4,KIF4)、驱动蛋白家族成员 20B(kinesin family member 20B,KIF20B)、着丝粒相关蛋白 E(centromere-associated protein E,CENP-E),在人群中阳性率极低,疾病特异性尚不清楚,偶见于 SSc、雷诺综合征等患者。

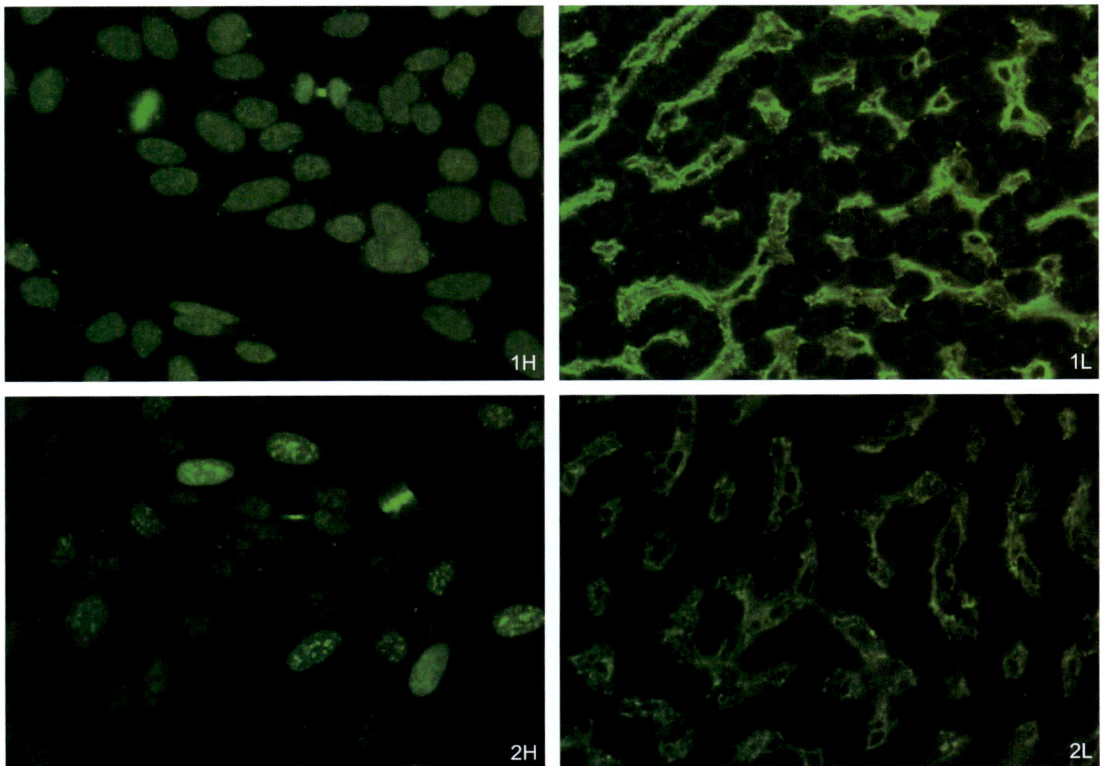

329

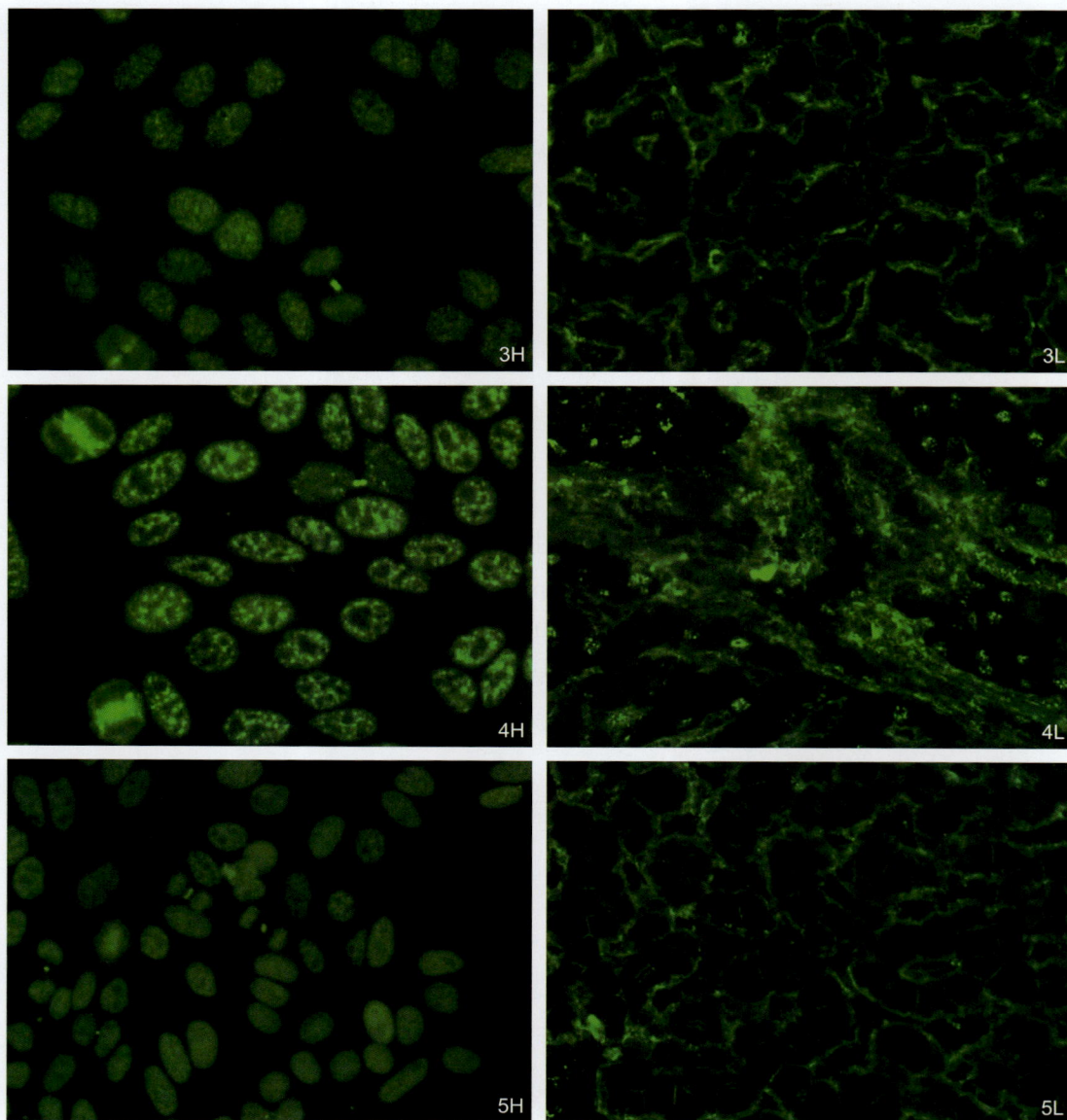

图 5-4-4　临床细胞间桥型复合荧光模型图片

1H、1L:细胞间桥型和核致密颗粒型;2H、2L:细胞间桥型和 PCNA 型;3H、3L:细胞间桥型和核细颗粒型;4H、4L:细胞间桥型和核粗颗粒型;5H、5L:细胞间桥型和核均质型

## (六)临床病例

【病例一】

**一般资料:**

陈某,男,67 岁。患者因血糖升高 25 余年,血压升高 20 余年,自述右侧腰痛 4 天,为求

进一步治疗来院。

**体格检查：**

体温 36.7℃，心率 85 次 /min，呼吸 19 次 /min，血压 156/110mmHg。神志清楚，慢性病容，头发稀疏，双肺呼吸音清，未闻及明显干湿啰音，心界长大，心律齐、无杂音，腹软，无压痛、反跳痛，双下肢无明显水肿。

**ANA 荧光图片结果见图 5-4-5。**

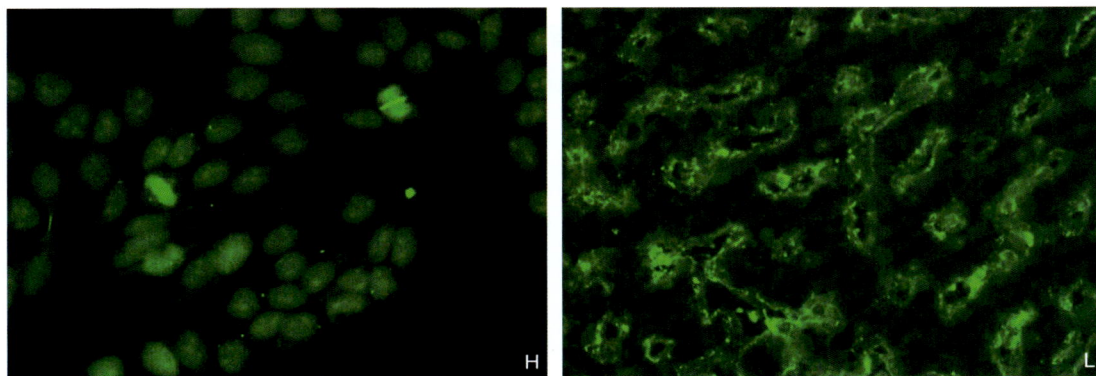

图 5-4-5 临床病例——细胞间桥型荧光图片

**其他实验室检查结果：**

肾功能：BUN 8.1mmol/L（↑），SCr 103μmol/L（↑），CysC 1.49mg/L（↑）。

空腹血糖 10.10mmol/L（↑），尿糖 2.8mmol/L（↑，参考区间：<2.78mmol/L）。

糖化血红蛋白 7.7%（↑，参考区间：4%～6%）。

尿蛋白 3.0（+++）g/L（↑），UPCR 0.220g/mmol（↑），24 小时尿蛋白 1.93g/24h（↑）。

**影像学检查：**

腹部彩超：双肾实质回声增强声像图；前列腺长大。

CT 胸部普通扫描：双肺散在小结节，多系炎性结节。双肺散在少许感染灶，以左肺下叶后基底段为主，纵隔淋巴结增大，主动脉壁钙化。

CT 腰椎普通扫描：腰 $_3$～骶 $_1$ 椎间盘膨出，腰椎退行性改变。

**病例分析：**

该患者 ANA 检查结果呈**细胞间桥型**、**核均质型**和**核仁均质型荧光模型**，无其他 AID 的阳性特征，暂无法确诊 AID。

患者 25 年前发现高血糖，近期的血糖和尿糖均增高，糖化血红蛋白亦升高，提示近2～3 个月血糖控制不佳。长期高血糖可能引起多种并发症，包括糖尿病足、眼底病变、肾脏损害以及糖尿病周围神经病变等，该患者的肾功能和腹部彩超结果提示患者因高血糖诱发糖尿病肾病。

【病例二】

**一般资料：**

次某,男,56 岁。患者因多关节肿痛 5 余年,为求进一步治疗来院。

**体格检查：**

体温 36.5℃,心率 73 次 /min,呼吸 18 次 /min,血压 129/93mmHg。神志清楚,慢性病容,头发稀疏,桶状胸,双肺呼吸音低,未闻及干湿啰音,剑突下压痛,双侧第 1 ～ 5 掌指关节、第 1 ～ 5 近端指间关节压痛、尺侧偏移,右手小指见"纽扣花"畸形。双侧腕关节、肘关节、肩关节压痛、活动受限。双膝关节压痛、活动受限;双足跖趾压痛、尺侧偏移。

ANA 荧光图片结果见图 5-4-6。

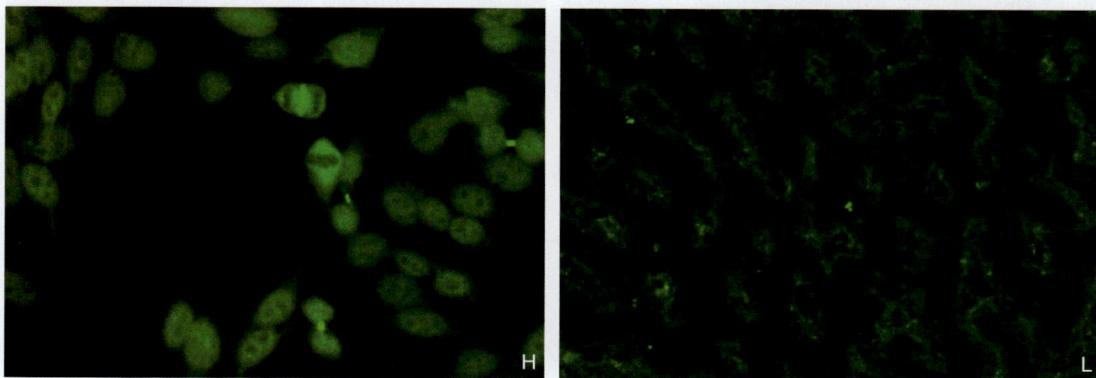

图 5-4-6　临床病例二——细胞间桥型荧光图片

**其他实验室检查结果：**

关节炎相关检测:AKA 阳性,抗 CCP 抗体 163.00U/mL（↑）。

CRP 102.00mg/L（↑）,血沉 105.0mm/h（↑）。

肝、肾功能:GGT 75IU/L（↑）,SCr 55μmol/L（↓）,UA 222μmol/L（↓）。

**影像学检查：**

肩关节、肘关节彩超:双侧肩关节滑膜炎伴骨侵蚀。双侧肱二头肌长头腱腱鞘炎。双侧肩峰下三角肌下滑囊炎。双侧肘关节滑膜炎伴骨侵蚀及骨赘。

类风湿关节炎彩超专科检查(双侧腕关节、双侧手关节):双侧腕部第 1 ～ 5 腔室伸肌腱、左侧第 6 腔室伸肌腱腱鞘炎。双侧腕关节滑膜炎伴骨侵蚀及骨赘。双侧掌指关节滑膜炎,部分伴骨侵蚀及骨赘。双侧部分指间关节滑膜炎伴骨侵蚀及骨赘。双侧第 1 ～ 5 指屈肌腱腱鞘炎。

数字化 X 线双手正位摄影:双手腕骨质密度降低,多个指间关节、掌指关节及腕骨间关节间隙变窄,关节面不平整,关节面下可见小囊状稍低密度破坏区,周围软组织略肿。部分关节半脱位。多为 RA 可能。

**病例分析：**

患者近端指间关节压痛、尺侧偏移，右手小指见"纽扣花"畸形，"纽扣花"畸形是类风湿关节炎（RA）手部晚期特征性畸形之一，患者临床表现高度提示 RA。**ANA 检查结果呈细胞间桥型和核细颗粒型**，AKA 和抗 CCP 抗体均为阳性，支持患者为 RA 的可能。结合 RA 彩超专科检查和双手数字化 X 线等影像学检查结果，该患者诊断考虑为 RA。

### （七）拓展阅读

细胞间桥型荧光模型抗核抗体也称中间体型或分离带型。在分裂末期，子细胞相连的区域包含一组非平行排列的微管，微管交叉重叠形成的致密结构称为细胞间桥。细胞间桥作为细胞最终的分离和脱落的关键细胞器，包含近 150 种蛋白质和脂质，这些蛋白质在时间和空间上动态协调，共同完成胞质分裂。细胞间桥型的靶抗原主要有包含以下几类：① INCENP，是染色体乘客复合物成员之一，这种复合物可借助染色体的运输在有丝分裂的不同时期发挥作用，如在有丝分裂早期与染色体结合，调控染色体的浓缩和分离；在分裂后期和末期则移动到纺锤体发挥细胞骨架功能。② KIF4，一种与染色体结合的驱动蛋白，在胞质分裂时位于细胞间桥，包裹微管形成环状结构，参与有丝分裂过程中染色体的分离。③ KIF20B，也称 M 期磷酸蛋白 1，是驱动蛋白 -6 家族成员之一。在整个胞质分裂过程中，KIF20B 主要位于中央纺锤体和细胞间桥的微管中，调控细胞间桥的成熟，保证子细胞的分离和脱落。④ CENP-E，这是驱动蛋白超家族中一种有丝分裂的纺锤体运动蛋白，在有丝分裂过程中，CENP-E 位于染色体的着丝粒上，在分裂中期可控制染色体的排列，在分裂后期则随着胞质分裂移动到细胞间桥的位置。研究证实，CENP-E 的运动活性是完成胞质分裂所必需的。

## 第五节 染色体型

### （一）典型荧光模型判读要点

**1. HEp-2 细胞**
（1）**分裂间期**：细胞荧光染色阴性。
（2）**分裂期**：分裂前期和中期细胞染色体呈现点状荧光染色。
**2. 猴肝组织** 肝细胞核荧光染色阴性。典型的染色体型荧光模型见图 5-5-1。

### （二）临床荧光模型展示

临床单一染色体型荧光模型见图 5-5-2。

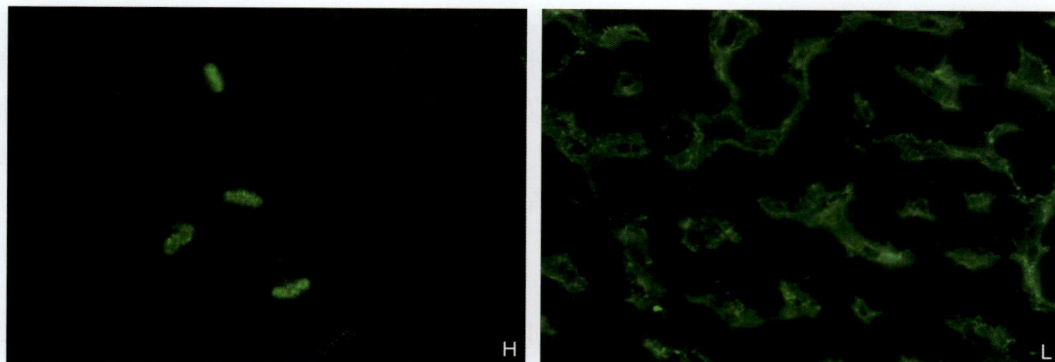

图 5-5-1　染色体型荧光模型典型示例

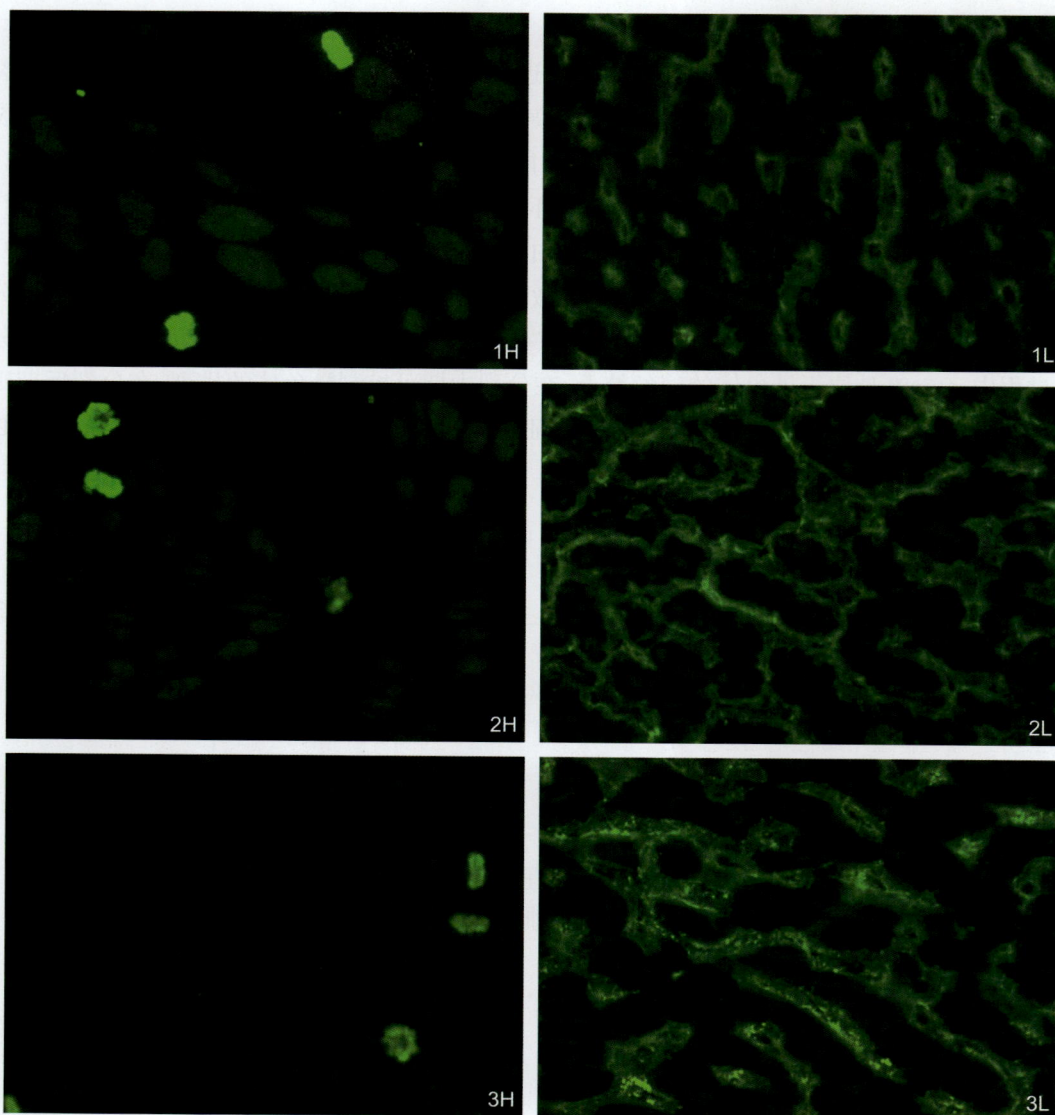

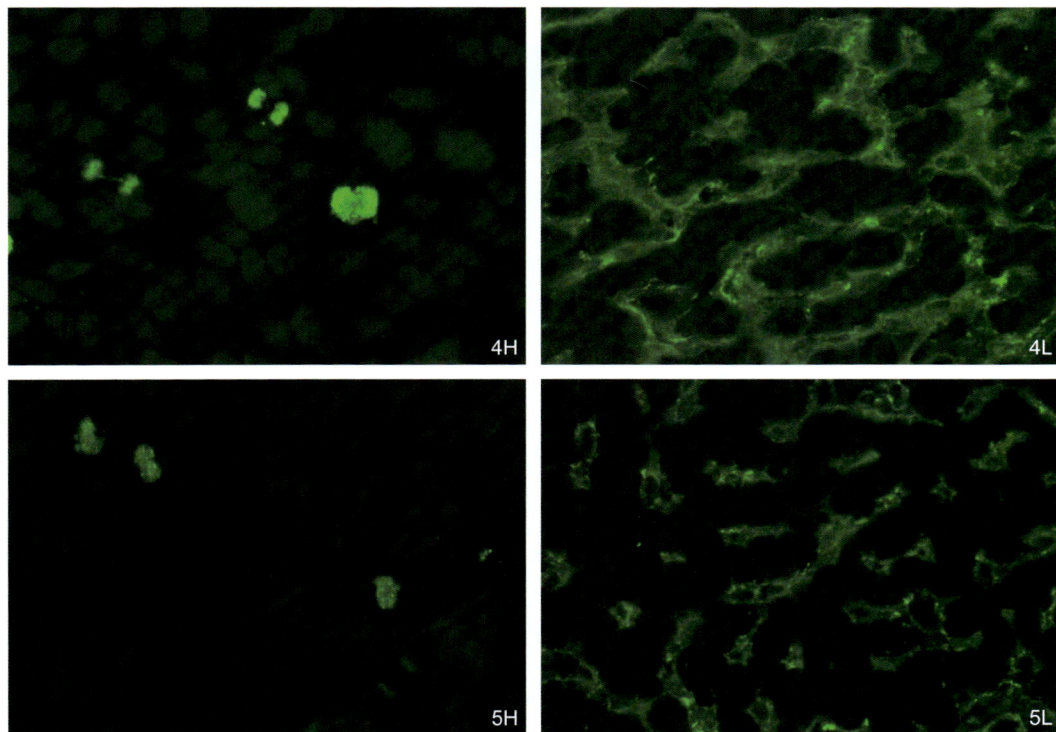

图 5-5-2　临床单一染色体型荧光模型图片

1H、1L ～ 5H、5L 为 5 例不同的临床染色体型荧光模型图片

## （三）易混荧光模型鉴别

染色体型与相关易混荧光模型的鉴别见表 5-5-1 及图 5-5-3。

表 5-5-1　染色体型与相关易混荧光模型的鉴别

| 荧光模型 | | 鉴别要点 | | |
| --- | --- | --- | --- | --- |
| | | HEp-2 细胞分裂间期 | HEp-2 细胞分裂期 | 猴肝组织 |
| 主模型 | 染色体型 | 细胞荧光染色阴性 | 分裂前期和中期细胞染色体呈现点状荧光染色 | 肝细胞核荧光染色阴性 |
| 易混模型 | 核均质型 | 细胞核呈均匀规则状荧光染色，核仁染色可为阴性 | 浓缩染色体呈增强的均匀规则状荧光染色，染色体以外区域荧光染色阴性 | 肝细胞核阳性，呈均匀或块状荧光染色 |
| | 核致密颗粒型 | 细胞核呈现大小不一、强度不同、分布不均的"三不"颗粒样荧光，在某些区域排列密集，在其他区域则较为稀疏。核仁区荧光染色可与核质类似或呈阴性 | 细胞分裂中期染色体区呈现增强或不增强的颗粒样荧光，颗粒可较粗。染色体区外荧光染色阴性 | 肝细胞核荧光染色阴性或呈现细颗粒样荧光 |

| 荧光模型 | | 鉴别要点 | | |
|---|---|---|---|---|
| | | HEp-2 细胞分裂间期 | HEp-2 细胞分裂期 | 猴肝组织 |
| 易混模型 | Topo I型 | 细胞核呈细颗粒样荧光,可见不规则的核仁染色。细胞核边缘模糊,可见向胞质扩散的点状或网状荧光 | 细胞染色体区呈较均匀的细颗粒样荧光,染色体上可见增强的点状荧光,染色体区周围可见稀疏较弱的细颗粒样荧光 | 肝细胞核可见颗粒样或均匀荧光 |

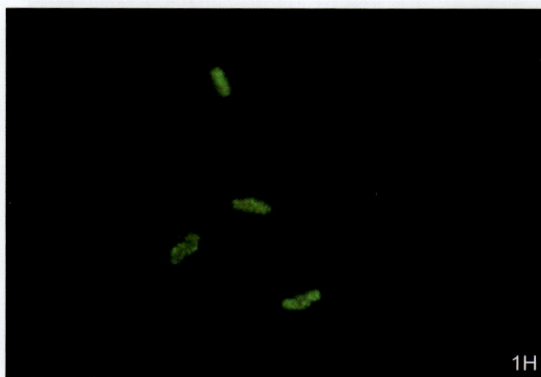

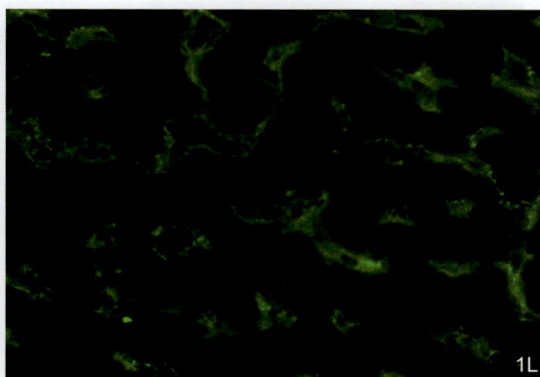

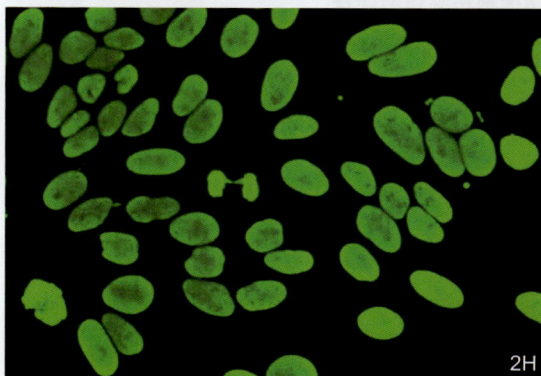

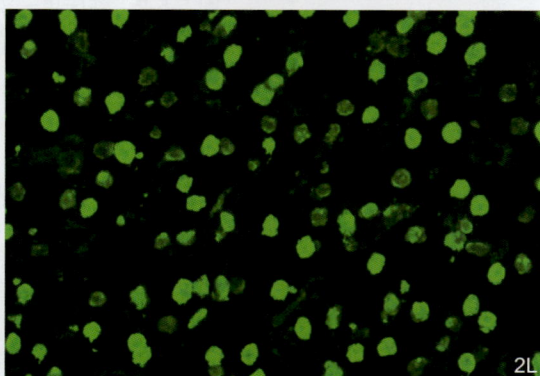

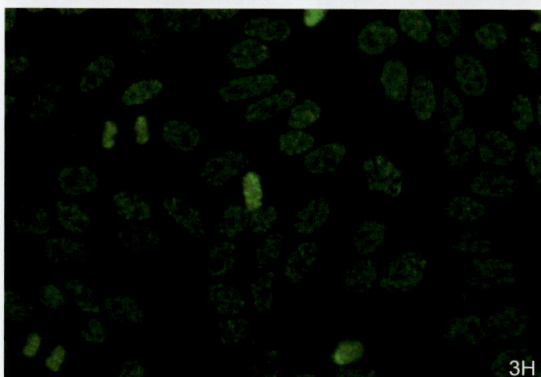

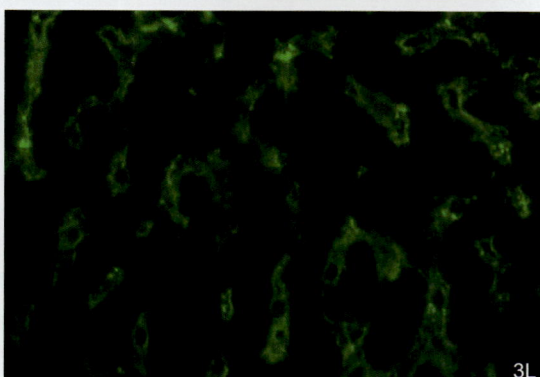

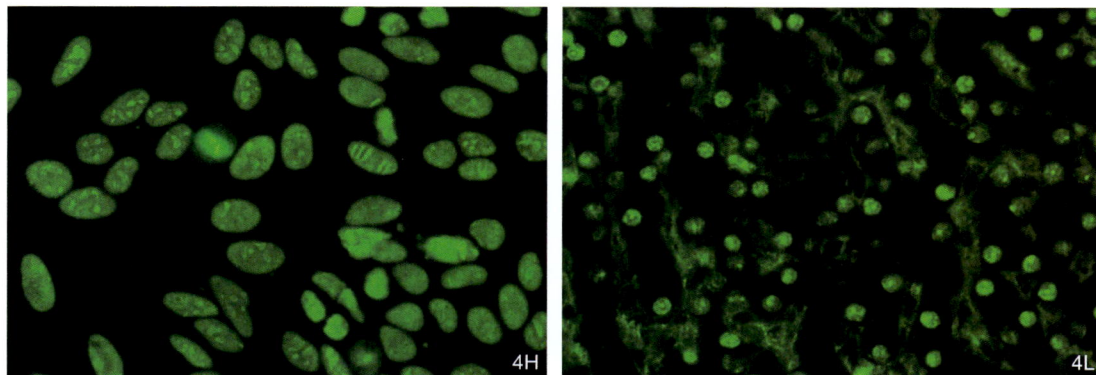

**图 5-5-3　染色体型与相关易混荧光模型图形比较**
1H、1L:染色体型;2H、2L:核均质型;3H、3L:核致密颗粒型;4H、4L:Topo I 型

【染色体型与核均质型鉴别要点】

1. **HEp-2 细胞分裂间期**　染色体型细胞荧光染色阴性,而核均质型细胞核呈均匀规则状荧光染色。

2. **HEp-2 细胞分裂期**　染色体型分裂前期和中期细胞染色体区呈现点状荧光,而核均质型染色体阳性呈增强的均匀规则状荧光染色。

3. **猴肝组织**　染色体型肝细胞核荧光染色阴性,而核均质型肝细胞核呈均匀或块状荧光染色。

【染色体型与核致密颗粒型鉴别要点】

1. **HEp-2 细胞分裂间期**　染色体型细胞无荧光,而核致密颗粒型细胞核呈现大小不一、强度不同、分布不均的"三不"颗粒样荧光,在某些区域排列密集,在其他区域则较为稀疏。

2. **HEp-2 细胞分裂期**　染色体型分裂前期和中期细胞染色体区呈现点状荧光,而核致密颗粒型细胞分裂中期染色体区呈现增强或不增强的颗粒样荧光,颗粒可较粗。

3. **猴肝组织**　染色体型肝细胞核荧光染色阴性,而核致密颗粒型肝细胞核荧光染色阴性或呈现细颗粒样荧光。

【染色体型与 Topo I 型鉴别要点】

1. **HEp-2 细胞分裂间期**　染色体型细胞荧光染色阴性,而 Topo I 型细胞核呈细颗粒样荧光,可见不规则的核仁染色,细胞核边缘模糊,可见向胞质扩散的点状或网状荧光。

2. **HEp-2 细胞分裂期**　染色体型分裂前期和中期细胞染色体呈现点状荧光,而 Topo I 型细胞染色体区呈较均匀的细颗粒样荧光,染色体上可见增强的点状荧光,染色体区周围可见稀疏较弱的细颗粒样荧光。

**3. 猴肝组织**　染色体型肝细胞核荧光染色阴性,而 Topo Ⅰ型肝细胞核可见颗粒样或均匀荧光。

## (四)复合荧光模型展示

临床染色体型复合荧光模型见图 5-5-4。

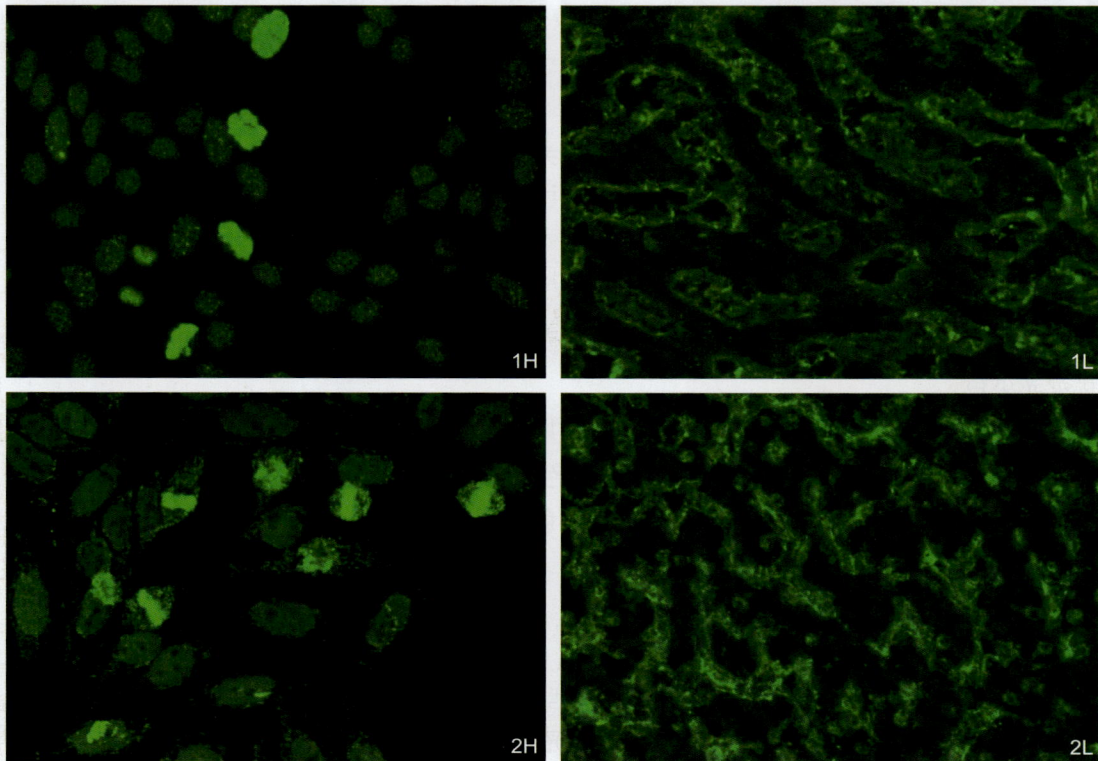

**图 5-5-4　临床染色体型复合荧光模型图片**
1H、1L:染色体型和着丝点型;2H、2L:染色体型、核均质型和胞质颗粒型

## (五)临床相关性

染色体型荧光模型抗核抗体的靶抗原主要为有丝分裂染色体自身抗原 1(mitotic chromosomal autoantigen 1,MCA1)。该荧光模型在人群中阳性率极低,偶见于盘状红斑狼疮(discoid lupus erythematosus,DLE)伴慢性淋巴细胞白血病(chronic lymphocytic leukemia,CLL)患者。

### (六)临床病例

【病例一】

**一般资料:**

王某,女,57 岁。患者因上腹胀痛伴肛门排气排便减少 1 天就诊。

**体格检查:**

体温 36.8℃,心率 88 次/min,呼吸 20 次/min,血压 130/90mmHg。神志清楚,精神尚可,查体合作。专科检查:腹部平坦,无胃肠型及蠕动波,无腹壁静脉曲张,腹软,上腹压痛,右侧明显,无反跳痛,未触及腹部包块,肝脾肋下未触及,移动性浊音阴性,肠鸣音减弱。

ANA 荧光图片结果见图 5-5-5。

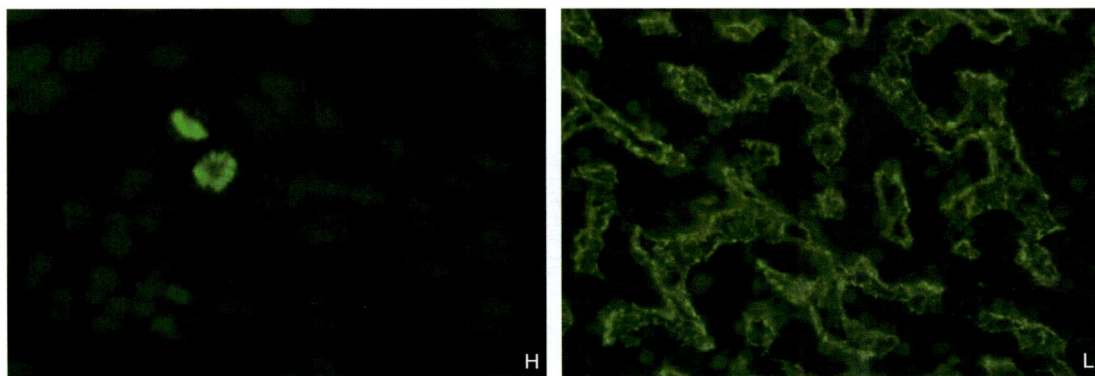

图 5-5-5　临床病例一——染色体型荧光图片

**其他实验室检查结果:**

肝功能:ALP 146IU/L(↑),GGT 120IU/L(↑),TBil 29μmol/L(↑)。

血常规:WBC $18 \times 10^9$/L(↑),RBC 和 PLT 均正常。

CRP 11.30mg/L(↑),PCT 0.08ng/mL(↑)。

**影像学检查:**

CT 全腹部增强扫描:胰腺边缘模糊,增强扫描未见胰腺实质均匀强化,胰周见少许渗出影,周围脂肪间隙稍模糊,肝实质密度减低,疑脂肪肝,胆囊多发结石伴胆囊炎征象;胆囊底部囊袋样突起,疑憩室。

**病例分析:**

该患者 ANA 检查结果呈染色体型荧光模型,无其他 AID 的阳性特征,暂无法确诊 AID。

患者因上腹痛伴肛门排气排便减少 1 天就诊,右上腹有明显压痛,行腹部 CT 扫描考虑诊断为多发胆囊结石伴胆囊炎。实验室检查发现炎性标志物(包括 CRP、PCT)增高,WBC增高,提示发生炎症、脓肿等,是否发生坏疽或胆囊穿孔,需进一步鉴别诊断。

【病例二】

**一般资料：**

秦某，男，68 岁。2020 年 6 月初患者出现无明显诱因阵发性干咳，无痰，无呼吸困难、胸闷气促等其他伴随征。外院胸部增强 CT 示"右肺上叶肺门旁实性肿块，考虑中央型肺癌可能大，伴邻近胸膜受侵、肺门淋巴结转移"，为求进一步治疗来院。

**体格检查：**

体温 36.7℃，心率 92 次 /min，呼吸 20 次 /min，血压 125/80mmHg。神志清楚，问答切题。

**ANA 荧光图片结果见图 5-5-6。**

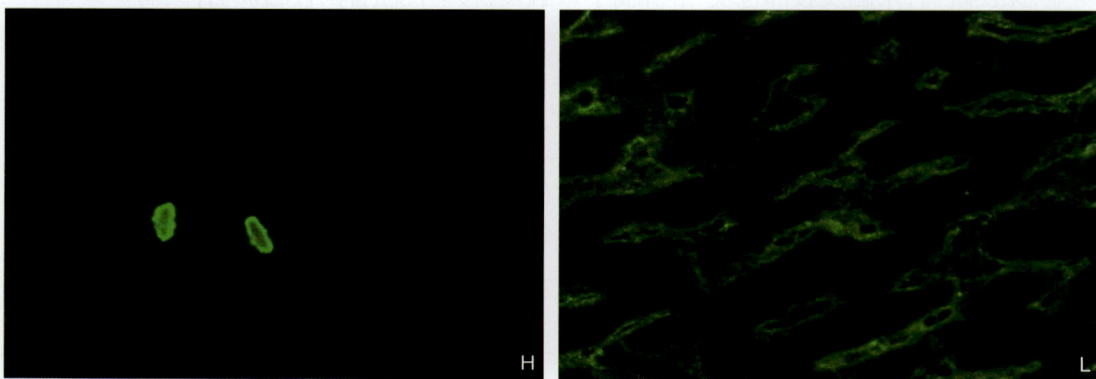

图 5-5-6　临床病例二——染色体型荧光图片

**其他实验室检查结果：**

肿瘤标志物：NSE 102.1ng/mL（↑）。

血常规：PLT $16.40 \times 10^9$/L（↓），WBC $2.77 \times 10^9$/L（↓），中性分叶核粒细胞绝对值 $1.65 \times 10^9$/L（↓，$1.8 \times 10^9 \sim 6.3 \times 10^9$/L）。

肾功能：SCr 118μmol/L（↑），eGFR 54.30mL/（min·1.73m²）（↓）。

**影像学检查：**

纤维支气管镜：右上叶尖段新生物隆起致管腔狭窄，右上叶后段新生物阻塞。

胸部增强 CT：右肺小细胞肺癌广泛期。

**病理学检查：**

右肺上叶后段刷取物液基查见癌细胞，倾向小细胞癌。

**病例分析：**

患者血清中 NSE 水平升高，该物质通常存在于神经组织和神经内分泌组织中，增高多与肿瘤性疾病相关。纤维支气管镜检查揭示患者右肺上叶后段有新生物阻塞，胸部增强 CT 扫描显示右肺小细胞肺癌处于广泛期。患者 **ANA 检查结果呈染色体型荧光模型**，但未发现其他 AID 的阳性特征，暂无法确诊 AID。根据病理检查结果，诊断该患者为右肺上叶小细胞癌伴胸膜受侵;右纵隔及肺门、右颈根部淋巴结转移广泛期(Ⅳ期)。

## (七)拓展阅读

染色体型荧光模型抗核抗体的靶抗原主要为 MCA1。MCA 早期也叫分裂细胞抗原,根据其抗原性不同分为 MCA1、MCA2、MCA3,研究发现,抗 MCA1 和 MCA2 自身抗体特异性识别丝氨酸、苏氨酸磷酸表位,而抗 MCA3 抗体特异性识别磷酸酪氨酸表位。MCA1 在姐妹染色单体分离过程中起重要作用。

组蛋白 H3 在细胞分裂过程中可发生磷酸化作用,而该磷酸化只发生在有丝分裂期的特异性位点,如 N 末端丝氨酸 10(Ser10)。组蛋白 H3 的磷酸化,是染色体凝集和后期染色体分裂的基础,因此组蛋白 H3 Ser10 位点的磷酸化在有丝分裂的染色质凝集中起重要作用。抗 MCA1 抗体可与修饰的组蛋白 H3 结合,推测组蛋白 H3 可能是抗 MCA1 识别的主要靶抗原。

## 参考文献

[1]李永哲.自身抗体免疫荧光图谱[M].北京:人民卫生出版社,2014.

[2]Mack G J,Rees J,Sandblom O,et al. Autoantibodies to a group of centrosomal proteins in human autoimmune sera reactive with the centrosome[J]. Arthritis & Rheumatism,1998,41(3):551-558.

[3]Maroun M C,Olivero O,Lipovich L,et al. Anti-centrosome antibodies in breast cancer are the expression of autoimmunity[J]. Immunologic research,2014,60(2-3):339-347.

[4]张馨月,孙艳丽.稀有抗核抗体与免疫性疾病的相关性研究[J].检验医学与临床,2015,12(23):3595-3598.

[5]Vermeersch P,Bossuyt X. Prevalence and clinical significance of rare antinuclear antibody patterns[J]. Autoimmunity reviews,2013,12(10):998-1003.

[6]Pihan GA,Purohit A,Wallace J,et al. Centrosome defects and genetic instability in malignant tumors[J]. Cancer research,1998,58(17):3974-3985.

[7]Cimolai N,Mah D,Roland E. Anticentriolar autoantibodies in children with central nervous system manifestations of Mycoplasma pneumonia infection[J]. J Neurol Neurosurg Psychiatry,1994,57(5):638-639.

[8]Madrid FF,Maroun MC,Olivero OA,et al. Autoantibodies in breast cancer sera are not epiphenomena and may participate in carcinogenesis[J]. BMC Cancer,2015,15:407.

[9]Hamaguchi Y,Matsushita T,Hasegawa M,et al. High incidence of pulmonary arterial hypertension in systemic sclerosis patients with anti-centriole autoantibodies[J]. Mod Rheumatol,2015,25(5):798-801.

[10]Fritzler MJ,Zhang M,Stinton LM,et al. Spectrum of centrosome autoantibodies in childhood varicella and post-varicella acute cerebellar ataxia[J]. BMC pediatrics,2003,3(1):1-7.

［11］Balczon R,Bao L,Zimmer WE. PCM-1,A 228-kD centrosome autoantigen with a distinct cell cycle distribution［J］. The Journal of cell biology,1994,124（5）:783-793.

［12］Gavanescu I,Vazquez-Abad D,McCauley J,et al. Centrosome proteins:a major class of autoantigens in scleroderma［J］. J Clin Immunol,1999,19（3）:166-171.

［13］Ishii Y,Fujii H,Sugimura K,et al. Successful Treatment of Pulmonary Arterial Hypertension in Systemic Sclerosis with Anticentriole Antibody［J］. Case Rep Rheumatol,2020,2020:1-7.

［14］Howng SL,Chou AK,Lin CC,et al. Autoimmunity against hNinein,a human centrosomal protein,in patients with rheumatoid arthritis and systemic lupus erythematosus［J］. Mol Med Rep,2011,4（5）:825-830.

［15］Ou YY,Mack GJ,Zhang M,et al. CEP110 and ninein are located in a specific domain of the centrosome associated with centrosome maturation［J］. Journal of cell science,2002,115（Pt 9）:1825-1835.

［16］Whitehead CM,Winkfein RJ,Fritzler MJ,et al. The spindle kinesin-like protein HsEg5 is an autoantigen in systemic lupus erythematosus［J］. Arthritis Rheum,1996,39（10）:1635-1642.

［17］Blangy A,Lane HA,d'Hérin P,et al. Phosphorylation by p34cdc2 regulates spindle association of human Eg5,a kinesin-related motor essential for bipolar spindle formation in vivo［J］. Cell,1995,83（7）: 1159-1169.

［18］Andrade LE,Chan EK,Peebles CL,et al. Two major autoantigen-antibody systems of the mitotic spindle apparatus［J］. Arthritis Rheum,1996,39（10）:1643-1653.

［19］Szalat R,Ghillani-Dalbin P,Jallouli M,et al. Anti-NuMA1 and anti-NuMA2（anti-HsEg5）antibodies: Clinical and immunological features:A propos of 40 new cases and review of the literature［J］. Autoimmunity Reviews,2010,9（10）:652-656.

［20］Mann BJ,Wadsworth P. Kinesin-5 Regulation and Function in Mitosis［J］. Trends Cell Biol,2019,29 （1）:66-79.

［21］Mozo L,Carmen Gutiérrez,Jesús Gómez. Antibodies to mitotic spindle apparatus:clinical significance of NuMA and HsEg5 autoantibodies［J］. Journal of Clinical Immunology,2008,28（4）:285-290.

［22］Whitehead CM,Rattner JB. Expanding the role of HsEg5 within the mitotic and post-mitotic phases of the cell cycle［J］. Journal of Cell Science,1998,111（Pt 17）:2551-2561.

［23］Claus R,Lenschow U,Külz T,et al. Congenital heart block associated with a maternal anti-HsEg5-like autoantibody［J］. Rheumatology（Oxford,England）,2005,44（5）:691-693.

［24］Zeng C,He D,Brinkley BR. Localization of NuMA protein isoforms in the nuclear matrix of mammalian cells［J］. Cell Motil Cytoskeleton,1994,29（2）:167-176.

［25］Radulescu AE,Cleveland DW. NuMA after 30 years:thematrix revisited［J］. Trends Cell Biol,2010,20: 214-222.

［26］Arcani R,Bertin D,Bardin N,et al. Anti-NuMA antibodies:clinical associations and significance in patients with primary Sjögren syndrome or systemic lupus erythematosus［J］. Rheumatology（Oxford）,2021,60（9）: 4074-4084.

［27］Brüning-Richardson A,Bond J,Alsiary R,et al. NuMA Overexpression in Epithelial Ovarian Cancer［J］. PLoS ONE,2012,7（6）:e38945.

［28］Kilpivaara O,Rantanen M,Tamminen A,et al. Comprehensive analysis of NuMA variation in breast cancer［J］. Bmc Cancer,2008,8（1）:1-7.

［29］Hansen BU,Eriksson S,Lindgren S. High prevalence of autoimmune liver disease in patients with multiple nuclear dot,anti-centromere,and mitotic spindle antibodies［J］. Scand J Gastroenterol,1991,26（7）:707-713.

［30］Lind K,Høier-Madsen M,Wiik A. Autoantibodies to the mitotic spindle apparatus in Mycoplasma pneumoniae disease［J］. Infection & Immunity,1988,56（3）:714-715.

［31］Serra-Marques A,Houtekamer R,Hintzen D,et al. The mitotic protein NuMA plays a spindle-independent role in nuclear formation and mechanics［J］. The Journal of Cell Biology,2020,219（12）:e202004202.

［32］Compton DA. Primary structure of NuMA,an intranuclear protein that defines a novel pathway for segregation of proteins at mitosis［J］. The Journal of Cell Biology,1992,116（6）:1395-1408.

［33］Shrividya,Sana,Riya,et al. Plk1 regulates spindle orientation by phosphorylating NuMA in human cells［J］. Life Science Alliance,2018,1（6）:e201800223.

［34］Andrade LE,Chan EK,Peebles CL,et al. Two major autoantigen—Antibody systems of the mitotic spindle apparatus［J］. Arthritis & Rheumatology,1996,39（10）:1643-1653.

［35］Zhu C,Bossy-Wetzel E,Jiang W. Recruitment of MKLP1 to the spindle midzone/midbody by INCENP is essential for midbody formation and completion of cytokinesis in human cells［J］. Biochemical Journal,2005,389（Pt 2）:373-381.

［36］Adams RR,Carmena M,Earnshaw WC. Chromosomal passengers and the（aurora）ABCs of mitosis［J］. Trends in Cell Biology,2001,11（2）:49-54.

［37］Young Mi Lee,Wankee Kim. Kinesin superfamily protein member 4（KIF4）is localized to midzone and midbody in dividing cells［J］. Experimental & molecular medicine,2004,36（1）:93-97.

［38］Janisch KM,Mcneely KC,Dardick JM,et al. Kinesin-6 KIF20B is required for efficient cytokinetic furrowing and timely abscission in human cells［J］. Molecular Biology of the Cell,2018,29（2）:166-179.

［39］Akihiro,Ohashi,Momoko,et al. Motor activity of centromere-associated protein-E contributes to its localization at the center of the midbody to regulate cytokinetic abscission［J］. Oncotarget,2016,7（48）:79964-79980.

［40］Tausche AK. Anti-midbody antibodies as a possible predictive factor for a special limited or abortive form of systemic sclerosis?［J］. Annals of the Rheumatic Diseases,2005,64（8）:1237-1238.

［41］Gitlits VM,Macaulay SL,Toh BH,et al. Novel human autoantibodies to phosphoepitopes on mitotic chromosomal autoantigens（MCAs）［J］. Journal of Investigative Medicine,2000,48（3）:172-182.

［42］Goto H. Identification of a Novel Phosphorylation Site on Histone H3 Coupled with Mitotic Chromosome Condensation［J］. Journal of Biological Chemistry,1999,274（36）:25543-25549.

［43］Rayzman VM,Sentry JW. MCA1 detection of histone H3 serine 10 phosphorylation,a novel biomarker for determination of mitotic indices ［J］. Human Antibodies,2006,15（3）:71-80.

［44］Blaschek M,Muller S,Youinou P. Anti- "dividing cell antigen" autoantibody:A novel antinuclear antibody pattern related to histones in systemic lupus erythematosus ［J］. Journal of Clinical Immunology,1993,13（5）:329-338.

# 第六章

## 抗核抗体荧光模型自测练习

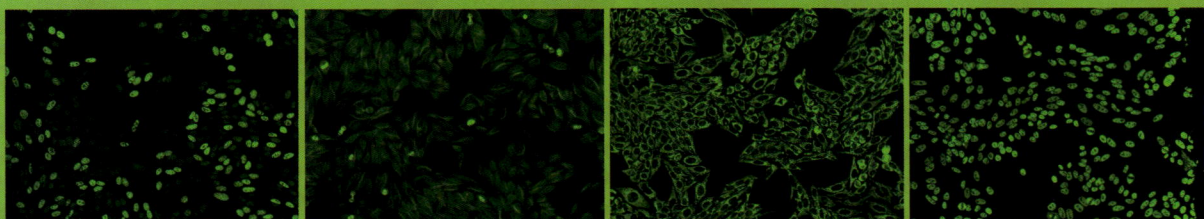

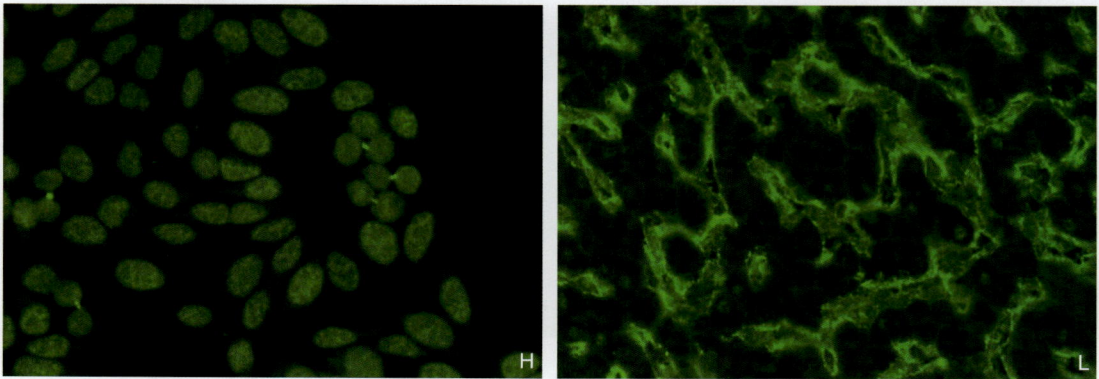

图 6-0-1

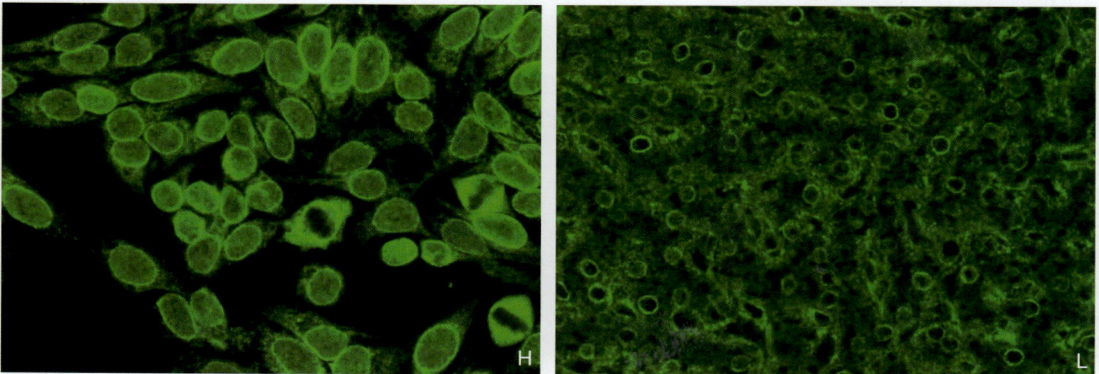

图 6-0-2

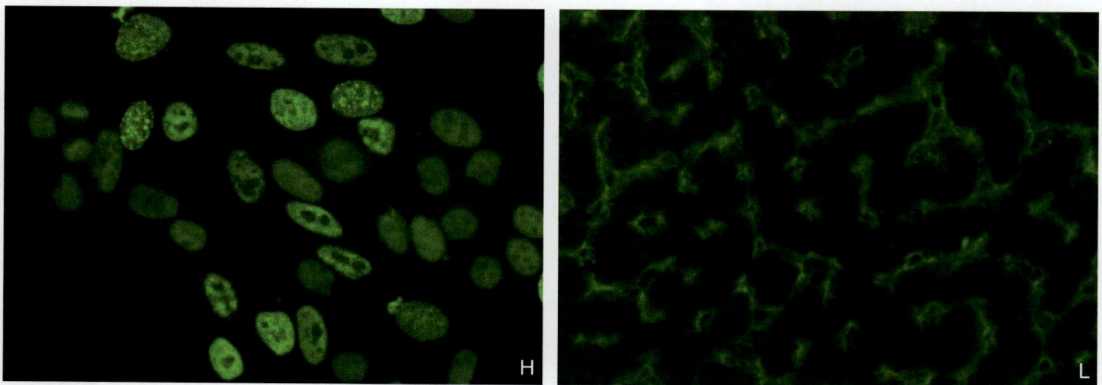

图 6-0-3

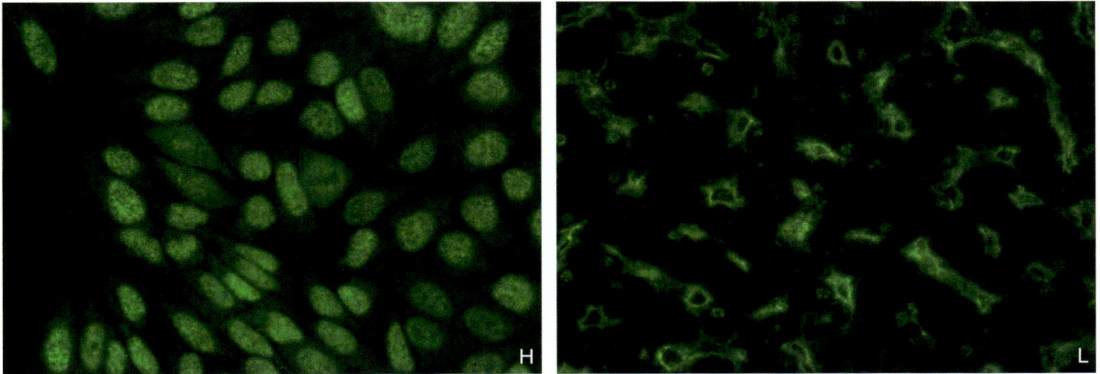

图 6-0-4

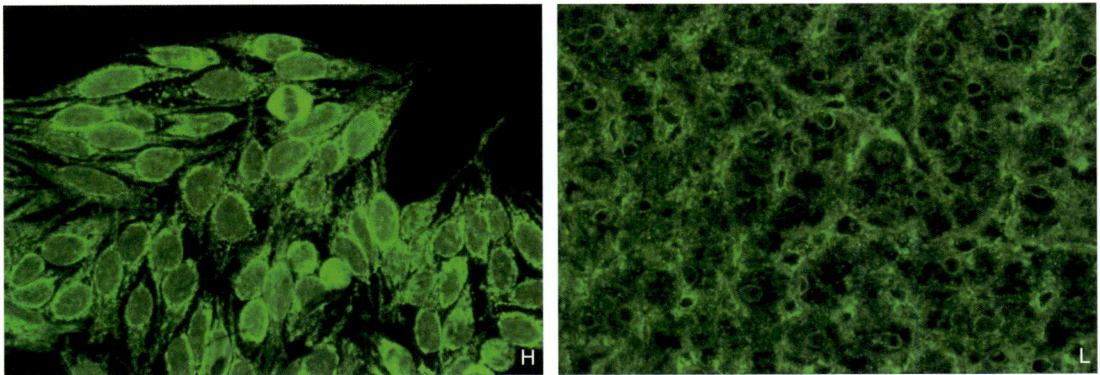

图 6-0-5

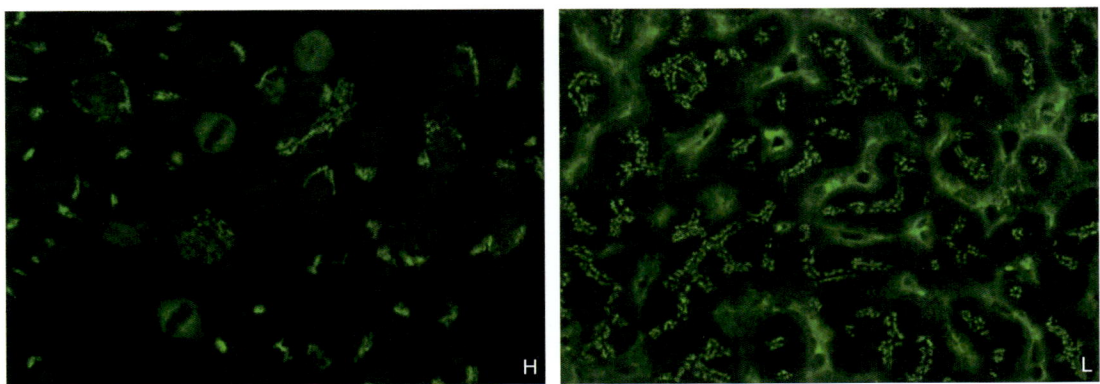

图 6-0-6

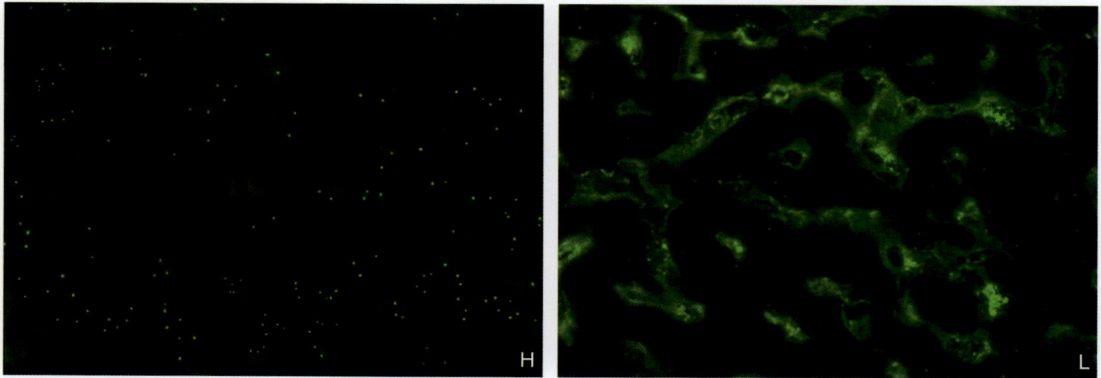

图 6-0-7

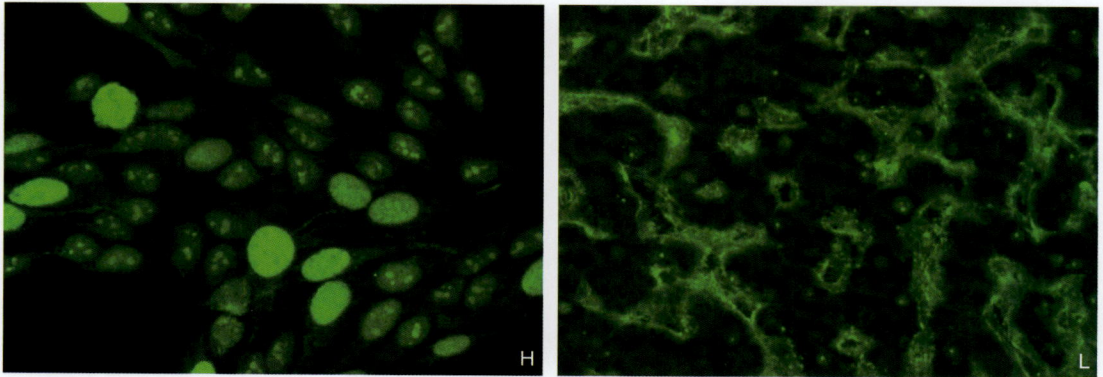

图 6-0-8

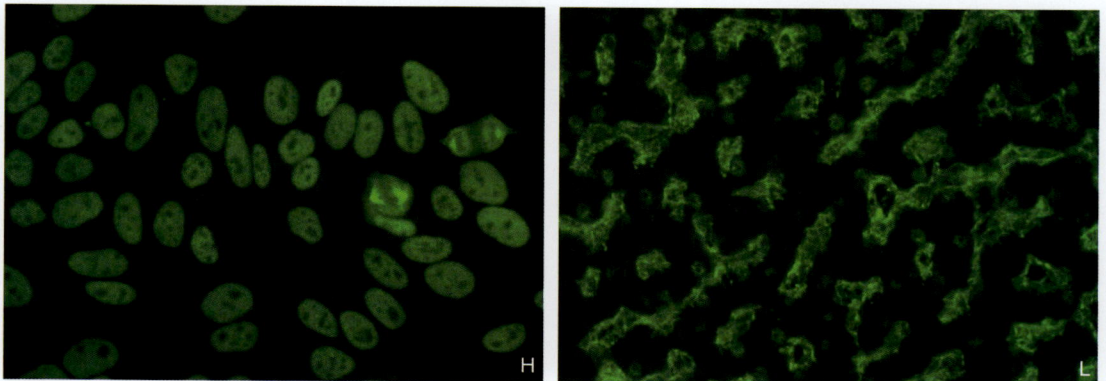

图 6-0-9

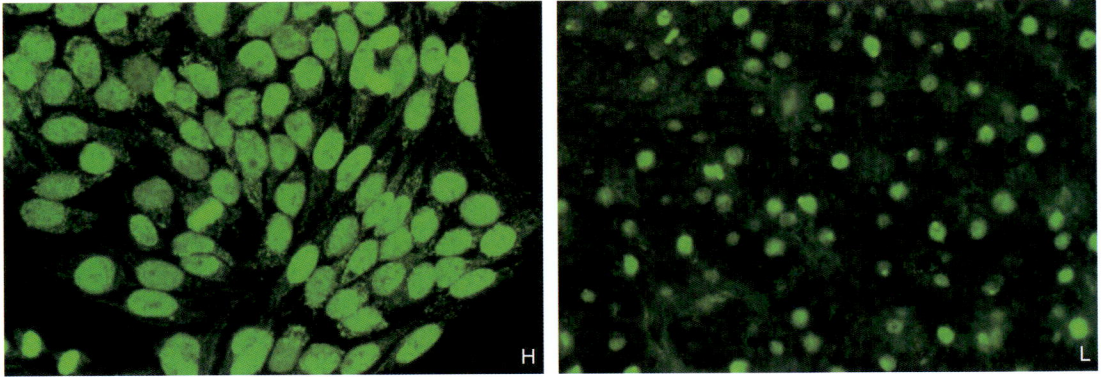

图 6-0-10

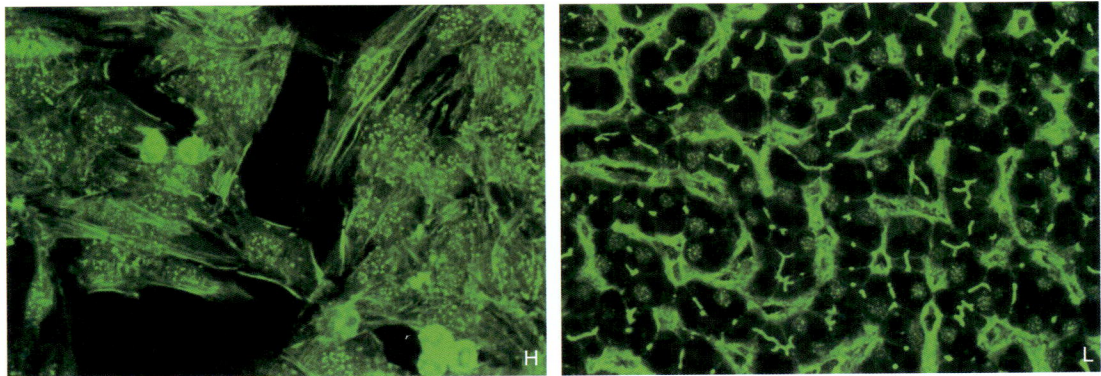

图 6-0-11

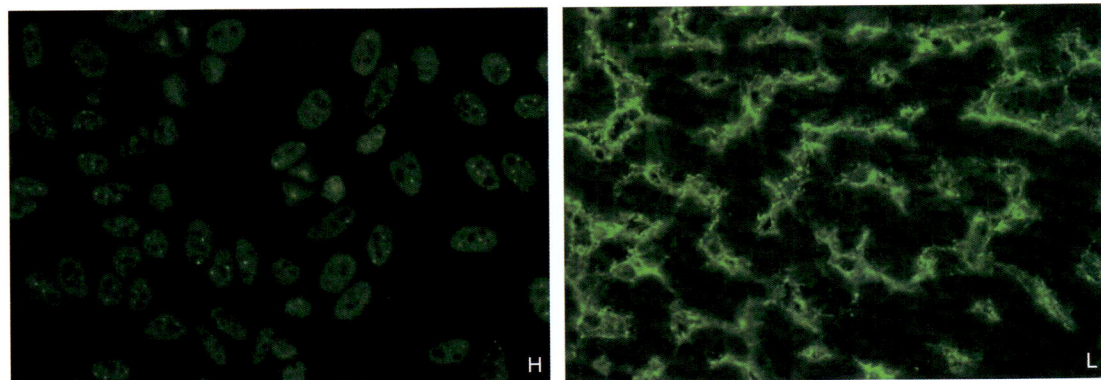

图 6-0-12

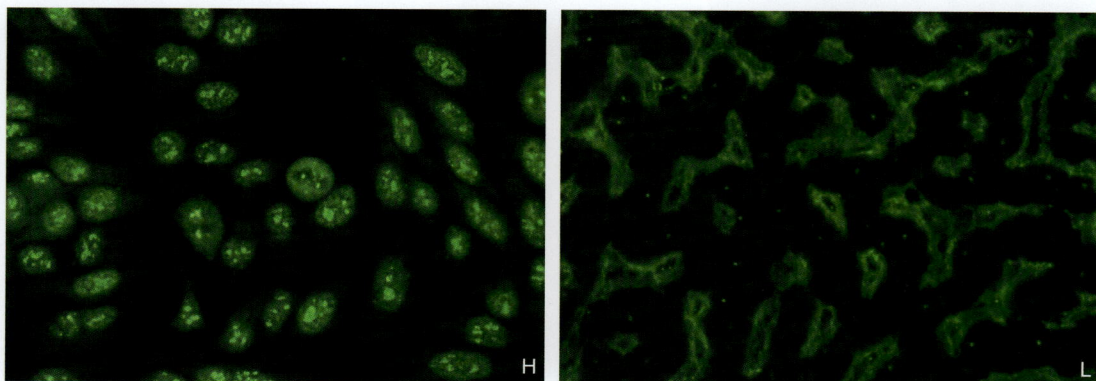

图 6-0-13

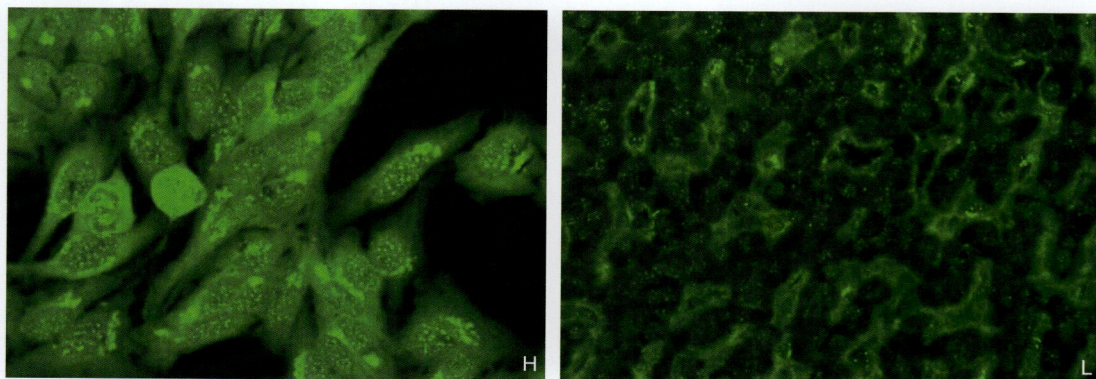

图 6-0-14

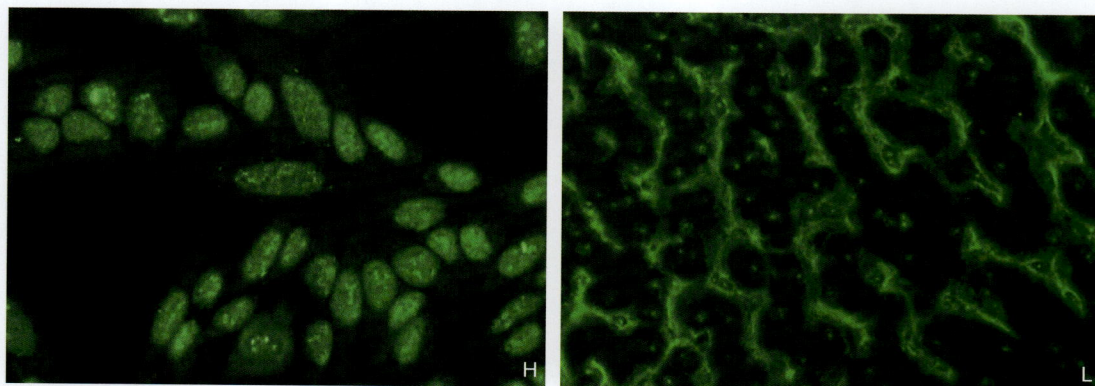

图 6-0-15

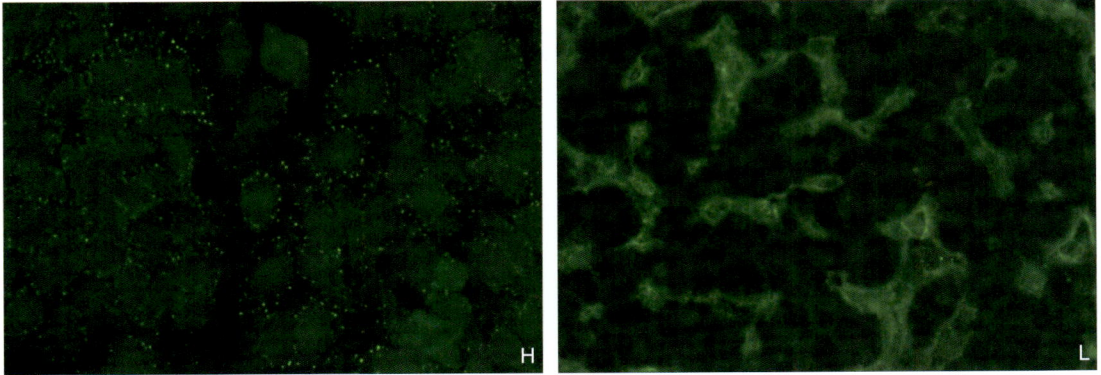

图 6-0-16

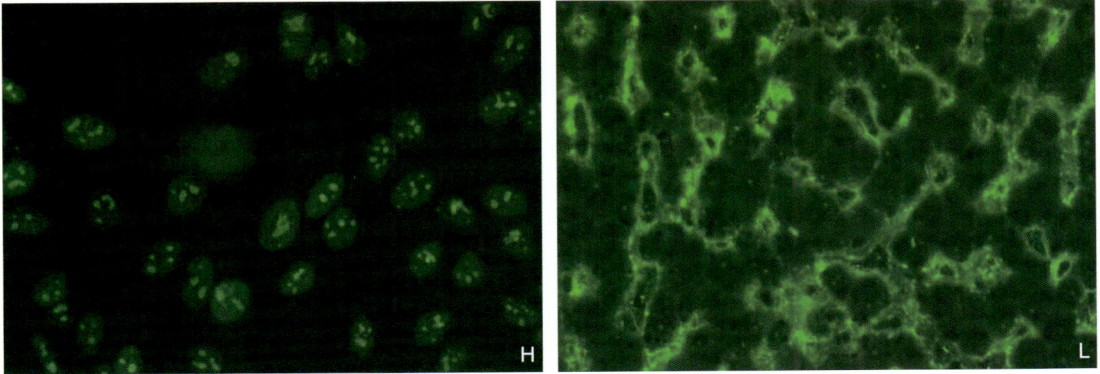

图 6-0-17

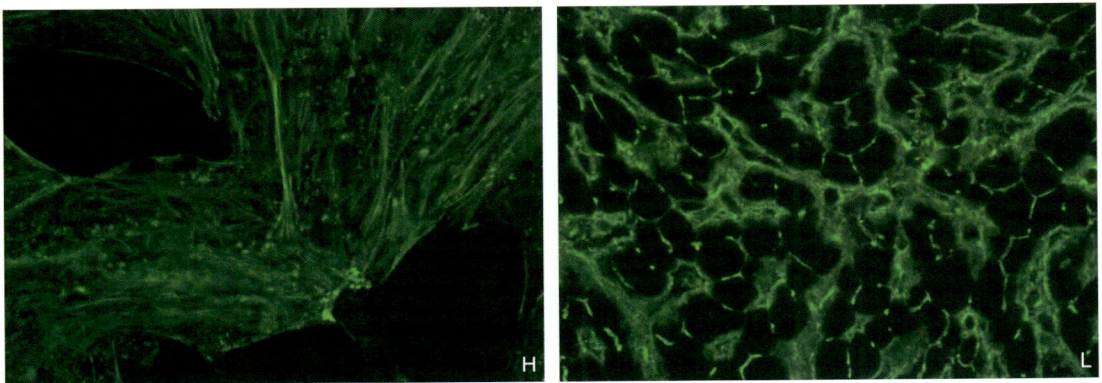

图 6-0-18

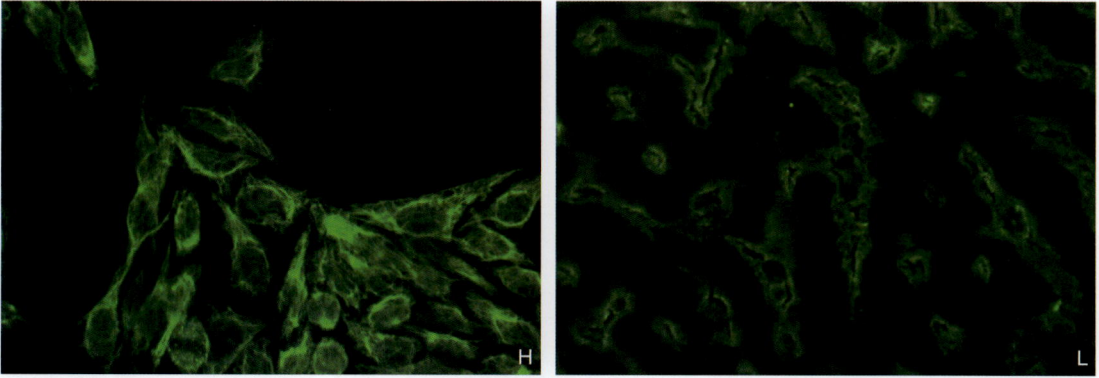

图 6-0-19

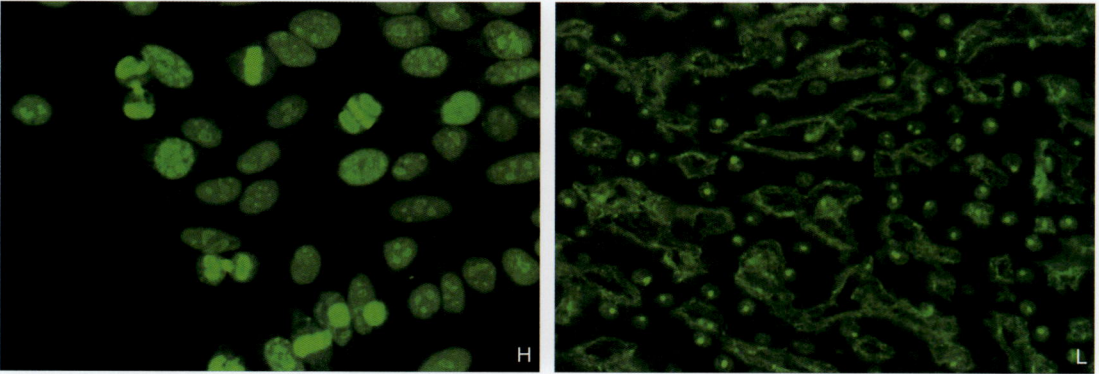

图 6-0-20

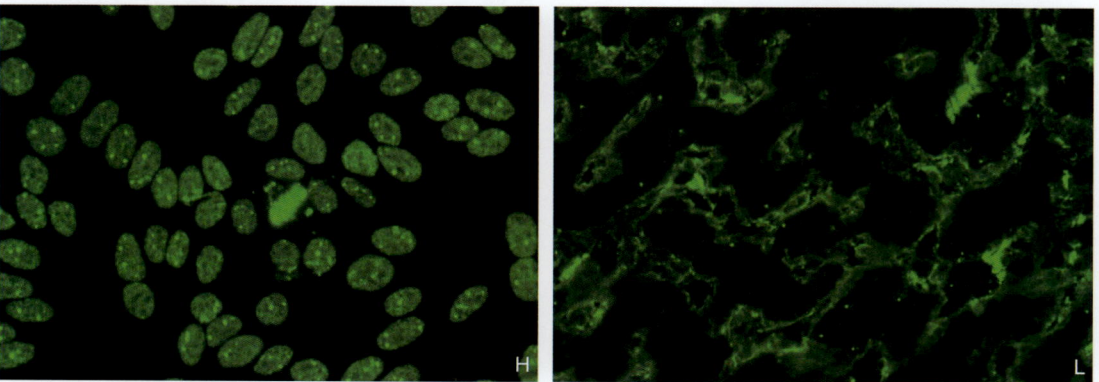

图 6-0-21

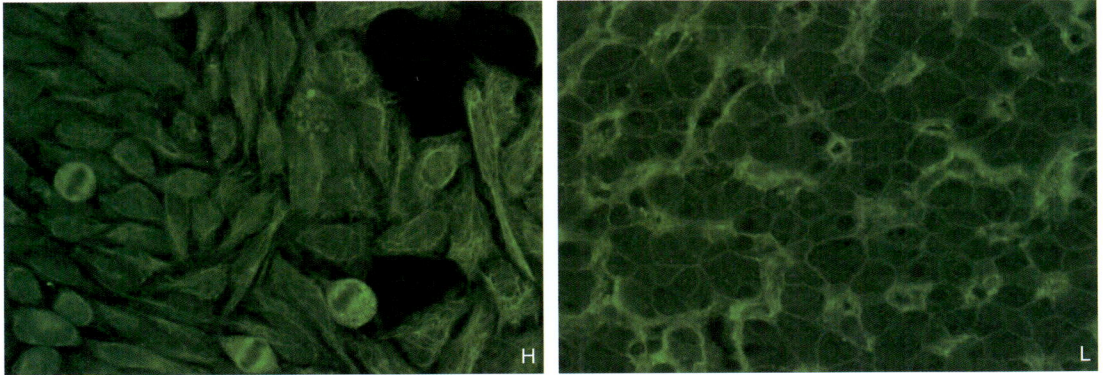

图 6-0-22

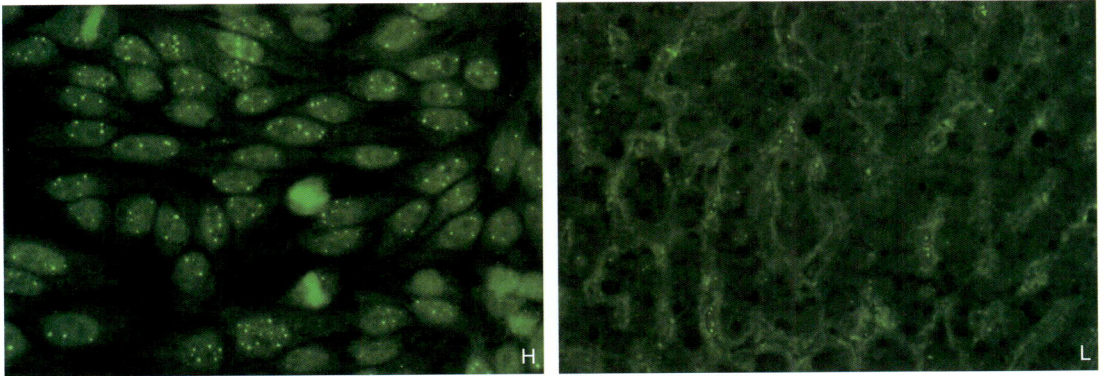

图 6-0-23

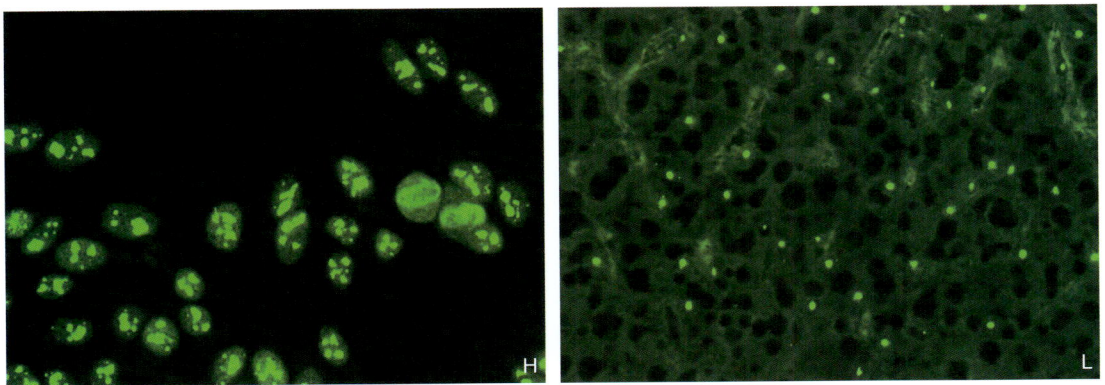

图 6-0-24

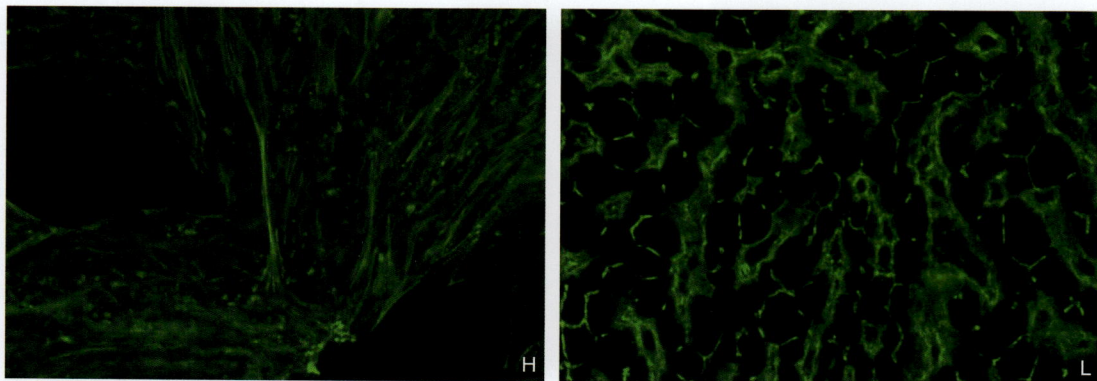

图 6-0-25

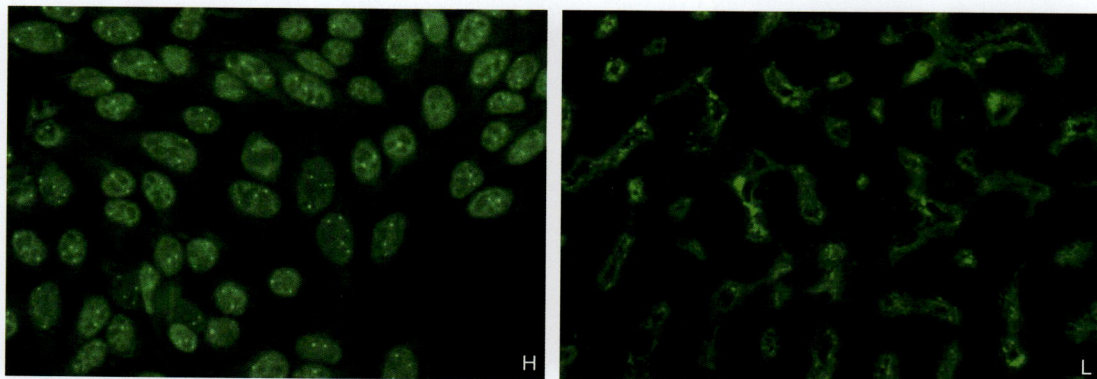

图 6-0-26

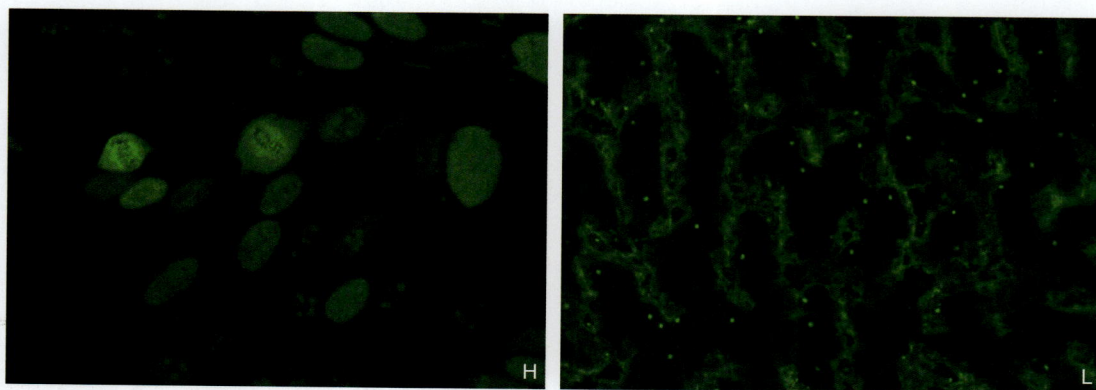

图 6-0-27

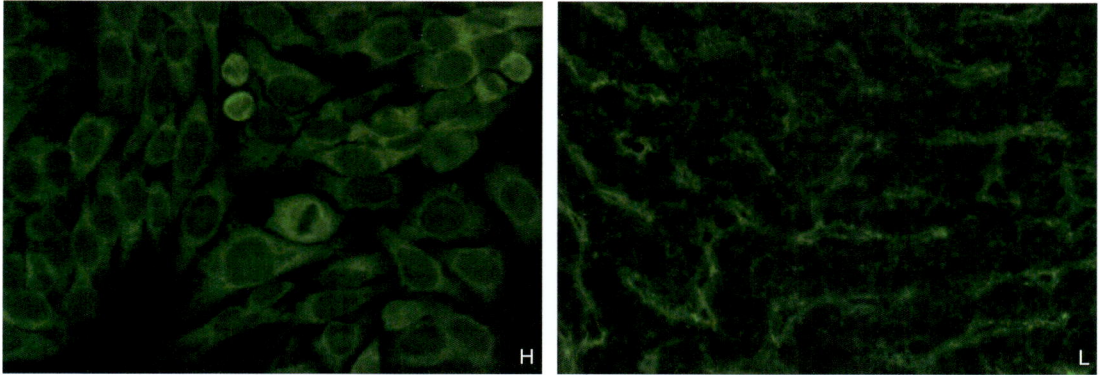

图 6-0-28

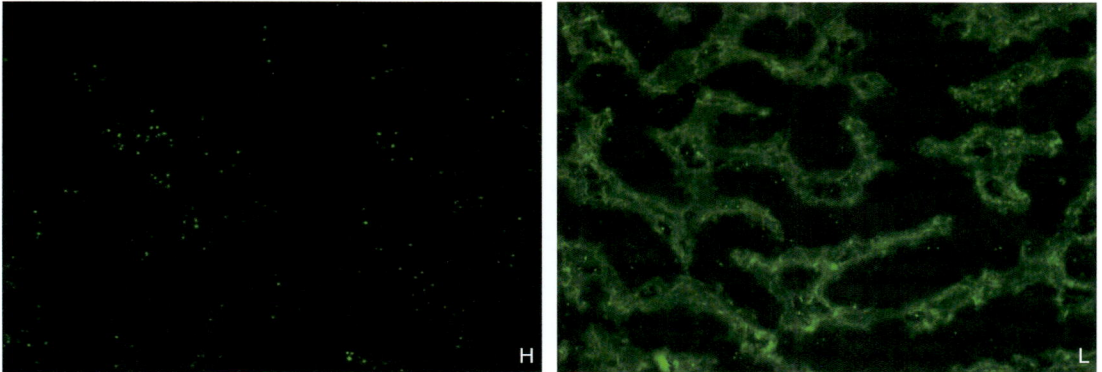

图 6-0-29

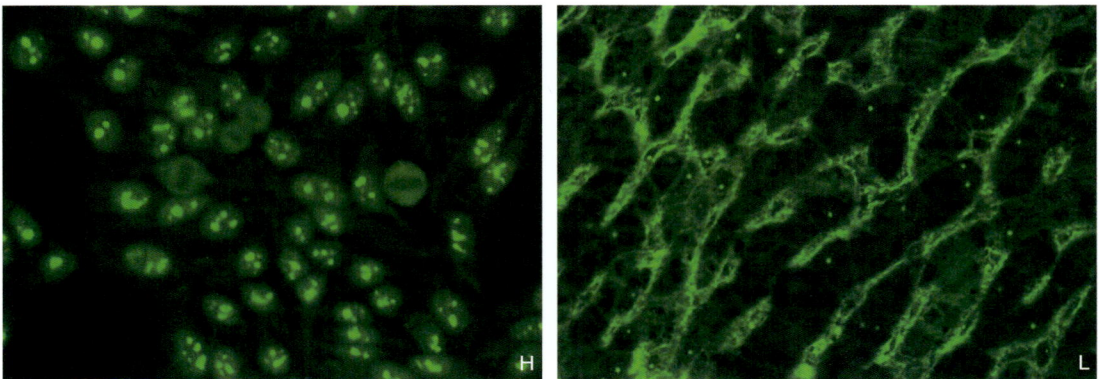

图 6-0-30

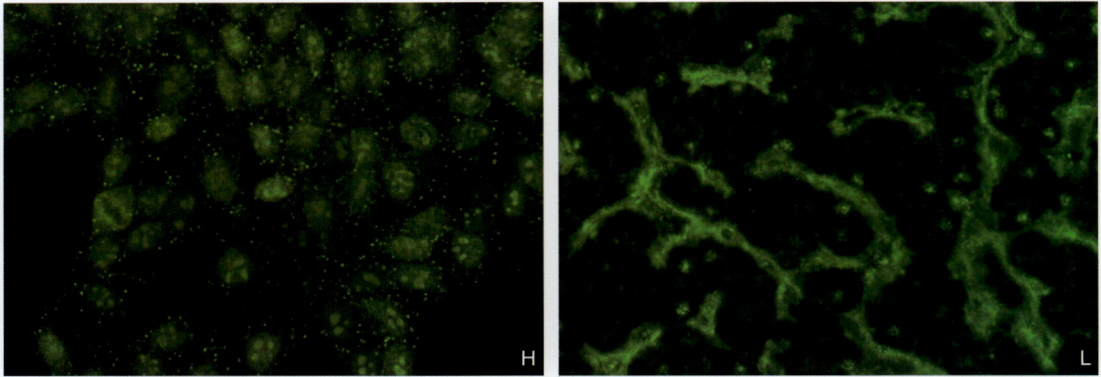

图 6-0-31

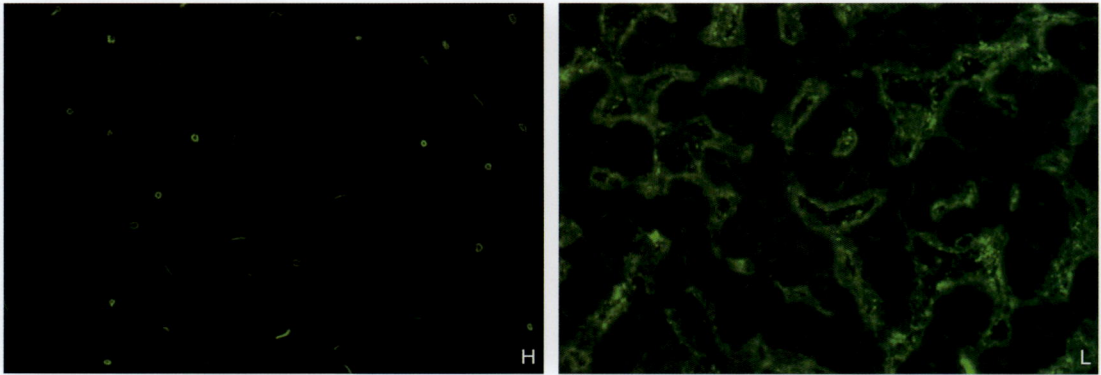

图 6-0-32

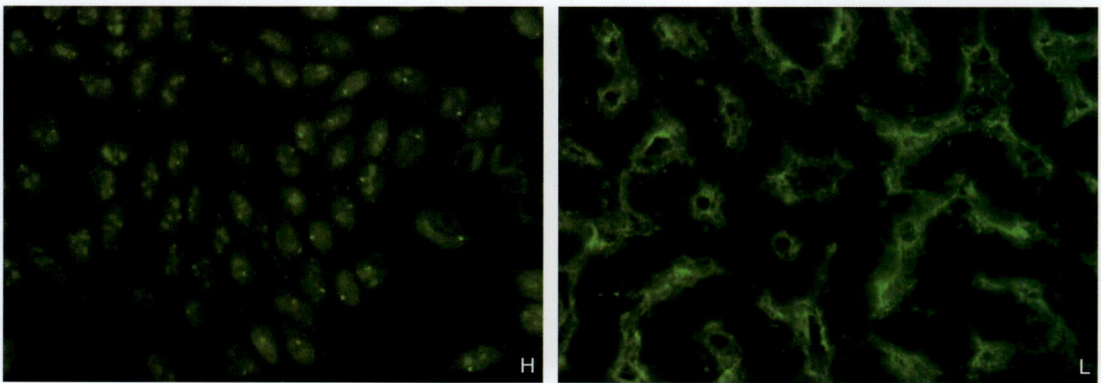

图 6-0-33

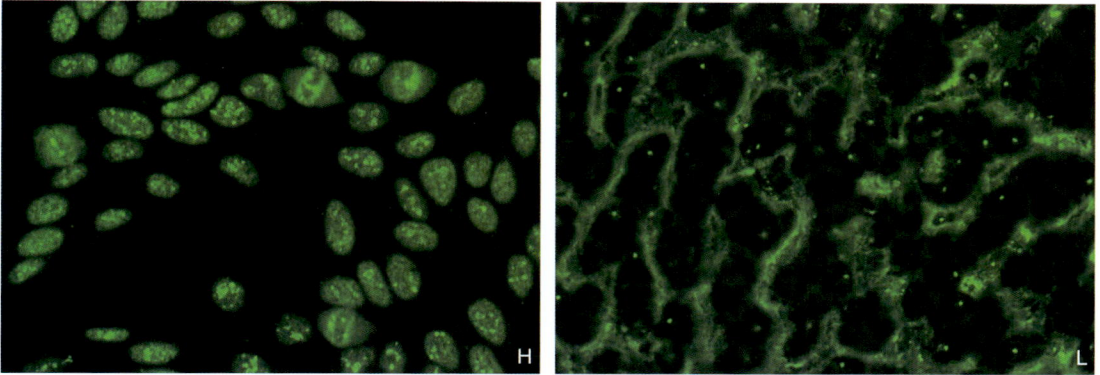

图 6-0-34

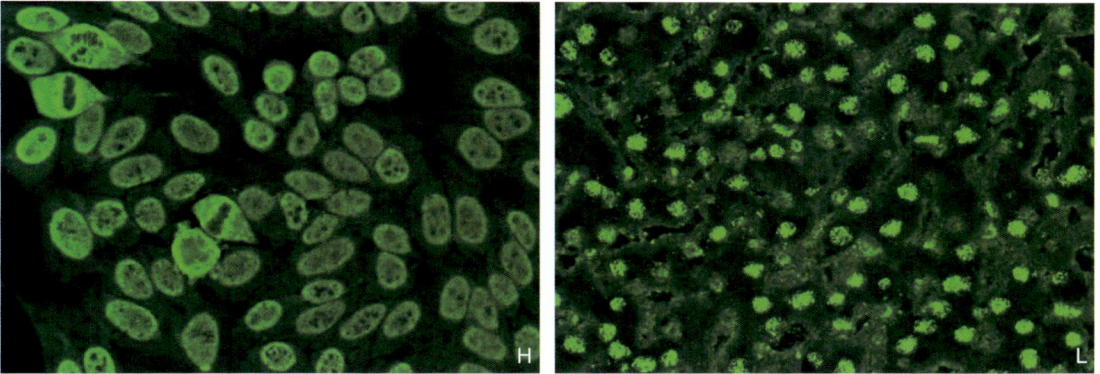

图 6-0-35

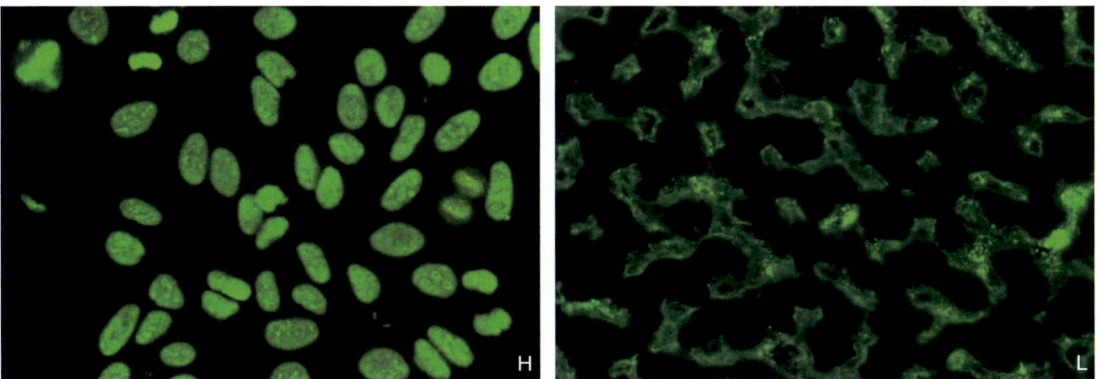

图 6-0-36

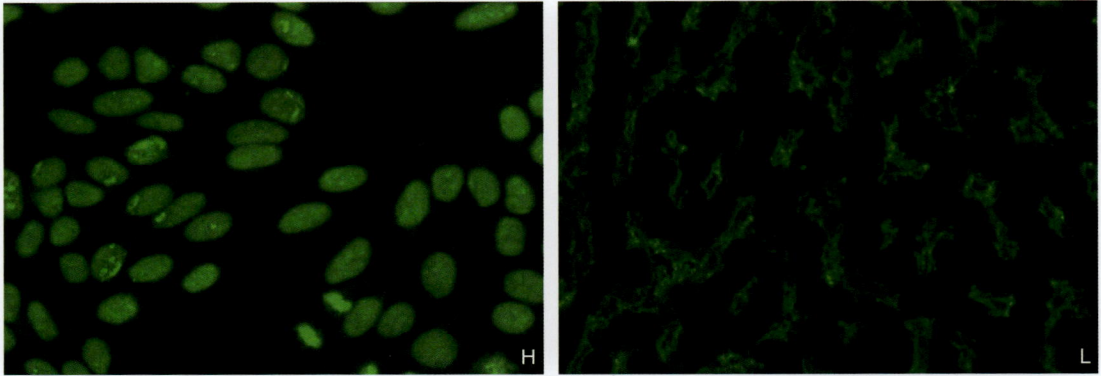

图 6-0-37

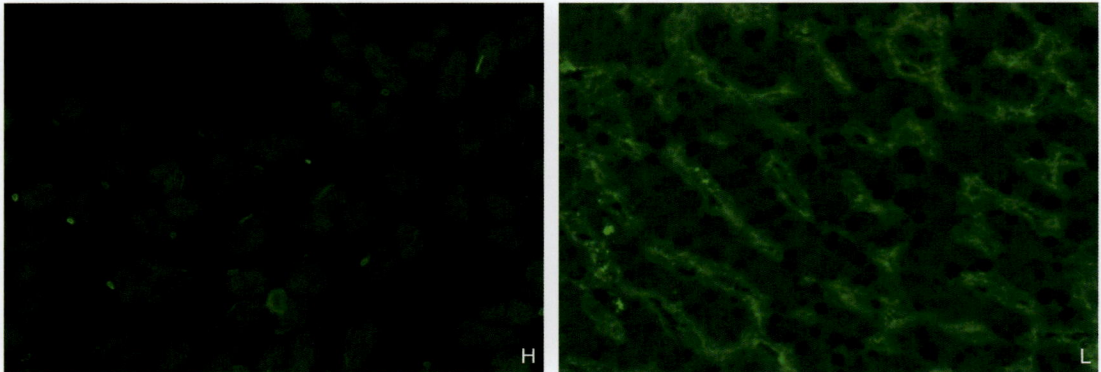

图 6-0-38

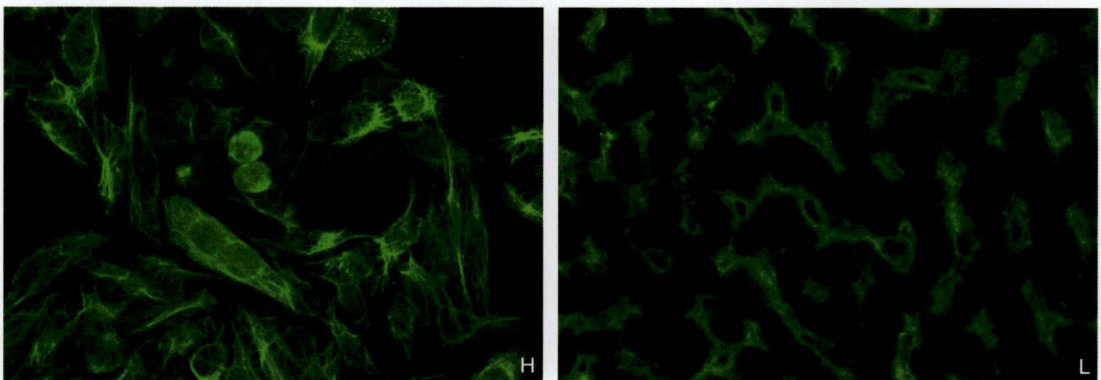

图 6-0-39

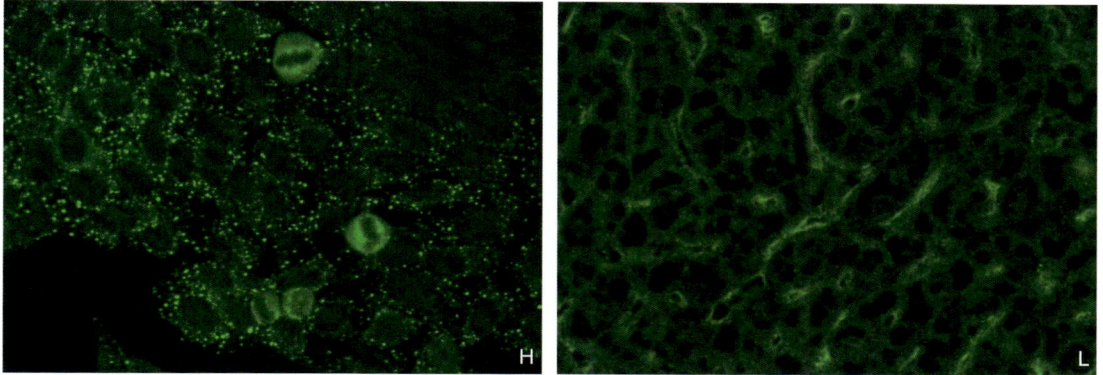

图 6-0-40

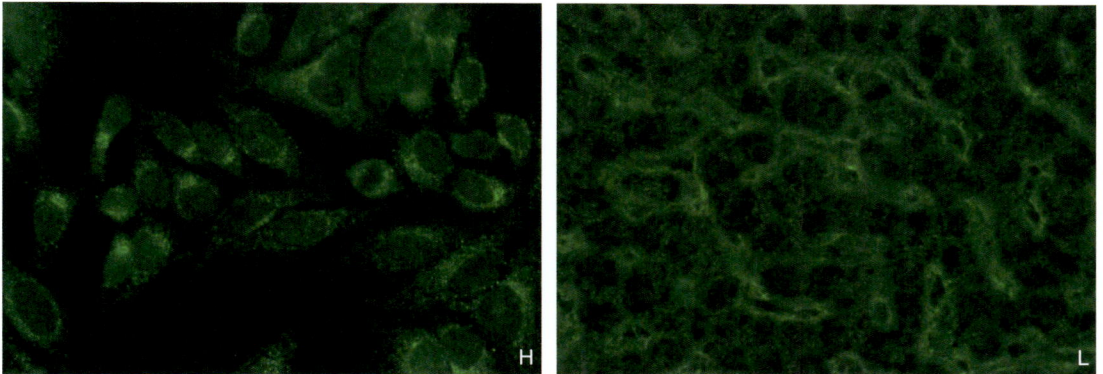

图 6-0-41

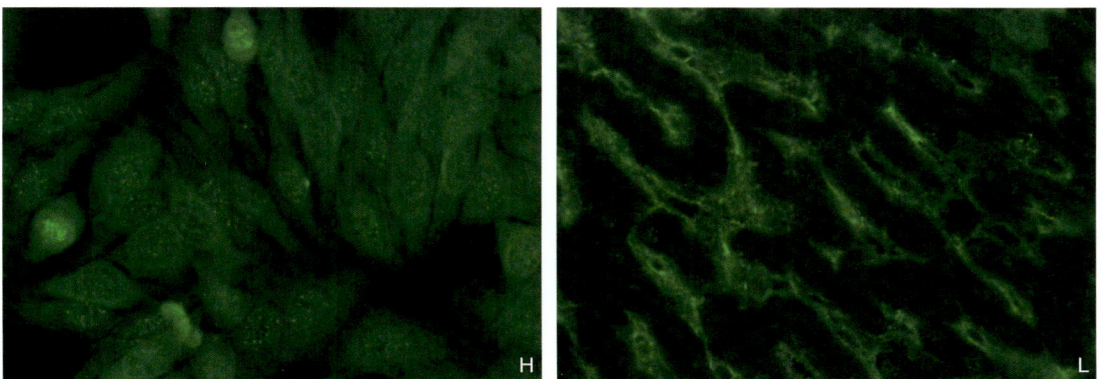

图 6-0-42

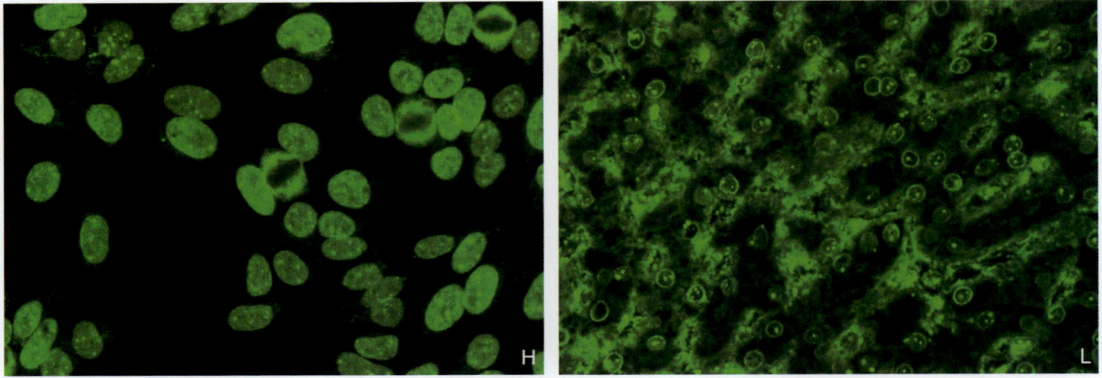

图 6-0-43

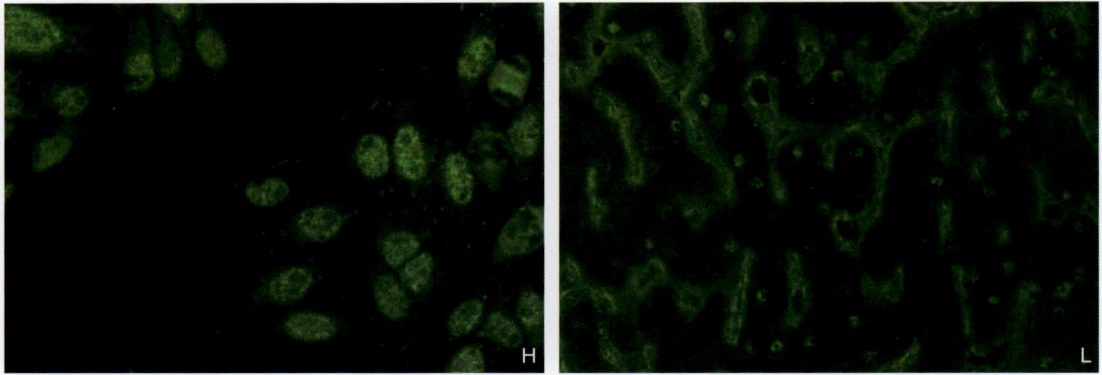

图 6-0-44

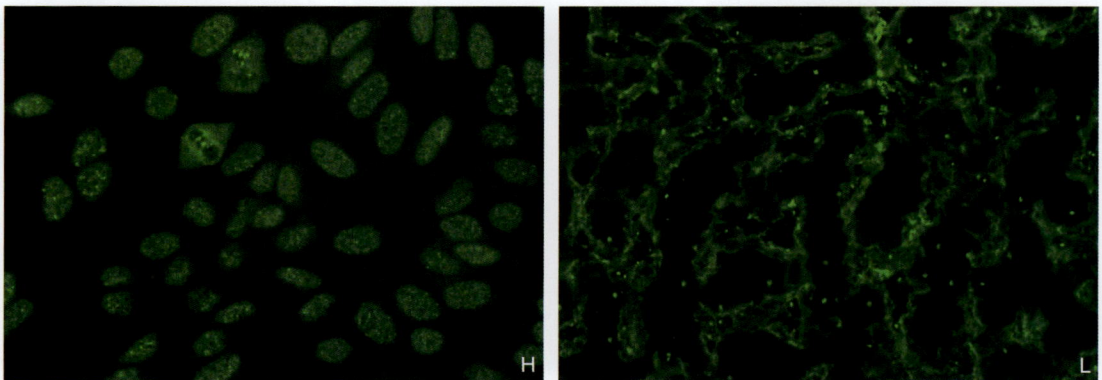

图 6-0-45

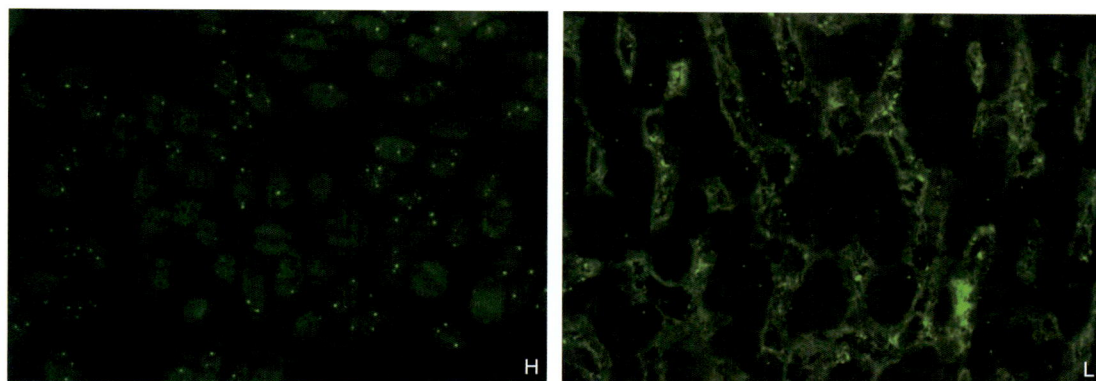

图 6-0-46

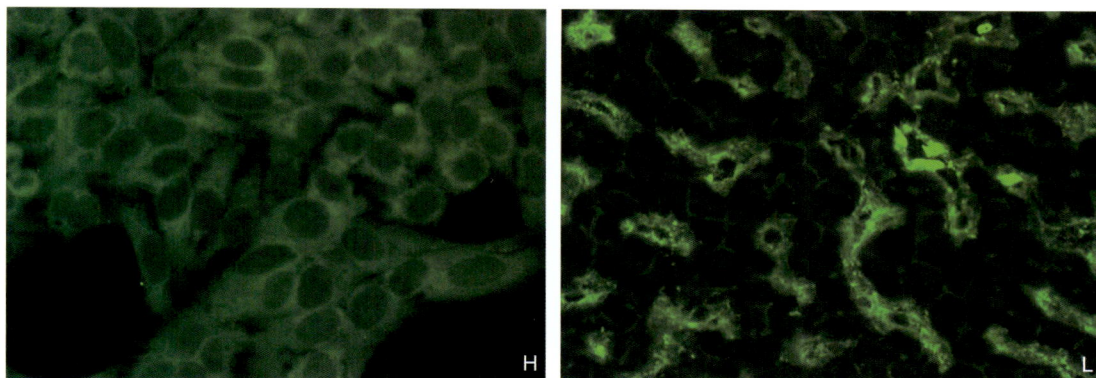

图 6-0-47

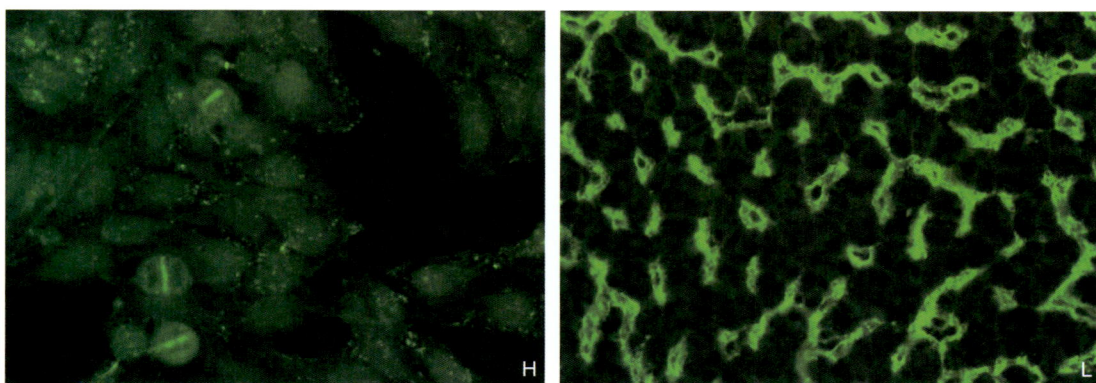

图 6-0-48

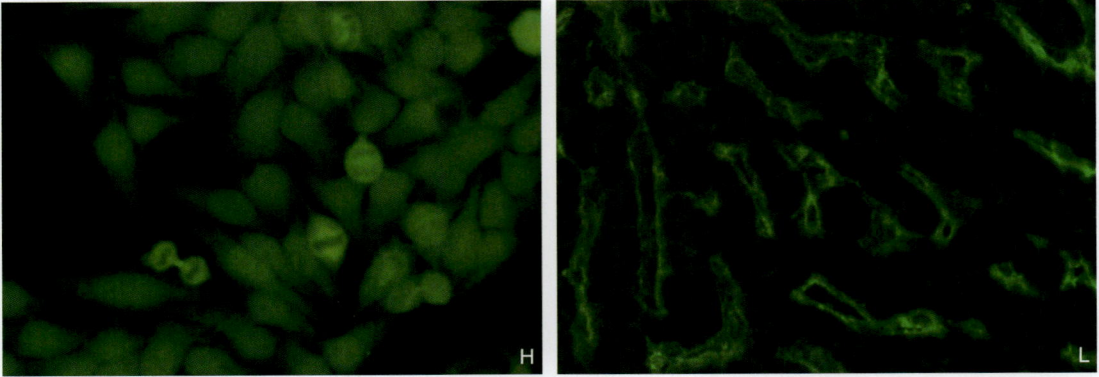

图 6-0-49

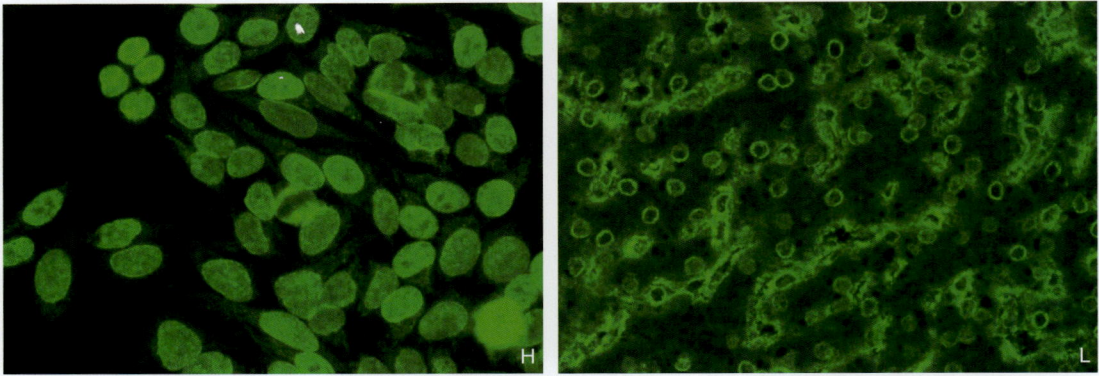

图 6-0-50

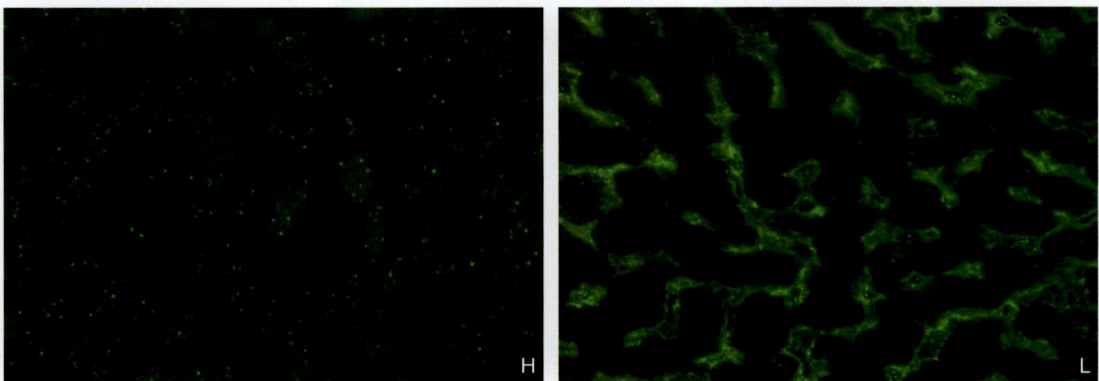

图 6-0-51

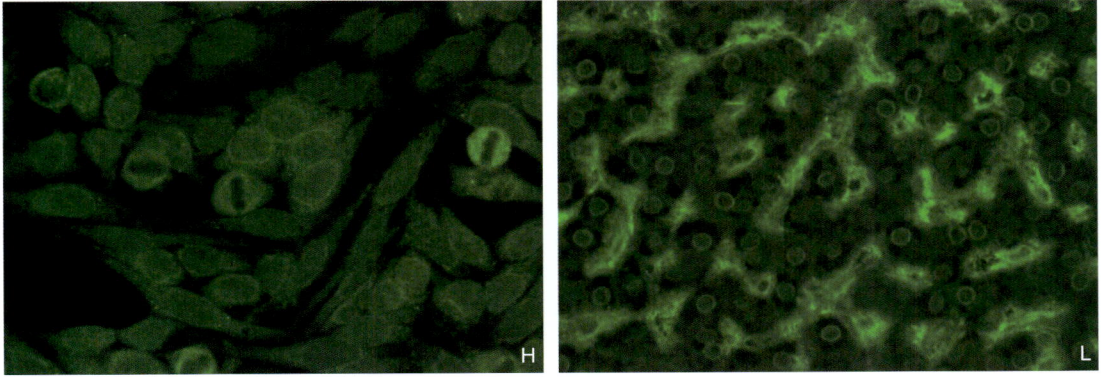

图 6-0-52

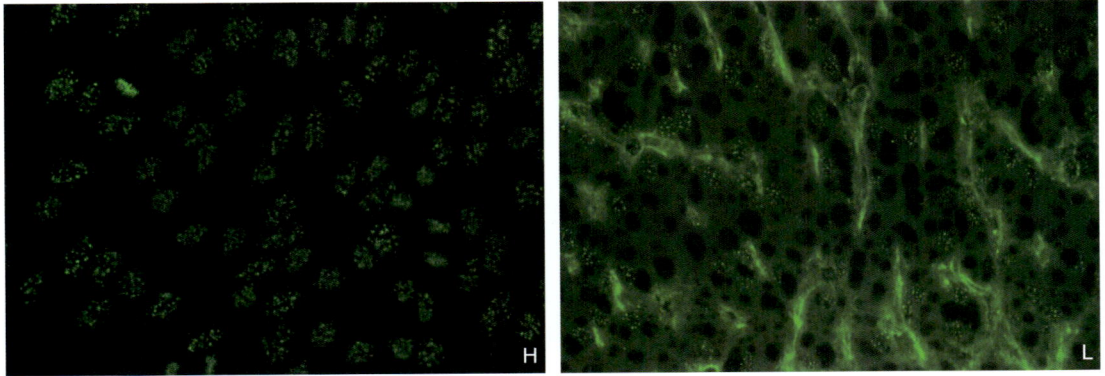

图 6-0-53

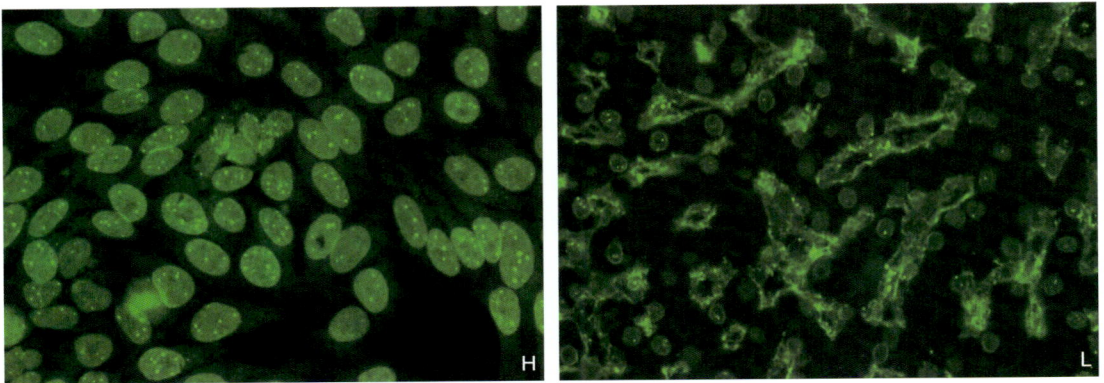

图 6-0-54

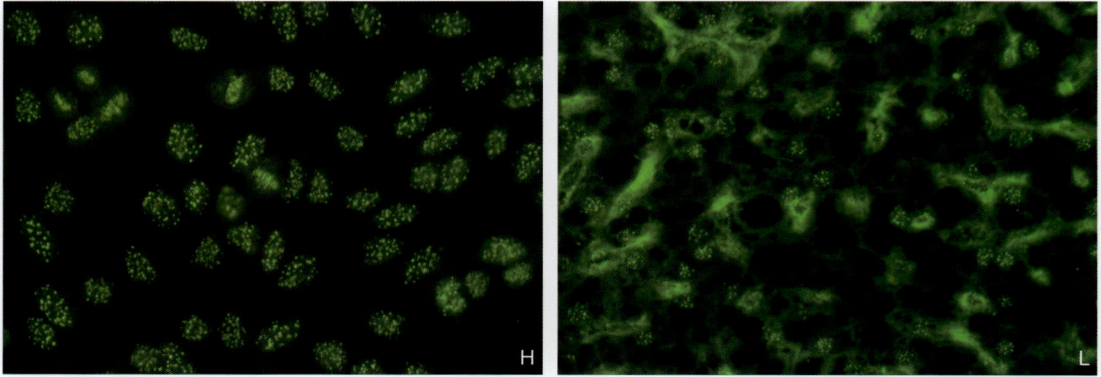

图 6-0-55

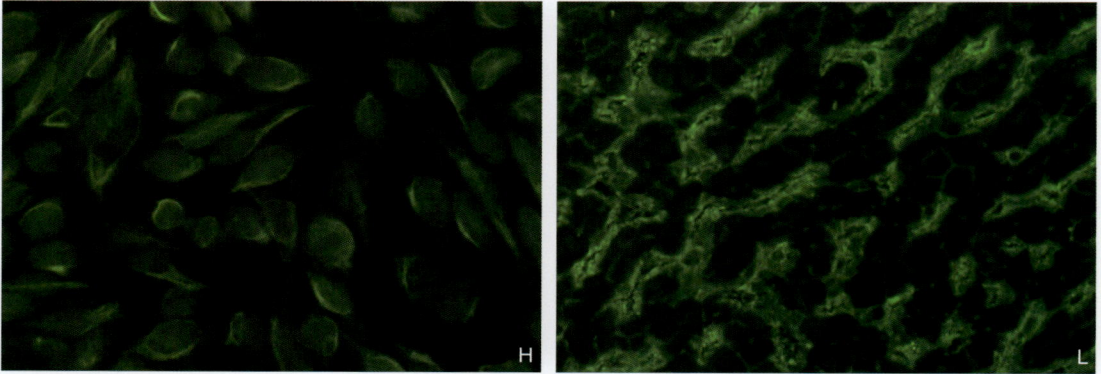

图 6-0-56

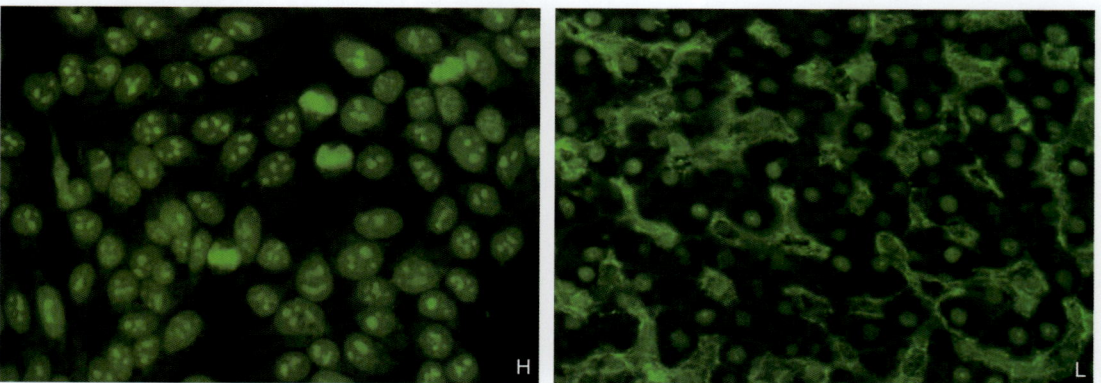

图 6-0-57

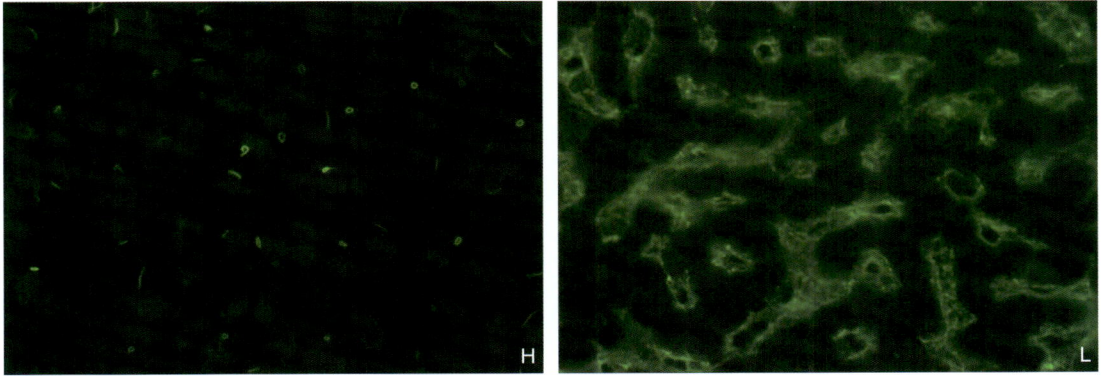

图 6-0-58

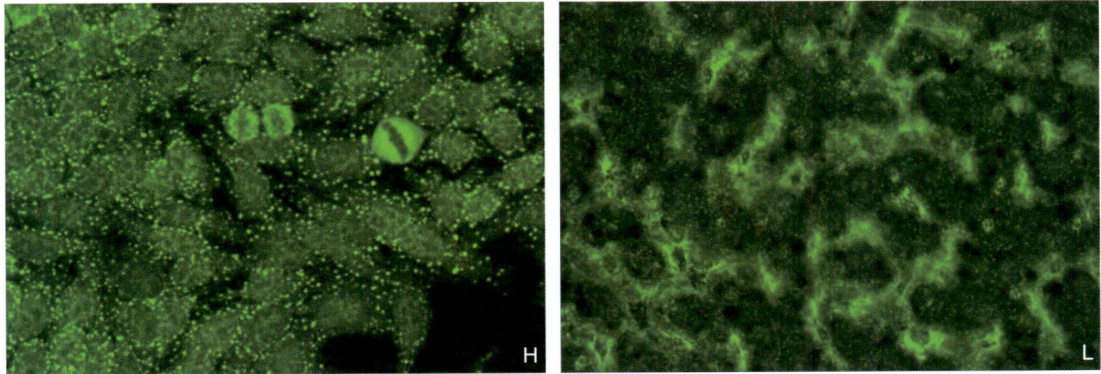

图 6-0-59

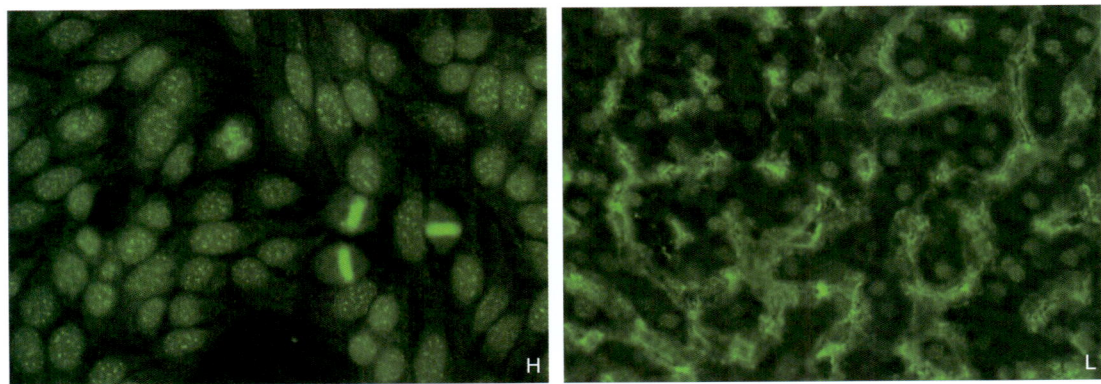

图 6-0-60

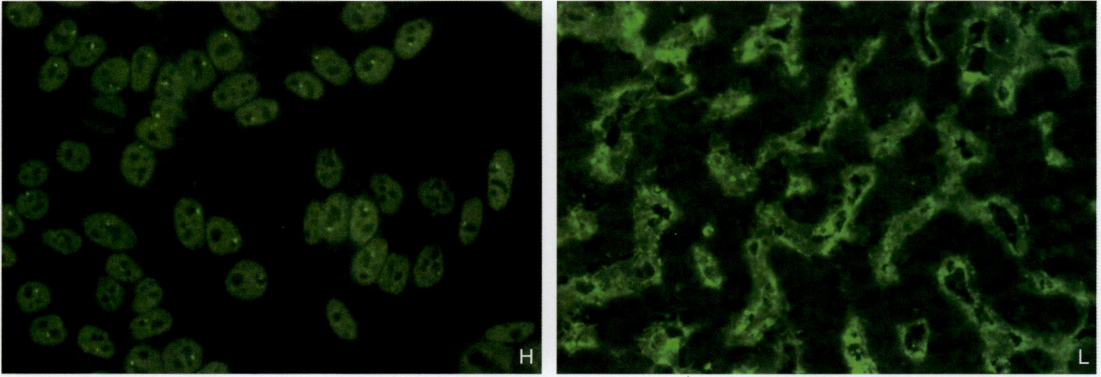

图 6-0-61

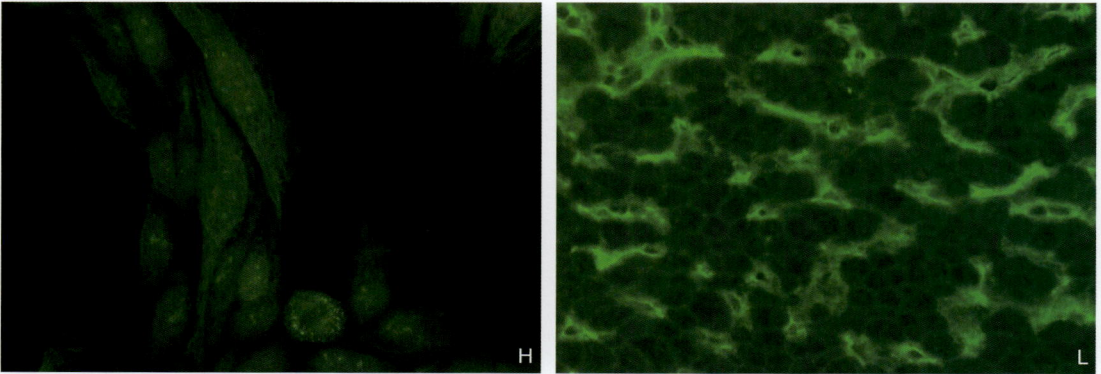

图 6-0-62

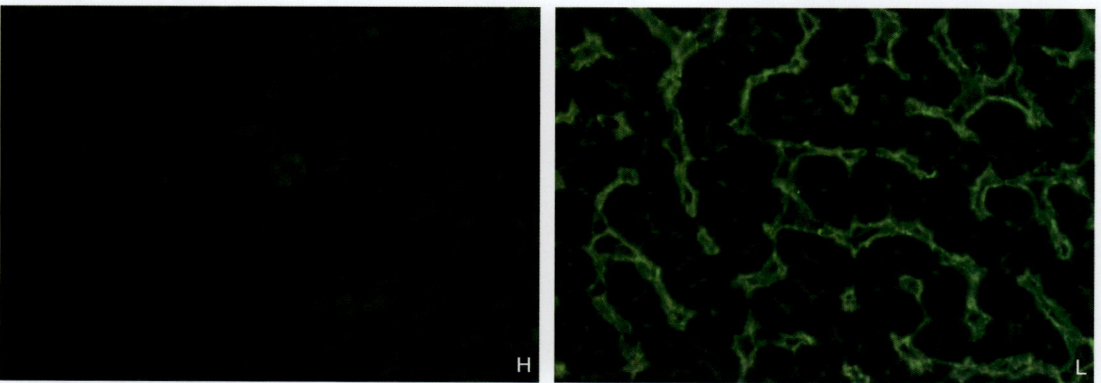

图 6-0-63

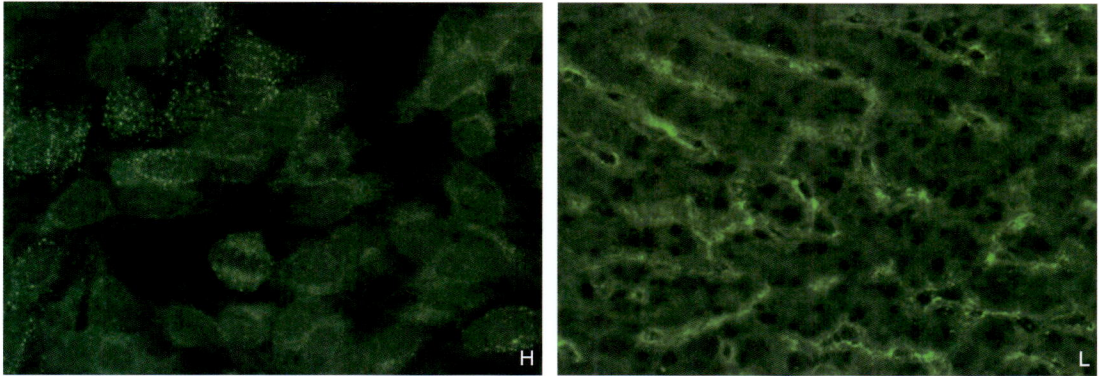

图 6-0-64

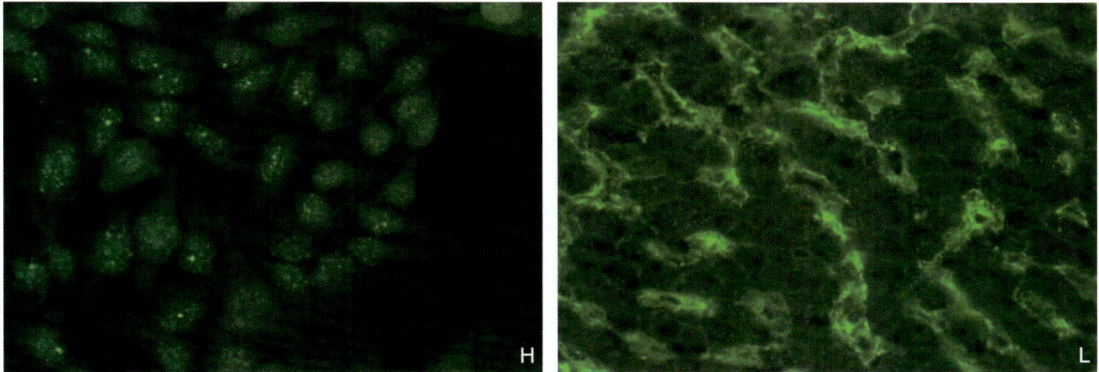

图 6-0-65

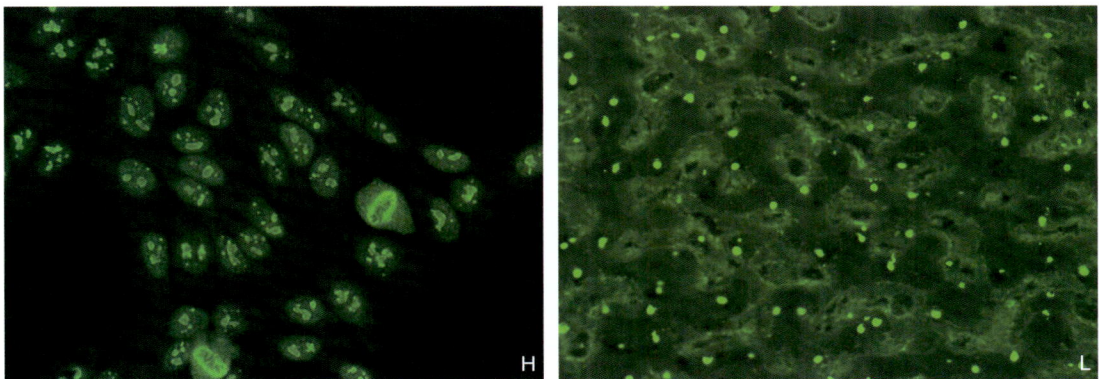

图 6-0-66

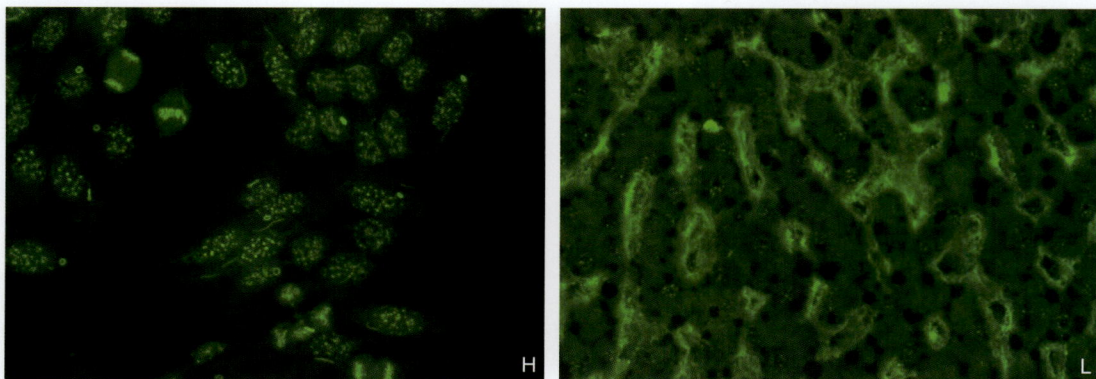

图 6-0-67

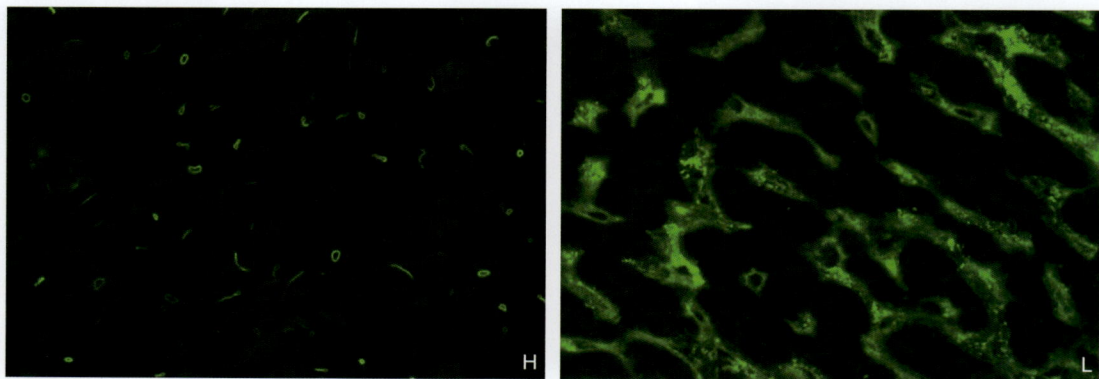

图 6-0-68

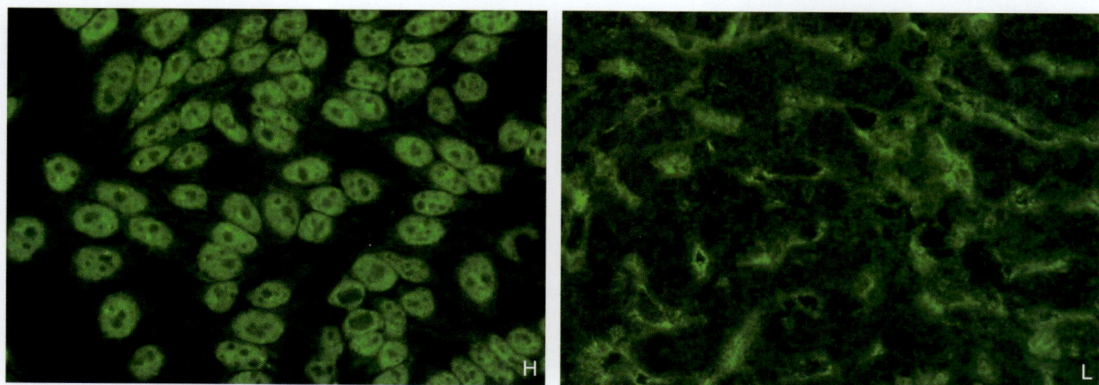

图 6-0-69

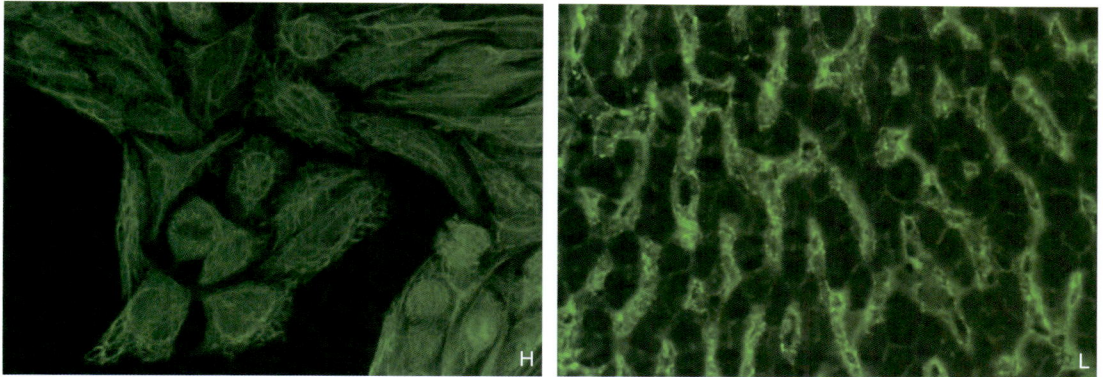

图 6-0-70

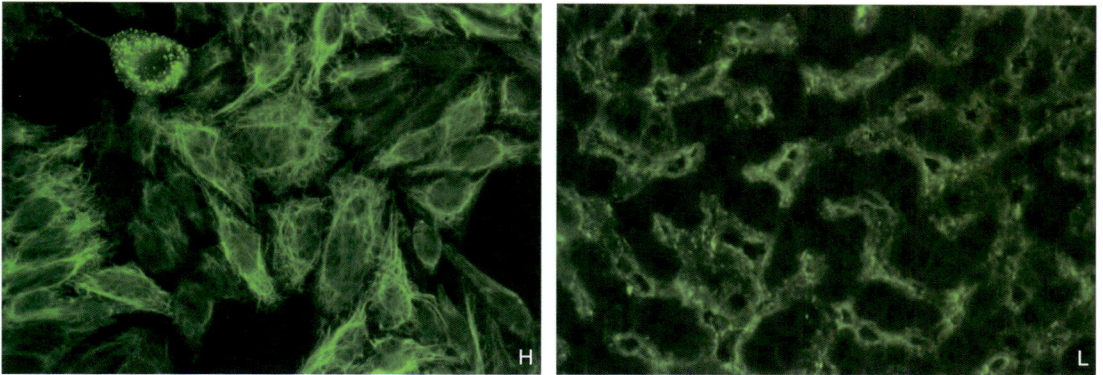

图 6-0-71

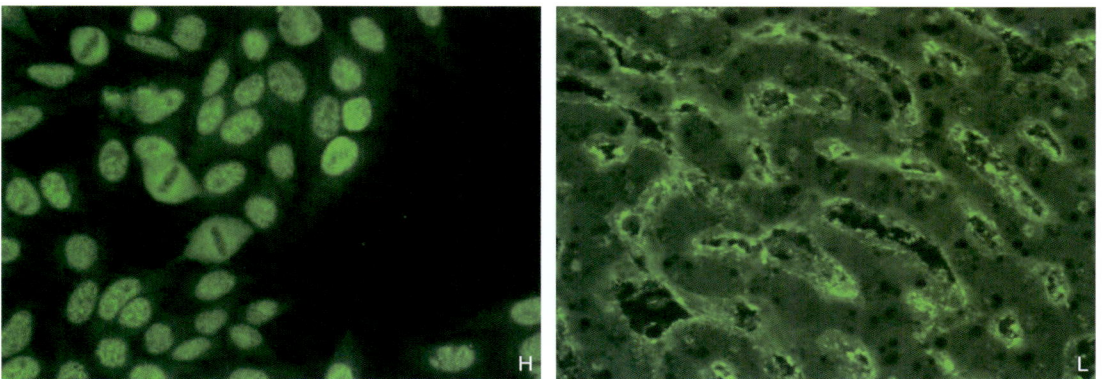

图 6-0-72

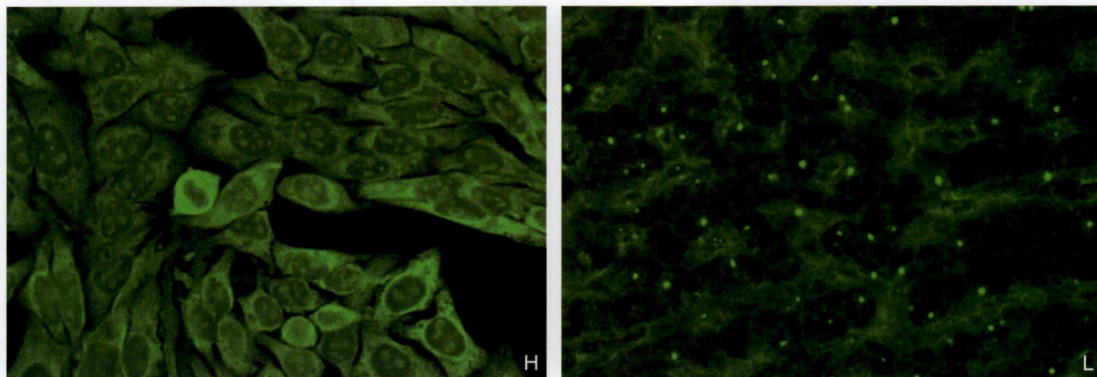

图 6-0-73

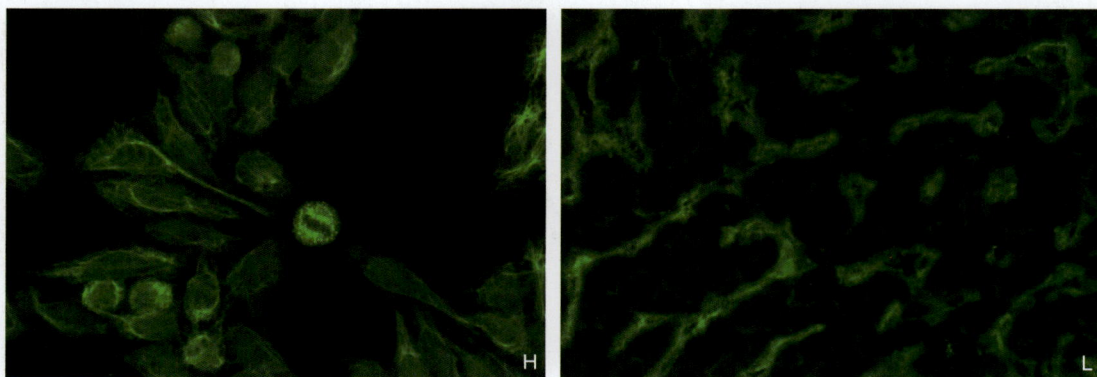

图 6-0-74

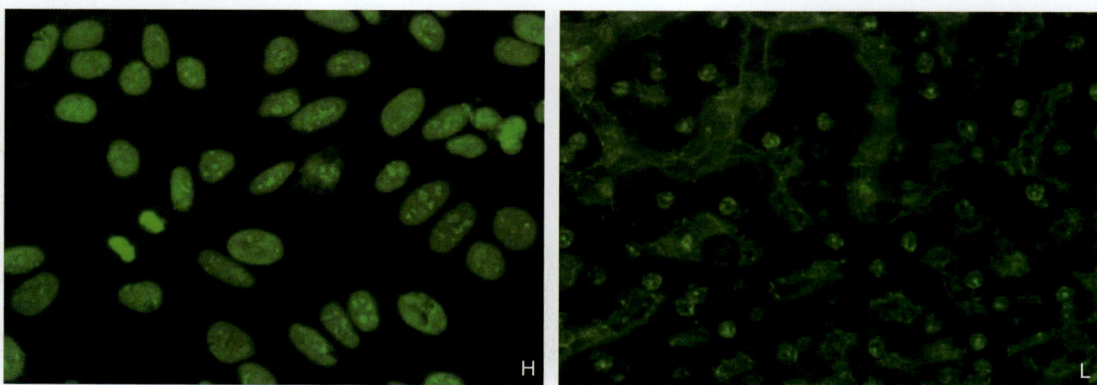

图 6-0-75

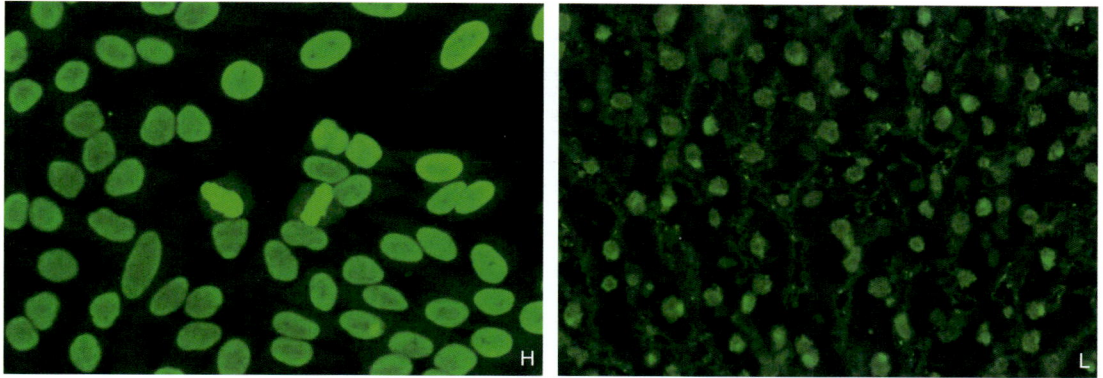

图 6-0-76

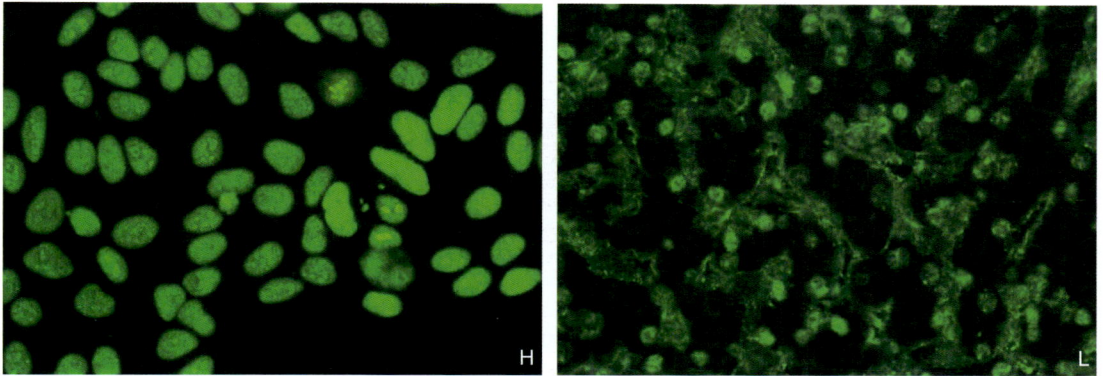

图 6-0-77

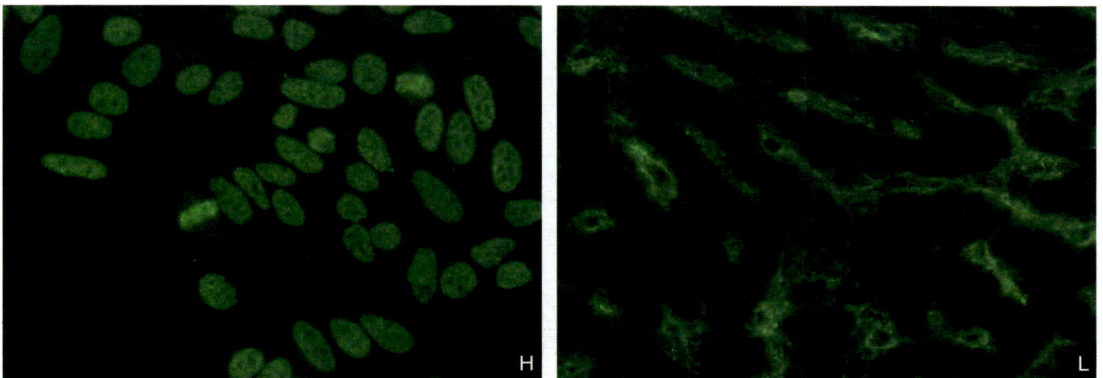

图 6-0-78

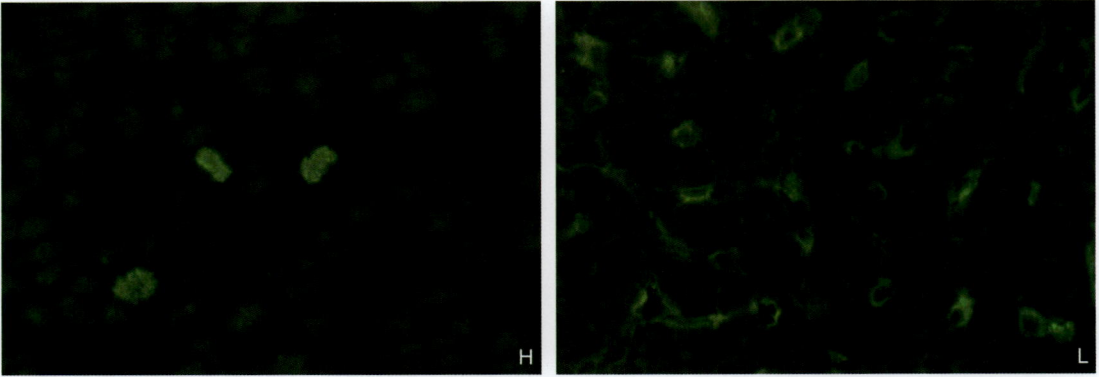

图 6-0-79

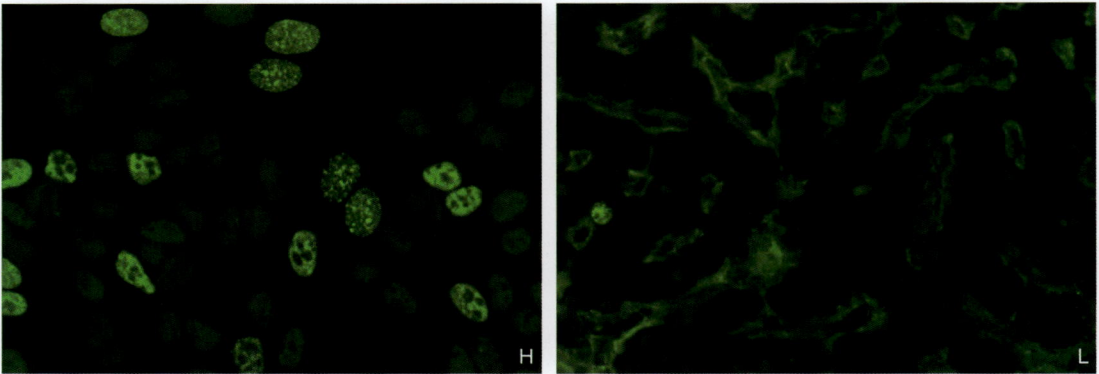

图 6-0-80

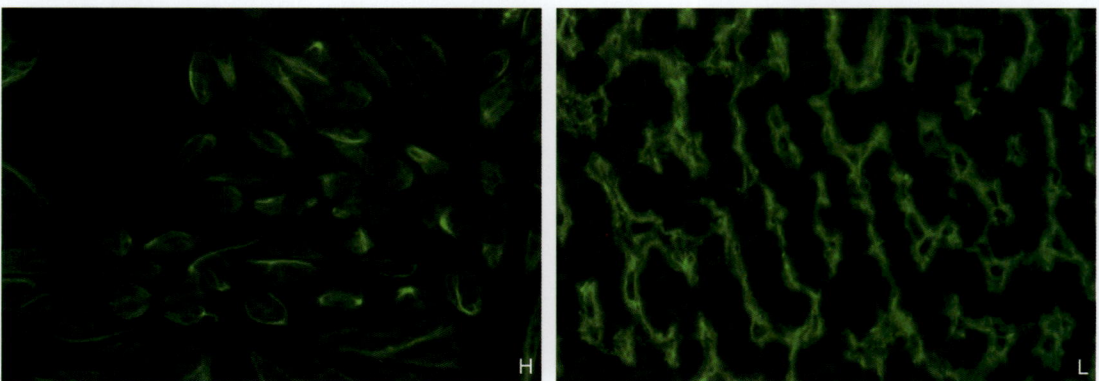

图 6-0-81

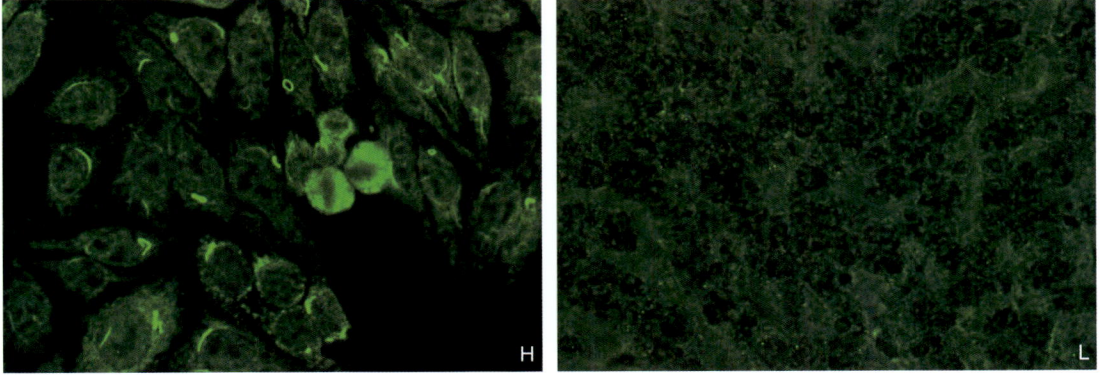

图 6-0-82

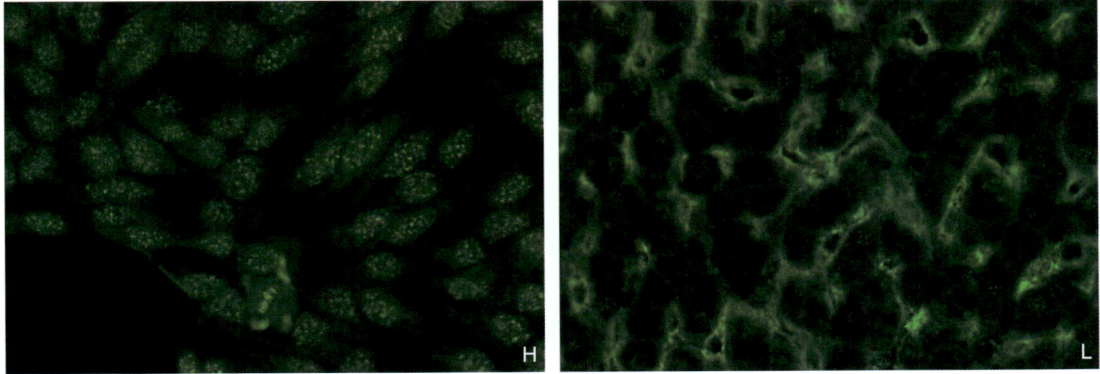

图 6-0-83

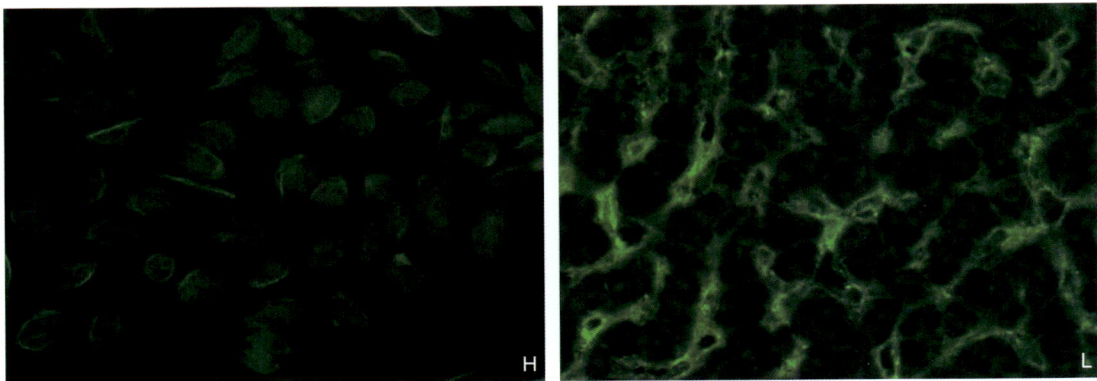

图 6-0-84

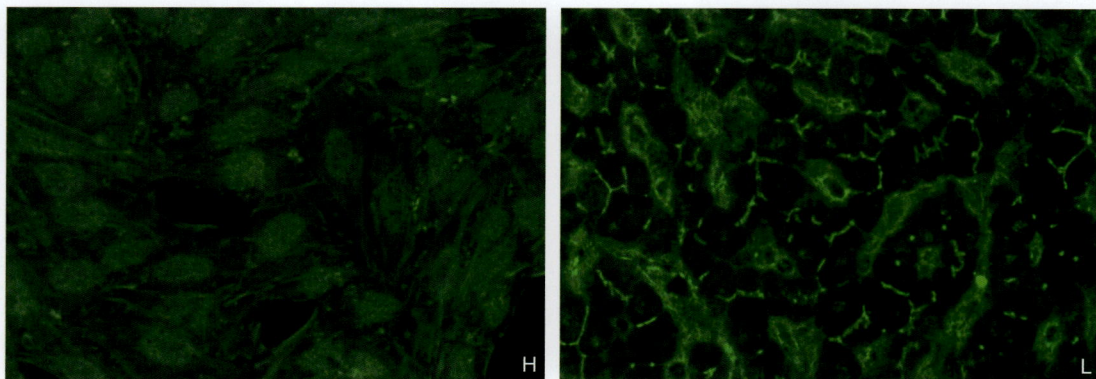

图 6-0-85

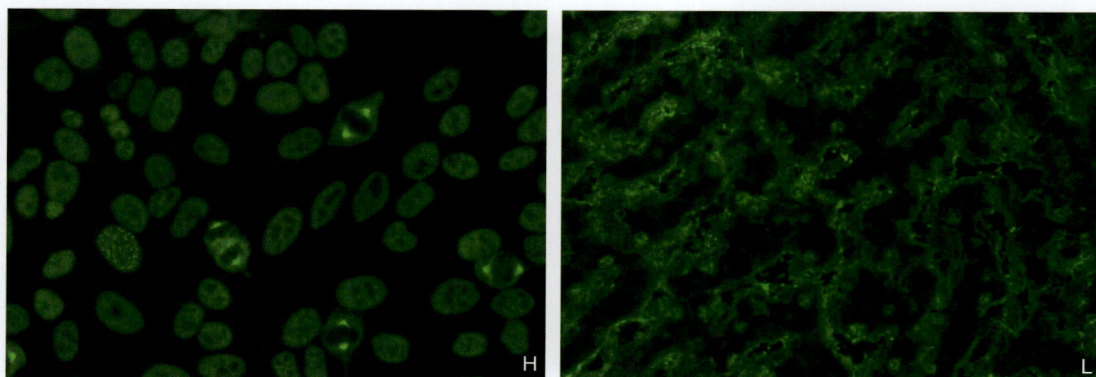

图 6-0-86

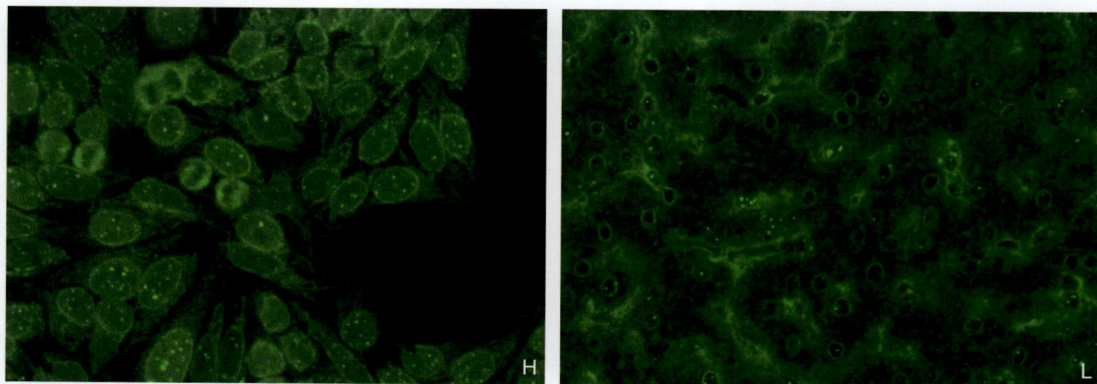

图 6-0-87

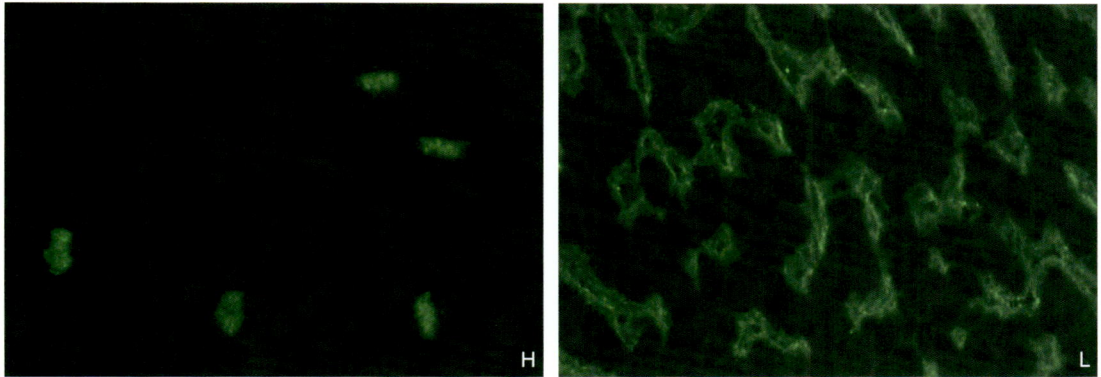

图 6-0-88

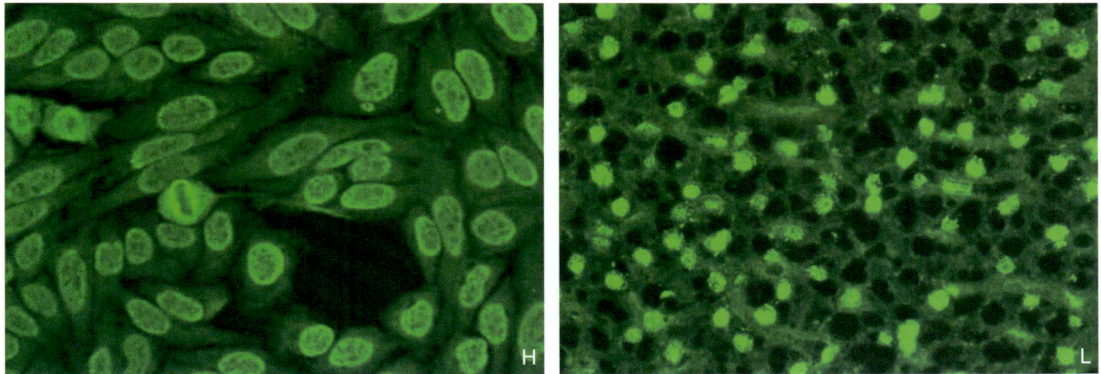

图 6-0-89

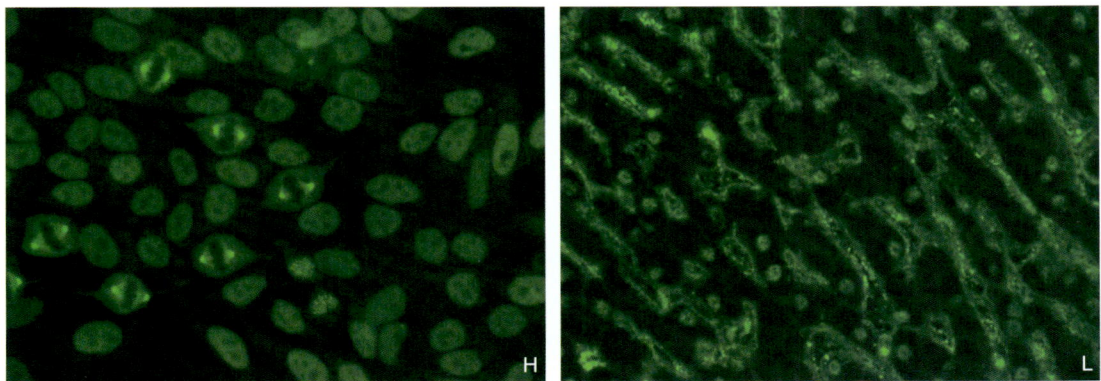

图 6-0-90

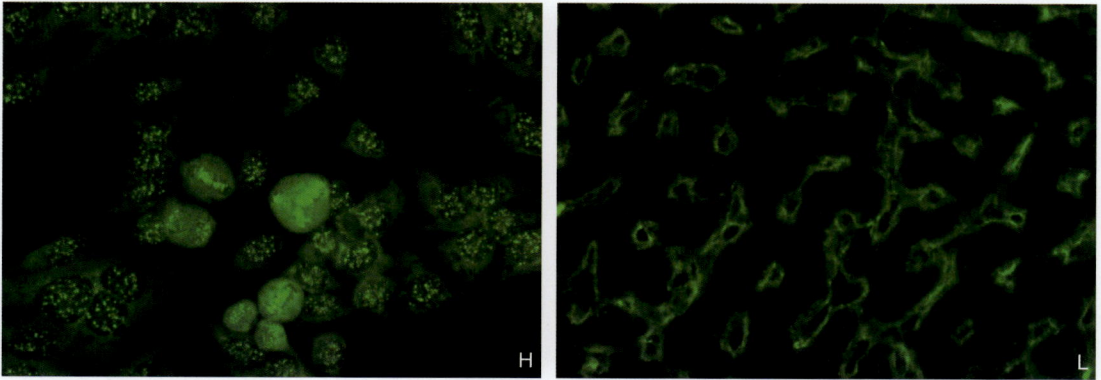

图 6-0-91

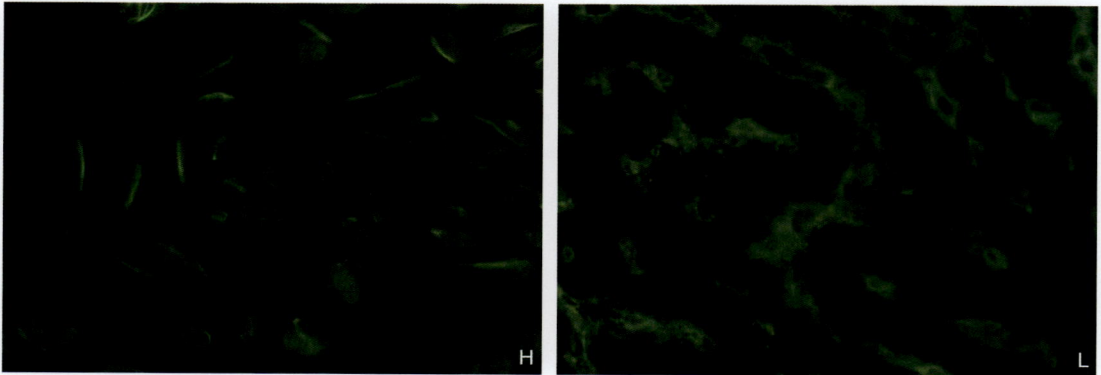

图 6-0-92

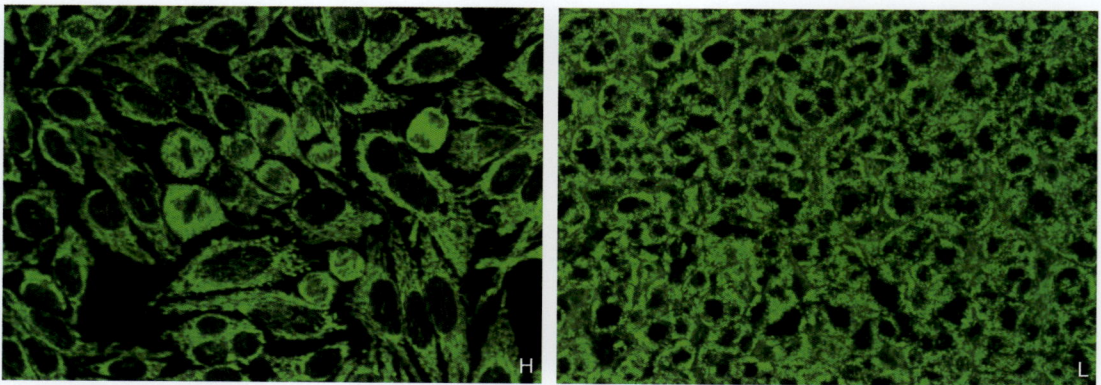

图 6-0-93

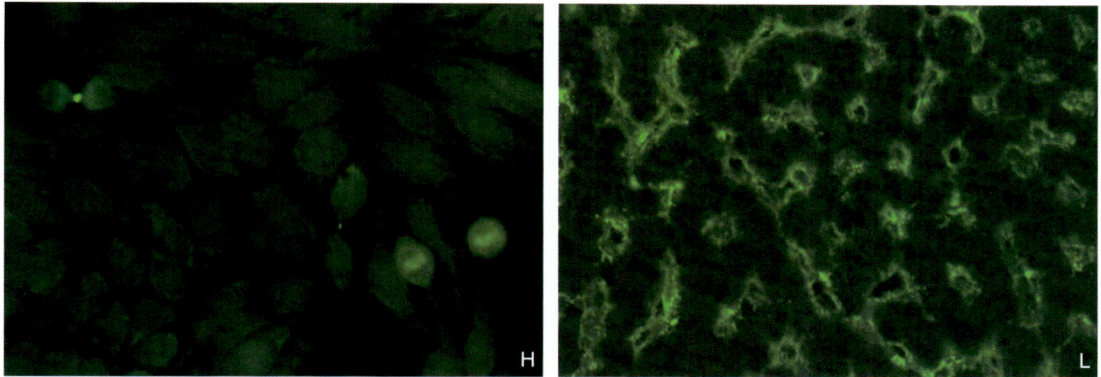

图 6-0-94

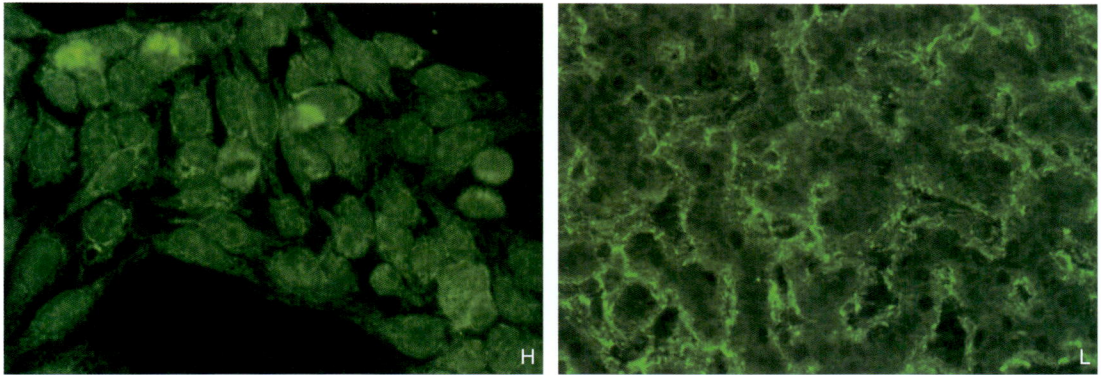

图 6-0-95

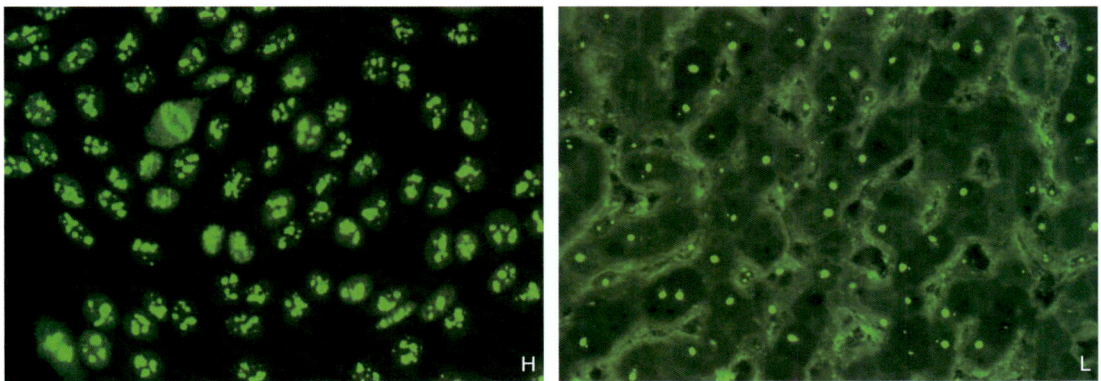

图 6-0-96

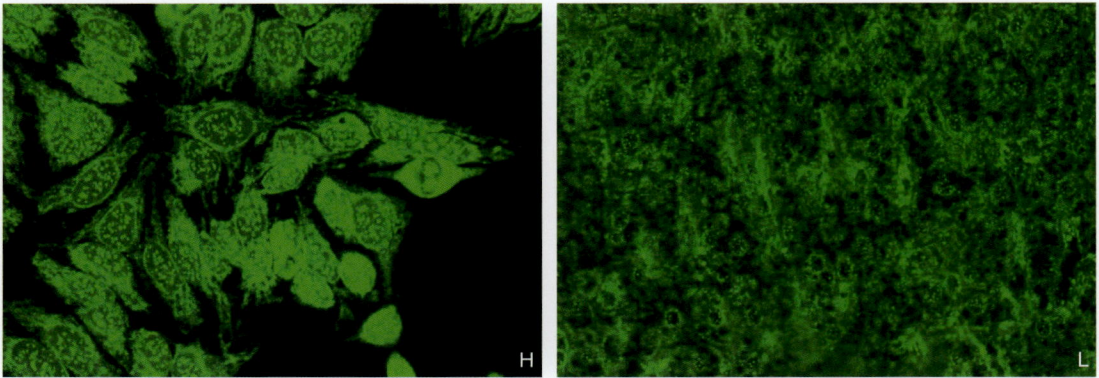

图 6-0-97

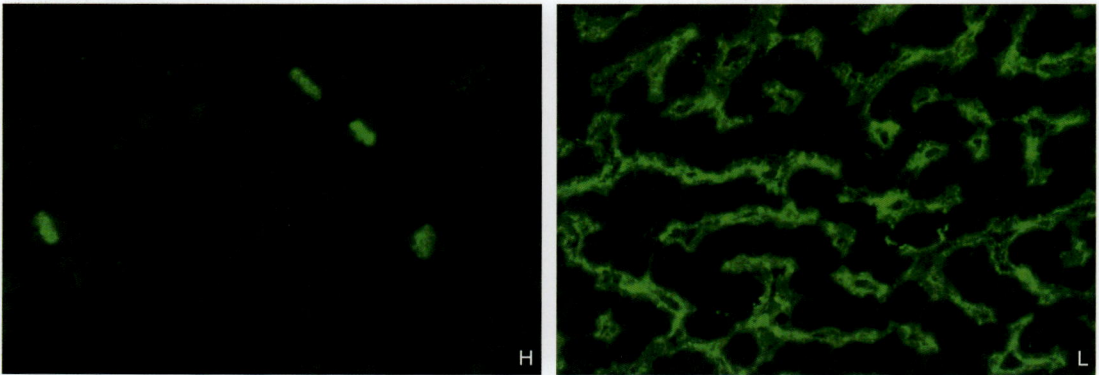

图 6-0-98

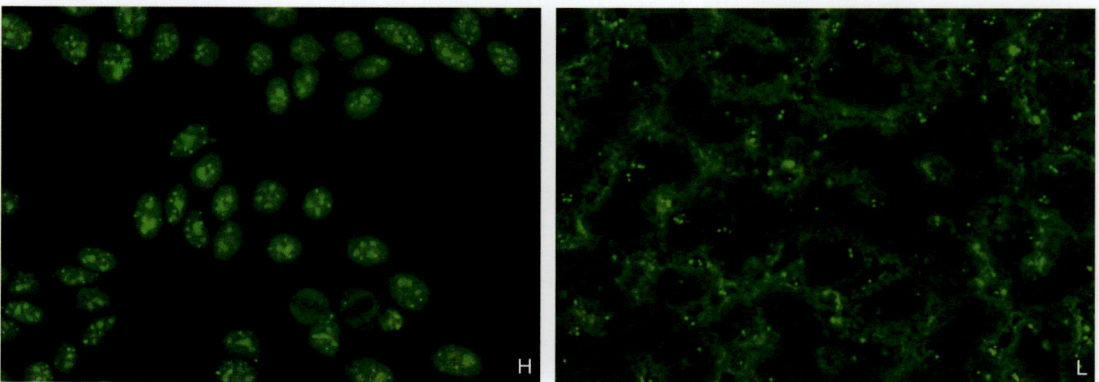

图 6-0-99

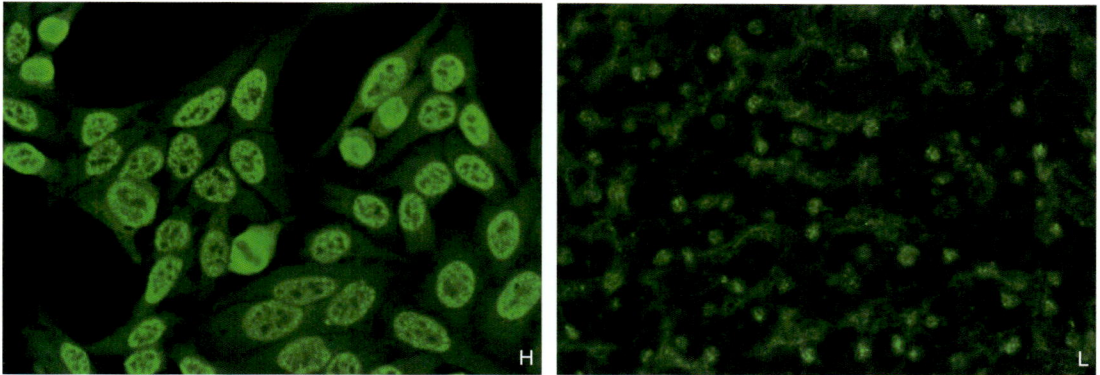

图 6-0-100

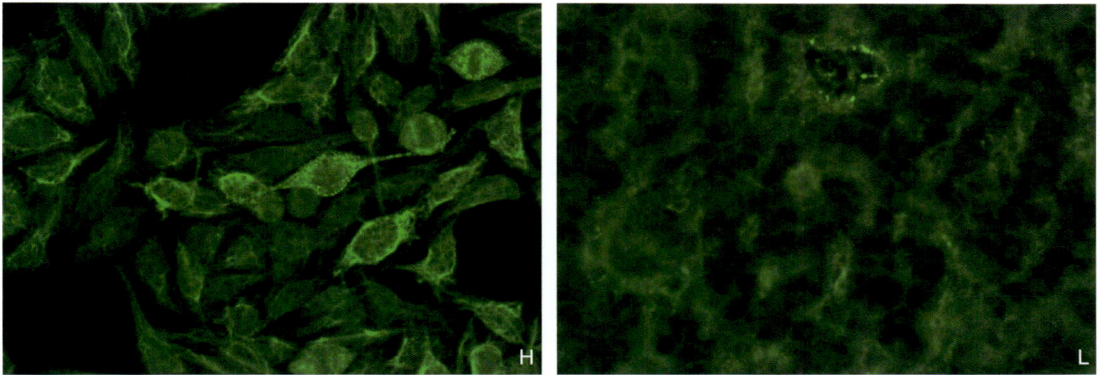

图 6-0-101

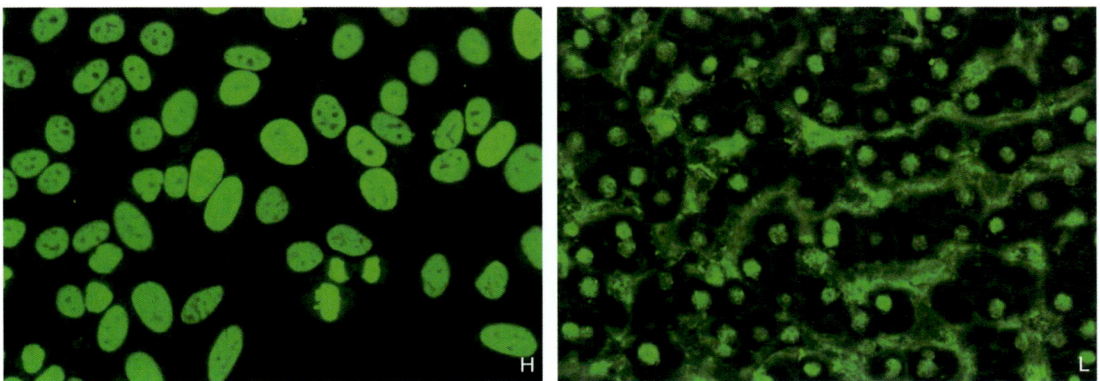

图 6-0-102

379

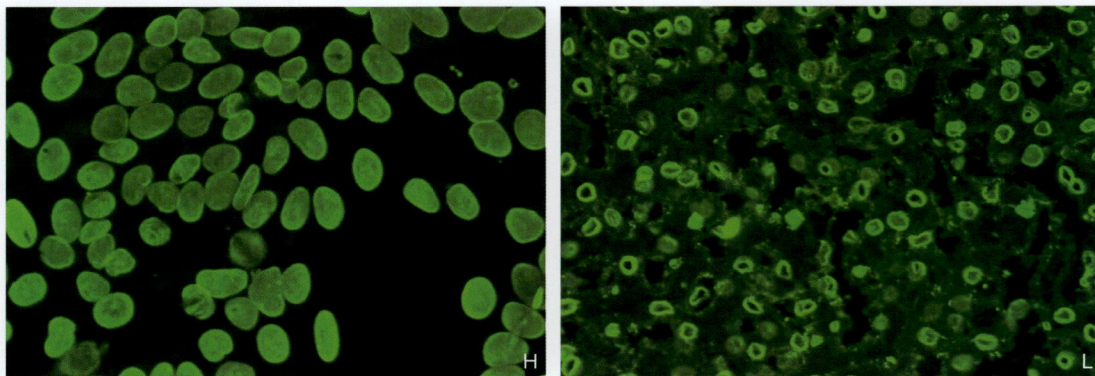

图 6-0-103

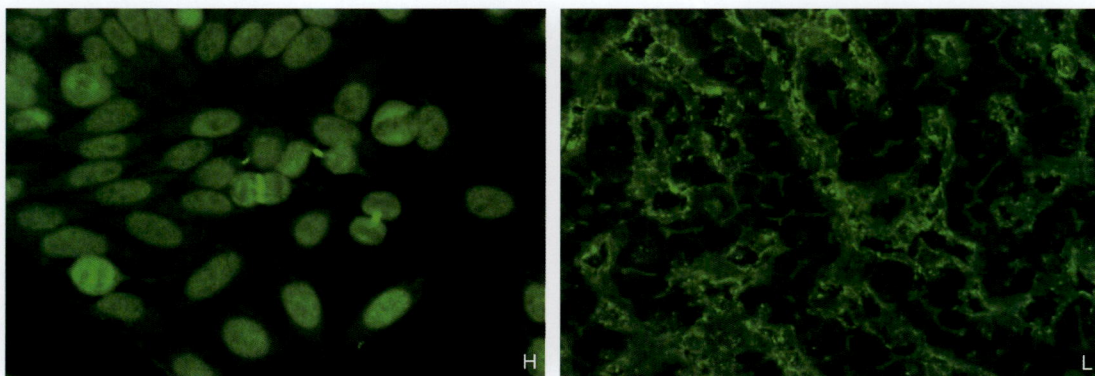

图 6-0-104

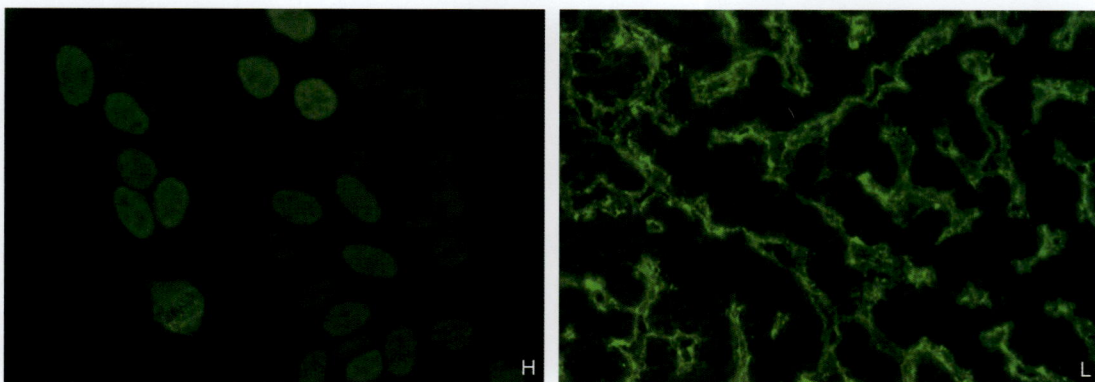

图 6-0-105

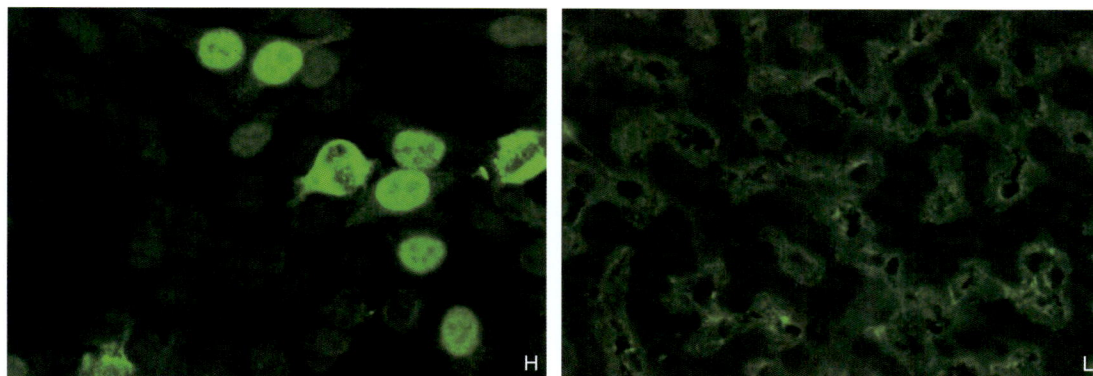

图 6-0-106

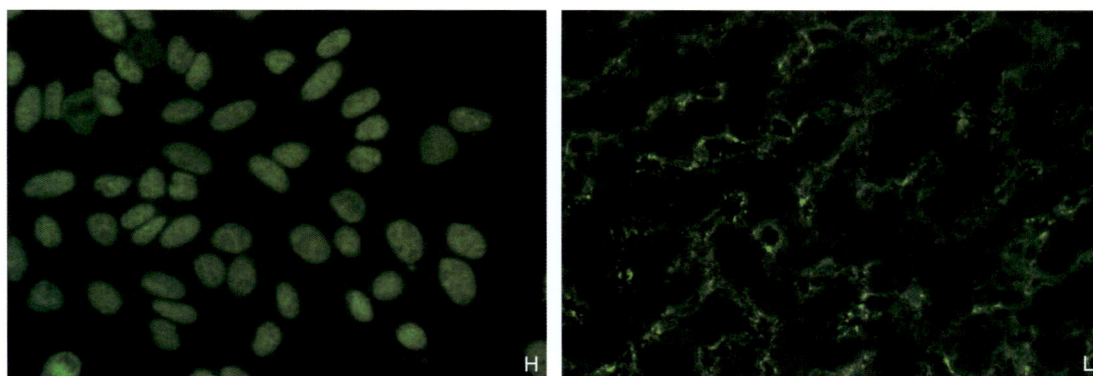

图 6-0-107

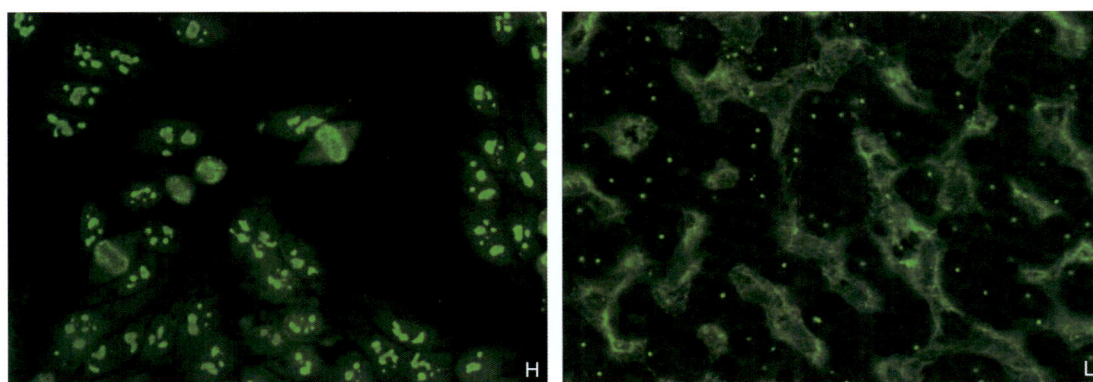

图 6-0-108

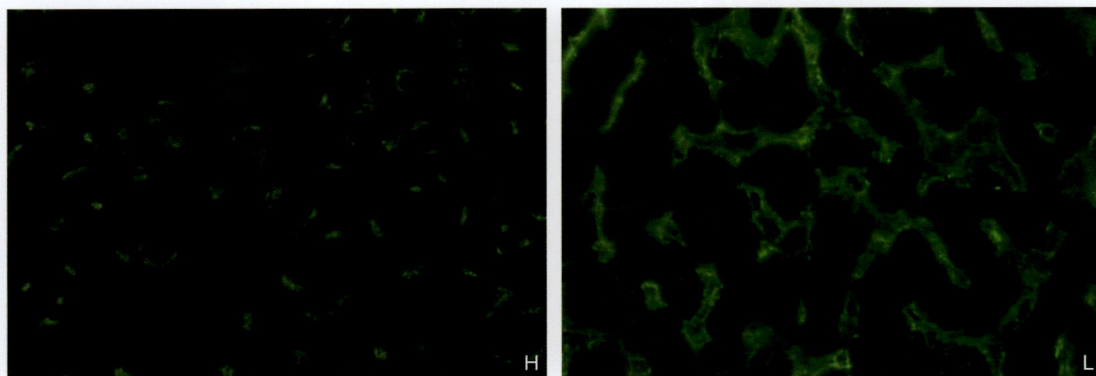

图 6-0-109

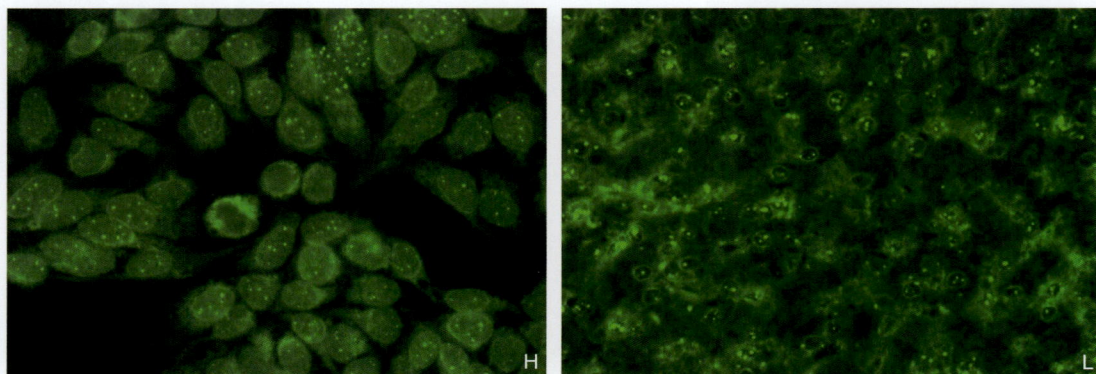

图 6-0-110

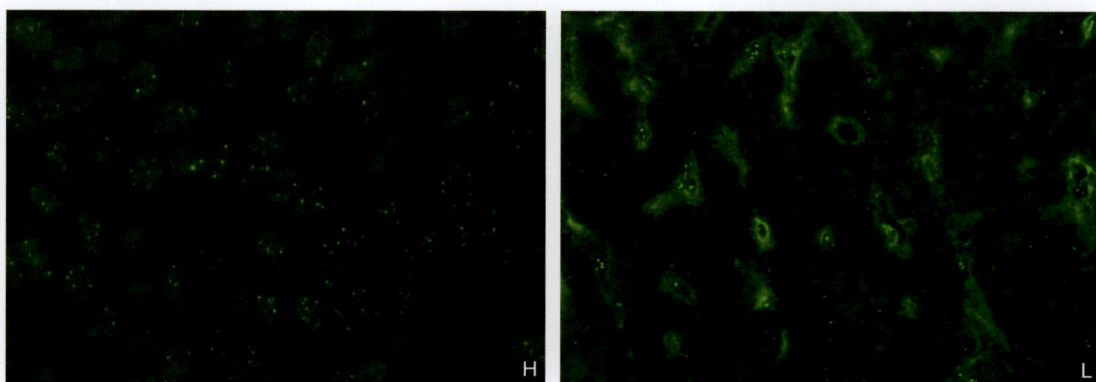

图 6-0-111

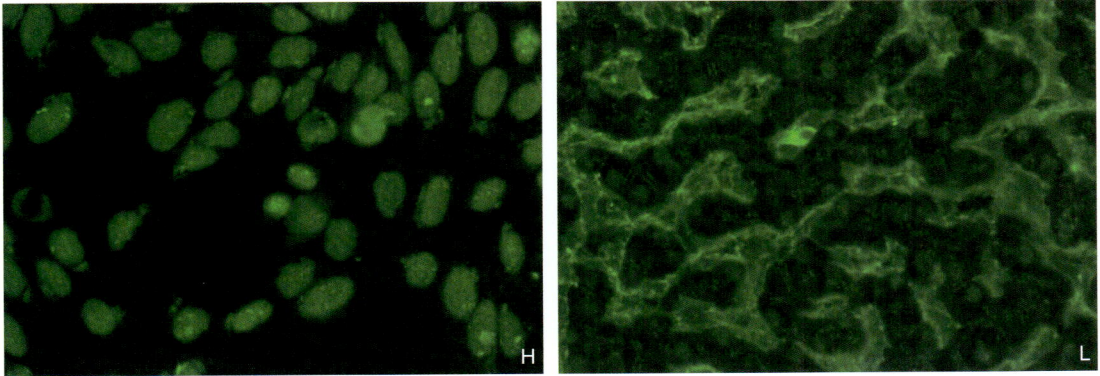

图 6-0-112

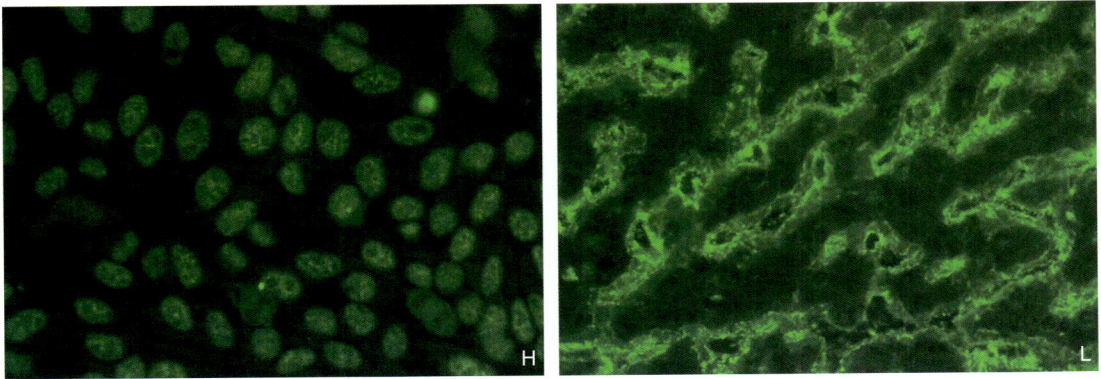

图 6-0-113

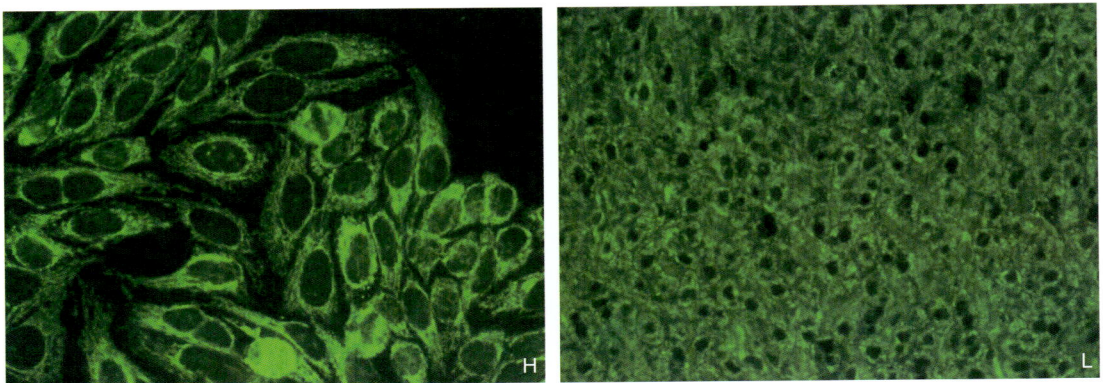

图 6-0-114

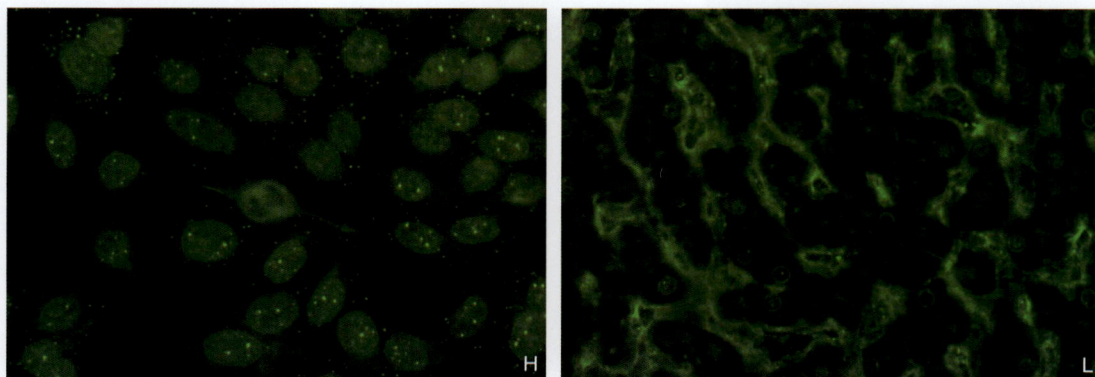

图 6-0-115

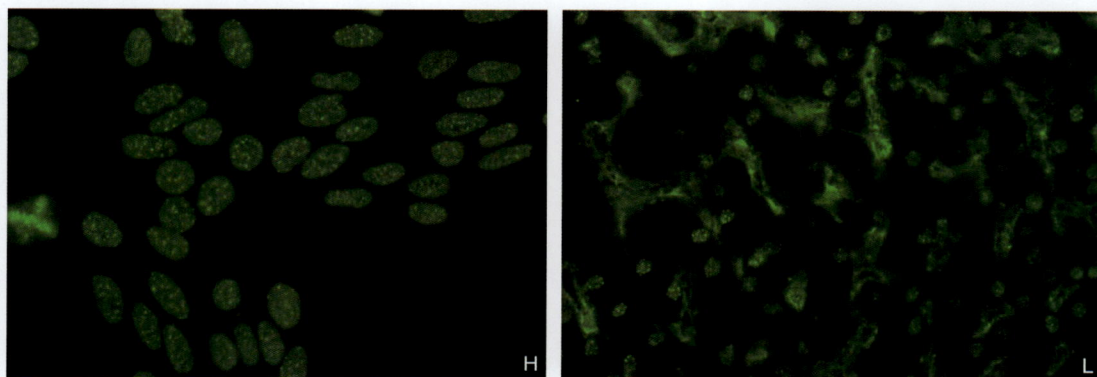

图 6-0-116

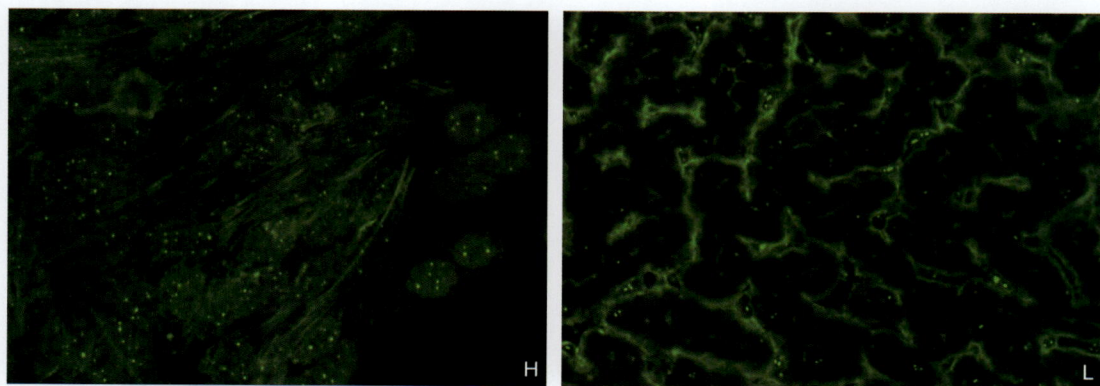

图 6-0-117

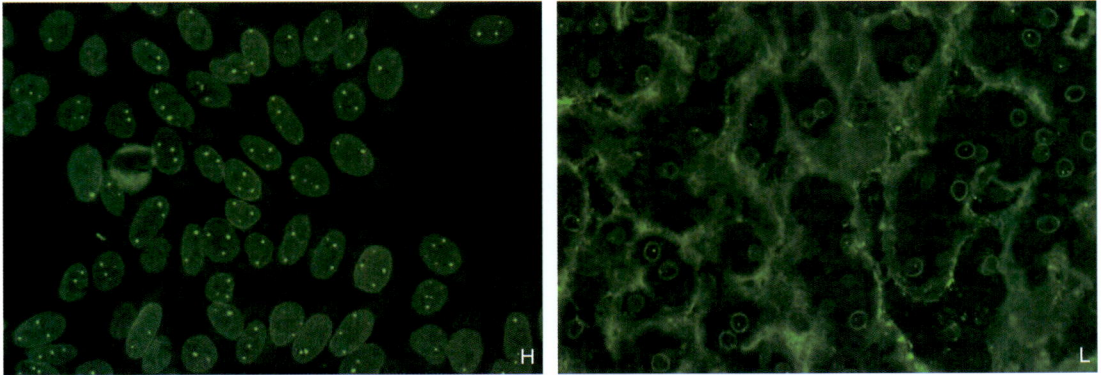

图 6-0-118

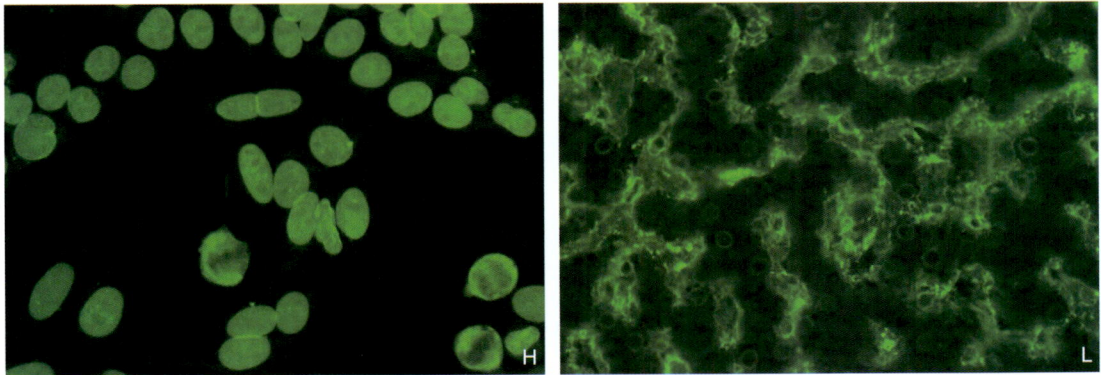

图 6-0-119

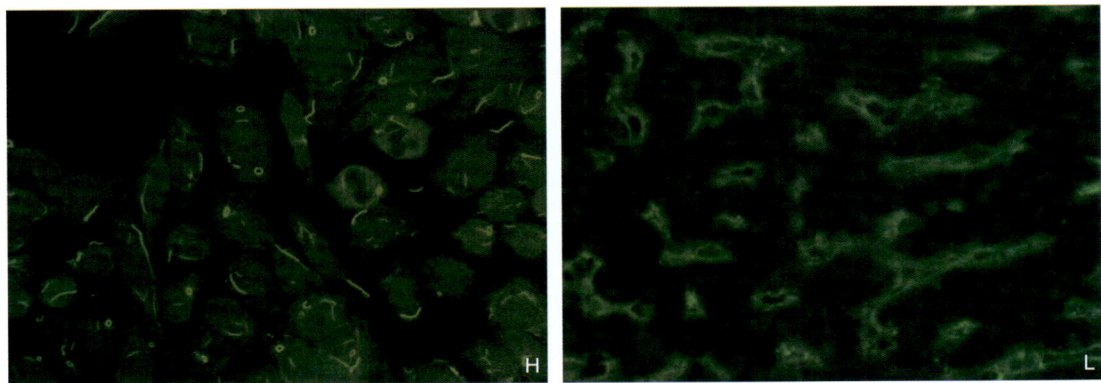

图 6-0-120

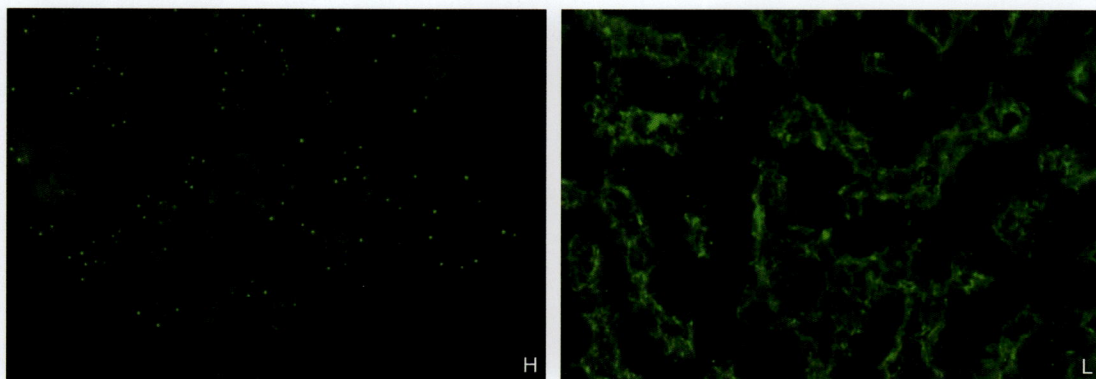

图 6-0-121

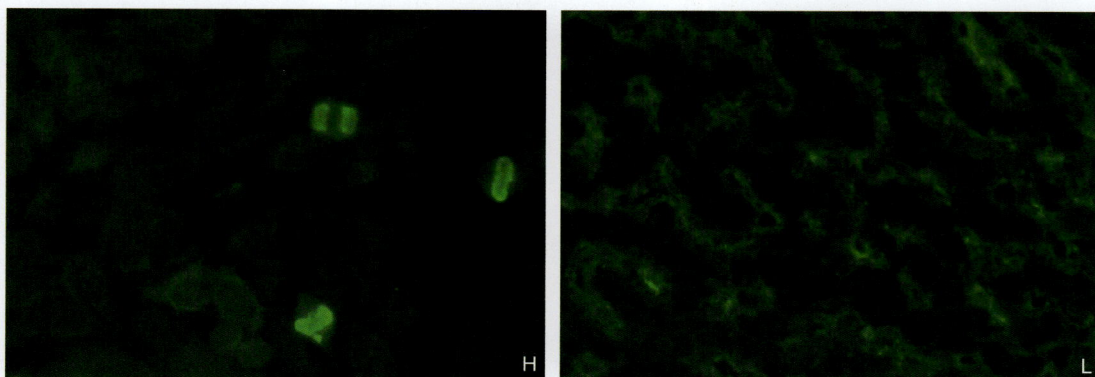

图 6-0-122

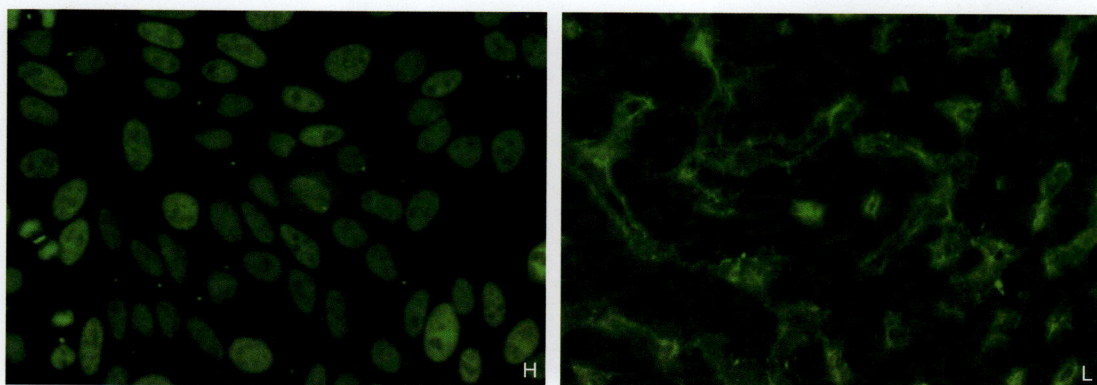

图 6-0-123

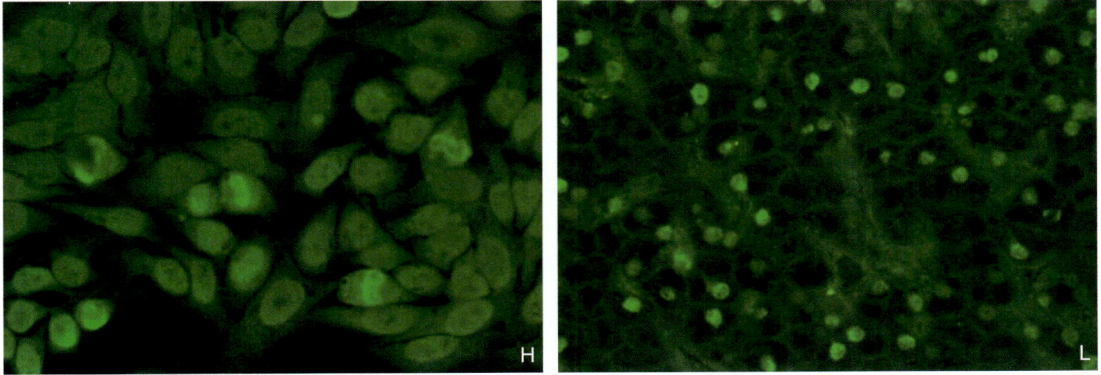

图 6-0-124

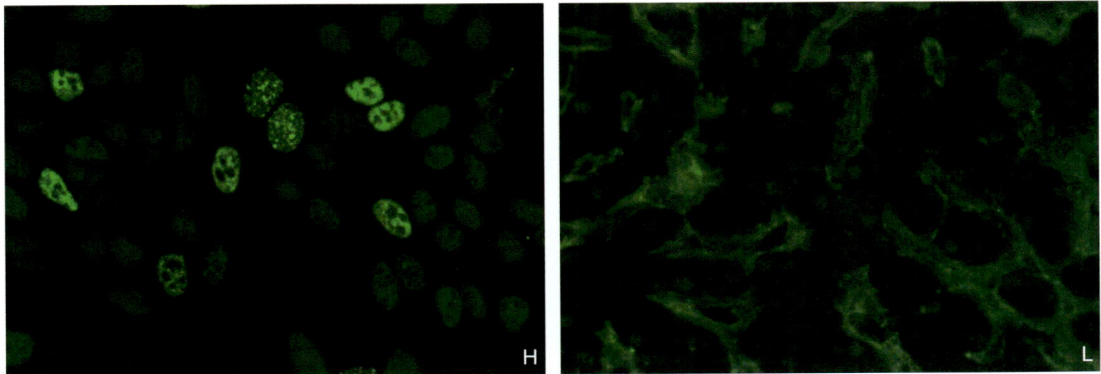

图 6-0-125

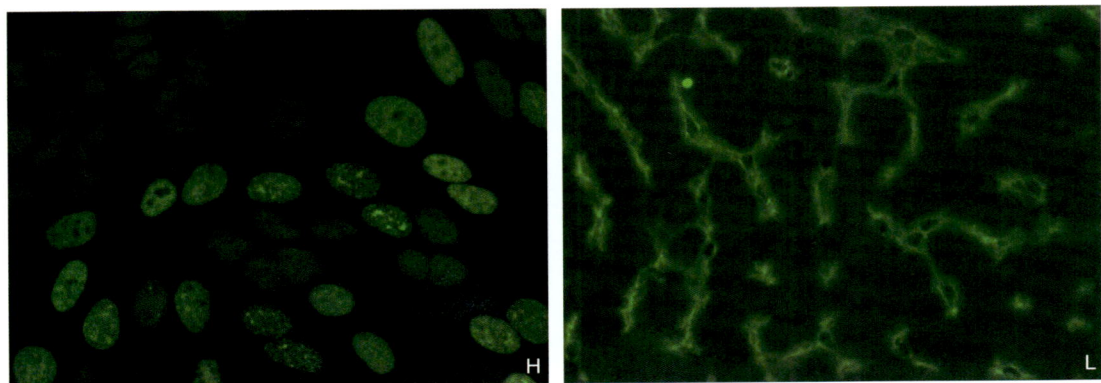

图 6-0-126

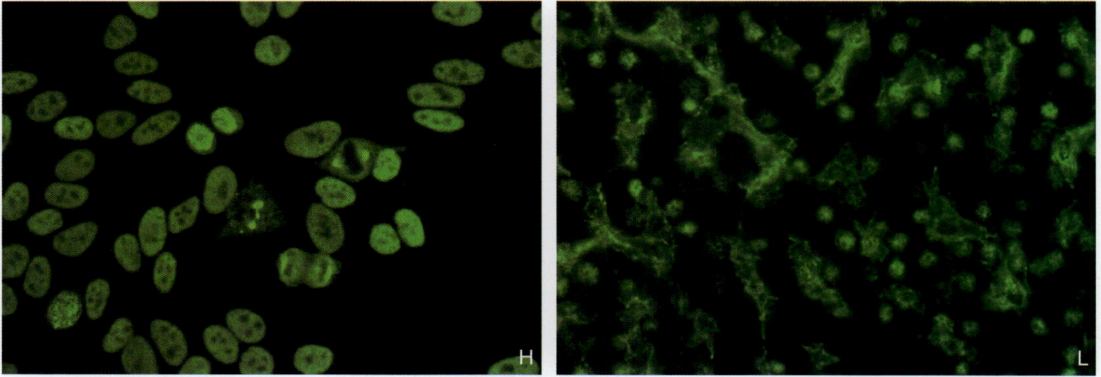

图 6-0-127

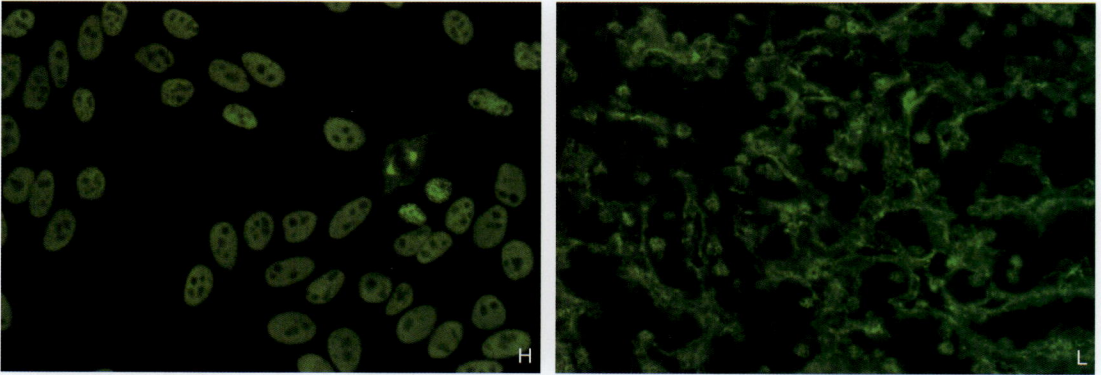

图 6-0-128

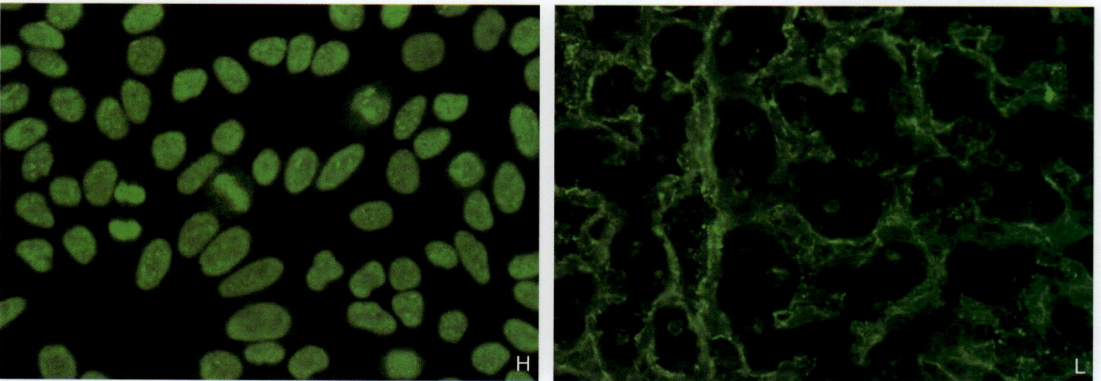

图 6-0-129

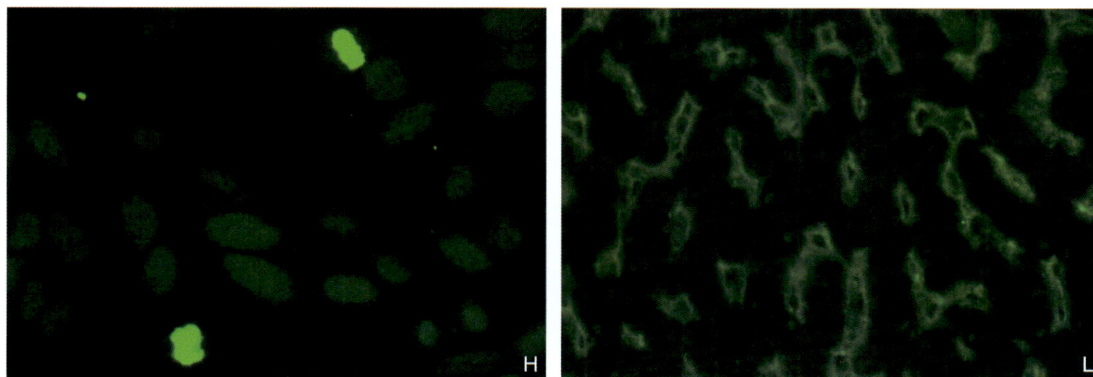

图 6-0-130

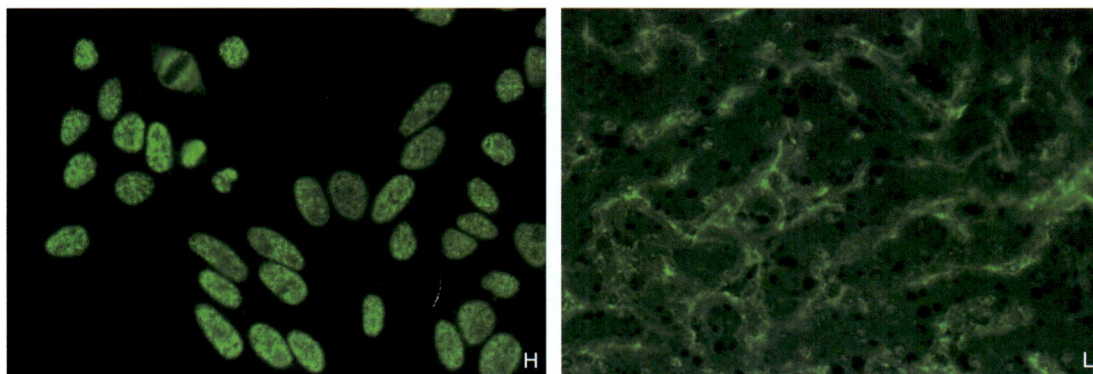

图 6-0-131

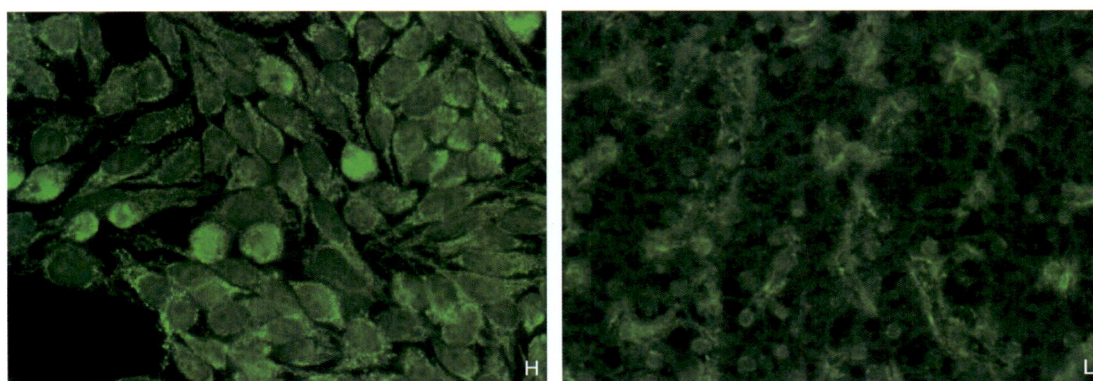

图 6-0-132

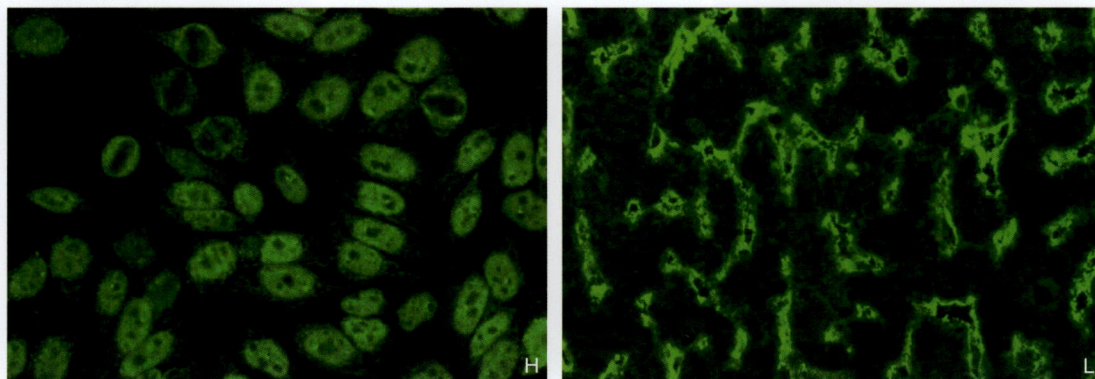

图 6-0-133

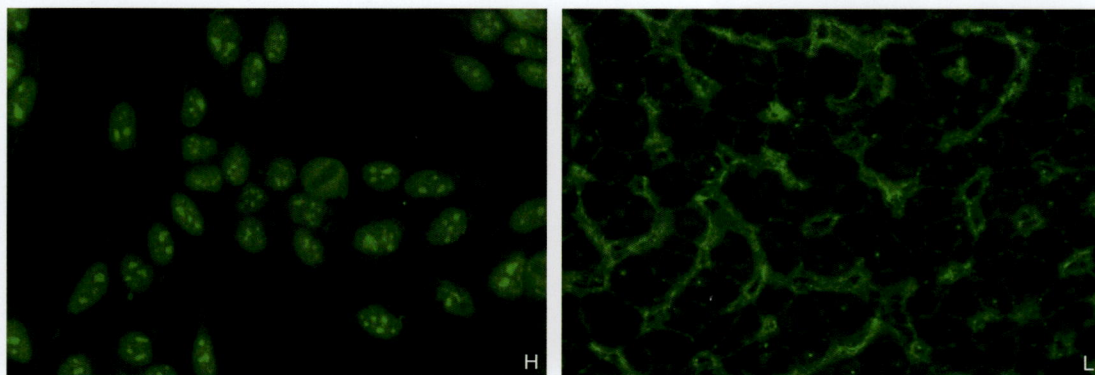

图 6-0-134

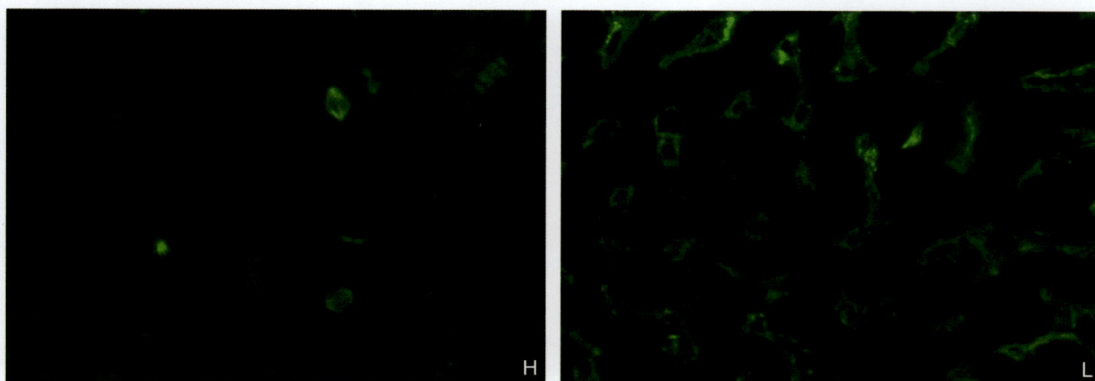

图 6-0-135

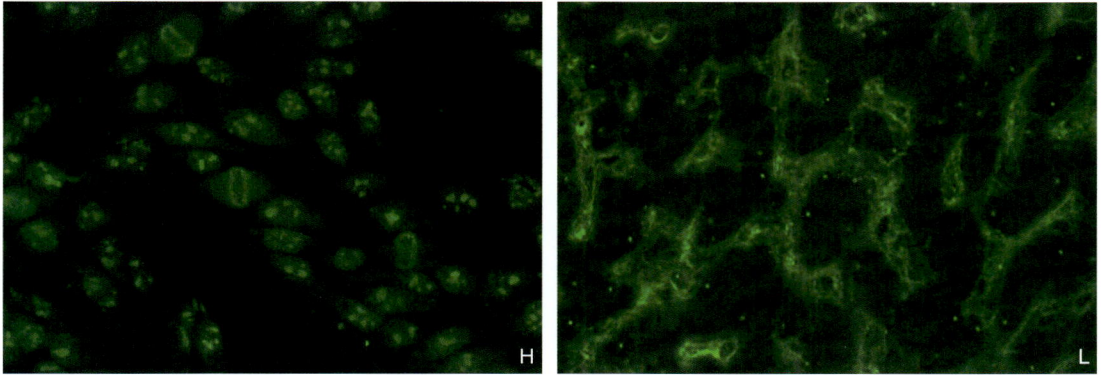

图 6-0-136

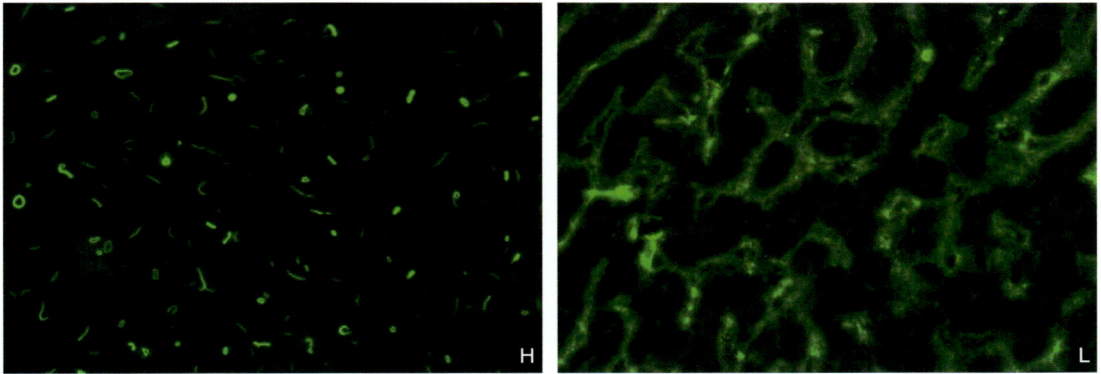

图 6-0-137

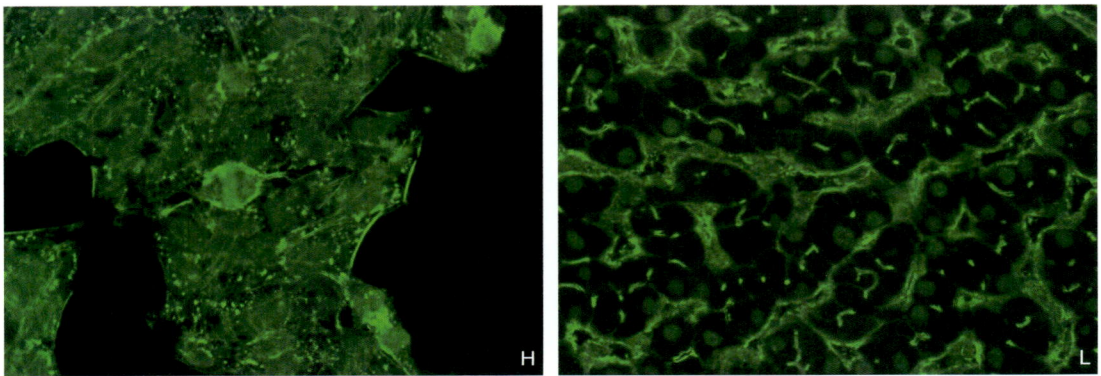

图 6-0-138

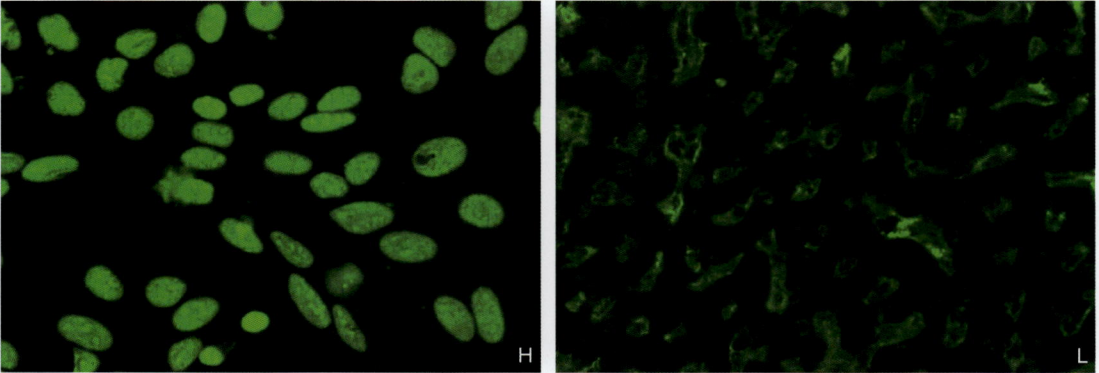

图 6-0-139

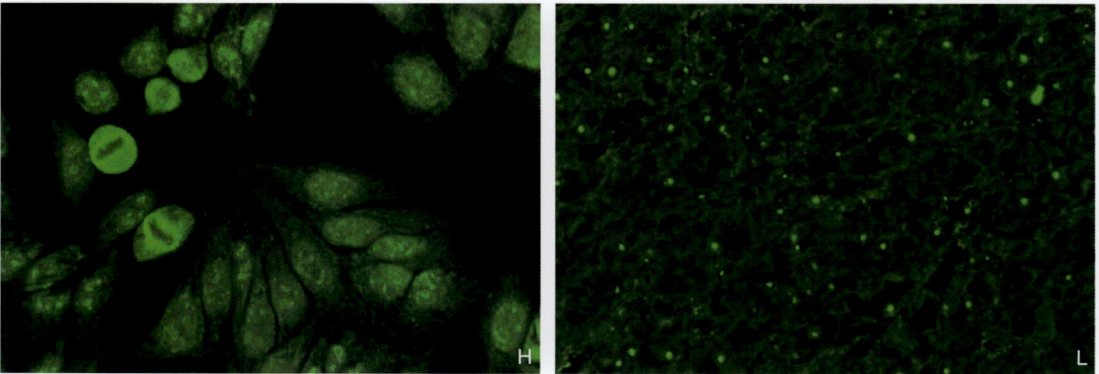

图 6-0-140

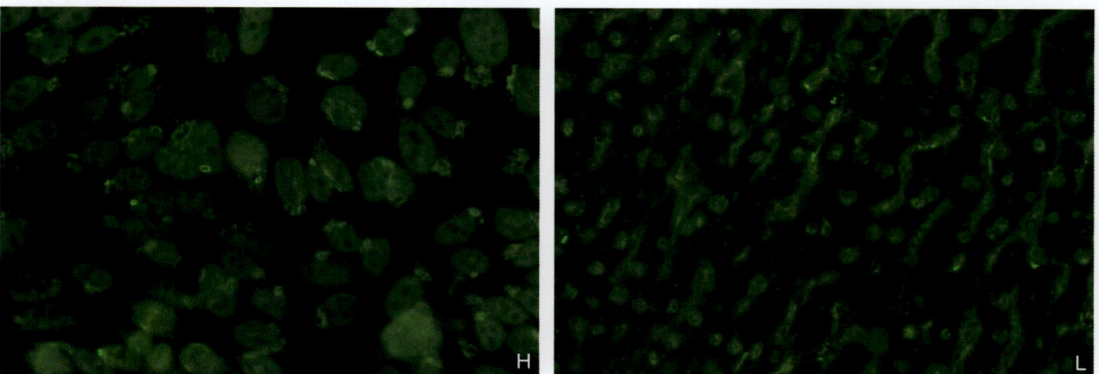

图 6-0-141

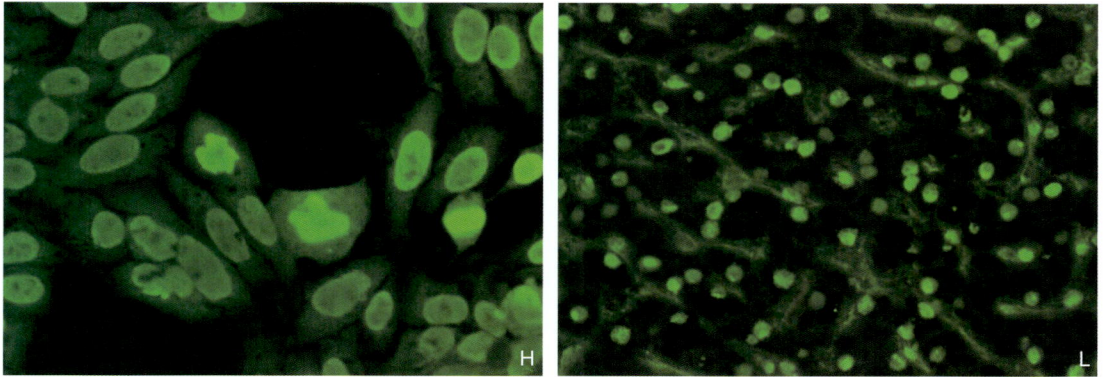

图 6-0-142

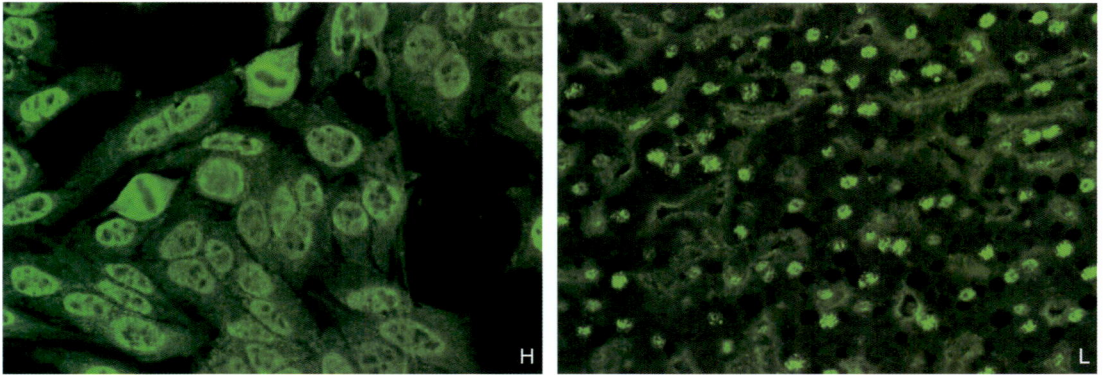

图 6-0-143

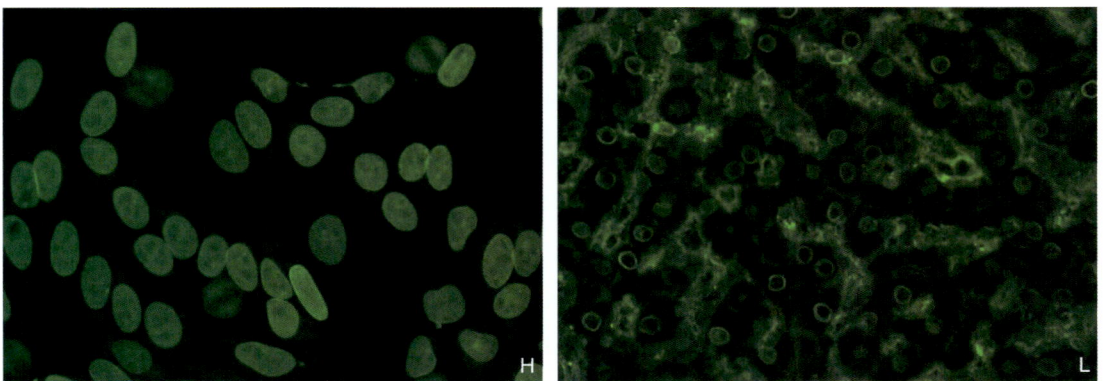

图 6-0-144

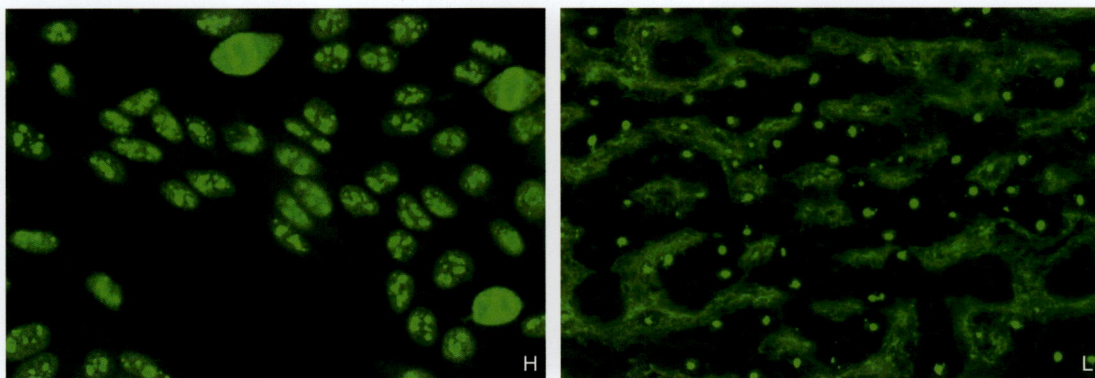

图 6-0-145

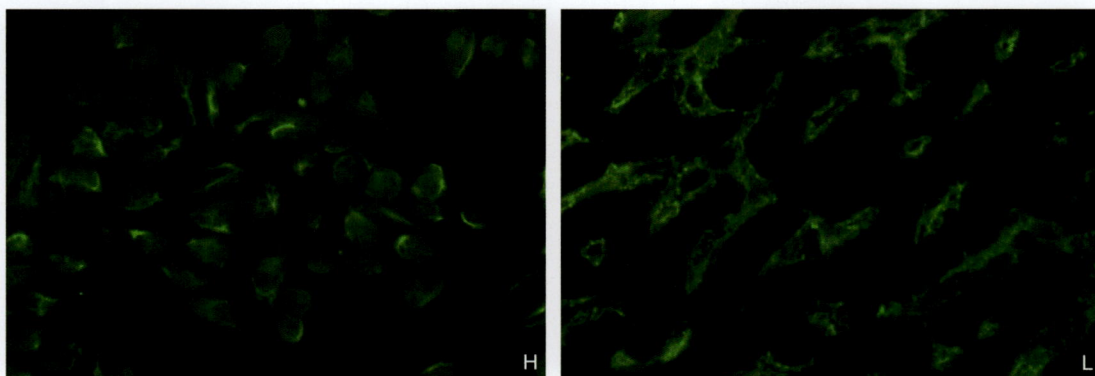

图 6-0-146

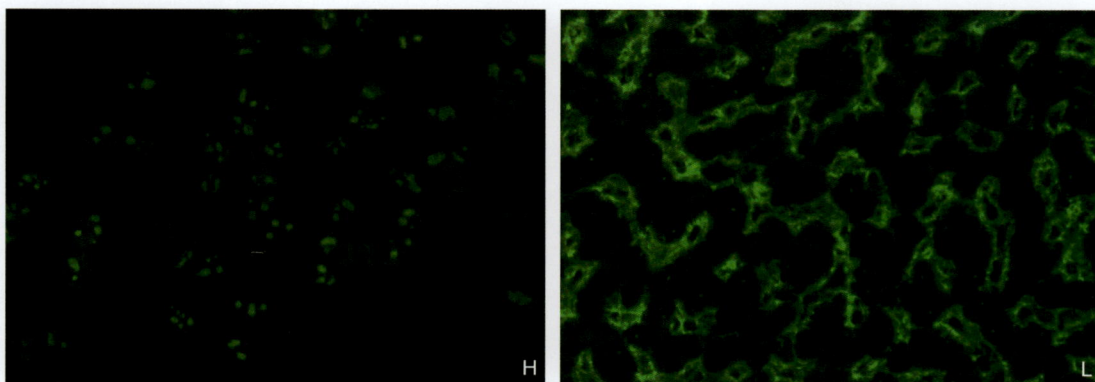

图 6-0-147

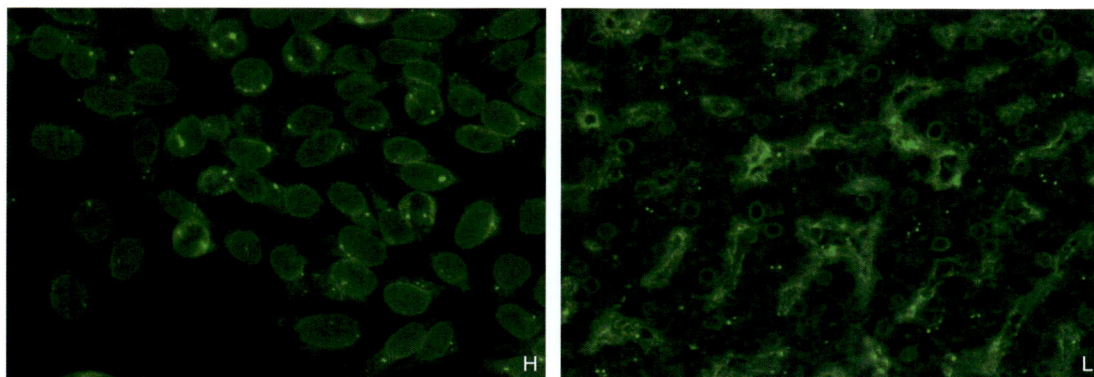

图 6-0-148

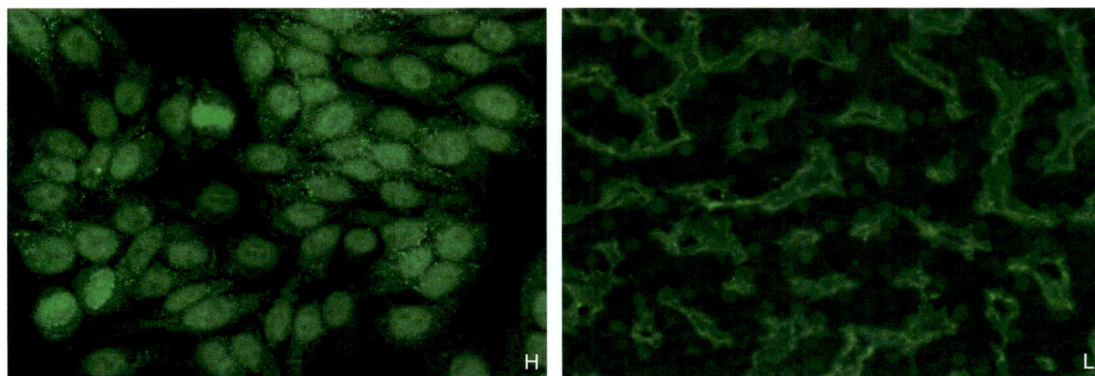

图 6-0-149

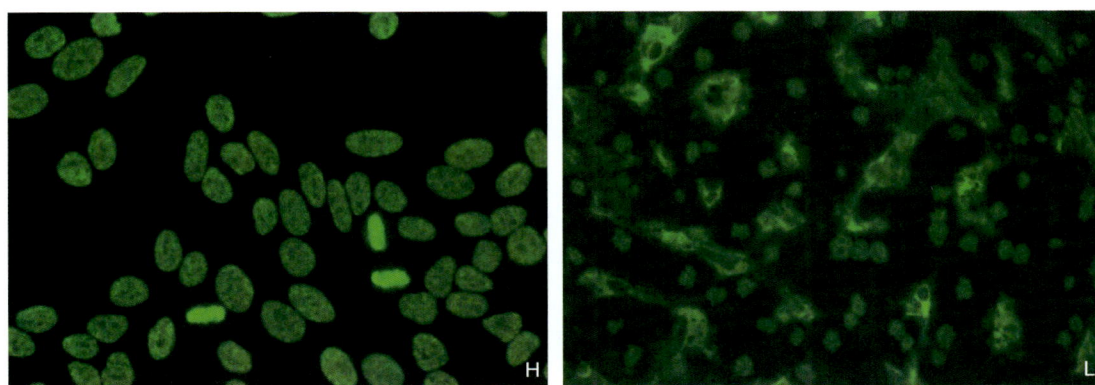

图 6-0-150

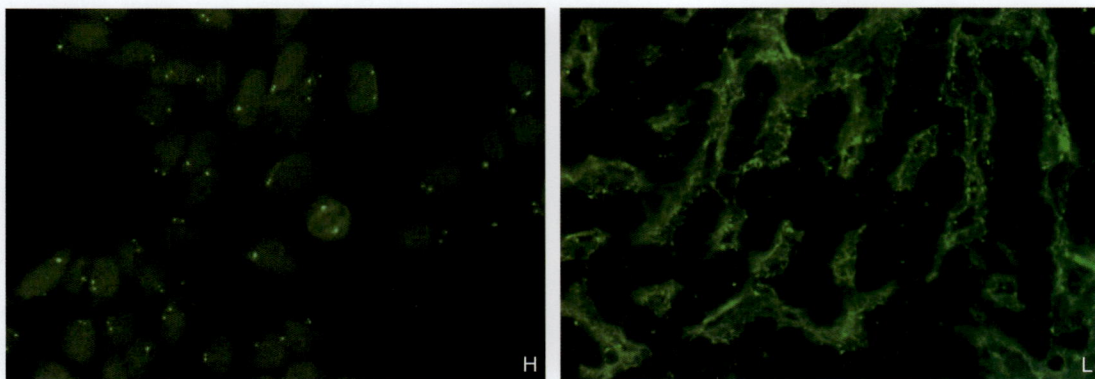

图 6-0-151

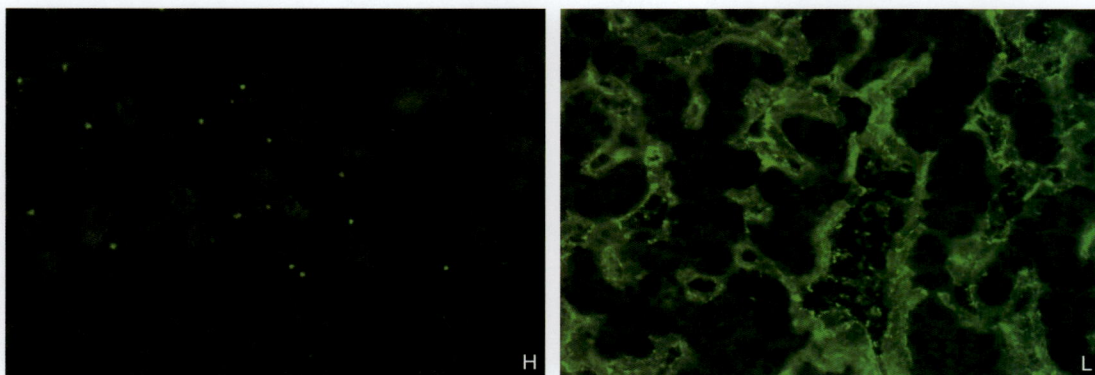

图 6-0-152

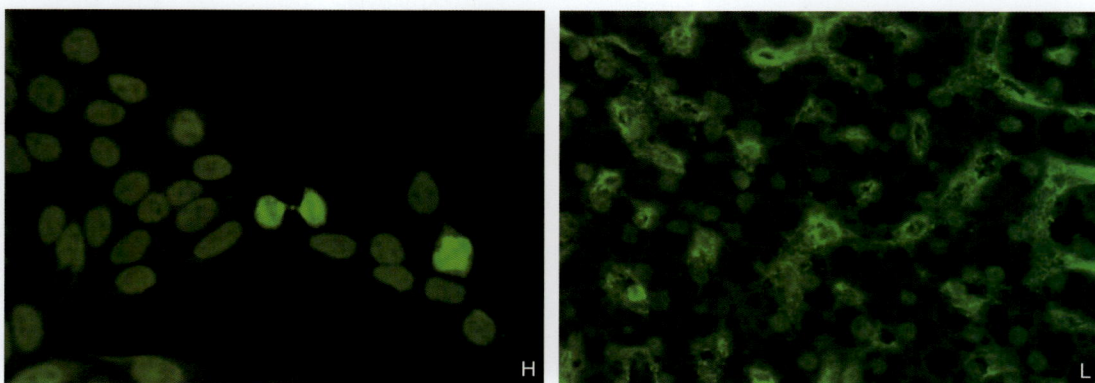

图 6-0-153

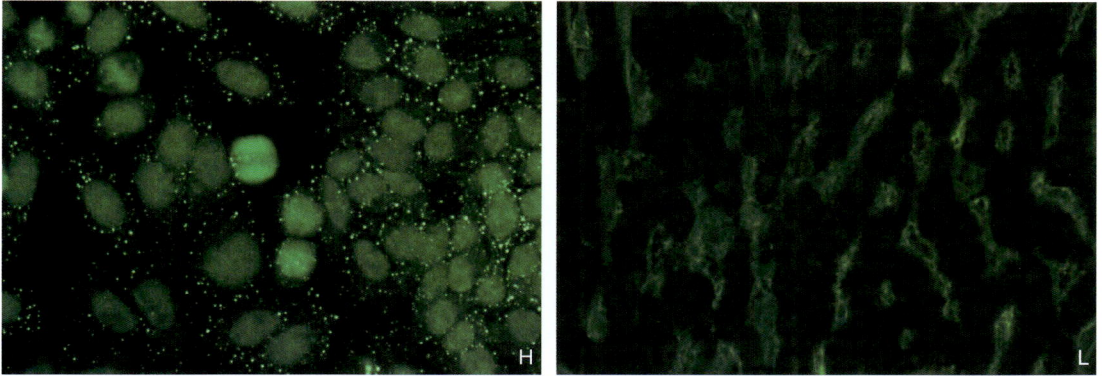

图 6-0-154

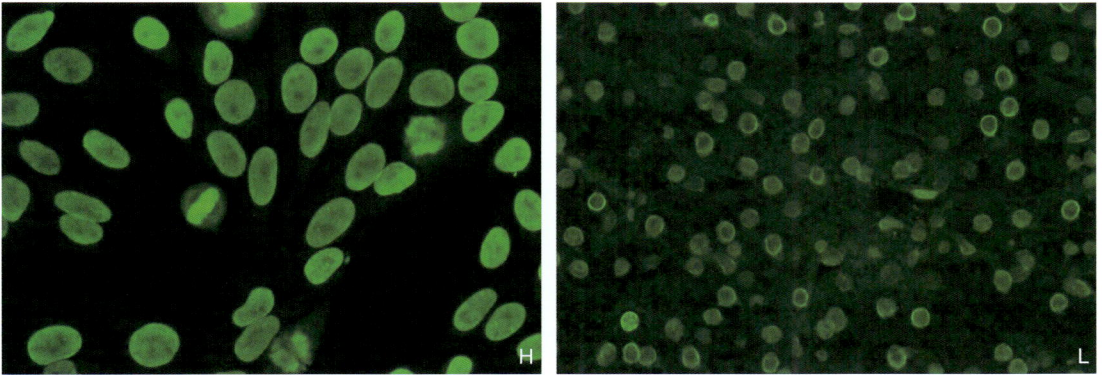

图 6-0-155

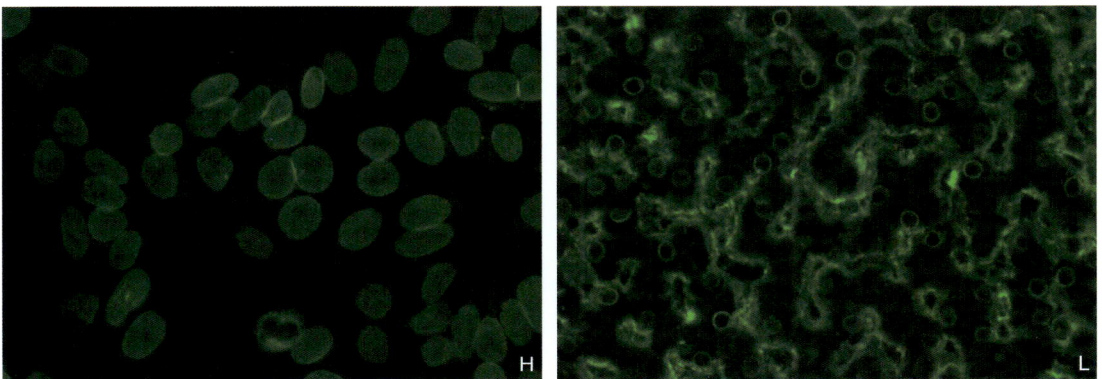

图 6-0-156

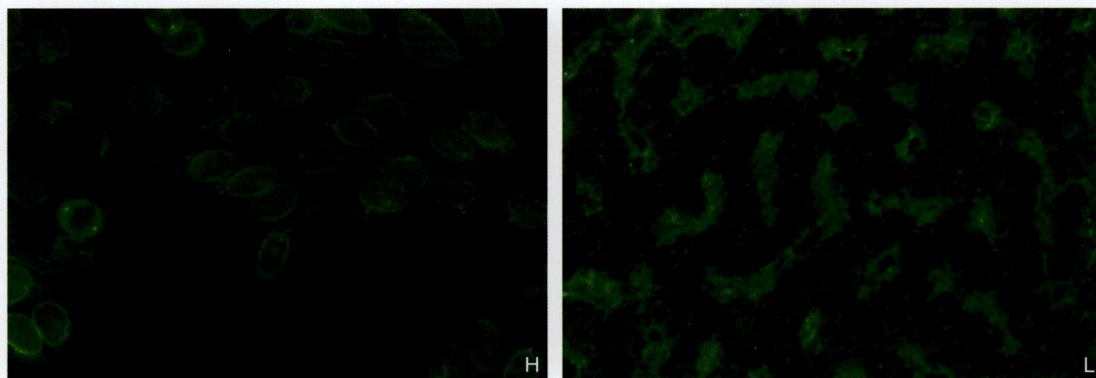

图 6-0-157

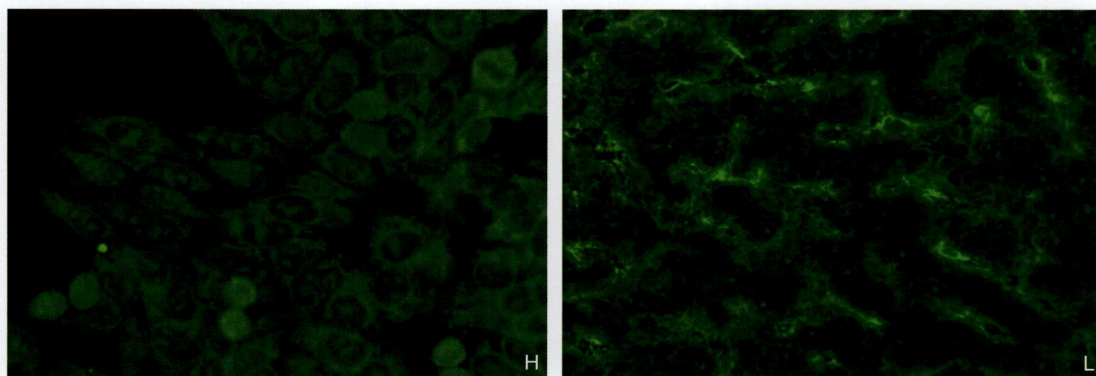

图 6-0-158

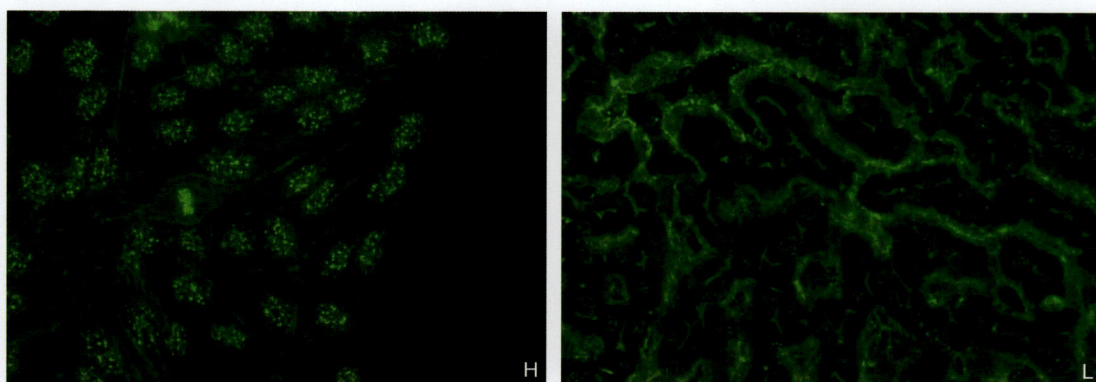

图 6-0-159

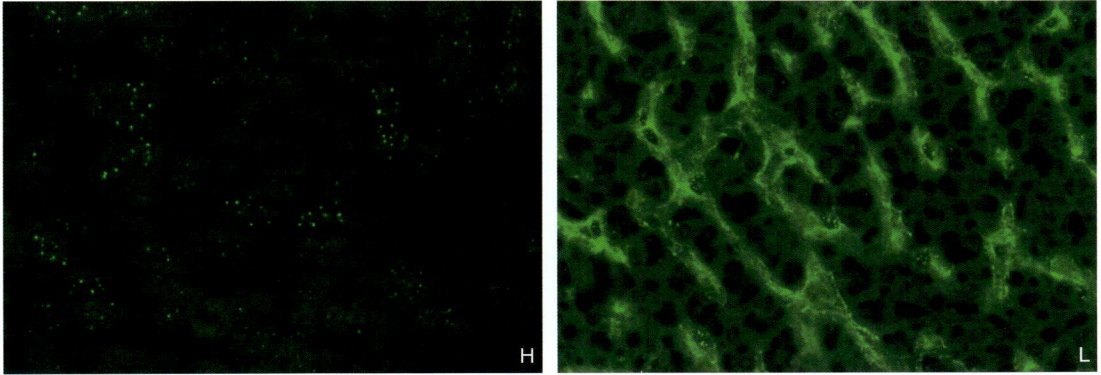

图 6-0-160

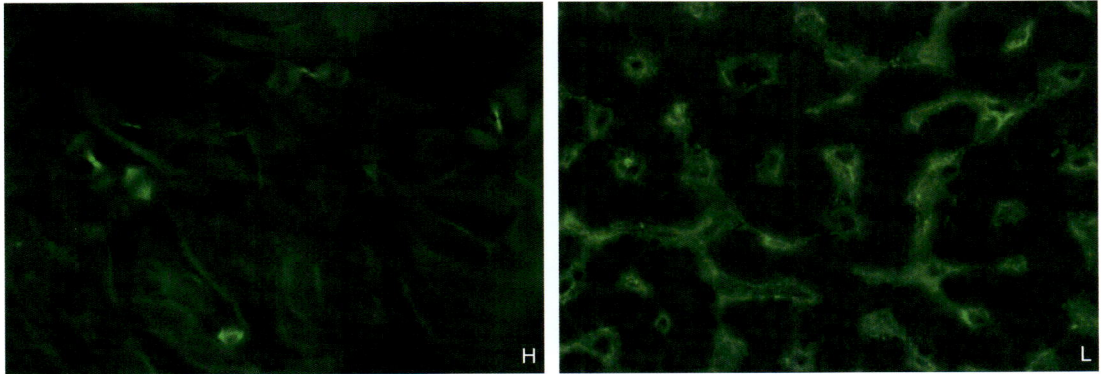

图 6-0-161

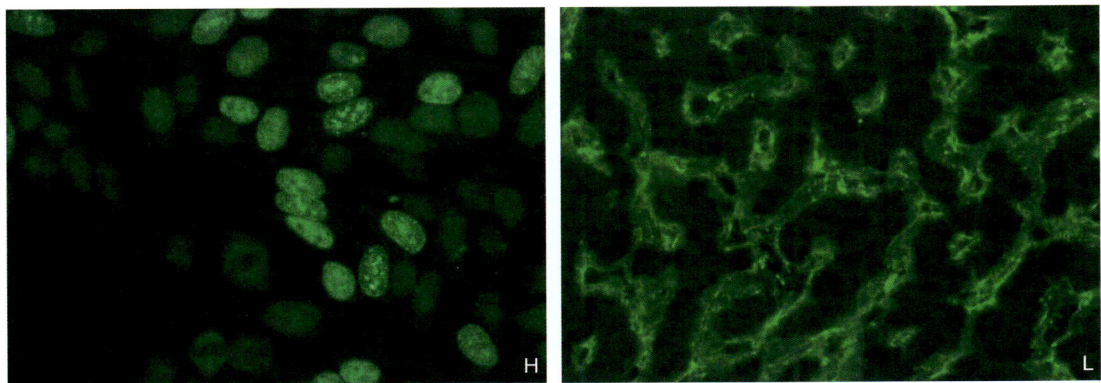

图 6-0-162

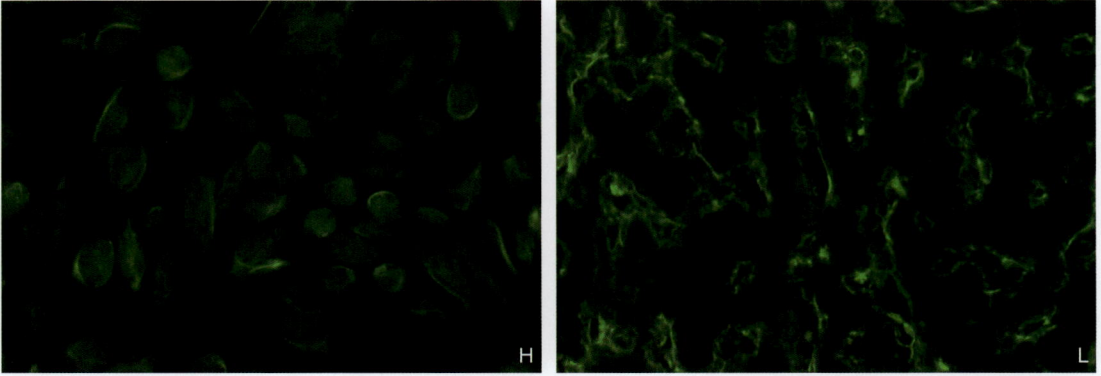

图 6-0-163

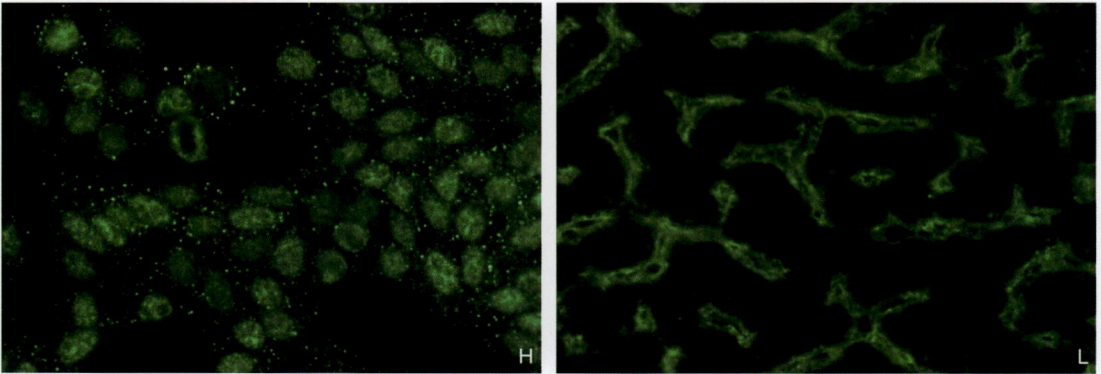

图 6-0-164

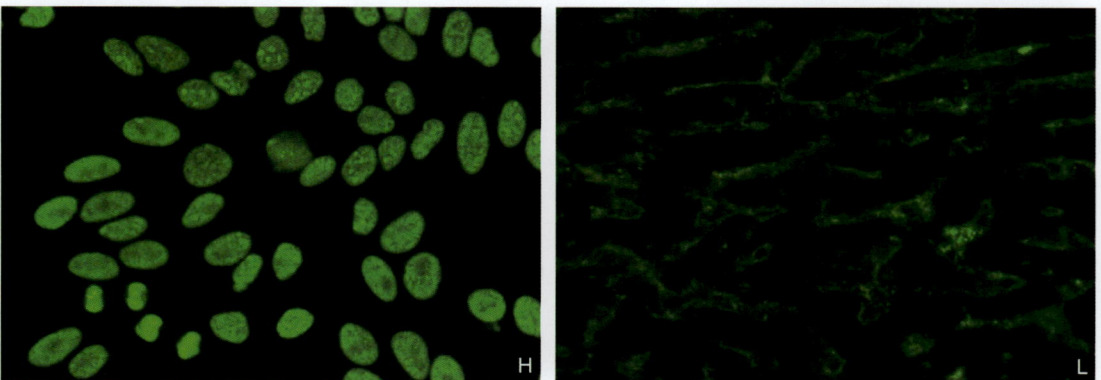

图 6-0-165

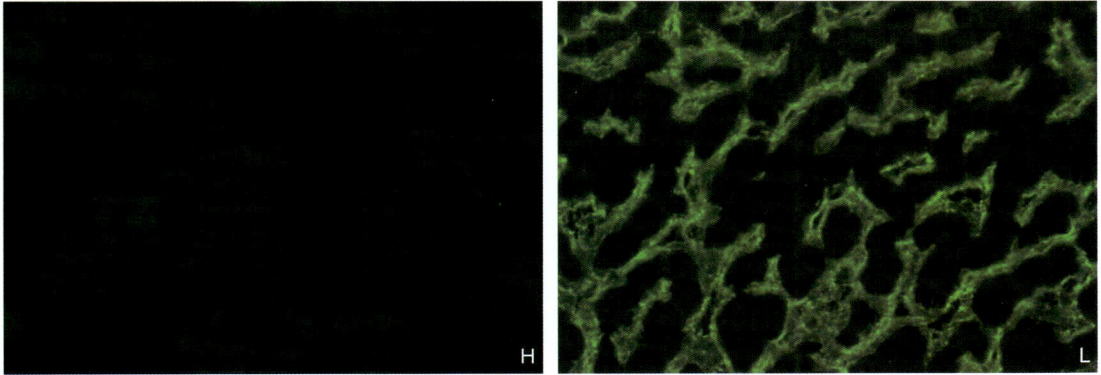

图 6-0-166

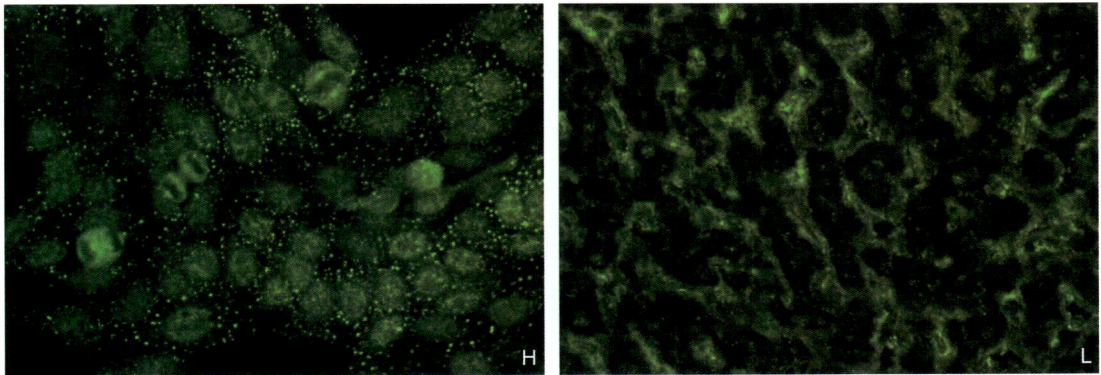

图 6-0-167

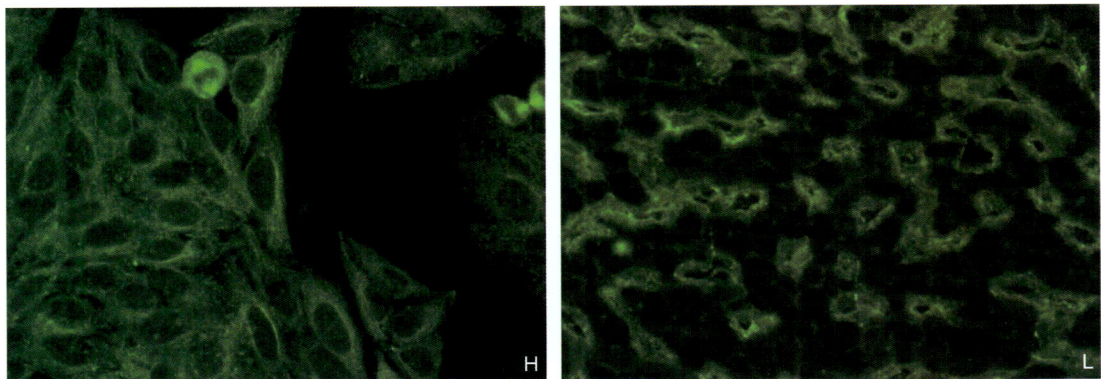

图 6-0-168

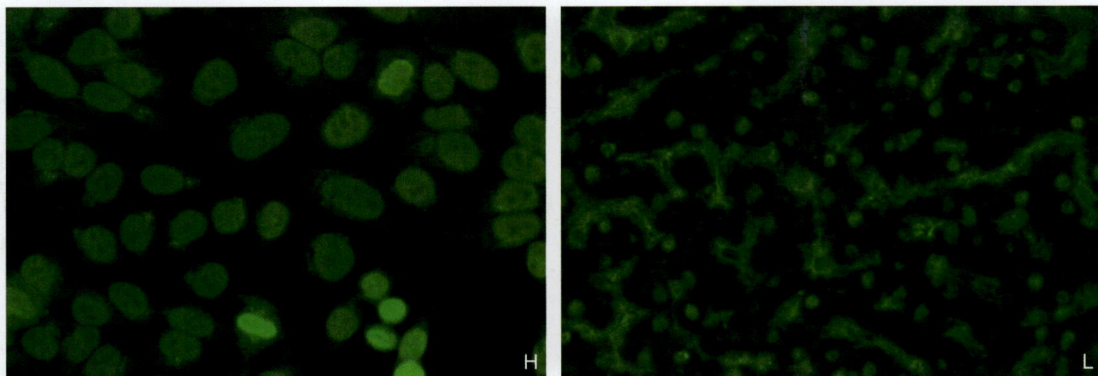

图 6-0-169

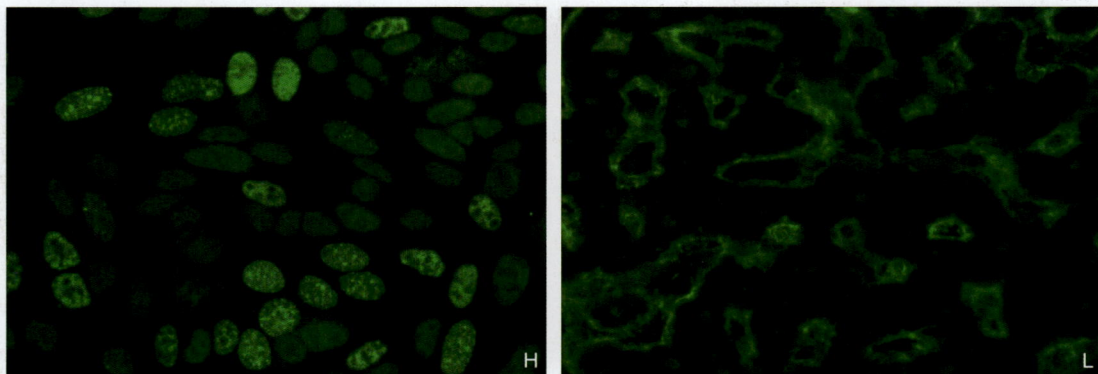

图 6-0-170

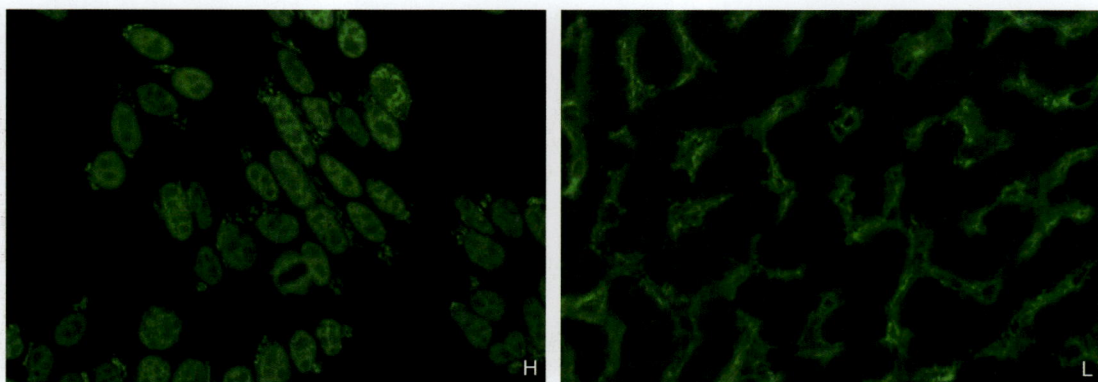

图 6-0-171

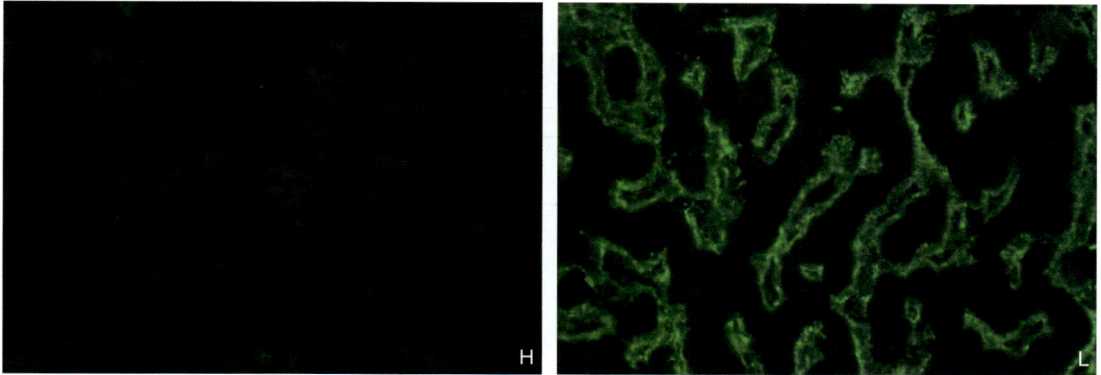

图 6-0-172

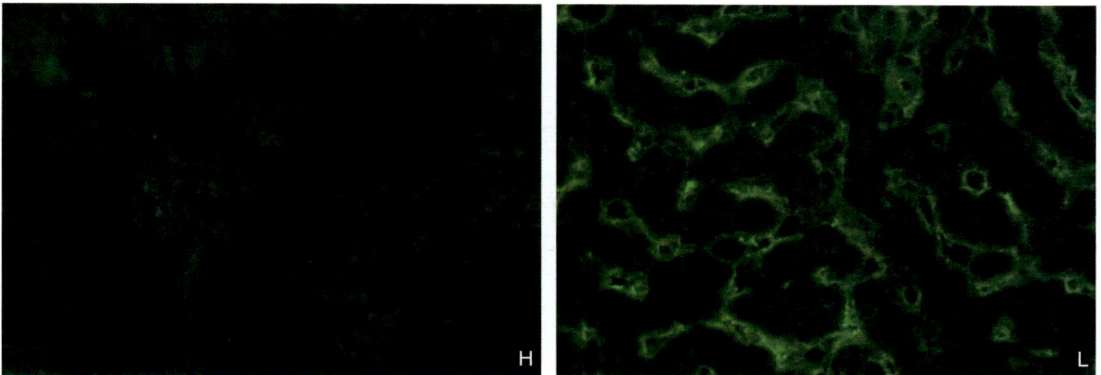

图 6-0-173

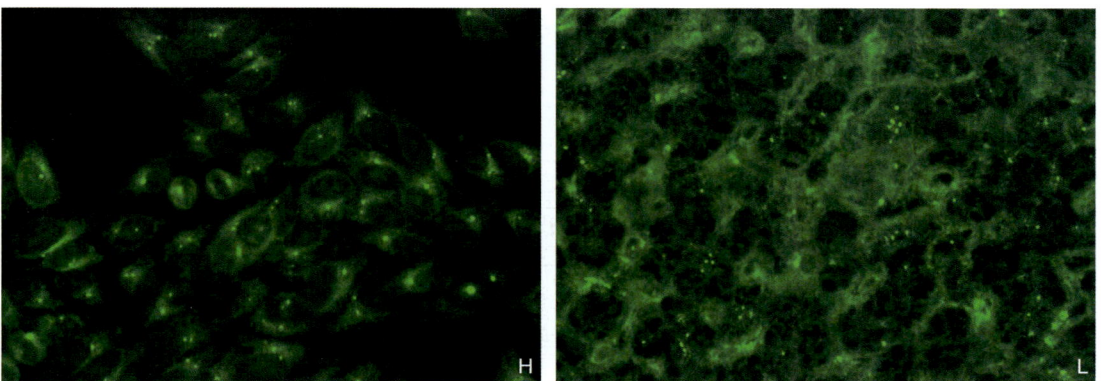

图 6-0-174

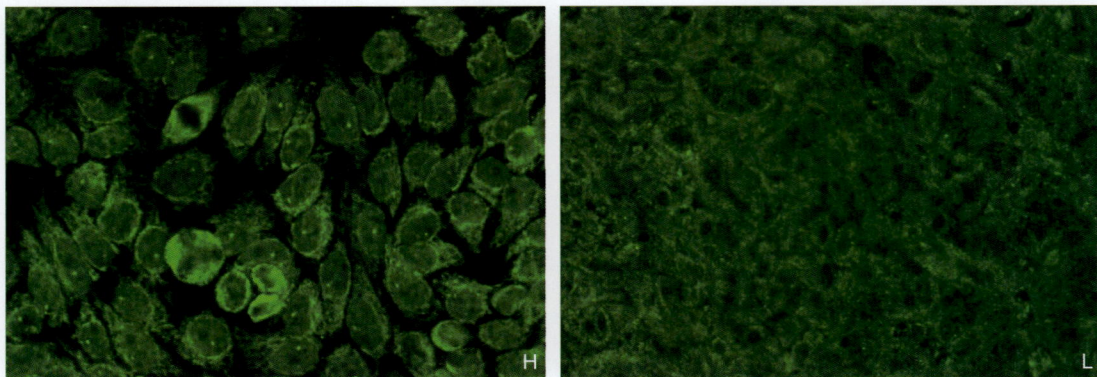

图 6-0-175

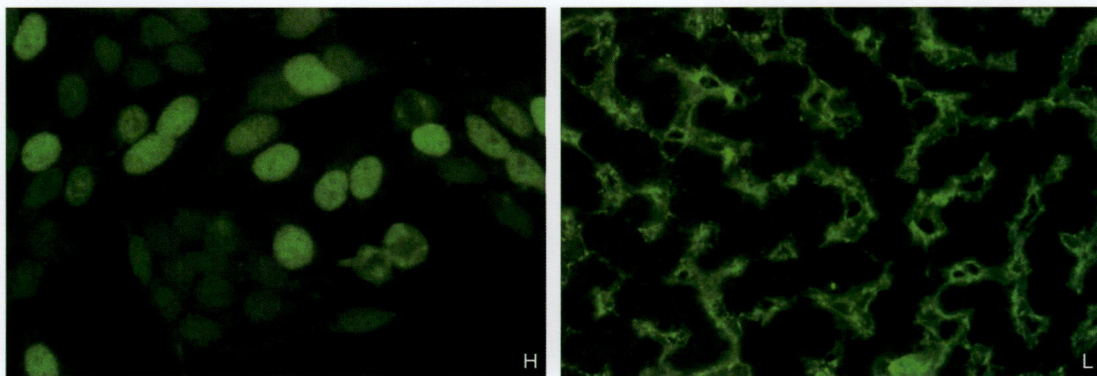

图 6-0-176

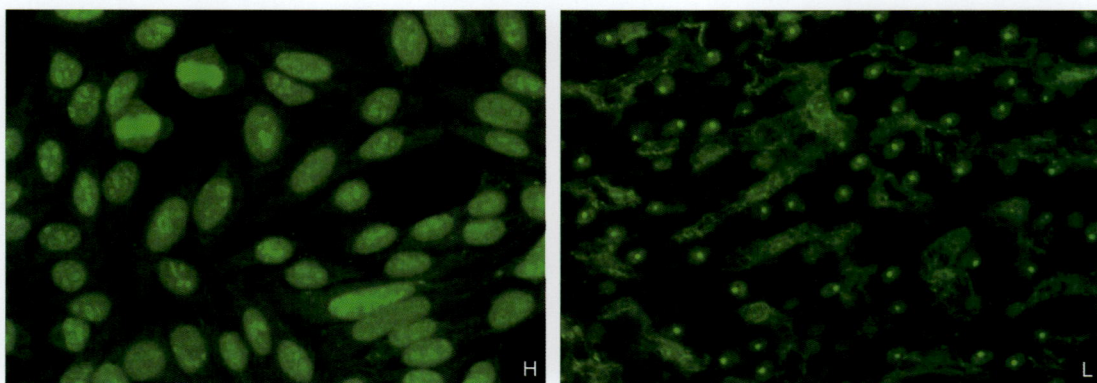

图 6-0-177

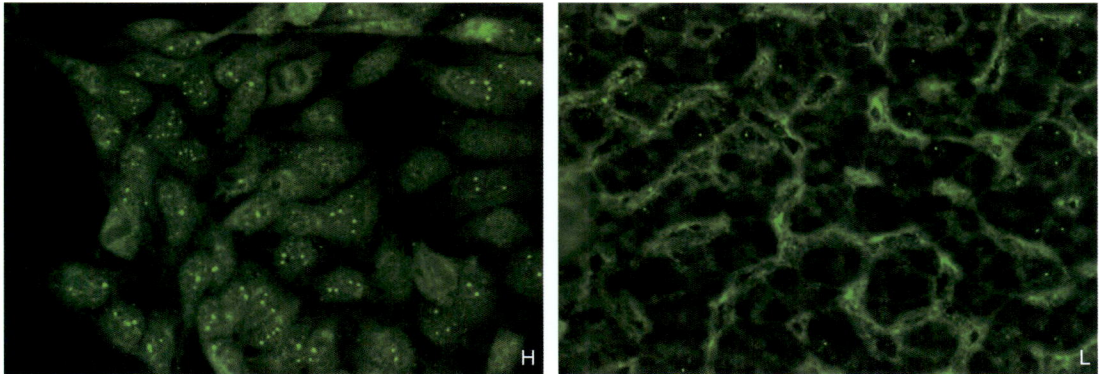

图 6-0-178

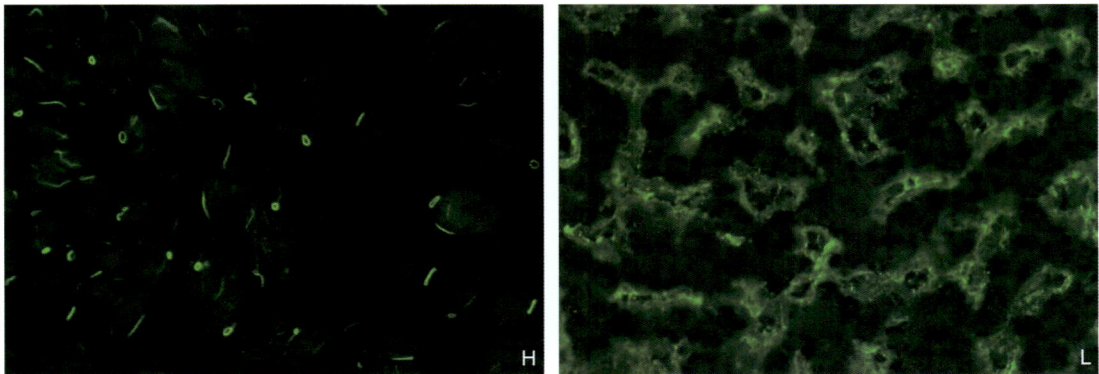

图 6-0-179

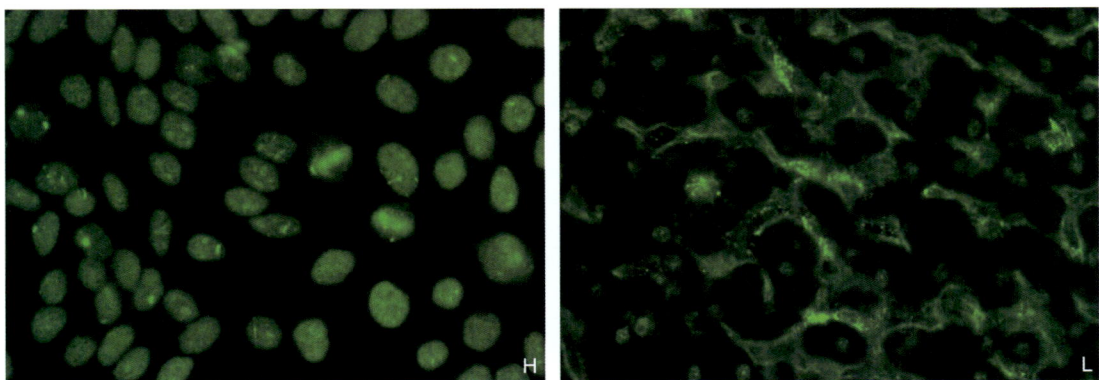

图 6-0-180

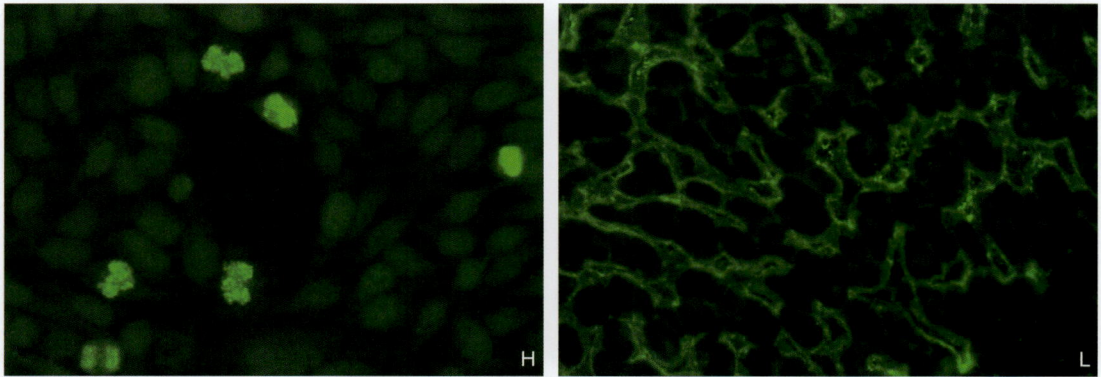

图 6-0-181

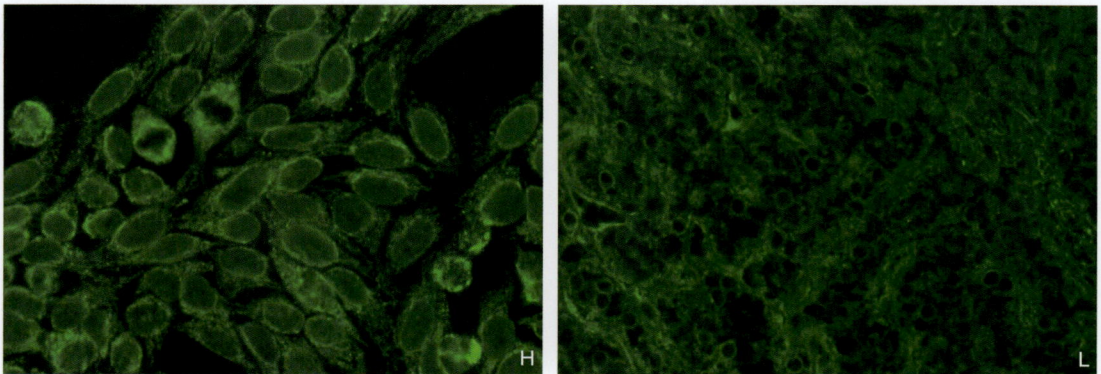

图 6-0-182

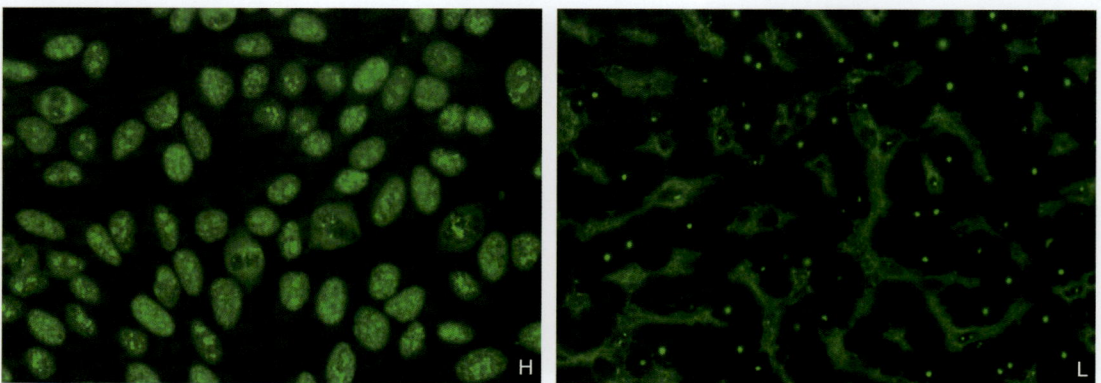

图 6-0-183

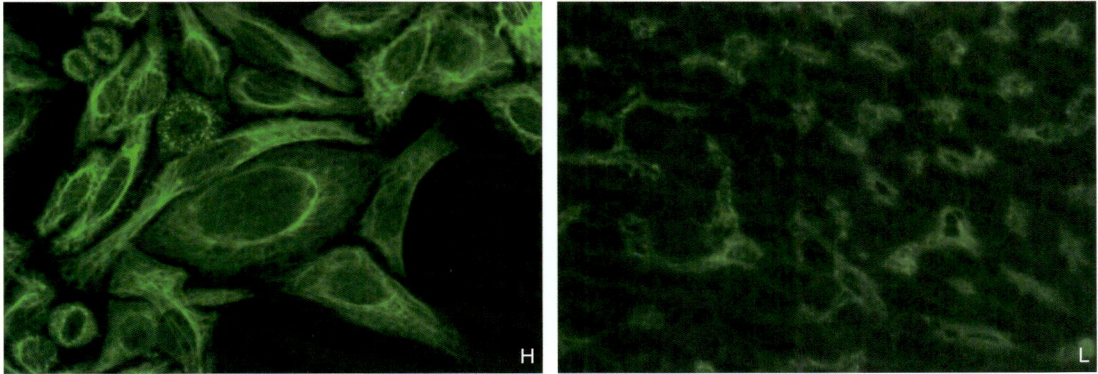

图 6-0-184

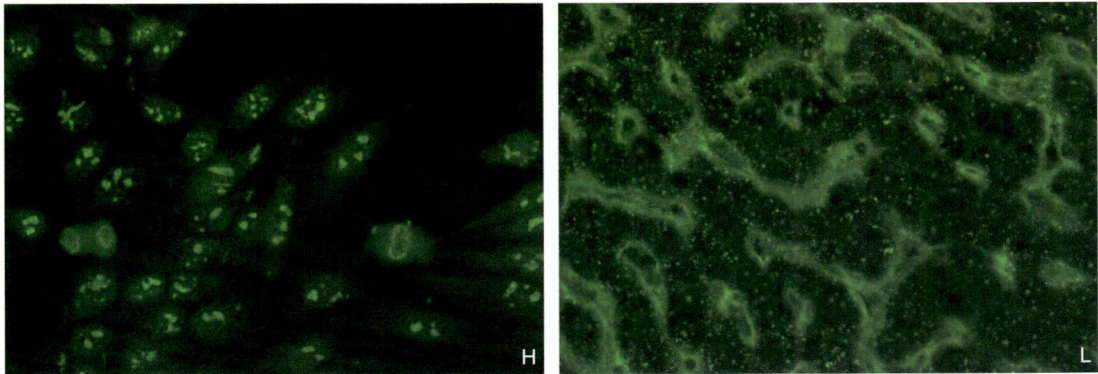

图 6-0-185

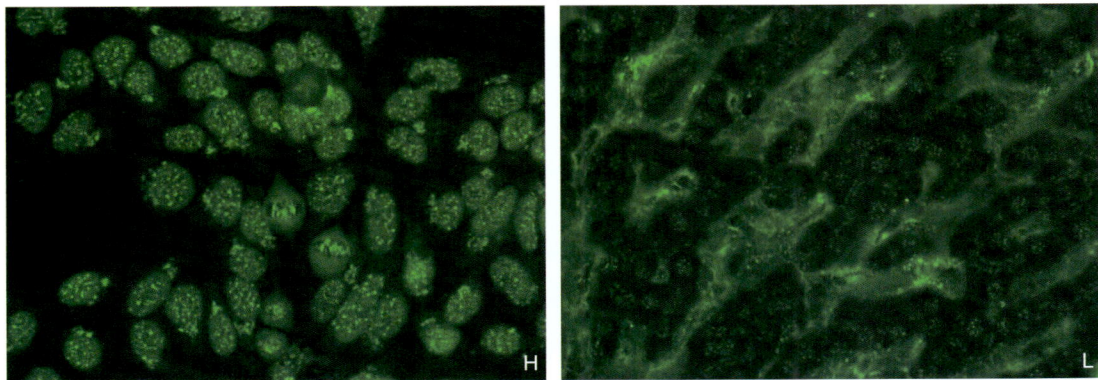

图 6-0-186

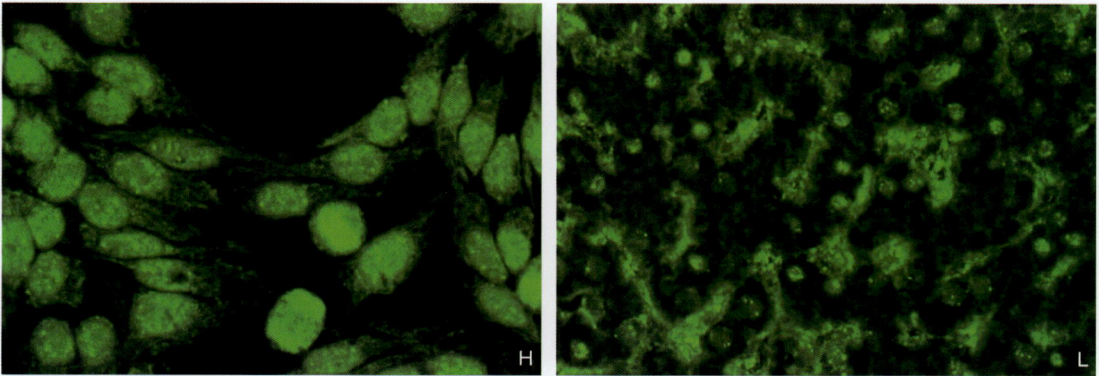

图 6-0-187

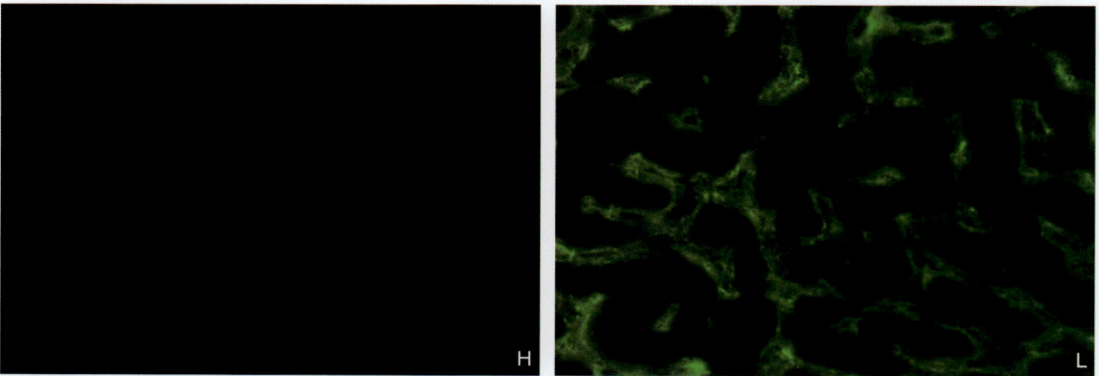

图 6-0-188

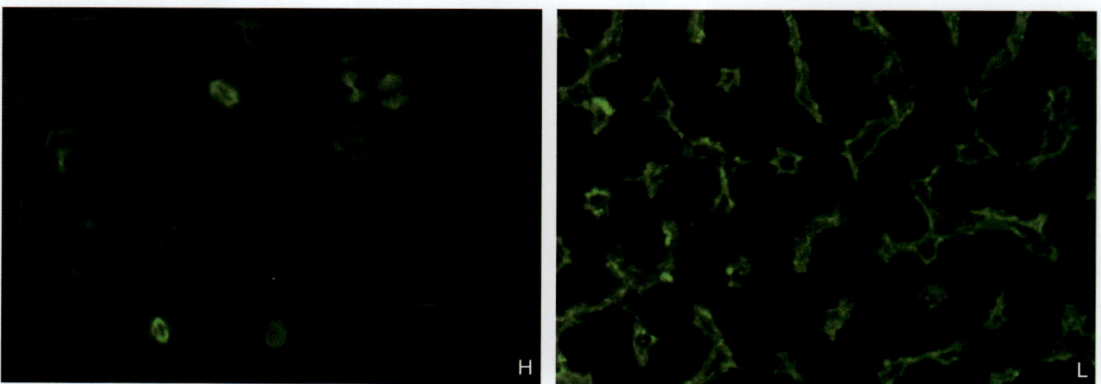

图 6-0-189

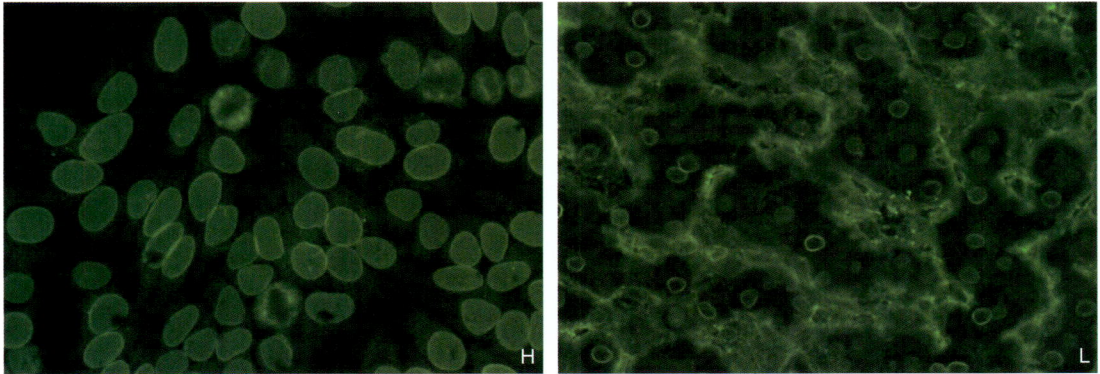

图 6-0-190

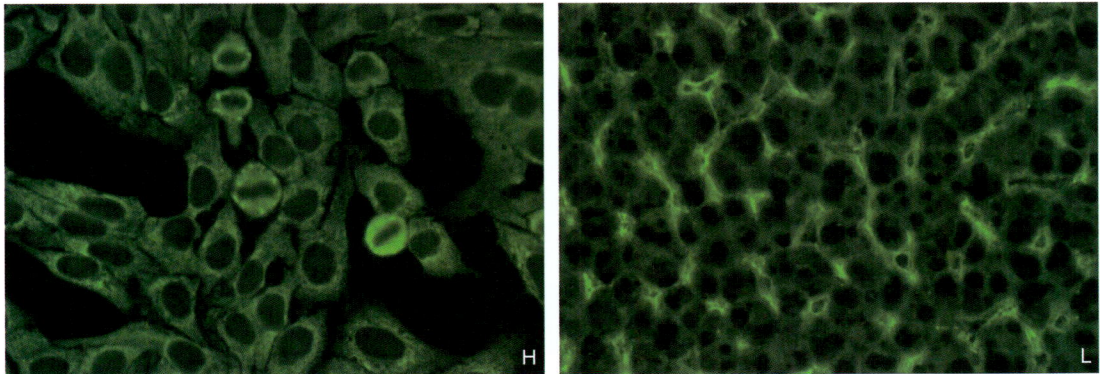

图 6-0-191

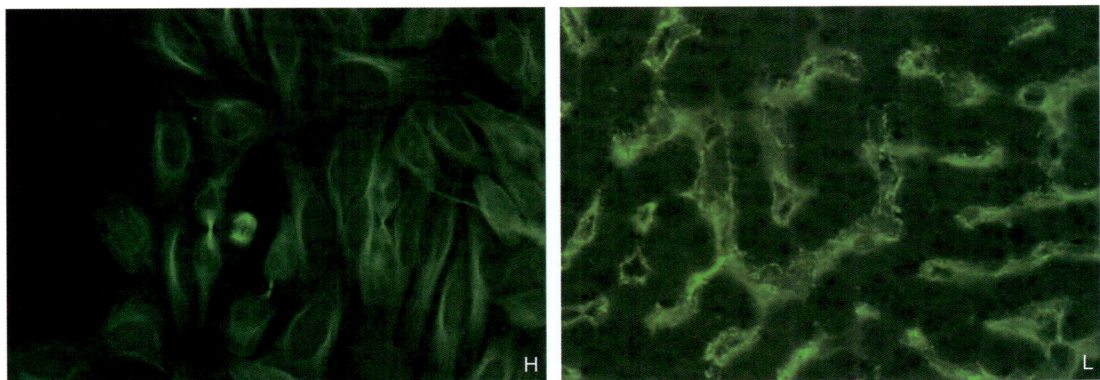

图 6-0-192

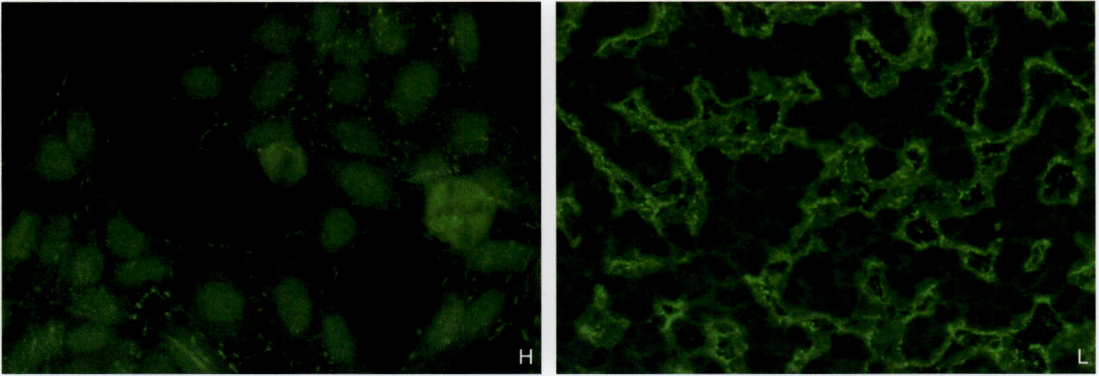

图 6-0-193

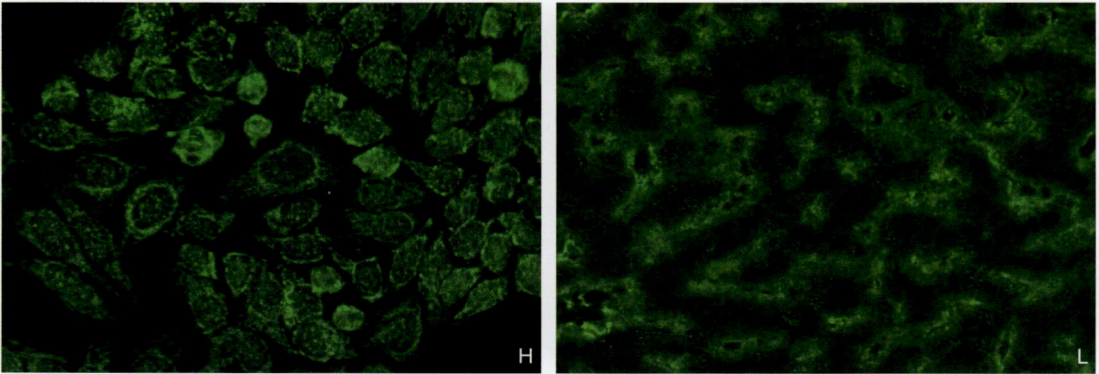

图 6-0-194

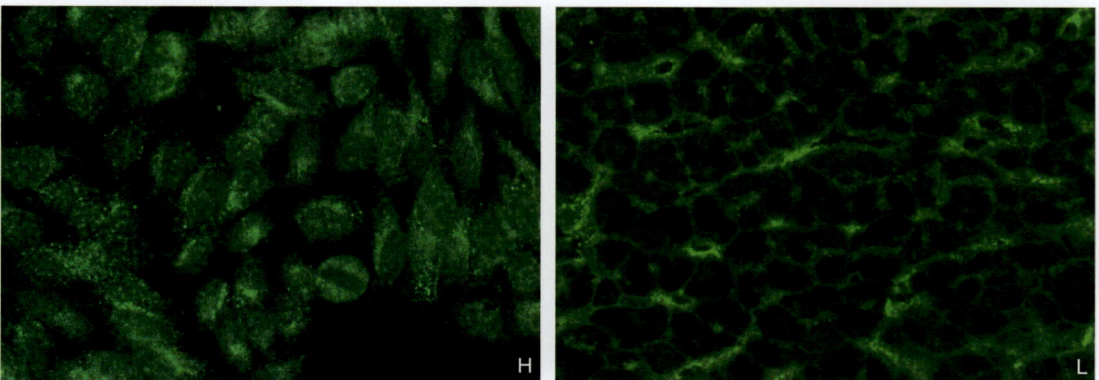

图 6-0-195

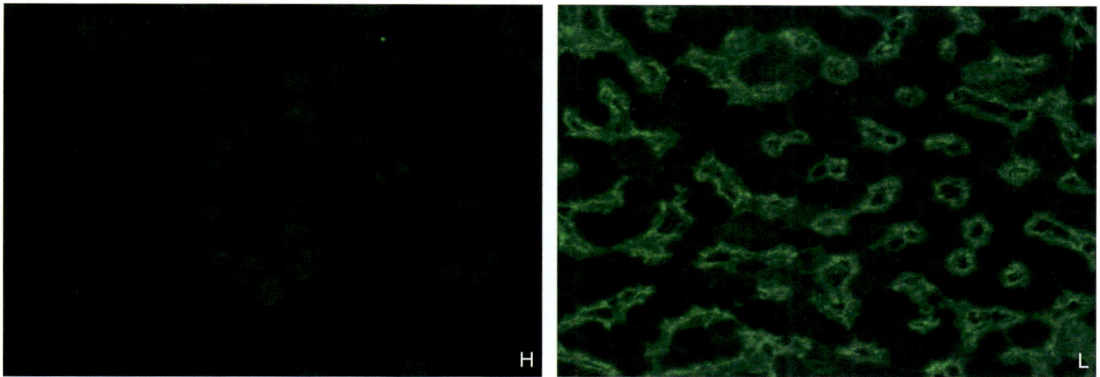

图 6-0-196

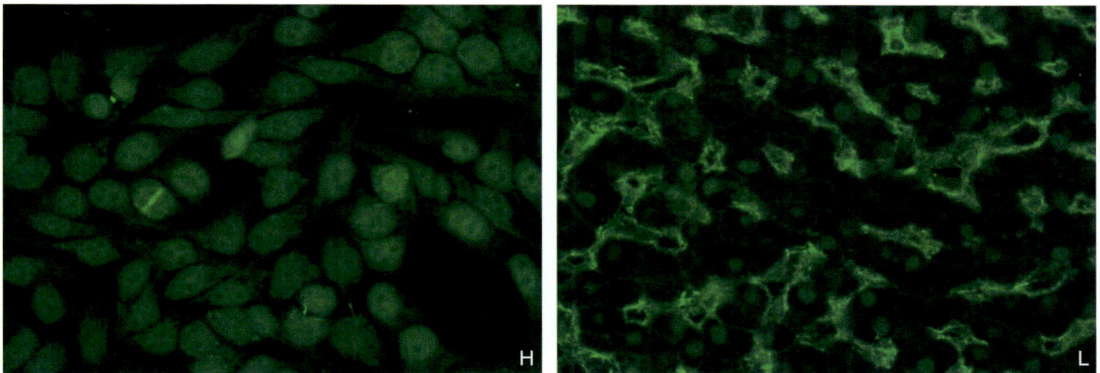

图 6-0-197

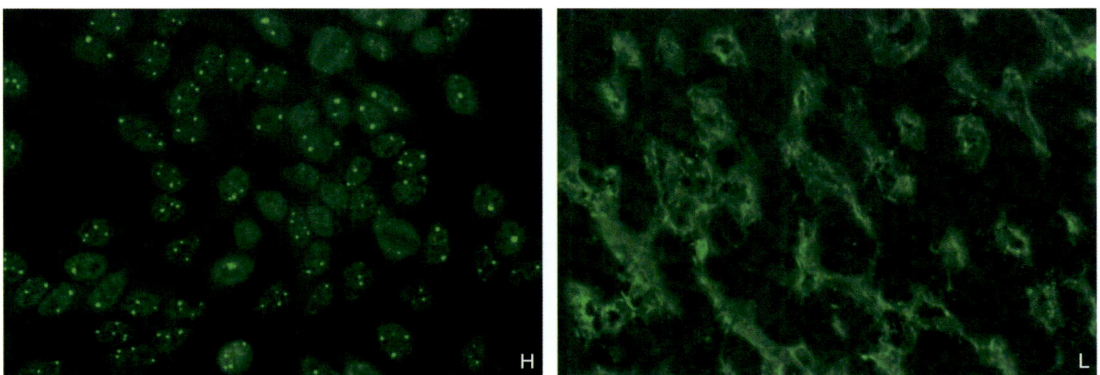

图 6-0-198

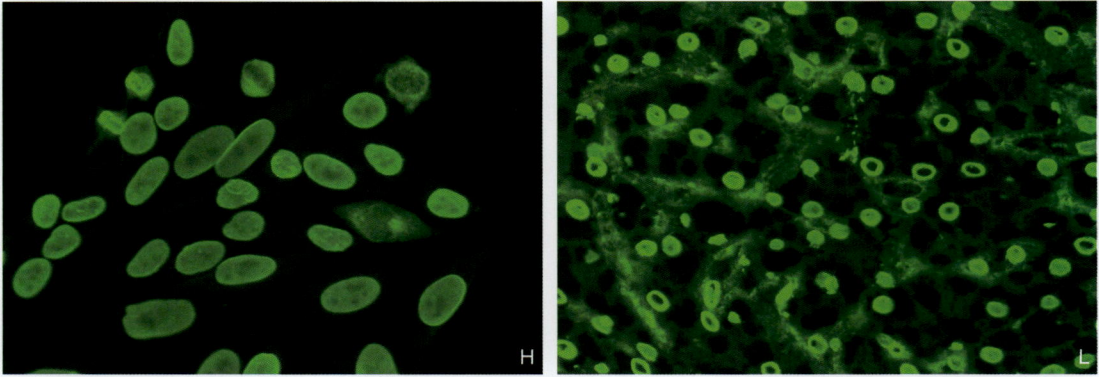

图 6-0-199

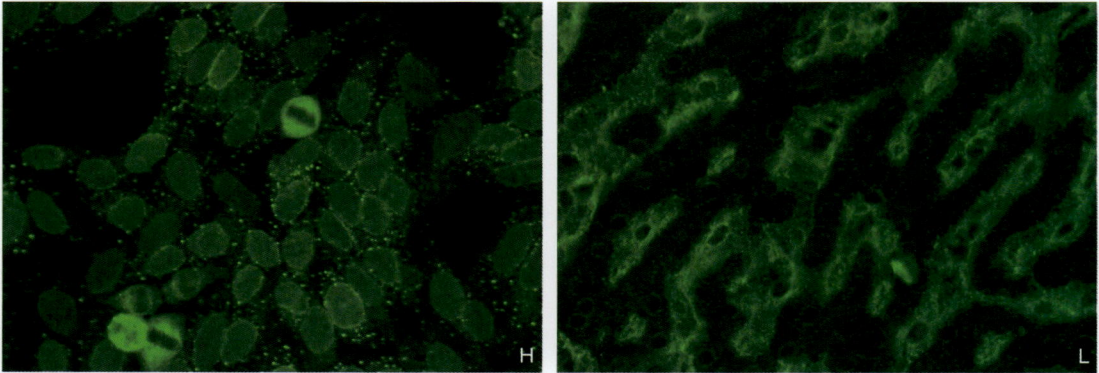

图 6-0-200

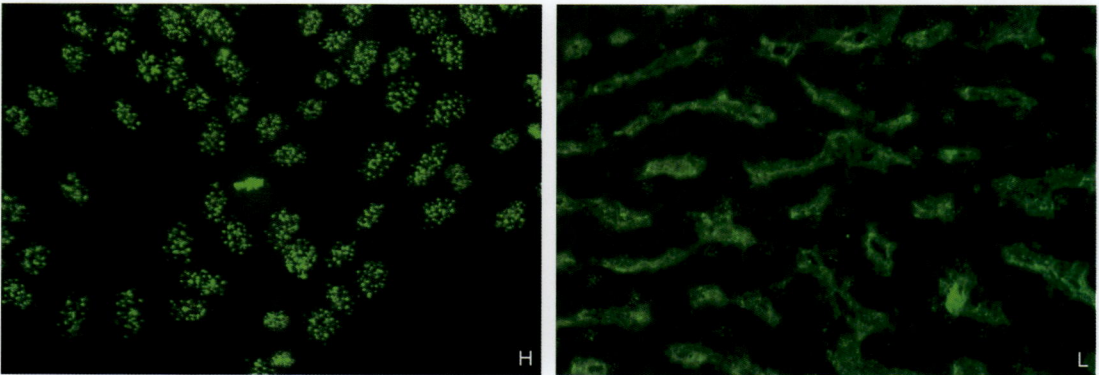

图 6-0-201

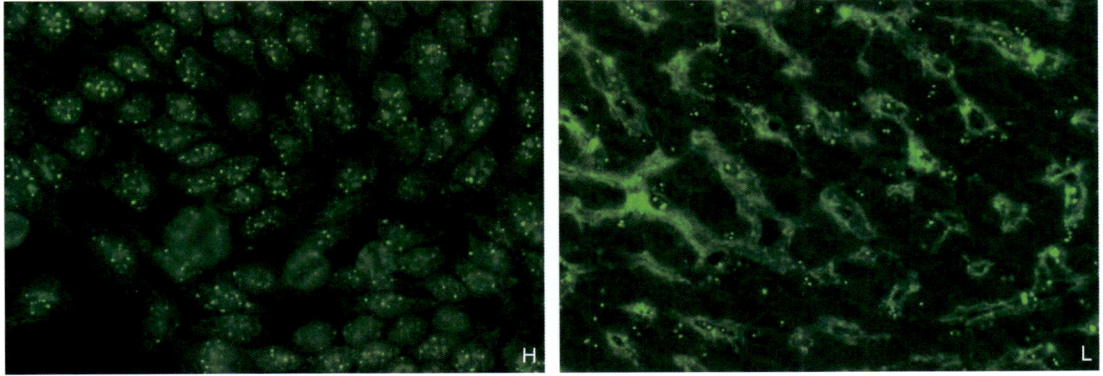

图 6-0-202

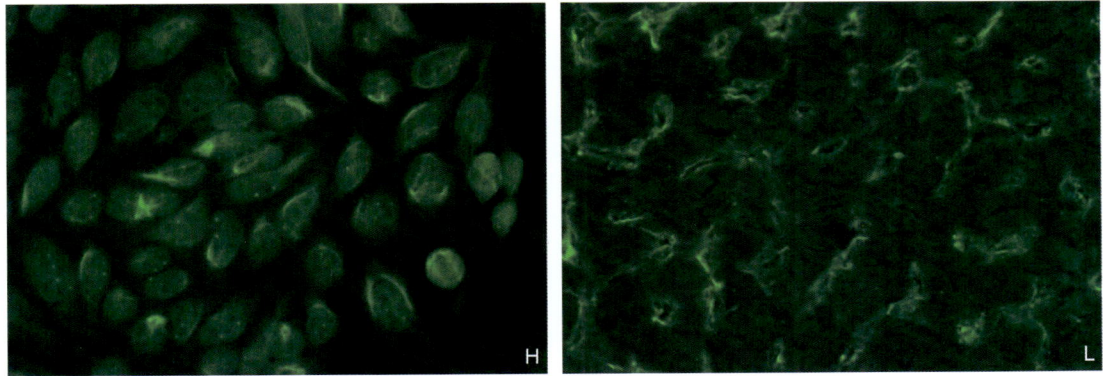

图 6-0-203

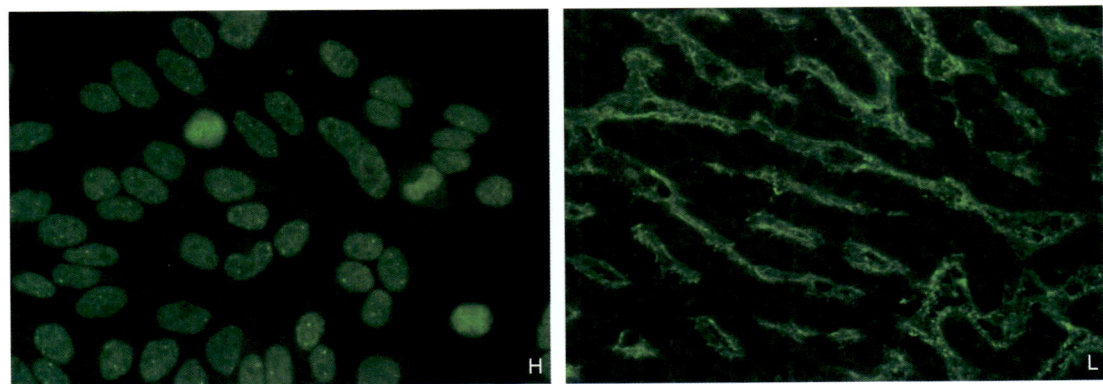

图 6-0-204

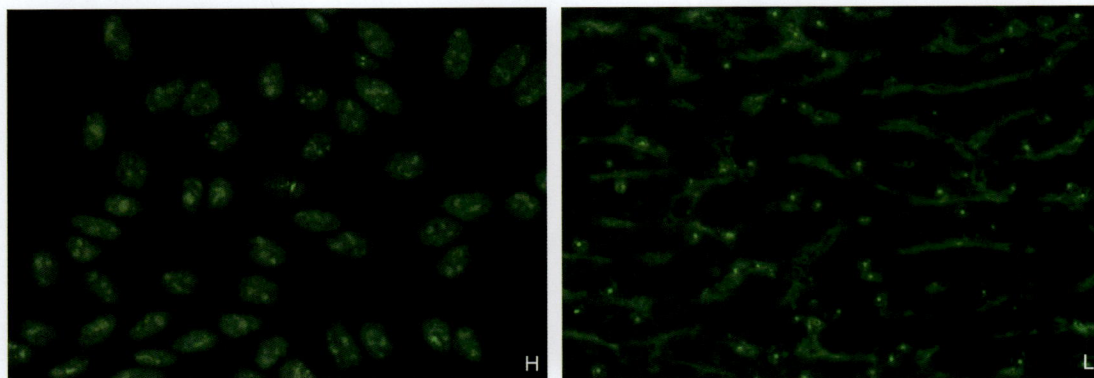

图 6-0-205

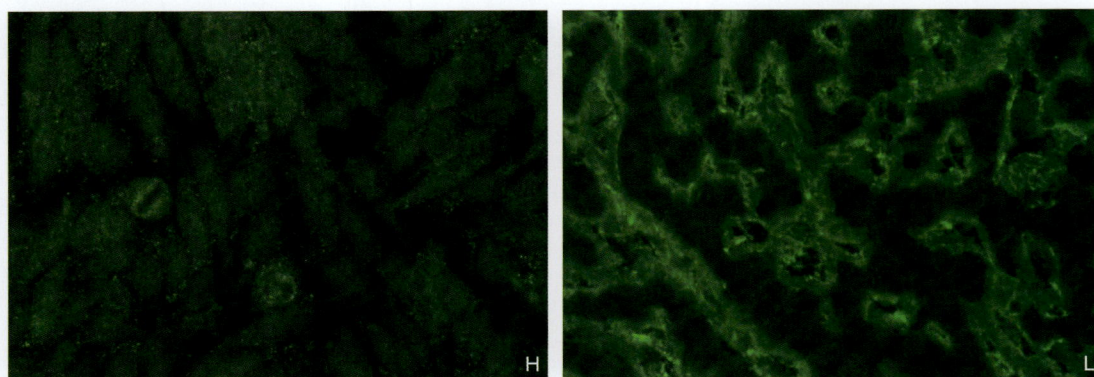

图 6-0-206

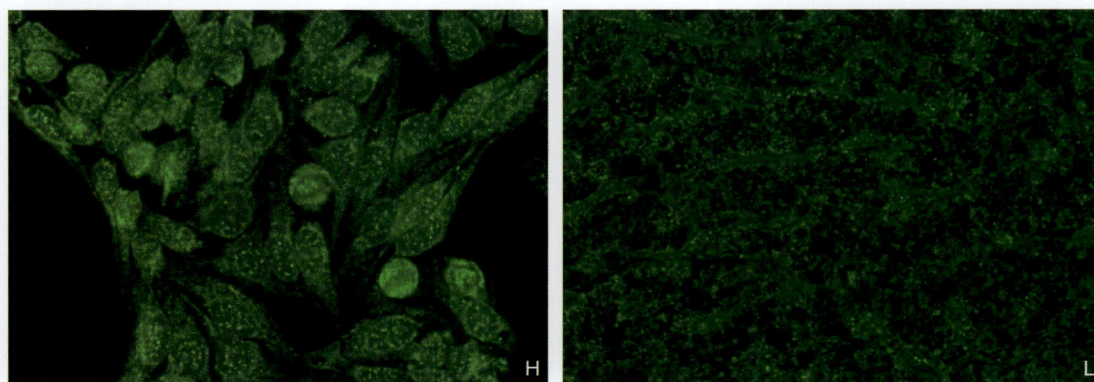

图 6-0-207

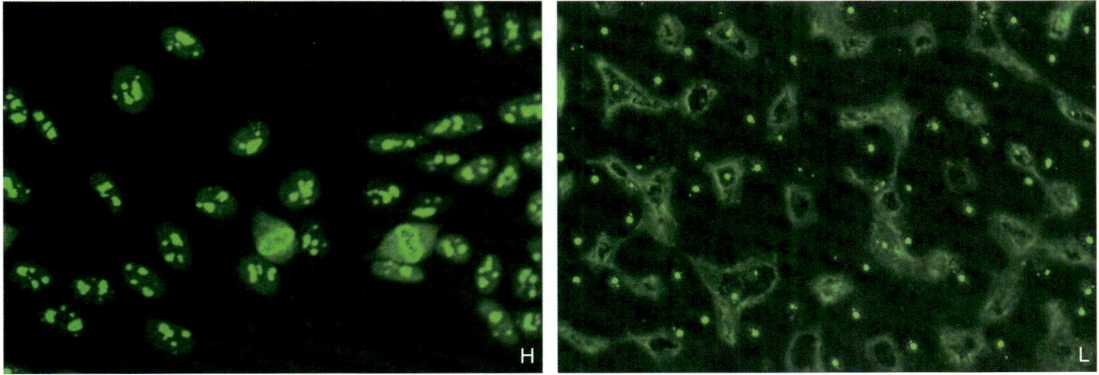

图 6-0-208

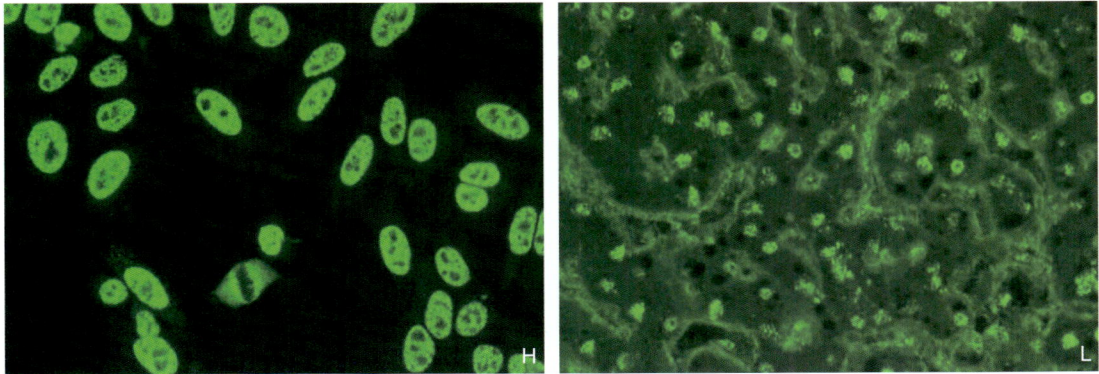

图 6-0-209

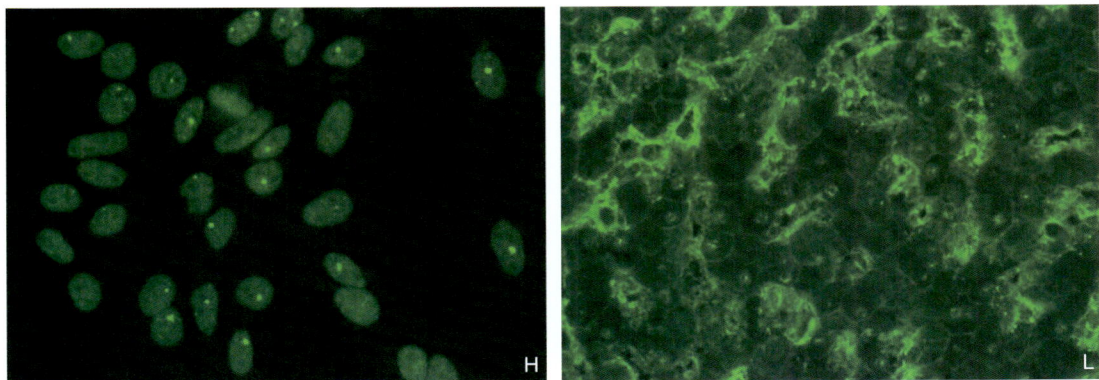

图 6-0-210

415

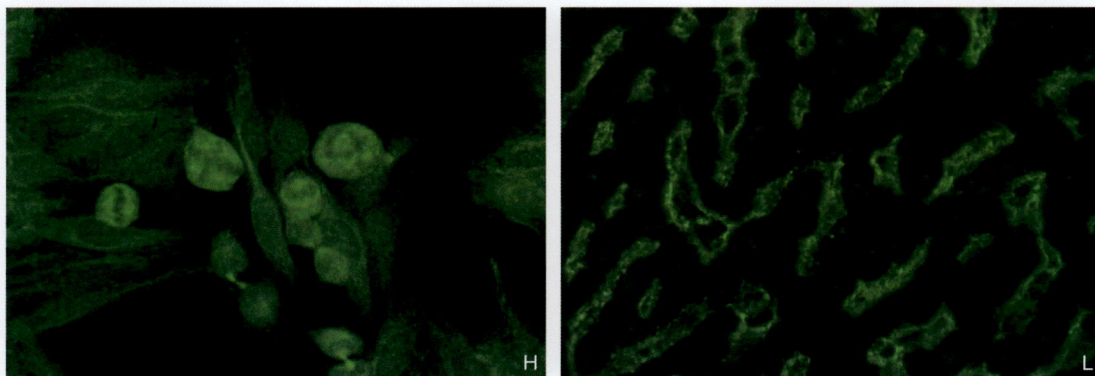

图 6-0-211

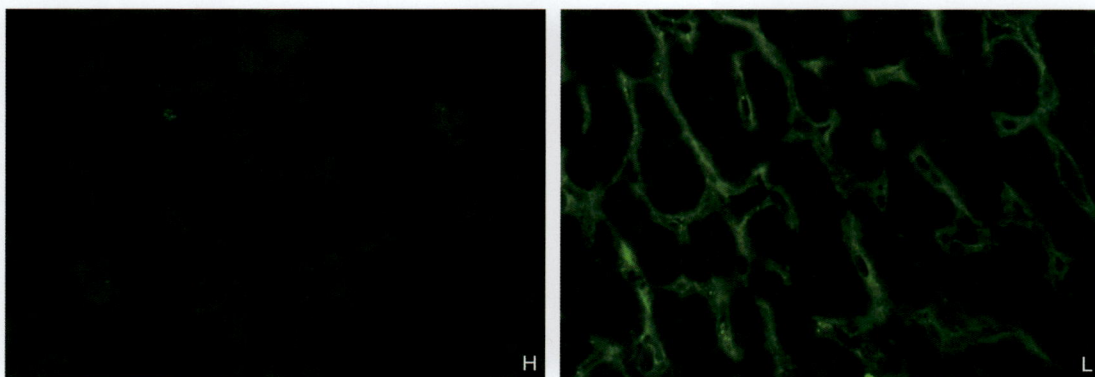

图 6-0-212

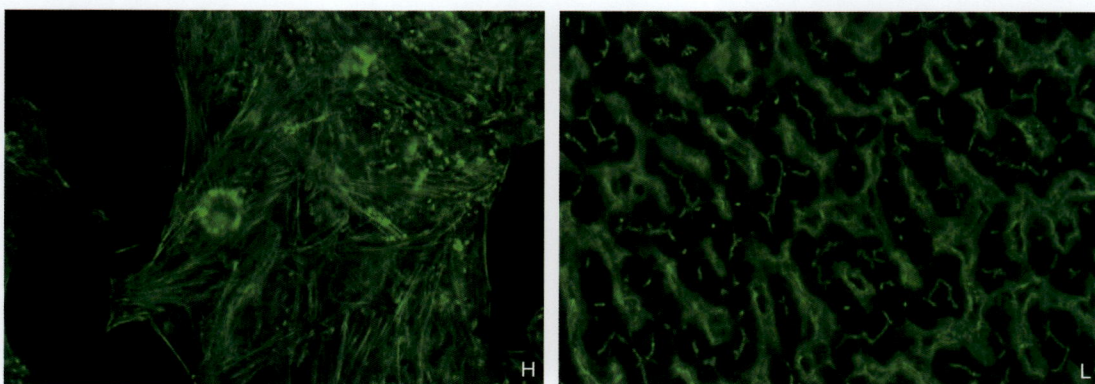

图 6-0-213

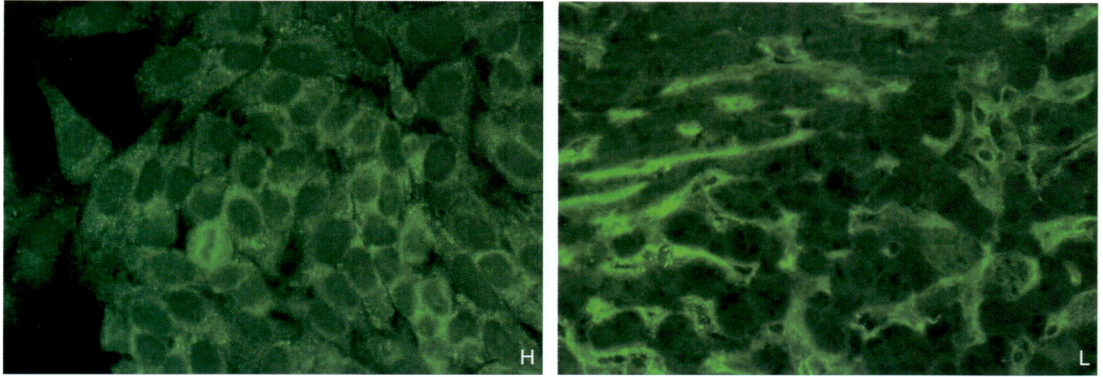

图 6-0-214

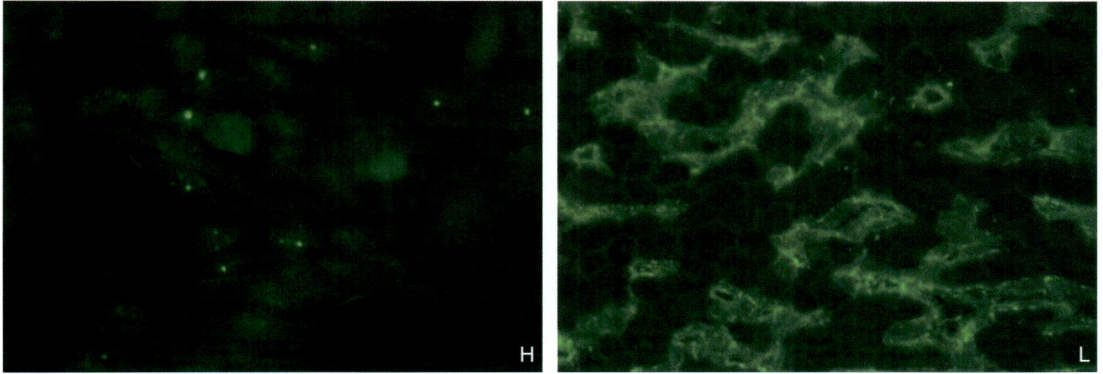

图 6-0-215

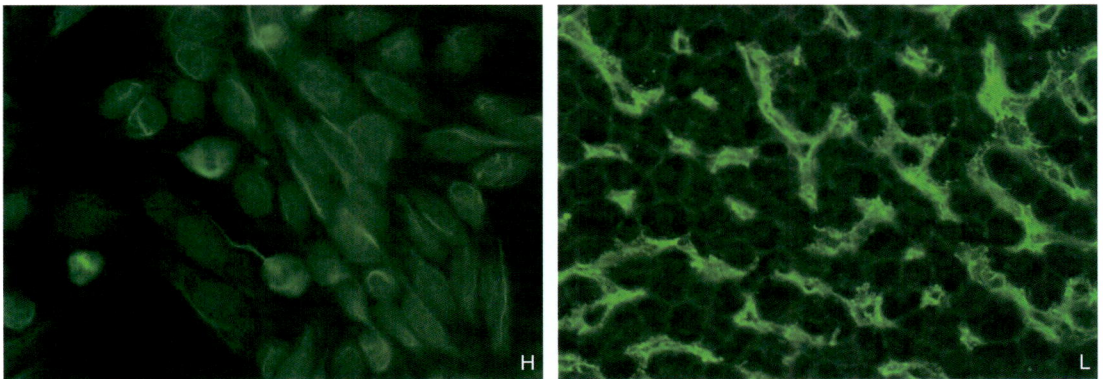

图 6-0-216

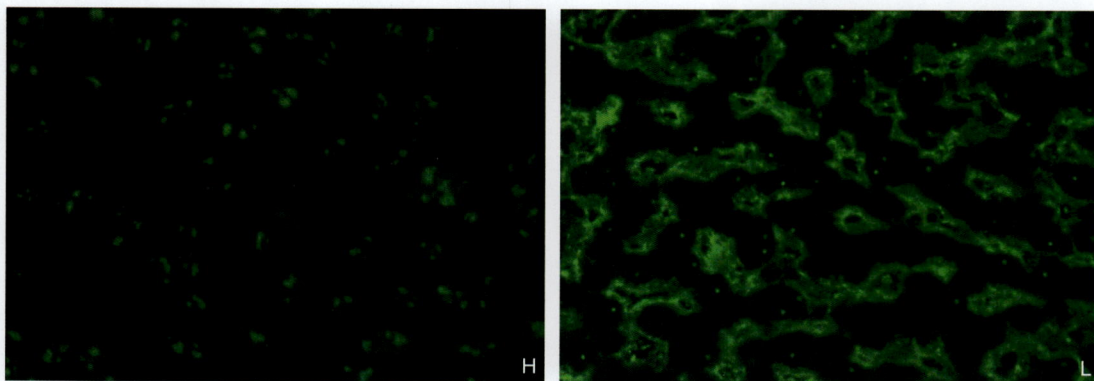

图 6-0-217

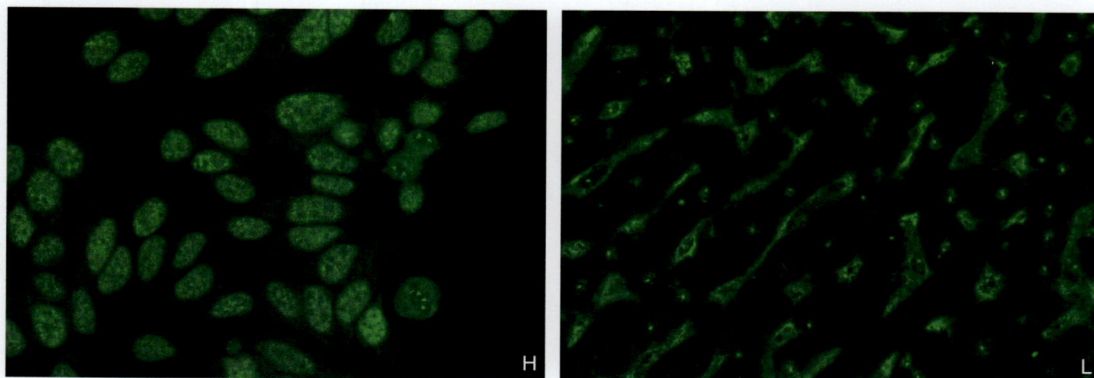

图 6-0-218

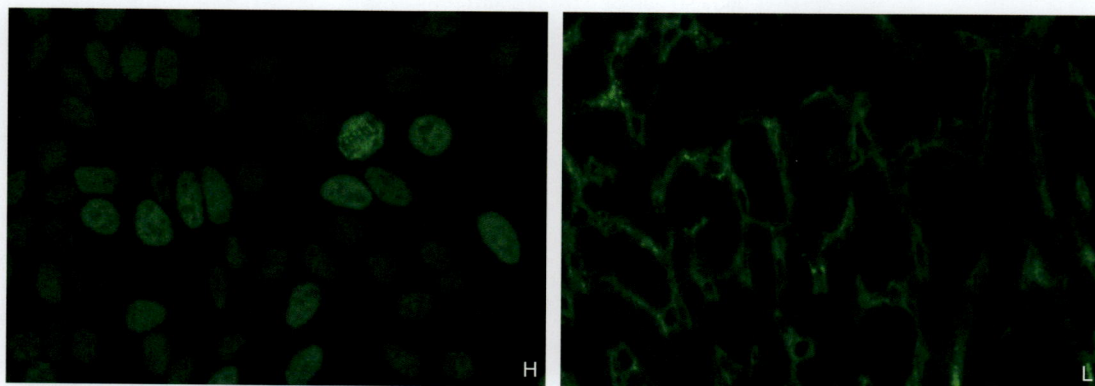

图 6-0-219

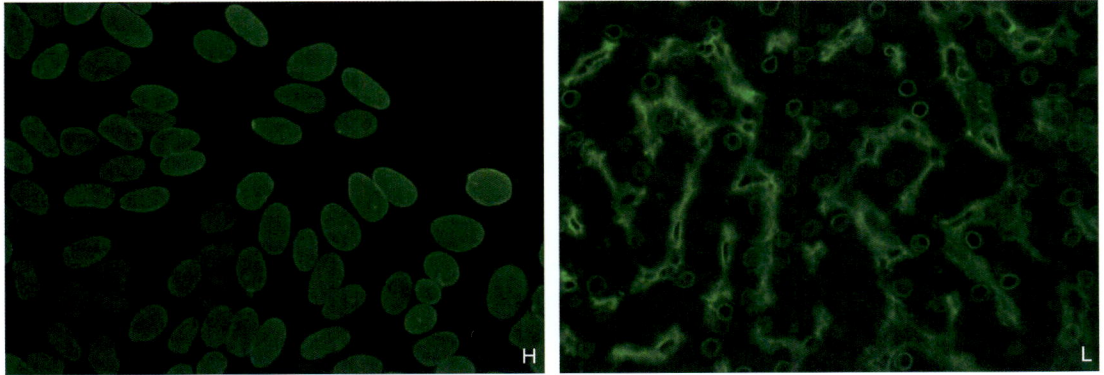

图 6-0-220

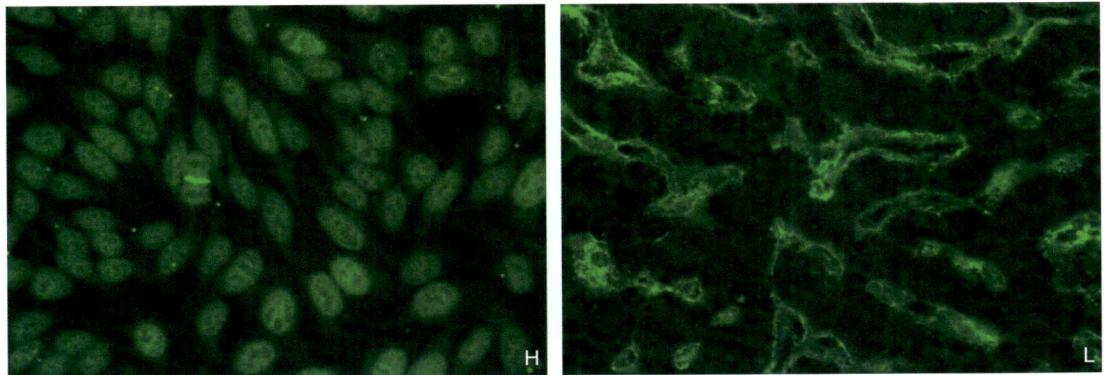

图 6-0-221

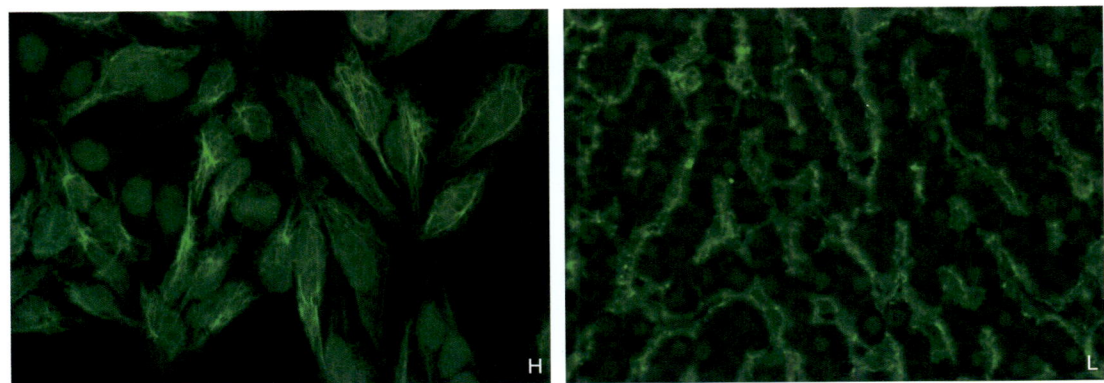

图 6-0-222

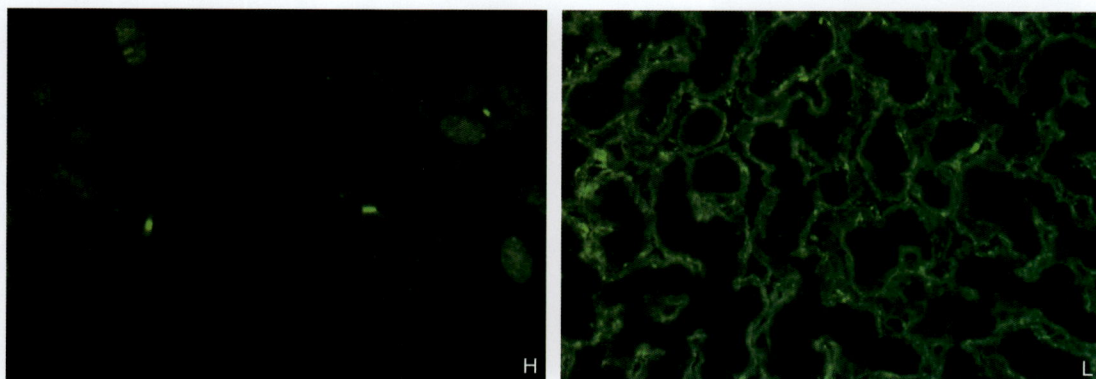

图 6-0-223

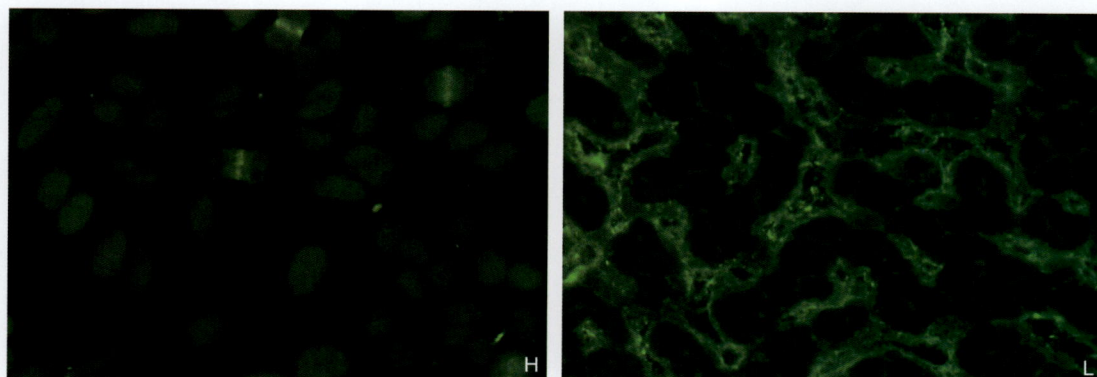

图 6-0-224

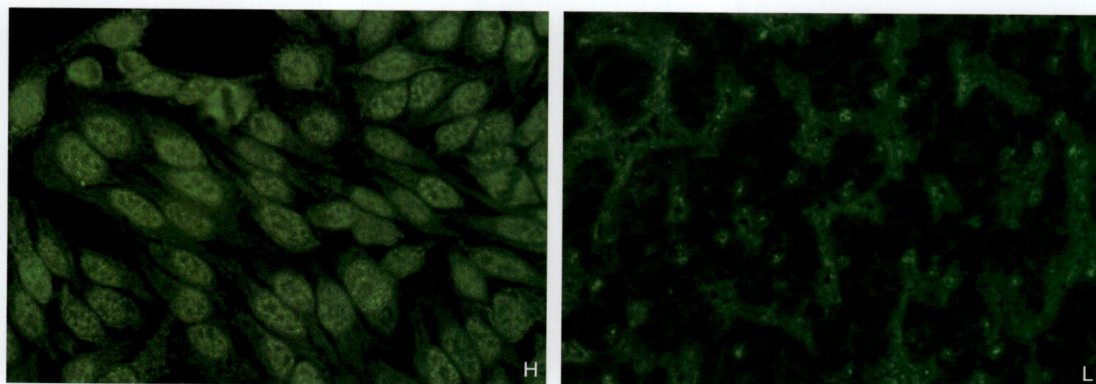

图 6-0-225

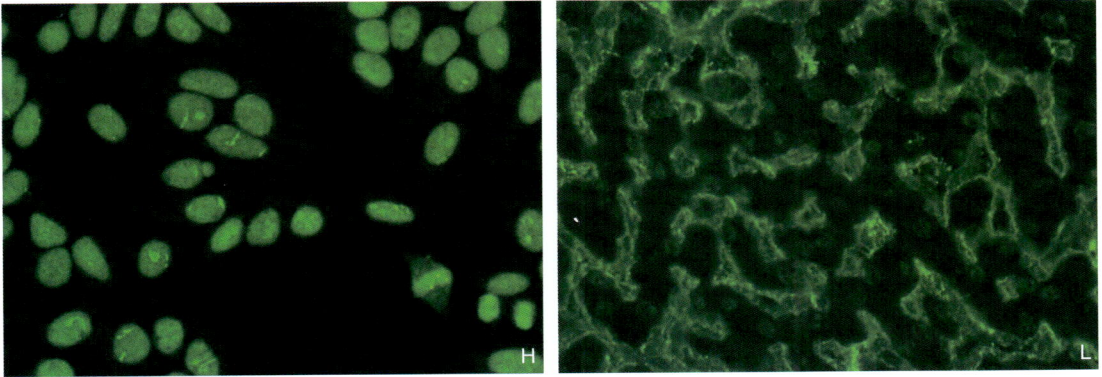

图 6-0-226

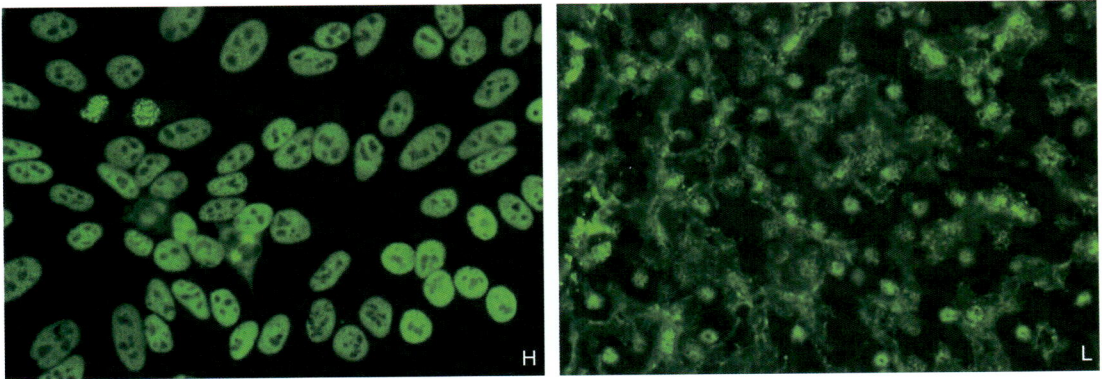

图 6-0-227

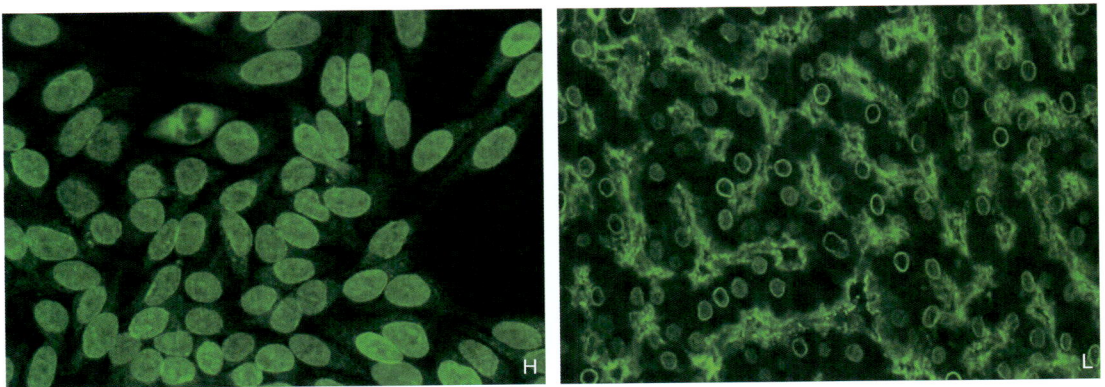

图 6-0-228

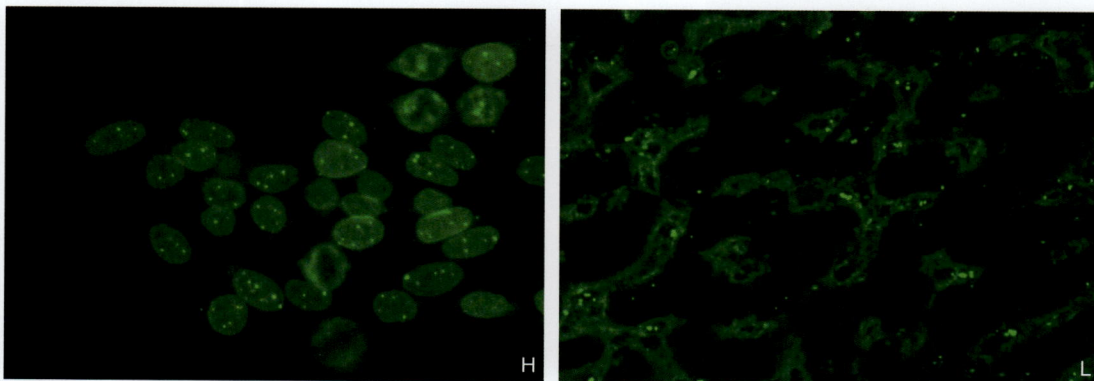

图 6-0-229

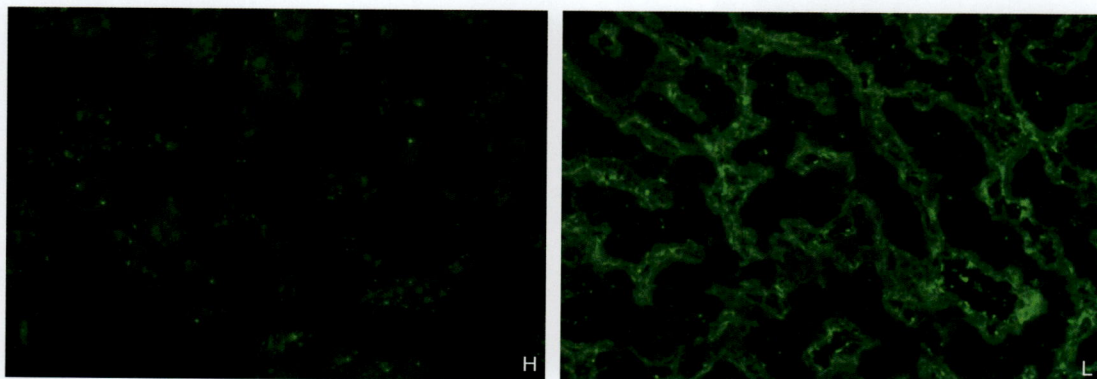

图 6-0-230

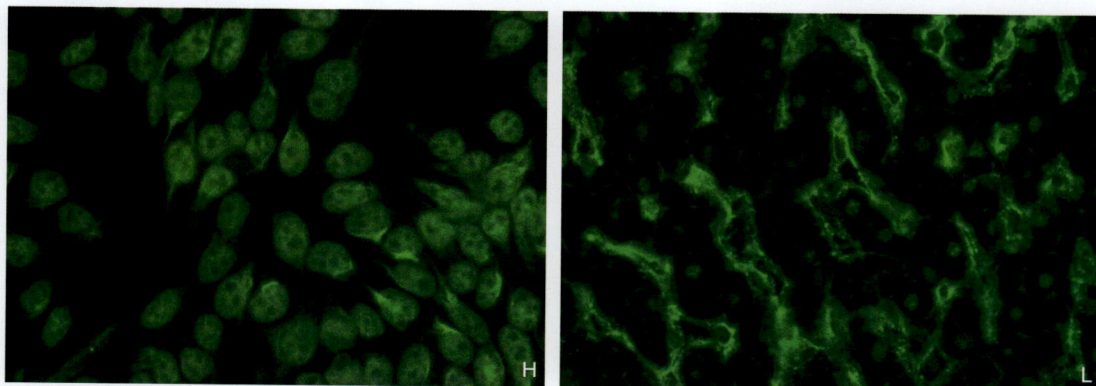

图 6-0-231

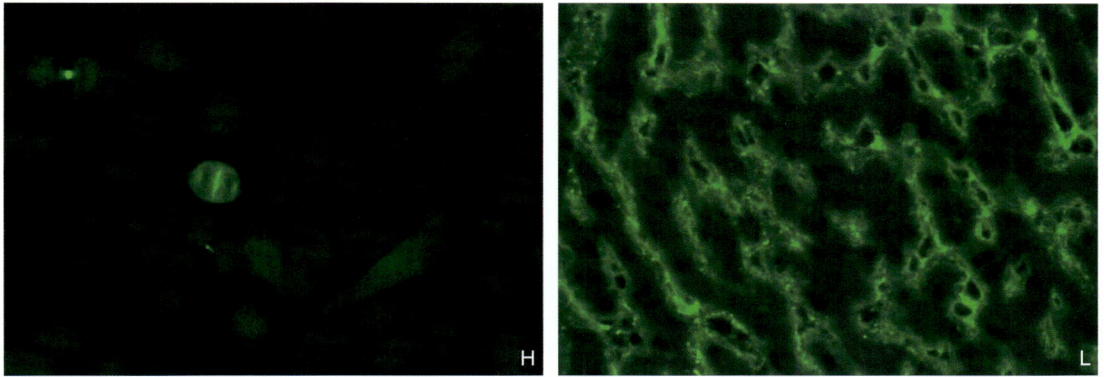

图 6-0-232

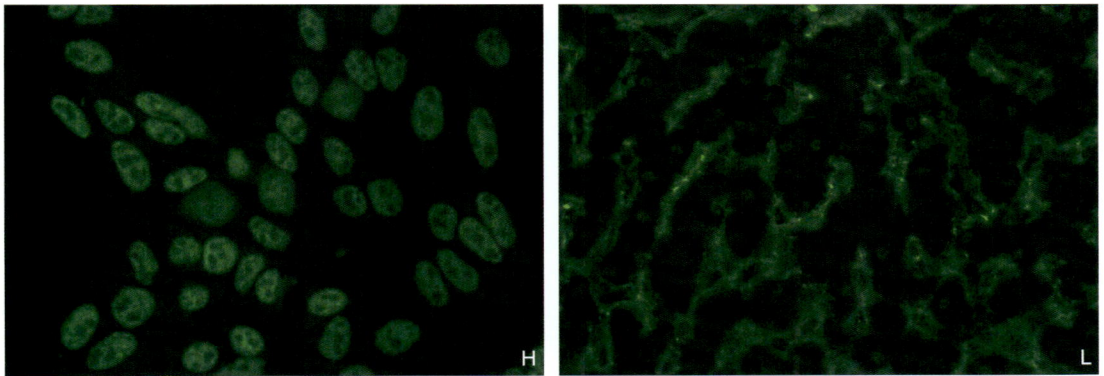

图 6-0-233

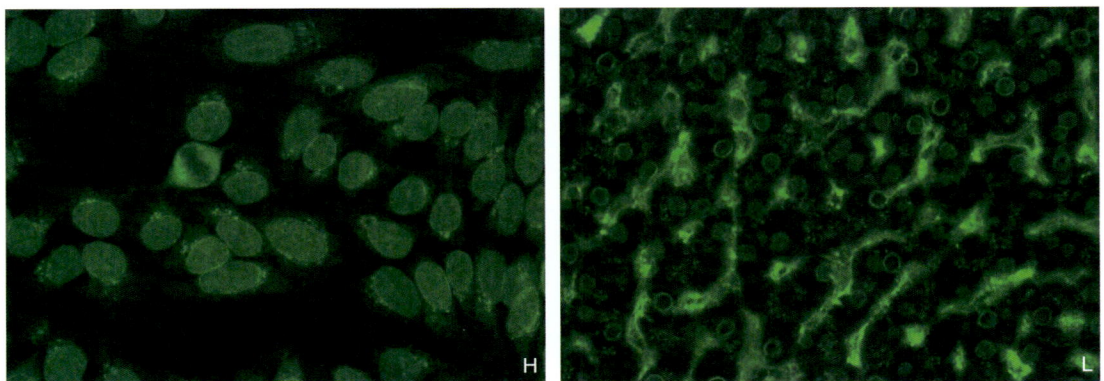

图 6-0-234

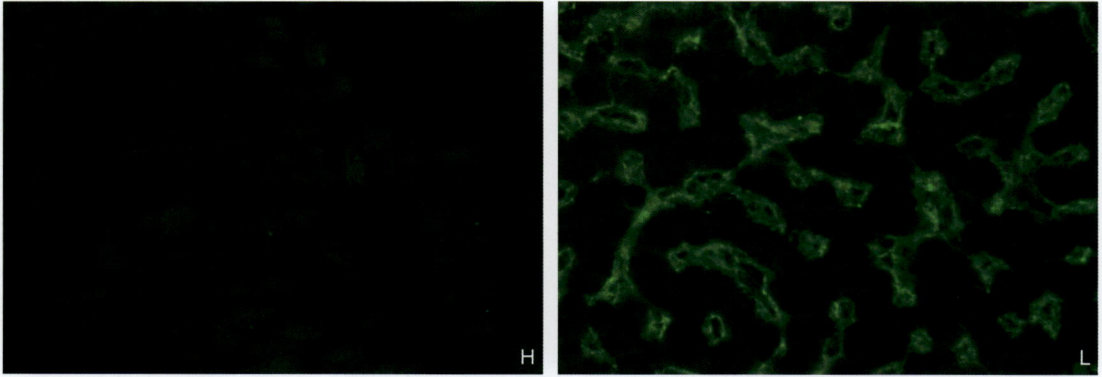

图 6-0-235

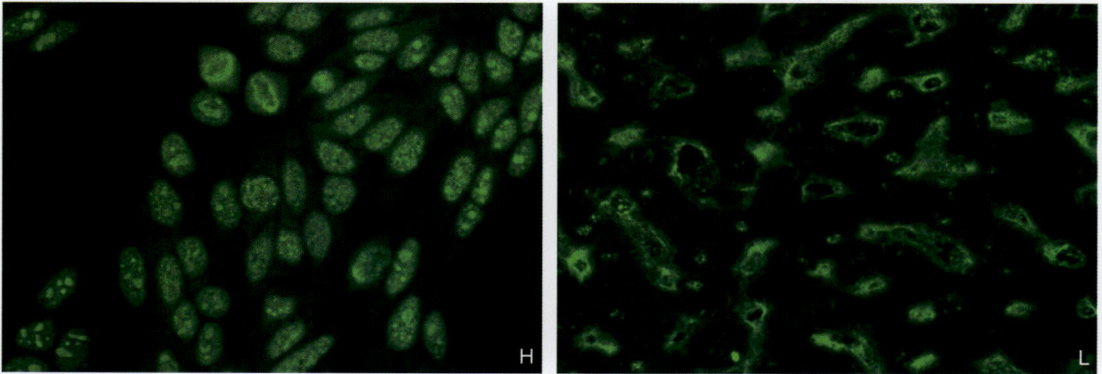

图 6-0-236

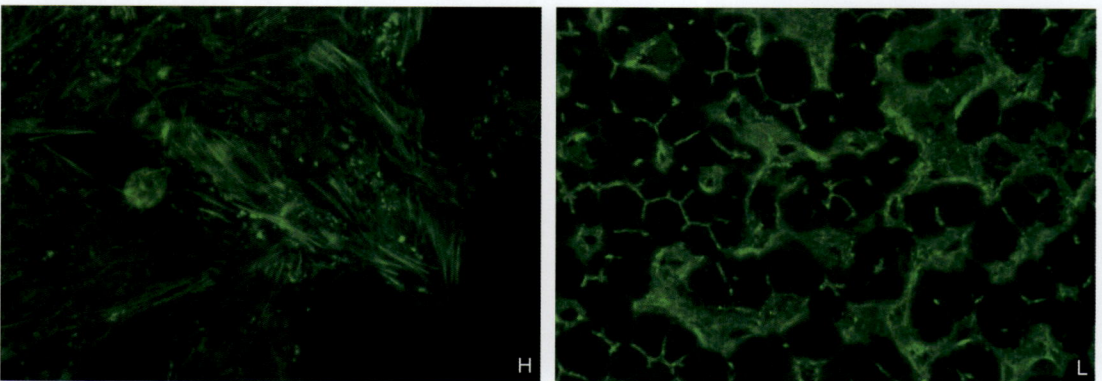

图 6-0-237

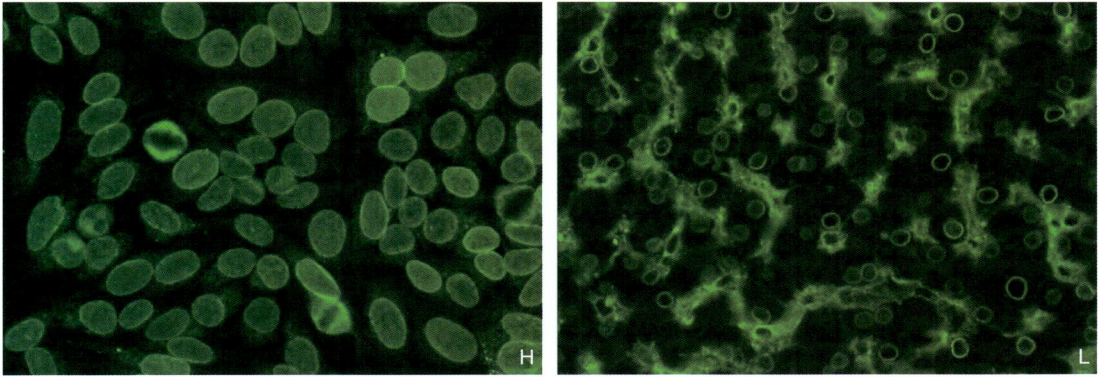

图 6-0-238

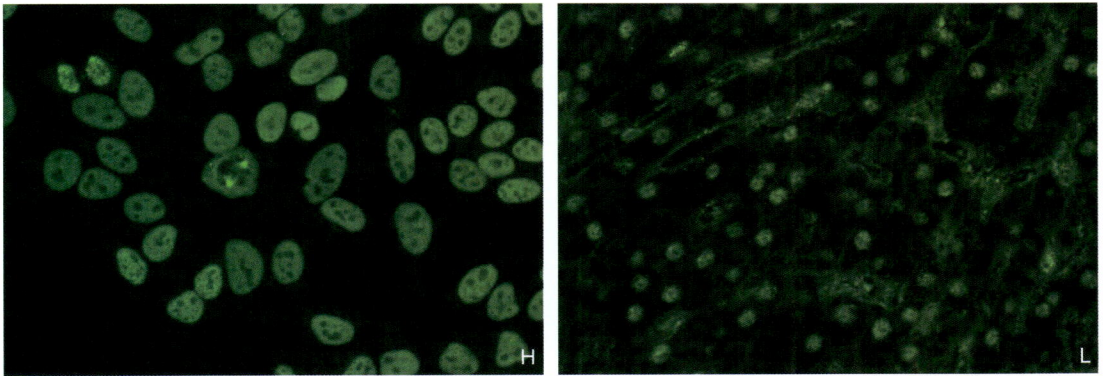

图 6-0-239

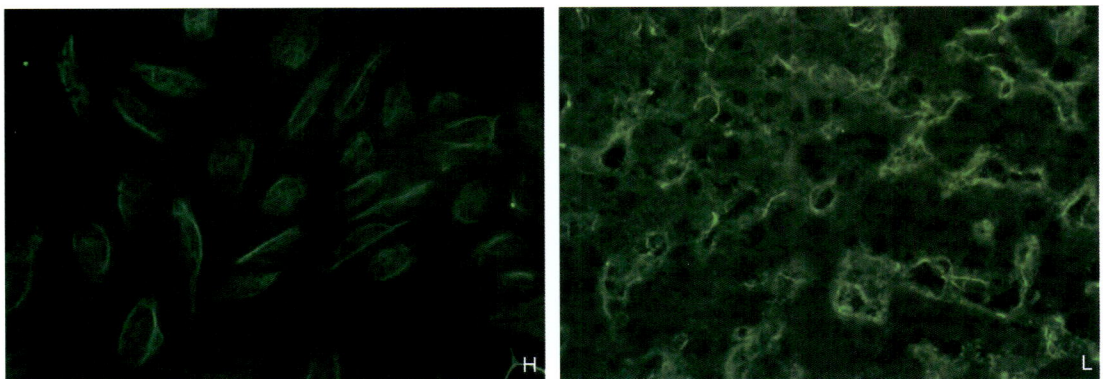

图 6-0-240

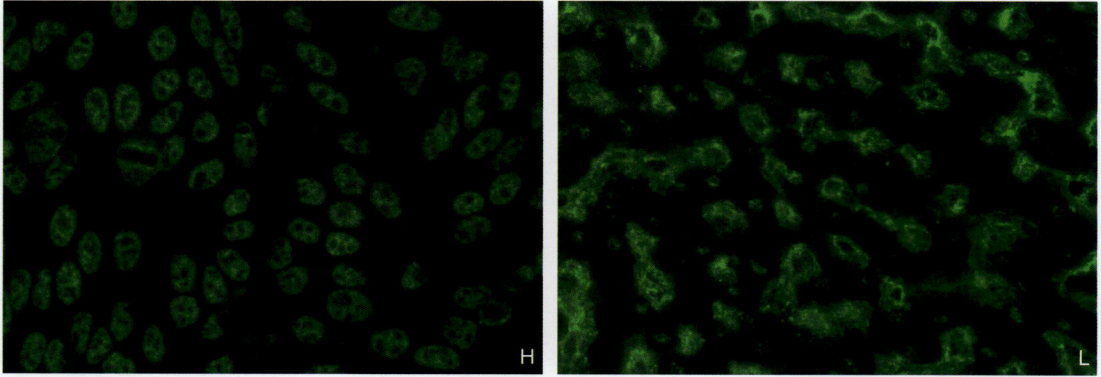

图 6-0-241

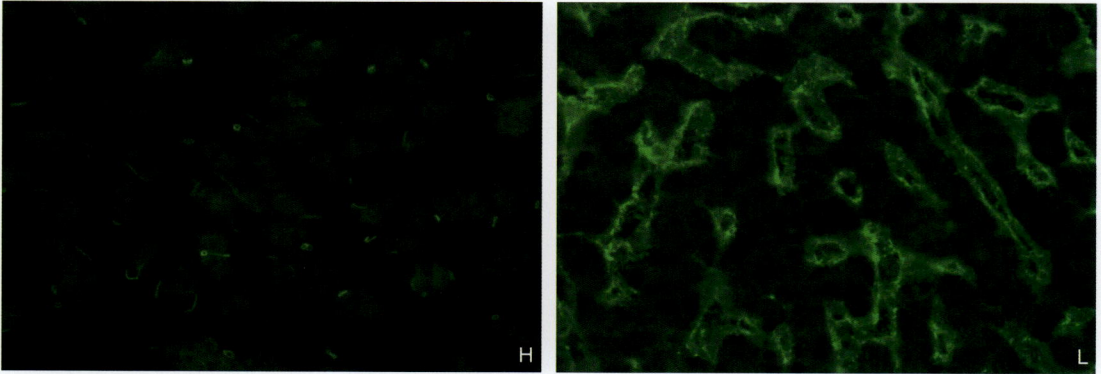

图 6-0-242

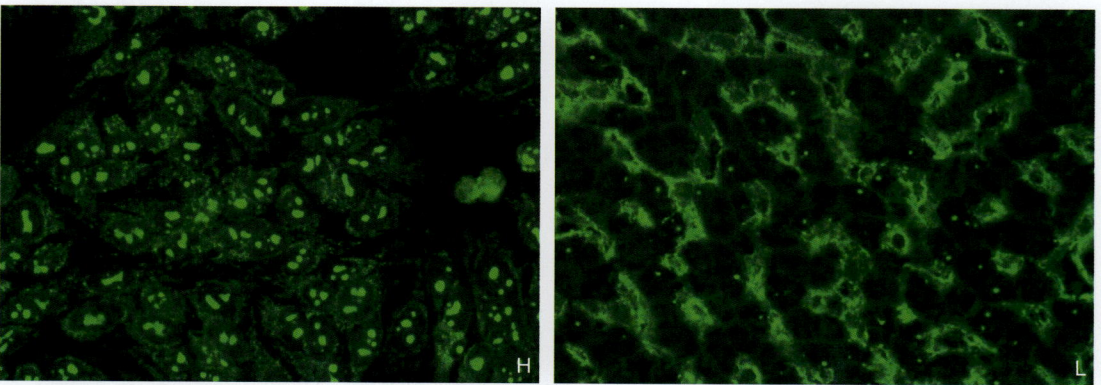

图 6-0-243

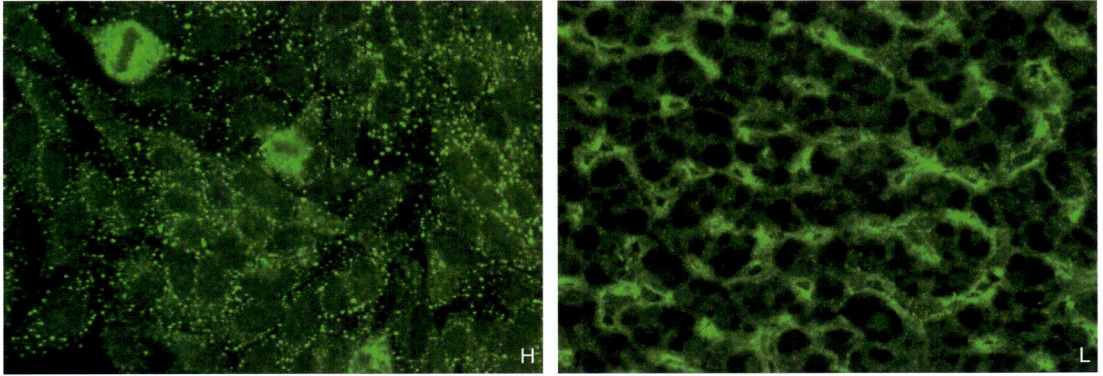

图 6-0-244

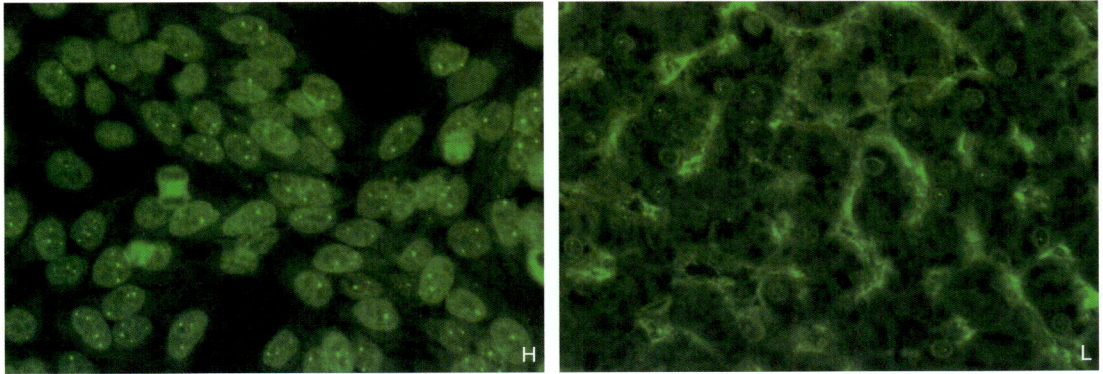

图 6-0-245

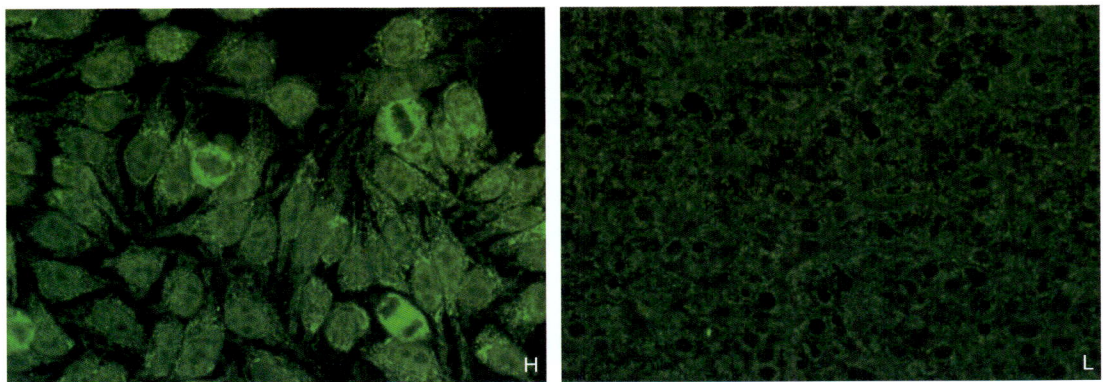

图 6-0-246

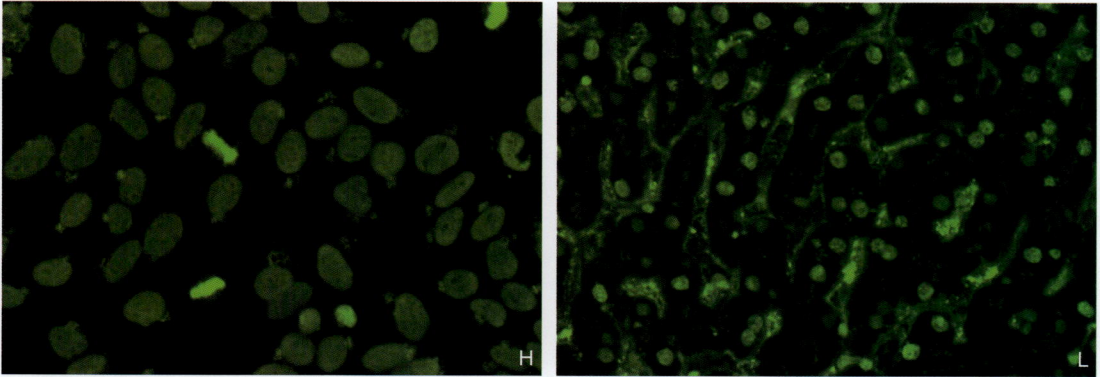

图 6-0-247

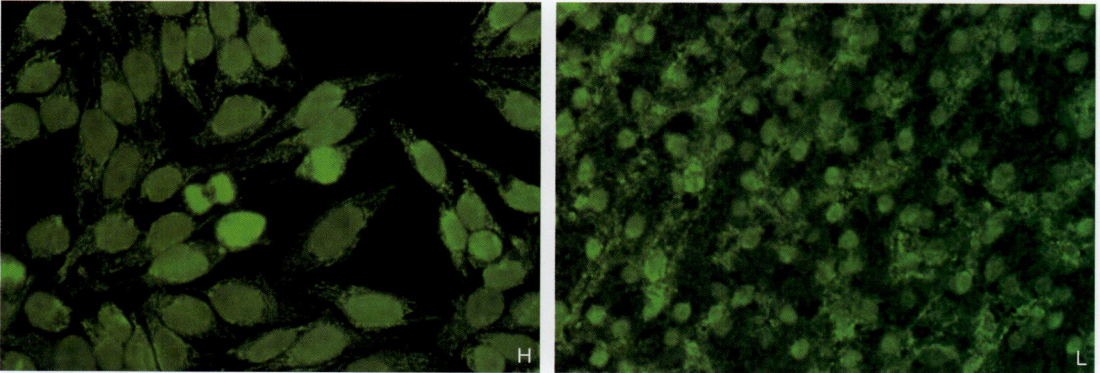

图 6-0-248

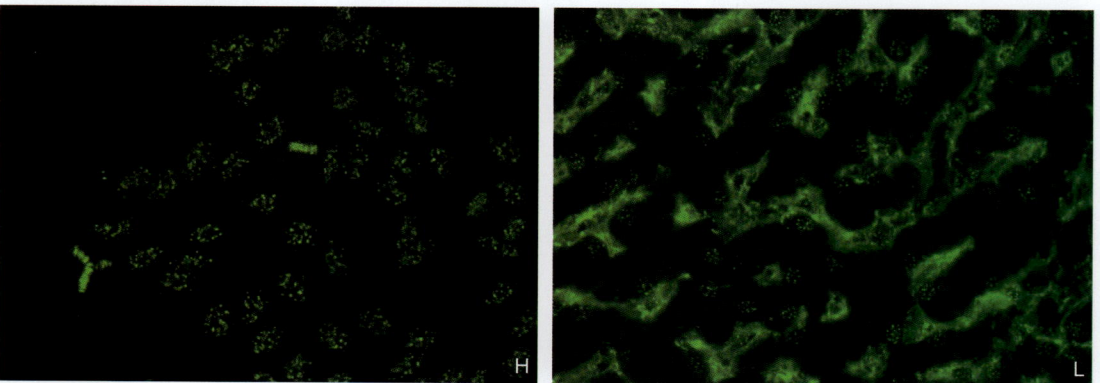

图 6-0-249

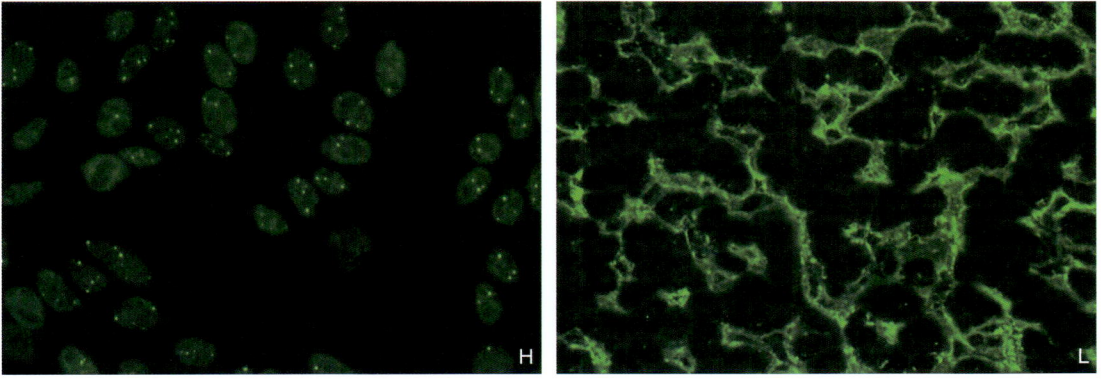

图 6-0-250

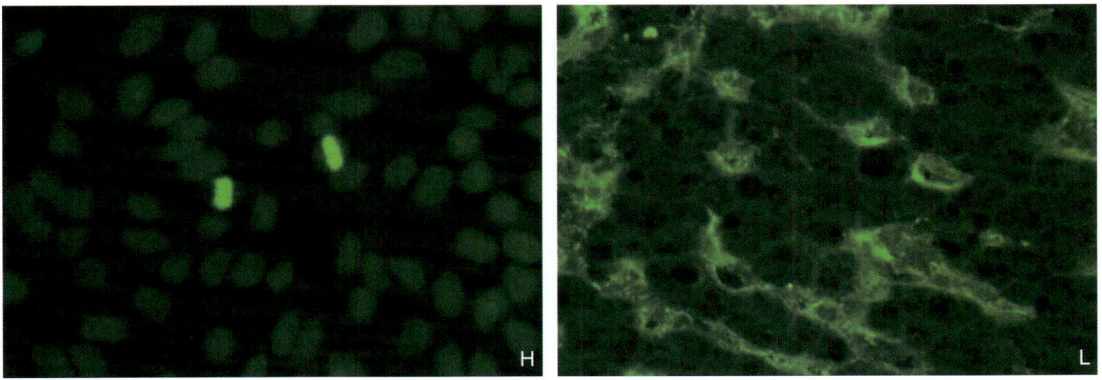

图 6-0-251

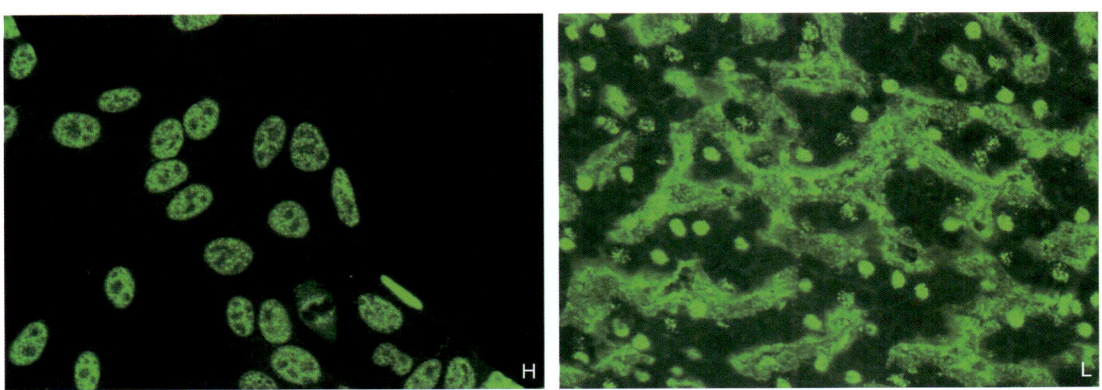

图 6-0-252

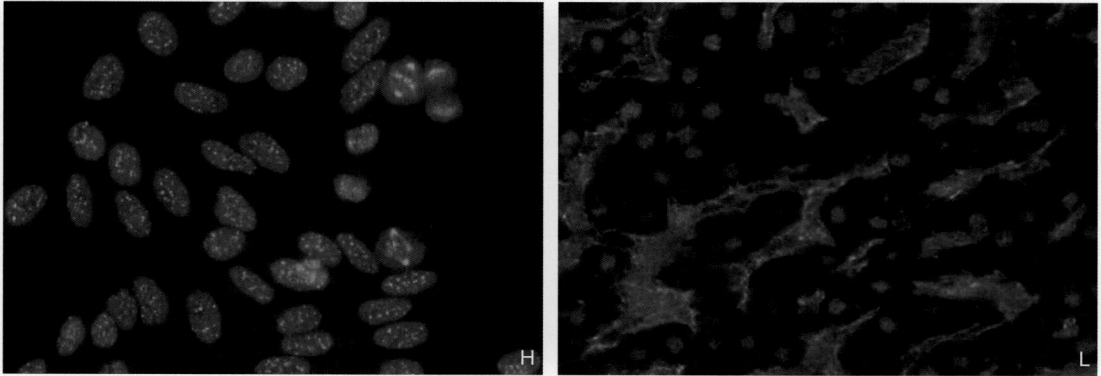

图 6-0-253

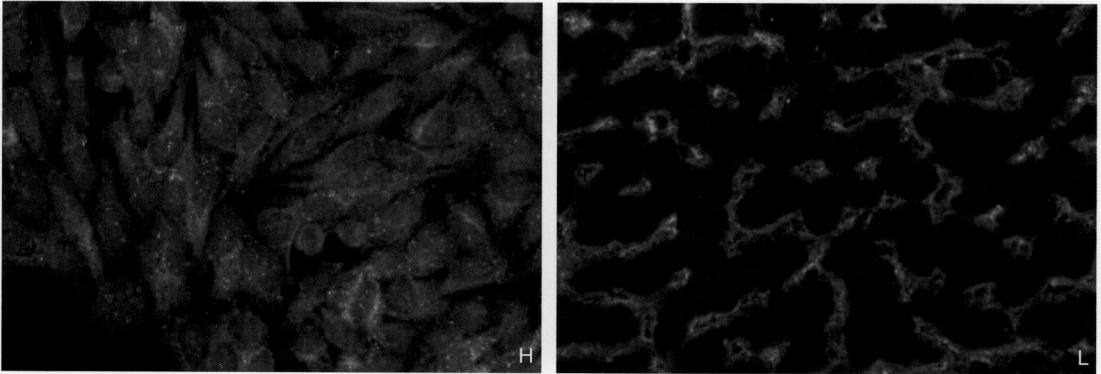

图 6-0-254

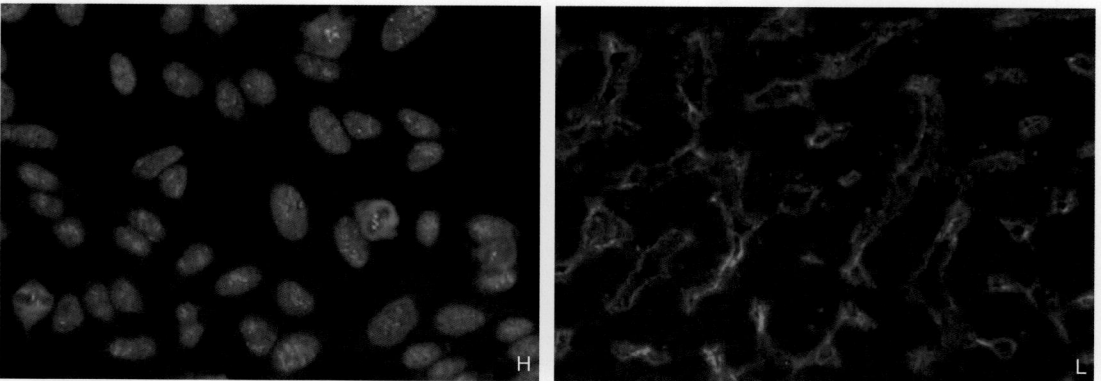

图 6-0-255

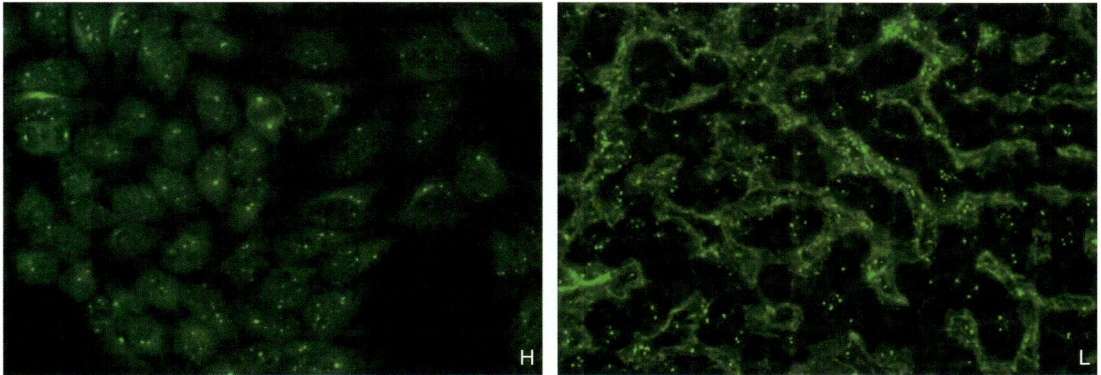

图 6-0-256

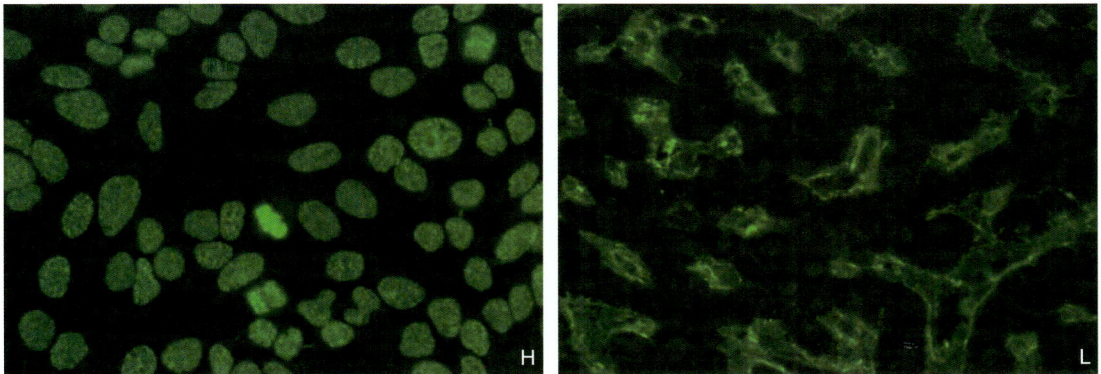

图 6-0-257

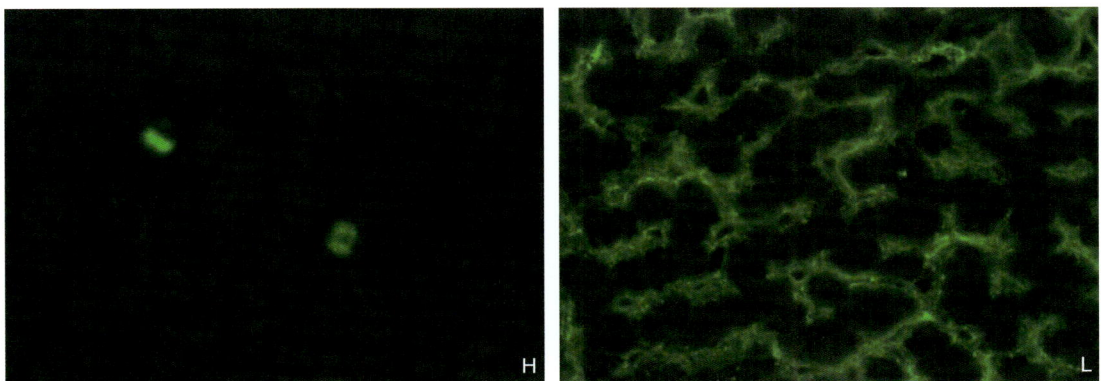

图 6-0-258

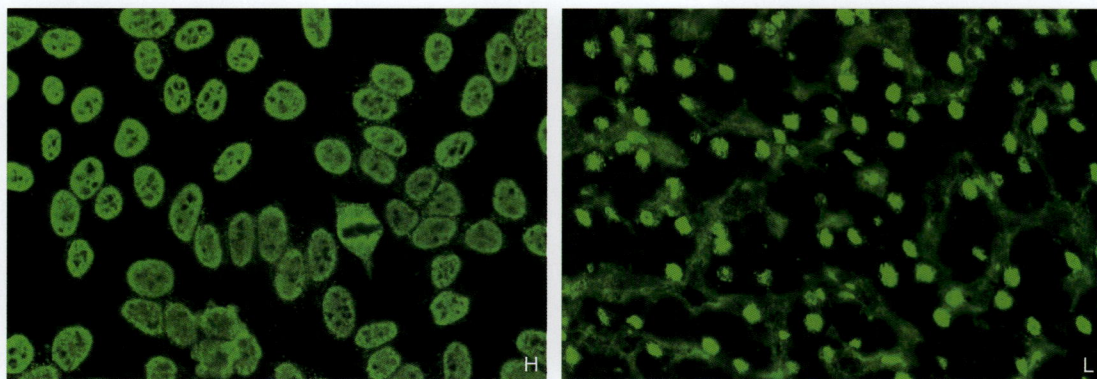

图 6-0-259

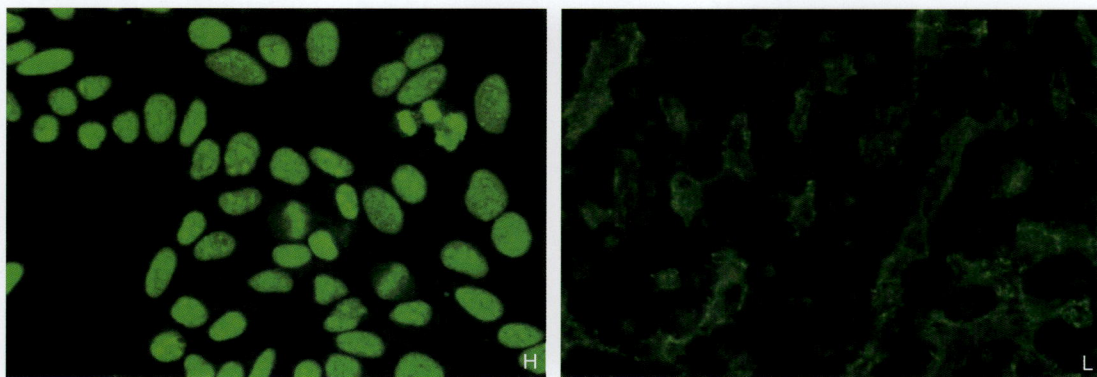

图 6-0-260

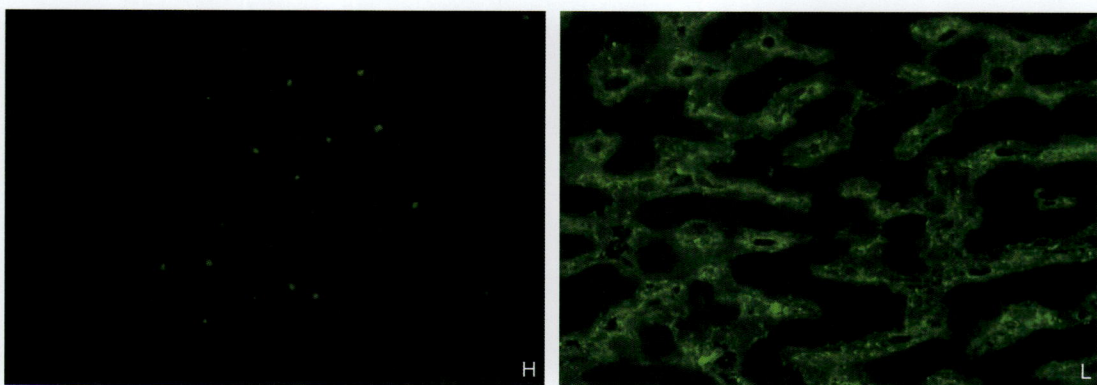

图 6-0-261

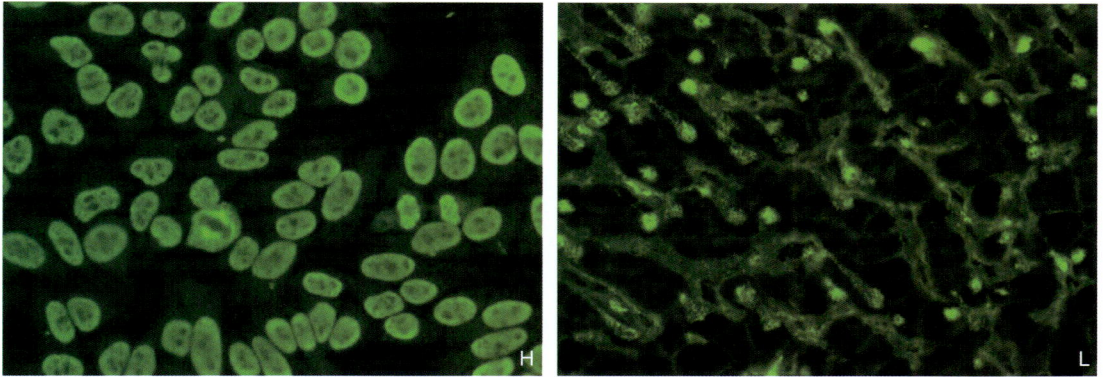

图 6-0-262

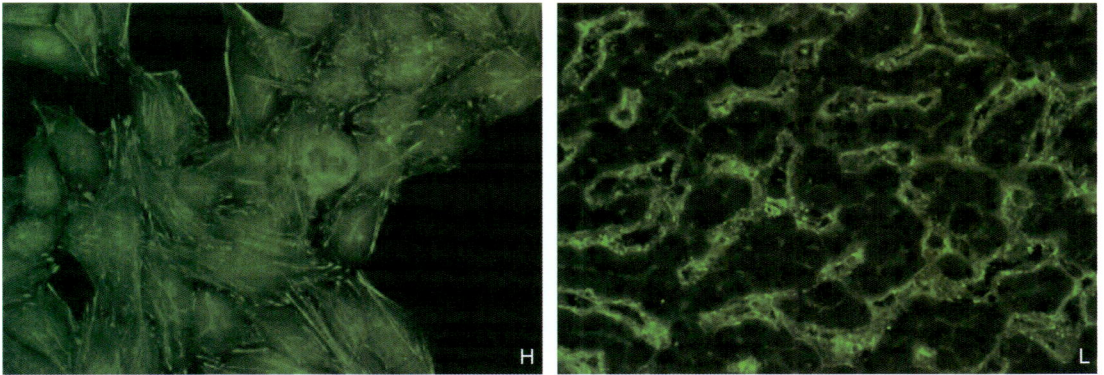

图 6-0-263

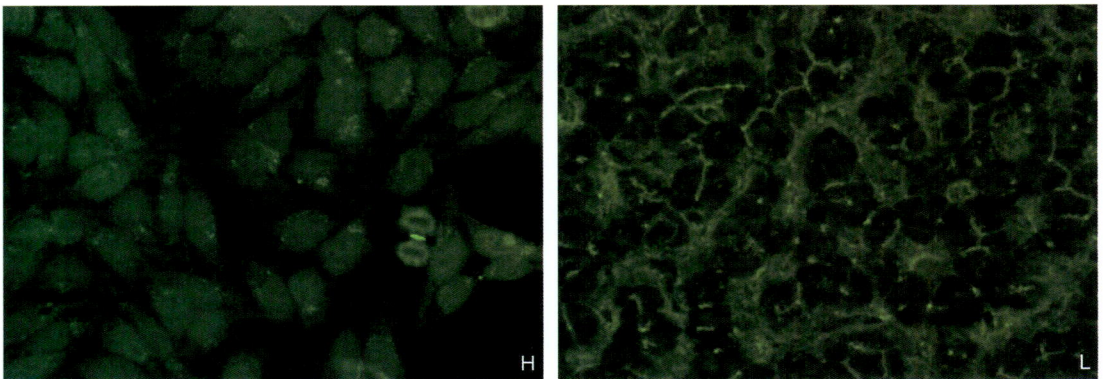

图 6-0-264

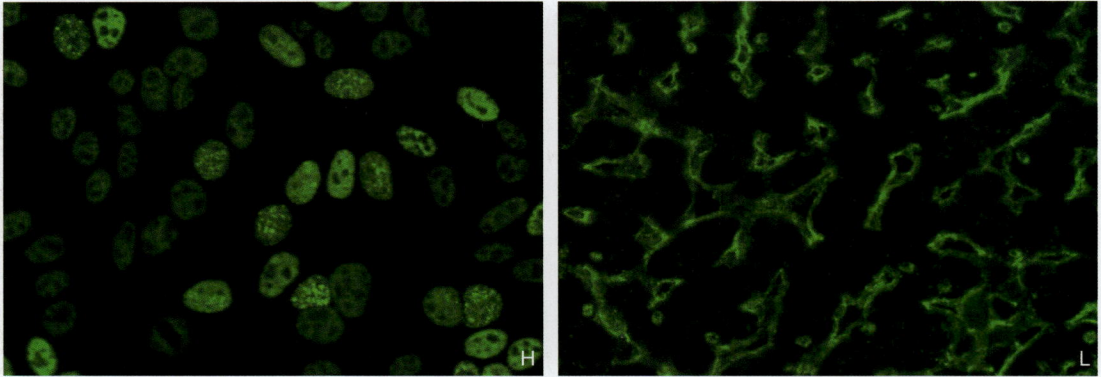

图 6-0-265

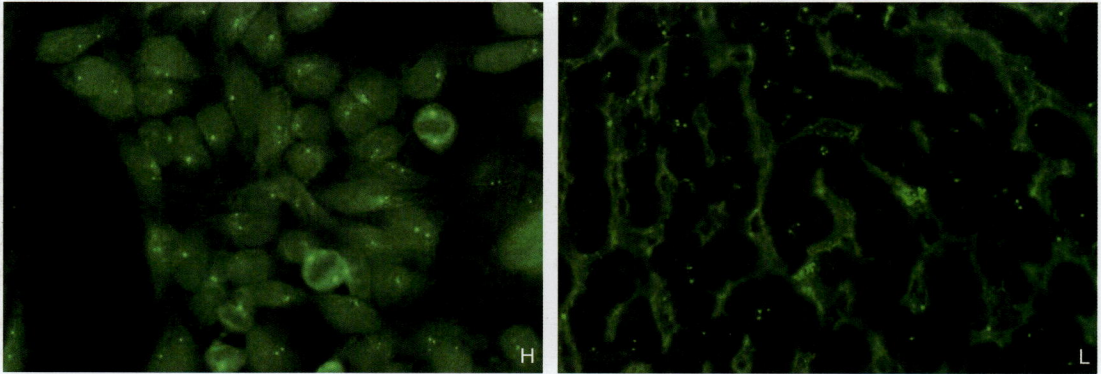

图 6-0-266

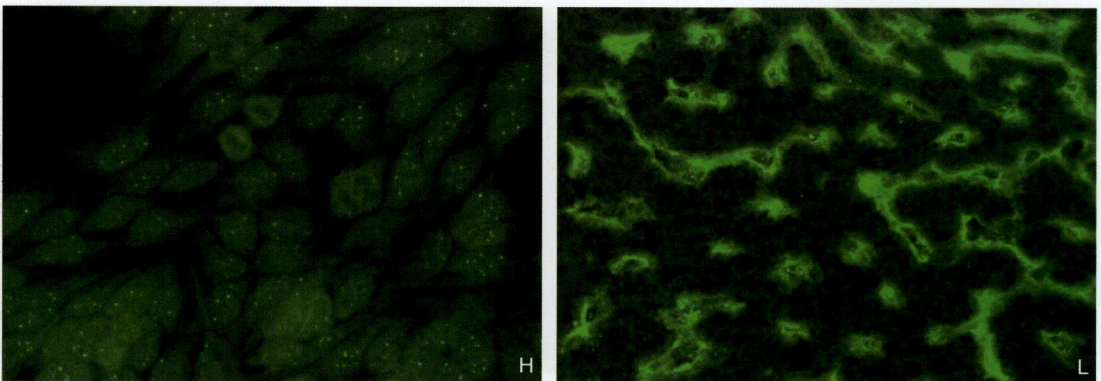

图 6-0-267

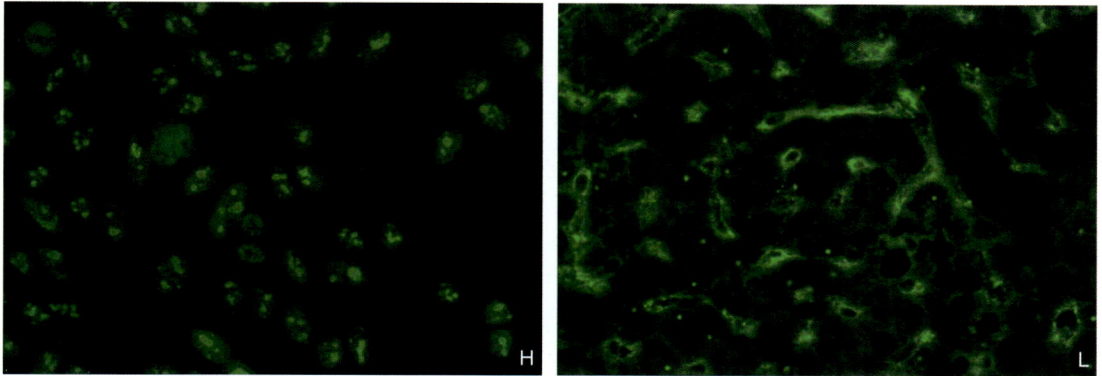

图 6-0-268

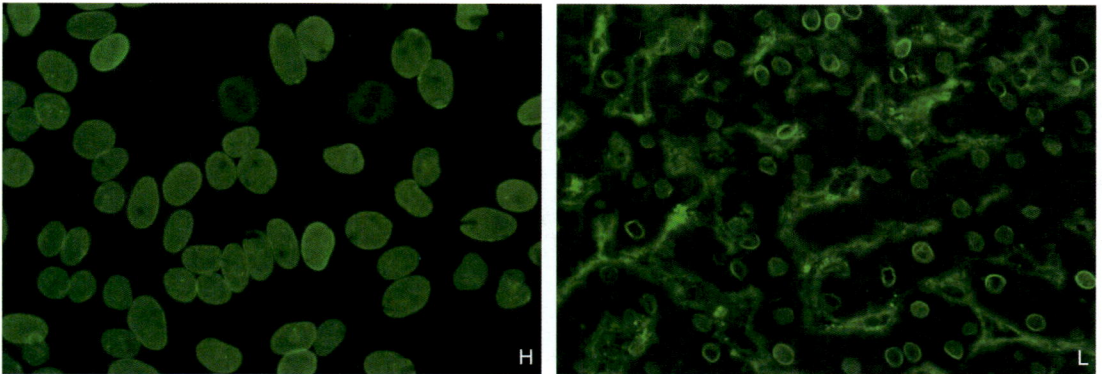

图 6-0-269

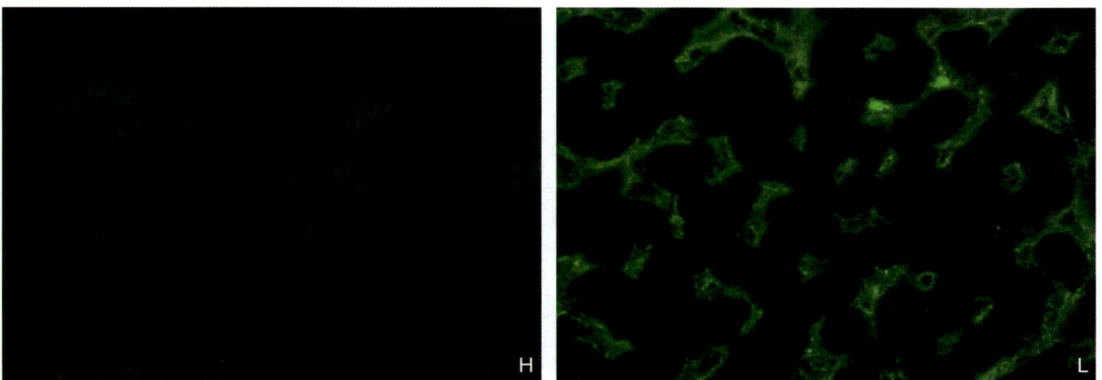

图 6-0-270

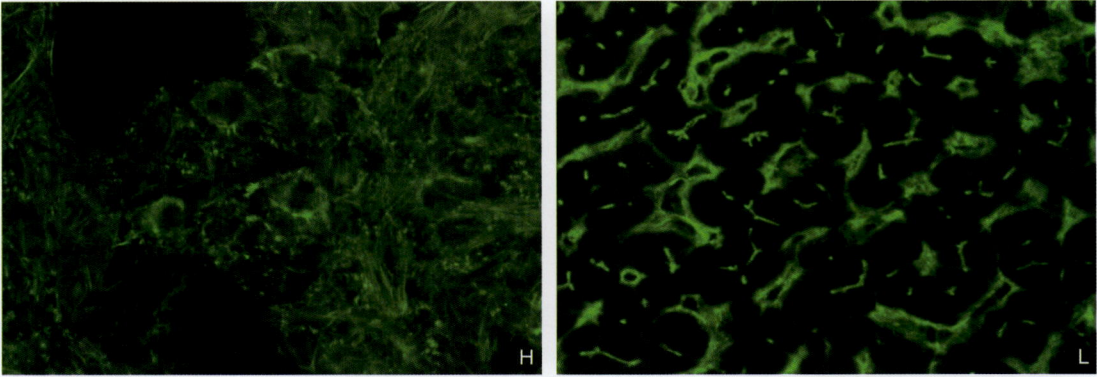

图 6-0-271

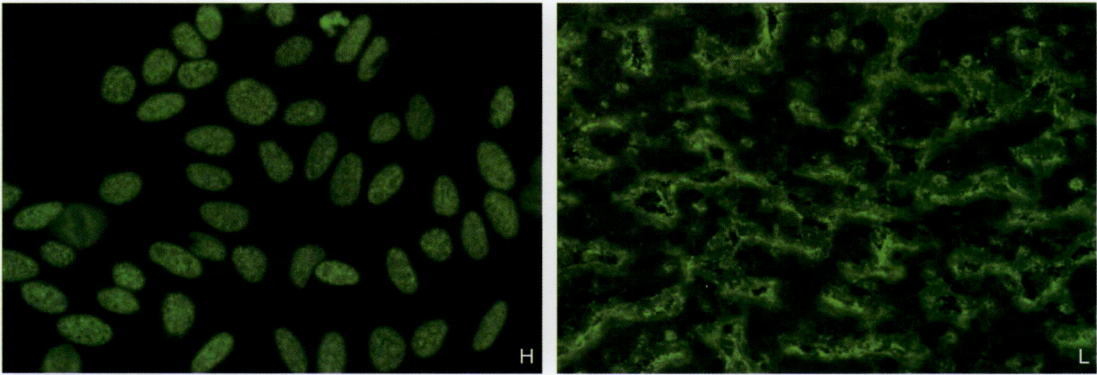

图 6-0-272

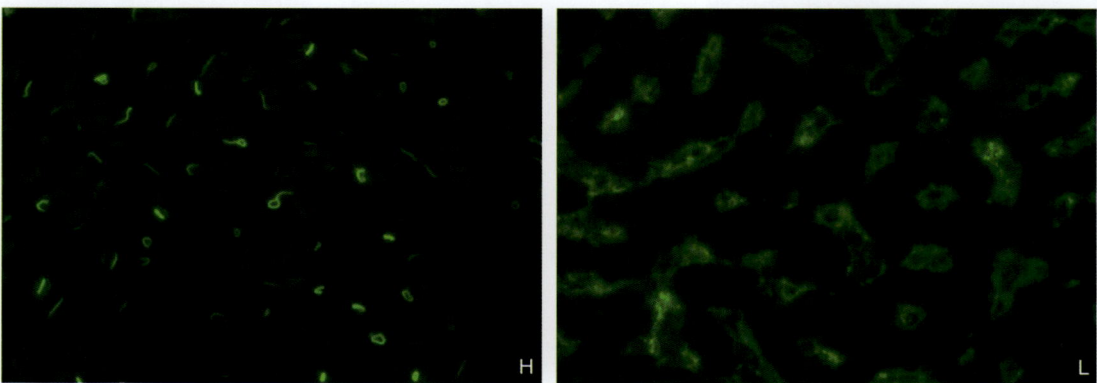

图 6-0-273

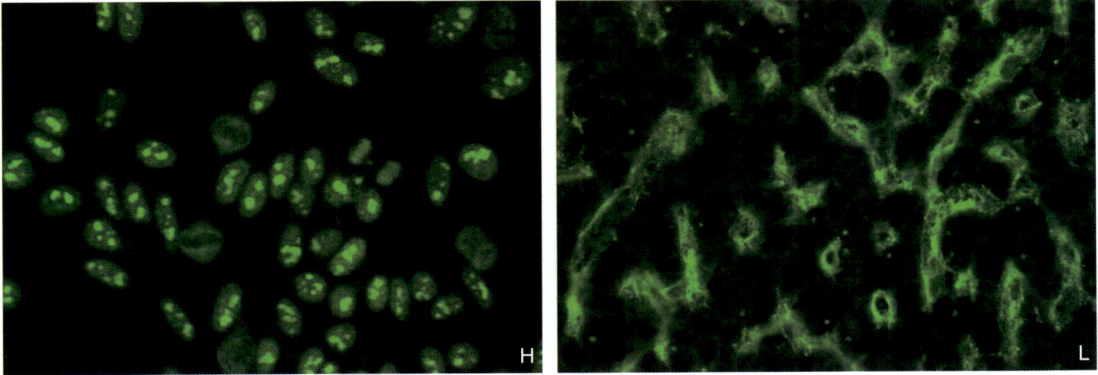

图 6-0-274

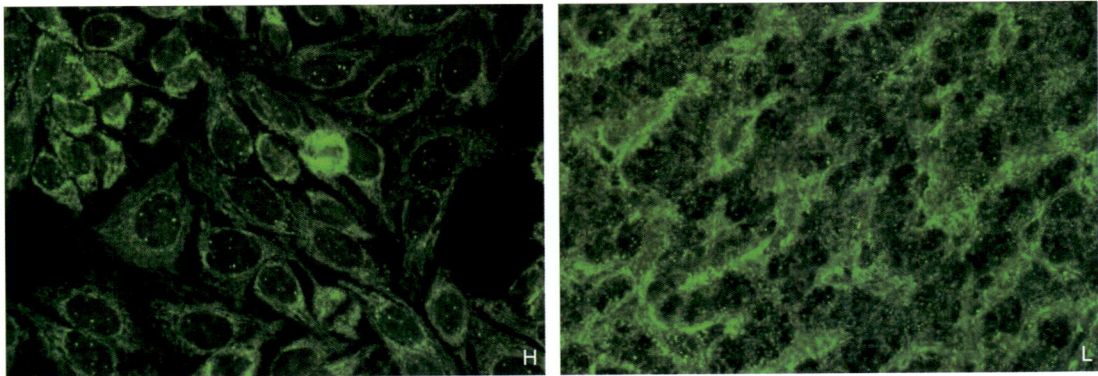

图 6-0-275

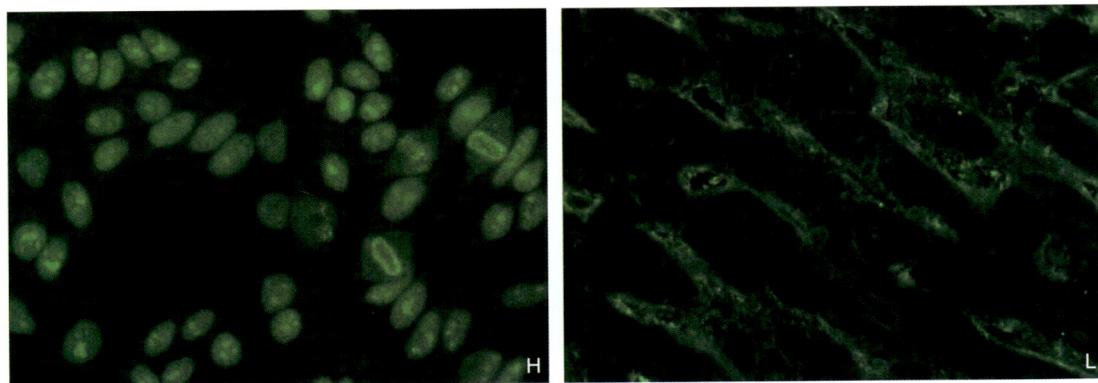

图 6-0-276

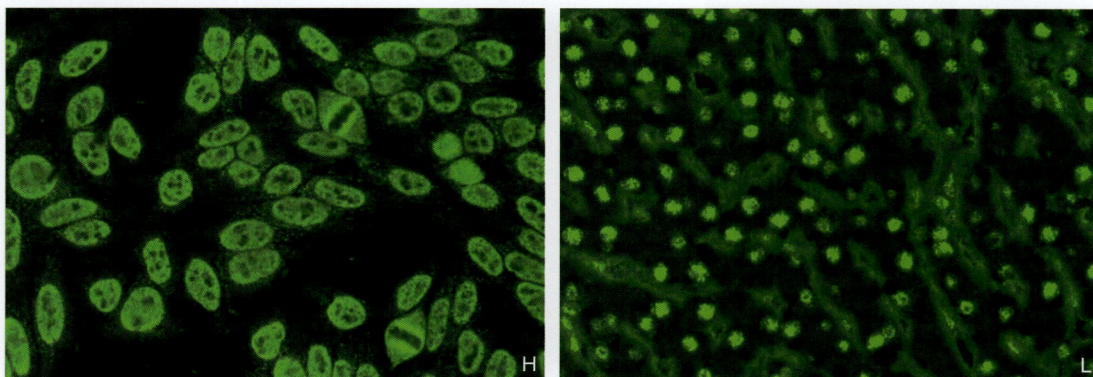

图 6-0-277

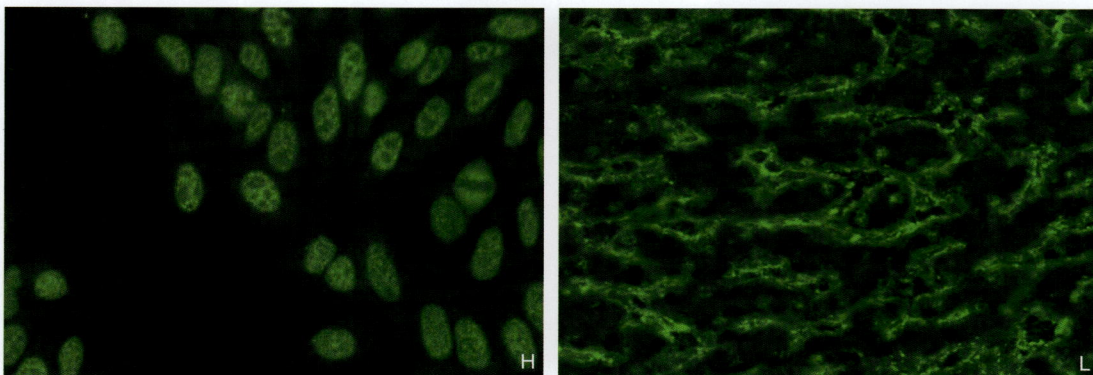

图 6-0-278

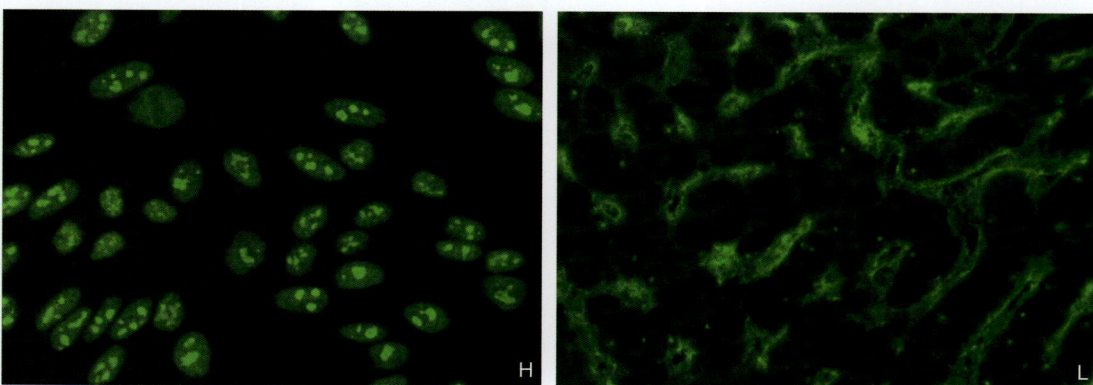

图 6-0-279

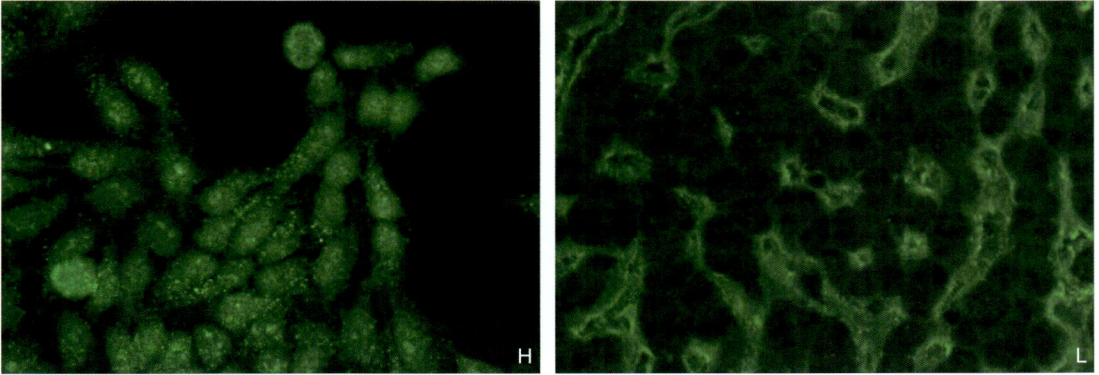

图 6-0-280

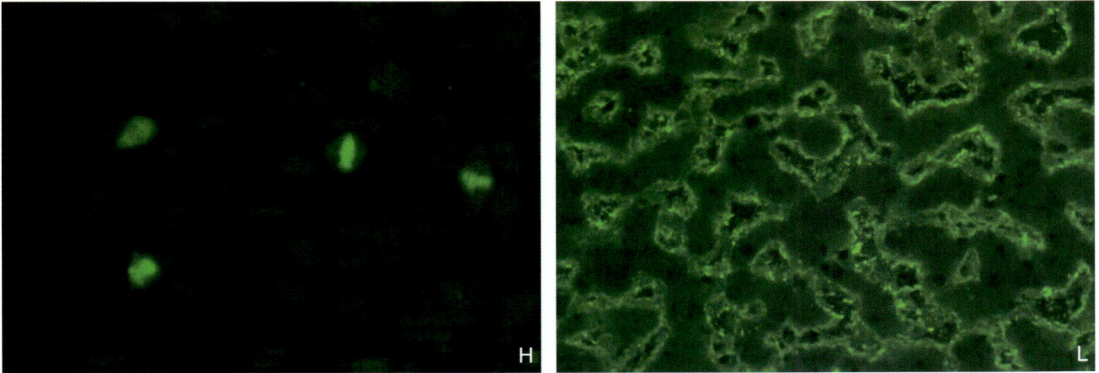

图 6-0-281

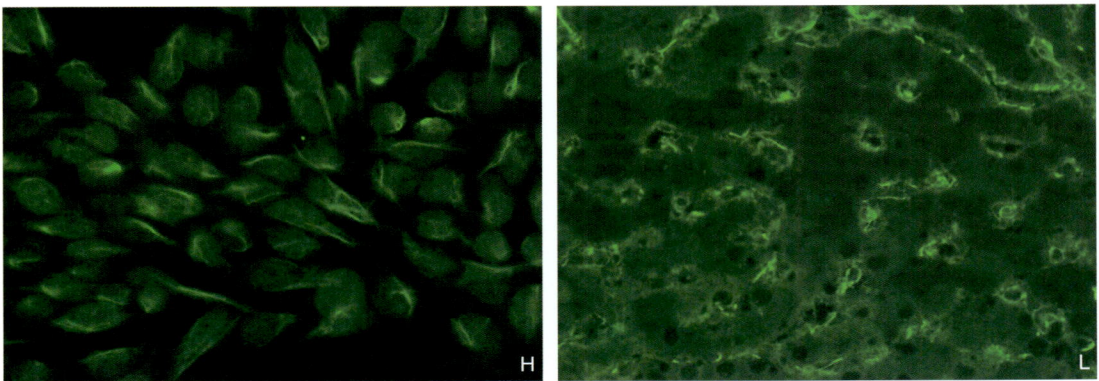

图 6-0-282

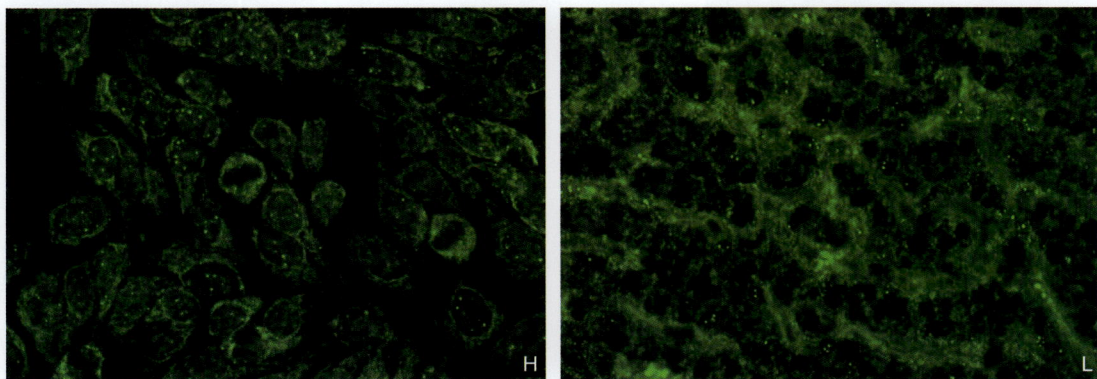

图 6-0-283

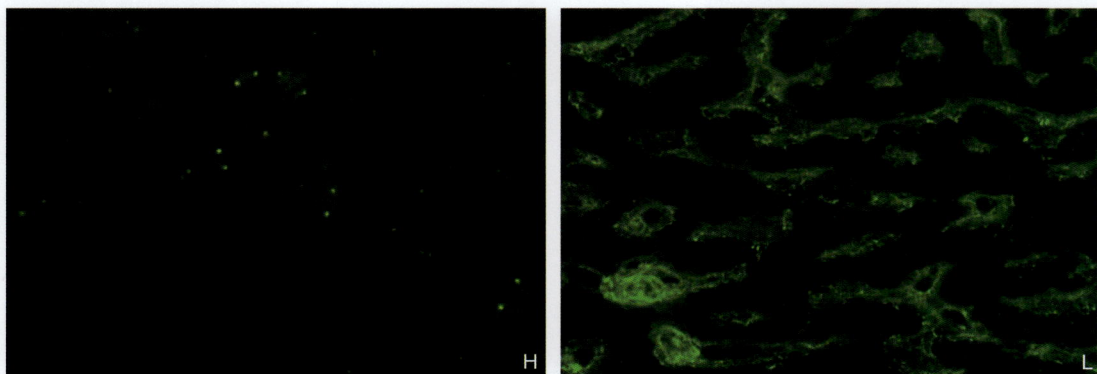

图 6-0-284

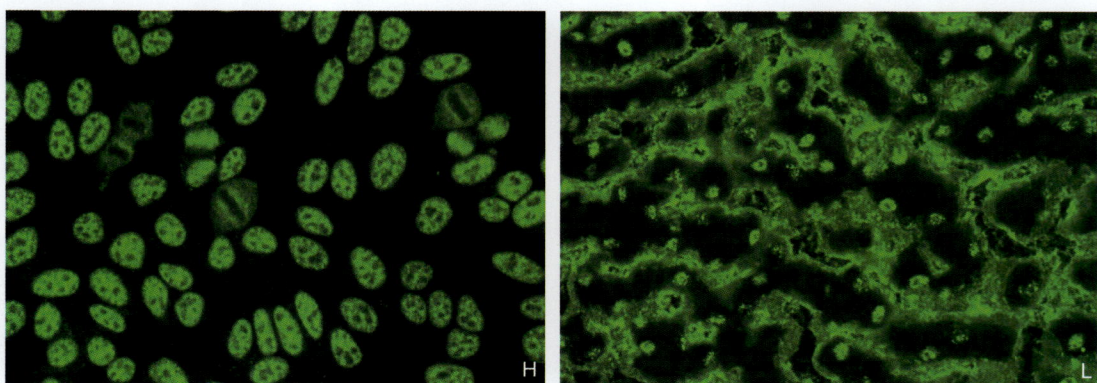

图 6-0-285

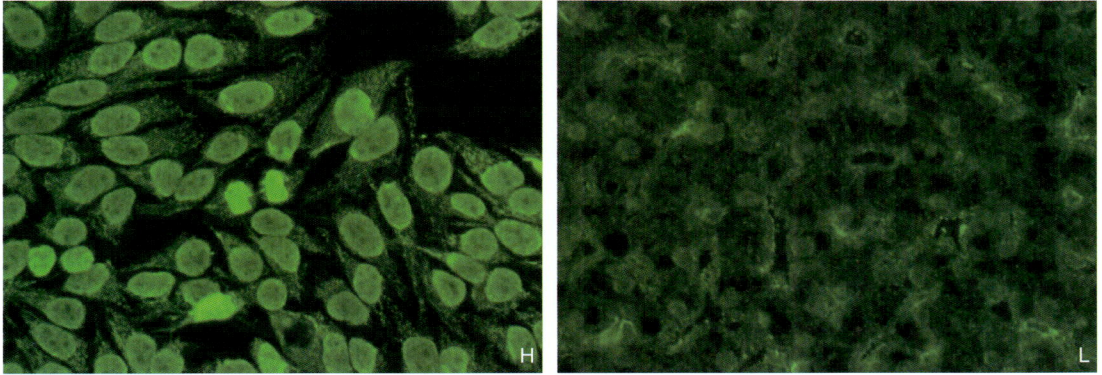

图 6-0-286

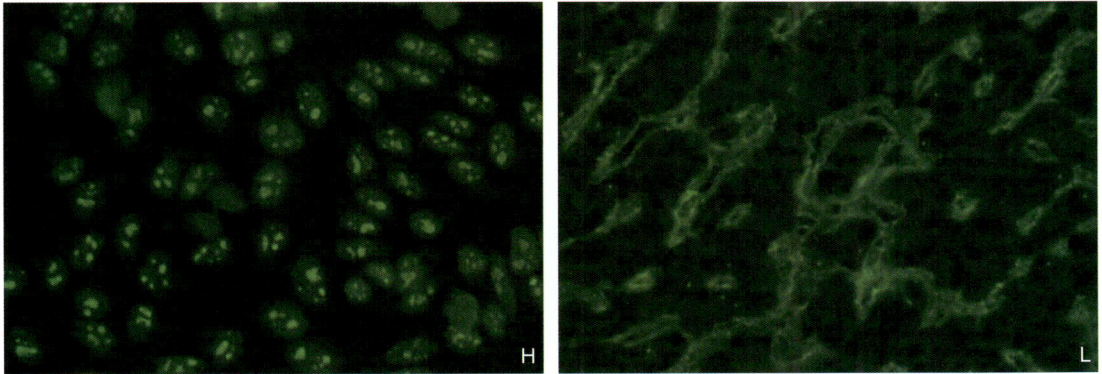

图 6-0-287

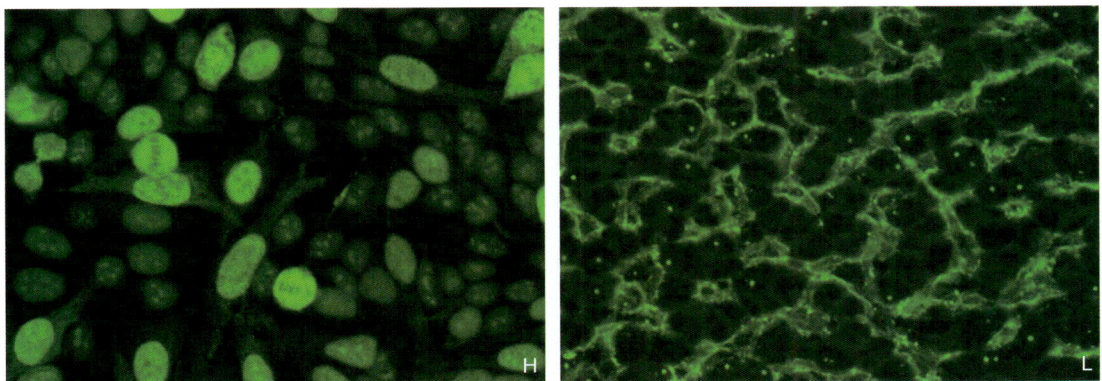

图 6-0-288

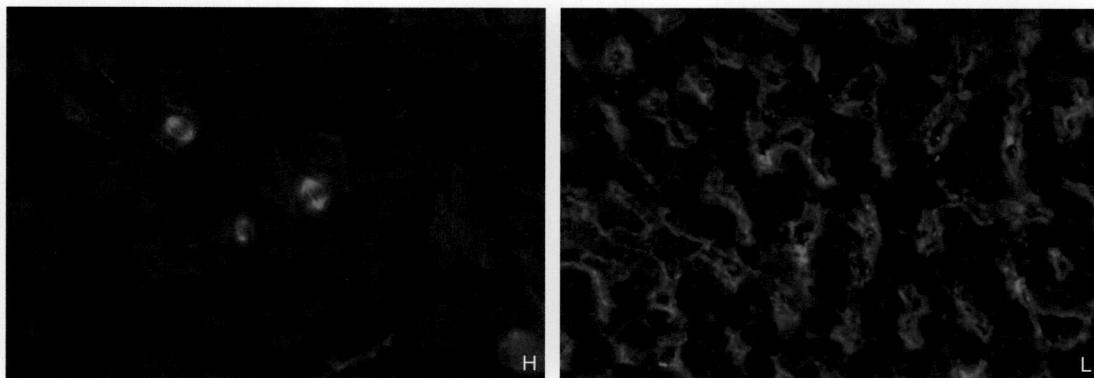

图 6-0-289

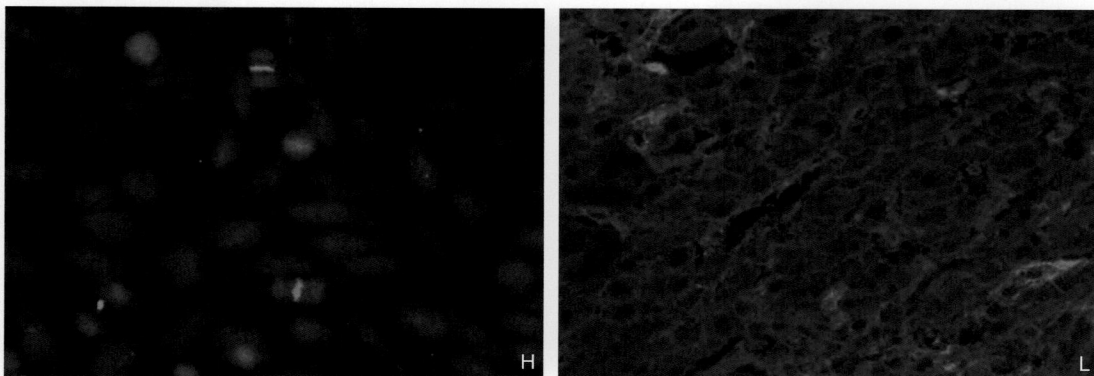

图 6-0-290

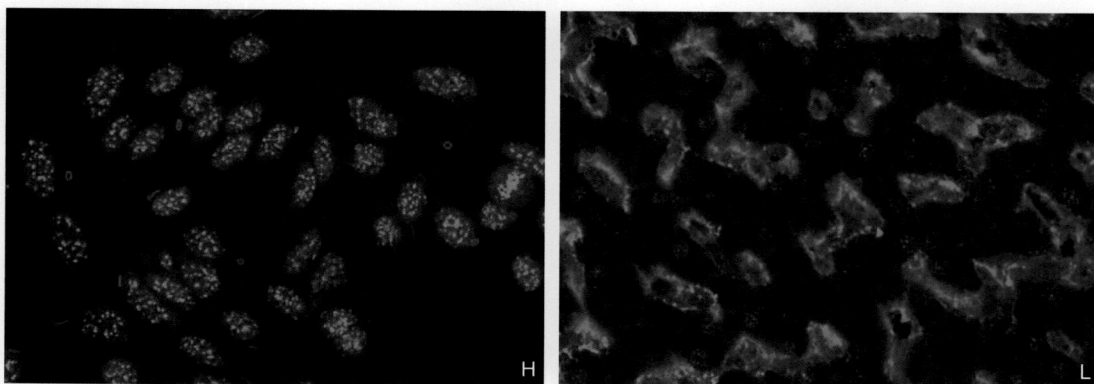

图 6-0-291

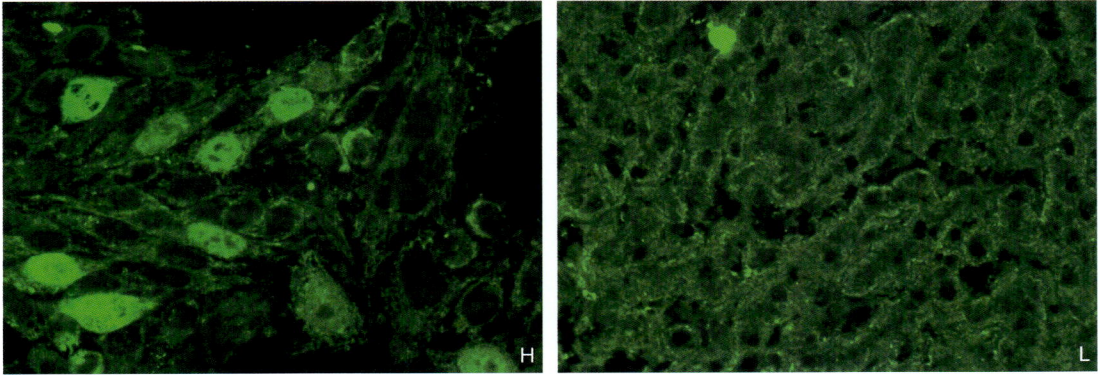

图 6-0-292

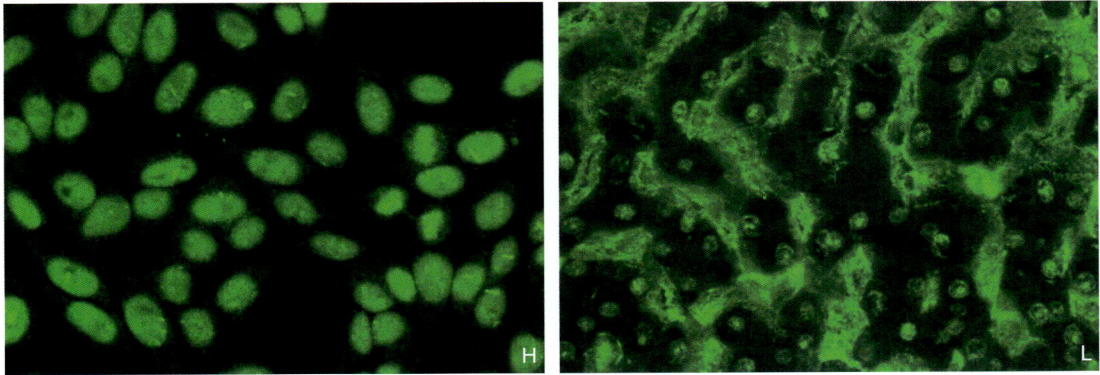

图 6-0-293

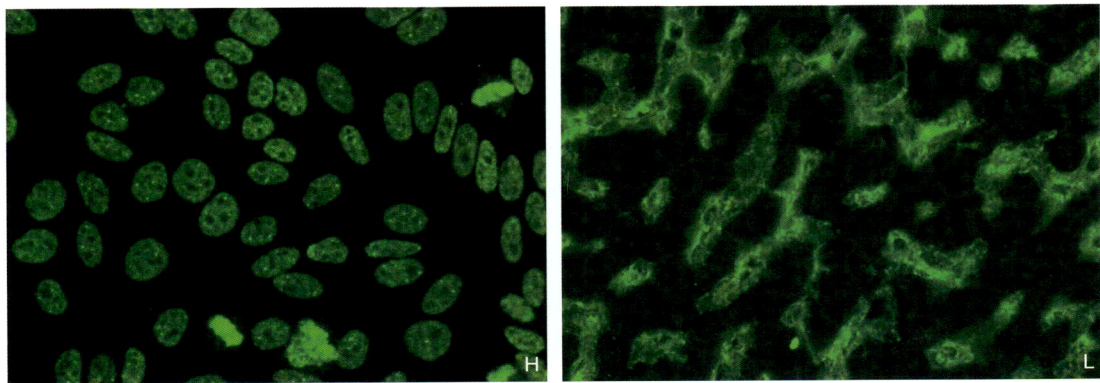

图 6-0-294

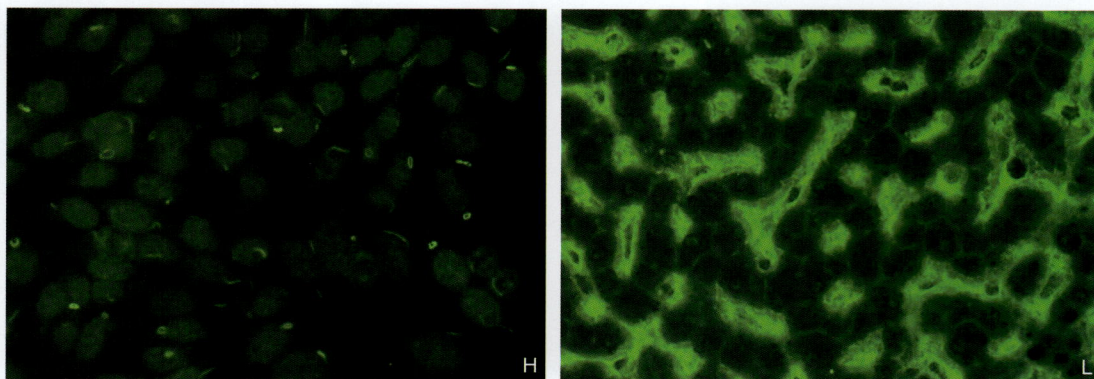

图 6-0-295

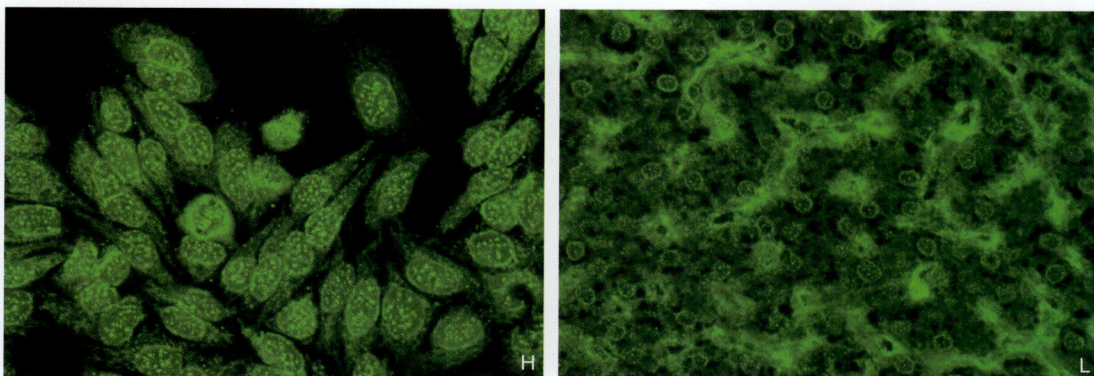

图 6-0-296

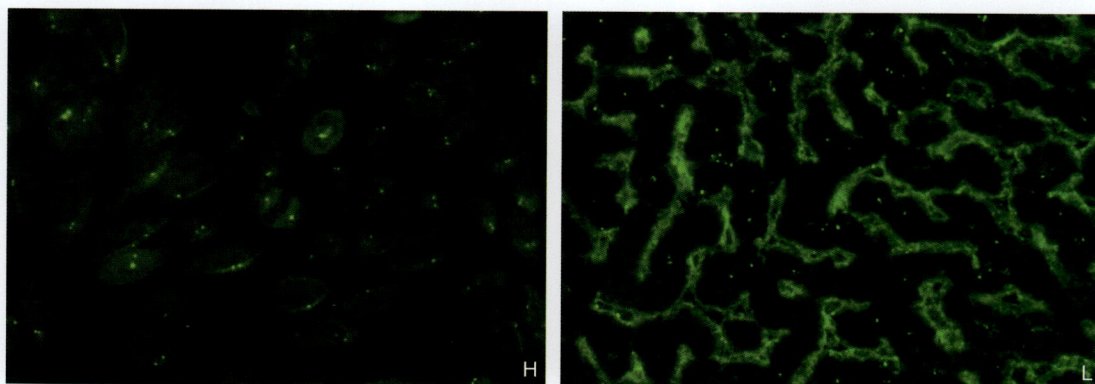

图 6-0-297

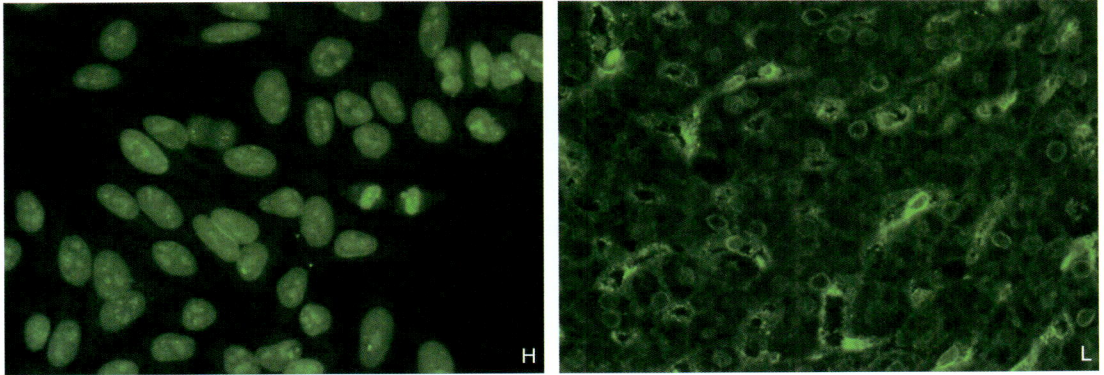

图 6-0-298

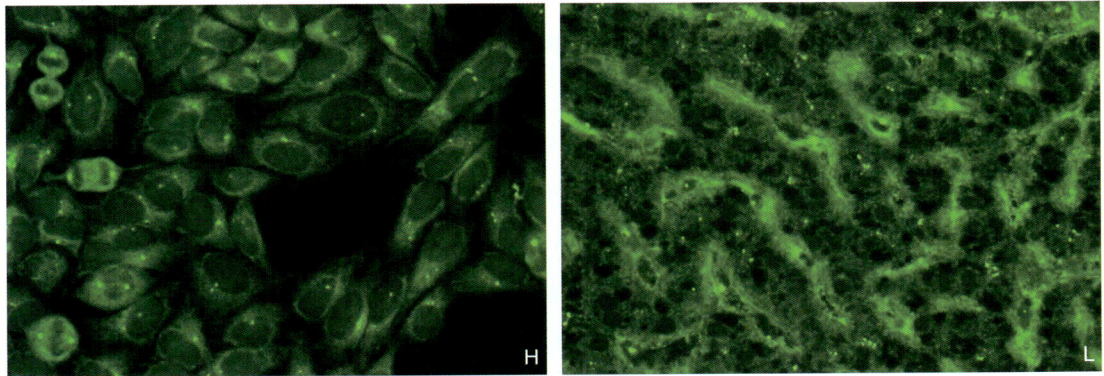

图 6-0-299

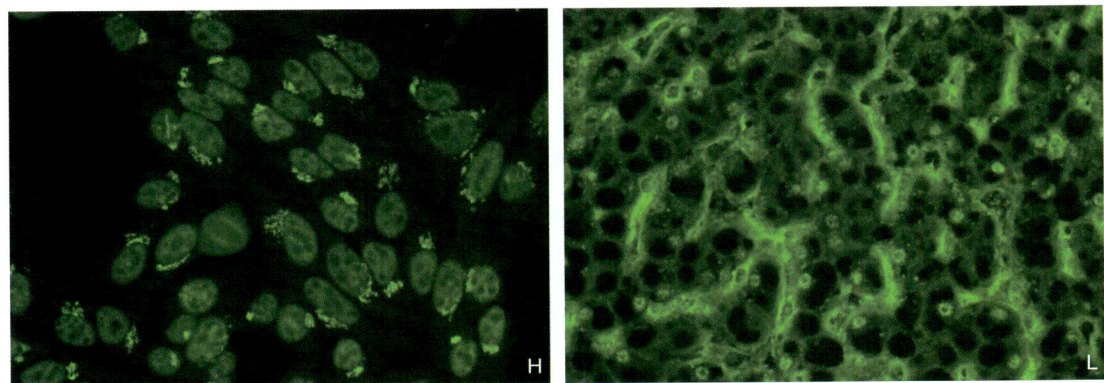

图 6-0-300

# 抗核抗体荧光模型自测练习图片答案

| 图号 | 答案 |
| --- | --- |
| 图 6-0-1 | 细胞间桥型、核细颗粒型 |
| 图 6-0-2 | 点状核膜型、线粒体样型 |
| 图 6-0-3 | PCNA 型 |
| 图 6-0-4 | 核细颗粒型 |
| 图 6-0-5 | 点状核膜型、线粒体样型 |
| 图 6-0-6 | 高尔基体样型 |
| 图 6-0-7 | 核少点型 |
| 图 6-0-8 | 着丝点 F 样型、核仁型 |
| 图 6-0-9 | NuMA 型 |
| 图 6-0-10 | 线粒体样型、核均质型 |
| 图 6-0-11 | 肌动蛋白型、着丝点型 |
| 图 6-0-12 | 核少点型、NuMA 型 |
| 图 6-0-13 | 核仁颗粒型、核细颗粒型 |
| 图 6-0-14 | 着丝点型、高尔基体样型、胞质致密颗粒型 |
| 图 6-0-15 | 核仁颗粒型、核细颗粒型 |
| 图 6-0-16 | 胞质散点型 |
| 图 6-0-17 | 核仁均质型 |
| 图 6-0-18 | 肌动蛋白型 |
| 图 6-0-19 | 波形蛋白型 |
| 图 6-0-20 | 核均质型、核仁均质型、细胞间桥型 |
| 图 6-0-21 | 核少点型、核致密颗粒型 |
| 图 6-0-22 | 波形蛋白型 |
| 图 6-0-23 | 核均质型、核多点型 |
| 图 6-0-24 | 核仁斑片型 |
| 图 6-0-25 | 肌动蛋白型 |
| 图 6-0-26 | 核少点型、核颗粒型 |

| 图号 | 答案 |
| --- | --- |
| 图 6-0-27 | 着丝点 F 样型、核仁型 |
| 图 6-0-28 | 胞质致密颗粒型 |
| 图 6-0-29 | 核多点型 |
| 图 6-0-30 | 核仁均质型 |
| 图 6-0-31 | 胞质散点型、核仁型、核颗粒型 |
| 图 6-0-32 | 胞质棒环型 |
| 图 6-0-33 | 小泛素相关修饰蛋白样核点型、核细颗粒型、核仁均质型 |
| 图 6-0-34 | 核仁颗粒型、核颗粒型 |
| 图 6-0-35 | 核粗颗粒型 |
| 图 6-0-36 | Topo I 型 |
| 图 6-0-37 | Topo I 型 |
| 图 6-0-38 | 胞质棒环型 |
| 图 6-0-39 | 波形蛋白型 |
| 图 6-0-40 | 胞质散点型 |
| 图 6-0-41 | 高尔基体样型、胞质细颗粒型 |
| 图 6-0-42 | 着丝点型、胞质致密颗粒型 |
| 图 6-0-43 | 核多点型、点状核膜型 |
| 图 6-0-44 | 胞质节段型、核颗粒型 |
| 图 6-0-45 | 核仁颗粒型、核细颗粒型 |
| 图 6-0-46 | 核少点型 |
| 图 6-0-47 | 胞质致密颗粒型 |
| 图 6-0-48 | 胞质节段型、细胞间桥型 |
| 图 6-0-49 | 纺锤体纤维型、核细颗粒型 |
| 图 6-0-50 | 点状核膜型 |
| 图 6-0-51 | 核多点型 |
| 图 6-0-52 | 胞质致密颗粒型、点状核膜型 |
| 图 6-0-53 | 着丝点型 |
| 图 6-0-54 | 核多点型、核膜型、核均质型 |
| 图 6-0-55 | 着丝点型 |

| 图号 | 答案 |
| --- | --- |
| 图 6-0-56 | 原肌球蛋白型 |
| 图 6-0-57 | 核仁均质型、核均质型 |
| 图 6-0-58 | 胞质棒环型 |
| 图 6-0-59 | 胞质散点型、核颗粒型 |
| 图 6-0-60 | 着丝点型、核均质型 |
| 图 6-0-61 | 小泛素相关修饰蛋白样核点型、核细颗粒型 |
| 图 6-0-62 | 波形蛋白型 |
| 图 6-0-63 | 阴性 |
| 图 6-0-64 | 胞质细颗粒型 |
| 图 6-0-65 | 小泛素相关修饰蛋白样核点型、着丝点型 |
| 图 6-0-66 | 核仁斑片型 |
| 图 6-0-67 | 胞质棒环型、着丝点型 |
| 图 6-0-68 | 胞质棒环型 |
| 图 6-0-69 | 小泛素相关修饰蛋白样核点型、核细颗粒型 |
| 图 6-0-70 | 波形蛋白型 |
| 图 6-0-71 | 波形蛋白型 |
| 图 6-0-72 | 核细颗粒型 |
| 图 6-0-73 | 核仁均质型、胞质致密颗粒型 |
| 图 6-0-74 | 波形蛋白型 |
| 图 6-0-75 | Topo I 型 |
| 图 6-0-76 | 核均质型 |
| 图 6-0-77 | Topo I 型 |
| 图 6-0-78 | 核致密颗粒型 |
| 图 6-0-79 | 染色体型 |
| 图 6-0-80 | PCNA 型 |
| 图 6-0-81 | 原肌球蛋白型 |
| 图 6-0-82 | 胞质棒环型、核细颗粒型、线粒体样型 |
| 图 6-0-83 | 着丝点型 |

| 图号 | 答案 |
| --- | --- |
| 图 6-0-84 | 原肌球蛋白型 |
| 图 6-0-85 | 肌动蛋白型、核细颗粒型 |
| 图 6-0-86 | NuMA 型 |
| 图 6-0-87 | 点状核膜型、核多点型、线粒体样型 |
| 图 6-0-88 | 染色体型 |
| 图 6-0-89 | 核粗颗粒型、胞质致密颗粒型 |
| 图 6-0-90 | NuMA 型 |
| 图 6-0-91 | 胞质致密颗粒型、着丝点型 |
| 图 6-0-92 | 原肌球蛋白型 |
| 图 6-0-93 | 线粒体样型 |
| 图 6-0-94 | 细胞间桥型 |
| 图 6-0-95 | 核细颗粒型、线粒体样型 |
| 图 6-0-96 | 核仁斑片型 |
| 图 6-0-97 | 点状核膜型、着丝点型、线粒体样型 |
| 图 6-0-98 | 染色体型 |
| 图 6-0-99 | 核多点型、核仁均质型、核颗粒型 |
| 图 6-0-100 | 胞质致密颗粒型、核粗颗粒型 |
| 图 6-0-101 | 波形蛋白型 |
| 图 6-0-102 | 核均质型 |
| 图 6-0-103 | 光滑核膜型 |
| 图 6-0-104 | 细胞间桥型、核细颗粒型 |
| 图 6-0-105 | 着丝点 F 样型 |
| 图 6-0-106 | 着丝点 F 样型 |
| 图 6-0-107 | 核细颗粒型 |
| 图 6-0-108 | 核仁斑片型 |
| 图 6-0-109 | 高尔基体样型 |
| 图 6-0-110 | 点状核膜型、核多点型 |
| 图 6-0-111 | 核多点型 |

| 图号 | 答案 |
| --- | --- |
| 图 6-0-112 | Topo I 型、高尔基体样型 |
| 图 6-0-113 | 核细颗粒型 |
| 图 6-0-114 | 线粒体样型 |
| 图 6-0-115 | 胞质散点型、核少点型、核膜型 |
| 图 6-0-116 | 着丝点型、核均质型 |
| 图 6-0-117 | 核多点型、肌动蛋白型 |
| 图 6-0-118 | 核少点型、点状核膜型 |
| 图 6-0-119 | 光滑核膜型 |
| 图 6-0-120 | 胞质棒环型 |
| 图 6-0-121 | 核少点型 |
| 图 6-0-122 | 染色体型 |
| 图 6-0-123 | 细胞间桥型、核均质型 |
| 图 6-0-124 | 胞质致密颗粒型、核均质型 |
| 图 6-0-125 | PCNA 型 |
| 图 6-0-126 | PCNA 型 |
| 图 6-0-127 | NuMA 型 |
| 图 6-0-128 | NuMA 型 |
| 图 6-0-129 | Topo I 型 |
| 图 6-0-130 | 染色体型 |
| 图 6-0-131 | 核颗粒型 |
| 图 6-0-132 | 线粒体样型、核均质型 |
| 图 6-0-133 | 小泛素相关修饰蛋白样核点型、核细颗粒性 |
| 图 6-0-134 | 核仁均质型、核细颗粒型、胞质棒环型 |
| 图 6-0-135 | 纺锤体纤维型 |
| 图 6-0-136 | 核仁斑片型 |
| 图 6-0-137 | 胞质棒环型 |
| 图 6-0-138 | 核均质型、肌动蛋白型 |
| 图 6-0-139 | Topo I 型 |

| 图号 | 答案 |
| --- | --- |
| 图 6-0-140 | 线粒体样型、核仁斑片型、核细颗粒型 |
| 图 6-0-141 | 核均质型、高尔基体样型、胞质棒环型 |
| 图 6-0-142 | 核均质型、胞质致密颗粒型 |
| 图 6-0-143 | 核粗颗粒型、胞质致密颗粒型 |
| 图 6-0-144 | 光滑核膜型 |
| 图 6-0-145 | 核仁斑片型 |
| 图 6-0-146 | 原肌球蛋白型 |
| 图 6-0-147 | 核仁均质型 |
| 图 6-0-148 | 点状核膜型、中心体型 |
| 图 6-0-149 | 胞质细颗粒型、核均质型 |
| 图 6-0-150 | 核致密颗粒型 |
| 图 6-0-151 | 中心体型 |
| 图 6-0-152 | 小泛素相关修饰蛋白样核点型 |
| 图 6-0-153 | 纺锤体纤维型、核均质型 |
| 图 6-0-154 | 胞质散点型、核均质型 |
| 图 6-0-155 | 光滑核膜型、核均质型 |
| 图 6-0-156 | 点状核膜型 |
| 图 6-0-157 | 中心体型、点状核膜型 |
| 图 6-0-158 | 胞质致密颗粒型、核仁均质型 |
| 图 6-0-159 | 着丝点型、肌动蛋白型 |
| 图 6-0-160 | 核多点型 |
| 图 6-0-161 | 纺锤体纤维型 |
| 图 6-0-162 | PCNA 型 |
| 图 6-0-163 | 原肌球蛋白型 |
| 图 6-0-164 | 胞质散点型、核细颗粒型 |
| 图 6-0-165 | Topo I 型 |
| 图 6-0-166 | 阴性 |
| 图 6-0-167 | 胞质散点型、核颗粒型 |

| 图号 | 答案 |
| --- | --- |
| 图 6-0-168 | 纺锤体纤维型、胞质致密颗粒型 |
| 图 6-0-169 | 核均质型、高尔基体样型 |
| 图 6-0-170 | PCNA 型 |
| 图 6-0-171 | 高尔基体样型、核细颗粒型 |
| 图 6-0-172 | 阴性 |
| 图 6-0-173 | 阴性 |
| 图 6-0-174 | 中心体型、胞质致密颗粒型 |
| 图 6-0-175 | 小泛素相关修饰蛋白样核点型、核细颗粒型、线粒体样型 |
| 图 6-0-176 | PCNA 型 |
| 图 6-0-177 | 核均质型、核仁均质型 |
| 图 6-0-178 | 核多点型、核颗粒型、胞质致密颗粒型 |
| 图 6-0-179 | 胞质棒环型 |
| 图 6-0-180 | Topo I 型 |
| 图 6-0-181 | 染色体型 |
| 图 6-0-182 | 线粒体样型、点状核膜型 |
| 图 6-0-183 | 核仁颗粒型、核细颗粒型 |
| 图 6-0-184 | 波形蛋白型 |
| 图 6-0-185 | 核仁斑片型 |
| 图 6-0-186 | 着丝点型、核细颗粒型、高尔基体样型 |
| 图 6-0-187 | 核均质型、核多点型、线粒体样型 |
| 图 6-0-188 | 阴性 |
| 图 6-0-189 | 纺锤体纤维型 |
| 图 6-0-190 | 光滑核膜型 |
| 图 6-0-191 | 胞质致密颗粒型 |
| 图 6-0-192 | 纺锤体纤维型、胞质纤维型 |
| 图 6-0-193 | 胞质节段型、核细颗粒型 |
| 图 6-0-194 | 着丝点型、线粒体样型 |
| 图 6-0-195 | 胞质细颗粒型、高尔基体样型 |

| 图号 | 答案 |
| --- | --- |
| 图 6-0-196 | 阴性 |
| 图 6-0-197 | 细胞间桥型、核细颗粒型 |
| 图 6-0-198 | 核少点型、核细颗粒型 |
| 图 6-0-199 | 光滑核膜型 |
| 图 6-0-200 | 胞质散点型、点状核膜型 |
| 图 6-0-201 | 着丝点型 |
| 图 6-0-202 | 核多点型、核仁均质型 |
| 图 6-0-203 | 核少点型、原肌球蛋白型 |
| 图 6-0-204 | 核致密颗粒型、核少点型 |
| 图 6-0-205 | 核仁颗粒型、核细颗粒型 |
| 图 6-0-206 | 胞质细颗粒型 |
| 图 6-0-207 | 线粒体样型、着丝点型、点状核膜型 |
| 图 6-0-208 | 核仁斑片型 |
| 图 6-0-209 | 核粗颗粒型 |
| 图 6-0-210 | 小泛素相关修饰蛋白样核点型、核均质型 |
| 图 6-0-211 | 纺锤体纤维型、胞质致密颗粒型 |
| 图 6-0-212 | 阴性 |
| 图 6-0-213 | 肌动蛋白型 |
| 图 6-0-214 | 胞质细颗粒型 |
| 图 6-0-215 | 小泛素相关修饰蛋白样核点型 |
| 图 6-0-216 | 原肌球蛋白型 |
| 图 6-0-217 | 核仁均质型 |
| 图 6-0-218 | 核仁颗粒型、核细颗粒型 |
| 图 6-0-219 | 着丝点 F 样型 |
| 图 6-0-220 | 光滑核膜型 |
| 图 6-0-221 | 细胞间桥型、核细颗粒型 |
| 图 6-0-222 | 核均质型、波形蛋白型 |
| 图 6-0-223 | 细胞间桥型 |

| 图号 | 答案 |
|------|------|
| 图 6-0-224 | 细胞间桥型 |
| 图 6-0-225 | 线粒体样型、核颗粒型 |
| 图 6-0-226 | Topo I 型 |
| 图 6-0-227 | NuMA 型 |
| 图 6-0-228 | 点状核膜型 |
| 图 6-0-229 | 核多点型、点状核膜型 |
| 图 6-0-230 | 核仁均质型、中心体型 |
| 图 6-0-231 | 核细颗粒型、胞质纤维型 |
| 图 6-0-232 | 细胞间桥型 |
| 图 6-0-233 | 核细颗粒型 |
| 图 6-0-234 | 点状核膜型、高尔基体样型 |
| 图 6-0-235 | 阴性 |
| 图 6-0-236 | 核仁斑片型、核颗粒型 |
| 图 6-0-237 | 肌动蛋白型 |
| 图 6-0-238 | 点状核膜型 |
| 图 6-0-239 | NuMA 型 |
| 图 6-0-240 | 原肌球蛋白型 |
| 图 6-0-241 | 核粗颗粒型 |
| 图 6-0-242 | 胞质棒环型 |
| 图 6-0-243 | 核仁均质型、线粒体样型 |
| 图 6-0-244 | 胞质散点型 |
| 图 6-0-245 | 核少点型、点状核膜型 |
| 图 6-0-246 | 线粒体样型、核细颗粒型 |
| 图 6-0-247 | 核均质型、高尔基体样型 |
| 图 6-0-248 | 核均质型、线粒体样型 |
| 图 6-0-249 | 着丝点型 |
| 图 6-0-250 | 核少点型、核细颗粒型 |
| 图 6-0-251 | 染色体型 |

| 图号 | 答案 |
| --- | --- |
| 图 6-0-252 | 核粗颗粒型 |
| 图 6-0-253 | NuMA 型、着丝点型 |
| 图 6-0-254 | 胞质细颗粒型 |
| 图 6-0-255 | 核仁颗粒型、核细颗粒型 |
| 图 6-0-256 | 中心体型、核多点型 |
| 图 6-0-257 | 核致密颗粒型 |
| 图 6-0-258 | 染色体型 |
| 图 6-0-259 | 核粗颗粒型 |
| 图 6-0-260 | Topo I 型 |
| 图 6-0-261 | 小泛素相关修饰蛋白样核点型 |
| 图 6-0-262 | NuMA 型 |
| 图 6-0-263 | 肌动蛋白型、核细颗粒型 |
| 图 6-0-264 | 核细颗粒型、高尔基体样型、细胞间桥型 |
| 图 6-0-265 | PCNA 型 |
| 图 6-0-266 | 中心体型、核细颗粒型 |
| 图 6-0-267 | 胞质致密颗粒型、核多点型、核细颗粒型 |
| 图 6-0-268 | 核仁均质型 |
| 图 6-0-269 | 光滑核膜型 |
| 图 6-0-270 | 阴性 |
| 图 6-0-271 | 肌动蛋白型 |
| 图 6-0-272 | 核颗粒型 |
| 图 6-0-273 | 胞质棒环型 |
| 图 6-0-274 | 核仁均质型 |
| 图 6-0-275 | 核多点型、线粒体样型 |
| 图 6-0-276 | 核仁斑片型、核细颗粒型 |
| 图 6-0-277 | 核粗颗粒型 |
| 图 6-0-278 | 核细颗粒型 |
| 图 6-0-279 | 核仁均质型 |

| 图号 | 答案 |
| --- | --- |
| 图 6-0-280 | 胞质细颗粒型、核仁均质型 |
| 图 6-0-281 | 染色体型 |
| 图 6-0-282 | 原肌球蛋白型 |
| 图 6-0-283 | 线粒体样型、核点型 |
| 图 6-0-284 | 中心体型 |
| 图 6-0-285 | 核粗颗粒型 |
| 图 6-0-286 | 线粒体样型、核均质型 |
| 图 6-0-287 | 核仁均质型 |
| 图 6-0-288 | 着丝点 F 样型、核仁均质型 |
| 图 6-0-289 | 纺锤体纤维型 |
| 图 6-0-290 | 细胞间桥型 |
| 图 6-0-291 | 胞质棒环型、着丝点型 |
| 图 6-0-292 | 着丝点 F 样型、线粒体样型 |
| 图 6-0-293 | Topo I 型 |
| 图 6-0-294 | 核致密颗粒型、核少点型 |
| 图 6-0-295 | 胞质棒环型 |
| 图 6-0-296 | 着丝点型、点状核膜型、线粒体样型 |
| 图 6-0-297 | 中心体型 |
| 图 6-0-298 | Topo I 型、点状核膜型 |
| 图 6-0-299 | 中心体型、胞质致密颗粒型 |
| 图 6-0-300 | 高尔基体样型、核粗颗粒型 |

# 附录 1 抗核抗体荧光模型鉴别要点一览表

| 荧光模型 | 鉴别要点 | | |
|---|---|---|---|
| | HEp-2 细胞分裂间期 | HEp-2 细胞分裂期 | 猴肝组织 |
| 核均质型（nuclear homogeneous） | 细胞核呈均匀规则状荧光染色，核仁染色可为阴性 | 浓缩染色体呈增强的均匀规则状荧光染色，染色体区以外荧光染色阴性 | 肝细胞核阳性，呈均匀或块状荧光染色 |
| 核颗粒型——核细颗粒型（nuclear fine speckled） | 细胞核呈细颗粒样荧光染色，部分核仁区有荧光 | 细胞染色体区荧光染色阴性，染色体区外呈细颗粒样荧光，细胞整体呈"口"形 | 肝细胞核及部分核仁中可见颗粒样荧光 |
| 核颗粒型——核粗颗粒型（nuclear large speckled） | 细胞核呈粗颗粒样荧光染色，核仁区荧光染色阴性 | 细胞染色体区荧光染色阴性，外周区呈现几乎均匀光滑的荧光，呈"口"形 | 肝细胞核呈颗粒样荧光，核仁区荧光染色阴性 |
| 核致密颗粒型（nuclear dense fine speckled） | 细胞核呈现大小不一、强度不同、分布不均的"三不"颗粒样荧光，在某些区域排列密集，在其他区域则较为稀疏。核仁区荧光染色可与细胞核类似或呈阴性 | 细胞分裂中期染色体区呈现增强或不增强的颗粒样荧光，颗粒可较粗。染色体区外荧光染色阴性 | 肝细胞核荧光染色阴性或呈现细颗粒样荧光 |
| Topo I型（DNA topoisomerase I-like） | 细胞核呈细颗粒样荧光，可见不规则的核仁染色。细胞核边缘模糊，可见向胞质扩散的点状或网状荧光 | 细胞染色体区呈较均匀的细颗粒样荧光，染色体上可见增强的点状荧光，染色体区周围可见稀疏较弱的细颗粒样荧光 | 肝细胞核可见颗粒样或均匀荧光 |
| 着丝点型（centromere） | 细胞核呈现数十个（一般40～80个）分布均匀、大小基本一致的点状荧光 | 细胞点状荧光的分布因分裂阶段不同而异，在分裂中期和后期/末期细胞的染色体区呈一条或两条带状排列的浓缩点状荧光 | 肝细胞核中可见到10～20个均匀分布、大小一致的点状荧光 |
| 核点型——核多点型（multiple nuclear dots） | 多数细胞核呈现6～20个分布不均、大小不一的点状荧光 | 细胞染色体区荧光染色阴性，染色体以外区域有时可见点状荧光 | 肝细胞核中可见到1～4个大小不一的点状荧光 |
| 核点型——核少点型（few nuclear dots） | 多数细胞核呈现1～6个分布不均、大小不一的点状荧光，常靠近核仁区 | 细胞染色体区荧光染色阴性，染色体以外区域有时可见点状荧光 | 肝细胞核中可见到0～2个大小不一的点状荧光 |

| 荧光模型 | 鉴别要点 | | |
|---|---|---|---|
| | HEp-2 细胞分裂间期 | HEp-2 细胞分裂期 | 猴肝组织 |
| 核点型——小泛素相关修饰蛋白样核点型（small ubiquitin-related modifier protein-like nuclear dots） | 部分细胞核的核仁区旁呈现 1 个粗大点状荧光染色 | 细胞染色体区荧光染色阴性 | 部分肝细胞核呈现 1 个"针尖样"点状荧光染色 |
| 核仁型——核仁均质型（homogeneous nucleolar） | 核仁区阳性，呈均匀荧光染色 | 染色体区荧光染色阴性，染色体区外围呈细颗粒样荧光 | 肝细胞核核仁呈均匀荧光染色，核质呈弱的细颗粒或网状荧光染色 |
| 核仁型——核仁斑片型（clumpy nucleolar） | 核仁呈块状或片状荧光染色，通常伴 2～6 个卡哈尔体染色 | 染色体区荧光染色阴性，分裂中期染色体区周围呈不规则增强的环状荧光 | 肝细胞核核仁呈均匀荧光染色 |
| 核仁型——核仁颗粒型（punctate nucleolar） | 核仁内可见细颗粒或点状荧光 | 染色体区可见 1～5 对明亮的点状荧光，染色体区以外可见轻微细颗粒样荧光 | 肝细胞核核仁荧光染色阳性 |
| 核膜型——光滑核膜型（smooth nuclear envelope） | 细胞核膜呈现光滑纤细的环状荧光染色，邻近细胞间相接触部位的荧光增强，抗体滴度较高时可使整个细胞核呈光滑均匀荧光染色 | 细胞荧光染色同分裂间期细胞，染色体区荧光染色阴性 | 肝细胞核膜呈现特征性环状荧光染色，表现为"小圆圈样" |
| 核膜型——点状核膜型（punctate nuclear envelope） | 细胞核膜呈不连续的点状环形荧光染色，邻近细胞间相接触部位的荧光增强，抗体滴度较高时可使整个细胞核呈细颗粒样荧光染色 | 细胞荧光染色同分裂间期细胞，染色体区荧光染色阴性 | 肝细胞核膜呈现特征性环状荧光染色，表现为"小圆圈样" |
| 核多形性型——PCNA 型（PCNA-like） | 约半数细胞核呈现明亮的形态多样的颗粒样荧光染色，且颗粒大小和亮度不一，而另一部分细胞核呈现荧光染色阴性或弱于前者的荧光染色，两者亮度可相差 10 倍左右 | 染色体区荧光染色阴性，染色体周围区域呈现细颗粒样荧光染色，荧光强度与较暗的间期细胞一致 | 肝细胞核荧光染色阴性 |
| 核多形性型——着丝点 F 样型（CENP-F-like） | 约半数细胞核呈现明亮的颗粒样荧光染色，而另一部分细胞核呈现荧光染色阴性或弱于前者的荧光染色，两者亮度可相差 10 倍左右 | 染色体区可出现不连续点形成的"串珠样"结构，染色体周围区域呈现明亮的颗粒样荧光染色，其荧光强度与较亮的间期细胞一致 | 肝细胞核荧光染色阴性 |

| 荧光模型 | 鉴别要点 | | |
| --- | --- | --- | --- |
| | HEp-2 细胞分裂间期 | HEp-2 细胞分裂期 | 猴肝组织 |
| 胞质颗粒型——胞质致密颗粒型（cytoplasmic dense fine speckled） | 胞质中可见"云雾状"混沌的细颗粒样荧光染色，颗粒均匀致密，颗粒感不突出，胞质中有时可见空泡 | 细胞呈"口"形，即染色体区荧光染色阴性，染色体区外呈致密的颗粒样荧光染色，荧光亮度明显强于分裂间期 | 肝细胞胞质荧光染色阴性或呈颗粒样荧光染色；某些样本中可见肝细胞胞质荧光呈现"岛状"增强染色 |
| 胞质颗粒型——胞质细颗粒型（cytoplasmic fine speckled） | 细胞质中可见细小的颗粒样荧光染色，可覆盖于细胞核上；某些样本中越靠近细胞边缘，荧光颗粒越稀疏，且颗粒感越明显 | 细胞呈"口"形，即染色体区荧光染色阴性，染色体区外呈致密的细颗粒样荧光染色 | 肝细胞胞质中可见细颗粒样荧光染色 |
| 胞质颗粒型——胞质散点型（cytoplasmic discrete dots） | 大小不一的点状荧光离散分布于胞质中 | 细胞呈"口"形，即染色体区荧光染色阴性，染色体区外呈致密的颗粒样荧光染色 | 肝索间可见散在的颗粒样荧光染色 |
| 线粒体样型（mitochondria-like） | 可见遍及细胞质的粗颗粒样荧光染色，总体呈"破絮状"或"渔网状"表现，细胞核荧光染色阴性 | 细胞呈"口"形，即染色体区荧光染色阴性，染色体区外呈致密的粗颗粒样荧光染色 | 肝细胞胞质中可见弥漫性颗粒样荧光染色，细胞核荧光染色阴性，整个视野呈"细沙样"表现 |
| 胞质纤维型——肌动蛋白型（actin-like） | 细胞质中可见伸展的硬直束状纤维结构的荧光染色，有时贯穿整个细胞 | 细胞呈"口"形，即染色体区域荧光染色阴性，染色体以外的区域可见细颗粒样或纤维状荧光染色 | 肝细胞胞质区域呈现"Y"字形或"鸟爪"样荧光染色 |
| 胞质纤维型——波形蛋白型（vimentin-like） | 呈现从核膜延伸到胞质的"放射状"细密的纤维网状荧光染色，有时充满整个胞质区域 | 细胞呈"口"形，即染色体区域荧光染色阴性，染色体以外区域可见无数圆形的亮点状荧光染色，即浓缩的波形蛋白 | 肝细胞胞质区域有时呈现肝细胞膜的"蜂窝样"网状荧光染色 |
| 胞质纤维型——原肌球蛋白型（tropomyosin-like） | 细胞质中围绕细胞核的区域呈现细长柔软的"羽毛状"纤维荧光染色，通常聚集于细胞核一侧 | 细胞呈"口"形，即染色体区域荧光染色阴性，染色体以外区域可见纤维状荧光染色 | 肝细胞胞质区域有时呈现肝细胞膜的"蜂窝样"网状荧光染色 |
| 胞质纤维型——胞质节段型（cytoplasmic fibrillar segmental） | 多数细胞沿胞质边缘呈现短节状或致密颗粒状荧光染色 | 细胞呈"口"形，即染色体区域荧光染色阴性，染色体以外的区域可见细颗粒样或纤维状荧光染色 | 肝细胞胞质区域有时呈现肝细胞膜的"蜂窝样"网状荧光染色 |

续表

| 荧光模型 | 鉴别要点 | | |
| --- | --- | --- | --- |
| | HEp-2 细胞分裂间期 | HEp-2 细胞分裂期 | 猴肝组织 |
| 高尔基体样型（golgi-like） | 多数细胞胞质内靠近细胞核的一侧呈现不连续斑点状或细颗粒状荧光染色，也可见部分细胞围绕核周呈现不连续斑点状或细颗粒状荧光染色，细胞核荧光染色阴性 | 细胞呈"口"形，即染色体区域荧光染色阴性，染色体以外的区域可见分散疏松的细颗粒样荧光染色 | 肝细胞内可见散在的细颗粒状荧光染色，或出现特征性沿肝索排列的颗粒状荧光染色 |
| 胞质棒环型（rods and rings） | 细胞核旁或胞质内出现 1～2 条"细丝状"或"棒状"荧光染色，或出现"环状"荧光染色 | 染色体区域荧光染色阴性 | 肝细胞荧光染色阴性 |
| 中心体型（centrosome） | 细胞质中可见 1～2 个紧靠细胞核的点状荧光 | 细胞两极可见 2 个相对的明亮点状荧光 | 肝细胞内可见 1～2 个点状荧光染色 |
| 纺锤体纤维型（spindle fibres） | 细胞荧光染色阴性 | 分裂中期，纺锤体极和纺锤丝呈锥形染色；分裂末期，子细胞边缘及细胞间桥均有荧光染色 | 肝细胞核呈现颗粒样荧光染色或阴性 |
| NuMA 型（NuMA-like） | 细胞核呈现细颗粒样荧光染色 | 分裂中期，纺锤体呈现 2 个对称的"V"形荧光或小三角形荧光，纺锤体极的极点荧光重染，纺锤体间多无纺锤丝；分裂末期，2 个子细胞核内呈现粗大、不均一的颗粒样荧光染色 | 肝细胞核呈现颗粒样荧光染色 |
| 细胞间桥型（intercellular bridge） | 细胞荧光染色阴性 | 分裂中期，染色体区域呈细颗粒带状荧光；分裂末期，2 个子细胞间的细胞间桥有荧光染色，随细胞分裂逐渐缩小为 1 个点状荧光直至子细胞完全分开 | 肝细胞核荧光染色阴性 |
| 染色体型（mitotic chromosomal） | 细胞荧光染色阴性 | 分裂前期和中期细胞染色体呈现点状荧光染色 | 肝细胞核荧光染色阴性 |

# 附录 2 病例中主要实验室检测项目参考区间列表

| 项目组合 | 项目 | 参考区间 | 单位 |
|---|---|---|---|
| — | ANA（IIF） | 阴性 | — |
| — | 抗 dsDNA 抗体（IIF） | 阴性 | — |
| — | 抗 dsDNA 抗体（CLIA） | <30 | IU/mL |
| ANA 谱 13 项（LIA） | 抗 U1-snRNP/Sm 抗体 | 阴性 | — |
| ANA 谱 13 项（LIA） | 抗 Sm 抗体 | 阴性 | — |
| ANA 谱 13 项（LIA） | 抗 SSA 60 抗体 | 阴性 | — |
| ANA 谱 13 项（LIA） | 抗 SSA 52 抗体 | 阴性 | — |
| ANA 谱 13 项（LIA） | 抗 SSB 抗体 | 阴性 | — |
| ANA 谱 13 项（LIA） | 抗 Scl-70 抗体 | 阴性 | — |
| ANA 谱 13 项（LIA） | 抗 PM-Scl 抗体 | 阴性 | — |
| ANA 谱 13 项（LIA） | 抗 Jo-1 抗体 | 阴性 | — |
| ANA 谱 13 项（LIA） | 抗 CENP-B 抗体 | 阴性 | — |
| ANA 谱 13 项（LIA） | 抗 PCNA 抗体 | 阴性 | — |
| ANA 谱 13 项（LIA） | ANuA | 阴性 | — |
| ANA 谱 13 项（LIA） | AHA | 阴性 | — |
| ANA 谱 13 项（LIA） | ARPA | 阴性 | — |
| AAV 相关检测 | ANCA（IIF） | 阴性 | — |
| AAV 相关检测 | 抗 PR3 抗体（CLIA） | <20 | AU/mL |
| AAV 相关检测 | 抗 MPO 抗体（CLIA） | <20 | AU/mL |
| AAV 相关检测 | 抗 PR3 抗体（ELISA） | <1 | S/CO |
| AAV 相关检测 | 抗 MPO 抗体（ELISA） | <1 | S/CO |
| 自免肝抗体谱（LIA） | AMA-M2 | 阴性 | — |

| 项目组合 | 项目 | 参考区间 | 单位 |
|---|---|---|---|
| 自免肝抗体谱（LIA） | 抗 Sp100 抗体 | 阴性 | — |
| 自免肝抗体谱（LIA） | 抗 gp210 抗体 | 阴性 | — |
| 自免肝抗体谱（LIA） | 抗 LKM 抗体 | 阴性 | — |
| 自免肝抗体谱（LIA） | 抗 LC-1 抗体 | 阴性 | — |
| 自免肝抗体谱（LIA） | 抗 SLA 抗体 | 阴性 | — |
| — | ASMA | <1 | COI |
| 关节炎相关检测 | 抗 CCP 抗体 | <17 | U/mL |
| 关节炎相关检测 | AKA | 阴性 | — |
| 关节炎相关检测 | RF | <20 | IU/mL |
| APS 相关检测 | LA | 阴性 | — |
| APS 相关检测 | aCL IgA | <10 | APLU/mL |
| APS 相关检测 | aCL IgG | <10 | GPLU/mL |
| APS 相关检测 | aCL IgM | <10 | MPLU/mL |
| APS 相关检测 | a$\beta_2$GPI IgA | <20 | AU/mL |
| APS 相关检测 | a$\beta_2$GPI IgG | <20 | AU/mL |
| APS 相关检测 | a$\beta_2$GPI IgM | <20 | AU/mL |
| 肌炎抗体检测 | 抗 HMGCR 抗体 | 阴性 | — |
| 肌炎抗体检测 | 抗 Jo-1 抗体 | 阴性 | — |
| 肌炎抗体检测 | 抗 PL-7 抗体 | 阴性 | — |
| 肌炎抗体检测 | 抗 PL-12 抗体 | 阴性 | — |
| 肌炎抗体检测 | 抗 EJ 抗体 | 阴性 | — |
| 肌炎抗体检测 | 抗 SRP 抗体 | 阴性 | — |
| 肌炎抗体检测 | 抗 Mi-2 抗体 | 阴性 | — |
| 肌炎抗体检测 | 抗 MDA5 抗体 | 阴性 | — |
| 肌炎抗体检测 | 抗 TIF1$\gamma$ 抗体 | 阴性 | — |
| 肌炎抗体检测 | 抗 SSA 52 抗体 | 阴性 | — |
| 肌炎抗体检测 | 抗 SAE1 抗体 | 阴性 | — |

| 项目组合 | 项目 | 参考区间 | 单位 |
|---|---|---|---|
| 肌炎抗体检测 | 抗 SAE2 抗体 | 阴性 | — |
| 肌炎抗体检测 | 抗 NXP-2 抗体 | 阴性 | — |
| 肌炎抗体检测 | 抗 OJ 抗体 | 阴性 | — |
| 肌炎抗体检测 | 抗 KS 抗体 | 阴性 | — |
| 肌炎抗体检测 | 抗 Zo 抗体 | 阴性 | — |
| 肌炎抗体检测 | 抗 Ha 抗体 | 阴性 | — |
| 肌炎抗体检测 | 抗 Scl-70 抗体 | 阴性 | — |
| 肌炎抗体检测 | 抗 PM-Scl100 抗体 | 阴性 | — |
| 肌炎抗体检测 | 抗 PM-Scl75 抗体 | 阴性 | — |
| 肌炎抗体检测 | 抗 Ku 抗体 | 阴性 | — |
| 肌炎抗体检测 | 抗 RNAP Ⅲ 抗体 | 阴性 | — |
| 肌炎抗体检测 | 抗 Th/To 抗体 | 阴性 | — |
| 肌炎抗体检测 | 抗核仁纤维蛋白抗体 | 阴性 | — |
| 肌炎抗体检测 | 抗 NOR-90 抗体 | 阴性 | — |
| 补体 | C3 | 0.785～1.520 | g/L |
| 补体 | C4 | 0.145～0.360 | g/L |
| 免疫球蛋白 | IgG | 8.0～15.5 | g/L |
| 免疫球蛋白 | IgA | 836～2900 | mg/L |
| 免疫球蛋白 | IgM | 700～2200 | mg/L |
| — | CRP | <5 | mg/L |
| — | ASO | <116 | IU/mL |
| — | 血沉 | 男，<21<br>女，<26 | mm/h |
| — | PCT | <0.046 | ng/mL |
| — | IL-6 | <7 | pg/mL |
| — | sIL-2R | 223～710 | U/mL |
| T 淋巴细胞亚群比例 | CD3% | 66.9～83.1 | % |
| T 淋巴细胞亚群比例 | CD4% | 33.2～47.9 | % |

续表

| 项目组合 | 项目 | 参考区间 | 单位 |
|---|---|---|---|
| T 淋巴细胞亚群比例 | CD8% | 20.4 ～ 34.7 | % |
| T 淋巴细胞亚群比例 | CD4%/CD8% 比值 | 0.97 ～ 2.31 | — |
| T 淋巴细胞绝对计数 | CD3 | 941 ～ 2226 | /μL |
| T 淋巴细胞绝对计数 | CD4 | 471 ～ 1220 | /μL |
| T 淋巴细胞绝对计数 | CD8 | 303 ～ 1003 | /μL |
| T 淋巴细胞绝对计数 | CD4/CD8 | 0.97 ～ 2.31 | — |
| — | B 淋巴细胞亚群比例 | 3.91 ～ 8.59 | % |
| — | B 淋巴细胞绝对计数 | 175 ～ 332 | /μL |
| — | HLA-B27 | 阴性 | — |
| 血常规 | RBC | 男,4.3 ～ 5.8<br>女,3.8 ～ 5.1 | $\times 10^{12}$/L |
| 血常规 | Hb | 男,130 ～ 175<br>女,115 ～ 150 | g/L |
| 血常规 | MCV | 82 ～ 100 | fL |
| 血常规 | MCH | 27 ～ 34 | pg |
| 血常规 | MCHC | 316 ～ 354 | g/L |
| 血常规 | PLT | 100 ～ 300 | $\times 10^9$/L |
| 血常规 | WBC | 3.5 ～ 9.5 | $\times 10^9$/L |
| 血常规 | 中性分叶核粒细胞百分率 | 40 ～ 75 | % |
| 血常规 | 中性杆状核粒细胞百分率 | 0 ～ 5 | % |
| 血常规 | 淋巴细胞百分率 | 20 ～ 50 | % |
| 血常规 | 单核细胞百分率 | 3 ～ 10 | % |
| 血常规 | 嗜碱性粒细胞百分率 | 0 ～ 1 | % |
| 血常规 | 嗜酸性粒细胞百分率 | 0.4 ～ 8 | % |
| 凝血功能检测 | PT | 9.6 ～ 12.8 | s |
| 凝血功能检测 | INR | 0.88 ～ 1.15 | — |
| 凝血功能检测 | APTT | 24.8 ～ 33.8 | s |
| 凝血功能检测 | FIB | 2 ～ 4 | g/L |

| 项目组合 | 项目 | 参考区间 | 单位 |
|---|---|---|---|
| 凝血功能检测 | FDP | <5 | mg/L |
| 凝血功能检测 | TT | 14 ~ 22 | s |
| 凝血功能检测 | D- 二聚体 | <0.55 | mg/L FEU |
| 凝血功能检测 | AT Ⅲ | 75 ~ 125 | % |
| 肝功能 | TP | 65 ~ 85 | g/L |
| 肝功能 | Alb | 40 ~ 55 | g/L |
| 肝功能 | Glb | 20 ~ 40 | g/L |
| 肝功能 | A/G | 1.2 ~ 2.4 | — |
| 肝功能 | TBil | 5 ~ 28 | μmol/L |
| 肝功能 | DBil | <8.8 | μmol/L |
| 肝功能 | IBil | <20 | μmol/L |
| 肝功能 | ALT | 男,<50<br>女,<40 | IU/L |
| 肝功能 | AST | 男,<40<br>女,<35 | IU/L |
| 肝功能 | ALP | 男,51 ~ 160<br>女,35 ~ 100 | IU/L |
| 肝功能 | GGT | 男,<60<br>女,<45 | IU/L |
| 肝功能 | TBA | <15 | μmol/L |
| — | 血氨 | 9 ~ 33 | μmol/L |
| — | 空腹血糖 | 3.9 ~ 5.9 | mmol/L |
| 肾功能 | eGFR | 56 ~ 122 | mL/(min·1.73m$^2$) |
| 肾功能 | SCr | 男,68 ~ 108<br>女,48 ~ 79 | μmol/L |
| 肾功能 | BUN | 男,3.1 ~ 8.0<br>女,2.6 ~ 7.5 | mmol/L |
| 肾功能 | UA | 男,240 ~ 490<br>女,160 ~ 380 | μmol/L |
| 肾功能 | CysC | 0.51 ~ 1.09 | mg/L |

| 项目组合 | 项目 | 参考区间 | 单位 |
|---|---|---|---|
| 电解质 | 钠 | 137～147 | mmol/L |
| 电解质 | 钾 | 3.5～5.3 | mmol/L |
| 电解质 | 氯 | 99～110 | mmol/L |
| 电解质 | $CO_2$ | 18～28 | mmol/L |
| 电解质 | 钙 | 2.11～2.52 | mmol/L |
| 电解质 | 镁 | 0.75～1.02 | mmol/L |
| 电解质 | 无机磷 | 0.85～1.51 | mmol/L |
| 血脂 | TG | 0.29～1.83 | mmol/L |
| 血脂 | TC | 2.8～5.7 | mmol/L |
| 血脂 | LDL-c | <4 | mmol/L |
| 血脂 | HDL-c | >0.9 | mmol/L |
| 血清酶学测定 | LDH | 120～250 | IU/L |
| 血清酶学测定 | CK | 男,19～226<br>女,20～140 | IU/L |
| 血清酶学测定 | HBDH | 72～182 | IU/L |
| 心肌标志物 | TnT | <14 | ng/L |
| 心肌标志物 | Mb | 男,<72<br>女,<58 | ng/mL |
| 心肌标志物 | CK-MB | 男,<4.94<br>女,<2.88 | ng/mL |
| — | NT-proBNP | 男,<88<br>女,<153 | ng/L |
| 甲状腺功能相关检测 | TSH | 0.27～4.2 | mU/L |
| 甲状腺功能相关检测 | $T_4$ | 62～164 | nmol/L |
| 甲状腺功能相关检测 | $T_3$ | 1.3～3.1 | nmol/L |
| 甲状腺功能相关检测 | $FT_4$ | 12～22 | pmol/L |
| 甲状腺功能相关检测 | $FT_3$ | 3.6～7.5 | pmol/L |
| 甲状腺抗体检测 | 抗 Tg 抗体 | <115 | IU/mL |

| 项目组合 | 项目 | 参考区间 | 单位 |
|---|---|---|---|
| 甲状腺抗体检测 | 抗 TPO 抗体 | <34 | IU/mL |
| — | Tg | 3.5 ～ 77 | μg/L |
| 输血前八项 | HBsAg | 阴性 | — |
| 输血前八项 | HBsAb | 阴性 | — |
| 输血前八项 | HBeAg | 阴性 | — |
| 输血前八项 | HBeAb | 阴性 | — |
| 输血前八项 | HBcAb | 阴性 | — |
| 输血前八项 | HIV 抗原抗体测定 | 阴性 | — |
| 输血前八项 | 抗 HCV 抗体 | 阴性 | — |
| 输血前八项 | 抗梅毒抗体 | 阴性 | — |
| — | DAT | 阴性 | — |
| — | HBV DNA 载量 | 标准 PCR，$<1 \times 10^2$<br>高灵敏度 PCR，扩增阴性 | IU/mL |
| — | HCV RNA 载量 | 扩增阴性 | IU/mL |
| 肿瘤标志物 | AFP | <7 | ng/mL |
| 肿瘤标志物 | PIVKA Ⅱ | 6 ～ 32.5 | mAU/mL |
| 肿瘤标志物 | CEA | <5 | ng/mL |
| 肿瘤标志物 | SCC | <2.7 | ng/mL |
| 肿瘤标志物 | CA19-9 | <30 | U/mL |
| 肿瘤标志物 | CA15-3 | <24 | U/mL |
| 肿瘤标志物 | CA125 | 男，<24<br>女，<47 | U/mL |
| 肿瘤标志物 | CYFRA21-1 | <3 | ng/mL |
| 肿瘤标志物 | NSE | <20.4 | ng/mL |
| 肿瘤标志物 | PSA | 男，<3 | ng/mL |
| — | IFE | 未见单克隆条带 | — |
| 血轻链 | 血 KAP | 6.98 ～ 13 | g/L |
| 血轻链 | 血 LAM | 3.8 ～ 6.5 | g/L |

| 项目组合 | 项目 | 参考区间 | 单位 |
|---|---|---|---|
| 血轻链 | 血 KAP/LAM 比值 | 1.50 ～ 2.56 | — |
| 尿轻链 | 尿 KAP | <0.02 | g/L |
| 尿轻链 | 尿 LAM | <0.05 | g/L |
| 尿干化学分析 | 尿蛋白 | 阴性 | g/L |
| — | 24 小时尿蛋白 | <0.15 | g/24h |
| 尿沉渣镜检 | 红细胞 | 0 ～ 3 | /HPF |
| 尿沉渣镜检 | 白细胞 | 0 ～ 5 | /HPF |
| — | UPCR | <0.045 | g/mmol |
| — | FOBT | 阴性 | |
| 脑脊液相关检测 | 葡萄糖 | 2.5 ～ 4.4 | mmol/L |
| 脑脊液相关检测 | 微量蛋白 | 0.15 ～ 0.45 | g/L |
| 脑脊液相关检测 | 血 Alb（免疫散射比浊法） | 35 ～ 55 | g/L |
| 脑脊液相关检测 | 血 IgG | 8 ～ 15.5 | g/L |
| 脑脊液相关检测 | 脑脊液 Alb | 0.134 ～ 0.337 | g/L |
| 脑脊液相关检测 | 脑脊液 IgG | 0.005 ～ 0.041 | g/L |
| 脑脊液相关检测 | 脑脊液生成指数 | 0.18 ～ 0.84 | — |
| 脑脊液相关检测 | 脑脊液 IgG 合成率 | <5.81 | mg/24h |

注：表格所列项目参考区间基于一般健康成人数据，对于幼儿、长者等特定人群，其参考区间可能存在差异。在涉及这些特定人群的病例分析中，我们将提供相应的参考区间说明，以确保信息的准确性和适用性。

# 附录 3　常用术语缩写词英汉对照

| 英文缩写 | 英文全称 | 中文名称 |
|---|---|---|
| 2-OADC | 2-oxo-acid dehydrogenase complex | 2- 氧酸脱氢酶复合体 |

## A

| | | |
|---|---|---|
| AARD | ANA-associated rheumatic disease | 抗核抗体相关风湿病 |
| AAV | ANCA-associated vasculitis | ANCA 相关性血管炎 |
| a$\beta_2$GPI | anti-$\beta_2$ glycoprotein I antibody | 抗 $\beta_2$ 糖蛋白 I 抗体 |
| ACA | anti-centromere antibody | 抗着丝粒抗体 |
| ACR | American College of Rheumatology | 美国风湿病学会 |
| aCL | anticardiolipin antibody | 抗心磷脂抗体 |
| AFP | alpha-fetoprotein | 甲胎蛋白 |
| A/G | albumin/globulin ratio | 白蛋白 / 球蛋白比例 |
| AHA | anti-histone antibody | 抗组蛋白抗体 |
| AID | autoimmune disease | 自身免疫病 |
| AIH | autoimmune hepatitis | 自身免疫性肝炎 |
| AKA | anti-keratin antibody | 抗角蛋白抗体 |
| Alb | albumin | 白蛋白 |
| ALBIA | addressable laser bead immunoassay | 可寻址激光珠免疫测定 |
| ALP | alkaline phosphatase | 碱性磷酸酶 |
| ALT | alanine aminotransferase | 丙氨酸转氨酶 |
| AMA | anti-mitochondrial antibody | 抗线粒体抗体 |
| AMA-M2 | anti-mitochondrial M2 antibody | 抗线粒体 M2 型抗体 |
| ANA | antinuclear antibody | 抗核抗体 |
| ANCA | antineutrophil cytoplasmic antibody | 抗中性粒细胞胞质抗体 |
| ANuA | anti-nucleosome antibody | 抗核小体抗体 |
| APS | antiphospholipid syndrome | 抗磷脂综合征 |
| APTT | activated partial thromboplastin time | 活化部分凝血活酶时间 |
| ARPA | anti-ribosomal P-protein antibody | 抗核糖体 P 蛋白抗体 |

| ASC | Autoantibody Standardization Committee | 自身抗体标准化委员会 |
|---|---|---|
| ASMA | anti-smooth muscle antibody | 抗平滑肌抗体 |
| ASO | antistreptolysin O | 抗链球菌溶血素 O |
| ASS | anti-synthetase syndrome | 抗合成酶综合征 |
| AST | aspartate aminotransferase | 门冬氨酸氨基转移酶 |
| AT Ⅲ | antithrombin Ⅲ | 抗凝血酶Ⅲ |

## B

| B23 | nucleophosmin | 核仁磷蛋白 |
|---|---|---|
| BCOADC-E2 | branched-chain 2-OADC E2 subunit | 支链 2- 氧酸脱氢酶复合体 E2 亚基 |
| BUN | blood urea nitrogen | 血尿素氮 |

## C

| C23 | nucleolin | 核仁蛋白 |
|---|---|---|
| CA125 | cancer antigen | 癌抗原 125 |
| CA15-3 | cancer antigen 15-3 | 癌抗原 15-3 |
| CA19-9 | carbohydrate antigen 19-9 | 糖类抗原 19-9 |
| CAD | computer-aided diagnosis | 计算机辅助诊断系统 |
| CAP | College of American Pathologists | 美国病理学家协会 |
| CB | Cajal body | 卡哈尔小体 |
| CCP | cyclic citrullinated peptide | 环瓜氨酸肽 |
| CD | cluster of differentiation | 分化簇 |
| CE | Conformité Européene | 欧洲合格认证 |
| CEA | carcinoembryonic antigen | 癌胚抗原 |
| CENP | centromere protein | 着丝粒蛋白 |
| CENP-E | centromere-associated protein E | 着丝粒相关蛋白 E |
| Cep | centrosomal protein | 中心体蛋白 |
| CK | creatine kinase | 肌酸激酶 |
| CK-MB | creatine kinase-MB isoenzyme mass | 肌酸激酶同工酶 MB 质量 |
| CLIA | chemiluminescent assay | 化学发光法 |
| CLIP | cytoplasmic linker protein | 胞质连接蛋白 |
| CLL | chronic lymphocytic leukemia | 慢性淋巴细胞白血病 |

| CO₂ | carbon dioxide | 二氧化碳 |
|---|---|---|
| CRP | C-reactive protein | C 反应蛋白 |
| CT | computed tomography | 计算机体层成像 |
| CTA | computed tomography angiography | 计算机体层血管成像 |
| CTD | connective tissue disease | 结缔组织病 |
| CTPA | computed tomography pulmonary angiography | 计算机体层扫描肺动脉造影 |
| CYFRA21-1 | cytokeratin 19 fragment | 细胞角蛋白 19 片段 |
| CysC | cystatin C | 胱抑素 C |

## D

| DAPI | 4',6-diamidino-2-phenylindole | 4',6- 二氨基 -2- 苯基吲哚 |
|---|---|---|
| DAT | direct antiglobulin test | 直接抗人球蛋白试验 |
| DBil | direct bilirubin | 直接胆红素 |
| dcSSc | diffuse cutaneous systemic sclerosis | 弥漫性皮肤型系统性硬化症 |
| DFS70 | dense fine speckled 70 | 致密细颗粒 70 |
| DIL | drug-induced lupus | 药物性狼疮 |
| DLE | discoid lupus erythematosus | 盘状红斑狼疮 |
| DM | dermatomyositis | 皮肌炎 |
| DNA | deoxyribonucleic acid | 脱氧核糖核酸 |
| dsDNA | double stranded deoxyribonucleic acid | 双链 DNA |

## E

| E3BP | dihydrolipoamide dehydrogenase-binding protein | 二氢硫辛酸脱氢酶结合蛋白 |
|---|---|---|
| EASI | European Autoimmunity Standardization Initiative | 欧洲自身免疫标准化促进会 |
| EBV | Epstein-Barr virus | 爱泼斯坦 - 巴尔病毒 |
| EEA1 | early endosome antigen 1 | 早期内体抗原 1 |
| EF | ejection fraction | 射血分数 |
| EFLM | European Federation of Clinical Chemistry and Laboratory Medicine | 欧洲临床化学和检验医学联合会 |
| eGFR | estimated glomerular filtration rate | 估算肾小球滤过率 |
| EJ | glycyl-tRNA synthetase | 甘氨酰 tRNA 合成酶 |

| ELF | enhanced liver fibrosis | 增强型肝纤维化 |
| ELISA | enzyme linked immunosorbent assay | 酶联免疫吸附试验 |
| EMT | epithelial-mesenchymal transition | 上皮 - 间充质转化 |
| EULAR | European League Against Rheumatism | 欧洲抗风湿病联盟 |

## F

| FDA | Food and Drug Administration | 美国食品和药品监督管理局 |
| FDP | fibrin/fibrinogen degradation products | 纤维蛋白(原)降解产物 |
| FEIA | fluorescent enzyme immunoassay | 荧光酶免疫测定 |
| FI | fluorescence intensity | 荧光强度 |
| FIB | fibrinogen | 纤维蛋白原 |
| FOBT | fecal occult blood test | 粪便隐血试验 |
| $FT_3$ | free triiodothyronine | 游离三碘甲状腺原氨酸 |
| $FT_4$ | free thyroxine | 游离甲状腺素 |

## G

| GGT | gamma-glutamyl transferase | 谷氨酰转肽酶 |
| Glb | globulin | 球蛋白 |
| gp210 | nuclear pore membrane glycoprotein 210 | 核孔膜糖蛋白 210 |
| GRASP-1 | glutamate receptor interacting protein-associated protein-1 | 谷氨酸受体相互作用蛋白相关蛋白 -1 |

## H

| Ha | tyrosyl-tRNA synthetase | 酪氨酰 tRNA 合成酶 |
| Hb | hemoglobin | 血红蛋白 |
| HBcAb | hepatitis B core antibody | 乙型肝炎核心抗体 |
| HBDH | hydroxybutyrate dehydrogenase | 羟丁酸脱氢酶 |
| HBeAb | hepatitis B e antibody | 乙型肝炎 e 抗体 |
| HBeAg | hepatitis B e antigen | 乙型肝炎 e 抗原 |
| HBsAb | hepatitis B surface antibody | 乙型肝炎表面抗体 |
| HBsAg | hepatitis B surface antigen | 乙型肝炎表面抗原 |
| HBV | hepatitis B virus | 乙型肝炎病毒 |

| | | |
|---|---|---|
| HCC | hepatocellular carcinoma | 肝细胞癌 |
| HCV | hepatitis C virus | 丙型肝炎病毒 |
| HDL-c | high-density lipoprotein cholesterol | 高密度脂蛋白胆固醇 |
| HEp-2 | human epidermoid-2 laryngeal carcinoma cell | 人喉癌上皮细胞 |
| HIV | human immunodeficiency virus | 人类免疫缺陷病毒 |
| HLA-B27 | human leukocyte antigen B27 | 人类白细胞抗原 B27 |
| hLAMP2 | human lysosomal-associated membrane protein 2 | 人溶酶体相关膜蛋白 2 |
| HMGCR | 3-hydroxy-3-methylglutaryl-coenzyme A reductase | 3- 羟基 -3- 甲基戊二酰辅酶 A 还原酶 |
| hnRNP | heterogeneous nuclear ribonucleoproteins | 异质核核糖核蛋白 |
| HP1α | heterochromatin protein 1α | 异染色质蛋白 1α |
| HsEg5 | Homo sapiens Eg5 | 纺锤体驱动蛋白 Eg5 |
| hUBF | human upstream-binding factor | 人上游结合因子 |

## I

| | | |
|---|---|---|
| IBil | indirect bilirubin | 间接胆红素 |
| ICAP | international consensus on antinuclear antibody pattern | 抗核抗体荧光模型国际共识 |
| IFE | immunofixation electrophoresis | 免疫固定电泳 |
| IFN-α | interferon-α | 干扰素 α |
| IIF | indirect immunofluorescence | 间接免疫荧光法 |
| IIM | idiopathic inflammatory myopathies | 特发性炎性肌病 |
| IL13RA1 | interleukin 13 receptor subunit alpha 1 | 白细胞介素 13 受体 α1 亚基 |
| IL-6 | interleukin 6 | 白细胞介素 6 |
| ILD | interstitial lung disease | 间质性肺病 |
| IM | inflammatory myopathies | 炎性肌病 |
| IMPDH2 | inosine 5'-monophosphate dehydrogenase 2 | 肌苷 -5' - 单磷酸脱氢酶 2 |
| INCENP | inner centromere protein | 内着丝粒蛋白 |
| INR | international normalized ratio | 国际标准化比值 |
| IQC | internal quality control | 室内质控 |
| ISO | International Organization for Standardization | 国际标准化组织 |
| IVD | in vitro diagnostics | 体外诊断 |

## J

| JDM | juvenile dermatomyositis | 幼年型皮肌炎 |
| Jo-1 | histidyl-tRNA synthetase | 组氨酰 tRNA 合成酶 |

## K

| KAP | kappa light chain | κ 轻链 |
| KIF20B | kinesin family member 20B | 驱动蛋白家族成员 20B |
| KIF4 | kinesin superfamily protein member 4 | 驱动蛋白超家族成员 4 |
| KL-6 | Krebs von den Lungen-6 | 涎液化糖链抗原 6 |
| KS | asparaginyl-tRNA synthetase | 天冬氨酰 tRNA 合成酶 |
| KSP | kinesin spindle protein | 纺锤体驱动蛋白 |

## L

| LA | lupus anticoagulant | 狼疮抗凝物 |
| LAM | lambda light chain | λ 轻链 |
| LBPA | lysobisphosphatidic acid | 溶血磷脂酸 |
| LC-1 | liver cytosol antigen type 1 | 肝细胞溶胶 1 型抗原 |
| lcSSc | limited cutaneous systemic sclerosis | 局限性皮肤型系统性硬化症 |
| LDL-c | low-density lipoprotein cholesterol | 低密度脂蛋白胆固醇 |
| LDH | lactate dehydrogenase | 乳酸脱氢酶 |
| LE | lupus erythematosus | 红斑狼疮 |
| LIA | line immunoassay | 线性免疫印记法 |
| LKM | liver/kidney microsome | 肝肾微粒体 |
| LN | lupus nephritis | 狼疮性肾炎 |
| LR | likelihood ratio | 似然比 |
| LEDGF | lens epithelium derived growth factor | 晶状体上皮衍生生长因子 |

## M

| MAA | myositis associated antibody | 肌炎相关自身抗体 |
| Mb | myoglobin | 肌红蛋白 |

| | | |
|---|---|---|
| MCA | mitotic chromosomal autoantigen | 有丝分裂染色体自身抗原 |
| MCTD | mixed connective tissue disease | 混合性结缔组织病 |
| MCH | mean corpuscular hemoglobin | 平均红细胞血红蛋白量 |
| MCHC | mean corpuscular hemoglobin concentration | 平均红细胞血红蛋白浓度 |
| MCV | mean corpuscular volume | 平均红细胞体积 |
| MDA5 | melanoma differentiation-associated protein 5 | 黑色素瘤分化相关蛋白 5 |
| MOB1 | mps one binder 1 | 单极纺锤体 1 结合蛋白 1 |
| MPO | myeloperoxidase | 髓过氧化物酶 |
| MRI | magnetic resonance imaging | 磁共振成像 |
| mRNA | messenger RNA | 信使 RNA |
| mRSS | modified Rodnan skin score | 改良 Rodnan 皮肤评分 |
| MSA | myositis specific antibody | 肌炎特异性抗体 |
| mTORC1 | mechanistic target of rapamycin kinase complex 1 | 雷帕霉素激酶复合物 1 的机制靶点 |

## N

| | | |
|---|---|---|
| NM | non-muscle myosin | 非肌细胞肌球蛋白 |
| NOR | nucleolus organizer regions | 核仁组织区 |
| NOR-90 | nucleolus organizer region 90 kDa autoantigen | 核仁组织区 90kDa 自身抗原 |
| NPC | nuclear pore complex | 核孔复合物 |
| NSE | neuron-specific enolase | 神经特异性烯醇化酶 |
| NT-proBNP | N-terminal pro-B-type natriuretic peptide | N 末端 B 型钠尿肽前体 |
| NuMA | nuclear mitotic apparatus protein | 核有丝分裂器蛋白 |
| Nup62 | nucleoporin p62 | 核孔蛋白 p62 |
| NXP-2 | nuclear matrix protein 2 | 核基质蛋白 2 |

## O

| | | |
|---|---|---|
| OGDC-E2 | 2-oxo-glutaric acid dehydrogenase complex E2 subunit | 2- 酮戊二酸脱氢酶复合体 E2 亚基 |
| OJ | isoleucyl-tRNA synthetase | 异亮氨酰 tRNA 合成酶 |

## P

| | | |
|---|---|---|
| PAH | pulmonary arterial hypertension | 肺动脉高压 |
| PBC | primary biliary cholangitis | 原发性胆汁性胆管炎 |
| PCNA | proliferating cell nuclear antigen | 增殖细胞核抗原 |
| PCBT | pericentrin | 中心粒周蛋白 |
| PCM-1 | pericentriolar material 1 | 中心粒外周物质 1 |
| PCNT | pericentrin | 中心粒周蛋白 |
| PCT | procalcitonin | 降钙素原 |
| PDC | pyruvate dehydrogenase complex | 丙酮酸脱氢酶复合体 |
| PET | positron emission tomography | 正电子发射计算机体层成像 |
| PI | propidium iodide | 碘化丙啶 |
| PIVKA Ⅱ | protein induced by vitamin K absence or antagonist-Ⅱ | 维生素 K 缺乏或拮抗剂 Ⅱ 诱导的蛋白 |
| PL-7 | threonyl-tRNA synthetase | 苏氨酰 tRNA 合成酶 |
| PL-12 | alanyl-tRNA synthetase | 丙氨酰 tRNA 合成酶 |
| PLT | platelet count | 血小板计数 |
| PM | polymyositis | 多发性肌炎 |
| PMAT | particle-based multianalyte technology | 基于颗粒的多分析物技术 |
| PML | promyelocytic leukemia | 早幼粒细胞白血病 |
| PML-NB | promyelocytic leukemia nuclear body | 早幼粒细胞白血病核体 |
| PM-Scl | polymyositis-scleroderma autoantigen | 多发性肌炎 - 硬皮病自身抗原 |
| PR3 | proteinase 3 | 蛋白酶 3 |
| PSA | prostate-specific antigen | 前列腺特异性抗原 |
| pSS | primary Sjögren syndrome | 原发性干燥综合征 |
| PT | prothrombin time | 凝血酶原时间 |
| PTHrP | parathyroid hormone related peptide | 甲状旁腺素相关肽 |

## R

| | | |
|---|---|---|
| RA | rheumatoid arthritis | 类风湿关节炎 |
| RANKL | receptor activator of nuclear factor kappa-B ligand | 核因子 kappa-B 配体受体激活剂 |
| RBC | red blood cell count | 红细胞计数 |

| RBV | ribavirin | 利巴韦林 |
| --- | --- | --- |
| RF | rheumatoid factor | 类风湿因子 |
| RNA | ribonucleic acid | 核糖核酸 |
| RNAP | RNA polymerase | RNA 聚合酶 |
| RNAP Ⅰ | RNA polymerase Ⅰ | RNA 聚合酶Ⅰ |
| RNAP Ⅱ | RNA polymerase Ⅱ | RNA 聚合酶Ⅱ |
| RNAP Ⅲ | RNA polymerase Ⅲ | RNA 聚合酶Ⅲ |
| RNase MRP | human RNase mitochondrial RNA processing complex | 人核糖核酸酶线粒体 RNA 加工复合体 |
| RNase P | ribonuclease P | 核糖核酸酶 P |
| RNP | ribonucleoprotein | 核糖核蛋白 |
| RP | Raynaud phenomenon | 雷诺现象 |
| rRNA | ribosomal RNA | 核糖体 RNA |

## S

| SAE1 | small ubiquitin-like modifier activating enzyme subunit 1 | 小泛素样修饰激活酶亚单位 1 |
| --- | --- | --- |
| SAE2 | small ubiquitin-like modifier activating enzyme subunit 2 | 小泛素样修饰激活酶亚单位 2 |
| SARD | systemic autoimmune rheumatic diseases | 系统性自身免疫性风湿病 |
| SCC | squamous cell carcinoma antigen | 鳞状细胞癌相关抗原 |
| Scl-70 | scleroderma 70 kDa protein | 硬皮病 70kDa 蛋白 |
| SCr | serum creatinine | 血清肌酐 |
| SHH | sonic hedgehog | 音猬因子 |
| sIL-2R | soluble interleukin 2 receptor | 可溶性白细胞介素 2 受体 |
| SIM | SUMO interact motif | SUMO 相互作用区域 |
| SINE | short interspersed nuclear element | 短散在核元件 |
| SLA | soluble liver antigen | 可溶性肝抗原 |
| SLE | systemic lupus erythematosus | 系统性红斑狼疮 |
| SLICC | systemic lupus international collaborating clinics | 系统性狼疮国际合作组 |
| Sm | Smith antigen | Smith 抗原 |
| SMN | survival of motor neuron proteins | 运动神经元存活蛋白 |
| snRNA | small nuclear RNA | 小核 RNA |

| Sp100 | speckled protein 100kDa | 颗粒蛋白 100kDa |
| SPA | solid phase assay | 固相分析 |
| SPECT | single photon emission computed tomography | 单光子发射计算机体层成像 |
| SPN | spindle pole nucleus | 纺锤体极核 |
| SRP | signal recognition particle | 信号识别颗粒 |
| SS | Sjögren syndrome | 干燥综合征 |
| SSA | Sjögren syndrome-related antigen A | 干燥综合征相关抗原 A |
| SSA 52 | Ro52 protein or SSA 52kDa protein | Ro52 蛋白或 SSA 52kDa 蛋白 |
| SSA 60 | Ro60 protein or SSA 60kDa protein | Ro60 蛋白或 SSA 60kDa 蛋白 |
| SSB | Sjögren syndrome-related antigen B | 干燥综合征相关抗原 B |
| SSc | systemic sclerosis | 系统性硬化症 |
| SUMO | small ubiquitin-related modifier protein | 小分子泛素相关修饰蛋白 |
| SWE | shear wave elastography | 剪切波弹性成像 |

## T

| $T_3$ | triiodothyronine | 三碘甲状腺原氨酸 |
| $T_4$ | thyroxine | 甲状腺素 |
| TBA | total bile acid | 总胆汁酸 |
| TBil | total bilirubin | 总胆红素 |
| TC | total cholesterol | 胆固醇 |
| TG | triglyceride | 甘油三酯 |
| Tg | thyroglobulin | 甲状腺球蛋白 |
| TIF1β | transcriptional intermediary factor 1β | 转录中间因子 1β |
| TIF1γ | transcriptional intermediary factor 1γ | 转录中间因子 1γ |
| TnT | troponin T | 肌钙蛋白 T |
| TP | total protein | 总蛋白 |
| TPM | tropomyosin | 原肌球蛋白 |
| TPO | thyroid peroxidase | 甲状腺过氧化物酶 |
| tRNA | transfer ribonucleic acid | 转运核糖核酸 |
| TSH | thyroid-stimulating hormone | 甲状腺刺激素 |
| TT | thrombin time | 凝血酶时间 |

**U**

| snoRNP | small nucleolar ribonucleoprotein | 核仁小核糖核蛋白 |
| UA | uric acid | 尿酸 |
| U1-snRNP | U1 small nuclear ribonucleoprotein | U1 核小核糖核蛋白 |
| U3-snRNP | U3 small nuclear ribonucleoprotein | U3 核小核糖核蛋白 |
| UCTD | undifferentiated connective tissue disease | 未分化结缔组织病 |
| UPCR | urinary protein-to-creatinine ratio | 尿蛋白 / 尿肌酐比值 |

**V**

| VCL | vinculin | 黏着斑蛋白 |

**W**

| WBC | white blood cell count | 白细胞计数 |

**Z**

| Zo | phenylalanyl-tRNA synthetase | 苯丙氨酰 tRNA 合成酶 |